U0346414

YEARBOOK OF TRADITIONAL CHINESE MEDICINE OF CHINA

2017

（行政卷）

国家中医药管理局　　主办
中国中医药出版社　　承办
《中国中医药年鉴（行政卷）》　编
编　委　会

中国中医药年鉴

中国中医药出版社
·北京·

图书在版编目（CIP）数据

中国中医药年鉴.2017卷.行政卷/中国中医药年鉴（行政卷）编委会编.—北京：中国中医药出版社，2017.12（2023.4重印）

ISBN 978 - 7 - 5132 - 4562 - 3

Ⅰ.①中… Ⅱ.①中… Ⅲ.①中国医药学—2017—年鉴 Ⅳ.①R2 - 54

中国版本图书馆 CIP 数据核字（2017）第 263168 号

责任编辑：高 欣 胡 楠

中国中医药出版社出版

北京经济技术开发区科创十三街 31 号院二区 8 号楼

邮政编码　100176

传真　010-64405721

鑫艺佳利（天津）印刷有限公司印刷

各地新华书店经销

开本 880×1230　1/16　印张 47.25　彩插 1.5　字数 1990 千字

2017 年 12 月第 1 版　2023 年 4 月第 2 次印刷

书号　ISBN 978 - 7 - 5132 - 4562 - 3

定价　398.00 元

网址　www.cptcm.com

服 务 热 线　010 - 64405510

购 书 热 线　010 - 89535836

维 权 打 假　010 - 64405753

微信服务号　zgzyycbs

微商城网址　https：∥kdt.im/LIdUGr

官 方 微 博　http：∥e.weibo.com/cptcm

天猫旗舰店网址　https：∥zgzyycbs.tmall.com

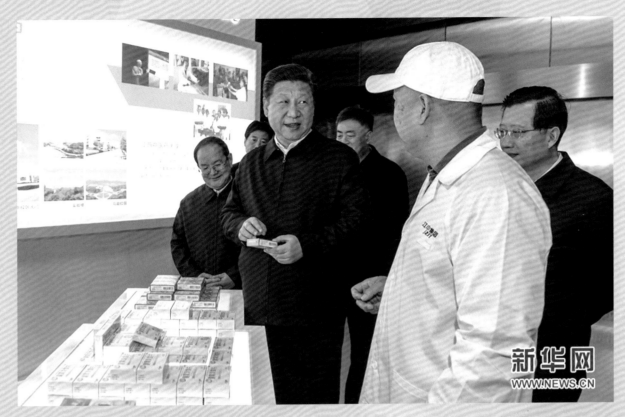

2016 年 2 月 3 日，中共中央总书记、国家主席习近平视察江中集团江中药谷制造基地

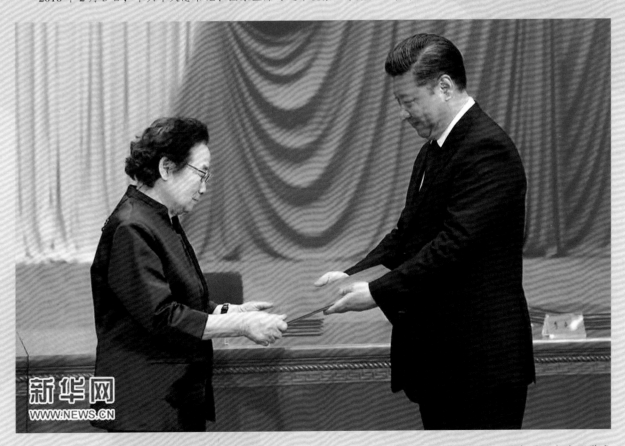

2016 年度国家科学技术奖励大会在北京人民大会堂举行，中国中医科学院终身研究员、2015 年诺贝尔生理学或医学奖获得者屠呦呦获得 2016 年度国家最高科学技术奖

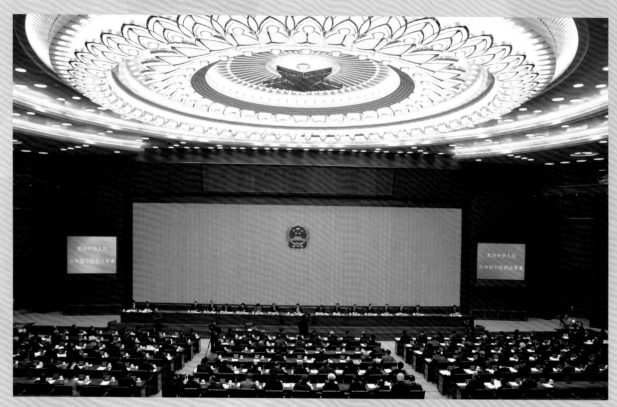

2016 年 12 月 25 日，第十二届全国人民代表大会常务委员会第二十五次会议通过《中华人民共和国中医药法》

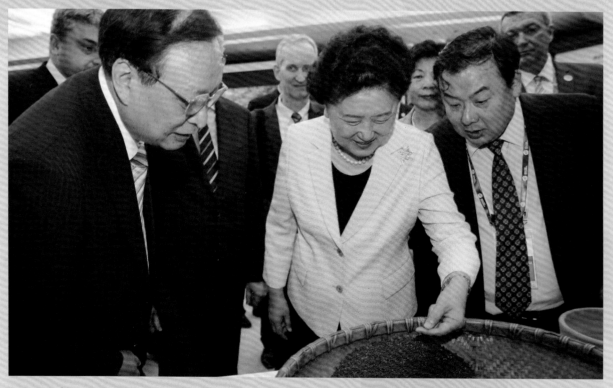

2016 年 6 月 20 日，由国家卫生计生委主办，国家中医药管理局承办的第二届中国－中东欧国家卫生部长论坛传统医学合作分论坛在江苏苏州召开。中共中央政治局委员、国务院副总理刘延东参加会议并参观中国中医药体验区，国家卫生计生委副主任、国家中医药管理局局长王国强陪同

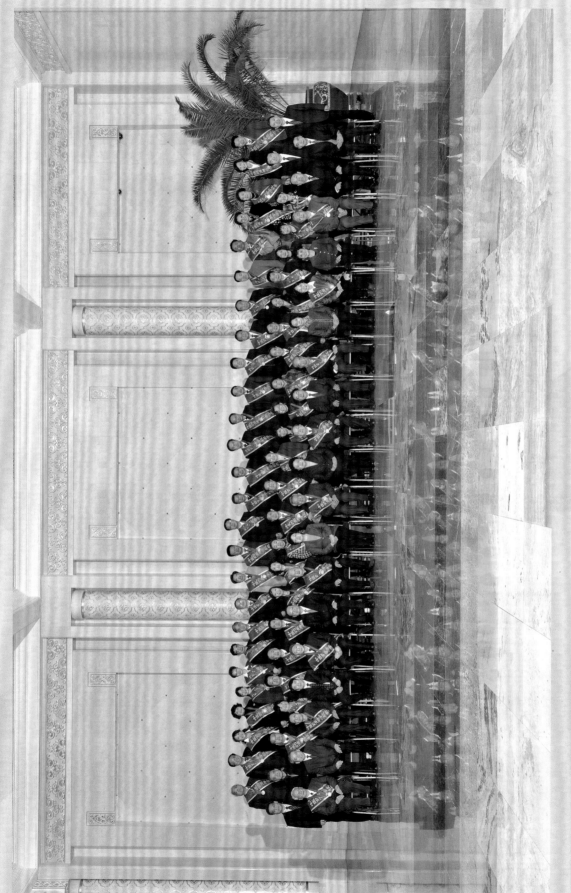

2016年12月29日，由教育部、国家卫生计生委、国家中医药管理局联合主办的中医药高等教育改革与发展座谈会暨中医药高等学校教学名师表彰大会在北京人民大会堂召开。中共中央政治局委员、国务院副总理刘延东出席会议并与中医药高等学校教学名师合影

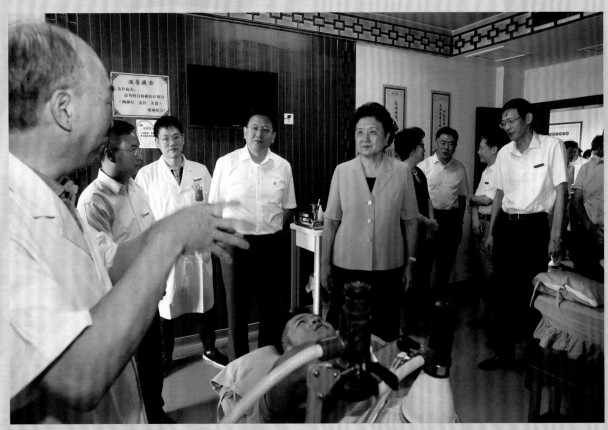

2016年9月3日，中共中央政治局委员、国务院副总理刘延东就贯彻落实全国科技创新大会、全国卫生与健康大会精神赴江西中医药大学附属医院考察调研

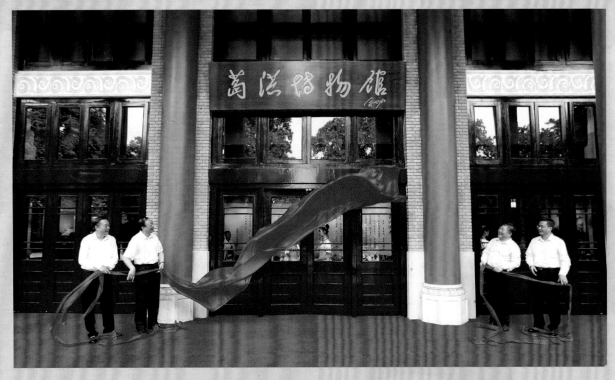

2016年9月4日，全国人大常委会副委员长、农工党中央主席陈竺，国家卫生计生委副主任、国家中医药管理局局长王国强，广东省人民政府副省长蓝佛安，惠州市委书记、市人大常委会主任陈奕威共同为葛洪博物馆揭幕

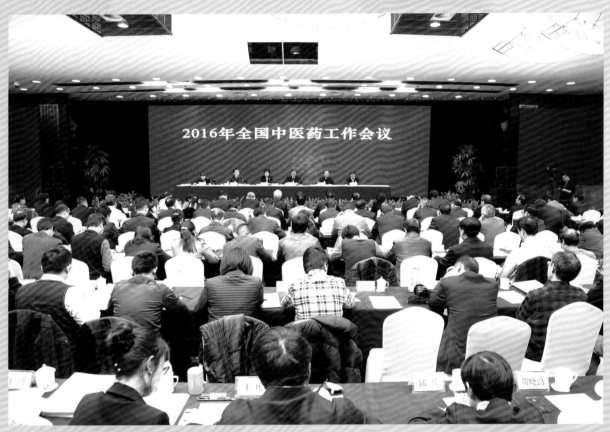

2016 年 1 月 14 日，2016 年全国中医药工作会议在北京召开

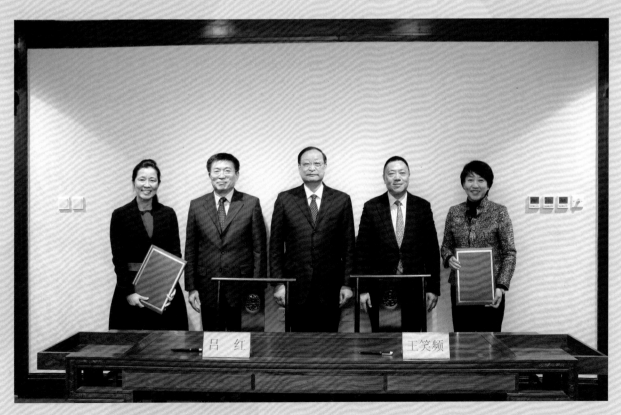

2016 年 1 月 14 日，国家卫生计生委副主任、国家中医药管理局局长王国强，国家中医药管理局副局长于文明会见澳门经济财政司、粤澳中医药科技产业园代表团。国家中医药管理局与粤澳中医药科技产业园签署合作备忘录

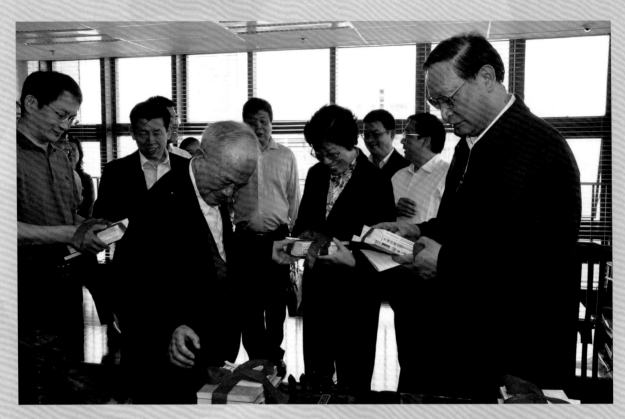

2016年5月16日，国家卫生计生委副主任、国家中医药管理局局长王国强赴安徽省中医院调研，并参观国医大师徐经世工作室

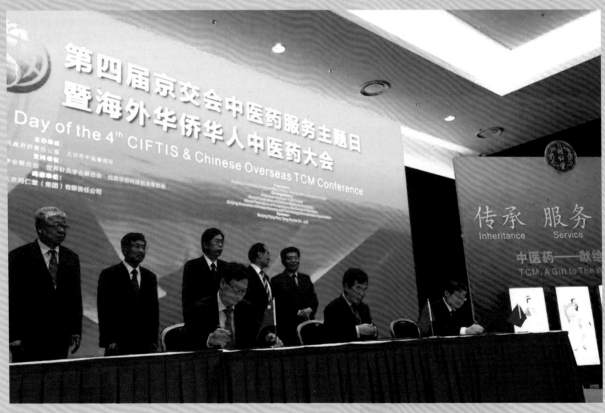

2016年5月28日～6月1日，由北京市人民政府侨务办公室、北京市中医管理局主办的第四届京交会中医药服务主题日暨海外华侨华人中医药大会在北京召开

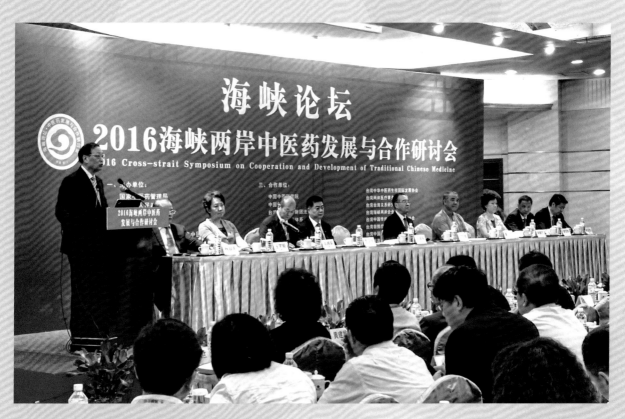

　　2016 年 6 月 11 日，由国家中医药管理局和厦门市人民政府主办的海峡论坛——2016 海峡两岸中医药发展与合作研讨会在福建厦门召开

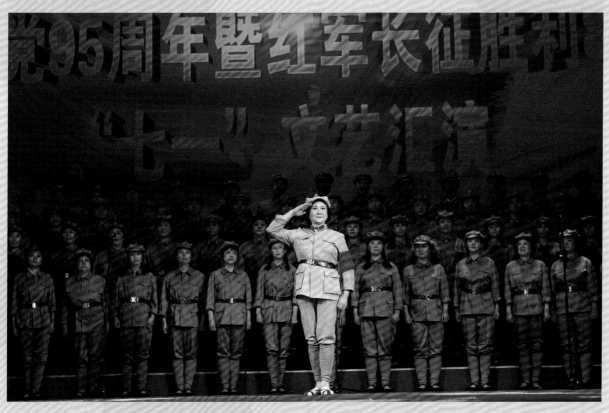

　　2016 年 6 月 15 日，由国家中医药管理局举办的庆祝中国共产党成立 95 周年暨纪念红军长征胜利 80 周年"七一"文艺汇演在北京举行

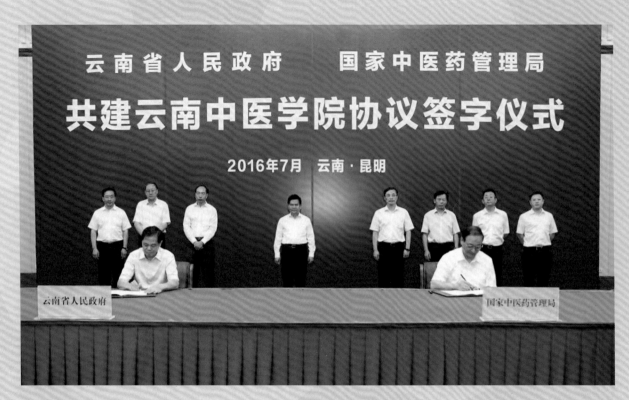

2016年7月2日，云南省人民政府与国家中医药管理局在云南昆明签署共建云南中医学院协议

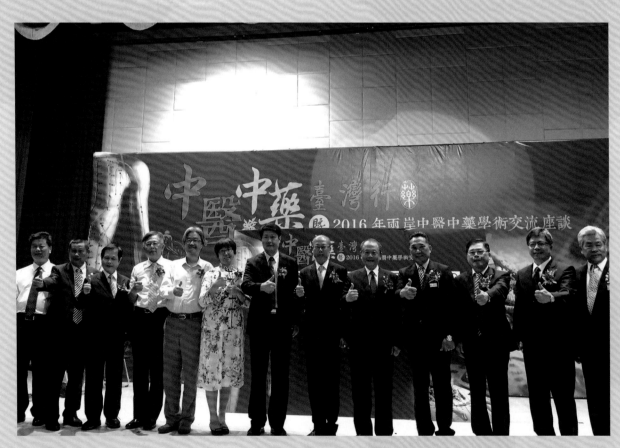

2016年7月9～10日，第三届中医中药台湾行暨2016年两岸中医中药学术交流座谈会在台湾新北、彰化两市举办

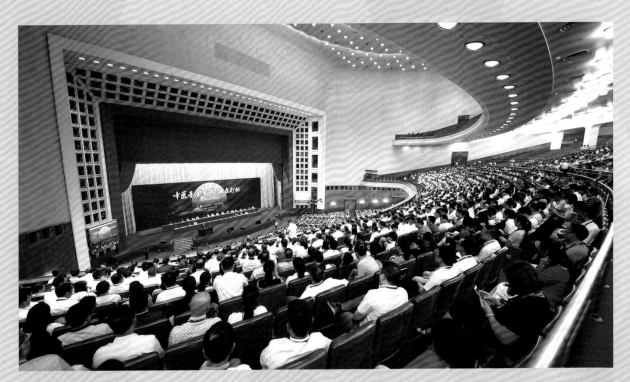

2016 年 7 月 17 日，由中华中医药学会主办的"中医基层梦　春播在行动"高峰论坛在北京人民大会堂举行

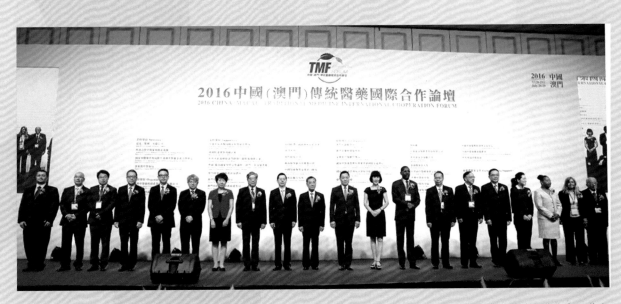

　　2016 年 7 月 28 日，由南光（集团）有限公司、粤澳合作中医药科技产业园、国家中医药管理局对台港澳中医药交流合作中心、广东省中医药局共同主办的 2016 中国（澳门）传统医药国际合作论坛在澳门举行

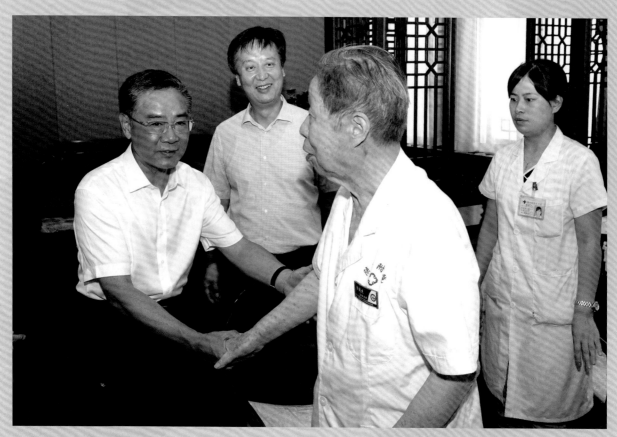

2016年8月12日，国家中医药管理局副局长马建中调研陕西中医药大学附属医院，并看望国医大师郭诚杰教授

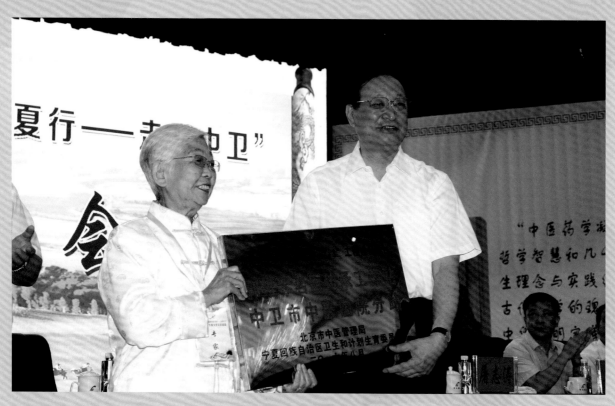

2016年8月25日，第四届北京中医药专家宁夏行——走进中卫活动在宁夏中卫启动。国家卫生计生委副主任、国家中医药管理局局长王国强为郭维琴名医传承工作站中卫市中医医院分站授牌

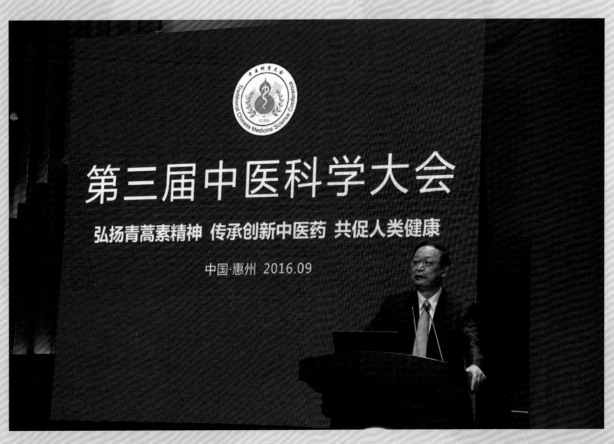

　　2016年9月4～6日，由中国农工民主党中央委员会和国家中医药管理局共同主办的第三届中医科学大会在广东惠州召开

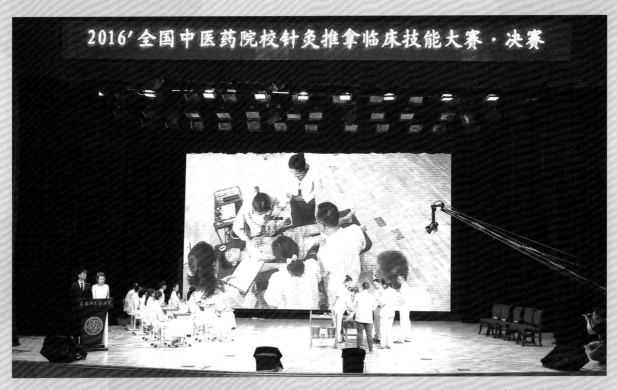

　　2016年9月23～24日，由中国针灸学会、全国中医药高等教育学会联合主办的2016′全国中医药院校针灸推拿临床技能大赛在长春中医药大学举办

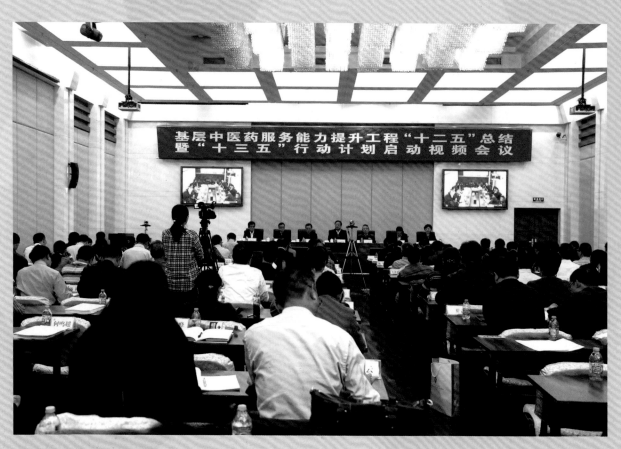

2016 年 10 月 18 日，基层中医药服务能力提升工程领导小组在北京召开基层中医药服务能力提升工程"十二五"总结暨"十三五"行动计划启动视频会议

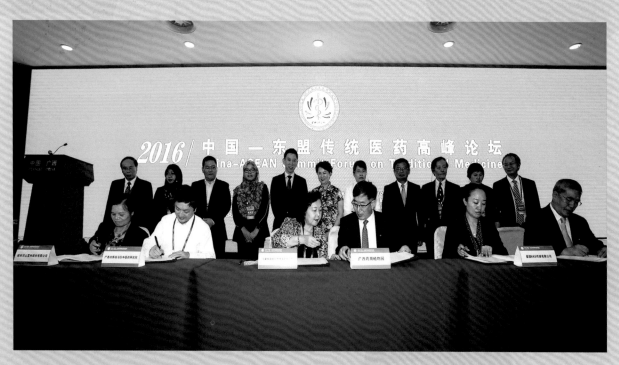

2016 年 10 月 26～29 日，由国家卫生计生委、国家中医药管理局、广西壮族自治区人民政府联合主办的 2016 中国－东盟卫生合作论坛和 2016 中国－东盟传统医药高峰论坛在广西南宁举行，6 个双边合作项目现场签约

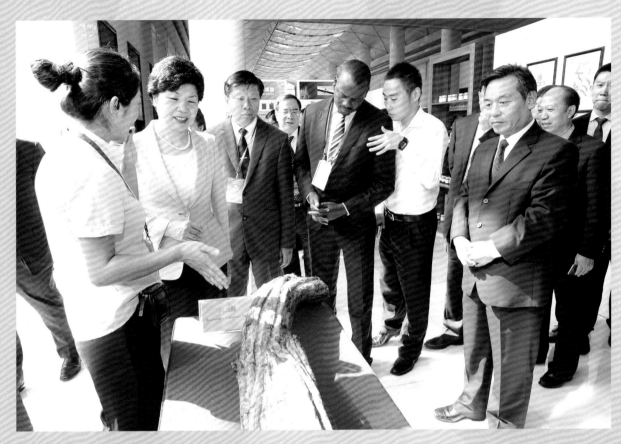

2016 年 10 月 27 日，国家中医药管理局副局长闫树江参观 2016 中国 – 东盟传统医药高峰论坛成果展

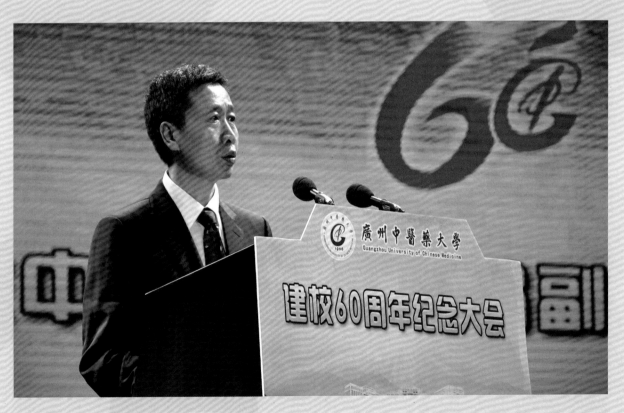

2016 年 11 月 18 日，广州中医药大学建校 60 周年纪念大会在广东广州举行。国家中医药管理局副局长王志勇出席大会并讲话

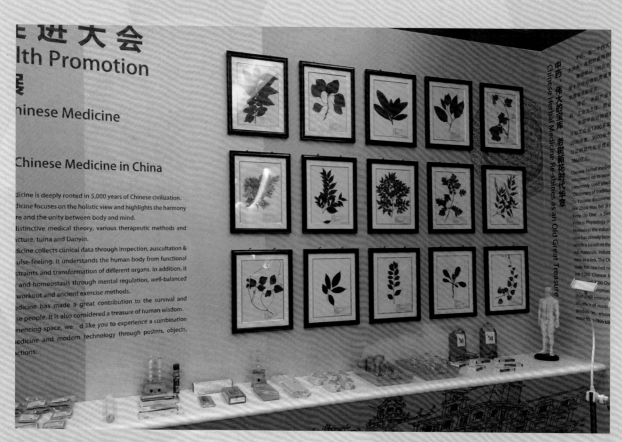

2016 年 11 月 21 ～ 24 日，由世界卫生组织、国家卫生计生委联合主办的第九届全球健康促进大会在上海举办。本次大会专设中医药体验展示区

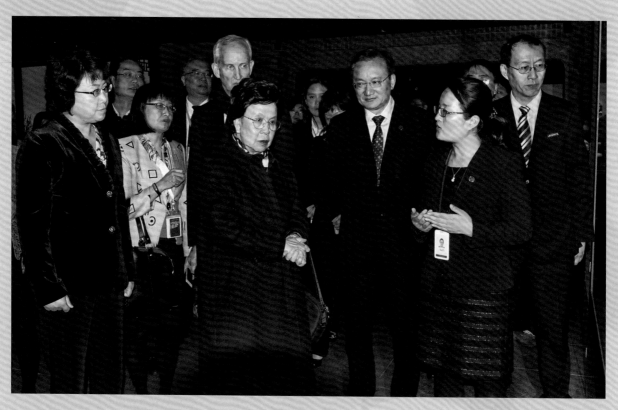

2016 年 11 月 22 日，世界卫生组织总干事陈冯富珍参观上海中医药大学博物馆

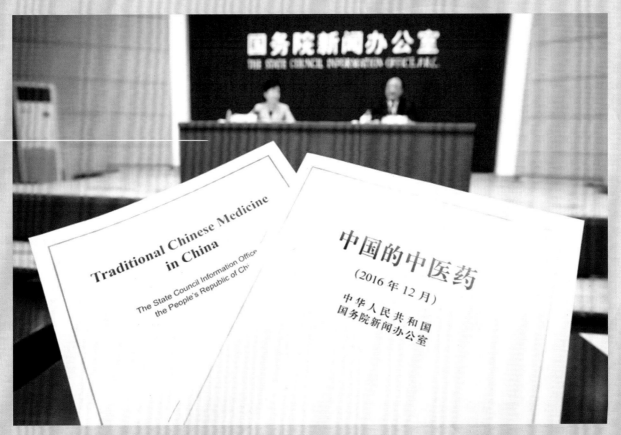

2016 年 12 月 6 日，中华人民共和国国务院新闻办公室发布《中国的中医药》白皮书

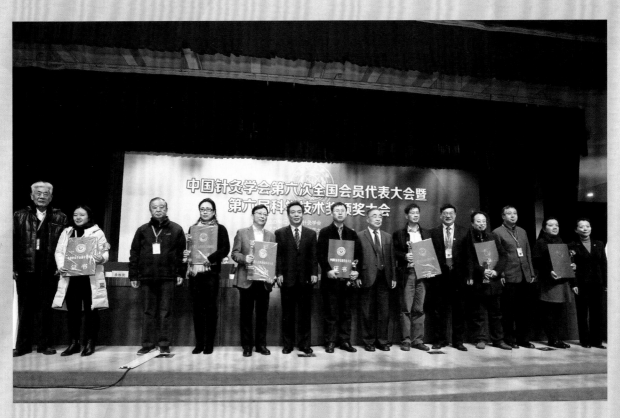

2016 年 12 月 24 日，中国针灸学会第六次全国会员代表大会暨第六届科学技术奖颁奖大会在北京召开

2017卷《中国中医药年鉴（行政卷）》编委会

邱德亮 吉林省卫生和计划生育
委员会副主任、吉林省
中医药管理局局长

张晓峰 黑龙江省卫生和计划生
育委员会副主任、黑龙
江省中医药管理局局长

张怀琼 上海市卫生和计划生育
委员会副主任、上海市
中医药发展办公室主任

汪 华 江苏省卫生和计划生育委
员会副主任、党组成员

陈亦江 江苏省卫生和计划生育
委员会巡视员

徐伟伟 浙江省中医药管理局局长

董明培 安徽省卫生和计划生育
委员会副主任、安徽省
中医药管理局副局长

阮诗玮 福建省卫生和计划生育
委员会副主任、福建省
计划生育协会常务专职
副会长（正厅级）

程关华 江西省卫生和计划生育委
员会党组成员、副主任

孙春玲 山东省中医药管理局局长

张重刚 河南省卫生和计划生育
委员会副主任、河南省
中医管理局局长

姚 云 湖北省卫生和计划生育
委员会副主任

黄惠勇 湖南省卫生和计划生育
委员会副主任、党组副
书记，湖南省中医药管
理局局长

徐庆锋 广东省卫生和计划生育
委员会副主任、广东省
中医药局局长

王 勇 广西壮族自治区卫生和
计划生育委员会副主任、

中医药管理局局长 广西壮族自治区中医药
管理局局长

吴 明 海南省卫生和计划生育
委员会副主任、海南省
中医药管理局局长

方明金 重庆市卫生和计划生育
委员会副主任、重庆市
中医管理局副局长

田兴军 四川省中医药管理局党
组书记、局长，四川省
中医药科学院党委书记，
四川省卫生和计划生育
委员会党组成员（正
厅级）

杨 洪 贵州省卫生和计划生育
委员会副主任、贵州省
中医药管理局局长

郑 进 云南省卫生和计划生育
委员会党组副书记（正
厅级）、副主任，云南省
中医药管理局局长

胡学军 西藏自治区卫生和计划
生育委员会副主任

马光辉 陕西省中医药管理局局长

甘培尚 甘肃省卫生和计划生育
委员会党组成员、巡视员

王晓勤 青海省卫生和计划生育
委员会副主任

黄 涌 宁夏回族自治区卫生和
计划生育委员会副主任、
宁夏回族自治区中医药
（回医药）管理局局长

阿不都热依木·玉苏甫 新疆维吾
尔自治区卫生和计划生育
委员会党组成员、副主
任，新疆维吾尔自治区中
医民族医药管理局局长

何 红 新疆生产建设兵团卫生
局副局长

2017 卷《中国中医药年鉴（行政卷）》特约编辑

张东亮　国家中医药管理局办公室信访办（综合处）主任科员

陶　赟　国家中医药管理局人事教育司人事处主任科员

孙晓明　国家中医药管理局规划财务司综合处副处长

陈沛沛　国家中医药管理局政策法规与监督司法规与标准处主任科员

薛静怡　国家中医药管理局医政司综合处副调研员

王　庆　国家中医药管理局科技司综合处副处长

马宁慧　国家中医药管理局国际合作司亚美多边处副处长

刘　灿　国家中医药管理局直属机关党委办公室主任、直属机关团委书记

孙　瑛　国家中医药管理局直属机关纪委副调研员（挂职）

朱夜明　国家中医药管理局机关服务中心职员

李爱军　中国中医科学院办公室副主任

康　宁　中华中医药学会办公室副主任

闫　锐　中国中医药报社办公室副主任

杨正夫　中国中医药出版社办公室负责人

冯新刚　中国中医药科技开发交流中心综合办公室副主任

万楚楚　国家中医药管理局传统医药国际交流中心综合人事处干部

张　博　国家中医药管理局对台港澳中医药交流合作中心办公室副主任

吴　桐　国家中医药管理局中医师资格认证中心综合处干部

高　彬　北京市中医管理局办公室主任

马　杰　天津市卫生和计划生育委员会中医一处科员

王艳波　河北省中医药管理局综合处干部

赵红娟　山西省中医药管理局调研员

岳红娟　内蒙古自治区蒙中医药管理局科员

张宏邈　辽宁省中医药管理局中医医疗服务处副处长

孟　姝　吉林省中医药管理局办公室副主任

曲　峰　黑龙江省中医药管理局副调研员

王　翀　上海市卫生和计划生育委员会中医药传承发展处主任科员

张小凡　江苏省中医药局主任科员

陈良敏　浙江省中医药管理局调研员

王继学　安徽省中医药管理局主任科员

姚　鹏　福建省卫生和计划生育委员会中医处科员

郑林华　江西省中医药管理局主任科员

陈高潮　山东省卫生和计划生育委员会副调研员

宋军伟　河南省中医管理局办公室科员

芦　妤　湖北省中医药管理局主任科员

徐火红　湖南省中医药管理局主任科员

汪洪滨　广东省中医药局办公室主任

蒋志敏　广西中医药管理局副主任科员

杨春晓　海南省中医药管理局调研员

刘　璐　重庆市卫生和计划生育委员会中医综合处主任科员

张　睿　四川省中医药管理局办公室副调研员（主持工作）

吕兴政　贵州省中医药管理局中医综合处主任科员

张旭芳　云南省中医药管理局中医服务监管处副处长

刘伟伟　西藏自治区藏医药管理局主任科员

余　晴　陕西省中医药管理局综合处主任科员

郭　泰　甘肃省卫生和计划生育委员会副调研员

华旦诺尔桑　青海省中藏医药管理局主任科员

沙利荣　宁夏回族自治区中医药回医药管理局办公室主任

殷学静　新疆维吾尔自治区中医民族医药管理局办公室主任

江　华　新疆生产建设兵团卫生局医政处调研员

张　悦　沈阳市中医管理局主任科员

何勇健　长春市中医药管理局主任科员

刘世斌　哈尔滨中医药学会副会长兼秘书长

陈　霞　南京市卫生和计划生育委员会中医处副处长

袁北方　杭州市卫生和计划生育委员会中医处处长

韩秀香　济南市卫生和计划生育委员会中医药管理处处长

罗时珍　武汉市卫生和计划生育委员会中医处处长

杨克彬　广州市卫生和计划生育委员会中医药管理处处长

赵春晓　成都市卫生和计划生育委员会中医处处长

刘智敏　西安市中医药管理局副调研员

王金玉　大连市卫生和计划生育委员会主任科员

褚小翠　宁波市中医药管理局副调研员

陈艳丰　厦门市卫生和计划生育委员会中医处主任科员

范存亮　青岛市卫生和计划生育委员会中医药处主任科员

刘冬云　深圳市卫生和计划生育委员会中医处处长

编 写 说 明

　　《中国中医药年鉴》是由国家中医药管理局主办，综合反映中国中医药工作各方面情况、进展、成就的史料性工具书。《中国中医药年鉴》前身为《中医年鉴》，1989 年更名为《中国中医药年鉴》，自 1983 年起已连续出版 34 卷。2002 年《中国中医药年鉴》分为行政和学术两卷出版。本卷《中国中医药年鉴（行政卷）》（以下简称《年鉴》）为 2017 卷（总 35 卷），收编内容截至 2016 年底。

　　2017 卷《年鉴》共 19 个部分：①综述篇；②文献篇；③会议与活动篇；④专题篇；⑤业务篇；⑥中药篇（选编）；⑦直属单位篇；⑧地方篇；⑨医疗机构篇；⑩院校篇；⑪社会组织篇；⑫大事记篇；⑬数据篇；⑭荣誉篇（选编）；⑮管理干部篇；⑯机构名录篇；⑰港澳台地区篇；⑱国外篇；⑲附录篇。

　　文献篇下设 5 个专栏：①《中华人民共和国中医药法》；②中共中央、国务院文件与党和国家领导人讲话、批示；③《中国的中医药》；④部门重要文件与领导讲话；⑤专论。

　　会议与活动篇以时间排序（会议、活动在前，比赛在后）。

　　专题篇下设 6 个专栏：①中医药立法；②中医药事业发展规划、政策和机制建设；③健康中国 2030；④中医药高等教育 60 周年；⑤国家中医药综合改革试验区（市、县）建设；⑥中医药“一带一路”发展。

　　业务篇下设 12 个专栏：①政策法规与监督；②医政工作；③人才培养工作；④科技工作；⑤国际交流与合作；⑥港澳台地区交流与合作；⑦新闻宣传；⑧中医药投入与预算管理；⑨干部人事工作；⑩党建与群团工作；⑪党风廉政建设与反腐倡廉工作；⑫综合性工作及其他。

　　社会组织篇下设 3 个专栏：①全国性社会组织；②总部设在中国的中医药国际组织；③地方性社会组织。

数据篇下设 5 个专栏：①中医资源；②中医医疗机构运营与服务；③中医教育；④中医药科研；⑤中医财政拨款。

附录篇下设 2 个专栏：① 2016 年国家中医药管理局联合印发文件；② 2016 年国家中医药管理局印发文件。

医疗机构篇统计数据由中国中医科学院信息所提供。历卷收录的科研机构篇因资料未到，本卷未予收录。数据篇数据来源于国家中医药管理局发布的《中医药数据统计摘编》（不包括香港、澳门特别行政区及台湾地区数据）。

为方便检索，2017 卷《年鉴》增设"索引"。

《中国中医药年鉴（行政卷）》编辑部

2017 年 10 月

目　录

会议与活动篇

❖❖❖❖❖❖ 专 题 篇 ❖❖❖❖❖❖

一、中医药立法

二、中医药事业发展规划、政策和机制建设

三、健康中国2030

四、中医药高等教育60周年

五、国家中医药综合改革试验区（市、县）建设

六、中医药"一带一路"发展

业 务 篇

一、政策法规与监督

二、医政工作

三、人才培养工作

中药篇（选编）

直属单位篇

地方篇

医疗机构篇

院　校　篇

社会组织篇

大事记篇

数 据 篇

一、中医资源

二、中医医疗机构运营与服务

三、中医教育

四、中医药科研

（一）科学研究与技术开发机构

荣　誉　篇
（选编）

综 述 篇

【2016年中医药工作综述】 2016年是中医药发展史上具有里程碑意义的一年。全国中医药系统坚定不移贯彻落实中央决策部署，以习近平总书记系列重要讲话精神和发展中医药的新思想新论断新要求为统领，牢固树立新发展理念，观大势、谋发展、抓大事、勇担当，实现了"十三五"中医药工作的高点起步、高位开局。

一年来，在统筹推进各项工作的同时，着重抓住以下五件大事。

第一，贯彻落实全国卫生与健康大会精神和《中医药发展战略规划纲要（2016~2030年）》。党中央、国务院隆重召开新世纪以来第一次全国卫生与健康大会，习近平总书记对卫生与健康工作作出重要指示，开启健康中国建设新征程，对推动中医药振兴发展、充分发挥中医药在健康中国建设中的独特优势提出明确要求。2016年2月，国务院印发《中医药发展战略规划纲要（2016~2030年）》，把中医药发展上升为国家战略，对新时期推进中医药事业发展作出系统部署。深入学习领会贯彻落实大会精神和战略规划纲要，举办专题培训班，动员部署，统一思想和行动。编制印发中医药发展"十三五"规划及文化建设、信息化建设、人才发展、科技创新、"一带一路"5个专项规划，细化目标任务，实化政策举措。推动在"健康中国2030"规划纲要、"十三五"卫生与健康规划、"十三五"深化医改规划等重点规划中对中医药工作提出任务要求。

第二，推动颁布《中医药法》。2015年底国务院常务会议通过《中医药法（草案）》并提交全国人大常委会审议后，全力配合和协调有关方面做好全国人大常委会审议的各项工作。全国人大常委会第二十五次会议审议通过《中医药法》并经国家主席习近平以第五十九号令签署颁布，于2017年7月1日起正式施行。这是我国第一次从法律层面明确了中医药的重要地位、发展方针和扶持措施，对解决多年来制约中医药发展的问题作出了制度安排，对于促进中医药治理体系和治理能力现代化、保障中医药振兴发展、维护人民健康福祉具有划时代意义。

第三，推动发表《中国的中医药》白皮书。国务院新闻办首次发表了《中国的中医药》白皮书。白皮书系统回顾中医药发展的历史脉络，详细介绍我国发展中医药的政策措施及成效，着重展示中医药的文化内涵和科学价值，充分体现国家对中医药这个中华民族瑰宝的高度重视，向世界宣告中国坚定发展中医药的信心和决心，产生广泛而热烈的社会反响。

第四，推动建立国务院中医药工作部际联席会议制度。2016年8月，国务院批复同意建立中医药工作部际联席会议制度，由刘延东副总理亲自担任召集人。充分发挥联席会议制度作用，加强与成员单位沟通协调，明确贯彻落实战略规划纲要部门分工方案，推动出台一批文件，形成多部门合作、上下联动推动战略规划纲要落地落实的机制和氛围。

第五，推动召开中医药高等教育改革与发展座谈会。2016年是新中国开启中医药高等教育60周年，为总结60年中医药高等教育成功经验，促进新时期中医药高等教育改革发展，组织开展了系列活动。国家中医药管理局与国家卫生计生委、教育部联合评选表彰60名中医药高等学校教学名师。召开中医药高等教育改革与发展座谈会，刘延东副总理亲自主持会议并发表重要讲话，充分肯定了中医药高等教育事业发展取得的巨大成就，对新形势下努力开创中医药高等教育新局面作出重要指示，为中医药高等教育改革发展、中医药人才培养指明了方向、提供了遵循。

一年来，不断激发中医药"五种资源"的潜力与活力，促进中医药医疗、保健、科研、教育、产业、文化以及对外合作与交流协调发展，并取得新成效。

第一，以深化医改为动力，中医药服务能力持续提升。推动在深化医改大局中同步部署中医药改革工作，公立医院改革、家庭医生签约服务等政策充分体现中医药特点，国务院医改领导小组向全国推广加强基层中医馆建设、合理确定中医按病种支付标准、中医门诊诊疗服务纳入首诊范围、创新中医诊疗模式等经验。完善局领导联系推进国家综合医改试点省中医药改革工作机制，启动医改中医药工作监测。安排专项资金69亿元支持250所中医医院建设。"中医药传承创新工程"纳入《全民健康保障工程建设规划》并正式启动。制订实施推进公立中医医院综合改革工作方案，推动局属（管）医院参与北京市医改。推动分级诊疗制度建设，总结基层中医药服务能力提升工程"十二五"实施的经验并启动"十三五"行动计划，夯实分级诊疗基础；制订试点病种分级诊疗服务中医技术方案，明确分级诊疗技术要求。开展大型中医医院巡查、全国医疗机构中药饮片管理专项检查，促进医疗质量持续改进和中医药特色优势发挥。推进中医药应急、传染病防控和治疗艾滋病工作。

第二，以增加供给为重点，中医药健康服务发展势头良好。深化"放管服"改革，以优化服务扩大供给为重点，加快推动中医药健康服务发展。深入实施中医治未病健康工程，印发促进中医养生保健服务发展指导意见，规范中医师在养生保健机构提供保健咨询和调理等服务。促进社会办中医，开展中医药健康旅游示范区（基地、项目）遴选，中医药健康养老、健康旅游等新型业态正加快孕育。开展中医药健康服务发展规划专项督查，已有23个省份出台了本地区发展规划，中医药健康服务已成为助推发展动能转化的有力抓手。

第三，以体系建设为驱动，中医药科技创新成效显著。屠呦呦终身研究员荣获国家最高科学技术奖，一批中医药、中西医结合科研项目荣获国家科学技术进步奖。印发加强中医理论传承创新和加快中医药科技创新体系建设2个若干意见，出台民族医药"十三五"科技发展规划纲要，推进中医药科技管理专业机构建设，筹建中医药国家实验室、国家重点实验室，新增11个重点研究室。完成国家中医临床研究基地验收，启动第二批基地临床科研专项314项。协调推进"中医药现代化研究专项"。加强中药材保护和利用，推进中药资源普查试点，深化中药资源动态监测体系建设，启动中药标准化项目。

第四，以强化支撑为根本，中医药人才队伍建设不断加强。国家中医药管理局成立人才工作领导小组，印发《进一步加强中医药人才工作的意见》，启动中医药传承与创新"百千万"人才工程。启动第三届国医大师、全国名中医评选工作。举办第四期中医医院职业化管理高级研修班。成立中医住院医师规范化培训专家委员会，开展规范化培训评估，推动学位教育与规范化培训衔接。做好中医类别助理全科医生培养及全科医生特岗计划。继续推进名老中医药专家学术经验继承工作，第五批1435名继承人通过结业考核。培养500名优秀中医临床人才及556名中医护理骨干。210个名老中医药专家传承工作室和64个中医学术流派传承工作室通过验收。

新建122个名老中医药专家和102个基层名老中医药专家传承工作室，遴选578名中医护理骨干人才培养对象。

第五，以拓展渠道为突破，中医药文化建设扎实推进。印发《中医中药中国行——中医药健康文化推进行动实施方案（2016～2020年）》，首次发布中国公民中医养生保健素养，推动中医药文化素养纳入《中国公民科学素质基准》。新增32个国家中医药文化宣传教育基地，开展基地建设督导。广泛开展中医药健康文化传播活动，组织中央国家机关科普巡讲活动12场，各地开展形式多样的文化科普活动300余场。支持创作了一批中医药文化精品力作，特别是《本草中国》的播出，产生很大的社会反响，促进了中医药文化产业发展。

第六，以合作共享为基础，中医药海外发展提速发力。中医药"一带一路"规划经国家推进"一带一路"建设工作领导小组审议后，已与国家发展改革委联合印发。实施第二批国际合作专项，统筹推进中医药海外发展布局。深化双边多边合作，加强与俄韩新意等国中医药合作对话，积极参与对外谈判。

在第九届全球健康促进大会上充分展示了中医药在健康促进中的独特魅力，中医药展成功亮相第二届中国 – 中东欧国家卫生部长论坛，中医药国际化分论坛再次"发声"博鳌论坛，主办第五届中医药现代化国际科技大会，中医药在国际舞台上频繁亮相备受关注。稳步推进中医药国际标准化工作，中医药服务贸易步伐加快。深化海峡两岸暨香港、澳门中医药交流与合作，中医药惠侨工作温暖侨胞。

第七，以主体责任为"牛鼻子"，全面从严治党深入推进。积极配合中央巡视组圆满完成专项巡视，把巡视整改作为重大政治任务紧紧抓在手上，制订方案、明确分工、压实责任，逐项列出问题清单、整改清单、责任清单，在"条条要整改、件件有着落"上集中发力，切实做到组织到位、措施到位、整改到位。加强和改进局党组巡视工作，实现了对局直属单位巡视全覆盖。深入开展"两学一做"学习教育，认真贯彻落实党的十八届六中全会精神，中医药行风建设扎实推进。

（国家中医药管理局办公室）

文

献

篇

一、《中华人民共和国中医药法》

中华人民共和国中医药法

（2016 年 12 月 25 日第十二届全国人民代表大会常务委员会第二十五次会议通过）

目录

第一章　总　则

第一条　为了继承和弘扬中医药，保障和促进中医药事业发展，保护人民健康，制定本法。

第二条　本法所称中医药，是包括汉族和少数民族医药在内的我国各民族医药的统称，是反映中华民族对生命、健康和疾病的认识，具有悠久历史传统和独特理论及技术方法的医药学体系。

第三条　中医药事业是我国医药卫生事业的重要组成部分。国家大力发展中医药事业，实行中西医并重的方针，建立符合中医药特点的管理制度，充分发挥中医药在我国医药卫生事业中的作用。

发展中医药事业应当遵循中医药发展规律，坚持继承和创新相结合，保持和发挥中医药特色和优势，运用现代科学技术，促进中医药理论和实践的发展。

国家鼓励中医西医相互学习，相互补充、协调发展，发挥各自优势，促进中西医结合。

第四条　县级以上人民政府应当将中医药事业纳入国民经济和社会发展规划，建立健全中医药管理体系，统筹推进中医药事业发展。

第五条　国务院中医药主管部门负责全国的中医药管理工作。国务院其他有关部门在各自职责范围内负责与中医药管理有关的工作。

县级以上地方人民政府中医药主管部门负责本行政区域的中医药管理工作。县级以上地方人民政府其他有关部门在各自职责范围内负责与中医药管理有关的工作。

第六条　国家加强中医药服务体系建设，合理规划和配置中医药服务资源，为公民获得中医药服务提供保障。

国家支持社会力量投资中医药事业，支持组织和个人捐赠、资助中医药事业。

第七条　国家发展中医药教育，建立适应中医药事业发展需要、规模适宜、结构合理、形式多样的中医药教育体系，培养中医药人才。

第八条　国家支持中医药科学研究和技术开发，鼓励中医药科学技术创新，推广应用中医药科学技术成果，保护中医药知识产权，提高中医药科学技术水平。

第九条　国家支持中医药对外交流与合作，促进中医药的国际传播和应用。

第十条　对在中医药事业中做出突出贡献的组织和个人，按照国家有关规定给予表彰、奖励。

第二章　中医药服务

第十一条　县级以上人民政府应当将中医医疗机构建设纳入医疗机构设置规划，举办规模适宜的中医医疗机构，扶持有中医药特色和优势的医疗机构发展。

合并、撤销政府举办的中医医疗机构或者改变其中医医疗性质，应当征求上一级人民政府中医药主管部门的意见。

第十二条　政府举办的综合医院、妇幼保健机构和有条件的专科医院、社区卫生服务中心、乡镇卫生院，应当设置中医药科室。

县级以上人民政府应当采取措施，增强社区卫生服务站和村卫生室提供中医药服务的能力。

第十三条　国家支持社会力量举办中医医疗机构。

社会力量举办的中医医疗机构在准入、执业、基本医疗保险、科研教学、医务人员职称评定等方面享有与政府举办的中医医疗机构同等的权利。

第十四条　举办中医医疗机构应当按照国家有关医疗机构管理的规定办理审批手续，并遵守医疗机构管理的有关规定。

举办中医诊所的，将诊所的名称、地址、诊疗范围、人员配备情况等报所在地县级人民政府中医药主管部门备案后即可开展执业活动。中医诊所应当将本诊所的诊疗范围、中医医师的姓名及其执业范围在诊所的明显位置公示，不得超出备案范围开展医疗活动。具体办法由国务院中医药主管部门拟订，报国务院卫生行政部门审核、发布。

第十五条　从事中医医疗活动的人员应当依照《中华人民共和国执业医师法》的规定，通过中医医师资格考试取得中医医师资格，并进行执业注册。中医医师资格考试的内容应当体现中医药特点。

以师承方式学习中医或者经多年实践，医术确有专长的人员，由至少2名中医医师推荐，经省、自治区、直辖市人民政府中医药主管部门组织实践技能和效果考核合格后，即可取得中医医师资格；按照考核内容进行执业注册后，即可在注册的执业范围内，以个人开业的方式或者在医疗机构内从事中医医疗活动。国务院中医药主管部门应当根据中医药技术方法的安全风险拟订本款规定人员的分类考核办法，报国务院卫生行政部门审核、发布。

第十六条　中医医疗机构配备医务人员应当以中医药专业技术人员为主，主要提供中医药服务；经考试取得医师资格的中医医师按照国家有关规定，经培训、考核合格后，可以在执业活动中采用与其专业相关的现代科学技术方法。在医疗活动中采用现代科学技术方法的，应当有利于保持和发挥中医药特色和优势。

社区卫生服务中心、乡镇卫生院、社区卫生服务站以及有条件的村卫生室应当合理配备中医药专业技术人员，并运用和推广适宜的中医药技术方法。

第十七条　开展中医药服务，应当以中医药理论为指导，运用中医药技术方法，并符合国务院中医药主管部门制定的中医药服务基本要求。

第十八条　县级以上人民政府应当发展中医药预防、保健服务，并按照国家有关规定将其纳入基本公共卫生服务项目统筹实施。

县级以上人民政府应当发挥中医药在突发公共卫生事件应急工作中的作用，加强中医药应急物资、设备、设施、技术与人才资源储备。

医疗卫生机构应当在疾病预防与控制中积极运用中医药理论和技术方法。

第十九条　医疗机构发布中医医疗广告，应当经所在地省、自治区、直辖市人民政府中医药主管部门审查批准；未经审查批准，不得发布。发布的中医医疗广告内容应当与经审查批准的内容相符合，并符合《中华人民共和国广告法》的有关规定。

第二十条　县级以上人民政府中医药主管部门应当加强对中医药服务的监督检查，并将下列事项作为监督检查的重点：

（一）中医医疗机构、中医医师是否超出规定的范围开展医疗活动；

（二）开展中医药服务是否符合国务院中医药主管部门制定的中医药服务基本要求；

（三）中医医疗广告发布行为是否符合本法的规定。

中医药主管部门依法开展监督检查，有关单位和个人应当予以配合，不得拒绝或者阻挠。

第三章　中药保护与发展

第二十一条　国家制定中药材种植养殖、采集、贮存和初加工的技术规范、标准，加强对中药材生产流通全过程的质量监督管理，保障中药材质量安全。

第二十二条　国家鼓励发展中药材规范化种植养殖，严格管理农药、肥料等农业投入品的使用，禁止在中药材种植过程中使用剧毒、高毒农药，支持中药材良种繁育，提高中药材质量。

第二十三条　国家建立道地中药材评价体系，支持道地中药材品种选育，扶持道地中药材生产基地建设，加强道地中药材生产基地生态环境保护，鼓励采取地理标志产品保护等措施保护道地中药材。

前款所称道地中药材，是指经过中医临床长期应用优选出来的，产在特定地域，与其他地区所产同种中药材相比，品质和疗效更好，且质量稳定，具有较高知名度的中药材。

第二十四条　国务院药品监督管理部门应当组织并加强对中药材质量的监测，定期向社会公布监测结果。国务院有关部门应当协助做好中药材质量监测有关工作。

采集、贮存中药材以及对中药材进行初加工，应当符合国家有关技术规范、标准和管理规定。

国家鼓励发展中药材现代流通体系，提高中药材包装、仓储等技术水平，建立中药材流通追溯体系。药品生产企业购进中药材应当建立进货查验记录制度。中药材经营者应当建立进货查验和购销记录制度，并标明中药材产地。

第二十五条　国家保护药用野生动植物资源，对药用野生动植物资源实行动态监测和定期普查，建立药用野生动植物资源种质基因库，鼓励发展人工种植养殖，支持依法开展珍贵、濒危药用野生动植物的保护、繁育及其相关研究。

第二十六条　在村医疗机构执业的中医医师、具备中药材知识和识别能力的乡村医生，按照国家有关规定可以自种、自采地产中药材并在其执业活动中使用。

第二十七条　国家保护中药饮片传统炮制技术和工艺，支持应用传统工艺炮制中药饮片，鼓励运用现代科学技术开展中药饮片炮制技术研究。

第二十八条　对市场上没有供应的中药饮片，医疗机构可以根据本医疗机构医师处方的需要，在本医疗机构内炮制、使用。医疗机构应当遵守中药饮片炮制的有关规定，对其炮制的中药饮片的质量负责，保证药品安全。医疗机构炮制中药饮片，应当向所在地设区的市级人民政府药品监督管理部门备案。

根据临床用药需要，医疗机构可以凭本医疗机构医师的处方对中药饮片进行再加工。

第二十九条　国家鼓励和支持中药新药的研制和生产。

国家保护传统中药加工技术和工艺，支持传统剂型中成药的生产，鼓励运用现代科学技术研究开发传统中成药。

第三十条　生产符合国家规定条件的来源于古代经典名方的中药复方制剂，在申请药品批准文号时，可以仅提供非临床安全性研究资料。具体管理办法由国务院药品监督管理部门会同中医药主管部门制定。

前款所称古代经典名方，是指至今仍广泛应用、疗效确切、具有明显特色与优势的古代中医典籍所记载的方剂。具体目录由国务院中医药主管部门会同药品监督管理部门制定。

第三十一条　国家鼓励医疗机构根据本医疗机构临床用药需要配制和使用中药制剂，支持应用传统工艺配制中药制剂，支持以中药制剂为基础研制中药新药。

医疗机构配制中药制剂，应当依照《中华人民共和国药品管理法》的规定取得医疗机构制剂许可证，或者委托取得药品生产许可证的药品生产企业、取得医疗机构制剂许可证的其他医疗机构配制中药制剂。委托配制中药制剂，应当向委托方所在地省、自治区、直辖市人民政府药品监督管理部门备案。

医疗机构对其配制的中药制剂的质量负责；委托配制中药制剂的，委托方和受托方对所配制的中药制剂的质量分别承担相应责任。

第三十二条　医疗机构配制的中药制剂品种，应当依法取得制剂批准文号。但是，仅应用传统工艺配制的中药制剂品种，向医疗机构所在地省、自治区、直辖市人民政府药品监督管理部门备案后即可配制，不需要取得制剂批准文号。

医疗机构应当加强对备案的中药制剂品种的不良反应监测，并按照国家有关规定进行报告。药品监督管理部门应当加强对备案的中药制剂品种配制、使用的监督检查。

第四章　中医药人才培养

第三十三条　中医药教育应当遵循中医药人才成长规律，以中医药内容为主，体现中医药文化特色，注重中医药经典理论和中医药临床实践、现代教育方式和传统教育方式相结合。

第三十四条　国家完善中医药学校教育体系，支持专门实施中医药教育的高等学校、中等职业学校和其他教育机构的发展。

中医药学校教育的培养目标、修业年限、教学形式、教学内容、教学评价及学术水平评价标准等，应当体现中医药学科特色，符合中医药学科发展规律。

第三十五条　国家发展中医药师承教育，支持有丰富临床经验和技术专长的中医医师、中药专业技术人员在执业、业务活动中带徒授业，传授中医药理论和技术方法，培养中医药专业技术人员。

第三十六条　国家加强对中医医师和城乡基层中医药专业技术人员的培养和培训。

国家发展中西医结合教育，培养高层次的中西医结合人才。

第三十七条　县级以上地方人民政府中医药主管部门应当组织开展中医药继续教育，加强对医务人员，特别是城乡基层医务人员中医药基本知识和技能的培训。

中医药专业技术人员应当按照规定参加继续教育，所在机构应当为其接受继续教育创造条件。

第五章　中医药科学研究

第三十八条　国家鼓励科研机构、高等学校、医疗机构和药品生产企业等，运用现代科学技术和传统中医药研究方法，开展中医药科学研究，加强中西医结合研究，促进中医药理论和技术方法的继承和创新。

第三十九条　国家采取措施支持对中医药古籍文献、著名中医药专家的学术思想和诊疗经验以及民间中医药技术方法的整理、研究和利用。

国家鼓励组织和个人捐献有科学研究和临床应用价值的中医药文献、秘方、验方、诊疗方法和技术。

第四十条　国家建立和完善符合中医药特点的科学技术创新体系、评价体系和管理体制，推动中医药科学技术进步与创新。

第四十一条　国家采取措施，加强对中医药基础理论和辨证论治方法，常见病、多发病、慢性病和重大疑难疾病、重大传染病的中医药防治，以及其他对中医药理论和实践发展有重大促进作用的项目的科学研究。

第六章　中医药传承与文化传播

第四十二条　对具有重要学术价值的中医药理论和技术方法，省级以上人民政府中医药主管部门应当组织遴选本行政区域内的中医药学术传承项目和传承人，并为传承活动提供必要的条件。传承人应当开展传承活动，培养后继人才，收集整理并妥善保存相关的学术资料。属于非物质文化遗产代表性项目的，依照《中华人民共和国非物质文化遗产法》的有关规定开展传承活动。

第四十三条　国家建立中医药传统知识保护数据库、保护名录和保护制度。

中医药传统知识持有人对其持有的中医药传统知识享有传承使用的权利，对他人获取、利用其持有的中医药传统知识享有知情同意和利益分享等权利。

国家对经依法认定属于国家秘密的传统中药处方组成和生产工艺实行特殊保护。

第四十四条　国家发展中医养生保健服务，支持社会力量举办规范的中医养生保健机构。中医养生保健服务规范、标准由国务院中医药主管部门制定。

第四十五条　县级以上人民政府应当加强中医药文化宣传，普及中医药知识，鼓励组织和个人创作中医药文化和科普作品。

第四十六条　开展中医药文化宣传和知识普及活动，应当遵守国家有关规定。任何组织或者个人不得对中医药作虚假、夸大宣传，不得冒用中医药名义牟取不正当利益。

广播、电视、报刊、互联网等媒体开展中医药知识宣传，应当聘请中医药专业技术人员进行。

第七章　保障措施

第四十七条　县级以上人民政府应当为中医药事业发展提供政策支持和条件保障，将中医药事业发展经费纳入本级财政预算。

县级以上人民政府及其有关部门制定基本医疗保险支付政策、药物政策等医药卫生政策，应当有中医药主管部门参加，注重发挥中医药的优势，支持提供和利用中医药服务。

第四十八条　县级以上人民政府及其有关部门应当按照法定价格管理权限，合理确定中医医疗服务的收费项目和标准，体现中医医疗服务成本和专业技术价值。

第四十九条　县级以上地方人民政府有关部门应当按照国家规定，将符合条件的中医医疗机构纳入基本医疗保险定点医疗机构范围，将符合条件的中医诊疗项目、中药饮片、中成药和医疗机构中药制剂纳入基本医疗保险基金支付范围。

第五十条　国家加强中医药标准体系建设，根据中医药特点对需要统一的技术要求制定标准并及时修订。

中医药国家标准、行业标准由国务院有关部门依据职责制定或者修订，并在其网站上公布，供公众免费查阅。

国家推动建立中医药国际标准体系。

第五十一条　开展法律、行政法规规定的与中医药有关的评审、评估、鉴定活动，应当成立中医药评审、评估、鉴定的专门组织，或者有中医药专家参加。

第五十二条　国家采取措施，加大对少数民族医药传承创新、应用发展和人才培养的扶持力度，加强少数民族医疗机构和医师队伍建设，促进和规范少数民族医药事业发展。

第八章　法律责任

第五十三条　县级以上人民政府中医药主管部门及其他有关部门未履行本法规定的职责的，由本级人民政府或者上级人民政府有关部门责令改正；情节严重的，对直接负责的主管人员和其他直接责任人员，依法给予处分。

第五十四条　违反本法规定，中医诊所超出备案范围开展医疗活动的，由所在地县级人民政府中医药主管部门责令改正，没收违法所得，并处 1 万元以上 3 万元以下罚款；情节严重的，责令停止执业活动。

中医诊所被责令停止执业活动的，其直接负责的主管人员自处罚决定做出之日起 5 年内不得在医疗机构内从事管理工作。医疗机构聘用上述不得从事管理工作的人员从事管理工作的，由原发证部门吊销执业许可证或者由原备案部门责令停止执业活动。

第五十五条　违反本法规定，经考核取得医师资格的中医医师超出注册的执业范围从事医疗活动的，由县级以上人民政府中医药主管部门责令暂停 6 个月以上 1 年以下执业活动，并处 1 万元以上 3 万元以下罚款；情节严重的，吊销执业证书。

第五十六条　违反本法规定，举办中医诊所、炮制中药饮片、委托配制中药制剂应当备案而未备案，或者备案时提供虚假材料的，由中医药主管部门和药品监督管理部门按照各自职责分工责令改正，没收违法所得，并处 3 万元以下罚款，向社会公告相关信息；拒不改正的，责令停止执业活动或者责令停止炮制中药饮片、委托配制中药制剂活动，其直接责任人员 5 年内不得从事中医药相关活动。

医疗机构应用传统工艺配制中药制剂未依照本法规定备案，或者未按照备案材料载明的要求配制中药制剂的，按生产假药给予处罚。

第五十七条　违反本法规定，发布的中医医疗广告内容与经审查批准的内容不相符的，由原审查部门撤销该广告的审查批准文件，1 年内不受理该医疗机构的广告审查申请。

违反本法规定，发布中医医疗广告有前款规定以外违法行为的，依照《中华人民共和国广告法》的规定给予处罚。

第五十八条　违反本法规定，在中药材种植过程中使用剧毒、高毒农药的，依照有关法律、法规规定给予处罚；情节严重的，可以由公安机关对其直接负责的主管人员和其他直接责任人员处 5 日以上 15 日以下拘留。

第五十九条　违反本法规定，造成人身、财产损害的，依法承担民事责任；构成犯罪的，依法追究刑事责任。

第九章　附　则

第六十条　中医药的管理，本法未作规定的，适用《中华人民共和国执业医师法》《中华人民共和国药品管理法》等相关法律、行政法规的规定。

军队的中医药管理，由军队卫生主管部门依照本法和军队有关规定组织实施。

第六十一条　民族自治地方可以根据《中华人民共和国民族区域自治法》和本法的有关规定，结合实际，制定促进和规范本地方少数民族医药事业发展的办法。

第六十二条　盲人按照国家有关规定取得盲人医疗按摩人员资格的，可以以个人开业的方式或者在医疗机构内提供医疗按摩服务。

第六十三条　本法自 2017 年 7 月 1 日起施行。

二、中共中央、国务院文件与党和国家领导人讲话批示

（一）中共中央、国务院文件

中医药发展战略规划纲要（2016～2030年）

国发〔2016〕15号

（国务院 2016 年 2 月 22 日）

中医药作为我国独特的卫生资源、潜力巨大的经济资源、具有原创优势的科技资源、优秀的文化资源和重要的生态资源，在经济社会发展中发挥着重要作用。随着我国新型工业化、信息化、城镇化、农业现代化深入发展，人口老龄化进程加快，健康服务业蓬勃发展，人民群众对中医药服务的需求越来越旺盛，迫切需要继承、发展、利用好中医药，充分发挥中医药在深化医药卫生体制改革中的作用，造福人类健康。为明确未来 15 年我国中医药发展方向和工作重点，促进中医药事业健康发展，制定本规划纲要。

一、基本形势

新中国成立后特别是改革开放以来，党中央、国务院高度重视中医药工作，制定了一系列政策措施，推动中医药事业发展取得了显著成就。中医药总体规模不断扩大，发展水平和服务能力逐步提高，初步形成了医疗、保健、科研、教育、产业、文化整体发展新格局，对经济社会发展贡献度明显提升。截至 2014 年底，全国共有中医类医院（包括中医、中西医结合、民族医医院，下同）3732 所，中医类医院床位 75.5 万张，中医类执业（助理）医师 39.8 万人，2014 年中医类医院总诊疗人次 5.31 亿。中医药在常见病、多发病、慢性病及疑难病症、重大传染病防治中的作用得到进一步彰显，得到国际社会广泛认可。

2014 年中药生产企业达到 3813 家，中药工业总产值 7302 亿元。中医药已经传播到 183 个国家和地区。

另一方面，我国中医药资源总量仍然不足，中医药服务领域出现萎缩现象，基层中医药服务能力薄弱，发展规模和水平还不能满足人民群众健康需求；中医药高层次人才缺乏，继承不足、创新不够；中药产业集中度低，野生中药材资源破坏严重，部分中药材品质下降，影响中医药可持续发展；适应中医药发展规律的法律政策体系有待健全；中医药走向世界面临制约和壁垒，国际竞争力有待进一步提升；中医药治理体系和治理能力现代化水平亟待提高，迫切需要加强顶层设计和统筹规划。

当前，我国进入全面建成小康社会决胜阶段，满足人民群众对简便验廉的中医药服务需求，迫切需要大力发展健康服务业，拓宽中医药服务领域。深化医药卫生体制改革，加快推进健康中国建设，迫切需要在构建中国特色基本医疗制度中发挥中医药独特作用。适应未来医学从疾病医学向健康医学转变、医学模式从生物医学向生物-心理-社会模式转变的发展趋势，迫切需要继承和发展中医药的绿色健康理念、天人合一的整体观念、辨证施治和综合施治的诊疗模式、运用自然的防治手段和全生命周期的健康服务。促进经济转型升级，培育新的经济增长动能，迫切需要加大对

中医药的扶持力度，进一步激发中医药原创优势，促进中医药产业提质增效。传承和弘扬中华优秀传统文化，迫切需要进一步普及和宣传中医药文化知识。实施"走出去"战略，推进"一带一路"建设，迫切需要推动中医药海外创新发展。各地区、各有关部门要正确认识形势，把握机遇，扎实推进中医药事业持续健康发展。

二、指导思想、基本原则和发展目标

（一）指导思想

认真落实党的十八大和十八届二中、三中、四中、五中全会精神，深入贯彻习近平总书记系列重要讲话精神，紧紧围绕"四个全面"战略布局和党中央、国务院决策部署，牢固树立创新、协调、绿色、开放、共享发展理念，坚持中西医并重，从思想认识、法律地位、学术发展与实践运用上落实中医药与西医药的平等地位，充分遵循中医药自身发展规律，以推进继承创新为主题，以提高中医药发展水平为中心，以完善符合中医药特点的管理体制和政策机制为重点，以增进和维护人民群众健康为目标，拓展中医药服务领域，促进中西医结合，发挥中医药在促进卫生、经济、科技、文化和生态文明发展中的独特作用，统筹推进中医药事业振兴发展，为深化医药卫生体制改革、推进健康中国建设、全面建成小康社会和实现"两个一百年"奋斗目标做出

贡献。

（二）基本原则

坚持以人为本、服务惠民。以满足人民群众中医药健康需求为出发点和落脚点，坚持中医药发展为了人民、中医药成果惠及人民，增进人民健康福祉，保证人民享有安全、有效、方便的中医药服务。

坚持继承创新、突出特色。把继承创新贯穿中医药发展一切工作，正确把握好继承和创新的关系，坚持和发扬中医药特色优势，坚持中医药原创思维，充分利用现代科学技术和方法，推动中医药理论与实践不断发展，推进中医药现代化，在创新中不断形成新特色、新优势，永葆中医药薪火相传。

坚持深化改革、激发活力。改革完善中医药发展体制机制，充分发挥市场在资源配置中的决定性作用，拉动投资消费，推进产业结构调整，更好发挥政府在制订规划、出台政策、引导投入、规范市场等方面的作用，积极营造平等参与、公平竞争的市场环境，不断激发中医药发展的潜力和活力。

坚持统筹兼顾、协调发展。坚持中医与西医相互取长补短，发挥各自优势，促进中西医结合，在开放中发展中医药。统筹兼顾中医药发展各领域、各环节，注重城乡、区域、国内国际中医药发展，促进中医药医疗、保健、科研、教育、产业、文化全面发展，促进中医中药协调发展，不断增强中医药发展的整体性和系统性。

（三）发展目标

到2020年，实现人人基本享有中医药服务，中医医疗、保健、科研、教育、产业、文化各领域得到全面协调发展，中医药标准化、信息化、产业化、现代化水平不断提高。中医药健康服务能力明显增强，服务领域进一步拓宽，中医医疗服务体系进一步完善，每千人口公立中医类医院床位数达到0.55张，中医药服务可得性、可及性明显改善，有效减轻群众医疗负担，进一步放大医改惠民效果；中医基础理论研究及重大疾病攻关取得明显进展，

中医药防治水平大幅度提高；中医药人才教育培养体系基本建立，凝聚一批学术领先、医术精湛、医德高尚的中医药人才，每千人口卫生机构中医执业类（助理）医师数达到0.4人；中医药产业现代化水平显著提高，中药工业总产值占医药工业总产值30%以上，中医药产业成为国民经济重要支柱之一；中医药对外交流合作更加广泛；符合中医药发展规律的法律体系、标准体系、监督体系和政策体系基本建立，中医药管理体制更加健全。

到2030年，中医药治理体系和治理能力现代化水平显著提升，中医药服务领域实现全覆盖，中医药健康服务能力显著增强，在治未病中的主导作用、在重大疾病治疗中的协同作用、在疾病康复中的核心作用得到充分发挥；中医药科技水平显著提高，基本形成一支由百名国医大师、万名中医名师、百万中医师、千万职业技能人员组成的中医药人才队伍；公民中医健康文化素养大幅度提升；中医药工业智能化水平迈上新台阶，对经济社会发展的贡献率进一步增强，我国在世界传统医药发展中的引领地位更加巩固，实现中医药继承创新发展、统筹协调发展、生态绿色发展、包容开放发展和人民共享发展，为健康中国建设奠定坚实基础。

三、重点任务

（一）切实提高中医医疗服务能力

1. 完善覆盖城乡的中医医疗服务网络。全面建成以中医类医院为主体、综合医院等其他类别医院中医药科室为骨干、基层医疗卫生机构为基础、中医门诊部和诊所为补充、覆盖城乡的中医医疗服务网络。县级以上地方人民政府要在区域卫生规划中合理配置中医医疗资源，原则上在每个地市级区域、县级区域设置1个市办中医类医院、1个县办中医类医院，在综合医院、妇幼保健机构等非中医类医疗机构设置中医药科室。在乡镇卫生院和社区卫生服务中心建立中医馆、国医堂等中医综合服务区，加强中医药设

备配置和中医药人员配备。加强中医医院康复科室建设，支持康复医院设置中医药科室，加强中医康复专业技术人员的配备。

2. 提高中医药防病治病能力。实施中医临床优势培育工程，加强在区域内有影响力、科研实力强的省级或地市级中医医院能力建设。建立中医药参与突发公共事件应急网络和应急救治工作协调机制，提高中医药应急救治和重大传染病防治能力。持续实施基层中医药服务能力提升工程，提高县级中医医院和基层医疗卫生机构中医优势病种诊疗能力、中医药综合服务能力。建立慢性病中医药监测与信息管理制度，推动建立融入中医药内容的社区健康管理模式，开展高危人群中医药健康干预，提升基层中医药健康管理水平。大力发展中医非药物疗法，充分发挥其在常见病、多发病和慢性病防治中的独特作用。建立中医医院与基层医疗卫生机构、疾病预防控制机构分工合作的慢性病综合防治网络和工作机制，加快形成急慢分治的分级诊疗秩序。

3. 促进中西医结合。运用现代科学技术，推进中西医资源整合、优势互补、协同创新。加强中西医结合创新研究平台建设，强化中西医临床协作，开展重大疑难疾病中西医联合攻关，形成独具特色的中西医结合诊疗方案，提高重大疑难疾病、急危重症的临床疗效。探索建立和完善国家重大疑难疾病中西医协作工作机制与模式，提升中西医结合服务能力。积极创造条件建设中西医结合医院。完善中西医结合人才培养政策措施，建立更加完善的西医学习中医制度，鼓励西医离职学习中医，加强高层次中西医结合人才培养。

4. 促进民族医药发展。将民族医药发展纳入民族地区和民族自治地方经济社会发展规划，加强民族医医疗机构建设，支持有条件的民族自治地方举办民族医医院，鼓励民族地区各类医疗卫生机构设立民族医药科，鼓励社会力量举办民族医医院和诊所。加强民族医药传承

保护、理论研究和文献的抢救与整理。推进民族药标准建设，提高民族药质量，加大开发推广力度，促进民族药产业发展。

5. 放宽中医药服务准入。改革中医医疗执业人员资格准入、执业范围和执业管理制度，根据执业技能探索实行分类管理，对举办中医诊所的，将依法实施备案制管理。改革传统医学师承和确有专长人员执业资格准入制度，允许取得乡村医生执业证书的中医药一技之长人员在乡镇和村开办中医诊所。鼓励社会力量举办连锁中医医疗机构，对社会资本举办只提供传统中医药服务的中医门诊部、诊所，医疗机构设置规划和区域卫生发展规划不作布局限制，支持有资质的中医专业技术人员特别是名老中医开办中医门诊部、诊所，鼓励药品经营企业举办中医坐堂医诊所。保证社会办和政府办中医医疗机构在准入、执业等方面享有同等权利。

6. 推动"互联网+"中医医疗。大力发展中医远程医疗、移动医疗、智慧医疗等新型医疗服务模式。构建集医学影像、检验报告等健康档案于一体的医疗信息共享服务体系，逐步建立跨医院的中医医疗数据共享交换标准体系。探索互联网延伸医嘱、电子处方等网络中医医疗服务应用。利用移动互联网等信息技术提供在线预约诊疗、候诊提醒、划价缴费、诊疗报告查询、药品配送等便捷服务。

（二）大力发展中医养生保健服务

7. 加快中医养生保健服务体系建设。研究制定促进中医养生保健服务发展的政策措施，支持社会力量举办中医养生保健机构，实现集团化发展或连锁化经营。实施中医治未病健康工程，加强中医医院治未病科室建设，为群众提供中医健康咨询评估、干预调理、随访管理等治未病服务，探索融健康文化、健康管理、健康保险于一体的中医健康保障模式。鼓励中医医院、中医医师为中医养生保健机构提供保健咨询、调理和药膳等技术支持。

8. 提升中医养生保健服务能力。鼓励中医医疗机构、养生保健机构走进机关、学校、企业、社区、乡村和家庭，推广普及中医养生保健知识和易于掌握的理疗、推拿等中医养生保健技术与方法。鼓励中医药机构充分利用生物、仿生、智能等现代科学技术，研发一批保健食品、保健用品和保健器械器材。加快中医治未病技术体系与产业体系建设。推广融入中医治未病理念的健康工作和生活方式。

9. 发展中医药健康养老服务。推动中医药与养老融合发展，促进中医医疗资源进入养老机构、社区和居民家庭。支持养老机构与中医医疗机构合作，建立快速就诊绿色通道，鼓励中医医疗机构面向老年人群开展上门诊视、健康查体、保健咨询等服务。鼓励中医医师在养老机构提供保健咨询和调理服务。鼓励社会资本新建以中医药健康养老为主的护理院、疗养院，探索设立中医药特色医养结合机构，建设一批医养结合示范基地。

10. 发展中医药健康旅游服务。推动中医药健康服务与旅游产业有机融合，发展以中医药文化传播和体验为主题，融中医疗养、康复、养生、文化传播、商务会展、中药材科考与旅游于一体的中医药健康旅游。开发具有地域特色的中医药健康旅游产品和线路，建设一批国家中医药健康旅游示范基地和中医药健康旅游综合体。加强中医药文化旅游商品的开发生产。建立中医药健康旅游标准化体系，推进中医药健康旅游服务标准化和专业化。举办"中国中医药健康旅游年"，支持举办国际性的中医药健康旅游展览、会议和论坛。

（三）扎实推进中医药继承

11. 加强中医药理论方法继承。实施中医药传承工程，全面系统继承历代各家学术理论、流派及学说，全面系统继承当代名老中医药专家学术思想和临床诊疗经验，总结中医优势病种临床基本诊疗规律。将中医古籍文献的整理纳入国家中华典籍整理工程，开展中医古籍文献

资源普查，抢救濒临失传的珍稀与珍贵古籍文献，推动中医古籍数字化，编撰出版《中华医藏》，加强海外中医古籍影印和回归工作。

12. 加强中医药传统知识保护与技术挖掘。建立中医药传统知识保护数据库、保护名录和保护制度。加强中医临床诊疗技术、养生保健技术、康复技术筛选，完善中医医疗技术目录及技术操作规范。加强对传统制药、鉴定、炮制技术及老药工经验的继承应用。开展对中医药民间特色诊疗技术的调查、挖掘整理、研究评价及推广应用。加强对中医药百年老字号的保护。

13. 强化中医药师承教育。建立中医药师承教育培养体系，将师承教育全面融入院校教育、毕业后教育和继续教育。鼓励医疗机构发展师承教育，实现师承教育常态化和制度化。建立传统中医师管理制度。加强名老中医药专家传承工作室建设，吸引、鼓励名老中医药专家和长期服务基层的中医药专家通过师承模式培养多层次的中医药骨干人才。

（四）着力推进中医药创新

14. 健全中医药协同创新体系。健全以国家和省级中医药科研机构为核心，以高等院校、医疗机构和企业为主体，以中医科学研究基地（平台）为支撑，多学科、跨部门共同参与的中医药协同创新体制机制，完善中医药领域科技布局。统筹利用相关科技计划（专项、基金等），支持中医药相关科技创新工作，促进中医药科技创新能力提升，加快形成自主知识产权，促进创新成果的知识产权化、商品化和产业化。

15. 加强中医药科学研究。运用现代科学技术和传统中医药研究方法，深化中医基础理论、辨证论治方法研究，开展经穴特异性及针灸治疗机理、中药药性理论、方剂配伍理论、中药复方药效物质基础和作用机理等研究，建立概念明确、结构合理的理论框架体系。加强对重大疑难疾病、重大传染病防治的联合攻关和对常见病、多发病、慢性病的中医药防治研究，形成一批

防治重大疾病和治未病的重大产品和技术成果。综合运用现代科技手段，开发一批基于中医理论的诊疗仪器与设备。探索适合中药特点的新药开发新模式，推动重大新药创制。鼓励基于经典名方、医疗机构中药制剂等的中药新药研发。针对疾病新的药物靶标，在中药资源中寻找新的候选药物。

16. 完善中医药科研评价体系。建立和完善符合中医药特点的科研评价标准和体系，研究完善有利于中医药创新的激励政策。通过同行评议和引进第三方评估，提高项目管理效率和研究水平。不断提高中医药科研成果转化效率。开展中医临床疗效评价与转化应用研究，建立符合中医药特点的疗效评价体系。

（五）全面提升中药产业发展水平

17. 加强中药资源保护利用。实施野生中药材资源保护工程，完善中药材资源分级保护、野生中药材物种分级保护制度，建立濒危野生药用动植物保护区、野生中药材资源培育基地和濒危稀缺中药材种植养殖基地，加强珍稀濒危野生药用动植物保护、繁育研究。建立国家级药用动植物种质资源库。建立普查和动态监测相结合的中药材资源调查制度。在国家医药储备中，进一步完善中药材及中药饮片储备。鼓励社会力量投资建立中药材科技园、博物馆和药用动植物园等保育基地。探索荒漠化地区中药材种植生态经济示范区建设。

18. 推进中药材规范化种植养殖。制订中药材主产区种植区域规划。制定国家道地药材目录，加强道地药材良种繁育基地和规范化种植养殖基地建设。促进中药材种植养殖业绿色发展，制定中药材种植养殖、采集、储藏技术标准，加强对中药材种植养殖的科学引导，大力发展中药材种植养殖专业合作社和合作联社，提高规模化、规范化水平。支持发展中药材生产保险。建立完善中药材原产地标记制度。实施贫困地区中药材产业推进行动，引导贫困户以多种方式参与中药材

生产，推进精准扶贫。

19. 促进中药工业转型升级。推进中药工业数字化、网络化、智能化建设，加强技术集成和工艺创新，提升中药装备制造水平，加速中药生产工艺、流程的标准化、现代化，提升中药工业知识产权运用能力，逐步形成大型中药企业集团和产业集群。以中药现代化科技产业基地为依托，实施中医药大健康产业科技创业者行动，促进中药一二三产业融合发展。开展中成药上市后再评价，加大中成药二次开发力度，开展大规模、规范化临床试验，培育一批具有国际竞争力的名方大药。开发一批中药制造机械与设备，提高中药制造业技术水平与规模效益。推进实施中药标准化行动计划，构建中药产业全链条的优质产品标准体系。实施中药绿色制造工程，形成门类丰富的新兴绿色产业体系，逐步减少重金属及其化合物等物质的使用量，严格执行《中药类制药工业水污染物排放标准》（GB 21906—2008），建立中药绿色制造体系。

20. 构建现代中药材流通体系。制订中药材流通体系建设规划，建设一批道地药材标准化、集约化、规模化和可追溯的初加工与仓储物流中心，与生产企业供应商管理和质量追溯体系紧密相连。发展中药材电子商务。利用大数据加强中药材生产信息搜集、价格动态监测分析和预测预警。实施中药材质量保障工程，建立中药材生产流通全过程质量管理和质量追溯体系，加强第三方检测平台建设。

（六）大力弘扬中医药文化

21. 繁荣发展中医药文化。大力倡导"大医精诚"理念，强化职业道德建设，形成良好行业风尚。实施中医药健康文化素养提升工程，加强中医药文物设施保护和非物质文化遗产传承，推动更多非药物中医诊疗技术列入联合国教科文组织非物质文化遗产名录和国家级非物质文化遗产目录，使更多古代中医典籍进入世界记忆名录。推动中医药文化国际传播，展示中华文化独特魅力，提升我国文化软实力。

22. 发展中医药文化产业。推

动中医药与文化产业融合发展，探索将中医药文化纳入文化产业发展规划。创作一批承载中医药文化的创意产品和文化精品。促进中医药与广播影视、新闻出版、数字出版、动漫游戏、旅游餐饮、体育演艺等有效融合，发展新型文化产品和服务。培育一批知名品牌和企业，提升中医药与文化产业融合发展水平。

（七）积极推动中医药海外发展

23. 加强中医药对外交流合作。深化与各国政府和世界卫生组织、国际标准化组织等的交流与合作，积极参与国际规则、标准的研究与制定，营造有利于中医药海外发展的国际环境。实施中医药海外发展工程，推动中医药技术、药物、标准和服务走出去，促进国际社会广泛接受中医药。本着政府支持、民间运作、服务当地、互利共赢的原则，探索建设一批中医药海外中心。支持中医药机构全面参与全球中医药各领域合作与竞争，发挥中医药社会组织的作用。在国家援外医疗中进一步增加中医药服务内容。推进多层次的中医药国际教育交流合作，吸引更多的海外留学生来华接受学历教育、非学历教育、短期培训和临床实习，把中医药打造成中外人文交流、民心相通的亮丽名片。

24. 扩大中医药国际贸易。将中医药国际贸易纳入国家对外贸易发展总体战略，构建政策支持体系，突破海外制约中医药对外贸易发展的法律、政策障碍和技术壁垒，加强中医药知识产权国际保护，扩大中医药服务贸易国际市场准入。支持中医药机构参与"一带一路"建设，扩大中医药对外投资和贸易。为中医药服务贸易发展提供全方位公共资源保障。鼓励中医药机构到海外开办中医医院、连锁诊所和中医养生保健机构。扶持中药材海外资源开拓，加强海外中药材生产流通质量管理。鼓励中医药企业走出去，加快打造全产业链服务的跨国公司和知名国际品牌。积极发展入境中医健康旅游，承接中医医疗服

务外包，加强中医药服务贸易对外整体宣传和推介。

四、保障措施

（一）健全中医药法律体系

推动颁布并实施《中医药法》，研究制定配套政策法规和部门规章，推动修订执业医师法、药品管理法和医疗机构管理条例、中药品种保护条例等法律法规，进一步完善中医类别执业医师、中医医疗机构分类和管理、中药审批管理、中医药传统知识保护等领域相关法律规定，构建适应中医药发展需要的法律法规体系。指导地方加强中医药立法工作。

（二）完善中医药标准体系

为保障中医药服务质量安全，实施中医药标准化工程，重点开展中医临床诊疗指南、技术操作规范和疗效评价标准的制定、推广与应用。系统开展中医治未病标准、药膳制作标准和中医药保健品标准等研究制定。健全完善中药质量标准体系，加强中药质量管理，重点强化中药炮制、中药鉴定、中药制剂、中药配方颗粒以及道地药材的标准制定与质量管理。加快中药数字化标准及中药材标本建设。加快国内标准向国际标准转化。加强中医药监督体系建设，建立中医药监督信息数据平台。推进中医药认证管理，发挥社会力量的监督作用。

（三）加大中医药政策扶持力度

落实政府对中医药事业的投入政策。改革中医药价格形成机制，合理确定中医医疗服务收费项目和价格，降低中成药虚高药价，破除以药补医机制。继续实施不取消中药饮片加成政策。在国家基本药物目录中进一步增加中成药品种数量，不断提高国家基本药物中成药质量。地方各级政府要在土地利用总体规划和城乡规划中统筹考虑中医药发展需要，扩大中医医疗、养生保健、中医药健康养老服务等用地供给。

（四）加强中医药人才队伍建设

建立健全院校教育、毕业后教育、继续教育有机衔接以及师承教育贯穿始终的中医药人才培养体系。重点培养中医重点学科、重点专科及中医药临床科研领军人才。加强全科医生人才、基层中医药人才以及民族医药、中西医结合等各类专业技能人才培养。开展临床类别医师和乡村医生中医药知识与技能培训。建立中医药职业技能人员系列，合理设置中医药健康服务技能岗位。深化中医药教育改革，建立中医学专业认证制度，探索适应中医医师执业分类管理的人才培养模式，加强一批中医药重点学科建设，鼓励有条件的民族地区和高等院校开办民族医药专业，开展民族医药研究生教育，打造一批世界一流的中医药名校和学科。健全全国医大师评选表彰制度，完善中医药人才评价机制。建立吸引、稳定基层中医药人才的保障和长效激励机制。

（五）推进中医药信息化建设

按照健康医疗大数据应用工作部署，在健康中国云服务计划中，加强中医药大数据应用。加强中医医院信息基础设施建设，完善中医医院信息系统。建立对患者处方真实有效性的网络核查机制，实现与人口健康信息纵向贯通、横向互通。完善中医药信息统计制度建设，建立全国中医药综合统计网络直报体系。

五、组织实施

（一）加强规划组织实施

进一步完善国家中医药工作部际联席会议制度，由国务院领导同志担任召集人。国家中医药工作部际联席会议办公室要强化统筹协调，研究提出中医药发展具体政策措施，协调解决重大问题，加强对政策落实的指导、督促和检查；要会同相关部门抓紧研究制订本规划纲要实施分工方案，规划建设一批国家中医药综合改革试验区，确保各项措施落到实处。地方各级政府要将中医药工作纳入经济社会发展规划，加强组织领导，健全中医药发展统筹协调机制和工作机制，结合实际制订本规划纲要具体实施方案，完善考核评估和监督检查机制。

（二）健全中医药管理体制

按照中医药治理体系和治理能力现代化要求，创新管理模式，建立健全国家、省、市、县级中医药管理体系，进一步完善领导机制，切实加强中医药管理工作。各相关部门要在职责范围内，加强沟通交流、协调配合，形成共同推进中医药发展的工作合力。

（三）营造良好社会氛围

综合运用广播电视、报刊等传统媒体和数字智能终端、移动终端等新型载体，大力弘扬中医药文化知识，宣传中医药在经济社会发展中的重要地位和作用。推动中医药进校园、进社区、进乡村、进家庭，将中医药基础知识纳入中小学传统文化、生理卫生课程，同时充分发挥社会组织作用，形成全社会"信中医、爱中医、用中医"的浓厚氛围和共同发展中医药的良好格局。

中华人民共和国国民经济和社会发展第十三个五年规划纲要（中医药内容）

中华人民共和国国民经济和社会发展第十三个五年（2016～2020年）规划纲要，根据《中共中央关于制定国民经济和社会发展第十三个五年规划的建议》编制，主要阐明国家战略意图，明确经济社会发展宏伟目标、主要任务和重大举措，是市场主体的行为导向，是政府履行职责的重要依据，是全国各族人民的共同愿景。

第五十一章　推进"一带一路"建设

秉持亲诚惠容，坚持共商共建共享原则，开展与有关国家和地区多领域互利共赢的务实合作，打造陆海内外联动、东西双向开放的全面开放新格局。

第三节　共创开放包容的人文交流新局面

办好"一带一路"国际高峰论坛，发挥丝绸之路（敦煌）国际文化博览会等作用。广泛开展教育、科技、文化、体育、旅游、环保、卫生及中医药等领域合作。构建官民并举、多方参与的人文交流机制，互办文化年、艺术节、电影节、博览会等活动，鼓励丰富多样的民间文化交流，发挥妈祖文化等民间文化的积极作用。联合开发特色旅游产品，提高旅游便利化。加强卫生防疫领域交流合作，提高合作处理突发公共卫生事件能力。推动建立智库联盟。

第六十章　推进健康中国建设

深化医药卫生体制改革，坚持预防为主的方针，建立健全基本医疗卫生制度，实现人人享有基本医疗卫生服务，推广全民健身，提高人民健康水平。

第六节　促进中医药传承与发展

健全中医医疗保健服务体系，创新中医药服务模式，提升基层服务能力。加强中医临床研究基地和科研机构建设。发展中医药健康服务。开展中药资源普查，加强中药资源保护，建立中医古籍数据库和知识库。加快中药标准化建设，提升中药产业水平。建立大宗、道地和濒危药材种苗繁育基地，促进中药材种植业绿色发展。支持民族医药发展。推广中医药适宜技术，推动中医药服务走出去。

"十三五"国家科技创新规划（中医药内容）

国发〔2016〕43号
（国务院2016年7月28日）

第六章　健全支撑民生改善和可持续发展的技术体系

三、发展人口健康技术

10. 中医药现代化。加强中医原创理论创新及中医药的现代传承研究，加快中医四诊客观化、中医药治未病、中药材生态种植、中药复方精准用药等关键技术突破，制订一批中医药防治重大疾病和疑难疾病的临床方案，开发一批中医药健康产品，提升中医药国际科技合作层次，加快中医药服务现代化和大健康产业发展。

"健康中国2030"规划纲要（中医药内容）

国务院公报
2016年第32号

第一篇　总体战略

第一章　指导思想

科学发展。把握健康领域发展规律，坚持预防为主、防治结合、中西医并重，转变服务模式，构建整合型医疗卫生服务体系，推动健康服务从规模扩张的粗放型发展转变到质量效益提升的绿色集约式发展，推动中医药和西医药相互补充、协调发展，提升健康服务水平。

第九章　充分发挥中医药独特优势

第一节　提高中医药服务能力

实施中医临床优势培育工程，强化中医药防治优势病种研究，加强中西医结合，提高重大疑难病、危急重症临床疗效。大力发展中医非药物疗法，使其在常见病、多发病和慢性病防治中发挥独特作用。发展中医特色康复服务。健全覆盖城乡的中医医疗保健服务体系。在乡镇卫生院和社区卫生服务中心建立中医馆、国医堂等中医综合服务区，推广适宜技术，所有基层医疗卫生机构都能够提供中医药服务。促进民族医药发展。到2030年，中医药在治未病中的主导作用、在重大疾病治疗中的协同作用、在疾病康复中的核心作用得到充分发挥。

第二节　发展中医养生保健治未病服务

实施中医治未病健康工程，将中医药优势与健康管理结合，探索融健康文化、健康管理、健康保险为一体的中医健康保障模式。鼓励社会力量举办规范的中医养生保健机构，加快养生保健服务发展。拓展中医医院服务领域，为群众提供中医健康咨询评估、干预调理、随访管理等治未病服务。鼓励中医医疗机构、中医医师为中医养生保健机构提供保健咨询和调理等技术支持。开展中医中药中国行活动，大力传播中医药知识和易于掌握的养生保健技术方法，加强中医药非物质文化遗产的保护和传承运用，实现中医药健康养生文化创造性转化、创新性发展。

第三节 推进中医药继承创新

实施中医药传承创新工程，重视中医药经典医籍研读及挖掘，全面系统继承历代各家学术理论、流派及学说，不断弘扬当代名老中医药专家学术思想和临床诊疗经验，挖掘民间诊疗技术和方药，推进中医药文化传承与发展。建立中医药传统知识保护制度，制定传统知识保护名录。融合现代科技成果，挖掘中药方剂，加强重大疑难疾病、慢性病等中医药防治技术和新药研发，不断推动中医药理论与实践发展。发展中医药健康服务，加快打造全产业链服务的跨国公司和国际知名的中国品牌，推动中医药走向世界。保护重要中药资源和生物多样性，开展中药资源普查及动态监测。建立大宗、道地和濒危药材种苗繁育基地，提供中药材市场动态监测信息，促进中药材种植业绿色发展。

第十章 加强重点人群健康服务

第二节 促进健康老龄化

推进老年医疗卫生服务体系建设，推动医疗卫生服务延伸至社区、家庭。健全医疗卫生机构与养老机构合作机制，支持养老机构开展医疗服务。推进中医药与养老融合发展，推动医养结合，为老年人提供治疗期住院、康复期护理、稳定期生活照料、安宁疗护一体化的健康和养老服务，促进慢性病全程防治

管理服务同居家、社区、机构养老紧密结合。鼓励社会力量兴办医养结合机构。加强老年常见病、慢性病的健康指导和综合干预，强化老年人健康管理。推动开展老年心理健康与关怀服务，加强老年痴呆症等的有效干预。推动居家老人长期照护服务发展，全面建立经济困难的高龄、失能老人补贴制度，建立多层次长期护理保障制度。进一步完善政策，使老年人更便捷获得基本药物。

第十八章 发展健康服务新业态

积极促进健康与养老、旅游、互联网、健身休闲、食品融合，催生健康新产业、新业态、新模式。发展基于互联网的健康服务，鼓励发展健康体检、咨询等健康服务，促进个性化健康管理服务发展，培育一批有特色的健康管理服务产业，探索推进可穿戴设备、智能健康电子产品和健康医疗移动应用服务等发展。规范发展母婴照料服务。培育健康文化产业和体育医疗康复产业。制定健康医疗旅游行业标准、规范，打造具有国际竞争力的健康医疗旅游目的地。大力发展中医药健康旅游。打造一批知名品牌和良性循环的健康服务产业集群，扶持一大批中小微企业配套发展。

第二十二章 加强健康人力资源建设

第一节 加强健康人才培养培训

加强医教协同，建立完善医学人才培养供需平衡机制。改革医学教育制度，加快建成适应行业特点的院校教育、毕业后教育、继续教育三阶段有机衔接的医学人才培养培训体系。完善医学教育质量保障机制，建立与国际医学教育实质等效的医学专业认证制度。以全科医生为重点，加强基层人才队伍建设。完善住院医师与专科医师培训培养制度，建立公共卫生与临床医学复合型高层次人才培养机制。强化面向全员的继续医学教育制度。加大基层和偏远地区扶持力度。加强全科、儿科、产科、精神科、病理、

护理、助产、康复、心理健康等急需紧缺专业人才培养培训。加强药师和中医药健康服务、卫生应急、卫生信息化复合人才队伍建设。加强高层次人才队伍建设，引进和培养一批具有国际领先水平的学科带头人。推进卫生管理人员专业化、职业化。调整优化适应健康服务产业发展的医学教育专业结构，加大养老护理员、康复治疗师、心理咨询师等健康人才培养培训力度。支持建立以国家健康医疗开放大学为基础、中国健康医疗教育慕课联盟为支撑的健康教育培训云平台，便捷医务人员终身教育。加强社会体育指导员队伍建设，到2030年，实现每千人拥有社会体育指导员2.3名。

第二十三章 推动健康科技创新

第一节 构建国家医学科技创新体系

大力加强国家临床医学研究中心和协同创新网络建设，进一步强化实验室、工程中心等科研基地能力建设，依托现有机构推进中医药临床研究基地和科研机构能力建设，完善医学研究科研基地布局。加强资源整合和数据交汇，统筹布局国家生物医学大数据、生物样本资源、实验动物资源等资源平台，建设心脑血管、肿瘤、老年病等临床医学数据示范中心。实施中国医学科学院医学与健康科技创新工程。加快生物医药和大健康产业基地建设，培育健康产业高新技术企业，打造一批医学研究和健康产业创新中心，促进医研企结合，推进医疗机构、科研院所、高等学校和企业等创新主体高效协同。加强医药成果转化推广平台建设，促进医学成果转化推广。建立更好的医学创新激励机制和以应用为导向的成果评价机制，进一步健全科研基地、生物安全、技术评估、医学研究标准与规范、医学伦理与科研诚信、知识产权等保障机制，加强科卫协同、军民融合、省部合作，有效提升基础前沿、关键共性、社会公益和战略高科技的研究水平。

第二节　推进医学科技进步

启动实施脑科学与类脑研究、健康保障等重大科技项目和重大工程，推进国家科技重大专项、国家重点研发计划重点专项等科技计划。发展组学技术、干细胞与再生医学、新型疫苗、生物治疗等医学前沿技术，加强慢病防控、精准医学、智慧医疗等关键技术突破，重点部署创新药物开发、医疗器械国产化、中医药现代化等任务，显著增强重大疾病防治和健康产业发展的科技支撑能力。力争到2030年，科技论文影响力和三方专利总量进入国际前列，进一步提高科技创新对医药工业增长贡献率和成果转化率。

第二十五章　加强健康法治建设

推动颁布并实施基本医疗卫生法、中医药法，修订实施药品管理法，加强重点领域法律法规的立法和修订工作，完善部门规章和地方政府规章，健全健康领域标准规范和指南体系。强化政府在医疗卫生、食品、药品、环境、体育等健康领域的监管职责，建立政府监管、行业自律和社会监督相结合的监督管理体制。加强健康领域监督执法体系和能力建设。

第二十六章　加强国际交流合作

实施中国全球卫生战略，全方位积极推进人口健康领域的国际合作。以双边合作机制为基础，创新合作模式，加强人文交流，促进我国和"一带一路"沿线国家卫生合作。加强南南合作，落实中非公共卫生合作计划，继续向发展中国家派遣医疗队员，重点加强包括妇幼保健在内的医疗援助，重点支持疾病预防控制体系建设。加强中医药国际交流与合作。充分利用国家高层战略对话机制，将卫生纳入大国外交议程。积极参与全球卫生治理，在相关国际标准、规范、指南等的研究、谈判与制定中发挥影响，提升健康领域国际影响力和制度性话语权。

"十三五"脱贫攻坚规划（中医药内容）

国发〔2016〕64号
（国务院2016年11月23日）

第六章　健康扶贫

第一节　提升医疗卫生服务能力

加强医疗卫生服务体系建设。按照"填平补齐"原则，加强县级医院、乡镇卫生院、村卫生室等基层医疗卫生机构以及疾病预防控制和精神卫生、职业病防治、妇幼保健等专业公共卫生机构能力建设，提高基本医疗及公共卫生服务水平。加强常见病、多发病相关专业和临床专科建设。加强远程医疗能力建设，实现城市诊疗资源和咨询服务向贫困县延伸，县级医院与县域内各级各类医疗卫生服务机构互联互通。鼓励新医疗技术服务贫困人口。在贫困地区优先实施基层中医药服务能力提升工程"十三五"行动计划。实施全国三级医院与贫困县县级医院"一对一"帮扶行动。到2020年，每个贫困县至少有1所医院达到二级医院标准，每个30万人口以上的贫困县至少有1所医院达到二级甲等水平。

深化医药卫生体制改革。深化公立医院综合改革。在符合医疗行业特点的薪酬改革方案出台前，贫困县可先行探索制定公立医院绩效工资总量核定办法。制定符合基层实际的人才招聘引进办法，赋予贫困地区医疗卫生机构一定自主招聘权。加快健全药品供应保障机制，统筹做好县级医院与基层医疗卫生机构的药品供应配送管理工作。进一步提高乡村医生的养老待遇。推进建立分级诊疗制度，到2020年，县域内就诊率提高到90%左右。

强化人才培养培训。以提高培养质量为核心，支持贫困地区高等医学教育发展，加大本专科农村订单定向医学生免费培养力度。以全科医生为重点，加强各类医疗卫生人员继续医学教育，推行住院医师规范化培训、助理全科医生培训，做好全科医生和专科医生特设岗位计划实施工作，制定符合基层实际的人才招聘引进办法，提高薪酬待遇。组织开展适宜医疗卫生技术推广。

支持中医药和民族医药事业发展。加强中医医院、民族医医院、民族医特色专科能力建设，加快民族药药材和制剂标准化建设。加强民族医基础理论和临床应用研究。加强中医、民族医医师和城乡基层中医、民族医药专业技术人员培养培训，培养一批民族医药学科带头人。加强中药民族药资源保护利用。将更多具有良好疗效的特色民族药药品纳入国家基本医疗保险药品目录。

"十三五"旅游业发展规划（中医药内容）

国发〔2016〕70号

（国务院 2016 年 12 月 7 日）

第三章　创新驱动
增强旅游业发展新动能

第三节　业态创新　拓展发展新领域

四、旅游+现代服务业

促进旅游与文化融合发展。培育以文物保护单位、博物馆、非物质文化遗产保护利用设施和实践活动为支撑的体验旅游、研学旅行和传统村落休闲旅游。扶持旅游与文化创意产品开发、数字文化产业相

融合。发展文化演艺旅游，推动旅游实景演出发展，打造传统节庆旅游品牌。推动"多彩民族"文化旅游示范区建设，集中打造一批民族特色村镇。（文化部、国家民委、国家旅游局、国家文物局）

促进旅游与健康医疗融合发展。鼓励各地利用优势医疗资源和特色资源，建设一批健康医疗旅游示范基地。发展中医药健康旅游，启动中医药健康旅游示范区、示范基地

和示范项目建设。发展温泉旅游，建设综合性康养旅游基地。制定老年旅游专项规划和服务标准，开发多样化老年旅游产品。引导社会资本发展非营利性乡村养老机构，完善景区无障碍旅游设施，完善老年旅游保险产品。（国家旅游局、国家民委、国家卫生计生委、保监会、国家中医药管理局、全国老龄委、中国残联）

"十三五"卫生与健康规划

国发〔2016〕77号

（国务院 2016 年 12 月 27 日）

为推进健康中国建设，根据《中华人民共和国国民经济和社会发展第十三个五年规划纲要》和《"健康中国 2030"规划纲要》，编制本规划。

一、规划背景

（一）"十二五"时期取得的成就

"十二五"时期，深化医药卫生体制改革加快实施，卫生与健康事业获得长足发展，人民健康水平持续提高。2015 年人均预期寿命达到 76.34 岁，比 2010 年提高 1.51 岁，婴儿死亡率由 13.1‰下降到 8.1‰，5 岁以下儿童死亡率由 16.4‰下降到 10.7‰，孕产妇死亡率由 30/10 万下降到 20.1/10 万，居民主要健康指标总体上优于中高收入国家平均水平，人口年均自然增长率为 4.97‰，"十二五"卫生与健康事业有关规划确定的主

要目标和任务如期完成。

医药卫生体制改革深入推进，取得重大进展和明显成效。全民医保体系加快健全，基本医保参保率保持在 95% 以上，城乡居民大病保险、重特大疾病医疗救助、疾病应急救助全面推开。公立医院改革稳步推进，县级公立医院综合改革全面实施，城市公立医院综合改革试点持续拓展深化，以省为单位实施综合医改试点取得积极进展。国家基本药物制度得到巩固完善，基层医疗卫生机构综合改革持续深化。社会办医加快发展。个人卫生支出占卫生总费用的比重由 35.29% 下降到 29.27%。

医疗卫生服务体系不断完善，服务能力大幅提升。2015 年，每千人口医疗卫生机构床位数增加到 5.11 张，执业（助理）医师数增

加到 2.22 人，注册护士数增加到 2.37 人。医疗卫生机构基础设施条件持续改善。住院医师规范化培训制度初步建立，以全科医生为重点的基层医疗卫生人才队伍建设加快推进，2015 年，每万人口全科医生数达到 1.38 人。有序推进分级诊疗制度建设，广泛开展"进一步改善医疗服务行动计划"等活动，初步建立预防化解医疗纠纷的长效机制。全面加强人口健康信息化建设。

生育政策逐步调整完善，计划生育服务管理改革统筹推进。平稳实施单独两孩政策。截至 2015 年底，近 200 万对单独夫妇提出再生育申请。研究启动全面两孩政策。妇幼保健和计划生育机构改革有序开展，计划生育服务管理改革扎实推进。出生人口性别比连续 7 年下

降。国家免费孕前优生健康检查项目扩大到全国所有县（市、区），出生缺陷综合防治不断推进。流动人口免费计划生育服务覆盖率达到89.2%。

基本公共卫生服务均等化水平稳步提高，重大疾病防治成效显著。基本公共卫生服务人均经费补助标准提高到40元，服务内容增加到12类45项。艾滋病疫情控制在低流行水平，肺结核报告发病率下降到63.4/10万，所有血吸虫病流行县达到传播控制标准，基本消除或控制重点地方病危害。初步建立起慢性病防治体系，严重精神障碍防治网络不断完善。爱国卫生运动深入开展。居民健康素养水平稳步提升。推广血液筛查核酸检测，血液安全水平进一步提高。联防联控工作机制不断完善，成功防范和应对人感染禽流感等突发急性传染病和公共卫生事件。卫生计生综合监督执法进一步加强。食品安全标准与监测评估工作扎实推进。

中医药服务能力不断提升，中医药事业得到较快发展。多层次、广覆盖的中医药服务网络基本建立。基层中医药服务能力明显提升，全国超过95%的社区卫生服务中心、90%的乡镇卫生院、80%的社区卫生服务站、60%的村卫生室能够提供中医药服务。推动中医药科技进步，不断拓展中医药健康服务新业态。中医药"走出去"迈出重要步伐。

城乡居民健康差异进一步缩小，医疗卫生服务可及性、服务质量、服务效率和群众满意度显著提高，卫生与健康事业国际影响力凸显，为稳增长、促改革、调结构、惠民生做出了重要贡献，为全面建成小康社会、实现人人享有基本医疗卫生服务打下了坚实的基础。

（二）"十三五"时期面临的机遇和挑战

党中央、国务院高度重视卫生与健康事业发展，提出推进健康中国建设，将卫生与健康事业发展摆在了经济社会发展全局的重要位置。人民群众对全面建成小康社会美好生活的追求激发多层次、多样化的健康需求，为健康服务业创造更为广阔的发展空间。全面依法治国深入推进，为提升卫生与健康治理体系和治理能力现代化水平提供坚实的法治保障。卫生与健康事业发展面临难得的历史机遇。

同时，卫生与健康事业发展也面临新的挑战。人口结构性问题日益突出，出生人口素质有待提高。全面两孩政策实施，老龄化进程加速，城镇化率不断提高，部分地区医疗卫生资源供需矛盾将更加突出。经济社会转型中居民生活环境与生活方式快速变化，慢性病成为主要的健康问题。重大传染病和重点寄生虫病等疾病威胁持续存在。境内外交流的日趋频繁加大传染病疫情和病媒生物输入风险。大气等环境污染和食品安全问题严重影响人民健康。经济发展进入新常态，互联网等新兴信息技术快速发展，要求卫生与健康领域加快转变发展方式，创新服务模式和管理方式。

此外，制约卫生与健康事业改革发展的内部结构性问题依然存在。一是资源总量不足、布局结构不合理尚未根本改变，优质医疗资源尤其缺乏。二是基层服务能力仍是突出的薄弱环节，基层医务人员技术水平亟待提高，服务设施和条件需要持续改善。三是深化改革需要进一步破解深层次的体制机制矛盾。四是计划生育工作思路和方法亟须转变。

二、指导思想和发展目标

（一）指导思想

高举中国特色社会主义伟大旗帜，全面贯彻党的十八大和十八届三中、四中、五中、六中全会精神，以马克思列宁主义、毛泽东思想、邓小平理论、"三个代表"重要思想、科学发展观为指导，深入贯彻习近平总书记系列重要讲话精神，紧紧围绕统筹推进"五位一体"总体布局和协调推进"四个全面"战略布局，认真落实党中央、国务院决策部署，牢固树立和贯彻落实创新、协调、绿色、开放、共享的发展理念，坚持以人民为中心的发展思想，坚持正确的卫生与健康工作方针，坚持计划生育基本国策，把人民健康放在优先发展的战略地位，以改革创新为动力，以促健康、转模式、强基层、重保障为着力点，更加注重预防为主和健康促进，更加注重工作重心下移和资源下沉，更加注重提高服务质量和水平，实现发展方式由以治病为中心向以健康为中心转变，显著提高人民健康水平，奋力推进健康中国建设。

（二）发展目标

到2020年，覆盖城乡居民的基本医疗卫生制度基本建立，实现人人享有基本医疗卫生服务，人均预期寿命在2015年基础上提高1岁。

——制度体系更加成熟定型。卫生计生法律制度进一步健全，治理体系和治理能力现代化水平不断提升，健康融入所有政策取得积极进展。

——健康服务体系持续完善。医疗卫生服务能力大幅提升，更好满足人民群众基本医疗卫生服务需求和多样化、多层次健康需求。

——疾病预防控制成效显著。预防为主，关口前移，普及健康生活方式，提升居民健康素养，有效控制健康危险因素，消除一批重大疾病。

——健康服务模式实现转变。机构间的分工协作更加紧密，家庭医生签约服务制度基本全覆盖，符合国情的分级诊疗制度基本建立。

——适度生育水平得到保持。全面两孩政策平稳实施，计划生育服务管理制度较为完善。

主 要 发 展 指 标

领域	主要指标	单位	2020 年	2015 年	指标性质
健康水平	人均预期寿命	岁	>77.3	76.34	预期性
	孕产妇死亡率	/10 万	<18	20.1	预期性
	婴儿死亡率	‰	<7.5	8.1	预期性
	5 岁以下儿童死亡率	‰	<9.5	10.7	预期性
疾病防控	居民健康素养水平	%	>20	10	预期性
	以乡（镇、街道）为单位适龄儿童免疫规划疫苗接种率	%	>90	>90	约束性
	肺结核发病率	/10 万	<58	63.4	预期性
	因心脑血管疾病、癌症、慢性呼吸系统疾病和糖尿病导致的过早死亡率	%	比 2015 年降低 10%	18.5	预期性
妇幼健康	孕产妇系统管理率	%	>90	>90	约束性
	3 岁以下儿童系统管理率	%	>90	>90	约束性
	孕前优生健康检查目标人群覆盖率	%	>80	>80	预期性
医疗服务	三级医院平均住院日	天	<8	10.2	预期性
	院内感染发生率	%	<3.2	3.5	预期性
	30 天再住院率	%	<2.4	2.65	预期性
	门诊处方抗菌药物使用率	%	<10	<11	预期性
计划生育	总人口	亿人	14.2 左右	13.7	预期性
	总和生育率		1.8 左右	1.5~1.6	预期性
	出生人口性别比		<112	113.5	约束性
医疗卫生服务体系	每千人口医疗卫生机构床位数	张	<6	5.11	预期性
	每千人口执业（助理）医师数	人	>2.5	2.22	预期性
	每千人口注册护士数	人	>3.14	2.37	预期性
	每万人口全科医生数	人	>2	1.38	约束性
	社会办医院床位占医院床位总数的比重	%	>30	19.4	预期性
医疗卫生保障政策	范围内住院费用基本医保支付比例	%	75 左右	75 左右	预期性
	个人卫生支出占卫生总费用的比重	%	28 左右	29.27	约束性

三、主要任务

（一）加强重大疾病防治

推进防治结合。建立专业公共卫生机构、综合性医院和专科医院、基层医疗卫生机构"三位一体"的重大疾病防控机制，信息共享、互联互通，推进慢性病和精神疾病防、治、管整体融合发展。落实医疗卫生机构承担公共卫生任务的补偿政策，完善政府购买公共卫生服务机制。（国家卫生计生委、财政部负责）

实施慢性病综合防控。完善政府主导的慢性病综合防控协调机制，优化防控策略，建立以基层为重点的慢性病防控体系，加强国家综合防控示范区建设，覆盖全国15% 以上的县（市、区）。加强脑卒中等慢性病的筛查和早期发现，针对高发地区重点癌种开展早诊早治工作，早诊率达到 55%，提高 5 年生存率。全面实施 35 岁以上人群首诊测血压，逐步开展血压血糖升高、血脂异常、超重肥胖等慢性病高危人群的患病风险评估和干预指导，将口腔健康检查和肺功能检测纳入常规体检。高血压和糖尿病患者健康管理人数分别达到 1 亿人和 3500 万人。健全死因监测、肿瘤登记报告和慢性病与营养监测制度。加强伤害预防和干预。（国家卫生计生委负责）

加强重大传染病防治。加强传染病监测预警、预防控制能力建设，法定传染病报告率达到 95% 以上，及时做好疫情调查处置。降低全人群乙肝病毒感染率。加强艾滋病检测、干预和随访，最大限度发现感染者和病人，为所有符合条件且愿意接受治疗的感染者和病人提供抗病毒治疗，将疫情控制在低流行水平。开展肺结核综合防治服务试点，加大一般就诊者肺结核发现力度，强化重点人群主动筛查，加强耐多药肺结核筛查和监测，规范患者全程治疗管理。有效应对霍乱、流感、手足口病、麻疹等重点传染病疫情。实施以传染源控制为主的狂犬病、布病、禽流感等人畜共患病综合治理策略。消除麻风病危害。建立已控制严重传染病防控能力储备机制。（国家卫生计生委牵头，农业部等相关部门参与）加强口岸卫生检疫能力建设，加强境外传染病监测预警和应急处置，推动口岸疑似传染病旅客接受免费传染病检测，严防外来重大传染病传入。（质检总局负责）

强化精神疾病防治。加强严重精神障碍患者报告登记、服务管理和救治救助，在册的严重精神障碍患者管理率达到 80% 以上。逐步建立和完善精神障碍患者社区康复服务体系。开展焦虑、抑郁等常见精神障碍早期筛查和干预试点，抑郁症治疗率显著提高。加强心理健康服务。（国家卫生计生委牵头，公安部、民政部、中国残联等相关部门和单位参与）

实施扩大国家免疫规划。夯实常规免疫，做好补充免疫和查漏补种，推进接种门诊规范化建设，提升预防接种管理质量。在全国范围内开展脊灰灭活疫苗替代工作，继续维持无脊灰状态。根据防病工作需要，适时调整国家免疫规划疫苗种类，逐步将安全有效、财政可负担的疫苗纳入国家免疫规划。加强疫苗可预防传染病监测。探索建立预防接种异常反应补偿保险机制。改革完善第二类疫苗集中采购机制，加强疫苗冷链管理，推进疫苗全程追溯体系建设，严禁销售非法疫苗。（国家卫生计生委牵头，财政部、食品药品监管总局、质检总局等相关部门参与）

做好重点寄生虫病及地方病防控工作。坚持以传染源控制为主的血吸虫病综合防治策略。加强登革热、疟疾等蚊媒传染病控制，全国实现消除疟疾目标。实施包虫病综合防治策略，基本控制包虫病流行。持续消除碘缺乏危害，人群碘营养总体处于适宜水平。保持基本消除大骨节病、克山病和燃煤污染型氟、砷中毒危害，有效控制饮水型地方性氟、砷中毒危害和饮茶型地氟病危害。（国家卫生计生委牵头，水利部、农业部等相关部门参与）

推进职业病防治工作。开展职业病危害普查和防控，加强尘肺病等重点职业病监测和职业健康风险评估。提高医用辐射防护监测与危害控制水平。提升医疗卫生机构职业病报告、职业健康检查和职业病诊断、鉴定、救治能力。加强职业人群健康教育，推动用人单位落实职业病防治主体责任，开展用人单位职业健康促进试点。（国家卫生计生委、安全监管总局负责）

加强突发事件卫生应急。加强突发公共卫生事件尤其是突发急性传染病综合监测、快速检测、风险评估和及时预警能力建设，提升突发事件卫生应急监测预警水平、应对能力和指挥效力，突发公共卫生事件预警信息响应率达到 95% 以上。加强卫生应急队伍建设，提高各级医疗卫生机构卫生应急准备和处置能力，鼠疫、人禽流感等突发急性传染病现场规范处置率达 95% 以上。完善重大自然灾害医学救援、突发公共卫生事件军地联防联控机制。建立并完善国家生物安全协调机制，倡导卫生应急社会参与。（国家卫生计生委、中央军委后勤保障部卫生局负责）

专栏 1　重大疾病防治项目

慢性病综合防控：慢性病综合防控示范区，慢性病与营养监测及综合干预，癌症早诊早治，脑卒中、心血管病、慢性呼吸系统疾病筛查干预，高血压、糖尿病高危人群健康干预，重点人群口腔疾病综合干预。（国家卫生计生委负责）

重大传染病防控：艾滋病防控，结核病防控，流感和不明原因肺炎监测，手足口病、狂犬病、布病、流行性出血热、登革热、麻风病等传染病的监测及早期干预，突发急性传染病防控。（国家卫生计生委负责）

精神疾病防治：严重精神障碍患者管理治疗，心理健康服务，精神卫生综合管理试点。（国家卫生计生委负责）

扩大国家免疫规划：扩大国家免疫规划，急性弛缓性麻痹病例及麻疹、乙肝等疫苗可预防重点传染病监测。（国家卫生计生委负责）

重点寄生虫病及地方病防控：血吸虫病防控，疟疾、包虫病等重点寄生虫病防治，重点地方病防控。（国家卫生计生委负责）

职业病防治：重点职业病监测与职业健康风险评估，职业性放射性疾病监测与职业健康风险评估，医疗卫生机构医用辐射防护监测。（国家卫生计生委负责）

基本公共卫生服务项目：居民健康档案、健康教育、预防接种、儿童健康管理、孕产妇健康管理、老年人健康管理、慢性病（高血压、2 型糖尿病）患者健康管理、严重精神障碍患者管理、结核病患者健康管理、中医药健康管理、卫生计生监督协管、传染病和突发公共卫生事件报告和处理等。（国家卫生计生委、国家中医药管理局、财政部负责）

（二）推动爱国卫生运动与健康促进

着力改善城乡环境卫生面貌。深入推进卫生城镇创建，国家卫生城市比例提高到40%，国家卫生县城（乡镇）比例提高到5%。开展城乡环境卫生整洁行动，以城市环境卫生薄弱地段和农村垃圾污水处理、改厕为重点，完善城乡环境卫生基础设施和长效管理机制，加快推进农村生活污水治理和无害化卫生厕所建设，农村卫生厕所普及率达到85%以上，实施农村生活垃圾治理专项行动。加快实施农村饮水安全巩固提升工程，推动城镇供水设施向农村延伸，农村集中式供水卫生安全巡查覆盖90%以上的乡镇。科学防治病媒生物。推进多污染物综合防治和环境治理。加强大气污染综合治理，改善大气环境质量。推进重点流域水污染防治和土壤污染治理与修复。加强环境与健康综合监测和风险评估。（国家卫生计生委、环境保护部、住房城乡建设部、水利部负责）

全面推进健康城市和健康村镇建设。开展健康城市综合示范建设，形成可推广的健康城市建设模式。广泛开展健康社区、健康单位、健康学校、健康家庭建设，创新社会动员和群众参与工作方式，鼓励社会组织开展志愿服务、健康自我管理小组、社区健康讲堂等活动。开展健康城市建设效果评价，实现科学、动态管理。推进健康村镇建设，提高农村居民卫生素质和健康水平。健康城市和健康村镇工作体系基本健全，健康管理工作模式基本建立，建成一批健康城市建设示范市和健康村镇建设示范村镇。（国家卫生计生委负责）

深入开展全民健康教育和健康促进活动。广泛开展全民健康素养促进行动和健康中国行等活动，普及合理营养、合理用药、科学就医和灾害自救互救等知识，提高全民健康素养。加强健康科普规范化管理，建立健全健康知识和技能核心信息发布制度。倡导健康文明的生活方式，实施国民营养计划，引导群众加强自我健康管理，深入推进以减盐、减油、减糖、健康口腔、健康体重、健康骨骼为重点的全民健康生活方式行动，广泛宣传合理膳食、适量运动、戒烟限酒、

心理平衡等健康科普知识，开展家庭和高危个体健康生活方式强化指导和干预。加强健康教育能力建设，推进医疗机构开展健康教育和健康促进工作。全面推进控烟履约工作，加快控烟立法，大力开展无烟环境建设，全面推进公共场所禁烟，强化戒烟服务，预防和控制被动吸烟。健全健康素养和烟草流行监测体系，15岁以上人群烟草使用流行率控制在25%以下。（国家卫生计生委牵头，中央宣传部、工业和信息化部、体育总局、国务院法制办等相关部门参与）

增强人民体质。推进基本公共体育服务体系建设，统筹建设全民健身场地设施，构建场地设施网络和城市社区15分钟健身圈，人均体育场地面积达到1.80平方米。推动公共体育设施免费或低收费开放，逐步对社会开放学校体育场馆等运动健身场所。广泛组织开展全民健身运动，大力发展群众健身休闲项目，鼓励实行工间健身制度，切实保证中小学生每天1小时校园体育活动。加强全民健身组织建设和人才培养。开展国民体质监测和全民健身活动状况调查，为群众提供个性化的科学健身指导服务，经常参加体育锻炼的人数达到4.35亿人。（体育总局、教育部负责）

专栏2　爱国卫生与健康促进项目

健康城市和健康村镇：健康城市与健康村镇综合试点，农村改厕，病媒生物监测，城乡环境卫生整治示范村建设。（国家卫生计生委负责）

环境健康危害因素监测：城乡饮用水卫生监测，农村环境卫生监测，公共场所健康危害因素监测，空气污染等对人群健康影响监测，人体生物监测。（国家卫生计生委负责）

全民健康生活方式：减少烟草危害行动，推广减盐、减油、减糖、健康体重、健康口腔、健康骨骼等专项行动。（国家卫生计生委负责）

健康教育：健康素养促进行动，健康中国行活动，健康家庭行动。（国家卫生计生委负责）

全民健身：全民健身场地设施建设，运动促进健康专项行动，青少年体育活动促进计划。（体育总局负责）

（三）加强妇幼卫生保健和生育服务

保障妇幼健康。向孕产妇提供生育全过程的基本医疗保健服务，进一步提高孕产妇、新生儿危急重症救治能力，有效降低孕产妇死亡率和婴儿死亡率。加强高危孕产妇专案管理，预防艾滋病、梅毒、乙肝母婴传播，保障母婴安全。大力倡导婚检，继续实施免费孕前优生健康检查，落实出生缺陷三级预防措施，建立覆盖城乡，涵盖孕前、孕期、新生儿各阶段的出生缺陷防治服务制度，有效减少出生缺陷的发生。加大妇女常见病防治力度，妇女常见病定期筛查率达到80%以上，逐步扩大妇女"两癌"检查项目覆盖范围，提高宫颈癌和乳腺癌的早诊早治率。加强儿童疾病防治和意外伤害预防。大力推行母乳喂养，开展婴幼儿营养与喂养、生长发育及心理行为指导，扩大贫困地区儿童营养改善和新生儿疾病筛查项目覆盖范围，5岁以下儿童生长迟缓率控制在7%以下，低体重率降低到5%以下。加强计划生育技术服务，落实国家规定的免费计划生育技术服务基本项目，全面推行知情选择，普及避孕节育、优生优育和生殖健康知识，提高药具服务的可及性和便捷性，做好再生育技术服务指导，提高生殖健康水平。（国家卫生计生委、财政部负责）

关爱青少年健康。以中小学为重点，加强学校卫生工作。开展学生健康危害因素监测与评价，加强学生近视、龋齿、肥胖等常见病防治工作。加大学校健康教育与健康促进工作力度，将健康教育纳入国民教育体系。在总结好国家试点经验的基础上，实施农村义务教育学生营养改善计划，建立学生营养与

健康监测评估制度，加大对学校集体供餐的食品安全和营养质量监管、指导力度。加强学校结核病、艾滋病等传染病防治和心理健康服务。关爱青少年生殖健康，减少非意愿妊娠。加强托幼机构卫生保健工作，托幼机构卫生保健指导实现全覆盖。（国家卫生计生委、教育部、食品药品监管总局负责）

（四）发展老年健康服务

提高老年人健康素养。开展老年常见病、慢性病的健康指导和综合干预，推广以慢病管理、中医药和老年营养运动干预为主的适宜技术，65岁以上老年人健康管理率达到70%以上，有效改善老年人群营养健康状况，降低失能风险。开展长期护理保险试点，探索建立长期护理保险制度。开展老年心理健康和心理关怀服务。积极防治老年痴呆症。（国家卫生计生委、人力资源社会保障部、保监会负责）

健全老年健康服务体系。重点发展社区健康养老服务，提高基层医疗卫生机构为居家老年人提供上门服务的能力。所有医疗机构开设为老年人提供挂号、就医等便利服务的绿色通道，加强综合性医院老年病科建设。提高基层医疗卫生机构康复、护理床位占比，鼓励其根据服务需求增设老年养护、安宁疗护病床。完善治疗－康复－长期护理服务链，发展和加强康复、老年病、长期护理、慢性病管理、安宁疗护等接续性医疗机构。（国家卫生计生委负责）

推动医疗卫生与养老服务融合发展。统筹医疗卫生与养老服务资源，创新健康养老服务模式，建立健全医疗机构与养老机构之间的业务协作机制。鼓励二级以上综合性医院与养老机构开展对口支援、合作共建。推动二级以上综合性医院与老年护理院、康复疗养机构、养老机构内设医疗机构等之间的转诊与合作。支持养老机构按规定开办医疗机构，开展老年病、康复、护理、中医和安宁疗护等服务。推动中医药与养老结合，充分发挥中医药在养生保健和疾病康复领域优势。

（国家卫生计生委、民政部牵头，国家中医药管理局参与）

（五）促进贫困人口等重点人群健康

实施健康扶贫工程。保障贫困人口享有基本医疗卫生服务，努力防止因病致贫、因病返贫。对符合条件的贫困人口参加城乡居民基本医疗保险个人缴费部分按规定由财政给予补贴。新型农村合作医疗和大病保险制度对贫困人口实行政策倾斜，门诊统筹率先覆盖所有地区。将贫困人口按规定纳入重特大疾病医疗救助范围。对患大病和慢性病的农村贫困人口进行分类救治。建立贫困人口健康卡。明显改善贫困地区医疗服务能力。实施军地三级医院与集中连片特困地区县和国家扶贫开发工作重点县县级医院稳定持续的一对一帮扶，深入推进二级以上医疗机构对口帮扶贫困县乡镇卫生院。积极促进远程医疗服务向贫困地区延伸。（国家卫生计生委牵头，国务院扶贫办、民政部、人力资源社会保障部、财政部、中央军委后勤保障部卫生局、保监会、国家中医药管理局等相关部门参与）

维护流动人口健康。按照常住人口（或服务人口）配置资源，将流动人口纳入流入地卫生计生服务体系。全面推进流动人口基本公共卫生计生服务均等化，流动人口目标人群基本公共卫生计生服务覆盖率达到90%。完善基本医保关系转移接续办法，提高流动人口医疗保障水平。做好流动人口聚居地突发公共卫生事件应对。广泛开展流动人口健康促进行动，提高流动人口健康素养水平。深化流动人口全国"一盘棋"机制建设。关怀关爱留守人群特别是留守儿童，在40个县开展留守儿童健康教育项目，促进社会融合。（国家卫生计生委、人力资源社会保障部、民政部负责）

确保残疾人享有健康服务。城乡残疾人普遍享有基本医疗保障，加大符合条件的低收入残疾人医疗救助力度，逐步将符合条件的残疾人医疗康复项目按规定纳入基本医

疗保险支付范围。完善医疗卫生机构无障碍设施。实施精准康复服务行动，以残疾儿童和持证残疾人为重点，有康复需求的残疾人接受基本康复服务的比例达到80%。加强残疾人健康管理和社区康复。（中国残联、国家卫生计生委、人力资源社会保障部、民政部等相关部门和单位负责）

专栏3　重点人群健康改善项目

> 健康老龄化：老年人健康管理，老年心理健康与心理关怀，医养结合试点示范，长期护理保险试点。（国家卫生计生委、人力资源社会保障部、民政部负责）
>
> 健康妇幼：农村妇女"两癌"检查，计划生育技术服务基本项目和避孕药具，再生育技术服务，预防艾滋病、梅毒、乙肝母婴传播。（国家卫生计生委、财政部负责）
>
> 出生缺陷综合防治：农村夫妇免费孕前优生健康检查、增补叶酸预防神经管缺陷、孕期唐氏综合征产前筛查和产前诊断、新生儿疾病筛查、地中海贫血防控、先天性心脏病防治。（国家卫生计生委、财政部负责）
>
> 青少年健康：学生健康危害因素和常见病监测及防治，心理健康教育。（国家卫生计生委、教育部负责）
>
> 健康扶贫：对符合条件的因病致贫人口提供医疗救助，省级巡回医疗队建设，三级医院与重点贫困县医院对口帮扶，二级以上医疗卫生机构对口帮扶贫困县卫生院。（国家卫生计生委、国务院扶贫办、民政部负责）
>
> 流动人口健康维护：流动人口基本公共卫生计生服务均等化、流动人口健康促进行动、流动人口卫生计生动态监测。（国家卫生计生委负责）

（六）完善计划生育政策

实施全面两孩政策。合理配置妇幼保健、儿童照料、学前和中小学教育、社会保障等资源，满足新

增公共服务需求。加强分类指导，鼓励按政策生育。做好政策调整前后计划生育政策和相关经济社会政策的衔接，维护群众的合法权益。加强政策解读和宣传倡导，依法依规查处政策外多孩生育，维护良好生育秩序。完善出生人口信息管理，加强出生人口监测预警，及时把握出生人口动态。（国家卫生计生委牵头，国家发展改革委、教育部、人力资源社会保障部等相关部门参与）

改革完善计划生育服务管理。统筹推进生育政策、服务管理制度、家庭发展支持体系和治理机制综合改革，推动人口和计划生育工作由控制人口数量为主向调控总量、提升素质和优化结构并举转变，由管理为主向更加注重服务家庭转变，由主要依靠政府力量向政府、社会和公民多元共治转变，更加注重宣传倡导、服务关怀、政策引导和依法行政。深入开展计划生育优质服务先进单位创建活动。加强计划生育服务管理能力建设，稳定基层工作网络和队伍。实行生育登记服务制度。全面推行网上办事和承诺制。充分发挥计划生育协会等群团组织和其他社会组织的作用，深化诚信计生和基层群众自治活动。（国家卫生计生委负责）

提高计划生育家庭发展能力。完善计划生育家庭奖励和扶助政策体系，加大对计划生育家庭的扶助力度，加强对计划生育特殊家庭的扶助和关爱。继续实施农村部分计划生育家庭奖励扶助制度和计划生育家庭特别扶助制度，实行扶助标准动态调整。在生育水平较高、生态环境脆弱、扶贫任务艰巨的西部地区，着力做好计划生育家庭奖励扶助等工作。坚持男女平等，严厉打击非医学需要的胎儿性别鉴定和选择性别人工终止妊娠行为，综合治理出生人口性别比偏高问题。深入开展关爱女孩行动，做好符合条件的计划生育女孩及女孩家庭扶助工作，提升计划生育女孩家庭发展能力。（国家卫生计生委、财政部负责）

坚持和完善计划生育目标管理责任制。坚持计划生育党政一把手亲自抓、负总责，坚持计划生育兼职委员和领导小组制度，强化各地区各部门齐抓共管的工作格局。建立健全与新时期形势任务相适应、科学合理、便捷高效的计划生育目标管理责任制考核体系和运行机制，落实"一票否决"。（国家卫生计生委负责）

专栏 4　计划生育服务管理项目

计划生育服务管理：调整完善生育政策监测，基层计划生育服务管理能力建设，出生人口性别结构平衡促进，社会性别平等促进，农村部分计划生育家庭奖励扶助，计划生育家庭特别扶助，家庭发展追踪调查，创建幸福家庭活动。（国家卫生计生委、财政部负责）

（七）提升医疗服务水平

实行分级诊疗。以提高基层医疗服务能力为重点，以常见病、多发病、慢性病分级诊疗为突破口，形成科学合理的就医秩序，基本实现基层首诊、双向转诊、急慢分治、上下联动。明确各级各类医疗机构诊疗服务功能定位，控制三级医院普通门诊规模，支持和引导病人优先到基层医疗卫生机构就诊，由基层医疗卫生机构逐步承担公立医院的普通门诊、稳定期和恢复期康复以及慢性病护理等服务。鼓励二级以上医院成立全科医学科。推进全科医生（家庭医生）能力提高及电子健康档案等工作，发挥全科医生（家庭医生）的居民健康"守门人"作用，实施家庭医生签约服务制度，优先覆盖老年人、孕产妇、儿童、残疾人等人群，以及高血压、糖尿病、结核病等慢性疾病和严重精神障碍患者等。推进和规范医师多点执业。完善不同级别医疗机构的医保差异化支付和价格政策，促进各级各类医疗卫生机构分工协作机制的建立。将军队医疗机构全面纳入分级诊疗体系。（国家卫生计生委牵头，国家发展改革委、人力资源社会保障部、中央军委后勤保障部卫生局等相关部门参与）

提高医疗质量安全水平。规范诊疗行为，全面实施临床路径，加强重大疾病规范化诊疗管理，保障医疗安全。加强药师队伍建设，实施遏制细菌耐药国家行动计划，以抗菌药物为重点推进合理用药，加强处方监管，提高临床用药的安全性、有效性。加强医疗质量监管，健全医疗技术临床应用管理制度。逐步完善国家、省级、地市级医疗质量控制网络。建立科学的医疗绩效评价机制以及医疗质量控制动态监测和反馈机制，健全医疗安全保障体系，实现医疗质量和医疗安全水平持续提升。持续提高护理技术水平，充分发挥护理在提升医疗质量中的积极作用。加强医师执业管理，健全医师定期考核制度。完善医疗机构登记和医师注册制度，采用电子证照等信息化手段，实现医疗执业活动动态、全过程管理。建立以控制不合理费用为重点的内审制度，规范医务人员医疗卫生服务行为。（国家卫生计生委、中央军委后勤保障部卫生局负责）

加强临床服务能力建设。加强对临床专科建设发展的规划引导和支持，提升临床专科整体服务能力与水平。加强临床重点专科建设，以发展优质医疗资源为目标，建设一批高水平临床专科，重点支持肿瘤、心脑血管、儿科、精神、感染、妇产等薄弱领域重点专科诊疗能力提升，发挥其示范、引领、带动和辐射作用，促进医疗服务体系协调发展。针对各省专科现状和发展需求加强薄弱专科能力建设，增加优质医疗资源总量，提升专科综合服务能力，降低省外就医率。加强县域内常见病、多发病相关专业，传染病、精神疾病及急诊急救、重症医学、血液透析、妇产科、儿科、中医等临床专科建设，全面提升县级公立医院综合能力，将县域内就诊率提高到90%左右，基本实现大病不出县。加强基层医疗卫生机构服务能力建设，提高常见病、多发病和慢性病的诊治、康复服务能力。进一步拓展中心乡镇卫生院的功能，提升急诊抢救、二级以下常规手术、正常分娩、高危孕产妇筛查、儿科等医疗服务能力。继续开展防盲治

盲和防聋治聋工作。（国家卫生计生委、科技部负责）

改善医疗服务。优化诊区设施布局，营造温馨就诊环境。推进预约诊疗服务，有效分流就诊患者。合理调配诊疗资源，推行日间手术，加强急诊力量，畅通急诊绿色通道。发挥信息技术优势，推行电子病历，提供诊疗信息、费用结算、信息查询等服务，完善入院、出院、转院服务流程，改善患者就医体验。全面实施优质护理服务。大力推进医疗联合体内医疗机构检查、检验结果互认和同城同级医疗机构检查、检验结果互认工作。强化患者安全管理。推进社区卫生服务提升工程和建设群众满意乡镇卫生院活动。保持打击涉医违法犯罪行为的高压态势，健全院内调解、人民调解、司法调解、医疗风险分担机制有机结合的"三调解一保险"制度体系，妥善化解医疗纠纷，构建和谐医患关系。（国家卫生计生委、公安部、保监会负责）

完善血液供应保障机制。继续提高人口献血率，无偿献血人次数和献血量增长水平与当地医疗服务需求增长水平相适应。开展血液安全风险监测，巩固血液核酸检测全覆盖成果，健全血液质量控制和改进体系，推进临床合理用血。（国家卫生计生委负责）

专栏5　医疗服务改进项目

基层医疗卫生服务：电子健康档案，健康卡。（国家卫生计生委负责）

分级诊疗：慢性病一体化诊疗服务试点，家庭医生签约服务。（国家卫生计生委负责）

医疗服务能力：临床专科能力建设。（国家卫生计生委、财政部负责）

医疗质量安全管理：医疗质量管理与控制体系建设，医院感染管理监测和质量持续改进，血液安全。（国家卫生计生委负责）

（八）推动中医药传承创新发展

加强中医药传承创新。加快发展中医医疗服务，健全覆盖城乡的中医医疗服务体系，加强中医重点专科建设，创新中医医院服务模式。充分利用中医药技术方法和现代科学技术，提高危急重症、疑难复杂疾病的中医诊疗服务能力和中医优势病种的中医门诊诊疗服务能力。大力发展中医养生保健服务，推广中医养生保健技术与方法，促进中医养生保健机构规范发展。加强中医临床研究基地和科研机构建设，强化中医理论基础研究，推进中医药标准化、现代化。加强中医药传统知识保护，编撰出版《中华医藏》，建立中医药传统知识保护数据库。完善中医药人才培养体系，加快推进各层次各类型中医药人才培养，健全国医大师评选表彰制度，完善中医药人才评价机制。推进中医药文化传承和发展，弘扬中医药文化精髓，实施中医药健康文化素养提升工程。开展中药资源普查，加强中药资源保护利用，推进中药材规范化种植养殖，加强中药疗效与质量保障体系建设，健全中药材流通追溯机制，促进中药资源可持续发展，提升中药产业发展水平。积极发展民族医药事业。推广中医药适宜技术。（国家中医药管理局、国家卫生计生委、国家发展改革委、工业和信息化部、教育部、科技部、商务部、农业部负责）

推进中西医协调发展。健全中医药学与现代医学互为补充、惠及大众的中医药健康服务体系。加强中西医结合，促进中医药原创思维和现代快速发展的新技术、新方法有机结合，寻找防治疾病的创新路径和手段，促进中西医药协调发展。加强中西医临床协作，提高重大疑难病、急危重症临床疗效。加强高层次中西医结合人才培养，鼓励西医师全面、系统学习中医。中医类别医师可根据临床需要使用与专业相关的现代医药方法和技术，参加与自身专业相关的特殊准入医疗技术培训。支持非中医类别医师学习中医药理论知识和技能，并在临床实践中应用。实施基层中医药服务能力提升工程，提升基层西医和中医两种手段综合服务能力，力争使所有社区卫生服务机构、乡镇卫生院和70%的村卫生室具备与其功能相适应的中医药服务能力。（国家中医药管理局、国家卫生计生委、国家发展改革委负责）

专栏6　中医药传承与创新项目

中医药传承与创新：全面改善中医医院基础设施条件，支持中医馆建设。提升省级中医药机构科研能力。支持中医重点学科和重点专科（专病）建设。加强中医药人才培养。开展中医资源普查。实施中医药传承工程、中医临床优势培育工程、基层中医药服务能力提升工程。（国家中医药管理局、国家卫生计生委、国家发展改革委、教育部负责）

（九）强化综合监督执法与食品药品安全监管

加强监督执法体系建设。改革和完善卫生计生综合监督行政执法工作，整合卫生计生执法资源，健全完善卫生计生监督执法体系，推动执法重心下移。完善常态化监管机制，加强事中事后监管，实行"双随机"抽查机制，加强全行业监管。建立健全国家重点监督抽检网络。强化依法行政，严格行政执法，提高卫生计生行政执法能力和水平。开展重要卫生计生法律法规落实情况监督检查。健全行政执法制度，围绕社会高度关注、涉及群众切身利益的卫生计生突出问题，大力开展专项整治、重点监督检查和经常性督导检查，严厉打击违法行为。建立健全监督执法责任制和责任追究制。加强卫生计生综合监督行政执法队伍建设。强化监督执法能力建设，完善监管信息系统，推进信息披露和公开，提高监督执法效率。建立健全行业诚信体系和失信联合惩戒机制，建立医药卫生行业"黑名单"制度。（国家卫生计生委负责）

强化食品药品安全监管。实施食品安全战略，完善食品安全法规制度。健全国家食品安全标准体系，完善标准管理制度，加快制定重金属、农药残留、兽药残留等重点食品安全标准，完成不少于300项标准的制定、修订。完善食品安全风险监测与评估工作网络，开展食品安全风险监测，推进食物消费量调查和总膳食研究，系统完成25项食品化学污染物等物质的风险评估。建立健全食品安全事故流行病学调查机制，食源性疾病监测报告网络覆盖县乡村。实施国家药品标准提高行动计划，开展仿制药质量和疗效一致性评价。健全药品医疗器械监管技术支撑体系，提高检验检测能力，提升对药品医疗器械不良反应事件的监测评价和风险预警水平。加强药物临床试验机构建设。健全严密高效、社会共治的食品药品安全治理体系。加大农村食品药品安全治理力度，完善对网络销售食品药品的监管。加强食品药品进口监管。（国家卫生计生委、食品药品监管总局、农业部、质检总局、中央军委后勤保障部卫生局负责）

专栏7　综合监督与食品安全项目

国家重点监督抽检网络建设：国家重点监督抽检，医疗机构医疗卫生和传染病防治监督抽检；公共场所、学校和供水单位公共卫生监督抽检；法律、法规落实情况监督检查；计划生育技术服务机构、采供血机构、放射卫生技术服务机构、消毒产品生产企业和涉水产品生产企业监督抽检。（国家卫生计生委负责）

食品安全标准与监测评估：食品安全标准体系建设，整合现有资源进行食品安全风险监测评估网络和食源性疾病监测报告网络与溯源平台建设，食源性疾病管理和食品安全事故流行病学调查能力建设。（国家卫生计生委负责）

（十）加快健康产业发展

大力发展社会办医。鼓励社会力量兴办健康服务业，按照每千常住人口不低于1.5张床位为社会力量办医预留规划空间，同步预留诊疗科目设置和大型医用设备配置空间。个体诊所设置不受规划布局限制。优先支持举办非营利性医疗机构，推进非营利性民营医院和公立医院同等待遇。放宽社会力量举办医疗机构的服务领域要求，支持社会力量以多种形式参与健康服务。发展专业性医院管理集团，推动社会力量办医机构上水平发展。鼓励社会力量发展儿科、精神科、老年病、长期护理、口腔保健、康复、安宁疗护等资源稀缺及满足多元需求的服务。大力推动医师多点执业，鼓励医师到基层医疗卫生机构多点执业。大力发展第三方服务，引导发展专业的医学检验中心和影像中心等。公立医院资源丰富的地区，社会力量可以多种形式参与国有企业所办医疗机构等部分公立医院改制重组。鼓励公立医院与社会力量共同举办新的非营利性医疗机构，满足群众多层次医疗服务需求。强化行业监管和行业自律，规范市场秩序，保障医疗质量和安全。（国家卫生计生委、国家发展改革委、商务部、国务院国资委负责）

积极发展健康服务新业态。提高健康管理与促进服务水平。推动健康医疗旅游发展，开发有特色的中医药健康旅游产品，提升医疗服务的国际化水平。培育健康医疗大数据应用新业态。加强健康体检的规范化管理。发展中医药健康服务。打造一批知名品牌和良性循环的健康服务产业集群，并形成一定的国际竞争力。开拓发展国际旅行健康服务。（国家卫生计生委、质检总局、国家旅游局、国家中医药管理局负责）

加快发展商业健康保险。鼓励企业和个人通过参加商业保险及多种形式的补充保险解决基本医保之外的需求。鼓励商业保险机构积极开发与健康管理服务相关的健康保险产品，加强健康风险评估和干预。加快发展医疗责任保险、医疗意外保险，探索发展多种形式的医疗执业保险。（保监会负责）

创新发展药品、医疗器械等产业。鼓励创新药和临床急需品种上市。在加强行业规范的基础上，推动基因检测、细胞治疗等新技术的发展。引导企业提高创新质量，培育重大产品。支持企业兼并重组、强强联合，培育具有国际竞争力的大型企业，提高产业集中度。大力发展智能健康医疗装备。支持提升医疗设备的产业化能力和质量水平，推进发展应用。开发可穿戴生理信息监测设备、便携式诊断设备等移动医疗产品和可实现远程监护、诊断、治疗指导的远程医疗系统。（工业和信息化部、国家卫生计生委、食品药品监管总局、科技部、国家发展改革委负责）

专栏8　健康产业发展项目

健康服务业发展：社会办医示范机构、健康管理与促进服务示范机构、健康医疗旅游示范基地建设。（国家卫生计生委、国家发展改革委、财政部、国家旅游局负责）

（十一）加强卫生计生服务体系建设

优化医疗卫生服务体系。统筹规划区域卫生资源，按照军民融合发展战略将军队医院纳入驻地有关规划，优化医疗卫生机构布局，推动京津冀医疗卫生协同发展，促进医疗资源向中西部地区倾斜、向基层和农村流动，缩小区域之间基本医疗卫生服务的差距。强基层、补短板，提高妇幼健康、公共卫生、肿瘤、精神、产科、儿科、康复、护理等急需领域医疗服务能力。构建整合型医疗卫生服务体系，提高资源使用效率，避免重复建设。（国家卫生计生委、中央军委后勤保障部卫生局负责）

推动公立医院科学发展。对新建城区、郊区、卫星城区等薄弱区域，政府要有计划、有步骤建设公立医疗卫生机构，满足群众基本医疗卫生需求。控制公立医院规模过快扩张。依托现有资源，合理规划与设置国家医学中心及国家、省级区域医疗中心，继续加强县级公立医院建设，改善县级医院业务用房和装备条件，提高服务能力。加强大型医用设备配置规划和准入管理，严控公立医院超常装备，逐步建立大型设备共用、共享、共管机制。（国家卫生计生委、国家发展改革委负责）

加强卫生应急体系建设。依托现有机构，布局建设国家紧急医学救援基地和区域紧急医学救援中心，构建陆海空立体化的紧急医学救援网络，完善核辐射和中毒紧急医学救援网络，切实提升重特大突发事件的紧急医学救援水平。提高突发急性传染病医疗救治能力。加强县乡两级急救体系建设。（国家卫生计生委、国家发展改革委、中央军委后勤保障部卫生局负责）

加强基层医疗卫生机构服务能力建设。以贫困地区为重点，加强乡镇卫生院、社区卫生服务机构标准化建设，提升基层医疗卫生服务能力和水平。推进乡镇卫生院和村卫生室一体化管理。每千常住人口基层医疗卫生机构床位数达到1.2张，重点加强护理、康复病床的设置。（国家卫生计生委负责）

加强专业公共卫生机构能力建设。加强疾病预防控制机构建设，实现每个省级疾病预防控制机构内有1个达到生物安全三级水平的实验室，有需要的地市级和县级疾病预防控制机构内有1个达到生物安全二级水平的实验室。建设完善检验检疫系统生物安全三级水平的实验室。提高精神专科服务能力。全面改善妇幼保健和计划生育服务机构的基础设施条件。提升妇幼健康服务机构在孕产保健、出生缺陷防治、儿童保健、妇女保健、计划生育方面的技术与服务能力。加强职业病防治能力、卫生计生综合监督执法能力和食品安全技术支持体系建设。加快改善血站业务用房条件。（国家卫生计生委、国家发展改革委、质检总局负责）

专栏9　卫生计生服务体系建设工程

贫困地区基层服务能力建设：以贫困地区为重点，支持县级医院（含中医院）业务用房建设，推动乡镇卫生院建设，基层医疗卫生机构标准化达标率达到95%以上，打造30分钟基层医疗服务圈。（国家卫生计生委、国家发展改革委负责）

妇幼健康和计划生育服务能力建设：强化孕产妇和新生儿危急重症救治能力建设，支持省、地市、县三级妇幼健康服务机构服务能力建设，全面改善妇幼健康服务条件，新增产床8.9万张。（国家卫生计生委、国家发展改革委负责）

公共卫生服务能力建设：增强应急能力，依托现有机构建设国家移动应急平台和省级核辐射医疗救治基地。加强省级、地市级、县级疾病预防控制机构业务用房建设。加强省级职业病、传染病、地方病、结核病等防治机构基础设施建设。支持省级血液中心、地市级中心血站业务用房建设。（国家卫生计生委、国家发展改革委负责）

疑难病症诊治能力建设：在肿瘤、心脑血管、呼吸等薄弱领域，支持省部级综合或专科医院建设。（国家卫生计生委、国家发展改革委负责）

（十二）加强人才队伍建设

优化人才队伍的规模与结构。医护比达到1∶1.25，市办及以上医院床护比不低于1∶0.6，每千常住人口公共卫生人员数达到0.83人，人才规模与我国人民群众健康服务需求相适应，城乡和区域医药卫生人才分布趋于合理，各类人才队伍统筹协调发展。（国家卫生计生委负责）

完善人才培养体系。加强医教协同，建立医学人才培养与卫生计生行业人才需求相适应的供需平衡机制，加强对医学院校设置、区域布局以及医学专业学科结构、学历层次、招生规模的宏观调控，增加人才短缺省份毕业生供给。支持有条件的高校增设儿科学、精神医学本科专业，支持高校根据行业需求合理确定儿科学、精神医学本科专业招生规模。加大对中西部地区高等医学院校的支持，缩小区域、院校和学科专业之间培养水平的差距。完善毕业后医学教育制度。全面实施住院医师规范化培训制度，扩大招收规模，重点向全科和儿科、精神科等急需紧缺专业倾斜，到2020年所有新进医疗岗位的临床医师均接受住院医师规范化培训。逐步建立专科医师规范化培训制度。加强培训基地和师资队伍建设。巩固完善继续医学教育制度，建设一批继续医学教育基地，全面提升各级各类卫生计生人员的职业综合素质和专业服务能力。基本建成院校教育、毕业后教育、继续教育三阶段有机衔接的标准化、规范化临床医学人才培养体系。院校教育质量显著提高，毕业后教育得到普及，继续教育实现全覆盖。（国家卫生计生委、教育部、财政部、人力资源社会保障部、国家中医药管理局负责）

加大人才培养力度。推进以全科医生为重点的基层医疗卫生队伍建设。制定优惠政策，为农村订单定向免费培养医学生。启动实施助理全科医生培训。继续实施基层医疗卫生机构全科医生特设岗位计划，优先安排特岗全科医生到集中连片特困地区乡镇卫生院工作。加强产科、儿科、精神、老年医学、药学、护理、急救、康复等各类紧缺人才以及生殖健康咨询师、护理员等技能型健康服务人才培养。加强高层次人才和公共卫生专业人才队伍建设。加强医院院长职业化培训。加强乡村医生队伍建设。（国家卫生计生委、教育部、财政部、人力资源社会保障部、国家中医药管理局负责）

创新人才使用、管理和评价机制。健全以聘用制度和岗位管理制度为重点的事业单位用人机制。建立符合医疗行业特点的人事薪酬制度，着力体现医务人员技术劳务价值，优化医务人员职业发展环境。健全基层及紧缺人才激励与约束机制，基层医疗卫生机构内部分配要向关键岗位、业务骨干和做出突出成绩的工作人员倾斜，缩小不同层级医疗卫生机构之间实际收入的差距。落实基层卫生专业技术人员职称评审政策，建立符合基层医疗卫生工作实际的人才评价机制。通过人才服务一体化、柔性引进等多种方式，建立完善城乡联动的人才管理和服务模式。创新公立医院机构编制管理方式，完善编制管理办法，积极探索开展公立医院编制管理改革试点，落实公立医院用人自主权。随着经济社会发展，逐步提高乡村医生待遇水平，完善乡村医生养老政策，稳定和优化村医队伍。（国家卫生计生委、人力资源社会保障部、中央编办、财政部负责）

专栏10　人才发展项目

以全科医生为重点的基层卫生计生人才能力建设：通过开展全科专业住院医师规范化培训、助理全科医生培训、全科医生转岗培训、农村订单定向医学生免费培养，培养培训全科医生。培训全科医学师资。加强城乡基层医疗卫生机构骨干人才培训。（国家卫生计生委、教育部、人力资源社会保障部、国家中医药管理局负责）

医师规范化培训：规范化培训住院医师50万名。加强规范化培训基地建设。启动专科医师规范化培训试点。培训住院医师师资。（国家卫生计生委、人力资源社会保障部、国家中医药管理局负责）

县级骨干医师培训：以儿科、妇产科、精神科、病理、康复、老年医学、院前急救等为重点，培训县级医院临床骨干医师，全面提高县级医院服务能力和水平。（国家卫生计生委负责）

完善生育政策服务人才保障：加大妇幼健康领域专业人才培养力度。广泛开展产科、儿科医务人员岗位培训和转岗培训，采取多种形式力争增加产科医生和助产士14万名。（国家卫生计生委负责）

医药卫生创新人才队伍建设：吸引、遴选和造就一批具有国际领先水平的医学领军人才，培养、造就新一代杰出中青年学术带头人，吸引、稳定和培养一批有志于医疗卫生事业的优秀青年骨干人才。支持国家优先发展学科和国际科技前沿领域优秀创新团队。（国家卫生计生委负责）

（十三）加强人口健康信息化建设

促进人口健康信息互通共享。依托区域人口健康信息平台，实现电子健康档案和电子病历的连续记录以及不同级别、不同类别医疗机构之间的信息共享。全员人口信息、电子健康档案和电子病历三大数据库实现数据融合、动态交互和共享，基本覆盖全国人口并实现信息动态更新。建成统一权威、互联互通的国家、省级、地市级、县级人口健康信息平台，实现公共卫生、计划生育、医疗服务、医疗保障、药品供应、综合管理等六大业务应用系统的资源共享和业务协同。普及应用居民健康卡，积极推进居民健康卡与社会保障卡等公共服务卡的应用集成，实现居民健康管理和医疗服务一卡通用。依托国家电子政务网和政府数据共享交换平台，实现各级平台和各级各类卫生计生机构的互联互通和信息共享。建立完善人口健康信息化标准规范体系，强化标准规范的建设和应用管理。面向在线医疗健康信息服务，实施网络安全战略，加强信息安全防护体系建设。引导自主可控的标准化信息产品研制与应用。（国家卫生计生委、国家发展改革委、中央网信办、工业和信息化部、人力资源社会保障部负责）

积极推动健康医疗信息化新业态快速有序发展。全面实施"互联网＋"健康医疗益民服务，发展面向中西部和基层的远程医疗和线上线下相结合的智慧医疗，促进云计算、大数据、物联网、移动互联网、虚拟现实等信息技术与健康服务的深度融合，提升健康信息服务能力。

鼓励建立区域远程医疗业务平台，推动优质医疗资源纵向流动，远程医疗服务覆盖50%以上的县（区、市）。全面深化健康医疗大数据应用。推进健康医疗行业治理、临床和科研、公共卫生大数据应用，加强健康医疗数据安全保障和患者隐私保护，积极应用物联网技术、可穿戴设备等，探索健康服务新模式，发展智慧健康医疗便民惠民服务，强化预防、治疗、康复的精细服务和居民连续的健康信息管理业务协同，提高服务能力和管理水平。积极发展疾病管理、居民健康管理等网络业务应用，推进网上预约、线上支付、在线随访、健康咨询和检查检验结果在线查询等服务。以居民电子健康档案为基础，整合居民健康管理及医疗信息资源，开展居民医疗健康信息服务，提高居民自我健康管理能力。完善统计制度，加强统计数据分析能力。（国家卫生计生委、国家发展改革委、中央网信办、工业和信息化部负责）

专栏11　人口健康信息化建设工程

人口健康信息化建设：按照填平补齐、查缺补漏的原则，完善省级、地市级、县级平台，实现省级与国家级平台对接，省内平台互联互通和业务协同。巩固完善传染病防控、预防接种、严重精神障碍等报告与管理工作，突出电子病历与电子健康档案信息动态更新。开展大数据和远程医疗应用试点。推进健康医疗大数据应用，加强区域临床医学健康数据示范工作，推动远程会诊、远程诊断（影像、病理、心电）、预约诊疗、双向转诊等惠民服务。（国家卫生计生委、国家发展改革委、中央网信办负责）

（十四）加强医学科技创新体系建设

全面推进卫生与健康科技创新。围绕恶性肿瘤、心脑血管等重大疾病及罕见病等健康问题和健康产业发展需求，加强医学科学前沿基础研究、关键技术研发、成果转移转化、医药产品开发和适宜技术推广。启动实施面向2030年的健康保障重大工程，继续组织实施"重大新药创制"和"艾滋病和病毒性肝炎等重大传染病防治"2个国家科技重大专项，组织实施"精准医学研究"等一批国家重点研发计划，加快诊疗新技术、药品和医疗器械的研发和产业化，显著提高重大疾病防治和健康产业发展的科技支撑能力。加强转化医学国家重大科技基础设施、国家临床医学研究中心和协同研究网络建设，推动现有若干国家重点实验室等国家科研基地的能力提升，调整和完善委级重点实验室，逐步构建规范、整合、高效的医学科技基地平台体系。加强医学科技创新政策环境建设，健全创新人才培养、新技术评估、医学研究标准与规范、医学伦理与科研诚信、知识产权等保障机制，大幅提升医学科技成果转移转化率。发挥国家临床医学研究中心和协同研究网络的作用，促进适宜技术、诊疗指南和技术规范的普及推广。（科技部、国家卫生计生委、国家发展改革委负责）

专栏12　健康科技项目

健康科技重大项目和工程：健康保障重大工程，国家科技重大专项"重大新药创制"和"艾滋病和病毒性肝炎等重大传染病防治"专项；国家重点研发计划"精准医学研究""重大慢性非传染性疾病防控研究""生殖健康及重大出生缺陷防控研究"等重点专项；中国医学科学院医学与健康科技创新工程。（科技部、国家卫生计生委负责）

成果转化和适宜技术推广：健康科技成果转移转化行动，基层医疗卫生服务适宜技术推广。（科技部、国家卫生计生委负责）

四、保障措施

（一）全面深化医药卫生体制改革

实行医疗、医保、医药联动改革，建立健全覆盖城乡居民的基本医疗卫生制度。健全全民医疗保障制度。加强城乡居民大病保险、重特大疾病医疗救助工作，完善疾病应急救助制度。健全基本医保稳定可持续筹资和报销比例调整机制。整合城乡居民基本医保政策和经办管理。加快推进基本医保异地就医直接结算。全面推进公立医院综合改革。建立现代医院管理制度，完善医院法人治理机制和外部监管机制。控制医药费用不合理增长。健全药品供应保障机制，完善国家药物政策体系，巩固完善基本药物制度，建立药物临床综合评价体系，加强儿童、老年人等特殊人群基本用药保障。推进基本公共卫生服务均等化，完善国家基本公共卫生服务项目，继续实施国家重大公共卫生服务项目。巩固完善基层运行新机制。（国务院医改办、国家卫生计生委、国家发展改革委、财政部、人力资源社会保障部、食品药品监管总局、民政部等相关部门负责）

（二）建立公平有效可持续的筹资体系

进一步明确政府、社会与个人的卫生计生投入责任，完善合理分担机制，缓解个人就医经济负担。明确政府在提供公共卫生和基本医疗服务中的主导地位，加大政府卫生投入，保障人民群众的基本医疗卫生服务需求。鼓励和引导社会力量加大对卫生与健康事业的投入，形成投资主体多元化、投资方式多样化的办医体制。（国家卫生计生委、财政部、人力资源社会保障部负责）

（三）完善卫生计生法制体系

推动基本医疗卫生法立法工作。完善卫生计生法律法规体系，加强医疗、医药、医保、公共卫生、计划生育等重点领域法律法规的修订工作。做好部门规章立改废释。加强规范性文件的合法性审查，健全依法决策机制。定期开展规章规范性文件清理和标准复审，维护医药卫生法律法规体系的协调性、一致性。健全卫生标准体系，促进强制性卫生标准的实施。深化行政审批制度改革，进一步推进简政放权、放管结合、优化服务改革，创新卫生计生行政管理方式，加快政府职能转变。推进行政审批规范化建设，严禁对已经取消的行政审批事项继续和变相审批，加强承接机构能力建设，确保取消下放事项落实到位。推进政务公开。（国务院法制办、国家卫生计生委、人力资源社会保障部、食品药品监管总局负责）

（四）强化宣传引导

加强正面宣传和典型宣传，增强社会对健康和卫生计生工作的普遍认知，争取各方面的有力支持，保障规划的有效实施。加强社会宣传工作，通过电视、广播、报纸和网络等媒体广泛宣传健康和卫生计生工作相关法律法规和面临的形势与挑战，提高社会各界对健康和卫生计生工作的重视程度。加强卫生计生普法宣传。大力弘扬和践行卫生计生职业精神，深入开展职业精神宣传推介专题活动。完善新闻发布制度和网上舆论工作体系，及时回应网上舆情和社会关切，加强网络舆论引导队伍建设，提升新闻宣传与舆论引导能力。发展健康文化，加强卫生计生文化建设和精神文明建设，建设卫生计生文化宣传基地和文化推广平台。（中央宣传部、国家卫生计生委、中央网信办负责）

（五）做好国际交流合作

制订中国全球卫生战略，实施适应不同国家、地区和组织特点的多层次、多渠道合作策略，提升我国在全球卫生外交中的影响力和国际话语权。积极推进"一带一路"建设中的卫生交流与合作。加强2030年可持续发展议程、全球卫生、医药卫生科研、人口与发展等领域的合作，引进卫生计生改革与发展所需的智力、技术等资源。创新工作模式，继续加强卫生援外工作。推进全球卫生人才培养和队伍建设。深化与港澳台地区的医疗卫生合作交流。推进南南合作。推动医疗设备和药品"走出去"。大力发展国际医疗健康服务贸易，加强中医药国际交流与合作。（国家卫生计生委、国家中医药管理局、国家发展改革委、商务部、食品药品监管总局负责）

（六）加强组织实施

各级政府要从全面建成小康社会、推进健康中国建设的高度，进一步提高认识，加强领导，将卫生与健康工作纳入重要议事日程。各有关部门要按照职责分工，细化目标，做好相关任务的实施工作。逐步建立健康影响评价评估制度。建立健全监测评价机制，国家卫生计生委负责牵头制订规划监测评估方案，并对规划实施进度和效果进行年度监测和中期、末期评估，监督重大项目的执行情况，及时发现实施中存在的问题，并研究解决对策。地方各级人民政府要定期组织对当地规划实施情况的检查督导，确保规划顺利实施。（国家卫生计生委牵头）

"十三五"深化医药卫生体制改革规划

国发〔2016〕78号
（国务院 2016 年 12 月 27 日）

为全面深化医药卫生体制改革，推进健康中国建设，根据《中华人民共和国国民经济和社会发展第十三个五年规划纲要》《中共中央、国务院关于深化医药卫生体制改革的意见》和《"健康中国2030"规划纲要》，编制本规划。

一、规划背景

"十二五"以来特别是党的十八大以来，在党中央、国务院的坚强领导下，各地区、各有关部门扎实推进医改各项工作，取得了重大进展和明显成效。全民医保体系加快健全，基本医保参保率保持在 95% 以上，城乡居民医保制度逐步整合，筹资和保障水平进一步提高，城乡居民大病保险、重特大疾病医疗救助、疾病应急救助全面推开，商业健康保险快速发展。县级公立医院综合改革全面实施，城市公立医院综合改革试点持续拓展深化，医疗服务和药品价格改革有序推进，公立医院管理体制和运行机制不断完善。分级诊疗制度建设加快推进，基层医疗卫生机构综合改革持续深化，医疗卫生机构分工协作逐步加强，基本公共卫生服务均等化水平稳步提高。国家基本药物制度得到巩固完善，药品流通领域改革力度不断加大，药品供应保障体系逐步健全。医教协同深化临床医学人才培养改革，住院医师规范化培训制度初步建立，以全科医生为重点的人才队伍建设不断加强，医务人员积极性得到进一步调动。医药卫生监管持续加强，信息化建设积极推进。中医药发展政策机制逐步完善，作用得到更好发挥，惠民效果进一步放大。健康服务业政策环境显著改善，社会办医加快发展。以省为单位实施综合医改试点，积累了有益经验。经过努力，2015 年居民人均预期寿命比 2010 年提高了 1.51 岁，个人卫生支出占卫生总费用比重由 35.29% 下降到 29.27%，80%以上的居民 15 分钟内能够到达最近的医疗点，人民健康水平总体上优于中高收入国家平均水平，医药费用不合理过快增长势头得到初步遏制，基本医疗卫生服务公平性、可及性显著提升。实践证明，深化医改方向正确、路径清晰、措施得力、成效显著，用较少的投入取得了较高的健康绩效，群众看病难、看病贵问题得到明显缓解，获得感不断增强，深化医改在国民经济和社会发展中的重要作用日益显现。

"十三五"时期是我国全面建成小康社会的决胜阶段，也是建立健全基本医疗卫生制度、推进健康中国建设的关键时期。当前，人民生活水平不断提高，健康需求日益增长，但我国卫生资源总量不足、结构不合理、分布不均衡、供给主体相对单一、基层服务能力薄弱等问题仍比较突出，维护和促进人民健康的制度体系仍需不断完善。特别是随着医改进入攻坚期和深水区，深层次体制机制矛盾的制约作用日益凸显，利益格局调整更加复杂，改革的整体性、系统性和协同性明显增强，任务更为艰巨。同时，我国经济发展进入新常态，工业化、城镇化、人口老龄化进程加快，以及疾病谱变化、生态环境和生活方式变化、医药技术创新等，都对深化医改提出了更高要求。面对新的形势和挑战，需要在巩固前期改革成果、认真总结经验的基础上，进一步统一思想、坚定信念、增强定力，进一步加强组织领导、制度创新和重点突破，推动医改由打好基础转向提升质量、由形成框架转向制度建设、由单项突破转向系统集成和综合推进，用中国式办法破解医改这个世界性难题，为保障人民健康、促进经济社会发展增添新动力。

二、指导思想、基本原则和主要目标

（一）指导思想

高举中国特色社会主义伟大旗帜，全面贯彻党的十八大和十八届三中、四中、五中、六中全会精神，以马克思列宁主义、毛泽东思想、邓小平理论、"三个代表"重要思想、科学发展观为指导，深入学习贯彻习近平总书记系列重要讲话精神，紧紧围绕统筹推进"五位一体"总体布局和协调推进"四个全面"战略布局，认真落实党中央、国务院决策部署，牢固树立和贯彻落实创新、协调、绿色、开放、共享的发展理念，坚持以人民为中心的发展思想，坚持正确的卫生与健康工作方针，树立大健康理念，全力推进卫生与健康领域理论创新、制度创新、管理创新、技术创新，加快建立符合国情的基本医疗卫生制度，实现发展方式由以治病为中心向以健康为中心转变，推进医药卫生治理体系和治理能力现代化，为推进健康中国建设、全面建成小康社会、实现"两个一百年"奋斗目标和中华民族伟大复兴中国梦提供坚实基础。

（二）基本原则

坚持以人民健康为中心。把人民健康放在优先发展的战略地位，以公平可及、群众受益为目标，坚守底线、补齐短板，做出更有效的制度安排，维护基本医疗卫生服务的公益性，使全体人民在共建共享中有更多获得感。

坚持保基本、强基层、建机制。将基本医疗卫生制度作为公共产品向全民提供，推动医疗卫生工作重心下移、医疗卫生资源下沉，提升基层医疗卫生的职业吸引力和服务能力，以问题为导向推动制度创新和攻坚突破。

坚持政府主导与发挥市场机制作用相结合。在基本医疗卫生服务领域，坚持政府主导，落实政府责任，适当引入竞争机制。在非基本医疗卫生服务领域，发挥市场活力，加强规范引导，满足多样化、差异化、个性化健康需求。

坚持推进供给侧结构性改革。实行政事分开、管办分开、医药分开、营利性和非营利性分开，优化供给侧治理能力和要素配置，提升服务效率和质量。对需求侧进行科学引导，合理划分政府、社会、个人责任，促进社会共治。

坚持医疗、医保、医药联动改革。按照腾空间、调结构、保衔接的要求，统筹推进管理、价格、支付、薪酬等制度建设，提高政策衔接和系统集成能力。落实部门责任，解放思想、主动作为，以自我革命的精神推进改革，形成强大合力。

坚持突出重点、试点示范、循序推进。理清改革内在逻辑，突出重要领域和关键环节，及时总结推广地方经验，发挥重点改革的突破性作用和试点的带动效应。把握好改革的力度和节奏，注重统筹兼顾，

积极稳妥推进改革。

（三）主要目标

到2017年，基本形成较为系统的基本医疗卫生制度政策框架。分级诊疗政策体系逐步完善，现代医院管理制度和综合监管制度建设加快推进，全民医疗保障制度更加高效，药品生产流通使用政策进一步健全。到2020年，普遍建立比较完善的公共卫生服务体系和医疗服务体系、比较健全的医疗保障体系、比较规范的药品供应保障体系和综合监管体系、比较科学的医疗卫生机构管理体制和运行机制。经过持续努力，基本建立覆盖城乡居民的基本医疗卫生制度，实现人人享有基本医疗卫生服务，基本适应人民群众多层次的医疗卫生需求，我国居民人均预期寿命比2015年提高1岁，孕产妇死亡率下降到18/10万，婴儿死亡率下降到7.5‰，5岁以下儿童死亡率下降到9.5‰，主要健康指标居于中高收入国家前列，个人卫生支出占卫生总费用的比重下降到28%左右。

三、重点任务

"十三五"期间，要在分级诊疗、现代医院管理、全民医保、药品供应保障、综合监管等5项制度建设上取得新突破，同时统筹推进相关领域改革。

（一）建立科学合理的分级诊疗制度

坚持居民自愿、基层首诊、政策引导、创新机制，以家庭医生签约服务为重要手段，鼓励各地结合实际推行多种形式的分级诊疗模式，推动形成基层首诊、双向转诊、急慢分治、上下联动的就医新秩序。到2017年，分级诊疗政策体系逐步完善，85%以上的地市开展试点。到2020年，分级诊疗模式逐步形成，基本建立符合国情的分级诊疗制度。

1. 健全完善医疗卫生服务体系。优化医疗卫生资源布局，明确各级各类医疗卫生机构功能定位，加强协作，推动功能整合和资源共享。合理控制公立综合性医院数量和规模。大力推进面向基层、偏远和欠发达地区的远程医疗服务体系建设，

鼓励二、三级医院向基层医疗卫生机构提供远程服务，提升远程医疗服务能力，利用信息化手段促进医疗资源纵向流动，提高优质医疗资源可及性和医疗服务整体效率。推进大医院与基层医疗卫生机构、全科医生与专科医生的资源共享和业务协同，健全基于互联网、大数据技术的分级诊疗信息系统。鼓励社会力量举办医学检验机构、病理诊断机构、医学影像检查机构、消毒供应机构和血液净化机构，鼓励公立医院面向区域提供相关服务，实现区域资源共享。加强医疗质量控制，推进同级医疗机构间以及医疗机构与独立检查检验机构间检查检验结果互认。

实施中医药传承与创新工程，推动中医药服务资源与临床科研有机结合，加强中医适宜技术的应用，充分发挥中医药在治未病、重大疾病治疗和疾病康复中的重要作用。在基层中医药服务体系不健全、能力较弱的地区，将中医医院中医门诊诊疗服务纳入首诊范围。按照军民融合发展战略，将军队医疗机构全面纳入分级诊疗体系。建立健全突发急性传染病医疗救治网络，推进构建陆海空立体化的紧急医学救援网络。

2. 提升基层医疗卫生服务能力。以常见病、多发病的诊断和鉴别诊断为重点，强化乡镇卫生院、社区卫生服务中心基本医疗服务能力建设。提升乡镇卫生院开展急诊抢救、二级以下常规手术、正常分娩、高危孕产妇初筛、儿科、精神疾病、老年病、中医、康复等医疗服务能力。加强县级公立医院综合能力建设和学科建设，重点加强县域内常见病、多发病相关专业科室以及紧缺专业临床专科建设，进一步降低县域外就诊率。规范社区卫生服务管理，推动实施社区卫生服务提升工程。促进先进适宜技术的普及普惠。建立与开展分级诊疗工作相适应、能够满足基层医疗卫生机构实际需要的药品供应保障体系，实现药品使用的上下联动和相互衔接。通过鼓励大医院医师下基层、退休

医生开诊所以及加强对口支援、实施远程医疗、推动建立医疗联合体等，把大医院的技术传到基层。实施基层中医药服务能力提升工程"十三五"行动计划。到 2020 年，力争所有社区卫生服务机构和乡镇卫生院以及 70% 的村卫生室具备中医药服务能力，同时具备相应的医疗康复能力。

完善基层管理和运行机制。强化基层医疗卫生机构法人主体地位，落实人事、经营、分配等方面自主权。进一步完善基层医疗卫生机构绩效工资制度，收支结余部分可按规定提取职工福利基金、奖励基金。巩固完善多渠道补偿机制，落实基层医疗卫生机构核定任务、核定收支、绩效考核补助的财务管理办法，加强绩效考核，既调动基层医疗卫生机构和医务人员积极性，又防止出现新的逐利行为。建立基层医疗卫生机构及负责人绩效评价机制，对机构负责人实行任期目标责任制，对其他人员突出岗位工作量、服务质量、行为规范、技术难度、风险程度和服务对象满意度等内容。鼓励有条件的地方实施乡村一体化管理。

3. 引导公立医院参与分级诊疗。进一步完善和落实医保支付和医疗服务价格政策，调动三级公立医院参与分级诊疗的积极性和主动性，引导三级公立医院收治疑难复杂和危急重症患者，逐步下转常见病、多发病和疾病稳定期、恢复期患者。鼓励打破行政区域限制，推动医疗联合体建设，与医保、远程医疗等相结合，实现医疗资源有机结合、上下贯通。以资源共享和人才下沉为导向，将医疗联合体构建成为利益共同体、责任共同体、发展共同体，形成责、权、利明晰的区域协同服务模式。探索通过医师多点执业、加强基层医疗卫生机构药物配备、对纵向合作的医疗联合体等分工协作模式实行医保总额付费等方式，引导医疗联合体内部形成顺畅的转诊机制。

4. 推进形成诊疗 - 康复 - 长期护理连续服务模式。明确医疗机构急慢分治服务流程，建立健全分工协作机制，畅通医院、基层医疗卫生机构、康复医院和护理院等慢性病医疗机构之间的转诊渠道，形成"小病在基层、大病到医院、康复回基层"的合理就医格局。城市大医院主要提供急危重症和疑难复杂疾病的诊疗服务，将诊断明确、病情稳定的慢性病患者、康复期患者转至下级医疗机构以及康复医院、护理院等慢性病医疗机构。基层医疗卫生机构和慢性病医疗机构为诊断明确、病情稳定的慢性病患者、康复期患者、老年病患者、晚期肿瘤患者、残疾人等提供治疗、康复、护理服务。显著增加慢性病医疗机构提供康复、长期护理服务的医疗资源。完善相关政策措施，逐步推行日间手术。探索建立长期护理保险制度。加强残疾人专业康复机构建设，建立医疗机构与残疾人专业康复机构密切配合、相互衔接的工作机制。

5. 科学合理引导群众就医需求。建立健全家庭医生签约服务制度，通过提高基层服务能力、医保支付、价格调控、便民惠民等措施，鼓励城乡居民与基层医生或家庭医生团队签约。到 2017 年，家庭医生签约服务覆盖率达到 30% 以上，重点人群签约服务覆盖率达到 60% 以上。到 2020 年，力争将签约服务扩大到全人群，基本实现家庭医生签约服务制度全覆盖。

遵循医学科学规律，结合功能定位，明确县、乡两级医疗机构的医疗服务范围，对于超出功能定位和服务能力的疾病，为患者提供相应转诊服务。完善双向转诊程序，建立健全转诊指导目录，重点畅通向下转诊渠道，逐步实现不同级别、不同类别医疗机构之间有序转诊。完善不同级别医疗机构的医保差异化支付政策，适当提高基层医疗卫生机构医保支付比例，合理引导就医流向。对符合规定的转诊住院患者连续计算起付线。合理制定和调整医疗服务价格，对医疗机构落实功能定位、患者合理选择就医机构形成有效激励。

（二）建立科学有效的现代医院管理制度

深化县级公立医院综合改革，加快推进城市公立医院综合改革。到 2017 年，各级各类公立医院全面推开综合改革，初步建立决策、执行、监督相互协调、相互制衡、相互促进的管理体制和治理机制。到 2020 年，基本建立具有中国特色的权责清晰、管理科学、治理完善、运行高效、监督有力的现代医院管理制度，建立维护公益性、调动积极性、保障可持续的运行新机制和科学合理的补偿机制。

1. 完善公立医院管理体制。妥善处理医院和政府关系，实行政事分开和管办分开，推动医院管理模式和运行方式转变。加强政府在方向、政策、引导、规划、评价等方面的宏观管理，加大对医疗行为、医疗费用等方面监管力度，减少对医院人事编制、科室设定、岗位聘任、收入分配等的管理。逐步取消公立医院行政级别。合理界定政府作为出资人的举办监督职责和公立医院的自主运营管理权限。健全政府办医体制，积极探索公立医院管办分开的多种有效实现形式。采取有效措施，统筹协调政府办医职能，形成合力。加强对政府、军队和企事业单位等各类主体举办公立医院的全行业监管，明确各方职责、权利和义务。落实公立医院独立法人地位。健全公立医院法人治理机制，落实内部人事管理、机构设置、收入分配、副职推荐、中层干部任免、年度预算执行等自主权。实行院长负责制，完善院长选拔任用制度，实行院长任期制和任期目标责任制。公立医院依法制定章程。建立健全公立医院全面预算管理制度、成本核算制度、财务报告制度、总会计师制度、第三方审计制度和信息公开制度。

2. 建立规范高效的运行机制。取消药品加成（不含中药饮片），通过调整医疗服务价格、加大政府投入、改革支付方式、降低医院运行成本等，建立科学合理的补偿机制。逐步建立以成本和收入结构变化为基础的医疗服务价格动态调整机制，按照"总量控制、结构调整、有升有降、逐步到位"的原则，降低药品、医用耗材和大型医用设备检查治疗和检验等价格，重点提高诊疗、手术、康复、护理、中医等体现医务人员技术劳务价值的项目价格，加强分类指导，理顺不同级别医疗机构间和医疗服务项目的比价关系。通过规范诊疗行为、医保控费等降低药品、耗材等费用，严格控制不合理检查检验费用，为调整医疗服务价格腾出空间，并与医疗控费、薪酬制度、医保支付、分级诊疗等措施相衔接。放开特需医疗服务和其他市场竞争比较充分、个性化需求比较强的医疗服务价格，由医疗机构自主制定。继续推进公立医院后勤服务社会化。在公立医院综合改革中统筹考虑中医药特点，建立有利于中医药特色优势发挥的运行新机制。推进军队医院参与地方公立医院综合改革。规范公立医院改制，推进国有企业所属医院分离移交和改制试点，原则上政府举办的传染病院、精神病院、职业病防治院、妇幼保健院和妇产医院、儿童医院、中医医院（民族医院）等不进行改制。力争到2017年试点城市公立医院药占比（不含中药饮片）总体降到30%左右，百元医疗收入（不含药品收入）中消耗的卫生材料降到20元以下。

3. 建立符合医疗卫生行业特点的编制人事和薪酬制度。创新公立医院编制管理方式，完善编制管理办法，积极探索开展公立医院编制管理改革试点。在地方现有编制总量内，确定公立医院编制总量，逐步实行备案制，在部分大中城市三级甲等公立医院开展编制管理改革、实行人员总量管理试点。落实公立医院用人自主权，对急需引进的高层次人才、短缺专业人才以及具有高级专业技术职务或博士学位人员，可由医院采取考察的方式予以公开招聘。完善医疗机构与医务人员用人关系。

地方可以按国家有关规定，结合实际合理确定公立医院薪酬水平，逐步提高人员经费支出占业务支出的比例，并建立动态调整机制。对工作时间之外劳动较多、高层次医疗人才集聚、公益目标任务繁重、开展家庭医生签约服务的公立医疗机构在核定绩效工资总量时予以倾斜。在绩效工资分配上，重点向临床一线、业务骨干、关键岗位以及支援基层和有突出贡献的人员倾斜，做到多劳多得、优绩优酬。按照有关规定，公立医院可以探索实行目标年薪制和协议薪酬。公立医院主管部门对院长年度工作情况进行考核评价，确定院长薪酬水平，院长薪酬与医院工作人员绩效工资水平保持合理比例关系。

4. 建立以质量为核心、公益性为导向的医院考评机制。健全医院绩效评价体系，机构考核应涵盖社会效益、服务提供、质量安全、综合管理、可持续发展等内容，重视卫生应急、对口支援以及功能定位落实和分级诊疗实施情况等体现公益性的工作。将落实医改任务情况列入医院考核指标，强化医院和院长的主体责任。医务人员考核突出岗位工作量、服务质量、行为规范、技术难度、风险程度和服务对象满意度等指标，负责人考核还应包括职工满意度等内容。考核结果与政府投入、医保支付、人员职业发展等挂钩。

5. 控制公立医院医疗费用不合理增长。逐步健全公立医院医疗费用控制监测和考核机制。设定全国医疗费用增长控制目标，各省（区、市）根据不同地区医疗费用水平和增长幅度以及不同类别医院的功能定位等，分类确定控费要求并进行动态调整。以设区的市为单位向社会公开辖区内各医院的价格、医疗服务效率、次均医疗费用等信息，对医疗机构费用指标进行排序，定期公示排序结果。落实处方点评制度。卫生计生等有关部门对公立医院药品、高值医用耗材、大型医用设备检查等情况实施跟踪监测。到2017年，全国公立医院医疗费用增长幅度力争降到10%以下，到2020年，增长幅度稳定在合理水平。

（三）建立高效运行的全民医疗保障制度

按照保基本、兜底线、可持续的原则，围绕资金来源多元化、保障制度规范化、管理服务社会化3个关键环节，加大改革力度，建立高效运行的全民医疗保障体系。坚持精算平衡，完善筹资机制，以医保支付方式改革为抓手推动全民基本医保制度提质增效。建立起较为完善的基本医保、大病保险、医疗救助、疾病应急救助、商业健康保险和慈善救助衔接互动、相互联通机制。

1. 健全基本医保稳定可持续筹资和报销比例调整机制。完善医保缴费参保政策，厘清政府、单位、个人缴费责任，逐步建立稳定可持续的多渠道筹资机制，同经济社会发展水平、各方承受能力相适应。在继续加大财政投入、提高政府补助标准的同时，强化个人参保意识，适当提高个人缴费比重。逐步建立城乡居民医保个人缴费标准与居民收入相挂钩的动态筹资机制，使筹资标准、保障水平与经济社会发展水平相适应。到2020年，基本医保参保率稳定在95%以上。

健全与筹资水平相适应的基本医保待遇动态调整机制。明确医保待遇确定和调整的政策权限、调整依据和决策程序，避免待遇调整的随意性。明确基本医保的保障边界。合理确定基本医保待遇标准。结合医保基金预算管理全面推进付费总额控制。改进个人账户，开展门诊费用统筹。按照分级管理、责任共担、统筹调剂、预算考核的基本思路，加快提高基金统筹层次。全面巩固市级统筹，推动有条件的省份实行省级统筹。加快建立异地就医直接结算机制，推进基本医保全国联网和异地就医直接结算，加强参保地与就医地协作，方便群众结算，减少群众"跑腿""垫资"。建立健全异地转诊的政策措施，推动异地就医直接结算与促进医疗资源下沉、推动医疗联合体建设、建立分级诊疗制度衔接协调。到2017年，基本实现符合转诊规定的异地就医住院费用直接结算。到 2020 年，建立医保基金调剂平衡机制，逐步实现医保省级统筹，基本医保政策范围内报销比例稳定在 75% 左右。

2. 深化医保支付方式改革。健全医保支付机制和利益调控机制，实行精细化管理，激发医疗机构规范行为、控制成本、合理收治和转诊患者的内生动力。全面推行按病种付费为主，按人头、按床日、总额预付等多种付费方式相结合的复合型付费方式，鼓励实行按疾病诊断相关分组付费（DRGs）方式。对住院医疗服务主要按病种付费、按疾病诊断相关分组付费或按床日付费；对基层医疗服务可按人头付费，积极探索将按人头付费与高血压、糖尿病、血液透析等慢病管理相结合；对一些复杂病例和门诊费用可按项目付费、按人头付费。有条件的地区可将点数法与预算管理、按病种付费等相结合，促进医疗机构之间有序竞争和资源合理配置。健全各类医疗保险经办机构与医疗卫生机构之间公开、平等的谈判协商机制和风险分担机制。建立结余留用、合理超支分担的激励约束机制。建立健全支付方式改革相关的管理规范、技术支撑和政策配套，制定符合基本医疗需求的临床路径等行业技术标准，规范病历及病案首页的书写，全面夯实信息化管理基础，实现全国范围内医疗机构医疗服务项目名称和内涵、疾病分类编码、医疗服务操作编码的统一。继续落实对中医药服务的支持政策，逐步扩大纳入医保支付的医疗机构中药制剂和针灸、治疗性推拿等中医非药物诊疗技术范围，探索符合中医药服务特点的支付方式，鼓励提供和使用适宜的中医药服务。到 2017 年，国家选择部分地区开展按疾病诊断相关分组付费试点，鼓励各地积极完善按病种、按人头、按床日等多种付费方式。到 2020 年，医保支付方式改革逐步覆盖所有医疗机构和医疗服务，全国范围内普遍实施适应不同疾病、不同服务特点的多元复合式医保支付方式，按项目付费占比明显下降。

3. 推动基本医疗保险制度整合。在城乡居民基本医保实现覆盖范围、筹资政策、保障待遇、医保目录、定点管理、基金管理"六统一"的基础上，加快整合基本医保管理机构。理顺管理体制，统一基本医保行政管理职能。统一基本医保经办管理，可开展设立医保基金管理中心的试点，承担基金支付和管理，药品采购和费用结算，医保支付标准谈判，定点机构的协议管理和结算等职能。加大改革创新力度，进一步发挥医保对医疗费用不合理增长的控制作用。加快推进医保管办分开，提升医保经办机构法人化和专业化水平。创新经办服务模式，推动形成多元化竞争格局。

4. 健全重特大疾病保障机制。在全面实施城乡居民大病保险基础上，采取降低起付线、提高报销比例、合理确定合规医疗费用范围等措施，提高大病保险对困难群众支付的精准性。完善职工补充医疗保险政策。全面开展重特大疾病医疗救助工作，在做好低保对象、特困人员等医疗救助基础上，将低收入家庭的老年人、未成年人、重度残疾人、重病患者等低收入救助对象，以及因病致贫家庭重病患者纳入救助范围，发挥托底保障作用。积极引导社会慈善力量等多方参与。逐步形成医疗卫生机构与医保经办机构间数据共享的机制，推动基本医保、大病保险、医疗救助、疾病应急救助、商业健康保险有效衔接，全面提供"一站式"服务。

5. 推动商业健康保险发展。积极发挥商业健康保险机构在精算技术、专业服务和风险管理等方面的优势，鼓励和支持其参与医保经办服务，形成多元经办、多方竞争的新格局。在确保基金安全和有效监管的前提下，以政府购买服务方式委托具有资质的商业保险机构等社会力量参与基本医保的经办服务，承办城乡居民大病保险。按照政府采购的有关规定，选择商业保险机构等社会力量参与医保经办。加快发展医疗责任保险、医疗意外保险，探索发展多种形式的医疗执业保险。

丰富健康保险产品，大力发展消费型健康保险，促进发展各类健康保险，强化健康保险的保障属性。鼓励保险公司开发中医药养生保健等各类商业健康保险产品，提供与其相结合的中医药特色健康管理服务。制定和完善财政税收等相关优惠政策，支持商业健康保险加快发展。鼓励企业和居民通过参加商业健康保险，解决基本医保之外的健康需求。

（四）建立规范有序的药品供应保障制度

实施药品生产、流通、使用全流程改革，调整利益驱动机制，破除以药补医，推动各级各类医疗机构全面配备、优先使用基本药物，建设符合国情的国家药物政策体系，理顺药品价格，促进医药产业结构调整和转型升级，保障药品安全有效、价格合理、供应充分。

1. 深化药品供应领域改革。通过市场倒逼和产业政策引导，推动企业提高创新和研发能力，促进做优做强，提高产业集中度，推动中药生产现代化和标准化，实现药品医疗器械质量达到或接近国际先进水平，打造中国标准和中国品牌。建立更加科学、高效的药品审评审批体系。加快推进仿制药质量和疗效一致性评价，鼓励创制新药，鼓励以临床价值为导向的药物创新。加快防治艾滋病、恶性肿瘤、重大传染病、罕见病等临床急需新药及儿童用药等的审评审批。淘汰疗效不确切、风险大于效益的品种。加强医疗器械创新，严格医疗器械审批。建立药品上市许可持有人制度。加快重大传染病用药、儿童用药的研发和生产。在国家基本药物目录（2012 年版）中，2007 年 10 月 1 日前批准上市的化学药品仿制药口服固体制剂应在 2018 年底前完成一致性评价。

解决好低价药、"救命药""孤儿药"以及儿童用药的供应问题。扶持低价药品生产，保障市场供应，保持药价基本稳定。建立健全短缺药品监测预警和分级应对机制，加快推进紧缺药品生产，支持建设小品种药物集中生产基地，继续开展用量小、临床必需、市场供应短缺药品的定点生产试点。完善儿童用药、卫生应急药品保障机制。对原料药市场供应不足的药品加强市场监测，鼓励提高生产能力。

2. 深化药品流通体制改革。加大药品、耗材流通行业结构调整力度，引导供应能力均衡配置，加快构建药品流通全国统一开放、竞争有序的市场格局，破除地方保护，形成现代流通新体系。推动药品流通企业兼并重组，整合药品经营企业仓储资源和运输资源，加快发展药品现代物流，鼓励区域药品配送城乡一体化。推动流通企业向智慧型医药服务商转型，建设和完善供应链集成系统，支持流通企业向供应链上下游延伸开展服务。应用流通大数据，拓展增值服务深度和广度，引导产业发展。鼓励绿色医药物流发展，发展第三方物流和冷链物流。支持药品、耗材零售企业开展多元化、差异化经营。推广应用现代物流管理与技术，规范医药电商发展，健全中药材现代流通网络与追溯体系，促进行业结构调整，提升行业透明度和效率。力争到2020年，基本建立药品出厂价格信息可追溯机制，形成1家年销售额超过5000亿元的超大型药品流通企业，药品批发百强企业年销售额占批发市场总额的90%以上。

3. 完善药品和高值医用耗材集中采购制度。完善以省（区、市）为单位的网上药品集中采购机制，落实公立医院药品分类采购，坚持集中带量采购原则，公立医院改革试点城市可采取以市为单位在省级药品集中采购平台上自行采购，鼓励跨区域联合采购和专科医院联合采购。做好基层和公立医院药品采购衔接。推进公共资源交易平台整合。每种药品采购的剂型原则上不超过3种，每种剂型对应的规格原则上不超过2种。实施药品采购"两票制"改革（生产企业到流通企业开1次发票，流通企业到医疗机构开1次发票），鼓励医院与药品生产企业直接结算药品货款、药品生产企业与配送企业结算配送费用，严格按合同回款。进一步提高医院在药品采购中的参与度，落实医疗机构药品、耗材采购主体地位，促进医疗机构主动控制药品、耗材价格。完善药品价格谈判机制，建立统分结合、协调联动的国家、省两级药品价格谈判制度。对部分专利药品、独家生产药品进行公开透明、多方参与的价格谈判，逐步增加国家谈判药品品种数量，并做好医保等政策衔接。将加快药品注册审批流程、专利申请、药物经济学评价等作为药品价格谈判的重要内容。对实行备案采购的重点药品，明确采购数量、开具处方的医生，由医疗机构负责人审批后向药品采购部门备案。加强国家药品供应保障综合管理信息平台和省级药品集中采购平台规范化建设，提高药品集中采购平台服务和监管能力，健全采购信息采集共享机制。

开展高值医用耗材、检验检测试剂、大型医疗设备集中采购。规范和推进高值医用耗材集中采购，统一高值医用耗材编码标准，区别不同情况推行高值医用耗材招标采购、谈判采购、直接挂网采购等方式，确保高值医用耗材采购各环节在阳光下运行。

4. 巩固完善基本药物制度。巩固政府办基层医疗卫生机构和村卫生室实施基本药物制度成果，推动基本药物在目录、标识、价格、配送、配备使用等方面实行统一政策。加强儿童、老年人、慢性病人、结核病人、严重精神障碍患者和重度残疾人等特殊人群基本用药保障。探索在基本药物遴选调整中纳入循证医学和药物经济学评价方法。在国家基本药物目录中坚持中西药并重。完善基本药物优先和合理使用制度，坚持基本药物主导地位。完善基本药物供应体系。

5. 完善国家药物政策体系。健全管理体制，建立国家药物政策协调机制。推动医药分开，采取综合措施切断医院和医务人员与药品、耗材间的利益链。医疗机构应按照药品通用名开具处方，并主动向患者提供，不得限制处方外流。探索医院门诊患者多渠道购药模式，患者可凭处方到零售药店购药。推动企业充分竞争和兼并重组，提高市场集中度，实现规模化、集约化和现代化经营。调整市场格局，使零售药店逐步成为向患者售药和提供药学服务的重要渠道。

进一步完善药品价格形成机制，强化价格、医保、采购等政策的衔接，坚持分类管理，实行不同的价格管理方式，逐步建立符合我国药品市场特点的药价管理体系。建立健全医保药品支付标准，结合仿制药质量和疗效一致性评价工作，逐步按通用名制定药品支付标准。完善国家医药储备体系，在应急保障的基础上，完善常态短缺药品储备。完善中药政策，加强中药材质量管理，鼓励中药饮片、民族药的临床应用。探索建立医院总药师制度，完善医疗机构和零售药店药师管理制度，结合医疗服务价格改革，体现药事服务价值。建立药物临床综合评价体系和儿童用药临床综合评价机制，提高合理用药水平。

（五）建立严格规范的综合监管制度

健全医药卫生法律体系，加快转变政府职能，完善与医药卫生事业发展相适应的监管模式，提高综合监管效率和水平，推进监管法制化和规范化，建立健全职责明确、分工协作、运行规范、科学有效的综合监管长效机制。

1. 深化医药卫生领域"放管服"改革。按照简政放权、放管结合、优化服务的要求，推进医药卫生领域行政审批制度改革。对确需保留的行政审批事项，建立清单制度并向社会公示。转变监管理念，创新监管机制和监管方式，更加注重加强事中事后监管，提升监管效能。优化政府服务，提高服务水平。促进医疗卫生机构转变服务模式，改善服务质量。

2. 构建多元化的监管体系。完善政府监管主导、第三方广泛参与、医疗卫生机构自我管理和社会监督为补充的多元化综合监管体系。加强部门联动，加大监管力度，切实防止和减少损害群众健康权益的违法违规行为。引导第三方依法依规参与监管工作。建立医疗卫生机构自我管理制度，加强内涵管理。利用信息化手段对所有医疗机构门诊、住院诊疗行为和费用开展全程监控和智能审核。加强医保智能审核技术应用，推动全国所有统筹地区应用智能监控系统，逐步实现对门诊、住院、购药等各类医疗服务行为的全面、及时、高效监控。健全全国药品信息公共服务平台，公开价格、质量等信息。建立健全社会共治机制，加大信息公开和宣传教育力度，拓宽公众参与监管的渠道，主动接受社会监督。

3. 强化全行业综合监管。健全医药卫生法律法规和标准，推动监管重心转向全行业监管。加快出台基本医疗卫生法，建立健全中医药法规，完善相关标准规范。实行属地化监督，加强基层监督机构规范化建设和能力建设，建立健全综合监管保障机制。开展综合监管试点。推行随机抽取检查对象、随机选派执法检查人员的"双随机"抽查，依法查处违法违规行为，抽查情况及查处结果及时向社会公开。建立违法违纪"黑名单"制度，对进入"黑名单"的机构和人员依法依规严肃处理，情节严重的坚决曝光。健全医疗机构绩效考评制度，对医疗机构的基本标准、服务质量、技术水平、管理水平等进行综合评价，确保各医疗机构的功能任务符合医疗机构设置规划要求。强化临床路径管理，完善技术规范，提高诊疗行为透明度。加强对非营利性社会办医疗机构产权归属、财务运营、资金结余使用等方面的监督管理，加强对营利性医疗机构盈利率的管控，加强医疗养生类节目和医疗广告监管，促进社会办医健康发展。到2020年，对各级各类医疗卫生机构监督检查实现100%覆盖。

完善基本医保基金监管制度，加大对骗保欺诈等医保违法行为的惩戒力度。完善医疗保险对医疗服务的监控机制，将监管对象由医疗机构延伸至医务人员。强化药品质量监管，进一步规范药品市场流通秩序。加强药品注册申请、审批和生产、销售的全程监管，建立完善药品信息追溯体系，形成全品种、全过程完整追溯与监管链条。加强药品有效期和包装材料管理，规范过期药品等废弃药品及包装材料的处置。严控药品购销渠道，严格票据管理，减少流通环节，净化流通环境。加强部门之间的配合，依法依规严厉打击药品注册申请中数据造假、制售假劣药品、挂靠经营、"走票"、商业贿赂、非法经营等违法犯罪行为。强化药品价格行为监管，建立健全药品价格信息监测预警和信息发布制度，积极引导行业组织和市场主体加强诚信建设，自觉维护市场价格秩序。加强对市场竞争不充分的药品和高值医用耗材的价格监管。对价格变动频繁、变动幅度较大的，适时开展专项调查，对价格垄断、欺诈、串通等违法行为依法予以查处。

4. 引导规范第三方评价和行业自律。完善相关政策制度，鼓励符合条件的第三方积极开展或参与评价标准的咨询、技术支持、考核评价等工作，推动医疗机构考核评价由政府主导逐步向独立第三方评价转变。充分发挥行业协会学会、高等院校、科研院所等作用，积极培育第三方评价机构。强化行业自律，推动行业组织建立健全行业管理规范和准则，规范成员行为。引导和规范医疗机构建立内审制度，加强自我管理和自查自纠，提高医疗服务质量，保障医疗安全。加强全国医疗卫生行业监管信息管理，为医疗机构开展业务以及提升服务质量、服务效率、满意度等提供有效监控依据。

（六）统筹推进相关领域改革

1. 健全完善人才培养使用和激励评价机制。从提升和改善薪酬待遇、发展空间、执业环境、社会地位等方面入手，调动广大医务人员积极性、主动性和创造性，发挥医务人员改革主力军作用。健全医务人员培训培养制度，使每名医务人员都有接受继续教育和职业再培训的机会。创新人才培养机制，基本建成院校教育、毕业后教育、继续教育三阶段有机衔接的标准化、规范化临床医学人才培养体系。完善医学教育质量保障机制，到2020年，完成本科临床医学专业首轮认证工作，建立起具有中国特色与国际医学教育实质等效的医学专业认证制度。深化医学教育改革，深入推进卓越医生教育培养计划，加强医学相关专业人才培养。继续开展农村订单定向医学生免费培养工作。完善毕业后教育制度，到2020年，所有新进医疗岗位的本科及以上学历临床医师均接受住院医师规范化培训，初步建立专科医师规范化培训制度，重点为县级医疗机构和边远地市医院培养一批专科医师。推进基层药学人员培养使用。大力推进全科医生制度建设，加强以全科医生为重点的基层人才队伍建设，通过规范化培训、助理全科医生培训、转岗培训等多种途径加大全科医生培养培训力度。到2020年，初步建立起充满生机和活力的全科医生制度，基本形成统一规范的全科医生培养模式，城乡每万名居民有2~3名合格的全科医生，全科医生总数达到30万人以上。实施中医药传承与创新人才工程，促进中医药传承与发展，建立健全中医药师承教育制度。

创新卫生人才使用机制，完善岗位设置管理制度，推行公开招聘制度，实行全员聘用制度，实现人员分类管理。改善从业环境和薪酬待遇，促进医疗资源向中西部地区倾斜、向基层和农村流动。在总结评估的基础上，继续实施全科医生特岗计划。允许医疗卫生机构突破现行事业单位工资调控水平，允许医疗服务收入扣除成本并按规定提取各项基金后主要用于人员奖励，其中医疗服务收入的内涵与绩效工资制度衔接的具体办法另行研究制定。合理确定医疗卫生机构编外人员待遇，逐步实现同岗同薪同待遇，激发广大医务人员活力。严禁给医务人员设定创收指标，医务人员薪酬不得与药品、耗材、检查、化验等业务收入挂钩。基层医疗卫生机构内部绩效分配可采取设立全科医生津贴等方式,向承担签约服务等临床一线任务的人员倾斜。落实艰苦边远地区津贴、乡镇工作补贴政策,绩效工资分配向基层倾斜。创新人才评价机制,改革完善以岗位职责要求为基础,以品德、能力、业绩为导向,符合卫生人才特点的科学化、社会化评价机制。完善职称晋升体系和职称晋升办法,增加医疗卫生机构中高级岗位比例并向基层倾斜,拓宽医务人员职业发展空间。关心重视村医队伍建设,合理提高待遇,结合实际建立乡村医生退出机制。鼓励医师到基层、边远地区、医疗资源稀缺地区和其他有需求的医疗机构多点执业。

建立卫生人员荣誉制度,弘扬广大卫生与健康工作者"敬佑生命、救死扶伤、甘于奉献、大爱无疆"的精神,做好"人民好医生"称号评选宣传工作,通过多种形式增强医务人员职业荣誉感。依法严厉打击涉医违法犯罪行为特别是伤害医务人员的暴力犯罪行为,坚决从严查处涉医突发案件,维护正常医疗秩序,保护医务人员安全。完善医疗纠纷调解机制,健全院内调解、人民调解、司法调解、医疗风险分担机制有机结合的"三调解一保险"制度体系,构建和谐医患关系。到2020年,医疗责任保险覆盖全国所有公立医院和80%以上的基层医疗卫生机构。

2. 加快形成多元办医格局。持续开展健康领域大众创业、万众创新。鼓励社会力量兴办健康服务业,扩大健康服务相关支撑产业规模,优化健康服务业发展环境。健全非营利性和营利性医疗机构分类管理制度。进一步优化政策环境,督促各地落实在市场准入、社会保险定点、重点专科建设、职称评定、学术地位、医院评审等方面对所有医疗机构同等对待的政策措施。完善医师多点执业政策,改革医师执业注册制度。完善医疗资源规划调控方式,加快社会办医发展。允许公立医院根据规划和需求,与社会力量合作举办新的非营利性医疗机构,支持社会办医疗机构与公立医院加强合作,共享人才、技术、品牌。控制公立医院特需服务规模,提供特需服务的比例不超过全部医疗服务的 10%。探索社会力量办营利性医院综合评价机制,鼓励社会力量投向满足群众多元需求的服务领域。鼓励和引导金融机构增加健康产业投入,探索无形资产质押和收益权质押贷款业务,鼓励发展健康消费信贷。支持符合条件的企业利用资本市场直接融资、发行债券和开展并购,鼓励引导风险投资。发挥商业健康保险资金长期投资优势,引导商业保险机构以出资新建等方式兴办医疗、养老、健康体检等健康服务机构。促进医疗与养老融合,发展健康养老产业。支持基层医疗卫生机构为老年人家庭提供签约医疗服务,建立健全医疗卫生机构与养老机构合作机制,支持养老机构开展康复护理、老年病和临终关怀服务,支持社会力量兴办医养结合机构。促进医疗与旅游融合,完善准入、运营、评价、监管等相关配套政策,加快推进健康旅游产业发展。促进互联网与健康融合,发展智慧健康产业。积极发展基于互联网的健康服务,促进云计算、大数据、移动互联网、物联网等信息技术与健康服务深度融合,为健康产业植入"智慧之芯"。促进中医药健康服务发展,推进中医药与养老、旅游等融合发展,实现中医药健康养生文化的创造性转化、创新性发展。到 2017 年,80% 以上的医疗机构开设为老年人提供挂号、就医等便利服务的绿色通道,50% 以上的养老机构能够以不同形式为入住老年人提供医疗卫生服务。到 2020 年,按照每千常住人口不低于 1.5 张床位为社会办医院预留规划空间,同步预留诊疗科目设置和大型医用设备配置空间;符合国情的医养结合体制机制和政策法规体系基本建立,所有医疗机构开设为老年人提供挂号、就医等便利服务的绿色通道,所有养老机构能够以不同形式为入住老年人提供医疗卫生服务。

3. 推进公共卫生服务体系建设。建立专业公共卫生机构与医疗机构、基层医疗卫生机构分工协作机制,健全基本公共卫生服务项目和重大公共卫生服务项目遴选机制。到2020年,基本公共卫生服务逐步均等化机制基本完善。推进政府购买公共卫生服务。完善公共卫生服务项目经费分配方式以及效果评价和激励约束机制,发挥专业公共卫生机构和医疗机构对项目实施的指导和考核作用,考核评价结果与服务经费拨付挂钩。建立健全专业公共卫生人员激励机制,人员和运行经费根据人员编制、经费标准、服务任务完成及考核情况由政府预算全额安排。鼓励防治结合类专业公共卫生机构通过提供预防保健和基本医疗服务获得合理收入,建立有利于防治结合的运行新机制。推进妇幼保健机构内部改革重组,实现保健和临床有机融合。在合理核定工作任务、成本支出的基础上,完善对医疗机构承担公共卫生服务任务的补偿机制。大力推进残疾人健康管理,加强残疾人社区康复。将更多成本合理、效果确切的中医药服务项目纳入基本公共卫生服务。完善现有药品政策,减轻艾滋病、结核病、严重精神障碍等重大疾病以及突发急性传染病患者的药品费用负担。推进居民健康卡、社会保障卡等应用集成,激活居民电子健康档案应用,推动预防、治疗、康复和健康管理一体化的电子健康服务。升级改造卫生应急平台体系,提升突发公共卫生事件早期发现水平。深入开展爱国卫生运动。

四、保障措施

(一)强化组织领导

各地要高度重视医改工作,由党委和政府主要负责同志或一位主要负责同志担任医改领导小组组长,亲自负责医改工作,充分发挥医改领导小组的统筹协调作用,统一推进医疗、医保、医药联动改革。坚持党总揽全局、协调各方,发挥各级党委(党组)领导核心作用,把医改纳入全面深化改革中同部署、同要求、同考核，为完成规划任务提供坚强保证。各地要依据本规划，结合实际制定具体实施方案，细化政策措施，精心组织实施。各有关部门要及时制定细化配套措施，加强协作配合，指导督促地方落实规划任务。

（二）强化责任落实

落实各级政府的领导责任、保障责任、管理责任、监督责任，建立责任落实和考核的刚性约束机制。加大政府卫生投入力度，到2020年，全面落实政府对符合区域卫生规划的公立医院投入政策，建立公立医院由服务收费和政府补助2个渠道补偿的新机制，细化落实政府对中医医院（民族医院）投入倾斜政策，逐步偿还和化解符合条件的公立医院长期债务。加强各级各类医药卫生机构党组织建设，强化基层党组织整体功能，在医改中发挥基层党组织战斗堡垒作用和党员先锋模范作用，增强改革执行力。

（三）强化改革探索

尊重和发扬基层首创精神，充分放权，鼓励地方锐意进取、因地制宜大胆探索，特别是针对一些矛盾和问题多、攻坚难度大的改革，主动作为、勇于攻坚，创造性开展工作。以省为单位深入实施综合医改试点，区域联动推进改革。建立完善常态化调研机制，加强对地方的指导，总结推广改革经验，及时将成熟经验上升为政策，努力做到下有所呼、上有所应。

（四）强化科技支撑

加强国家医药卫生科技创新体系建设，继续组织国家科技重大专项和重点研发计划项目，提升科技创新能力。依托各类重点实验室、国家临床医学研究中心和协同研究网络，大力推进临床诊疗指南和技术规范的研究和推广。加快科技成果转化和应用，提供更多满足人民群众健康需求的医药卫生技术和健康产品。

（五）强化国际合作

制订实施中国全球卫生战略，结合"一带一路"建设，建立完善国际交流合作机制，加强多双边交流合作，深入参与全球卫生治理，交流借鉴改革发展有益经验。搭建国际化公共服务平台，大力推进医疗卫生服务贸易发展，加快医疗卫生机构走出去步伐，扩大境外人员来华接受医疗卫生服务的规模。以中医药服务贸易为重点，以服务贸易标准为引领，提高中医药的全球影响力。

（六）强化督查评估

建立健全督查评估制度，充分发挥第三方评估作用，强化结果运用和激励问责。增强监测实时性和准确性，将监测结果运用到政策制定、执行、督查、整改全过程。国务院医改办会同相关部门对规划落实总体情况进行监督检查和评估分析，统筹研究解决规划实施过程中的重要问题，重大情况及时向国务院报告。支持民主党派、无党派人士围绕深化医改建言献策，就重要改革任务的落实开展民主监督。

（七）强化宣传引导

坚持正确的舆论导向，加强正面宣传和舆论引导，大力宣传医改进展成效、典型经验和先进人物，加强政策解读，及时回应社会关切，合理引导社会预期，提高群众对改革的知晓率和参与度，提高医务人员投身改革的积极性和能动性，营造全社会关心、理解和支持医改的良好氛围。发展健康文化，净化传播环境，加强健康知识传播，引导公众正确认识医学发展规律，树立正确的生命观念和就医理念，提升公众健康素养水平。加强思想政治工作，进一步引导树立良好医德医风，发扬医务人员职业精神。发挥统一战线优势，最大限度凝聚共识，推动医改向纵深发展。

附件：1. 到2017年深化医药卫生体制改革主要目标

2. 到2020年深化医药卫生体制改革主要目标

附件1　　到2017年深化医药卫生体制改革主要目标

序号	指标内容
1	基本形成较为系统的基本医疗卫生制度政策框架
2	85%以上的地市开展分级诊疗试点，政策体系逐步完善
3	家庭医生签约服务覆盖率达到30%以上，重点人群签约服务覆盖率达到60%以上
4	各级各类公立医院全面推开综合改革，初步建立决策、执行、监督相互协调、相互制衡、相互促进的管理体制和治理机制
5	试点城市公立医院药占比（不含中药饮片）总体降到30%左右，百元医疗收入（不含药品收入）中消耗的卫生材料降到20元以下
6	公立医院医疗费用控制监测和考核机制逐步建立健全，全国公立医院医疗费用增长幅度力争降到10%以下
7	基本实现符合转诊规定的异地就医住院费用直接结算
8	国家选择部分地区开展按疾病诊断相关分组付费试点，鼓励各地积极完善按病种、按人头、按床日等多种付费方式

附件 2　　　　　　　**到 2020 年深化医药卫生体制改革主要目标**

序号	指标内容
1	居民人均预期寿命比 2015 年提高 1 岁，孕产妇死亡率下降到 18/10 万，婴儿死亡率下降到 7.5‰，5 岁以下儿童死亡率下降到 9.5‰
2	个人卫生支出占卫生总费用的比重下降到 28% 左右
3	分级诊疗模式逐步形成，基本建立符合国情的分级诊疗制度
4	力争所有社区卫生服务机构和乡镇卫生院以及 70% 的村卫生室具备中医药服务能力，同时具备相应的医疗康复能力
5	力争将签约服务扩大到全人群，基本实现家庭医生签约服务制度全覆盖
6	基本建立具有中国特色的权责清晰、管理科学、治理完善、运行高效、监督有力的现代医院管理制度，建立维护公益性、调动积极性、保障可持续的运行新机制和科学合理的补偿机制
7	公立医院医疗费用增长幅度稳定在合理水平
8	基本医保参保率稳定在 95% 以上
9	建立医保基金调剂平衡机制，逐步实现医保省级统筹，基本医保政策范围内报销比例稳定在 75% 左右
10	医保支付方式改革逐步覆盖所有医疗机构和医疗服务，全国范围内普遍实施适应不同疾病、不同服务特点的多元复合式医保支付方式，按项目付费占比明显下降
11	基本建立药品出厂价格信息可追溯机制
12	形成 1 家年销售额超过 5000 亿元的超大型药品流通企业，药品批发百强企业年销售额占批发市场总额的 90% 以上
13	对各级各类医疗卫生机构监督检查实现 100% 覆盖
14	完成本科临床医学专业首轮认证工作，建立起具有中国特色与国际医学教育实质等效的医学专业认证制度
15	所有新进医疗岗位的本科及以上学历临床医师均接受住院医师规范化培训，初步建立专科医师规范化培训制度
16	城乡每万名居民有 2~3 名合格的全科医生，全科医生总数达到 30 万人以上
17	医疗责任保险覆盖全国所有公立医院和 80% 以上的基层医疗卫生机构
18	基本公共卫生服务逐步均等化的机制基本完善
19	全面落实政府对符合区域卫生规划的公立医院投入政策，建立公立医院由服务收费和政府补助 2 个渠道补偿的新机制，细化落实政府对中医医院（民族医院）投入倾斜政策，逐步偿还和化解符合条件的公立医院长期债务

（二）党和国家领导人讲话、批示

中共中央总书记、国家主席习近平视察江中集团
江中药谷制造基地的讲话节选（新闻报道中的中医药内容）

（2016 年 2 月 3 日）

中医药是中华民族的瑰宝，一定要保护好、发掘好、发展好、传承好。所有制药企业都要增强质量意识、社会责任意识，努力研制和生产质优价廉疗效好的药品，坚决杜绝假冒伪劣，为推进全民健康多做贡献。

中共中央总书记、国家主席习近平在全国卫生与
健康大会上的讲话节选（新闻报道中的中医药内容）

（2016 年 8 月 19 日）

我们要把老祖宗留给我们的中医药宝库保护好、传承好、发展好，坚持古为今用，努力实现中医药健康养生文化的创造性转化、创新性发展，使之与现代健康理念相融相通，服务于人民健康。要发挥中医药在治未病、重大疾病治疗、疾病康复中的重要作用，建立健全中医药法规，建立健全中医药发展的政策举措，建立健全中医药管理体系，建立健全适合中医药发展的评价体系、标准体系，加强中医古籍、传统知识和诊疗技术的保护、抢救、整理，推进中医药科技创新，加强中医药对外交流合作，力争在重大疾病防治方面有所突破。

中共中央政治局常委、国务院总理李克强
在全国卫生与健康大会上的讲话节选（新闻报道中的中医药内容）

（2016 年 8 月 19 日）

要以公平可及和群众受益为目标把医改推向纵深。完善全民基本医保制度，逐步实现医保省级统筹。改革医保支付方式，减少"大处方""大检查"等过度医疗现象。用 2 年时间实现异地就医直接结算，减少群众"跑腿""垫资"。加快推进公立医院改革，破除"以药补医"机制，坚持基本医疗卫生事业公益性。加快建设分级诊疗制度，提升基层医疗服务水平。改革薪酬分配机制，调动医务人员积极性。引导社会力量增加医疗卫生资源供给，放宽市场准入、人才流动和大型仪器设备购置限制，加强医疗服务行为监管。深化药品供应保障体系改革，提高药品生产质量，建立完善药品信息全程追溯体系。压缩流通环节、降低费用。实施中医药传承创新工程，推动中医药生产现代化，打造中国标准和中国品牌。

中共中央政治局常委、国务院总理李克强在第九届全球健康促进大会开幕式上的致辞节选（新闻报道中的中医药内容）

（2016年11月21日）

倡导互学互鉴，促进传统医学和现代医学融合发展。在漫长的历史长河中，不同国家和民族都形成了各具特色、各有优长的健康观和传统医学。各国应以平等包容的胸怀对待彼此差异，发挥人文交流在推动健康合作中的独特作用，促进健康理念与健康文化互学互鉴。我们应加大对传统医学的推介力度，更好发挥传统医学在防病治病中的优势，积极发展传统医药服务贸易，推动传统医学与现代医学优势互补，共同为维护人类健康做出新贡献。

着力强基层、补短板、促进健康公平可及。中国卫生与健康事业的最大短板，仍然在基层特别是农村和贫困地区。我们将统筹城乡区域发展和新型城镇化建设，加大对基层卫生与健康事业的投入，推动重心下沉，通过培养全科医生、实施远程医疗、加强对口支援等提升基层防病治病能力，积极发挥中医药作用，织密织牢人民群众看病就医安全网。实施健康扶贫工程，加大对贫困地区大病保险、医疗救助支持力度，切实解决因病致贫返贫问题，逐步缩小城乡、地区、人群基本卫生健康服务差距。

中共中央政治局委员、国务院副总理刘延东关于2016年全国中医药工作会议的批示

（2016年1月6日）

2015年，全国中医药系统认真贯彻党中央、国务院决策部署，务实创新，主动作为，各项工作取得了新的进展。特别是以屠呦呦为代表的一批科研人员为国建功，彰显了中医药科学的价值。谨向中医药系统广大干部职工、医护人员致以诚挚的问候。2016年是我国进入全面建成小康社会决胜阶段的开局之年。希望同志们深入贯彻党的十八大和十八届二中、三中、四中、五中全会精神，认真落实习近平总书记贺信、李克强总理重要批示精神，抓住机遇，传承创新，积极发挥中医药特色和优势，谋划实施好中医药事业发展"十三五"规划，激发中医药"五种资源"潜力和活力，加快推进中医药振兴发展，为深化医改、推进健康中国建设、全面建成小康社会做出新的更大贡献。

中共中央政治局委员、国务院副总理刘延东在江西调研时的讲话节选（新闻报道中的中医药内容）

（2016年9月4日）

要践行卫生与健康工作方针，提升基层服务能力和水平，发挥中医药在治未病中的作用，推动"以疾病治疗为中心"向"以健康促进为中心"转变，切实将"大健康"理念落实到医疗卫生服务之中。要努力将健康融入所有政策，大力开展全民健身，推进健康城市和健康村镇建设。要落实中央深化医改要求，加强试点探索和经验推广，实施"三医"联动，力争在分级诊疗、现代医院管理、医保支付、药品供应保障、综合监管等方面取得突破。

在考察文化设施时，她指出，要弘扬传播红色文化，传承创新优秀传统文化，促进老区文化繁荣发展，使红色基因代代相传。

传承创新 开拓进取
续写中医药高等教育改革发展新篇章

——中共中央政治局委员、国务院副总理刘延东
在中医药高等教育改革发展60周年座谈会上的讲话

（2016年12月29日）

今天，我们召开中医药高等教育改革发展60周年座谈会，回顾中医药高等教育发展历程，研究部署新时期中医药高等教育改革发展工作。此时此刻，我们要由衷地感谢那些为我国中医药教育事业献出毕生精力、做出卓越贡献的老前辈、老专家和老同志。今天受到表彰的60位教学名师，是广大中医药教育工作者的优秀代表。你们的事迹，深刻地诠释了学为人师、行为世范的内涵，彰显了良术济世、大医精诚的价值追求，赢得了社会的尊重和赞誉。在此，我向受到表彰的各位教学名师表示热烈祝贺和崇高敬意！向长期以来为中医药事业，特别是中医药教育事业付出辛勤劳动的全国广大中医药工作者致以诚挚问候和良好祝愿！

刚才，陈宝生、王国强同志汇报了中医药高等教育工作有关情况和推进中医药高等教育改革发展的措施，我都赞成。几位教学名师和院校长代表就深化教改、推进中医药事业发展提出的意见和建议都很好，听后很受启发。下面，结合大家发言，我讲几点意见。

一、充分肯定中医药高等教育事业发展取得的巨大成就

刚才的图片展，展示了在党和政府的高度重视和亲切关怀下，我国中医药高等教育建立、成长、发展的不平凡历程。60年前，毛泽东、周恩来等老一辈革命家，为发展中医药事业，决定在北京、上海、广州、成都等地建立4所中医学院，开创了现代中医药高等教育的新纪元。1978年，邓小平同志指示"要为中医创造良好的发展与提高的物质条件"。1991年，江泽民同志为国际传统医药大会题词，"弘扬民族优秀文化，振兴中医中药事业"。胡锦涛同志强调，"把生物科技发展的成果与我们民族积累的宝贵医学财富结合起来，就一定能实现新的跨越"。党的十八大以来，以习近平同志为核心的党中央更加重视中医药工作，习近平总书记多次做出重要批示、指示。去年为中国中医科学院成立60周年发来贺信，希望广大中医药工作者增强民族自信，勇攀医学高峰，深入发掘中医药宝库中的精华，充分发挥中医药的独特优势，推进中医药现代化，推动中医药走向世界。在今年的全国卫生与健康大会上，总书记再次强调，要把老祖宗留给我们的中医药保护好、传承好、发展好，努力实现中医药健康养生文化的创造性转化、创新性发展，使之与现代健康理念相融相通，服务人民健康。李克强总理高度重视中医药工作，强调要坚持中西医并重，突出中医药特色与优势，在深入推进医改中发挥更大作用，为推动我国经济社会发展做出新的更大贡献。这些都为中医药事业和中医药高等教育改革发展指明了方向、提供了遵循。

60年来，经过一代代中医药人的不懈努力、砥砺前行，我国中医药高等教育从无到有、从弱到强，实现了跨越式发展。

一是健全了中医药高等教育体系。中医药高等教育规模不断扩大，实现了从高职、本科到硕士、博士的多层次、多学科、多元化全覆盖。目前，全国已有高等中医药院校42所，设置中医药类专业高等院校238所，硕士授予单位46个、博士授予单位17个，在校学生总数达到75.2万人。中医基础课程、经典课程、临床课程建设得到加强，学科专业结构不断优化，从建校之初的中医学、中药学2个专业，逐步扩大到中医学、中药学、针灸推拿学、中西医结合等专业。独立设置了一批民族医药专业，促进了少数民族医药教育的保护和发展。

二是创新了中医药高等教育模式。形成了坚持中医特色、发挥中医优势的基本理念，注重"通人文、读经典、重临床、强能力"的综合教育，特别是将传统师承教育纳入中医药人才培养体系，积极探索开展院校教育与师承教育相结合的改革实践。目前，全国建有1016个全国名老中医药专家传承工作室、64个中医学术流派传承工作室，以院校教育为主体、师承教育为特色的中医药教育新格局初步形成。

三是培养了一大批中医药人才。60年来，中医药高等教育培养出近200万名中医药专门人才，充实到中医药医疗、保健、科研、教育、产业、文化及对外交流与合作等各个领域，涌现出一批院士、国医大师、教学名师，为支撑和促进中医药事业发展，构建我国独具特色的卫生与健康服务体系提供了强有力的人才保障。

四是促进了中医药发展国际化

进程。中医药院校积极服务"走出去"和"一带一路"战略，在各大洲建立了中医孔子学院、海外中医药中心等对外交流合作机构。目前，中医药已传播到183个国家和地区，30多个国家和地区开办了数百所中医药院校。每年来华留学生中除了学习汉语言外，学习中医药专业的留学生数量是最多的。这些留学生回国以后，成为传播中医药文化和中华文化的重要使者。

回首60年，中医药高等教育始终与国家发展和民族振兴同向同行，在人才培养、科学研究、社会服务、文化传承、国际交流等方面取得了丰硕成果，成为我国高等教育体系中独具特色的重要生力军，为推进卫生与健康事业发展、提升人民健康水平发挥了重要作用，也为推进中医药国际化进程、传播中华优秀传统文化、提升国家软实力做出了积极贡献。

二、深刻认识中医药高等教育改革发展面临的新形势

中医药高等教育事关人民群众健康福祉，事关中医药事业传承发展，其改革发展既面临难得的历史机遇，也面临新的形势和更高要求。我们要把握时代潮流，立足国家发展全局，充分认识推动中医药高等教育改革发展的重要性和紧迫性。

第一，党中央对中医药高等教育改革发展提出了新要求。党的十八大以来，以习近平同志为核心的党中央着眼于统筹推进"五位一体"总体布局和协调推进"四个全面"战略布局，坚持把教育事业摆在优先发展的战略地位，做出了一系列重大决策部署。中央全面深化改革领导小组成立以来，审议通过了10多个教育改革相关文件，包括"双一流"建设、考试招生制度改革、新时期教育对外开放工作等。习近平总书记在文艺工作、新闻舆论、网络信息、知识分子、哲学社科、科技创新、卫生健康等会上的重要讲话，都对高等教育提出了新要求。特别是在前不久召开的全国高校思想政治工作会上，总书记从党和国家工作的全局出发，从中国特色社会主义事业后继有人的长远大计出发，深刻阐述了高等教育的历史使命、时代要求和根本任务。总书记的重要论述，把党对教育工作特别是高校工作规律性的认识提升到了新的高度。中医药高等教育战线必须贯彻落实总书记对高等教育改革发展的各方面要求，坚持正确方向，坚持改革创新，推动中医药高等教育现代化，加快建设具有中国特色的世界一流中医药大学。

第二，推动健康中国建设等战略部署对中医药高等教育改革发展提出了新课题。当前，中医药事业在经济社会发展全局中的地位更加凸显，发展的内外环境正在发生深刻变化。今年，党中央、国务院召开了新世纪以来第一次全国卫生与健康大会，印发实施《"健康中国2030"规划纲要》，把发展中医药事业作为打造健康中国的重要内容。实施创新驱动发展战略、文化强国战略以及"走出去"和"一带一路"战略，推动经济转型升级，也都需要中医药发挥积极作用。去年以来，国务院出台了中医药发展战略规划纲要、中医药健康服务发展规划、中药材保护和发展规划，系统谋划布局中医药发展。近期，国家又颁布《中医药法》，把发展中医药事业纳入法治化轨道，具有重要的里程碑意义。中医药高等教育要牢牢把握经济社会发展的大势，更加主动地服务和融入国家发展战略。

第三，人民群众对中医药高等教育改革发展提出了新期盼。随着我国经济社会的向前发展，健康日益成为人民群众最基本、最核心的消费需求。中医药对保障人民健康具有独特的作用，深受广大人民群众喜爱。但要看到，我国中医药传统优势尚未得到充分发挥，特别是优质中医药服务供给能力不足，难以适应人民群众对中医药的健康需求。习近平总书记强调，要坚持以人民为中心的发展思想，从解决好人民群众普遍关心的突出问题出发，推进全面小康社会建设。中医药高等教育改革要以满足人民群众健康需求为出发点和落脚点，推动中医药事业健康发展，为扩大中医药健康服务供给提供有力支撑。

第四，中医药高等教育改革发展自身也面临着新挑战。一方面，中医药高等教育难以满足中医药事业发展需要，专业结构层次有待优化，培养的人才与社会实际需求还有差距，培养方式以及使用和评价机制有待健全。中医药教育吸引力不足，中医临床教学基地建设滞后，高水平师资匮乏等问题比较突出。另一方面，中医药事业包括高等教育参与国际合作的力度、广度、深度还不够，"走出去"缺乏总体谋划布局，与我国作为传统中医药大国的地位和对外开放的水平不相适应。解决这些问题，需要进一步解放思想，加快推动中医药高等教育改革发展。

三、创新务实开创中医药高等教育改革发展的新局面

"十三五"时期是全面建成小康社会、实现我们党确定的第一个百年奋斗目标的决胜阶段，也是建设健康中国和高等教育强国的关键时期。推进中医药高等教育改革发展，要全面贯彻落实党中央、国务院对高等教育改革和中医药振兴发展的总体部署，坚持目标和问题双导向，围绕建设"世界一流大学和一流学科"的总体要求，聚焦重点，积极作为，攻坚克难，努力办出"中国特色、国际水平"的中医药高等教育，切实发挥好中医药高等院校人才培养、科学研究、社会服务、文化传承的职能，进一步增强服务经济社会发展和群众健康需求的支撑作用。当前要重点做好以下几个方面工作：

第一，以人民健康为导向，为深化医改注入新动力。中医药是我国古代科学的瑰宝，承载着丰厚的人文、哲学底蕴，强调道法自然、天人合一，崇尚阴阳平衡、调和致中，在治疗常见病、多发病和疑难病等方面独具特色和优势，深受公众喜爱，在深化医改、提升医疗卫生水平中发挥着不可替代的重要作用。中医药高等教育改革要与医疗卫生事业的目标任务紧密相连，更好地服务于中医药服务能力提升，更好地服务于群众健康福祉，更加有力地参与深化医改，推动建立中国特色基本医疗卫生制度。一要着眼树立"大健康"理念，优化人才培养结构布局。坚持新时期以基层为重点，以改革创新为动力，预防为主，中西医并重，把健康融入所有政策，人民共建共享的卫生与健康工作方针，更加主动地推动中医药人才培养由"以治病为中心"向"以健康为中心"转变，科学调控好中医药专业结构和招生规模，完善中医药人才供需平衡机制。要支持中西部地区高等中医药院校的发展，缩小区域、院校和学科专业之间的差距。二要着眼建立分级诊疗制度，加强全科医生队伍建设。要鼓励中医学专业毕业生参加中医类别全科医生规范化培养，通过中医类别全科医生规范化培训、助理全科医生培训、转岗培训、定向免费培养等多种途径，扩大中医类全科医生队伍。在家庭医生签约服务中，要注重发挥中医全科医生作用，鼓励中医全科医生牵头组建家庭医生团队。三要着眼强基层、保基本，加强基层人才培养培训。中医药服务在基层有着深厚的群众基础，文化理念易于为人民群众所接受。要鼓励、吸引一批名老中医药专家和长期服务基层的中医药专家通过师承模式培养一批基层中医药骨干人才，力争到"十三五"末，基层名老中医药专家传承工作室实现县级全覆盖，使基层中医药服务能力大幅提升。要健全中医药人才评价与激励机制，完善中医药专业技术职务考核办法，充分调动广大医务人员服务人民群众的积极性和主动性。

第二，提升人才培养质量，造就医德高尚、医术精湛的现代中医药人才。抓好医教协同，是提升中医药人才培养质量的关键。要打破学院、学科、医院的"围墙"，对接学术创新发展，主动适应中医药行业发展和健康服务发展需求，优化人才培养结构，加快构建符合中医药人才成长规律、满足需求、协同高效的中医药高等教育体系。一要深化教学课程改革。遵循中医药认知与人才成长规律，积极推进突出中医药特色、传承与创新并举的中医药教学改革。要完善中医药教材体系，推出一批符合中医药教育规律、适应中医药教育改革发展要求的示范教材。优化中医药课程，加强基础与临床课程的贯通，实现理论与实践的充分融合，着力突出中华传统文化和中医药经典教学，突出中医药思维和科学思维养成。要探索开展中医药长学制改革。进一步扩大"5＋3"一体化招生院校，促进中医药院校教育与住院医师规范化培训的衔接。二要完善师承教育制度。要遵循中医药规律，促进院校教育、毕业后教育、继续教育有机衔接。总结师承教育规律，制定师承教育标准和相关政策措施，将师承教育贯穿于中医药人才培养全过程。鼓励有条件的中医药院校将师承教育全面覆盖中医药类专业，推动中医药研究生教育与师承教育有机衔接，将师承教育作为中医医师规范化培训的重要内容。继续做好名老中医药专家学术经验继承、学术流派传承、优秀临床人才培养等项目，推进中医药师承教育与学位衔接。三要提升实践教学能力。理顺中医药院校与其附属医院、教学医院的关系，建设一批集临床实践教学、规范化培训、继续教育为一体的国家中医药教学实践基地，充分发挥附属医院在临床教学、规范化培训中的示范引领作用。四要加强师资队伍建设。重点做好师承导师、学科带头人、中青年骨干教师培养，造就一批教学名师和学科领军人才。各中医药院校要建立以名老中医药专家、教学名师为核心的教师团队，强化中医药经典理论教师、临床教师培养，鼓励名老中医药专家上讲台，中青年教师做临床，临床医师授经典。五要加强医学人文教育。"为医先为人"。中医药学承载着丰厚的人文、哲学底蕴，历来强调以人为本、悬壶济世的人道主义情怀。中医药高等院校要按照德育为先、能力为重、通专融合的培养理念，把人文教育贯穿教学全过程，将"无负司命之责"的"大医精诚"思想润物无声地传授给学生，教育学生既要做名师大家，更要做医德楷模。

第三，加强中医科学研究，促进传统中医药与现代科技紧密结合。现代科技是中医药事业发展腾飞的翅膀。要加强科技攻关，建立健全适应中医药特点的研究和评价方法及标准体系，建设符合中医特点的科技创新体系，开展中医药基础理论、诊疗技术、疗效评价等系统研究，为中医药发扬光大、全方位走向世界打好基础。要将中医药研究与生物学、物理学、化学、生命科学、材料科学、信息科学等学科研究紧密结合，加强中医古籍、传统知识和诊疗技术的保护抢救和应用，特别要在中医机理、方剂等方面加大联合攻关力度，尽快取得一批创新性成果，提高中医药防治重大和疑难疾病的能力和水平。中医药高等院校集聚了一大批中医药专家，要加强卫生与健康事业发展中的重大理论问题和实践问题的政策研究，加强思想库建设，为党和政府决策咨询服务。

第四，挖掘中医药文化精髓，为传承弘扬中华传统文化做出贡献。中医药作为中华民族原创的医学科学，是中华民族灿烂文化的重要组成部分，已经成为弘扬中华优秀传统文化的重要载体。要系统开展中医药文化研究，挖掘、整理、研究中医药文化内涵和原创思维，研究总结中华民族对生命、健康和疾病的认识与理解，提炼中医药文化核心价值和精神实质，构建具有中国特色、中医特点、行业特征并体现时代精神的中医药文化核心价值体系。要积极推进中医药文化传播。围绕文化强国战略，普及宣传中医药文化知识，造就一批中医药文化传播人才。要创作中医药文化精品，促进中医药与广播影视、新闻出版、数字出版、旅游餐饮、体育健身等有效融合，打造优秀中医药文化品牌。

第五，拓展多元社会服务，更好地满足群众健康需求。中医药集养生保健和防病治病于一体，具有绿色健康的理念，越来越多的群众希望在生命周期的不同阶段，都能享受到中医药全方位、多环节的服务。中医药高等教育要着眼于供给侧结构性改革的新要求，充分发挥中医药院校人才聚集和科研优势，积极参与中医药健康产品、文化旅游产品开发，研发一批中药新药、中医诊疗仪器、保健品以及新技术、新设备，培育新兴业态，做大做强中医药产业，为人民群众提供丰富多彩的中医药健康服务。要建立中医药人才创新创业引导机制，加强政策配套，完善科技成果转化、知识产权分配、产学研用协同创新机制，加快转移转化步伐，为中医药产业发展提供持续动力。同时，还要促进校企合作办学，加强中医药健康养老、健康旅游、健康文化等复合型人才培养培训，为推动中医药产业发展提供人才保障。

第六，推动中医药走向世界，以中国智慧造福更多民众。中医药传播具有悠久的历史，早在秦汉时期，中医药就传播到周边国家，预防天花的种痘技术在明清时代就传播到世界，《本草纲目》被翻译成多种文字广为流传，达尔文称之为中国古代的"百科全书"。今天，随着中国走上世界舞台中心，要进一步发挥中医药在深化人文交流中的独特作用，把中医药高等教育打造成为中外人文交流的新名片，不断提高中医药在国际传统医药领域的话语权、主导权。要围绕实施"一带一路"战略，加强与沿线国家的交流合作，提供好诊疗服务和人才培训，讲好中国故事、中医故事，展示中华传统文化的魅力和当代中国的活力。加大与国际组织、外国政府和地区之间的合作，鼓励中医药院校在境外开办中医孔子学院、中医药中心，开辟更多合作新途径。大力发展中医药留学生教育，积极开展针对境外人员的中医药知识与技能培训，提高中医药留学生教育质量，把中国打造成为最受各国学子欢迎的中医药高等教育留学目的地。

中医药高等教育改革发展，是一项重大的基础性、战略性工程，也是一项复杂的系统工程。要切实加强和改进院校党建和思想政治工作。办好中国特色社会主义大学，党的领导是管总的，是第一位的。要始终坚持党的领导不动摇，坚持社会主义办学方向不动摇，进一步增强"四个意识"，更加自觉地在思想上、政治上、行动上同以习近平同志为核心的党中央保持一致，贯彻好党的教育方针，落实好中医政策。要加强部门协调配合，切实发挥好国务院中医药工作部际联席会议制度的作用。各成员单位要密切协作，形成改革合力。发展改革、财政等部门要加大投入力度，保障中医药高等教育和中医药事业健康发展。

六十年砥砺前行，六十载春华秋实。让我们紧密团结在以习近平同志为核心的党中央周围，牢记使命，开拓进取，传承创新，加快推动中医药高等教育改革，开创中医药事业发展新局面，为建设健康中国、全面建成小康社会、实现中华民族伟大复兴的中国梦做出新的更大贡献！

三、《中国的中医药》

中国的中医药

（2016年12月）
中华人民共和国国务院新闻办公室

目录

前言

人类在漫长发展进程中创造了丰富多彩的世界文明，中华文明是世界文明多样性、多元化的重要组成部分。中医药作为中华文明的杰出代表，是中国各族人民在几千年生产生活实践和与疾病做斗争中逐步形成并不断丰富发展的医学科学，不仅为中华民族繁衍昌盛做出了卓越贡献，也对世界文明进步产生了积极影响。

中医药在历史发展进程中，兼容并蓄、创新开放，形成了独特的生命观、健康观、疾病观、防治观，实现了自然科学与人文科学的融合和统一，蕴含了中华民族深邃的哲学思想。随着人们健康观念变化和医学模式转变，中医药越来越显示出独特价值。

新中国成立以来，中国高度重视和大力支持中医药发展。中医药与西医药优势互补，相互促进，共同维护和增进民众健康，已经成为中国特色医药卫生与健康事业的重要特征和显著优势。

一、中医药的历史发展

1. 中医药历史发展脉络

在远古时代，中华民族的祖先发现了一些动植物可以解除病痛，积累了一些用药知识。随着人类的进化，开始有目的地寻找防治疾病的药物和方法，所谓"神农尝百草""药食同源"就是当时的真实写照。夏代（约前2070～前1600）酒和商代（前1600～前1046）汤液的发明，为提高用药效果提供了帮助。进入西周时期（前1046～前771），开始有了食医、疾医、疡医、兽医的分工。春秋战国（前770～前221）时期，扁鹊总结前人经验，提出"望、闻、问、切"四诊合参的方法，奠定了中医临床诊断和治疗的基础。秦汉时期（前221～公元220）的中医典籍《黄帝内经》，系统论述了人的生理、病理、疾病以及治未病和疾病治疗的原则及方法，确立了中医学的思维模式，标志着从单纯的临床经验积累发展到了系统理论总结阶段，形成了中医药理论体系框架。东汉时期，张仲景的《伤寒杂病论》，提出了外感热病（包括温疫等传染病）的诊治原则和方法，论述了内伤杂病的病因、病证、诊法、治疗、预防等辨证规律和原则，确立了辨证论治的理论和方法体系。同时期的《神农本草经》，概括论述了君臣佐使、七情合和、四气五味等药物配伍和药性理论，对于合理处方、安全用药、提高疗效具有十分重要的指导作用，为中药学理论体系的形成与发展奠定了基础。东汉末年，华佗创制了麻醉剂"麻沸散"，开创了麻醉药用于外科手术的先河。西晋时期（265～317），皇甫谧的《针灸甲乙经》，系统论述了有关脏腑、经络等理论，初步形成了经络、针灸理论。唐代（618～907），孙思邈提出的"大医精诚"，体现了中医对医道精微、心怀至诚、言行诚谨

的追求，是中华民族高尚的道德情操和卓越的文明智慧在中医药中的集中体现，是中医药文化的核心价值理念。明代（1368～1644），李时珍的《本草纲目》，在世界上首次对药用植物进行了科学分类，创新发展了中药学的理论和实践，是一部药物学和博物学巨著。清代（1644～1911），叶天士的《温热论》，提出了温病和时疫的防治原则及方法，形成了中医药防治温疫（传染病）的理论和实践体系。清代中期以来，特别是民国时期，随着西方医学的传入，一些学者开始探索中西医药学汇通、融合。

2. 中医药特点

在数千年的发展过程中，中医药不断吸收和融合各个时期先进的科学技术和人文思想，不断创新发展，理论体系日趋完善，技术方法更加丰富，形成了鲜明的特点。

第一，重视整体。中医认为人与自然、人与社会是一个相互联系、不可分割的统一体，人体内部也是一个有机的整体。重视自然环境和社会环境对健康与疾病的影响，认为精神与形体密不可分，强调生理和心理的协同关系，重视生理与心理在健康与疾病中的相互影响。

第二，注重"平"与"和"。中医强调和谐对健康具有重要作用，认为人的健康在于各脏腑功能和谐协调，情志表达适度中和，并能顺应不同环境的变化，其根本在于阴阳的动态平衡。疾病的发生，其根本是在内、外因素作用下，人的整体功能失去动态平衡。维护健康就是维护人的整体功能动态平衡，治疗疾病就是使失去动态平衡的整体功能恢复到协调与和谐状态。

第三，强调个体化。中医诊疗强调因人、因时、因地制宜，体现为"辨证论治"。"辨证"，就是将四诊（望、闻、问、切）所采集的症状、体征等个体信息，通过分析、综合，判断为某种证候。"论治"，就是根据辨证结果确定相应治疗方法。中医诊疗着眼于"病的人"而不仅是"人的病"，着眼于调整致病因子作用于人体后整体功能失调的

状态。

第四，突出治未病。中医治未病核心体现在"预防为主"，重在"未病先防、既病防变、瘥后防复"。中医强调生活方式和健康有着密切关系，主张以养生为要务，认为可通过情志调摄、劳逸适度、膳食合理、起居有常等，也可根据不同体质或状态给予适当干预，以养神健体，培育正气，提高抗邪能力，从而达到保健和防病作用。

第五，使用简便。中医诊断主要由医生自主通过望、闻、问、切等方法收集患者资料，不依赖于各种复杂的仪器设备。中医干预既有药物，也有针灸、推拿、拔罐、刮痧等非药物疗法。许多非药物疗法不需要复杂器具，其所需器具（如小夹板、刮痧板、火罐等）往往可以就地取材，易于推广使用。

3. 中医药的历史贡献

中医药是中华优秀传统文化的重要组成部分和典型代表，强调"道法自然、天人合一""阴阳平衡、调和致中""以人为本、悬壶济世"，体现了中华文化的内核。中医药还提倡"三因制宜、辨证论治""固本培元、壮筋续骨""大医精诚、仁心仁术"，更丰富了中华文化内涵，为中华民族认识和改造世界提供了有益启迪。

中医药作为中华民族原创的医学科学，从宏观、系统、整体角度揭示人的健康和疾病的发生发展规律，体现了中华民族的认知方式，深深地融入民众的生产生活实践中，形成了独具特色的健康文化和实践，成为人们治病祛疾、强身健体、延年益寿的重要手段，维护着民众健康。从历史上看，中华民族屡经天灾、战乱和瘟疫，却能一次次转危为安，人口不断增加、文明得以传承，中医药做出了重大贡献。

中医药发祥于中华大地，在不断汲取世界文明成果、丰富发展自己的同时，也逐步传播到世界各地。早在秦汉时期，中医药就传播到周边国家，并对这些国家的传统医药产生重大影响。预防天花的种痘技术，在明清时代就传遍世界。《本草

纲目》被翻译成多种文字广为流传，达尔文称之为"中国古代的百科全书"。针灸的神奇疗效引发全球持续的"针灸热"。抗疟药物"青蒿素"的发明，拯救了全球特别是发展中国家数百万人的生命。同时，乳香、没药等南药的广泛引进，丰富了中医药的治疗手段。

二、中国发展中医药的政策措施

中国高度重视中医药事业发展。新中国成立初期，把"团结中西医"作为三大卫生工作方针之一，确立了中医药应有的地位和作用。1978年，中共中央转发卫生部《关于认真贯彻党的中医政策，解决中医队伍后继乏人问题的报告》，并在人、财、物等方面给予大力支持，有力地推动了中医药事业发展。中华人民共和国宪法指出，发展现代医药和我国传统医药，保护人民健康。1986年，国务院成立相对独立的中医药管理部门。各省、自治区、直辖市也相继成立中医药管理机构，为中医药发展提供了组织保障。第七届全国人民代表大会第四次会议将"中西医并重"列为新时期中国卫生工作五大方针之一。2003年，国务院颁布实施《中华人民共和国中医药条例》；2009年，国务院颁布实施《关于扶持和促进中医药事业发展的若干意见》，逐步形成了相对完善的中医药政策体系。

中国共产党第十八次全国代表大会以来，党和政府把发展中医药摆上更加重要的位置，做出一系列重大决策部署。在全国卫生与健康大会上，习近平总书记强调，要"着力推动中医药振兴发展"。中国共产党第十八次全国代表大会和十八届五中全会提出"坚持中西医并重""扶持中医药和民族医药事业发展"。2015年，国务院常务会议通过《中医药法（草案）》，并提请全国人大常委会审议，为中医药事业发展提供良好的政策环境和法制保障。2016年，中共中央、国务院印发《"健康中国2030"规划纲要》，作为今后15年推进健康中国建设的行动纲领，提出了一系列振兴中医药

发展、服务健康中国建设的任务和举措。国务院印发《中医药发展战略规划纲要（2016～2030年）》，把中医药发展上升为国家战略，对新时期推进中医药事业发展做出系统部署。这些决策部署，描绘了全面振兴中医药、加快医药卫生体制改革、构建中国特色医药卫生体系、推进健康中国建设的宏伟蓝图，中医药事业进入新的历史发展时期。

中国发展中医药的基本原则和主要措施：

坚持以人为本，实现中医药成果人民共享。中医药有很深的群众基础，文化理念易于为人民群众所接受。中医药工作以满足人民群众健康需求为出发点和落脚点，不断扩大中医医疗服务供给，提高基层中医药健康管理水平，推进中医药与社区服务、养老、旅游等融合发展，普及中医药健康知识，倡导健康的生产生活方式，增进人民群众健康福祉，保证人民群众享有安全、有效、方便的中医药服务。

坚持中西医并重，把中医药与西医药摆在同等重要的位置。坚持中医药与西医药在思想认识、法律地位、学术发展和实践应用上的平等地位，健全管理体制，加大财政投入，制定体现中医药自身特点的政策和法规体系，促进中、西医药协调发展，共同为维护和增进人民群众健康服务。

坚持中医与西医相互取长补短、发挥各自优势。坚持中西医相互学习，组织西医学习中医，在中医药高等院校开设现代医学课程，加强高层次中西医结合人才培养。中医医院在完善基本功能基础上，突出特色专科专病建设，推动综合医院、基层医疗卫生机构设置中医药科室，实施基本公共卫生服务中医药项目，促进中医药在基本医疗卫生服务中发挥重要作用。建立健全中医药参与突发公共事件医疗救治和重大传染病防治的机制，发挥中医药独特优势。

坚持继承与创新的辩证统一，既保持特色优势又积极利用现代科学技术。建立名老中医药专家学术

思想和临床诊疗经验传承制度，系统挖掘整理中医古典医籍与民间医药知识和技术。建设符合中医药特点的科技创新体系，开展中医药基础理论、诊疗技术、疗效评价等系统研究，组织重大疑难疾病、重大传染病防治的联合攻关和对常见病、多发病、慢性病的中医药防治研究，推动中药新药和中医诊疗仪器、设备研制开发。

坚持统筹兼顾，推进中医药全面协调可持续发展。把中医药医疗、保健、科研、教育、产业、文化作为一个有机整体，统筹规划、协调发展。实施基层服务能力提升工程，健全中医医疗服务体系。实施治未病健康工程，发展中医药健康服务。开展国家中医临床研究基地建设，构建中医药防治重大疾病协同创新体系。实施中医药传承与创新人才工程，提升中医药人才队伍素质。推动中药全产业链绿色发展，大力发展非药物疗法。推动中医药产业升级，培育战略性新兴产业。开展"中医中药中国行"活动，弘扬中医药核心价值理念。

坚持政府扶持、各方参与，共同促进中医药事业发展。把中医药作为经济社会发展的重要内容，纳入相关规划、给予资金支持。强化中医药监督管理，实施中医执业医师、医疗机构和中成药准入制度，健全中医药服务和质量安全标准体系。制定优惠政策，充分发挥市场在资源配置中的决定性作用，积极营造平等参与、公平竞争的市场环境，不断激发中医药发展的潜力和活力。鼓励社会捐资支持中医药事业，推动社会力量开办中医药服务机构。

三、中医药的传承与发展

基本建立起覆盖城乡的中医医疗服务体系。在城市，形成以中医（民族医、中西医结合）医院、中医类门诊部和诊所以及综合医院中医类临床科室、社区卫生服务机构为主的城市中医医疗服务网络。在农村，形成由县级中医医院、综合医院（专科医院、妇幼保健院）中医临床科室、乡镇卫生院中医科和村

卫生室为主的农村中医医疗服务网络，提供基本中医医疗预防保健服务。截至 2015 年年底，全国有中医类医院 3966 所，其中民族医医院 253 所，中西医结合医院 446 所。中医类别执业（助理）医师 45.2 万人（含民族医医师、中西医结合医师）。中医类门诊部、诊所 42528 个，其中民族医门诊部、诊所 550 个，中西医结合门诊部、诊所 7706 个。2015 年，全国中医类医疗卫生机构总诊疗人次达 9.1 亿，全国中医类医疗卫生机构出院人数 2691.5 万人。中医药除在常见病、多发病、疑难杂症的防治中贡献力量外，在重大疫情防治和突发公共事件医疗救治中也发挥了重要作用。中医、中西医结合治疗传染性非典型肺炎，疗效得到世界卫生组织肯定。中医治疗甲型 H1N1 流感，取得良好效果，成果引起国际社会关注。同时，中医药在防治艾滋病、手足口病、人感染 H7N9 禽流感等传染病，以及四川汶川特大地震、甘肃舟曲特大泥石流等突发公共事件医疗救治中，都发挥了独特作用。

中医预防保健服务加快发展。推进中医预防保健服务体系建设，在二级以上中医医院设立治未病科室，在基层医疗卫生机构、妇幼保健机构、疗养院等开展治未病服务，社会中医养生保健机构发展迅速。推进中医药健康服务发展，开展中医药健康旅游、医养结合。中医药健康管理项目作为单独一类列入国家基本公共卫生服务项目，中医药在公共卫生服务中的潜力和优势正逐步释放，推动卫生发展模式从重疾病治疗向全面健康管理转变。

中医药在医药卫生体制改革中发挥重要作用。在深化医药卫生体制改革中，充分发挥中医药临床疗效确切、预防保健作用独特、治疗方式灵活、费用相对低廉的特色优势，放大了医改的惠民效果，丰富了中国特色基本医疗卫生制度的内涵。中医药以较低的投入，提供了与资源份额相比较高的服务份额，2009 年至 2015 年，中医类医疗机构诊疗服务量占医疗服务总量由 14.3% 上升到 15.7%。2015 年，公立中医类医院比公立医院门诊次均费用低 11.5%，住院人均费用低 24%。

建立起独具特色的中医药人才培养体系。把人才培养作为中医药事业发展的根本，大力发展中医药教育，基本形成院校教育、毕业后教育、继续教育有机衔接，师承教育贯穿始终的中医药人才培养体系，初步建立社区、农村基层中医药实用型人才培养机制，实现从中高职、本科、硕士到博士的中医学、中药学、中西医结合、民族医药等多层次、多学科、多元化教育全覆盖。截至 2015 年年底，全国有高等中医药院校 42 所（其中独立设置的本科中医药院校 25 所），200 余所高等西医药院校或非医药院校设置中医药专业，在校学生总数达 75.2 万人。实施中医药传承与创新人才工程，开展第五批全国名老中医药专家学术经验继承工作，建设了 1016 个全国名老中医药专家传承工作室、200 个全国基层名老中医药专家传承工作室，为 64 个中医学术流派建立传承工作室。开展全国优秀中医临床人才研修、中药特色技术传承骨干人才培训、乡村医生中医药知识技能培训等高层次和基层中医药人才培养项目。124 名中医药传承博士后正在出站考核。探索建立引导优秀人才脱颖而出的褒奖机制，开展了两届国医大师评选，60 位从事中医药、民族医药工作的老专家获得"国医大师"荣誉称号。

中医药科学研究取得积极进展。组织开展 16 个国家级中医临床研究基地建设及中医药防治传染病和慢性非传染性疾病临床科研体系建设，建立了涵盖中医药各学科领域的重点研究室和科研实验室，建设了一批国家工程（技术）研究中心、工程实验室，形成了以独立中医药科研机构、中医药大学、省级以上中医医院为研究主体，综合性大学、综合医院、中药企业等参与的中医药科技创新体系。近年来，有 45 项中医药科研成果获得国家科技奖励，其中科技进步一等奖 5 项。屠呦呦因发现"青蒿素——一种用于治疗疟疾的药物"，荣获 2011 年美国拉斯克临床医学奖和 2015 年诺贝尔生理学或医学奖。因将传统中药的砷剂与西药结合治疗急性早幼粒细胞白血病的疗效明显提高，王振义、陈竺获得第七届圣捷尔吉癌症研究创新成就奖。开展中药资源普查试点工作，并初步建成由 1 个中心平台、28 个省级中心、65 个监测站组成的中药资源动态监测信息和技术服务体系，以及 16 个中药材种子种苗繁育基地和 2 个种质资源库。组织开展民族医药文献整理与适宜技术筛选推广工作，涉及 150 部重要民族医药文献、140 项适宜技术。这些科研成果的转化应用，为提高临床疗效、保障中药质量、促进中药产业健康发展提供了支撑。

中药产业快速发展。颁布实施一系列加强野生中药资源保护的法律法规，建立一批国家级或地方性的自然保护区，开展珍稀濒危中药资源保护研究，部分紧缺或濒危资源已实现人工生产或野生抚育。基本建立了以中医药理论为指导、突出中医药特色、强调临床实践基础、鼓励创新的中药注册管理制度。目前，国产中药民族药约有 6 万个药品批准文号。全国有 2088 家通过药品生产质量管理规范（GMP）认证的制药企业生产中成药，中药已从丸、散、膏、丹等传统剂型，发展到现在的滴丸、片剂、膜剂、胶囊等 40 多种剂型，中药产品生产工艺水平有了很大提高，基本建立了以药材生产为基础、工业为主体、商业为纽带的现代中药产业体系。2015 年中药工业总产值 7866 亿元，占医药产业规模的 28.55%，成为新的经济增长点；中药材种植成为农村产业结构调整、生态环境改善、农民增收的重要举措；中药产品贸易额保持较快增长，2015 年中药出口额达 37.2 亿美元，显示出巨大的海外市场发展潜力。中药产业逐渐成为国民经济与社会发展中具有独特优势和广阔市场前景的战略性产业。

中医药文化建设迈出新步伐。中国政府重视和保护中医药的文化价值，积极推进中医药传统文化传承体系建设，已有130个中医药类项目列入国家级非物质文化遗产代表性项目名录，"中医针灸"列入联合国教科文组织人类非物质文化遗产代表作名录，《黄帝内经》和《本草纲目》入选世界记忆名录。加强中医药健康知识的宣传普及，持续开展"中医中药中国行"大型科普活动，利用各种媒介和中医药文化宣传教育基地，向公众讲授中医药养生保健、防病治病的基本知识和技能，全社会利用中医药进行自我保健的意识和能力不断增强，促进了公众健康素养提高。

中医药标准化工作取得积极进展。制定实施《中医药标准化中长期发展规划纲要（2011～2020年）》，中医药标准体系初步形成，标准数量达649项，年平均增长率29%。中医、针灸、中药、中西医结合、中药材种子种苗5个全国标准化技术委员会及广东、上海、甘肃等地方中医药标准化技术委员会相继成立。42家中医药标准研究推广基地建设稳步推进，常见病中医诊疗指南和针灸治疗指南临床应用良好。民族医药标准化工作不断推进，常见病诊疗指南的研制有序开展，14项维医诊疗指南和疗效评价标准率先发布，首个地方藏医药标准化技术委员会在西藏自治区成立，民族医药机构和人员的标准化工作能力不断提高。

四、中医药国际交流与合作

推动中医药全球发展。中医药已传播到183个国家和地区。据世界卫生组织统计，目前103个会员国认可使用针灸，其中29个设立了传统医学的法律法规，18个将针灸纳入医疗保险体系。中药逐步进入国际医药体系，已在俄罗斯、古巴、越南、新加坡和阿联酋等国以药品形式注册。有30多个国家和地区开办了数百所中医药院校，培养本土化中医药人才。总部设在中国的世界针灸学会联合会有53个国家和地区的194个会员团体，世界中医药学会联合会有67个国家和地区的251个会员团体。中医药已成为中国与东盟、欧盟、非洲、中东欧等地区和组织卫生经贸合作的重要内容，成为中国与世界各国开展人文交流、促进东西方文明交流互鉴的重要内容，成为中国与各国共同维护世界和平、增进人类福祉、建设人类命运共同体的重要载体。

支持国际传统医药发展。中国政府致力于推动国际传统医药发展，与世界卫生组织保持密切合作，为全球传统医学发展做出贡献。中国总结和贡献发展中医药的实践经验，为世界卫生组织于2008年在中国北京成功举办首届传统医学大会并形成《北京宣言》发挥了重要作用。在中国政府的倡议下，第62届、67届世界卫生大会2次通过《传统医学决议》，并敦促成员国实施《世卫组织传统医学战略（2014～2023年）》。目前，中国政府与相关国家和国际组织签订中医药合作协议86个，中国政府已经支持在海外建立了10个中医药中心。

促进国际中医药规范管理。为促进中医药在全球范围内的规范发展，保障安全、有效、合理应用，中国推动在国际标准化组织（ISO）成立中医药技术委员会（ISO/TC 249），秘书处设在中国上海，目前已发布一批中医药国际标准。在中国推动下，世界卫生组织将以中医药为主体的传统医学纳入新版国际疾病分类（ICD－11）。积极推动传统药监督管理国际交流与合作，保障传统药安全有效。

开展中医药对外援助。中国在致力于自身发展的同时，坚持向发展中国家提供力所能及的援助，承担相应国际义务。目前，中国已向亚洲、非洲、拉丁美洲的70多个国家派遣了医疗队，基本上每个医疗队中都有中医药人员，约占医务人员总数的10%。在非洲国家启动建设中国中医中心，在科威特、阿尔及利亚、突尼斯、摩洛哥、马耳他、纳米比亚等国家还设有专门的中医医疗队（点）。截至目前，中国政府在海外支持建立了10个中医药中心。近年来，中国加强在发展中国家特别是非洲国家开展艾滋病、疟疾等疾病防治，先后派出中医技术人员400余名，分赴坦桑尼亚、科摩罗、印度尼西亚等40多个国家。援外医疗队采用中药、针灸、推拿以及中西医结合方法治疗了不少疑难重症，挽救了许多垂危病人的生命，得到受援国政府和人民的充分肯定。

结束语

当前，中国经济发展进入新的历史时期，中医药在经济社会发展中的地位和作用愈加重要，已成为独特的卫生资源、潜力巨大的经济资源、具有原创优势的科技资源、优秀的文化资源和重要的生态资源。中医药振兴发展迎来了天时、地利、人和的历史性机遇。

中国将学习借鉴各种现代文明成果，坚持古为今用，推进中医药现代化，切实把中医药继承好、发展好、利用好，努力实现中医药健康养生文化的创造性转化、创新性发展，使之与现代健康理念相融相通，服务于人民健康，服务于健康中国建设。到2020年，实现人人基本享有中医药服务；到2030年，中医药服务领域实现全覆盖。同时，积极推动中医药走向世界，促进中医药等传统医学与现代科学技术的有机结合，探索医疗卫生保健的新模式，服务于世界人民的健康福祉，开创人类社会更加美好的未来，为世界文明发展做出更大贡献。

四、部门重要文件与领导讲话

（一）重要文件

1. 联合印发文件

关于加强中医药监督管理工作的意见

（国中医药法监发〔2016〕8 号）

各省、自治区、直辖市卫生计生委、中医药管理局，新疆生产建设兵团卫生局：

为全面实施依法治国，推进健康中国建设，切实加强中医药监督管理工作，规范中医药服务和市场秩序，完善中医药监管与执法机制，严格中医药监管与执法责任，维护人民群众健康权益，根据《中华人民共和国中医药条例》《关于进一步加强卫生计生综合监督行政执法工作的意见》，现提出以下意见。

一、充分认识加强中医药监督管理工作的重要性和紧迫性

加强中医药监督管理工作是深化医改、维护健康、改善民生的需要。中医药事业是中国特色医疗卫生事业的重要组成部分，加强中医药监督管理工作不仅是促进中医药事业健康发展的重要保障，也是当前我国深化医改、完善基本医疗卫生制度的必然要求，对于保障人民群众享有安全有效的中医药服务、提高健康水平具有重要意义。

加强中医药监督管理工作是转变政府职能、提升中医药治理能力的需要。根据国务院关于简政放权、放管结合、优化服务和规范事中事后监管、加强市场活动监管等转变政府职能的要求，加强中医药监督管理工作，充分履行政府市场监管职能，规范引导中医药服务健康发展，已成为推进中医药治理能力建

设的迫切需要。

加强中医药监督管理工作是做好卫生计生综合监督工作的需要。中医药监督工作是卫生计生综合监督工作的重要内容。当前，各类健康影响因素不断增加，危害群众健康的重大违法案件时有发生，卫生计生监督工作形势十分严峻。同时，中医药监督工作还存在着相关法律法规标准不够完善、监督体系不够健全、监督对象和内容不够明确、监督手段创新不足等问题。中医药监督与卫生计生综合监督行政执法体制机制亟需进一步统筹、协调和加强。

因此，各级卫生计生行政部门、中医药管理部门和卫生计生综合监督行政执法机构要充分认识加强中医药监督管理工作的重要性和紧迫性，从全局意识和责任意识出发，切实履行政府的监管职能，落实监管职责，维护好人民群众的健康权益。

二、总体思路

（一）指导思想

坚持以马克思列宁主义、毛泽东思想、邓小平理论、"三个代表"重要思想、科学发展观为指导，以全面推进依法治国为纲领，按照简政放权、依法监管、公正透明、社会共治的原则和政府监管、企业自治、行业自律、社会监督的新思路，以完善中医药监管体系，健全中医药监管长效机制，提高中医药监管能力和水平为抓手，进一步规范中

医药服务和市场秩序，遏制非法行医等违法现象，净化中医医疗保健服务信息市场，维护人民群众健康权益，满足人民群众多层次多样化中医药健康服务需求。

（二）基本原则

坚持职权法定，执法有据。落实政府监管责任，规范监管与执法行为，确保中医药监管工作依法有序进行。

坚持以人为本，优化服务。提供政策咨询、业务指导、人员培训，促进中医药服务提供者实现良性发展。

坚持公开透明、公平公正。推进政务公开，明确检查事项，实行"双随机"抽查机制，保障市场主体权利平等、机会平等、规则平等。

坚持遵循规律、统筹兼顾。在法律法规制度范围内，以有利于中医药原创思维，有利于发挥中医药特色优势，有利于提升中医药健康服务能力为目标，对中医药实行差别化管理。

（三）主要目标

在卫生计生综合监督行政执法体系中，中医药监督行政执法体制机制建立健全；中医药监督管理和执法制度得到完善，工作内容和流程不断规范；卫生计生综合监督执法机构中医药监督能力全面提升；非法行医等违法违规现象得到有效遏制；养生保健服务内容和行为逐步规范。

三、推动中医药监督管理工作开展

（一）完善中医药监督管理工作相关法规标准

总结梳理中医药监督管理相关法律法规依据，针对不同类别、级别中医医疗机构及中医药从业人员制定中医药监督管理规章、规范性文件，明确中医药监督管理与中医药执法监督的工作内容，完善中医药监督工作相关程序与制度。加强中医药监督管理空白、模糊地带的问题研究。

完善中医药有关技术标准；研究制定中医养生保健机构、人员和服务的标准、规范；加强中医药相关标准监督管理工作规范的制定。

（二）加强中医医疗服务的监督管理

加强对开展中医医疗服务的各级各类医疗机构的监督管理。监督医疗机构对医疗卫生和中医药管理法律、法规、部门规章执行情况，重点加强医疗机构执业许可、诊疗科目设置、执业范围等情况的检查；监督医疗机构内部各项规章制度落实情况。

加强对中医医疗机构医师、护理人员、药学技术人员、医技人员及其他人员的监督管理。监督中医医疗机构从业人员行为规范情况，监督中医医疗服务从业人员的资质，特别是执业类别、资格、注册等情况。

加强对中医医疗机构执业活动和技术的监督管理。监督检查中医诊疗标准规范、护理规范、中药药事管理规范等执行情况。开展对中医药特色诊疗服务包括个性化的中医辨证论治、中药药事服务、非药物疗法等的监督管理。

整顿和规范中医医疗服务市场秩序，严厉打击各种非法行医和涉医违法行为，及时查处涉及中医医疗服务的大案要案，重点打击假借中医名义开展非法行医的各种机构。监督管理医疗气功活动。配合有关部门严厉打击"医托"等诈骗活动。

（三）加强中医养生保健等服务的监督管理

规范中医养生保健服务健康发展。对中医养生保健的内涵及外延、监管主体及对象、从业规则等予以明确，对养生机构服务内容、技术手段进行规范，严肃查处中医养生保健服务机构未经许可开展医疗服务的违法行为。加强对中医健身、中医药健康检测和监测等相关产品，以及中医健康辨识和干预、功能康复等器械设备的管理。

加强对中医药养生保健服务文化全媒体传播的监督管理，重点监管利用中医药文化元素开展特色旅游路线、进行养生体验、设立观赏基地的行为以及各种中医药养生保健服务展览和会议。

（四）加强中医医疗广告和中医医疗保健信息服务的监督管理

进一步强化中医医疗广告的审批制度，严格审查发布内容和发布形式。会同有关部门完善违法广告的案件移送制度和程序。规范"网络问诊"和"微博问诊"等服务的内容和范围。重点查处在互联网上发布虚假违法中医医疗保健信息的行为。

四、完善中医药监督管理行政执法机制

（一）综合协调、密切配合

地方各级卫生计生行政部门、中医药管理部门和综合监督行政执法机构要将中医药监督管理工作纳入本部门工作规划并督促实施。卫生计生行政部门要协调中医药监督管理工作，做到与卫生计生监督管理工作同步落实。中医药管理部门要确定1位主管领导主抓中医药监督管理工作，要指定专人负责中医药监督管理工作。建立和落实中医药监督管理经费的保障机制，切实保障中医药监督管理的日常办公和执法监督工作需要。有条件的综合监督行政执法机构应设立独立的中医药监督科室，尚不具备条件的应指定专人负责中医药监督工作。

（二）明确责任、各司其职

各级卫生计生、中医药管理部门应根据职能划分，加强对中医药监督工作的综合管理，重点做好行政监管措施的制定、中医药健康服务行为界定等工作。各级综合监督行政执法机构作为中医药监督工作的具体监督执法机构，负责中医药监督的具体执法任务，依据相关法律法规查处各类案件，严厉打击违法行为。同时中医药管理部门要加强与工商、食药监、公安等相关行业主管部门的协调配合，加强统筹协调，形成互为补充的中医药监管合力和风险处置能力。

五、加强中医药监督管理工作能力建设

（一）创新监管方式

落实简政放权、放管结合、优化服务要求，大力推广随机抽查监管，切实加强事中事后监管，营造公平竞争的发展环境。要依照法律法规制定中医药监督检查事项目录，并定期向社会公布，法律法规没有规定的，一律不得擅自开展监督检查。充分发挥行业自律，开展第三方质量和安全检验、检测、认证、评估等服务，培育和发展第三方医疗服务认证、医疗管理服务认证等服务评价模式，建立和完善中医药检验、检测体系。探索针对不同信用等级的市场主体采取不同的监督检查方式，将检查结果与市场主体的社会信用挂钩，让失信者一处违规，处处受限。

（二）强化服务意识

坚持监督执法与服务指导相结合，积极为中医药服务人员提供中医药政策、法律法规和相关知识的咨询服务和业务指导，增强其法制观念。通过网格化执法责任制建立与重点单位联系制度，加强日常沟通联系，不定期开展专门培训，提升中医药服务人员能力和水平。

（三）建立监管信息平台

促进信息资源的开放共享、互联互通，整合形成统一的监管信息平台，及时公开监管信息。逐步充实完善各类执法检查数据库，建立中医药健康服务机构的监管信息系统，建立不良执业记录制度、负面清单制度和失信联合惩戒机制。

（四）加强队伍建设

充实配备中医监督执法人员。加强中医药监督管理人员的法治教育、业务教育和廉政教育，全面提高其专业水平和业务能力。全方位、

多角度、多形式加强中医药监督管理人员中医药知识培训，使其充分理解和尊重中医药特色优势，更好地为中医药的发展服务。

（五）提高舆情监测和处置能力

加强中医药相关信息的舆情监测，及时掌握社会信息动态，建立健全与中医药监督管理相关非常态信息的会商应对机制。要专人负责、随时监测、快速处理，做到早发现、早反馈、早处置，提高处理突发应急事件的能力水平，依法处置与中医药监督管理职责有关的突发事件。

国家卫生计生委
国家中医药管理局
2016 年 2 月 5 日

关于加强肿瘤规范化诊疗管理工作的通知

（国卫办医发〔2016〕7 号）

各省、自治区、直辖市卫生计生委、中医药管理局，新疆生产建设兵团卫生局：

为落实深化医药卫生体制改革要求和国家卫生计生委、国家发展改革委等16部门联合印发的《中国癌症防治三年行动计划（2015～2017年）》，进一步提高肿瘤诊疗规范化水平，保障肿瘤诊疗质量与安全，维护人民群众健康权益，现就加强肿瘤规范化诊疗管理工作提出以下要求：

一、提高肿瘤诊疗能力

（一）加强肿瘤及相关学科建设

各地要加强医疗机构肿瘤科、内科、外科、妇科等相关科室的能力建设，使科室布局、人员配备、技术水平、质量管理、规章制度等与开展的肿瘤诊疗工作相适应。要落实相关法律法规、规章和规定，对放疗科、病理科、检验科、药学部门、放射科、影像科、核医学科等相关学科加强规范管理，为保证诊疗质量提供技术支撑。

（二）加强肿瘤诊疗人才培训

各地要重视肿瘤诊疗相关人才的培训，组织开展肿瘤筛查、诊断、手术、化疗、放疗、介入等诊疗技术的人员培训，使其掌握各种诊疗技术的适应证和诊疗规范。将肿瘤诊疗纳入住院医师规范化培训和医务人员继续教育，提高肿瘤规范化诊疗能力。加强中医药人才培训，提高肿瘤中医药诊疗水平。

（三）加强肿瘤紧缺人才队伍建设

通过制订和实施人才培养计划、建立分配激励机制等措施，改善相关人才紧缺状况。要大力培养与培训病理医师、病理技师，提高病理诊断能力和质量；加强肿瘤专科临床药师培训，增强抗肿瘤药物和辅助用药的审方、点评、调剂能力，指导临床用药；加强肿瘤护理人才培养，为患者提供优质护理服务；开展放疗医师、放疗技师和医学物理人员培训，保证放疗质量。

（四）鼓励开展肿瘤防治科学研究

鼓励有条件的医疗机构开展肿瘤防治科学研究，应用并推广使用安全有效的防治技术。国家将进一步加大对重要肿瘤防治技术和药物研发的支持，规划建设重要肿瘤防治科研基地。

二、规范肿瘤诊疗行为

（五）落实肿瘤诊疗规范和临床路径

医疗机构要严格落实肿瘤相关诊疗规范和临床路径，实施规范化诊疗。要根据患者基本情况、肿瘤病理分型、分期、分子生物学特征以及既往治疗等情况，合理选择手术、化疗、放疗、生物靶向治疗、中医药等治疗方式。国家卫生计生委、国家中医药管理局将继续组织研究、制修订常见肿瘤的诊疗规范和临床路径，指导各地贯彻实施。

（六）控制抗肿瘤药物和辅助用药品种品规数量

医疗机构要严格控制本机构抗肿瘤药物和辅助用药的品种数量，同一通用名称药物品种，其品规数量要做出限定。优先选用《国家基本药物目录》和《国家基本医疗保险、工伤保险和生育保险药品目录》和新农合药品目录收录及国家谈判的药品。要明确抗肿瘤药物和辅助用药的分类使用原则、使用比例，不断降低辅助用药的使用比例。

（七）定期开展用药监测与评价

医疗机构要定期收集、整理本机构及临床各科室抗肿瘤药物和辅助用药使用情况，评估药物使用合理性。二级以上医院要组织制订抗肿瘤药物和辅助用药临床应用专项评价方案，明确评价指标。每半年开展一次专项评价。大力倡导采用信息化手段，加强抗肿瘤药物和辅助用药临床应用监测与评价。

（八）落实处方点评及公示制度

二级以上医院要组织医学、药学、医疗管理等多学科，对抗肿瘤药物和辅助用药处方（医嘱）实施抽查点评。对用药适应证、用法、用量、疗程、配伍禁忌或者不良相互作用等情况进行点评和公示。对点评中发现的问题，要进行跟踪管理和干预，将点评结果作为科室和医务人员处方权授予及绩效考核的重要依据。

三、优化肿瘤诊疗模式

（九）推行"单病种、多学科"诊疗模式

将个体化医学、精准医学理念融入肿瘤的诊疗。针对病情复杂的患者，三级医院和肿瘤专科医院要积极推行"单病种、多学科"诊疗，组织肿瘤科、内科、外科、放疗、病理、药学、影像、检验、核医学等相关学科进行会诊、病例讨论或联合查房，制订科学、适宜的诊疗方案。中医医院要创新中医药与现代技术相结合的中医肿瘤诊疗模式，综合、有机运用多种中医药技术和现代技术，提高临床疗效。

（十）丰富肿瘤诊疗服务内涵

要落实《进一步改善医疗服务行动计划》，着力做好患者的康复指导、疼痛管理、长期护理和营养、心理支持。继续推进癌痛规范化治疗示范病房建设，提高肿瘤患者生存质量。重视对肿瘤晚期患者的管理，开展姑息治疗和临终关怀。加强肿瘤患者的健康教育和适时随访，结合随访结果，及时改进服务。

（十一）关注患者的心理和社会需求

结合医学模式转变，医疗机构和医务人员要关心、爱护肿瘤患者，了解患者心理需求和变化，做好宣教、解释和沟通。鼓励有条件的医疗机构开展医务社会工作和志愿者服务，为有需求的患者链接社会资源提供帮助。

四、建立科学管理方式

（十二）推进肿瘤全过程管理

各地要加强康复医院、护理院、临终关怀机构建设，与上级医院对接，建立长期对口合作关系，实现双向转诊、急慢分治。鼓励上级医院出具诊疗方案，在康复医院、护理院、临终关怀机构实施治疗。逐步构建从诊疗到康复、从医院到社区对肿瘤的全过程管理模式。

（十三）加强肿瘤登记报告和监测

各省级卫生计生行政部门、中医药管理部门要健全肿瘤登记报告制度，逐步掌握辖区内恶性肿瘤发病和死亡情况。医疗机构要建立肿瘤病例信息监测体系，收集肿瘤临床诊治及预后信息，科学指导规范化诊疗。对个案肿瘤病例信息采取管理和技术上的安全措施，保护患者隐私和信息安全。

（十四）切实落实相关保障制度

各地要认真学习落实城乡居民大病保险、重特大疾病医疗救助等制度，使符合条件的贫困肿瘤患者享受相应的医疗保障，最大限度减轻患者医疗支出负担，缓解因病致贫、因病返贫。

各级卫生计生行政部门、中医药管理部门要高度重视肿瘤诊疗管理工作，发挥肿瘤质控中心的作用，积极组织开展相关培训，加强质量控制和督导检查，不断提高医疗机构肿瘤诊疗水平。国家卫生计生委、国家中医药管理局将适时组织对地方卫生计生行政部门、中医药管理部门和医疗机构的督导检查，并适时遴选肿瘤规范化诊疗示范医院。

国家卫生计生委办公厅
国家中医药管理局办公室
2016 年 3 月 1 日

关于加强医教协同做好临床医学硕士专业学位研究生培养与住院医师规范化培训衔接工作的通知

（教研厅〔2016〕1 号）

各省、自治区、直辖市教育厅（教委）、卫生计生委、中医药管理局，新疆生产建设兵团教育局、卫生局：

加强医教协同，推进临床医学（含口腔、中医，下同）硕士专业学位研究生培养与住院医师规范化培训衔接，是深化医学教育改革和医药卫生体制改革的重要举措，对提高我国临床医师队伍的整体素质和水平具有重要意义。为贯彻落实国家卫生计生委等 7 部门《关于建立住院医师规范化培训制度的指导意见》（国卫科教发〔2013〕56 号）和教育部等 6 部门《关于医教协同深化临床医学人才培养改革的意见》（教研〔2014〕2 号）精神，现就有关事项通知如下：

一、各地教育、卫生计生、中医药管理部门要高度重视临床医学硕士专业学位研究生培养与住院医师规范化培训衔接工作，切实履行主体责任。各部门要加强领导，明确职责，密切协同，做好相关政策解读与宣传，把各项工作落到实处。开展临床医学硕士专业学位研究生教育的院校，要切实加强责任担当，不断深化研究生教育教学改革，积极推进临床医学硕士专业学位研究生培养与住院医师规范化培训的有机衔接，同时密切关注学生思想动态，加强教育引导和政策解读，及时消除学生疑虑，维护良好的教育教学秩序。培训基地要积极配合有关方面做好临床医学硕士专业学位研究生培养与住院医师规范化培训的相关衔接工作。

二、2020 年之前，对具有临床医学专业学位研究生学历的人员，除当地省级卫生计生、中医药管理部门另有专门规定之外，医疗机构不能将取得住院医师规范化培训合格证书作为人员招聘的必备条件。

三、2015 年及以后入学的临床医学硕士专业学位研究生，其培养要求按照国务院学位委员会《关于印发临床医学、口腔医学和中医硕士专业学位研究生指导性培养方案的通知》（学位〔2015〕9 号）精神执行。

2015 年以前入学的在读临床医学硕士专业学位研究生，按照自愿申请的原则，由所在院校依据培养方案和实际培养过程，对研究生在读期间的临床经历、培养内容出具书面证明，由省级卫生计生、中医药、教育管理部门共同审核。经审核，在读期间完成住院医师规范化培训相关要求并且达到结业考核报考条件者，可按照规定参加院校所在地的住院医师规范化培训结业考核；在读期间不符合结业考核报考条件者，其在读期间完成的临床经历、培养内容，可计入今后接受住院医师规范化培训的时间和内容。

教育部办公厅

国家卫生计生委办公厅

国家中医药管理局办公室

2016 年 4 月 1 日

关于印发加强儿童医疗卫生服务改革与发展意见的通知

（国卫医发〔2016〕21 号）

各省、自治区、直辖市及新疆生产建设兵团卫生计生委（卫生局）、发展改革委、教育厅（局）、财政（务）厅（局）、人力资源社会保障厅（局）、中医药管理局：

为贯彻落实《中共中央、国务院关于实施全面两孩政策改革完善计划生育服务管理的决定》和《国务院办公厅关于印发全国医疗卫生服务体系规划纲要（2015~2020 年）的通知》（国办发〔2015〕14 号）精神，深化医药卫生体制改革，缓解我国儿童医疗卫生服务资源短缺问题，促进儿童医疗卫生事业持续健康发展。经党中央、国务院同意，国家卫生计生委、国家发展改革委、教育部、财政部、人力资源社会保障部和国家中医药管理局制定了《关于加强儿童医疗卫生服务改革与发展的意见》，现印发你们，请各地认真贯彻落实。

国家卫生计生委

国家发展改革委

教育部

财政部

人力资源社会保障部

国家中医药管理局

2016 年 5 月 18 日

附　　关于加强儿童医疗卫生服务改革与发展的意见

儿童健康事关家庭幸福和民族未来。加强儿童医疗卫生服务改革与发展，是健康中国建设和卫生计生事业发展的重要内容，对于保障和改善民生、提高全民健康素质具有重要意义。为贯彻落实《中共中央国务院关于实施全面两孩政策改革完善计划生育服务管理的决定》和《国务院办公厅关于印发全国医疗卫生服务体系规划纲要（2015~2020 年）的通知》（国办发〔2015〕14 号）精神，缓解我国儿童医疗卫生服务资源短缺问题，促进儿童医疗卫生事业持续健康发展，现就加强儿童医疗卫生服务改革与发展提出以下意见。

一、总体要求和主要目标

（一）总体要求。深入贯彻落实党的十八大和十八届三中、四中、五中全会精神，通过加强儿科医务人员培养和队伍建设，完善儿童医疗卫生服务体系，推动儿童医疗卫生服务领域改革与创新，促进儿童医疗卫生事业发展和儿童健康目标实现。"十三五"期间，制订实施儿科医务人员培养规划，通过"培养一批、转岗一批、提升一批"，增加儿科医务人员数量，提高队伍整体素质。通过调整结构、优化布局、提升能力，完善儿童医疗卫生服务体系，实现区域儿童医疗卫生资源均衡发展。通过深化体制机制改革，建立完善促进儿童医疗卫生事业发展的政策体系和激励机制，调动儿科医务人员积极性。坚持预防为主、防治结合、发挥基层作用，做好儿童医疗卫生服务工作，增强人民群众获得感。

（二）主要目标。到 2020 年，建立健全功能明确、布局合理、规模适当、富有效率的儿童医疗卫生服务体系，每千名儿童床位数增加到 2.2 张。加强儿科医务人员队伍建设，每千名儿童儿科执业（助理）医师数达到 0.69 名，每个乡镇卫生院和社区卫生服务机构至少有 1 名全科医生提供规范的儿童基本医疗服务，基本满足儿童医疗卫生需求。

二、加强儿科医务人员培养和队伍建设

（三）推进高等院校儿科医学人才培养。改革儿科学专业化教育，制订普通高校开展儿科学专业人才培训规划。儿科医疗资源短缺的地区可在有条件的高校举办儿科学本科专业教育。2016 年起在 39 所举办"5+3"一体化医学教育的高校开展一体化儿科医生培养。根据教学资源和岗位需求，扩大儿科学专业研究生招生规模，医疗机构优先招聘儿科学专业本科生和研究生。继续推进农村订单定向医学生免费培养工作，"十三五"期间每年为基层医疗卫生机构招收培养约 5000 名从事儿科等各科常见疾病诊疗服务的全科医学人才。

（四）扩大儿科专业住院医师规范化培训规模。根据临床医学、儿科学毕业生数量和岗位需求，住院医师规范化培训招生向儿科倾斜，到2020年累计招收培训儿科专业住院医师3万名以上。加强培训体系建设及培训过程管理，注重培养临床诊疗能力，提高临床技能水平，使培训合格的儿科专业住院医师具备独立从事儿科临床工作的能力。各地统筹使用住院医师规范化培训财政补助资金时，在生活补助等方面适当向儿科倾斜，鼓励各地探索订单式培养的有效途径。鼓励和吸引经过住院医师规范化培训的中医、中西医结合专业住院医师从事中医儿科诊疗工作。

（五）开展儿科医师转岗培训。通过财政补助和医院自筹等方式拓宽经费来源，加大儿科医师转岗培训力度。对已转到其他岗位的儿科医师，鼓励和引导他们返回儿科岗位。开展市、县级医疗机构相关专业医师的儿科转岗培训，使其系统掌握儿科季节性疾病、常见病、多发病的病因、发病机理、临床表现、诊断及鉴别诊断、治疗、康复与预防等专业知识和技能。经转岗培训考核合格且符合条件的，在原专科执业范围的基础上增加儿科执业范围，并纳入相关专业和儿科专业医师定期考核。

三、完善儿童医疗卫生服务体系

（六）加强儿童医院、综合医院儿科和妇幼保健机构建设。将增加儿童医疗卫生资源供给作为"十三五"期间卫生计生服务体系建设的重点，进一步加大政府投入，重点支持地市级儿童医院、综合医院儿科和省、市、县妇幼保健机构建设，建成国家、省、市、县四级儿童医疗卫生服务体系。结合各地医疗卫生服务体系规划和医疗资源配置情况，省会城市设置1所儿童医院，其他常住人口超过300万的地级市可设置1所儿童医院；城市综合医院可根据医疗需求开设儿科门诊，需求较大的设置儿科病房；每个县至少有1所县级公立医院设置有病房

的儿科，并根据实际需求合理确定病房床位数；各地可依托医学院校建设儿童医院。加强儿童医疗卫生服务资源的统筹利用，鼓励有条件的妇幼保健机构扩展强化产科、儿科等服务功能，提高资源配置效率和服务水平。

（七）优化优质儿童医疗资源区域布局。促进区域间儿科医疗服务同质化，减少患者跨区域流动，减轻患者看病就医负担。制订国家儿童医学中心设置规划、标准和程序，充分利用现有优质医疗资源，依托规模适宜、水平领先的儿童医院或者设有儿科的综合医院，结合国家临床重点专科建设项目，分区域设置国家儿童医学中心。发挥各中心的引领和辐射作用，提供儿童重大疾病、疑难复杂疾病和急危重症诊疗及康复服务；培养儿科师资力量和骨干人才；开展儿科临床转化研究，开发推广儿科高新技术和适宜技术。

（八）推动形成儿童医疗服务网络。统筹规划、合理布局区域内儿科医疗资源，形成儿童医疗服务网络。结合推进分级诊疗制度建设，明确各级医疗卫生机构服务功能定位，儿童医院和三级综合医院重点收治重大专科疾病和疑难复杂疾病患者，基层医疗卫生机构主要负责儿童疾病预防保健、基本医疗服务等。提升基层医疗卫生机构儿童服务能力，加强全科医生儿科专业技能培训。妇幼保健机构做好儿童医疗和预防保健工作。加强医疗机构与康复机构协作，做好残疾儿童早期干预。充分借助"互联网+"行动计划和国家大数据发展战略，利用信息网络技术，不断丰富儿童医疗卫生服务手段，健全完善儿童健康教育、医疗信息查询、在线咨询和远程医疗服务体系。

四、推进儿童医疗卫生服务领域改革

（九）合理调整儿科医疗服务价格。按照"总量控制、结构调整、有升有降、逐步到位"的原则，合理调整儿科医疗服务价格。对于儿童临床诊断中有创活检和探查、临

床手术治疗等体现儿科医务人员技术劳务特点和价值的医疗服务项目，收费标准要高于成人医疗服务收费标准。调整后的医疗费用按规定纳入医保支付范围，避免增加患者就医负担。

（十）提高儿科医务人员薪酬待遇。大力提升儿科医务人员岗位吸引力。健全以服务质量、数量和患者满意度为核心的内部分配机制，做到优绩优酬、同工同酬。严禁把医务人员个人收入与医疗机构药品、耗材、检查和化验收入挂钩。在医疗机构内部分配中，要充分考虑儿科工作特点，合理确定儿科医务人员工资水平，儿科医务人员收入不低于本单位同级别医务人员收入平均水平。

（十一）促进儿科医务人员职业发展。经过住院医师规范化培训的儿科医师，可参照国家卫生计生委等部门《关于开展全科医生特设岗位计划试点工作的暂行办法》，在职称晋升和主治医师岗位聘用中给予适当倾斜。在卫生计生突出贡献专家选拔和其他评优评先工作中，对于符合条件的儿科医务人员，予以重点考虑。

（十二）推进优质儿童医疗资源下沉。通过组建医院集团、医疗联合体、对口支援等方式，促进优质儿童医疗资源下沉。鼓励儿童医院、二级以上综合医院和妇幼保健机构儿科医师到基层医疗卫生机构多点执业，或者定期出诊、巡诊，提高基层医疗卫生机构服务能力，方便患者就近就诊。通过远程医疗提高儿童医疗卫生服务可及性，通过进修教育、远程培训等，重点为中西部地区培训儿科骨干人才，促进区域间医疗服务能力均衡发展。

（十三）优先开展儿童家庭签约服务。建立基层医疗卫生机构家庭医生签约服务制度，优先与儿童家庭开展签约服务。有条件的基层医疗卫生机构，可以将儿童医院、综合医院和妇幼保健机构的儿科医师纳入签约团队，为儿童提供预防、医疗、康复、保健服务。

（十四）鼓励社会力量举办儿童

专科医疗机构。引导和鼓励社会力量举办儿童医院、儿科诊所，形成多元办医格局，满足多样化儿童医疗卫生服务需求。进一步简化审批程序，缩短审批时限，优化审批流程，有条件的地方要提供一站式服务；在临床重点专科建设、人才培养等方面对社会办非营利性医疗机构，执行与公立医疗机构同等补助政策；通过特许经营、公建民营、民办公助等模式，支持社会力量举办非营利性儿童医院。各地可通过政府购买服务等方式，支持社会办儿童专科医疗机构为儿童提供基本医疗卫生服务，符合条件的医疗机构按规定纳入医保定点范围。鼓励公立医院与社会办儿童医院、儿科诊所开展合作，在确保医疗安全和满足医疗核心功能的前提下，实现医学影像、医学检验等资源共享。

（十五）开展贫困家庭儿童医疗救助。全面实施贫困地区新生儿疾病筛查项目，完善城乡医疗救助制度，加大贫困家庭儿童医疗救助力度，做好与城乡居民基本医保、大病保险、疾病应急救助等制度的衔接，进一步提高儿童重大疾病救治费用保障水平，减少贫困儿童家庭因病致贫、因病返贫。

（十六）做好儿童用药供应保障。建立儿童用药审评审批专门通道，对儿童用药价格给予政策扶持，优先支持儿童用药生产企业产品升级、技术改造。建立健全短缺药品供应保障预警机制，及时掌握短缺儿童用药生产动态，积极协调解决生产企业突出问题和困难，提高生产供应保障能力。

五、防治结合提高服务质量

（十七）促进儿童预防保健。各地要按照国家基本公共卫生服务规范开展儿童健康管理，做好预防接种，实施新生儿保健、生长发育监测、营养与喂养指导等，加强肺结核等儿童传染病防治。运用中医药方法对儿童常见健康问题进行保健指导和干预，促进儿童健康发育。开展健康知识和疾病预防知识宣传，提高家庭儿童保健意识。通过促进道路交通安全、环境整治等工作，减少儿童伤害。寄宿制学校或者600人以上的非寄宿制学校要设立卫生室（保健室），充分发挥幼儿园和学校校医作用，开展季节性疾病和常见病、多发病预防保健工作，减少季节性疾病暴发。

（十八）加强儿童急危重症救治能力建设。依托技术力量较强的儿童医院、综合医院儿科和妇幼保健机构，在城市和县域建立儿童急危重症救治中心。提高院前急救机构反应能力，及时将急危重症儿童转运至救治中心。儿童医院、综合医院和妇幼保健机构要开通急危重症儿童急诊绿色通道，提高救治能力，实现院前急救、院内急诊、重症监护无缝有效衔接。

（十九）有效应对高峰期医疗需求。各省级卫生计生部门（含中医药管理部门）和各级医疗机构要制定儿童就诊高峰期应对预案，在学生假期和季节性疾病高发期，根据儿童医疗服务需求，合理调配儿科医务人员力量，做好门诊和急诊的有效衔接，满足高峰期儿童患者医疗需求。组织开展二级以上综合医院内科高年资医师的儿科专业培训工作，使其具备儿科季节性疾病、常见病、多发病的临床诊疗能力，在儿童就诊高峰期充实儿科医疗力量。

（二十）加强中医儿科诊疗服务。分区域建设国家中医儿科诊疗中心，发挥中医药在儿科重大疾病、疑难重症诊疗方面的作用。在全国县级以上公立中医院普遍设立儿科，提供儿科常见病、多发病中医药诊疗服务。有条件的地市级以上中医院应当开设儿科病房。在基层医疗卫生机构大力推广运用中医药技术方法开展儿童基本医疗和预防保健。县级以上妇幼保健机构能够提供儿科中医药服务，省级和市级妇幼保健机构设置中医儿科。儿童医院能够提供儿科中医药服务，三级儿童医院和有条件的二级儿童医院应当设置中医儿科。

（二十一）构建和谐医患关系。儿童医院和综合医院儿科要针对儿童及其家属心理特点，开展社工和志愿者服务，加强医患沟通，及时释疑解惑，畅通医疗纠纷投诉渠道，建立投诉反馈制度。大力开展"平安医院"建设，推进实施院内调解、人民调解、司法调解和医疗责任保险制度，推动医疗纠纷依法解决。严厉打击伤害医务人员、医闹等涉医违法犯罪行为，为儿科医务人员创造良好执业环境。普及儿科疾病防病医学知识，引导居民形成合理就医预期。

六、组织实施

（二十二）加强组织领导。各地区、各有关部门要高度重视，强化落实责任，把加强儿童医疗卫生服务改革与发展摆在重要位置，纳入健康中国建设和实施全面两孩政策的总体部署，加强组织领导，密切协作配合，完善配套措施。地方各级人民政府要调查分析区域服务资源现状，2016年6月底前制定儿科医务人员培养规划和加强儿童医疗卫生服务改革与发展的具体实施方案，确保各项政策措施取得实效。综合医改试点省份和公立医院综合改革试点城市要将儿童医疗卫生服务领域改革纳入医改整体规划，加强政策协调衔接，与各项改革重点工作统筹推进。

（二十三）强化部门协作。卫生计生部门（含中医药管理部门）要按照全国医疗卫生服务体系规划纲要（2015～2020年）和医疗机构设置规划，合理布局区域内儿童医疗卫生服务资源，推动开展规范化的儿科诊疗服务，加强儿童医疗卫生服务监管，提高医疗质量，确保医疗安全。发展改革部门要将加强儿童医疗卫生服务纳入国民经济和社会发展总体规划，加强医疗卫生机构建设，在医疗服务价格改革中，根据儿科服务特点科学核定儿科医疗服务价格。教育部门要加强儿科学专业医学生培养力度。财政部门要切实落实财政投入相关政策，并向儿童医院和儿科、儿童康复工作适当倾斜。人力资源社会保障部门、卫生计生部门要按规定将调整后的儿科医疗费用纳入医保支付范围，完善城乡居民基本医保制度，逐步提高保障水平。人力资源社会保障部门要会同有关部门加快推进公立医院薪酬制度改革，配合卫生计生部门指导公立医院完善内部分配机制，调动儿科医务人员积极性。

（二十四）加强社会宣传。各地区、各有关部门要高度重视儿童医疗卫生服务工作的社会宣传，充分运用多种宣传手段和宣传平台加强政策宣介和解读，引导全社会共同关注和支持儿童医疗卫生服务工作，营造良好舆论氛围。

（二十五）开展考核督查。国家卫生计生委要会同相关部门建立重点工作跟踪和定期督导制度，对重点任务设置年度指标，强化政策指导和督促检查，及时总结经验并定期通报工作进展。

关于印发推进家庭医生签约服务指导意见的通知

（国医改办发〔2016〕1号）

各省、自治区、直辖市、新疆生产建设兵团医改办，卫生计生委（卫生局），发展改革委，民政厅（局），财政（务）厅（局），人力资源社会保障厅（局），中医药管理局：

国务院医改办、国家卫生计生委、国家发展改革委、民政部、财政部、人力资源社会保障部和国家中医药管理局制定的《关于推进家庭医生签约服务的指导意见》已通过中央全面深化改革领导小组审议。经国务院同意，现印发你们，请各地认真贯彻落实。

国务院医改办
国家卫生计生委
国家发展改革委
民政部
财政部
人力资源社会保障部
国家中医药管理局
2016 年 5 月 25 日

附   关于推进家庭医生签约服务的指导意见

转变基层医疗卫生服务模式，实行家庭医生签约服务，强化基层医疗卫生服务网络功能，是深化医药卫生体制改革的重要任务，也是新形势下更好维护人民群众健康的重要途径。近年来，各地结合实际积极探索，在基层开展执业方式和服务模式改革试点工作，采取多种形式推进签约服务，取得了积极进展，积累了实践经验。为贯彻落实《国务院关于建立全科医生制度的指导意见》（国发〔2011〕23 号）和《国务院办公厅关于推进分级诊疗制度建设的指导意见》（国办发〔2015〕70 号）要求，加快推进家庭医生签约服务，现提出如下意见。

一、总体要求

（一）总体思路。根据深化医药卫生体制改革的总体部署和要求，围绕推进健康中国建设、实现人人享有基本医疗卫生服务的目标，以维护人民群众健康为中心，促进医疗卫生工作重心下移、资源下沉，结合基层医疗卫生机构综合改革和全科医生制度建设，加快推进家庭医生签约服务。不断完善签约服务内涵，突出中西医结合，增强群众主动签约的意愿；建立健全签约服务的内在激励与外部支撑机制，调动家庭医生开展签约服务的积极性；鼓励引导二级以上医院和非政府办医疗卫生机构参与，提高签约服务水平和覆盖面，促进基层首诊、分级诊疗，为群众提供综合、连续、协同的基本医疗卫生服务，增强人民群众获得感。

（二）主要目标。2016 年，在 200 个公立医院综合改革试点城市开展家庭医生签约服务，鼓励其他有条件的地区积极开展试点。重点在签约服务的方式、内容、收付费、考核、激励机制等方面实现突破，优先覆盖老年人、孕产妇、儿童、残疾人等人群，以及高血压、糖尿病、结核病等慢性疾病和严重精神障碍患者等。到 2017 年，家庭医生签约服务覆盖率达到 30% 以上，重点人群签约服务覆盖率达到 60% 以上。到 2020 年，力争将签约服务扩大到全人群，形成长期稳定的契约服务关系，基本实现家庭医生签约服务制度的全覆盖。

二、明确签约服务主体

（三）明确家庭医生为签约服务第一责任人。现阶段家庭医生主要包括基层医疗卫生机构注册全科医生（含助理全科医生和中医类别全科医生），以及具备能力的乡镇卫生院医师和乡村医生等。积极引导符合条件的公立医院医师和中级以上职称的退休临床医师，特别是内科、妇科、儿科、中医医师等，作为家庭医生在基层提供签约服务，基层医疗卫生机构可通过签订协议为其提供服务场所和辅助性服务。鼓励符合条件的非政府办医疗卫生机构（含个体诊所）提供签约服务，并享受同样的收付费政策。随着全科医生人才队伍的发展，逐步形成以全科医生为主体的签约服务队伍。

（四）实行团队签约服务。签约

服务原则上应当采取团队服务形式。家庭医生团队主要由家庭医生、社区护士、公共卫生医师（含助理公共卫生医师）等组成，二级以上医院应选派医师（含中医类别医师）提供技术支持和业务指导。逐步实现每个家庭医生团队都有能够提供中医药服务的医师或乡村医生，有条件的地区可吸收药师、健康管理师、心理咨询师、社（义）工等加入团队。家庭医生负责团队成员的任务分配和管理。基层医疗卫生机构要明确家庭医生团队的工作任务、工作流程、制度规范及成员职责分工，并定期开展绩效考核。其他专科医师和卫生技术人员要与家庭医生团队紧密配合。

（五）签订服务协议。根据服务半径和服务人口，合理划分签约服务责任区域，居民或家庭自愿选择1个家庭医生团队签订服务协议，明确签约服务内容、方式、期限和双方的责任、权利、义务及其他有关事项。签约周期原则上为1年，期满后居民可续约或选择其他家庭医生团队签约。鼓励和引导居民就近签约，也可跨区域签约，建立有序竞争机制。

（六）鼓励组合式签约。加强医院与基层医疗卫生机构对接，可引导居民或家庭在与家庭医生团队签约的同时，自愿选择1所二级医院、1所三级医院，建立"1＋1＋1"的组合签约服务模式，在组合之内可根据需求自行选择就医机构，并逐步过渡到基层首诊；在组合之外就诊应当通过家庭医生转诊。研究探索流动人口签约服务模式，促进基本医疗卫生服务均等化。

三、优化签约服务内涵

（七）明确签约服务内容。家庭医生团队为居民提供基本医疗、公共卫生和约定的健康管理服务。基本医疗服务涵盖常见病和多发病的中西医诊治、合理用药、就医路径指导和转诊预约等。公共卫生服务涵盖国家基本公共卫生服务项目和规定的其他公共卫生服务。各地应当根据服务能力和需求，设定包含基本医疗和公共卫生服务在内的基础性签约服务内容，向所有签约居民提供。健康管理服务

主要是针对居民健康状况和需求，制定不同类型的个性化签约服务内容，可包括健康评估、康复指导、家庭病床服务、家庭护理、中医药治未病服务、远程健康监测等。现阶段要首先从重点人群和重点疾病入手，确定服务内容，并逐步拓展服务范围。充分发挥中医药在基本医疗和预防保健方面的重要作用，满足居民多元化健康需求。各地卫生计生、中医药管理、人力资源社会保障、财政部门要结合实际，协商确定家庭医生团队服务的项目、内涵、流程、规范、标准。

（八）增强签约服务吸引力。各地要采取多种措施，在就医、转诊、用药、医保等方面对签约居民实行差异化政策，引导居民有效利用签约服务。家庭医生团队要主动完善服务模式，可按照协议为签约居民提供全程服务、上门服务、错时服务、预约服务等多种形式的服务。通过给予家庭医生团队一定比例的医院专家号、预约挂号、预留床位等方式，方便签约居民优先就诊和住院。二级以上医院的全科医学科或指定科室对接家庭医生转诊服务，为转诊患者建立绿色转诊通道。对于签约的慢性病患者，可酌情延长单次配药量。对于下转病人，可根据病情和上级医疗机构医嘱按规定开具处方。要充分发挥医保支付的引导作用，实行差异化的医保支付政策，采取对符合规定的转诊住院患者连续计算起付线等措施，引导居民到基层就诊。

四、健全签约服务收付费机制

（九）合理确定签约服务费。家庭医生团队为居民提供约定的签约服务，根据签约服务人数按年收取签约服务费，由医保基金、基本公共卫生服务经费和签约居民付费等分担。具体标准和分担比例由各地卫生计生、人力资源社会保障、财政、价格等部门根据签约服务内容、签约居民结构以及基本医保基金和公共卫生经费承受能力等因素协商确定。符合医疗救助政策的按规定实施救助。签约服务中的基本公共卫生服务项目费用从基本公共卫生服务专项经费中列支。

（十）发挥家庭医生控费作用。有条件的地区可探索将签约居民的门诊基金按人头支付给基层医疗卫生机构或家庭医生团队，对经基层向医院转诊的患者，由基层或家庭医生团队支付一定的转诊费用。探索对纵向合作的医疗联合体等分工协作模式实行医保总额付费，发挥家庭医生在医保付费控制中的作用，合理引导双向转诊，发挥守门人作用。

（十一）规范其他诊疗服务收费。家庭医生团队向签约居民提供约定的服务，除按规定收取签约服务费外，不得另行收取其他费用。提供非约定的医疗卫生服务或向非签约居民提供医疗卫生服务，按规定收取费用。

五、建立签约服务激励机制

（十二）完善家庭医生收入分配机制。综合考虑社会公益目标任务完成情况、包括签约服务在内的绩效考核情况、事业发展等因素，合理确定基层医疗卫生机构绩效工资总量，使家庭医生通过提供优质签约服务等合理提高收入水平，增强开展签约服务的积极性。基层医疗卫生机构内部绩效工资分配可采取设立全科医生津贴等方式，向承担签约服务等临床一线任务的人员倾斜。基层医疗卫生机构收支结余部分可按规定提取奖励基金。二级以上医院要在绩效工资分配上向参与签约服务的医师倾斜。有条件的地方可对通过相应评价考核的家庭医生团队和参与签约服务的二级以上医院医师予以资金支持引导。

（十三）完善综合激励政策。在编制、人员聘用、职称晋升、在职培训、评奖推优等方面重点向全科医生倾斜，将优秀人员纳入各级政府人才引进优惠政策范围，增强全科医生的职业吸引力，加快全科医生队伍建设，提升签约服务水平。继续开展全科医生特岗计划。落实《人力资源社会保障部、国家卫生计生委关于进一步改革完善基层卫生专业技术人员职称评审工作的指导意见》（人社部发〔2015〕94号），合理设置基层医疗卫生机构全科医生高、中级岗位的比例，扩大职称晋升空间，重点向签约

服务考核优秀的人员倾斜。将签约服务评价考核结果作为相关人员职称晋升的重要因素。对成绩突出的家庭医生及其团队，按照国家规定给予表彰表扬，大力宣传先进典型。拓展国内外培训渠道，建立健全二级以上医院医生定期到基层开展业务指导与家庭医生定期到临床教学基地进修制度。加强家庭医生及其团队成员的继续医学教育，提高签约服务质量。

六、加强签约服务绩效考核

（十四）建立定期考核机制。各地卫生计生、中医药管理、人力资源社会保障、财政等部门要健全签约服务管理规范。建立以签约对象数量与构成、服务质量、健康管理效果、居民满意度、医药费用控制、签约居民基层就诊比例等为核心的签约服务评价考核指标体系，定期对家庭医生团队开展评价考核，鼓励家庭医生代表、签约居民代表以及社会代表参与。考核结果及时向社会公开，并与医保支付、基本公共卫生服务经费拨付以及团队和个人绩效分配挂钩。对于考核结果不合格、群众意见突出的家庭医生团队，建立相应惩处机制。

（十五）发挥社会监督作用。建立以签约居民为主体的反馈评价体系，畅通公众监督渠道，反馈评价情况及时向社会公开，作为家庭医生团队绩效考核的重要依据和居民选择家庭医生团队的重要参考。综合考虑家庭医生工作强度、服务质量等，合理控制家庭医生团队的签约服务人数。

七、强化签约服务技术支撑

（十六）加强技术支持。整合二级以上医院现有的检查检验、消毒供应中心等资源，向基层医疗卫生机构开放；探索设置独立的区域医学检验机构、病理诊断机构、医学影像检查机构等，实现区域资源共享，为家庭医生团队提供技术支撑。加强家庭医生签约服务必需设施设备配备，有条件的地方可为家庭医生配备统一的着装、出诊装备、交通工具等。基层医疗卫生机构要对家庭医生团队提供必需的业务和技术支持。

（十七）发挥信息化支撑作用。构建完善的区域医疗卫生信息平台，实现签约居民健康档案、电子病历、检验报告等信息共享和业务协同。通过远程医疗、即时通讯等方式，加强二级以上医院医师与家庭医生的技术交流。通过移动客户端等多种方式搭建家庭医生与签约居民的交流平台，为信息咨询、互动交流、患者反馈、健康管理等提供便利。积极利用移动互联网、可穿戴设备等为签约居民提供在线预约诊疗、候诊提醒、划价缴费、诊疗报告查询、药品配送和健康信息收集等服务。

八、组织实施

（十八）加强组织领导。各地要结合实际，及时出台开展家庭医生签约服务的具体方案。切实加强组织领导和统筹协调，形成政府主导、部门协作、全社会参与的工作机制，确保各项任务落实到位。加强家庭医生签约服务与公立医院综合改革、分级诊疗制度建设等改革工作的衔接，形成叠加效应和改革合力。

（十九）强化分工协作。相关部门要切实履行职责，合力推进家庭医生签约服务工作。发展改革（价格）部门要积极支持家庭医生签约服务所需的设施设备配备，做好签约服务价格的相关工作。财政部门要统筹核定基层医疗卫生机构的各项补偿资金，并建立与签约服务数量和质量相挂钩的机制。人力资源社会保障、卫生计生部门要建立健全有利于分级诊疗和家庭医生签约服务的基本医疗保险支付政策、人事政策。卫生计生、中医药管理部门要切实承担家庭医生签约服务工作的组织、协调职能，统一调配医疗卫生资源，加强对签约服务行为的监管。

（二十）加强督导评估。国务院医改办要会同有关部门大力推进家庭医生签约服务工作，认真总结经验，加强督导评估，探索开展第三方评估。各地要建立定期调研督导机制，及时研究解决出现的问题和困难，总结推广典型经验和做法。加强家庭医生签约服务相关监测、评估、培训等工作。

（二十一）做好舆论宣传。各地要充分利用各种信息媒介，采取多种形式广泛宣传家庭医生签约服务的政策与内容，重点突出签约服务便民、惠民、利民的特点。大力宣传家庭医生先进典型，增强职业荣誉感，营造全社会尊重、信任、支持家庭医生签约服务的良好氛围。

关于印发无证行医查处工作规范的通知

（国卫监督发〔2016〕25号）

各省、自治区、直辖市卫生计生委、中医药管理局，新疆生产建设兵团卫生局，国家卫生计生委监督中心：

为深入贯彻落实《中华人民共和国执业医师法》《医疗机构管理条例》等法律法规要求，进一步规范无证行医查处工作，国家卫生计生委、国家中医药管理局组织制定了《无证行医查处工作规范》（可从国家卫生计生委网站综合监督局子站下载）。该规范已经国家卫生计生委第86次委主任会议审议通过，现印发给你们，请遵照执行。

国家卫生计生委
国家中医药管理局
2016年6月5日

附

无证行医查处工作规范

第一条　为规范无证行医查处工作，依据《中华人民共和国执业医师法》《医疗机构管理条例》等法律法规，制定本规范。

第二条　本规范适用于县级以上地方卫生计生行政部门（含中医药管理部门，下同）及其监督执法机构依据法律、法规、规章对辖区内未经批准擅自开办医疗机构行医的单位和个人进行检查，依法追究其法律责任的行政执法活动。主要包括以下无证行医情形：

（一）未取得《医疗机构执业许可证》开展诊疗活动的；

（二）使用伪造、变造的《医疗机构执业许可证》开展诊疗活动的；

（三）《医疗机构执业许可证》被撤销、吊销或者已经办理注销登记，继续开展诊疗活动的；

（四）当事人未按规定申请延续以及卫生计生行政部门不予受理延续或者不批准延续，《医疗机构执业许可证》有效期届满后继续开展诊疗活动的；

（五）法律、法规、规章规定的其他无证行医行为。

第三条　县级以上地方卫生计生行政部门负责无证行医查处工作，县级以上地方监督执法机构在同级卫生计生行政部门领导下承担无证行医查处工作任务。

第四条　县级以上地方卫生计生行政部门应当建立监督协调机制，负责与其他部门间以及部门内部的沟通协调，为监督执法工作创造条件。

第五条　县级以上地方卫生计生行政部门应当对同级监督执法机构无证行医查处工作实施考核评估，落实执法工作任务。

县级以上地方监督执法机构应当开展执法人员职业道德教育和执法技能培训，提高无证行医查处能力和水平。

监督协管员应当加强日常巡查，发现无证行医案件线索应当及时报告并协助执法人员依法查处。

第六条　县级以上地方卫生计生行政部门应当设立并公开投诉举报电话，畅通投诉举报渠道，建立健全监督协管工作机制，收集无证行医案件线索。

第七条　县级以上地方卫生计生行政部门应当建立无证行医查处公示制度，对查处的无证行医案件进行公示。

第八条　县级以上地方卫生计生行政部门查处无证行医案件时，应当使用国家卫生和计划生育监督信息平台查询无证行医人员既往受行政处罚情况，对涉嫌犯罪案件及时进行移送。实施行政处罚后，应当及时将案件有关信息录入国家卫生和计划生育监督信息平台。

第九条　县级以上地方卫生计生行政部门应当开展防范无证行医宣传教育活动，强化社会监督，增强公众防范意识。

第十条　对社会举报或者日常监督中发现的无证行医案件线索，县级以上地方卫生计生行政部门应当按规定予以受理，并进行核实。对符合《卫生行政处罚程序》规定立案条件的，应当按照规定，自受理之日起7日内予以立案。因特殊情况，需要现场立案的，应当在立案之日起3日内补办立案审批手续。

按照简易程序当场做出行政处罚决定的，监督人员应当在做出行政处罚决定之日起7日内报所属卫生计生行政部门备案。

第十一条　监督人员对无证行医案件进行调查时，有权采取以下措施：

（一）向有关单位和个人进行调查、了解情况；

（二）进入无证行医场所进行检查；

（三）查阅、复制、调取与无证行医有关的合同、票据、财务、账簿以及诊疗文书记录等相关资料；

（四）对可能灭失或以后难以取得的证明从事无证行医的药品、器械、工具等相关物品和场所，经行

政机关负责人批准，采取证据先行登记保存措施；

（五）法律、法规、规章规定的其他措施。

第十二条　监督人员对无证行医场所进行现场检查时，应当制作《现场笔录》；对当事人或有关证人进行询问时，应当制作《询问笔录》。监督人员、当事人或被询问人按规定在笔录上确认、签名。

当事人或被询问人拒绝签名的，由2名以上监督人员在笔录上签名并注明情况，也可以邀请见证人见证签字。

第十三条　采取证据先行登记保存措施时，监督人员应当制作《证据先行登记保存决定书》，予以指定地点保存或就地保存。

第十四条　需要登记保存的药品、器械等物品不宜当场清点的，监督人员可以使用《封条》先行封装，予以指定地点保存，并告知当事人限期到场拆封清点。

当事人在规定的期限内不到场，做出证据先行登记保存决定的机关可以自行清点，不影响做出行政处罚决定。自行清点的，应当由2名以上监督人员实施，填写物品清单，并签名。

第十五条　对先行登记保存的物品，做出证据先行登记保存决定的机关应当在采取先行登记保存措施之日起7日内做出以下处理决定，制作《证据先行登记保存处理决定书》，并告知当事人：

（一）经核查与案件无关的，依法予以退还；

（二）经核查与案件有关的，在实施行政处罚前，根据案件查处需要，作为物证；

（三）做出没收行政处罚决定的，依法予以没收。

前款第（二）项的《证据先行登记保存处理决定书》，处理决定可以书写为"由于当事人×××的行为涉嫌违反了××××法律（法规或规章），已（拟）于×年×月×日

立案，上述先行登记保存的物品作为物证"。

第十六条　需要调取电脑、电子产品及互联网相关证据等电子数据的，可以转化为书面材料，并注明来源、时间和材料说明；现场不能转化为书面材料的，可以对证据载体采取证据先行登记保存措施。

第十七条　对调查认定属实的无证行医行为，县级以上地方卫生计生行政部门应当依法责令其停止执业活动，并在无证行医场所张贴《公告》。

第十八条　对违法主体明确、事实清楚、证据充分的无证行医单位和个人，县级以上地方卫生计生行政部门应当依法做出行政处罚决定。

第十九条　依法做出卫生行政处罚决定后，县级以上地方卫生计生行政部门应当将处罚决定书送达当事人。当事人下落不明或者以直接、留置、委托、邮寄、转交等送达方式无法送达的，可以采取公告送达。公告送达的方式可以为：

（一）在做出处罚的卫生计生行政部门或监督执法机构公告栏或者网站公告；

（二）在无证行医当事人住所地张贴公告，并采取拍照、录像等方式记录张贴过程；

（三）在公开发行的报纸上刊登公告。

公告送达应当说明公告送达的原因、处罚决定的内容、当事人依法享有的权利等，自发出公告之日起60日即视为送达。

第二十条　无证行医当事人逾期拒不履行卫生行政处罚决定的，做出处罚的卫生计生行政部门应当依据《中华人民共和国行政强制法》有关规定，在下列期限内向有管辖权的人民法院申请强制执行：

（一）行政处罚决定书送达后当事人未申请行政复议或者向人民法院提起诉讼的，在处罚决定书送达之日起6个月届满次日起算的3个月内；

（二）复议决定书送达后当事人未提起行政诉讼的，在复议决定书送达之日起15日届满次日起算的3个月内；

（三）第一审行政判决后当事人未提出上诉的，在判决书送达之日起15日届满次日起算的3个月内；

（四）第一审行政裁定后当事人未提出上诉的，在裁定书送达之日起10日届满次日起算的3个月内；

（五）第二审行政判决书、第二审行政裁定书送达当事人次日起算的3个月内。

做出处罚的卫生计生行政部门申请人民法院强制执行前，应当催告当事人履行义务。催告书送达之日起10日届满当事人仍未履行义务，可以申请强制执行。

第二十一条　在无证行医查处中，发现有下列涉嫌非法行医犯罪情形之一的，应当在依法查处的同时制作《涉嫌犯罪案件移送书》，按照规定及时将案件移送属地公安机关，并将《涉嫌犯罪案件移送书》抄送同级人民检察院：

（一）无证行医被卫生计生行政部门行政处罚2次以后，再次无证行医的；

（二）造成就诊人轻度残疾、器官组织损伤导致一般功能障碍，或者中度以上残疾、器官组织损伤导致严重功能障碍，或者死亡的；

（三）造成甲类传染病传播、流行或者有传播、流行危险的；

（四）使用假药、劣药或不符合国家规定标准的卫生材料、医疗器械，足以严重危害人体健康的；

（五）其他情节严重的情形。

对已经做出行政处罚涉嫌非法

行医犯罪案件，县级以上地方卫生计生行政部门应当于做出行政处罚之日起10日内按照前款规定移送。

第二十二条　县级以上地方卫生计生行政部门发现非法行医罪犯在缓刑或假释考验期内再次无证行医的，应当在依法进行查处的同时通报其社区矫正地的司法机关。

第二十三条　县级以上地方卫生计生行政部门在查处无证行医案件中发现涉嫌违法违规销售药品，或者涉嫌销售假药、劣药的，应当移交同级食品药品监督管理部门依法处理。

第二十四条　县级以上地方卫生计生行政部门及其监督执法机构和执法人员在无证行医查处过程中不履行本规范规定的职责和程序，有下列情形之一的，应当按照监督执法过错责任追究的有关规定追究责任：

（一）对有确切来源的投诉举报无证行医案件线索压案不查、瞒案不报，造成严重后果的；

（二）发现法律法规明确界定为无证行医行为不及时予以查处，玩忽职守，造成严重后果的；

（三）行政执法过程中，弄虚作假，徇私舞弊，包庇、纵容无证行医，造成严重后果的；

（四）发现无证行医行为未及时依法责令停止执业活动，造成严重后果的；

（五）发现无证行医行为涉嫌犯罪未及时移送公安机关，造成严重后果的；

（六）索取、收受无证行医当事人财物或者谋取其他不正当利益的。

第二十五条　省级卫生计生行政部门可结合本地区实际制定执行本规范的具体规定。

第二十六条　本规范自公布之日起施行。

关于做好2016年国家基本公共卫生服务项目工作的通知

(国卫基层发〔2016〕27号)

各省、自治区、直辖市卫生计生委、财政厅局、中医药管理局，新疆生产建设兵团卫生局、财务局：

为做好2016年国家基本公共卫生服务项目工作，现就有关事宜通知如下：

一、提高经费补助标准

2016年人均基本公共卫生服务经费补助标准从40元提高至45元，新增经费主要用于提高服务质量效率和均等化水平及开展国家基本公共卫生服务项目签约服务，并适当增加高血压、糖尿病和严重精神障碍（原重性精神疾病，下同）患者的管理人数。中央将继续对各地给予补助，地方各级财政部门要足额安排补助资金。省级要统筹使用中央补助资金，加大对困难地区的支持力度。进一步加快资金拨付进度，采取"先预拨、后结算"的方式，确保资金及时足额到位，以县（区、市）为单位人均经费达到45元以上。人均经费达到45元作为《2016年政府工作报告》的量化指标，中央将建立月报制度，各地要按照有关要求报告资金到位情况。

二、明确工作任务目标

——以县（区、市）为单位，居民健康档案规范化电子建档率达到75%以上，进一步提高档案使用率。

——以乡镇（街道）为单位，适龄儿童国家免疫规划疫苗接种率保持在90%以上，进一步加强流动儿童的接种工作。

——以县（区、市）为单位，在服务对象基数增加的情况下，3岁以下儿童系统管理率、0～6岁儿童健康管理率、孕产妇系统管理率保持在85%以上。

——以县（区、市）为单位，65岁以上老年人健康管理率保持在65%以上。

——以县（区、市）为单位，35岁及以上高血压、糖尿病患者管理率分别达到40%和35%以上，全国管理高血压患者人数保持在8500万人以上，管理糖尿病患者人数达到3100万人以上。

——以县（区、市）为单位，严重精神障碍患者在册管理率保持在80%以上，全国随访管理人数达到450万人以上。

——以县（区、市）为单位，中医药健康管理服务目标人群覆盖率保持在40%以上。

——以县（区、市）为单位，报告发现的结核病患者管理率保持在90%以上。

三、开展基本公共卫生服务项目签约服务

加强对基本公共卫生服务项目的分类管理，对针对居民个体开展的服务项目，采取由家庭医生或以其为核心的团队与服务对象进行签约的方式开展。要将服务对象中的贫困人口作为重点签约对象。通过签约，为服务对象提供综合的、连续的健康管理服务。突出家庭医生核心作用，将基本公共卫生服务与日常医疗服务相结合，提高服务效果。各地要结合实际，尽快制订本地基本公共卫生服务项目签约服务实施方案，明确签约对象、签约服务的内容、签约及服务的流程、签约双方的责任和义务等。加强工作协调，注重将基本公共卫生服务签约内容与其他医疗服务内容、重大公共卫生服务内容及其他居民个性化服务内容衔接整合，调动居民签约的积极性。

四、完善资金使用和支付方式

县区级要完善基本公共卫生服务补助资金使用和支付方式，县区级卫生计生和财政部门要按照《公共卫生服务补助资金暂行管理办法》（财社〔2015〕255号）的有关要求，根据本地项目内容和任务量，合理测算各项服务补助或支付标准（或采取当量法），按照购买服务机制，根据基层医疗卫生机构（包括其他承担服务的机构）提供的服务数量和质量拨付资金，体现多劳多得、优劳优得，不得简单地按照机构人员和支出水平核拨资金。在核定服务任务和补助标准、绩效评价补助的基础上，基层医疗卫生机构获得的基本公共卫生服务补助资金，可统筹用于经常性支出。

五、强化项目绩效考核

县区级是基本公共卫生服务项目组织实施管理主体。省、市两级卫生计生和财政部门要加大对县区级的考核力度，包括项目组织管理情况，资金的保障、管理和使用情况，各项任务完成情况等。强化县区本级考核工作，县区级每年要对辖区内所有承担项目任务的机构开展一次综合考核。完善考核制度，加强考核结果反馈，实行考核结果与资金拨付挂钩。强化预防接种等基础性工作，提高其在项目考核中的比重。2016年，中央将继续开展对省一级的考核，县区本级考核情况将作为重要考核内容。各地务必要在5月底前完成本地项目绩效考核工作。

六、健全分工协作机制

地方各级卫生计生、中医药行政部门要进一步健全对基本公共卫生服务项目的组织管理，加强部门内部项目相关业务处（科）室间的协调，提高管理效能。进一步落实各级各类专业公共卫生机构和中医医疗机构对基层医疗卫生机构开展基本公共卫生服务的指导责任，发挥其在项目绩效考核、人员培训、人群监测、效果评价等方面的优势和作用，将专业机构对预防接种工作的日常指导与考核纳入项目年度综合绩效考核中。合理确定乡村两级任务分工，加大对村医支持力度，使其承担40%左右的任务，并给予相应补助。

七、加强项目日常管理

一是开展培训，以签约服务为重点，对基层医疗卫生机构管理人员和医务人员开展一次系统培训。

二是加强宣传，利用多种媒体平台和形式宣传基本公共卫生服务项目内容和政策，提高居民知晓率。三是完善项目进展监测机制，提高数据上报的及时性和准确性。四是加快信息化建设，提高基本公共卫生服务项目的管理和服务效率。各省（区、市）要尽快建立本地基本公共卫生服务管理平台，做好与国家平台互联互通的准备工作。

附件：2016年国家基本公共卫生服务项目一览表

国家卫生计生委
财政部
国家中医药管理局
2016年6月15日

附 2016年国家基本公共卫生服务项目一览表

序号	类别	服务对象	项目及内容
一	建立居民健康档案	辖区内常住居民，包括居住半年以上非户籍居民	1. 建立健康档案。2. 健康档案维护管理
二	健康教育	辖区内居民	1. 提供健康教育资料。2. 设置健康教育宣传栏。3. 开展公众健康咨询服务。4. 举办健康知识讲座。5. 开展个体化健康教育
三	预防接种	辖区内0~6岁儿童和其他重点人群	1. 预防接种管理。2. 预防接种。3. 疑似预防接种异常反应处理
四	儿童健康管理	辖区内居住的0~6岁儿童	1. 新生儿家庭访视。2. 新生儿满月健康管理。3. 婴幼儿健康管理。4. 学龄前儿童健康管理
五	孕产妇健康管理	辖区内居住的孕产妇	1. 孕早期健康管理。2. 孕中期健康管理。3. 孕晚期健康管理。4. 产后访视。5. 产后42天健康检查
六	老年人健康管理	辖区内65岁及以上常住居民	1. 生活方式和健康状况评估。2. 体格检查。3. 辅助检查。4. 健康指导
七	慢性病患者健康管理（高血压）	辖区内35岁及以上原发性高血压患者	1. 检查发现。2. 随访评估和分类干预。3. 健康体检
	慢性病患者健康管理（2型糖尿病）	辖区内35岁及以上2型糖尿病患者	1. 检查发现。2. 随访评估和分类干预。3. 健康体检
八	严重精神障碍患者管理	辖区内诊断明确、在家居住的严重精神障碍患者	1. 患者信息管理。2. 随访评估和分类干预。3. 健康体检。
九	结核病患者健康管理	辖区内肺结核病可疑者及诊断明确的患者（包括耐多药患者）	1. 筛查及推介转诊。2. 第一次入户随访。3. 督导服药和随访管理。4. 结案评估
十	中医药健康管理	辖区内65岁及以上常住居民和0~36个月儿童	1. 老年人中医体质辨识。2. 儿童中医调养
十一	传染病和突发公共卫生事件报告和处理	辖区内服务人口	1. 传染病疫情和突发公共卫生事件风险管理。2. 传染病和突发公共卫生事件的发现和登记。3. 传染病和突发公共卫生事件相关信息报告。4. 传染病和突发公共卫生事件的处理
十二	卫生计生监督协管	辖区内居民	1. 食品安全信息报告。2. 饮用水卫生安全巡查。3. 学校卫生服务。4. 非法行医和非法采供血信息报告

关于实施健康扶贫工程的指导意见

(国卫财务发〔2016〕26 号)

各省、自治区、直辖市人民政府、各军兵种、武警部队政治工作部、后勤部，各军区善后工作办公室政工组、保障组：

实施健康扶贫工程，对于保障农村贫困人口享有基本医疗卫生服务，推进健康中国建设，防止因病致贫、因病返贫，实现到2020年让农村贫困人口摆脱贫困目标具有重要意义。为贯彻落实党中央、国务院关于打赢脱贫攻坚战的重要战略部署，经国务院同意，现就实施健康扶贫工程提出以下意见。

一、总体要求

(一)指导思想

深入贯彻落实党的十八大和十八届三中、四中、五中全会以及中央扶贫开发工作会议精神，围绕"四个全面"战略布局，牢固树立并切实贯彻创新、协调、绿色、开放、共享的发展理念，按照党中央、国务院决策部署，坚持精准扶贫、精准脱贫基本方略，与深化医药卫生体制改革紧密结合，针对农村贫困人口因病致贫、因病返贫问题，突出重点地区、重点人群、重点病种，进一步加强统筹协调和资源整合，采取有效措施提升农村贫困人口医疗保障水平和贫困地区医疗卫生服务能力，全面提高农村贫困人口健康水平，为农村贫困人口与全国人民一道迈入全面小康社会提供健康保障。

(二)基本原则

——坚持党委领导、政府主导。充分发挥各级党委的领导核心作用，强化各级政府的主导作用，加强组织领导，落实部门责任，发挥政治优势和制度优势，确保健康扶贫工程顺利实施。

——坚持精准扶贫、分类施策。在核准农村贫困人口因病致贫、因病返贫情况的基础上，采取一地一策、一户一档、一人一卡，精确到户、精准到人，实施分类救治，增强健康扶贫的针对性和有效性。

——坚持资源整合、共建共享。以提高农村贫困人口受益水平为着力点，整合现有各类医疗保障、资金项目、人才技术等资源，引导市场、社会协同发力，动员农村贫困人口积极参与，采取更贴合贫困地区实际、更有效的政策措施，提升健康扶贫整体效果。

——坚持问题导向、深化改革。针对贫困地区医疗卫生事业发展和农村贫困人口看病就医的重点难点问题，加大改革创新力度，加快建立完善基本医疗卫生制度，切实保障农村贫困人口享有基本医疗卫生服务。

(三)主要目标

到2020年，贫困地区人人享有基本医疗卫生服务，农村贫困人口大病得到及时有效救治保障，个人就医费用负担大幅减轻；贫困地区重大传染病和地方病得到有效控制，基本公共卫生指标接近全国平均水平，人均预期寿命进一步提高，孕产妇死亡率、婴儿死亡率、传染病发病率显著下降；连片特困地区县和国家扶贫开发工作重点县至少有1所医院(含中医院，下同)达到二级医疗机构服务水平，服务条件明显改善，服务能力和可及性显著提升；区域间医疗卫生资源配置和人民健康水平差距进一步缩小，因病致贫、因病返贫问题得到有效解决。

二、重点任务

(一)提高医疗保障水平，切实减轻农村贫困人口医疗费用负担

新型农村合作医疗覆盖所有农村贫困人口并实行政策倾斜，个人缴费部分按规定由财政给予补贴，在贫困地区全面推开门诊统筹，提高政策范围内住院费用报销比例。

2016年新型农村合作医疗新增筹资主要用于提高农村居民基本医疗保障水平，并加大对大病保险的支持力度，通过逐步降低大病保险起付线、提高大病保险报销比例等，实施更加精准的支付政策，提高贫困人口受益水平。加大医疗救助力度，将农村贫困人口全部纳入重特大疾病医疗救助范围，对突发重大疾病暂时无法获得家庭支持、基本生活陷入困境的患者，加大临时救助和慈善救助等帮扶力度。建立基本医疗保险、大病保险、疾病应急救助、医疗救助等制度的衔接机制，发挥协同互补作用，形成保障合力。将符合条件的残疾人医疗康复项目按规定纳入基本医疗保险支付范围，提高农村贫困残疾人医疗保障水平。扎实推进支付方式改革，强化基金预算管理，完善按病种、按人头、按床日付费等多种方式相结合的复合支付方式，有效控制费用。切实解决因病致贫、因病返贫问题。

(二)对患大病和慢性病的农村贫困人口进行分类救治

优先为每人建立1份动态管理的电子健康档案，建立贫困人口健康卡，推动基层医疗卫生机构为农村贫困人口家庭提供基本医疗、公共卫生和健康管理等签约服务。以县为单位，依靠基层卫生计生服务网络，进一步核准农村贫困人口中因病致贫、因病返贫家庭数及患病人员情况，对需要治疗的大病和慢性病患者进行分类救治。能一次性治愈的，组织专家集中力量实施治疗，2016年起选择疾病负担较重、社会影响较大、疗效确切的大病进行集中救治，制订诊疗方案，明确临床路径，控制治疗费用，减轻贫困大病患者费用负担；需要住院维持治疗的，由就近具备能力的医疗机构实施治疗；需要长期治疗和康

复的，由基层医疗卫生机构在上级医疗机构指导下实施治疗和康复管理。实施光明工程，为农村贫困白内障患者提供救治，救治费用通过现行医保制度等渠道解决，鼓励慈善组织参与。加强农村贫困残疾人健康扶贫工作，对贫困地区基层医疗卫生机构医务人员开展康复知识培训，加强县级残疾人康复服务中心建设，提升基层康复服务能力，建立医疗机构与残疾人专业康复机构有效衔接、协调配合的工作机制，为农村贫困残疾人提供精准康复服务。

（三）实行县域内农村贫困人口住院先诊疗后付费

贫困患者在县域内定点医疗机构住院实行先诊疗后付费，定点医疗机构设立综合服务窗口，实现基本医疗保险、大病保险、疾病应急救助、医疗救助"一站式"信息交换和即时结算，贫困患者只需在出院时支付自负医疗费用。有条件的地方要研究探索市域和省域内农村贫困人口先诊疗后付费的结算机制。推进贫困地区分级诊疗制度建设，加强贫困地区县域内常见病、多发病相关专业和有关临床专科建设，探索通过县乡村一体化医疗联合体等方式，提高基层服务能力，到2020年使县域内就诊率提高到90%左右，基本实现大病不出县。

（四）加强贫困地区医疗卫生服务体系建设

落实《国务院办公厅关于印发全国医疗卫生服务体系规划纲要（2015～2020年）的通知》（国办发〔2015〕14号），按照"填平补齐"原则，实施贫困地区县级医院、乡镇卫生院、村卫生室标准化建设，使每个连片特困地区县和国家扶贫开发工作重点县达到"三个一"目标，即每个县至少有1所县级公立医院，每个乡镇建设1所标准化的乡镇卫生院，每个行政村有1个卫生室。加快完善贫困地区公共卫生服务网络，以重大传染病、地方病和慢性病防治为重点，加大对贫困地区疾控、妇幼保健等专业公共卫生机构能力建设的支持力度。加强贫困地区远程医疗能力建设，实现

县级医院与县域内各级各类医疗卫生服务机构互联互通。积极提升中医药（含民族医药，下同）服务水平，充分发挥中医医疗预防保健特色优势。在贫困地区优先实施基层中医药服务能力提升工程"十三五"行动计划，在乡镇卫生院和社区卫生服务中心建立中医馆、国医堂等中医综合服务区，加强中医药设备配置和人员配备。

（五）实施全国三级医院与连片特困地区县和国家扶贫开发工作重点县县级医院一对一帮扶

从全国遴选能力较强的三级医院（含军队和武警部队医院），与连片特困地区县和国家扶贫开发工作重点县县级医院签订一对一帮扶责任书，明确帮扶目标任务。采取"组团式"帮扶方式，向被帮扶医院派驻1名院长或副院长及相关医务人员进行蹲点帮扶，重点加强近3年县外转出率前5～10个病种的相关临床和辅助科室建设，推广适宜县级医院开展的医疗技术。定期派出医疗队，为农村贫困人口提供集中诊疗服务。采取技术支持、人员培训、管理指导等多种方式，提高被帮扶医院的服务能力，使其到2020年达到二级医疗机构服务水平（30万人口以上县的被帮扶医院达到二级甲等水平）。建立帮扶双方远程医疗平台，开展远程医疗服务。贫困地区政府及相关部门、单位要提供必要条件和支持。

（六）统筹推进贫困地区医药卫生体制改革

深化贫困地区公立医院综合改革，协同推进医疗服务价格调整、医保支付方式改革、医疗机构控费、公立医院补偿机制改革，加强医院成本管理。拓展深化军民融合发展领域，驻贫困地区军队医疗机构要融入贫困地区分级诊疗服务体系。创新县级公立医院机构编制管理方式，逐步实行编制备案制。贫困地区可先行探索制定公立医院绩效工资总量核定办法，合理核定医疗卫生机构绩效工资总量，结合实际确定奖励性绩效工资的比例，调动医务人员积极性。制定符合基层实际

的人才招聘引进办法，落实贫困地区医疗卫生机构用人自主权。加强乡村医生队伍建设，分期分批对贫困地区乡村医生进行轮训，2017年前完成培训。各地要结合实际，通过支持和引导乡村医生按规定参加职工基本养老保险或城乡居民基本养老保险，以及采取补助等多种形式，进一步提高乡村医生的养老待遇。加快健全贫困地区药品供应保障机制，统筹做好县级医院与基层医疗卫生机构的药品供应配送管理工作。按照远近结合、城乡联动的原则，提高采购、配送集中度，探索县乡村一体化配送，发挥邮政等物流行业服务网络优势，支持其按规定参与药品配送。

（七）加大贫困地区慢性病、传染病、地方病防控力度

加强肿瘤随访登记及死因监测，扩大癌症筛查和早诊早治覆盖面。加强贫困地区严重精神障碍患者筛查登记、救治救助和服务管理。完成已查明氟、砷超标地区降氟降砷改水工程建设，基本控制地方性氟、砷中毒危害。采取政府补贴运销费用或补贴消费者等方式，让农村贫困人口吃得上、吃得起合格碘盐，继续保持消除碘缺乏病状态。综合防治大骨节病和克山病等重点地方病。加大人畜共患病防治力度，基本控制西部农牧区包虫病流行，有效遏制布病流行。加强对结核病疫情严重的贫困地区防治工作的业务指导和技术支持，开展重点人群结核病主动筛查，规范诊疗服务和全程管理，进一步降低贫困地区结核病发病率。在艾滋病疫情严重的贫困地区建立防治联系点，加大防控工作力度。

（八）加强贫困地区妇幼健康工作

在贫困地区全面实施免费孕前优生健康检查、农村妇女增补叶酸预防神经管缺陷、农村妇女"两癌"（乳腺癌和宫颈癌）筛查、儿童营养改善、新生儿疾病筛查等项目，推进出生缺陷综合防治，做到及早发现、及早治疗。建立残疾儿童康复救助制度，逐步实现0～6岁视力、听力、言语、智力、肢体残疾儿童

和孤独症儿童免费得到手术、辅助器具配置和康复训练等服务。加强贫困地区孕产妇和新生儿急危重症救治能力建设,加强农村妇女孕产期保健,保障母婴安全。加大对贫困地区计划生育工作的支持力度,坚持和完善计划生育目标管理责任制,加大对计划生育特殊困难家庭的扶助力度。

(九)深入开展贫困地区爱国卫生运动

加强卫生城镇创建活动,持续深入开展环境卫生整洁行动,统筹治理贫困地区环境卫生问题,实施贫困地区农村人居环境改善扶贫行动,有效提升贫困地区人居环境质量。将农村改厕与农村危房改造项目相结合,加快农村卫生厕所建设进程。加强农村饮用水和环境卫生监测、调查与评估,实施农村饮水安全巩固提升工程,推进农村垃圾污水治理,综合治理大气污染、地表水环境污染和噪声污染。加强健康促进和健康教育工作,广泛宣传居民健康素养基本知识和技能,提升农村贫困人口健康意识,使其形成良好卫生习惯和健康生活方式。

三、保障措施

(一)落实投入政策

落实中央和省级财政扶贫投入责任。中央财政继续加大贫困地区卫生计生专项资金的转移支付力度,推动健康扶贫工程顺利实施。国家在贫困地区安排的公益性卫生计生建设项目取消县级和西部连片特困地区地市级配套资金。省市两级财政安排的卫生计生项目资金要进一步向贫困地区倾斜,连片特困地区县和国家扶贫开发工作重点县要通过统筹整合使用相关财政资金,加大健康扶贫投入。东部省(市)要在东西部扶贫协作框架内,加大对贫困地区医疗卫生事业的支持力度。

(二)强化人才综合培养

支持贫困地区高等医学教育发展,引导贫困地区根据需求,合理确定本地区医学院校和医学类专业招生计划。综合采取住院医师规范化培训、助理全科医生培训、订单定向免费培养、全科医生和专科医生特设岗位计划等方式,加强贫困地区医疗卫生人才队伍建设。探索县乡人才一体化管理。根据贫困地区需求,组织开展适宜技术项目推广,依托现有机构建立示范基地,开展分级培训,规范技术应用。接收贫困地区、革命老区、民族地区和边疆地区基层医疗卫生人员到军队医学院校、医疗机构进修学习、联训代培。有针对性地加强中医药适宜技术推广,到2020年使贫困地区每个乡镇卫生院至少有2名医师、每个村卫生室至少有1名乡村医生掌握5项以上中医药适宜技术,为常见病、多发病患者提供简便验廉的中医药服务。充分发挥国家临床医学研究中心和协同研究网络的作用,构建推广培训服务平台,提高基层医疗卫生人员的技术水平。各地要制定政策措施,鼓励优秀卫生人才到贫困地区服务;探索基层卫生人才激励机制,对长期在贫困地区基层工作的卫生技术人员在职称晋升、教育培训、薪酬待遇等方面给予适当倾斜。

(三)充分动员社会力量

完善鼓励企业、社会组织、公民个人参与健康扶贫工程的政策措施,贡献突出的,在尊重其意愿前提下可给予项目冠名等激励措施。支持各类企业进行社会捐赠、基金会设立专项基金参与健康扶贫工程,按规定落实扶贫捐赠税前扣除、税收减免等优惠政策,鼓励更多社会资本投向贫困地区,加强捐赠资金使用监管。充分发挥协会、学会等社会组织作用,整合社会资本、人才技术等资源,为贫困地区送医、送药、送温暖。搭建政府救助资源、社会组织救助项目与农村贫困人口救治需求对接的信息平台,引导支持慈善组织、企事业单位和爱心人士等为患大病的贫困人口提供慈善救助。

四、组织实施

(一)加强组织领导和考核督查

按照中央统筹、省(自治区、直辖市)负总责、市(地)县抓落实的工作体制,各地要结合贫困地区实际制订具体实施方案,明确时间表、路线图,层层落实责任,精

心组织实施健康扶贫工程。县级政府要承担主体责任,将实施健康扶贫工程作为打赢脱贫攻坚战的重要举措,统筹做好资金安排、政策衔接、项目落地、人力调配、推进实施等工作,确保政策落实到位。各地要将健康扶贫工程纳入脱贫攻坚工作领导责任制和贫困地区政府目标考核管理,作为重要考核内容,细化职责分工,明确任务要求,对实施情况定期检查督促。

(二)明确部门职责。国家卫生计生委、国务院扶贫办负责统筹协调、督促落实健康扶贫工程实施工作,制订具体方案和考核办法,定期组织考核评估

国家卫生计生委、国家中医药管理局、中央军委政治工作部、中央军委后勤保障部负责协调落实全国三级医院与连片特困地区县和国家扶贫开发工作重点县县级医院对口帮扶任务,将对口支援任务落实情况作为三级医院绩效考核的重要内容。国务院扶贫办、民政部、中国残联会同国家卫生计生委负责开展农村贫困人口因病致贫、因病返贫情况核实核准工作。国家发展改革委负责将健康扶贫工程有关内容纳入国民经济和社会发展总体规划,加大贫困地区卫生计生基础设施建设支持力度。教育部负责支持贫困地区高等医学教育发展,引导地方教育行政部门落实医疗卫生人才培养任务。科技部负责加强以国家临床医学研究中心为核心的转化推广体系建设,大力推进先进适宜技术的推广应用。民政部负责制定完善医疗救助政策,全面开展重特大疾病医疗救助工作,提高贫困地区医疗救助水平。财政部根据工作需要和财力可能,通过现行渠道对健康扶贫工程提供资金支持。国家卫生计生委会同人力资源社会保障部负责提出完善贫困地区医疗卫生人才招聘引进的政策意见。环境保护部负责农村环境综合整治。住房城乡建设部负责牵头实施贫困地区农村人居环境改善扶贫行动。水利部负责指导农村饮水安全巩固提升工程实施工作。审计署负责加大对健康

扶贫工程资金投入和使用情况的审计监督力度，跟踪检查健康扶贫相关政策措施落实情况。国务院医改办负责统筹推进贫困地区深化医药卫生体制改革工作。中国残联负责会同国家卫生计生委、民政部开展残疾人基本康复服务，加强残疾人基本康复服务能力建设。中央军委政治工作部、中央军委后勤保障部负责统筹推进军队参与健康扶贫工程相关工作，支援贫困地区医疗卫生服务能力建设。

（三）加强宣传引导

坚持正确舆论导向，开展健康扶贫系列宣传活动，通过新闻报道、事迹报告会、公益广告等形式，宣传健康扶贫工程及各项政策措施取得的进展和成效，宣传广大医疗卫生工作者深入贫困地区为群众解除病痛的生动事迹，营造良好舆论氛围。

（四）鼓励各地因地制宜创新健康扶贫形式和途径

各地要以解决因病致贫、因病返贫问题为重点，结合实际积极探索，统筹配置和使用相关资金、项目，提高使用效率，推动实施健康扶贫工程。通过深化改革，激发实施健康扶贫工程的动力，通过健康扶贫与相关特色产业脱贫、劳务输出脱贫等措施的衔接，形成合力，提高脱贫攻坚实际效果。

附件：重点任务分工及进度安排表

国家卫生计生委
国务院扶贫办
国家发展改革委
教育部
科技部
民政部
财政部
人力资源社会保障部
环境保护部
住房城乡建设部
水利部
国家中医药管理局
中央军委政治工作部
中央军委后勤保障部
中国残联
2016年6月20日

附　　**重点任务分工及进度安排表**

序号	工作任务	负责部门	时间进度
1	制定农村贫困人口重特大疾病医疗救助政策措施	民政部、国务院扶贫办、财政部、国家卫生计生委、中国残联	2016年12月底前完成
2	制定县域内农村贫困人口住院先诊疗后付费实施办法	国家卫生计生委、人力资源社会保障部、民政部	2016年10月底前完成
3	开展农村贫困人口"因病致贫、因病返贫"情况核实核准工作	国务院扶贫办、民政部、中国残联、国家卫生计生委、人力资源社会保障部	2016年7月底前完成
4	制订2016年农村贫困人口大病集中救治方案	国家卫生计生委、人力资源社会保障部、民政部	2016年8月底前完成
5	建立全国三级医院与连片特困地区县和国家扶贫开发工作重点县县级医院一对一帮扶关系	国家卫生计生委、国家中医药管理局、国务院扶贫办、中央军委政治工作部、中央军委后勤保障部	2016年6月底前完成
6	制定健康扶贫工作考核办法	国家卫生计生委、国务院扶贫办	2016年6月底前完成

关于开展国家中医药健康旅游示范区（基地、项目）创建工作的通知

（旅发〔2016〕87号）

各省、自治区、直辖市旅游发展委员会、旅游局、卫生和计划生育委员会、中医药管理局，新疆生产建设兵团旅游局、卫生局：

为深入贯彻落实国务院《关于促进旅游业改革发展的若干意见》《中医药发展战略规划纲要（2016～2030年）》《中医药健康服务发展规划（2015～2020年）》文件精神，加快促进《国务院办公厅关于进一步促进旅游投资和消费的若干意见》和《国家旅游局、国家中医药管理

局关于促进中医药健康旅游发展的指导意见》部署的重点任务，国家旅游局、国家中医药管理局决定联合开展"国家中医药健康旅游示范区（基地、项目）"创建工作，现将有关事项通知如下：

一、目标及意义

用3年左右时间，在全国建成10个国家中医药健康旅游示范区，100个国家中医药健康旅游示范基地，1000个国家中医药健康旅游示范项目。

通过国家中医药健康旅游示范区（基地、项目）建设工作，探索中医药健康旅游发展的新理念和新模式，创新发展体制机制，推广应用互联网技术，在产业化改革创新等方面先行先试，推动旅游业与养老相结合，与中医药健康服务业深度融合，成为特点鲜明、优势明显、综合实力强、具有示范辐射作用和一定影响力的国家中医药健康旅游示范区（基地、项目），全面推动中医药健康旅游快速发展。

二、基本原则

（一）行业指导、统筹协调

国家旅游局和国家中医药管理局负责对中医药健康旅游示范区（基地、项目）建设的宏观指导，联合成立国家中医药健康旅游专家委员会，具体负责中医药健康旅游示范区（基地、项目）有关标准制定、遴选评审、建设验收、业务指导等技术性工作。

（二）政府引导、市场驱动

地方政府通过政策引导对示范区（基地、项目）建设予以积极支持，同时充分发挥市场配置资源的决定性作用，大力培育中医药健康旅游产业。

（三）择优创建、动态管理

地方政府优先选取中医药健康旅游资源及产品有基础、有特色、有优势的地区和项目地开展示范区（基地、项目）的创建工作，强化调研指导、跟踪检查和督促落实。国家旅游局和国家中医药管理局将对示范区（基地、项目）建设实施动态监测，规范管理。

三、组织实施

（一）申报对象

1. 示范区

申报对象原则上为各地市级（含）以下的市（区、县）。

2. 示范基地

申报对象为独立法人机构，如医院、诊所、药店、景区（点）、度假村、宾馆及中药材种养殖基地、中药生产企业、中医药文化宣传机构等。

3. 示范项目

申报对象为独立法人机构（可以若干个联合申报），且能够提供较好的中医药健康旅游的相关产品、产品组合、服务包、线路、主题会议会展、节庆活动等服务内容。

（二）申报条件

1. 示范区

（1）基本条件：当地政府成立中医药健康旅游工作领导协调机构，有持续的经费投入，制订中医药健康旅游专项规划，出台支持中医药健康旅游发展的相关政策措施。

（2）具有若干个特色明显的、有一定规模效益的中医药健康旅游实体组成的区域。

（3）具有良好的生态环境、完善的旅游基础设施和公共服务体系。

（4）中医药健康旅游产品特色突出，具有较强吸引力和国内外市场影响力，形成一定的品牌效应。

（5）中医药健康旅游产业链相对完整，已形成一定市场规模和特色的中医药健康旅游产业集群。

2. 示范基地

（1）基本条件：具有与中医药健康旅游服务相匹配的生态环境、场地、设施、技术、人员、资金和旅游接待能力。

（2）能稳定持续开展中医药健康旅游业务，且特色鲜明，形成规模，具有一定的吸引力。

（3）具有明确的中医药健康旅游发展目标、规划措施以及相关保障措施。

（4）有相对稳定的业务渠道和需求市场，并具有良好的服务品质、社会信誉及经济效益。

3. 示范项目

（1）基本条件：项目牵头申报单位具有项目整合、优化配置及组织能力，项目特色鲜明，具有创新性和可持续性，能在某一领域带动和促进中医药健康旅游事业发展。

（2）能稳定持续开展中医药健康旅游业务，具有一定的吸引力，效益较好。

（3）制订出详细、可行的项目发展规划。

（4）有相对稳定的业务渠道和需求市场，并具有良好的服务品质和社会信誉。

（三）申报及认定程序

1. 自愿申报

由符合条件的地方政府向省级旅游和中医药管理部门提出"示范区"申请，由符合条件的单位机构通过所在地中医局、旅游局逐级提出"示范基地""示范项目"申请。

2. 联合推荐

省级旅游和中医药管理部门择优推荐符合条件、发展潜力大、示范作用强的单位，联合向国家旅游局和国家中医药管理局推荐。每个省份推荐示范区不能超过2个，示范基地不能超过10个。示范项目3年内可以滚动连续申报，不受时间数量限制。

3. 专家评审

专家委员会对各省（区、市）推荐的申报材料进行评审、实地核查，提出评审意见和创建单位建议名单。

4. 审核发布

国家旅游局和国家中医药管理局根据专家评审意见，按照"总量控制、不搞平衡、优中选优"的原则，联合确定国家中医药健康旅游示范区（基地、项目）创建名单并发布。

5. 建设验收

国家中医药健康旅游示范区（基地、项目）创建周期为3年，建设期满，由专家委员会对中医药健康旅游示范区（基地、项目）建设工作进行验收，根据验收结果，认定"国家中医药健康旅游示范区（基地、项目）"。

（四）申报材料

1. 省级旅游和中医药管理部门推荐材料：

（1）省级旅游和中医药管理部门联合推荐意见；

（2）中医药健康旅游示范区（基地、项目）推荐汇总表（附件1）。

2. 主体申报单位（机构）材料：

（1）申报表（按示范区、基地和项目类别分别填报附件2～4对应表格）；

（2）成立的中医药健康旅游工作领导协调机构文件；

（3）出台的促进中医药健康旅游发展的政策和规划；

（4）近3年中医药健康旅游发展情况报告；

（5）组织机构代码证、营业执照复印件（加盖公章）；

（6）法人证书及法定代表人的有效身份证明复印件（加盖公章）；

（7）中医药健康旅游相关证明材料（如协议、合同、认证证书等）；

（8）能反映申报单位开展中医药旅游工作的社会信誉和所处行业地位的证明材料（如荣誉证书、宣传报道等）。

四、有关要求

（一）认真遴选

各省（区、市）旅游和中医药管理部门要加强沟通和协调，严格按照有关要求认真遴选和推荐，于2016年9月15日之前将申报材料纸质及电子版报送国家旅游局、国家中医药管理局（各一式3份）。

（二）积极支持

申报创建国家中医药健康旅游示范区（基地、项目）的地方政府，要制订明确的工作计划和实施方案，出台具体的政策措施，省级旅游和中医药管理部门应对获得国家中医药健康旅游示范基地、示范项目的单位在专项资金、规划编制、人才培训、宣传推广等方面给予大力支持。

（三）加强管理

省级旅游和中医药管理部门要对示范区（基地、项目）建设加强业务指导和监督管理，及时总结有效做法、成功经验及推广模式，发挥示范区（基地、项目）建设的引领和示范作用。

五、联系方式

1. 国家旅游局规划财务司

联系人：规划发展处　宋红梅、倪灵

电话：010-65201440/65201438

传真：010-65201500

邮箱：ghc@cnta.gov.cn

2. 国家中医药管理局国际合作司

联系人：亚美多边处　石姗嫣、金阿宁

电话：010-59957716/59957717

传真：010-59957721

邮箱：jinaning@satcm.gov.cn

附件：略

国家旅游局
国家中医药管理局
2016年7月7日

关于进一步加强医师资格考试管理工作的通知

（国卫医发〔2016〕40号）

各省、自治区、直辖市卫生计生委，中医药管理局：

医师资格考试是《执业医师法》确定的医师准入制度，是医师队伍建设的基础和保障，关系人民群众的健康安全。近年来，各地认真执行法律法规，落实考试管理工作要求，有力保证了医师资格考试的平稳顺利进行。但也有个别地方领导不够重视，组织不够健全，责任不够明确，考务队伍不够稳定，制度落实不到位，保密工作存在隐患。同时，社会上非法"助考"团伙活动日益猖獗，手段形式不断翻新，高科技作弊设备越来越隐蔽精巧，对考试安全构成严重威胁。为确保医师资格考试工作安全、平稳、有序进行，保证考试安全，现提出以下工作要求：

一、加强组织领导，明确责任

按照《执业医师法》和《医师资格考试暂行办法》规定，省级卫生计生行政部门负责辖区内的医师资格考试工作，卫生计生委主任兼任医师资格考试领导小组组长，是医师资格考试的第一责任人，负领导责任。考区主任由卫生计生委分管领导兼任，负管理责任。各省级卫生计生委要将医师资格考试工作作为一项重要工作来抓，要建立健全工作责任制，明确目标任务和相关责任。领导同志要亲自负责考试工作，对重点部位、薄弱环节要亲自过问、亲自部署，并监督落实情况。各级考试工作人员要各司其职、各负其责，做到岗位清楚、任务明确、责任到人，明确各项工作的具体要求和落实措施。要实行问责制，对发生问题的岗位、环节要严格追究相关责任人的责任，造成重大不良影响和严重后果的，还要追究有关负责人的领导责任。

二、健全工作组织，充实队伍

各地医师资格考试领导小组办公室应当设置在卫生计生委医政医管部门，要加强力量配备，统筹协调医师资格考试工作。要推动考试机构专业化建设，选派优秀人员充实考试管理队伍，建立1支专业化程度高、人员相对稳定、工作执行力强的考试管理队伍，逐步形成卫生计生行政部门领导有力、监督到位、考试机构工作规范、执行高效的良好格局。

三、完善制度建设，抓好落实

目前，国家医师资格考试的管理制度已基本健全。各地要根据国家医师资格考试有关法律法规和管理制度规范，结合本地实际情况，进一步完善本地医师资格考试工作方案，细化业务流程。特别是要对有可能发生风险的环节进行深刻剖析，制订工作预案，明确主体责任和监督责任。要加强考试管理人员培训，抓好各项制度落实。

四、强化保密制度，确保安全

安全保密是考试工作的生命线，各地要严格执行2006年原卫生部、国家中医药管理局、国家保密局联合印发的《国家医学统一考试安全保密工作管理办法》（卫办发〔2006〕405号）。一是强化安全保密意识。要持续不断地强化各级考试工作人员的保密意识，做到警钟长鸣、常抓不懈。二是提高安全防范水平。要认真查找工作中存在的薄弱环节，不断总结经验，完善工作流程，细化工作措施，增强科技支撑能力，切实提高安全保密防范水平。三是落实安全保密制度。要严格按照考试各项制度要求，加强对国家医师资格考试考试材料接收、清点、保管、运输、发放、启用、回送以及销毁等每一个工作环节的管理与监控。认真排查考试材料存放地点和考场的安全隐患，加强对备用试卷的监管。四是加强监督检查。要继续对每一个考点派驻巡考组，监督指导考点的各项考务组织实施工作，对安全保密的重点环节和薄弱环节要进行现场监督。

五、精心组织实施，严格管理

医师资格考试考务工作环节多、涉及面广、社会关注度高。一是要选派得力的考务管理人员，选聘有力的监考员、考官队伍，加强安全保密教育和业务培训，严格执考管理。二是选用符合考试要求的考场，按要求配备考试设备和设施。三是严格执行工作制度，按照制度流程要求落实相关考试组织实施。四是加强重点工作和关键环节管理，对报名资格审核、试卷安全保密、考风考纪管理、考试成绩管理等工作部署要细、要实，并进行监督检查。五是及时进行总结完善，对发现的

问题和隐患，要立行立改，及时整改确保考试工作平稳有序。

六、防范违纪违规，严查作弊

考风考纪事关考试的公平公正，必须严格监控，形成震慑。一是坚持雷同提醒。考区对雷同率偏高的考点要增加巡考力量，进行重点监督，对巡考过程中发现的问题要及时指出并采取有效措施进行整改。二是加强技术防范。要选用符合规定的考场作为医师资格考试地点，使用电子监控设备。配备并使用反作弊设备；协调无线电管理部门，加大无线电监测力量。三是提高人防水平。严格执行回避制度，加强对考试全过程的监管，特别是无线通讯工具的监管。四是严查违规违纪。要依照《医师资格考试违纪违规处理规定》，对违规考生、替考者以及参与、组织、纵容考生作弊的工作人员，要依法依规，严肃处理，并以适当方式公布。对发现有《刑法（修正案九）》规定的涉考行为，追究刑事责任。

七、做好舆情监测，加强监督

在医师资格考试期间，各地要落实值班制度。安排专人进行舆情和网络监测，对网络上发现的有害信息和助考信息进行跟踪，并及时报告；对于发现的欺诈、谣言等影响社会稳定的有关信息要追查源头，协调公安部门迅速予以查办。要进一步完善信访接待、投诉举报的制度，妥善处理各类信访举报事件，维护考生合法权益。同时，要完善监督检查工作制度，在考试期间要对考点进行监督检查，要按照国家卫生计生委医考委印发的《医师资格考试工作评估办法》对考点工作开展评估，保证各考点严格执行考试有关规定，防止不良事件发生，对评估不达标的考点要予以撤销或限期整改。

八、加大宣传力度，营造环境

要宣传医师资格考试的重要性和严肃性，营造公平、公正的考试环境。要加强对《医师资格考试违纪违规处理规定》的宣传，认真执行考生诚信承诺制度，提高考生遵纪守法意识，营造诚信光荣、作弊

可耻的考试氛围。将考生不良行为纳入档案管理。加强考试工作人员考试安全保密及工作纪律等教育，提高责任意识和法律意识。要加大对《刑法（修正案九）》涉考有关内容的宣传，提高打击违法犯罪的震慑力度，净化考试工作环境。

九、加强部门协作，联动配合

各地卫生计生行政部门要主动协调当地公安、通信、无线电、工商、保密等部门，在医师资格考试网上信息监测、有害信息阻断、试题安全保卫、维护考场周边秩序、打击无线电通讯工具和团伙舞弊等方面建立联动配合工作机制，加大综合治理和防范打击舞弊行为的力度，维护良好的考试环境。

十、做好应急预案，有效应对

要按照《医师资格考试突发事件应急预案》要求，制订本地区的考试应急预案，要提前与公安、保密、无线电、电力等部门做好沟通协调，对可能出现的突发状况进行预警监测，对突发事件要及时报告，有效处置，将可能的损失和不利影响降到最低。

各地应当认真贯彻落实《执业医师法》《医师资格考试暂行办法》以及本通知的要求，做好医师资格考试各项工作，并将落实情况于每年8月31日前报送国家卫生计生委和国家中医药管理局。我们将对各地工作情况组织开展督导检查。

国家卫生计生委联系人：
医政医管局医疗机构处　韩秋明　贾丹丹
联系电话：010－68792824/68792203
传真：010－68791871
国家中医药管理局联系人：
医政司中西医结合与民族医药处　李素
联系电话：010－59957685
传真：010－59957694

国家卫生计生委
国家中医药管理局
2016年7月26日

关于推进分级诊疗试点工作的通知

(国卫医发〔2016〕45号)

各省、自治区、直辖市卫生计生委、中医药管理局，新疆生产建设兵团卫生局：

为贯彻落实《关于推进分级诊疗制度建设的指导意见》（国办发〔2015〕70号，下称《意见》）、《国务院办公厅关于印发深化医药卫生体制改革2016年重点工作任务的通知》（国办发〔2016〕26号）和《2016年政府工作报告》有关工作要求，在各地申报的基础上，国家卫生计生委和国家中医药管理局确定了北京市等4个直辖市、河北省石家庄市等266个地级市作为试点城市开展分级诊疗试点工作（见附件）。现就推进分级诊疗试点工作提出以下要求：

一、提高认识，加强领导

各省级和试点地市卫生计生行政部门（含中医药管理部门，下同）要充分认识分级诊疗工作的重要性、艰巨性和复杂性，发挥好试点城市"排头兵"作用，强化责任感和使命感，按照《意见》有关工作要求，将分级诊疗制度建设纳入深化医改工作统筹安排，切实加强组织领导。在充分调研与论证的基础上，结合本地医疗实际，制订目标明确、切实可行的试点工作方案，明确目标任务和时间进度，完善管理制度并严格执行，按时、保质完成试点工作任务。

二、试点先行，突出重点

各试点地市卫生计生行政部门要按照《意见》有关工作要求，围绕试点工作方案，制定并落实试点的各项配套政策措施，尽快部署启动试点工作。在全面落实《意见》有关要求的基础上，2016年重点做好以下几项工作：

（一）进一步提升基层服务能力

继续加强基层医疗卫生机构和县级医院能力建设，围绕县外转出率较高的病种，加强适宜技术推广工作，提升县级医院疾病诊疗能力。通过组建医疗联合体、对口支援、医师多点执业等方式，鼓励城市二级以上医院医师到基层医疗卫生机构多点执业，或者定期出诊、巡诊，促进医疗资源向基层和农村流动，提高基层服务能力。提升基层医疗卫生机构中医药服务能力和医疗康复服务能力，加强中医药特色诊疗区建设，推广中医药综合服务模式，充分发挥中医药在常见病、多发病和慢性病防治中的作用。

（二）推进家庭医生签约服务

落实《关于推进家庭医生签约服务的指导意见》（国医改办发〔2016〕1号）有关工作要求，总结推广地方推进家庭医生签约服务的成熟经验，制定关于健全签约服务和管理的政策文件，建立健全全科医生制度。明确签约服务内涵和标准，规范签约服务收费，完善签约服务激励约束机制。签约服务费用由医保基金、基本公共卫生服务经费和签约居民个人分担。

（三）探索组建医疗联合体

各省级和试点地市卫生计生行政部门要统筹规划，通过组建医联体，逐步形成责、权、利清晰的区域协同服务模式，利用远程医疗等信息化手段，促进区域医疗资源共享和纵向流动，完善分级诊疗服务体系。在原有工作基础上，鼓励区域内按照就近、自愿原则组建医联体，避免跨省组建形式，在医联体内部建立责任分担和利益共享机制，充分调动成员单位积极性。在城市，鼓励有条件的地区建立以所有权为基础的资产整合型医联体，也可建立以资源共享、技术协作为重点的医联体。在县域，重点推进以县级医院为龙头，县乡一体化管理的医疗联合体。

（四）科学实施急慢分治

以医联体为载体，日间手术为突破口，根据医联体内各医疗机构功能定位及其医疗服务能力，明确医联体内急慢分治服务流程。

1. 落实医疗机构功能定位。城市三级医院主要提供急危重症和疑难复杂疾病的诊疗服务；城市二级医院主要接收三级医院转诊的急性病恢复期患者、术后恢复期患者及危重症稳定期患者；三级中医医院主要是充分利用中医药技术方法和现代科学技术，提供急危重症、疑难复杂疾病的中医诊疗服务和中医优势病种的中医门诊诊疗服务；二级中医医院主要是充分利用中医药技术方法和现代科学技术，提供区域内常见病、多发病、慢性病的中医诊疗，危急重症患者的抢救，疑难复杂疾病向上转诊服务；慢性病医疗机构为诊断明确、病情稳定的慢性病患者、康复期患者、老年病患者、晚期肿瘤患者等提供治疗、康复、护理服务。

2. 建立医联体内医疗机构分工协作机制。超出医疗机构诊疗能力的患者，就近转至医联体内上级医院；对于诊断明确、病情稳定的慢性病患者、康复期患者转至下级医疗机构，为患者提供连续性诊疗服务。有条件的地区，在医联体内建立患者转诊中心，负责协调安排患者双向转诊服务。对基层中医药服务体系不健全、能力较弱的地区，要区别对待中医医院，将中医医院中医门诊诊疗服务纳入首诊范围，充分发挥中医医院的服务能力，满足人民群众首诊看中医的需求。

3. 逐步推进日间手术。以医联体为切入点，在三级医院及其协作关系的二级医院和基层医疗卫生机构间逐步推进分工合作的日间手术模式。三级医院逐步推行日间手术，优化诊疗服务流程，提高医疗服务效率，在保障医疗质量与安全的前提下，为患者提供高效的日间手术服务，将术后稳定康复患者转往二级医院和基层医疗卫生机构，建立术后患者随访制度，指导下级医疗机构做好患者术后康复，并为基层医疗卫生机构开通日间手术绿色通道。

（五）加快推进医疗卫生信息化建设，促进区域医疗资源共享

加快建设区域性医疗卫生信息平台，逐步实现电子健康档案和电子病历的连续记录以及不同级别、不同类别医疗机构之间的信息共享。利用远程医疗等信息化手段促进医疗资源纵向流动，提高优质医疗资源可及性和医疗服务整体效率。发展基于互联网的医疗卫生服务，充分发挥互联网、大数据等信息技术手段在分级诊疗中的作用。探索设置医学影像诊断中心、医学检验实验室等独立医疗机构，实现区域资源共享。

（六）加强部门协调，完善配套政策

各省级和试点地市卫生计生行政部门要加强与发展改革（价格）、财政、人力资源社会保障等相关部门的沟通与协作，创新体制机制，完善配套政策，统筹协调推进，为推进分级诊疗制度建设创造条件。

进一步完善医药价格政策，落实分级定价措施。完善医保支付政策，推进医保支付方式改革，完善绩效工资分配机制。落实财政补助政策。通过分级诊疗试点，形成更多可复制、可推广的有益经验。

三、加强考核，及时总结

各省级和试点地市卫生计生行政部门要建立试点效果评估机制和绩效考核方法，认真落实责任制和问责制。建立重点工作跟踪和督导制度，对试点工作任务设置年度量化指标，强化政策指导，定期对辖区内试点工作开展情况进行督导检查。认真组织开展基线调查，为今后开展试点评估工作提供基线数据。建立分级诊疗试点工作数据信息定期报送制度，加强对试点情况的监测，收集有关数据，利用信息化手段开展数据分析工作。及时掌握试点工作进展情况，总结推广有益经验。

要加强交流学习，充分借鉴其他试点地区成熟经验，创新思路，不断推进。各试点地市卫生计生行政部门制订试点工作方案时，可以参考借鉴上海市在居民自愿选择社区卫生服务中心家庭医生签约的基础上，再选择1家区级医疗机构、1家市级医疗机构进行签约，形成"1＋1＋1"的签约医疗机构组合，以60岁以上老年人为主体，以自愿签约为原则，以优质服务为基础，渐进式推进建立分级诊疗制度。厦门市以高血压、糖尿病为突破口，组建由专科医师、全科医生和健康管理师组成的团队，以"三师共管"为纽带实现大医院和社区医院的衔接。江苏省通过组建医疗联合体，在其内部实行资源共享、信息互联、人员调配、同质服务。杭州市以家庭医生签约为主推进分级诊疗工作。

四、加强宣传，舆论引导

各省级和试点地市卫生计生行

政部门要加强宣传教育，开展针对行政管理人员和医务人员的相关培训，把建立分级诊疗制度作为履行社会责任、促进事业发展的必然要求，增强主动性，提高积极性。充分发挥媒体作用，加强对基层医疗卫生机构服务能力提升和分级诊疗工作的宣传，争取社会各界和广大人民群众对分级诊疗制度的认可与支持。广泛宣传疾病防治知识，促进患者树立科学就医理念，就近、优先选择基层医疗卫生机构就诊。

请各试点地市卫生计生行政部门于2016年9月15日之前印发试点工作方案，并启动试点工作。请各省级卫生计生行政部门收集汇总辖区内试点地市正式印发的试点工作方案，并于2016年9月30日之前报送国家卫生计生委和国家中医药管理局备案。

各省级卫生计生行政部门按月汇总辖区内试点工作情况，并于下一月15日之前将每月工作进展情况报送国家卫生计生委医政医管局。国家卫生计生委将适时组织对各地分级诊疗试点工作开展情况进行督导检查，按照《意见》所附《分级诊疗试点工作考核评价标准》进行逐条考核。

国家卫生计生委联系人：医政医管局　胡瑞荣、王毅

电话：010－68791887/68791886

传真：010－68792963

邮箱：bmaylzyc@163.com

国家中医药管理局联系人：医政司　孟庆彬

电话：010－59957680

传真：010－59957684

邮箱：yizhengsiyichu@126.com

附件：分级诊疗试点城市名单

国家卫生计生委
国家中医药管理局
2016年8月19日

附   分级诊疗试点城市名单

序号	省份	市
1	北京市（1个）	北京市
2	天津市（1个）	天津市
3	河北省（8个）	石家庄市
4		张家口市
5		唐山市
6		廊坊市
7		沧州市
8		衡水市
9		邢台市
10		邯郸市
11	山西省（8个）	太原市
12		大同市
13		阳泉市
14		长治市
15		朔州市
16		晋中市
17		忻州市
18		运城市
19	内蒙古自治区（8个）	呼和浩特市
20		包头市
21		兴安盟
22		通辽市
23		乌兰察布市
24		鄂尔多斯市
25		乌海市
26		锡林郭勒盟

（续表）

序号	省份	市
27	辽宁省（11个）	沈阳市
28		大连市
29		鞍山市
30		抚顺市
31		本溪市
32		丹东市
33		锦州市
34		营口市
35		辽阳市
36		朝阳市
37		盘锦市
38	吉林省（7个）	长春市
39		吉林市
40		四平市
41		通化市
42		松原市
43		白城市
44		延边朝鲜族自治州
45	黑龙江省（10个）	齐齐哈尔市
46		牡丹江市
47		鸡西市
48		双鸭山市
49		伊春市
50		七台河市
51		鹤岗市
52		黑河市
53		绥化市
54		大兴安岭地区行政公署
55	上海市（1个）	上海市
56	江苏省（13个）	南京市
57		无锡市
58		徐州市
59		常州市
60		苏州市
61		南通市
62		连云港市

（续表）

序号	省份	市
63	江苏省（13 个）	淮安市
64		盐城市
65		扬州市
66		镇江市
67		泰州市
68		宿迁市
69	浙江省（11 个）	杭州市
70		宁波市
71		温州市
72		湖州市
73		嘉兴市
74		绍兴市
75		金华市
76		衢州市
77		舟山市
78		台州市
79		丽水市
80	安徽省（16 个）	合肥市
81		淮北市
82		亳州市
83		宿州市
84		蚌埠市
85		阜阳市
86		淮南市
87		滁州市
88		六安市
89		马鞍山市
90		芜湖市
91		宣城市
92		铜陵市
93		池州市
94		安庆市
95		黄山市

（续表）

（续表）

序号	省份	市
96	福建省（9个）	福州市
97		厦门市
98		漳州市
99		泉州市
100		三明市
101		莆田市
102		南平市
103		龙岩市
104		宁德市
105	江西省（7个）	九江市
106		景德镇市
107		萍乡市
108		新余市
109		上饶市
110		鹰潭市
111		宜春市
112	山东省（14个）	济南市
113		青岛市
114		淄博市
115		枣庄市
116		东营市
117		烟台市
118		潍坊市
119		济宁市
120		泰安市
121		威海市
122		日照市
123		莱芜市
124		临沂市
125		滨州市

（续表）

序号	省份	市
126	河南省（11 个）	郑州市
127		洛阳市
128		平顶山市
129		鹤壁市
130		新乡市
131		焦作市
132		濮阳市
133		漯河市
134		三门峡市
135		周口市
136		驻马店市
137	湖北省（10 个）	武汉市
138		黄石市
139		襄阳市
140		荆州市
141		宜昌市
142		黄冈市
143		鄂州市
144		十堰市
145		孝感市
146		荆门市
147	湖南省（14 个）	长沙市
148		株洲市
149		湘潭市
150		衡阳市
151		益阳市
152		常德市
153		岳阳市
154		邵阳市
155		郴州市
156		娄底市
157		永州市
158		怀化市
159		张家界市
160		湘西土家族苗族自治州

（续表）

序号	省份	市
161	广东省（19个）	广州市
162		深圳市
163		珠海市
164		汕头市
165		佛山市
166		韶关市
167		梅州市
168		惠州市
169		汕尾市
170		东莞市
171		中山市
172		江门市
173		阳江市
174		湛江市
175		茂名市
176		肇庆市
177		清远市
178		潮州市
179		揭阳市
180	广西壮族自治区（10个）	南宁市
181		柳州市
182		桂林市
183		梧州市
184		北海市
185		防城港市
186		玉林市
187		百色市
188		河池市
189		崇左市
190	海南省（3个）	海口市
191		三亚市
192		儋州市
193	重庆市（1个）	重庆市

（续表）

序号	省份	市
194	四川省（21 个）	成都市
195		自贡市
196		攀枝花市
197		泸州市
198		德阳市
199		绵阳市
200		广元市
201		遂宁市
202		内江市
203		乐山市
204		南充市
205		宜宾市
206		广安市
207		达州市
208		巴中市
209		雅安市
210		眉山市
211		资阳市
212		阿坝藏族羌族自治州
213		甘孜藏族自治州
214		凉山彝族自治州
215	贵州省（7 个）	贵阳市
216		遵义市
217		六盘水市
218		安顺市
219		铜仁市
220		黔东南苗族侗族自治州
221		黔南布依族苗族自治州
222	云南省（8 个）	昆明市
223		曲靖市
224		玉溪市
225		楚雄彝族自治州
226		红河哈尼族彝族自治州
227		普洱市
228		大理白族自治州
229		保山市

（续表）

序号	省份	市
230	西藏自治区（1个）	拉萨市
231	陕西省（10个）	西安市
232		宝鸡市
233		咸阳市
234		铜川市
235		渭南市
236		延安市
237		榆林市
238		汉中市
239		安康市
240		商洛市
241	甘肃省（9个）	兰州市
242		天水市
243		武威市
244		金昌市
245		酒泉市
246		张掖市
247		庆阳市
248		白银市
249		定西市
250	青海省（8个）	西宁市
251		海东市
252		海南藏族自治州
253		海北藏族自治州
254		海西蒙古族藏族自治州
255		黄南藏族自治州
256		果洛藏族自治州
257		玉树藏族自治州
258	宁夏回族自治区（5个）	银川市
259		石嘴山市
260		吴忠市
261		固原市
262		中卫市

（续表）

序号	省份	市
263		伊犁哈萨克自治州
264		克拉玛依市
265		博尔塔拉蒙古自治州
266	新疆维吾尔自治区（8个）	昌吉回族自治州
267		乌鲁木齐市
268		哈密市
269		吐鲁番市
270		喀什地区

关于印发《民族医药"十三五"科技发展规划纲要》的通知

（国中医药科技发〔2016〕27号）

各省、自治区、直辖市有关部门，各有关单位：

为促进民族医药传承创新，提升民族医药科技对医疗保健、产业进步和经济社会发展的支撑服务能力，根据《国家中长期科技发展规划纲要（2006～2020年）》《中医药创新发展规划纲要（2006～2020年）》《国务院关于扶持和促进中医药事业发展的若干意见》《中医药发展战略规划纲要（2016～2030年）》和《"十三五"国家科技创新规划》，国家中医药管理局和国家民委共同制定了《民族医药"十三五"科技发展规划纲要》，现印发给你们，请结合本部门、本地区的实际情况贯彻落实。

特此通知。

附件：民族医药"十三五"科技发展规划纲要

国家中医药管理局
国家民委
2016年8月22日

附件　　民族医药"十三五"科技发展规划纲要

为促进民族医药传承创新，提升民族医药科技对医疗保健、产业进步和经济社会发展的支撑服务能力，根据《国家中长期科技发展规划纲要（2006～2020年）》《中医药创新发展规划纲要（2006～2020年）》《国务院关于扶持和促进中医药事业发展的若干意见》《中医药发展战略规划纲要（2016～2030年）》和《"十三五"国家科技创新规划》，制定本纲要。

一、重要意义

民族医药是中华民族传统医药学宝库的重要组成部分，具有鲜明的民族地域文化特色、医药保健理论知识和药用资源特色，不仅在历史上为各族人民的健康维护与民族繁衍昌盛做出了重要贡献，在民族地区现代医疗卫生体系中仍发挥着不可替代的作用，对于促进民族地区公共服务均等化，对于保障人民健康、传承民族文化、维护团结稳定、促进民族繁荣和经济社会全面发展具有重要意义。

民族医药的抢救、保护、传承和发展必须依靠科技进步。大力发展民族医药科技，是贯彻落实创新驱动发展国家战略和大力推进"一带一路"建设的客观需要，是丰富我国原始创新资源、提升医药科技原始创新能力的重要内容，是提高民族医药医疗健康服务能力和水平、提升民族医药产业核心竞争力、推动民族医药可持续发展的重要保障，对于在我国深化医改工作中进一步发挥民族医药作用、建设"健康中国"以及维护我国药用资源与生态安全具有重要意义。

二、发展现状与挑战

"十一五"以来，民族医药科技工作取得了长足进步，传承研究取得显著成效，部分民族医药文献得到比较系统地挖掘整理，一批民族医药名老专家诊疗经验与医技医法得到研究和传承；临床研究形成部分规范的诊疗标准、诊疗方案和技术方法，取得一些临床疗效评价证据；通过全国第四次中药资源普查试点工作，取得一些民族药资源的初步数据；组织民族药新药研发与关键技术研究，形成一批民族药特色炮制技术规范与制备工艺规范，初步探索了民族药安全性、有效性相关物质基础；培养了一批相对稳定的民族医药科研机构与人才队伍，建成一批重要科研平台，科研条件与基础得到显著改善。

与此同时，民族医药总体上仍处于起步阶段，存在很多制约发展的重要挑战，传承与保护研究急需加强，理论体系尚需进一步深化与提升；民族医药治疗有优势和特色的诊疗技术与诊疗方案优化与评价不足；民族医药需求日益增加与资源不断减少的矛盾突出；民族医药的安全性、稳定性、临床疗效、质量标准与作用机理的科学基础薄弱，成果转化率低，对民族药特色炮制加工技术与制备工艺传承不足；民族医药科技人才队伍薄弱，科技平台较少，水平有待提升。

三、指导思想、发展思路与目标

（一）指导思想

认真贯彻落实党的十八大和十八届三中、四中、五中全会和全国科技创新大会精神，深入实施创新驱动发展战略，坚持为人民群众提供优质医疗健康服务的宗旨，坚持创新、协调、绿色、开放、共享发展理念，把握科技创新支撑民族医药服务于临床、产业和经济社会发展的目标，紧紧抓住国家深化医药卫生体制改革、发展健康服务业和实施"一带一路"建设的战略机遇，遵循民族医药特点与发展规律，继承发扬民族医药特色与优势，借鉴利用现代科学技术方法，推动民族医药科技进步，提升民族医药对人民健康的服务能力和对经济社会发展的贡献度。

（二）发展思路

遵循"抢救传承，支撑创新，夯实基础，重点突破"的原则，针对民族医药发展的重大科技问题，借鉴利用现代科学技术、研究方法与既往发展成果、经验，鼓励资源整合、协同创新，立足民族医药科技发展现状与规律，强化战略导向，有重点、分步骤地推动民族医药科技工作，加强民族医药传承、保护与理论研究，加强符合民族医药特点和规律的评价与标准化体系建设，加强民族药资源可持续发展与产业关键共性技术研究，以知识创新完善发展民族医药理论体系，以技术创新提升民族医药临床服务能力和产业竞争力。

（三）发展目标

到 2020 年，民族医药得到全面传承保护，古籍文献得到系统发掘整理并完成民族医药古籍文献总目，名老专家学术经验与医技医法得到传承，民族医药理论研究取得一定进展，科学内涵进一步丰富；民族医药医疗保健服务能力得到进一步提升，民族医药具有诊疗优势和特色病种的诊疗水平显著提高，民族医药评价与标准化体系建设取得明显进步；民族药资源可持续发展利用相关技术研究取得较大进展，构建民族药资源数据库，民族药产业核心竞争力及产业化水平得到较大提升；民族医药科技人才队伍结构和科研条件明显改善，民族医药科技创新能力和支撑服务能力显著提升，国际合作交流取得较大进展。

四、重点任务

（一）民族医药传承保护与理论研究

以继承发展民族医药特色与优势为目标，加大继承挖掘力度，开展民族医药名老专家学术经验技术的传承研究、民族医药文献抢救性发掘整理与系统研究以及民族医药理论研究，推动民族医药继承与发展。

专栏一

> 民族医药名老专家学术经验技术的传承研究。对民族医药名老专家的学术思想、临床经验、特色医技医术进行挖掘与传承研究，拓展传承范围，建立传承工作室，构建民族医传承模式和传承数据平台。

民族医药文献抢救性发掘整理与系统研究。对民族医药知识和经验，开展抢救性发掘、整理和评价研究；对前期已开展文献整理、理论体系较完善的民族医药的经典文献开展系统的文献学研究，促进其成果转化应用；丰富和构建民族医药文献数据库；加强民族医药文化传承研究。

民族医药理论研究。重点针对理论体系较系统完整或具有古籍文献记载的民族医药，在医药文献与名老专家经验技术发掘整理的基础上，结合临床实践，以民族医治疗有优势或特色的病种相关理论、民族药特色用药理论与方法等为重点，推动民族医药理论整理与提升。

"一带一路"周边国家民族医药合作研究。发挥我国民族医药与东盟、南亚、中亚等区域传统医学在医学理论上相通、治疗手段相似、药用品种共用等优势，开展与"一带一路"周边国家民族医药与传统医学之间的基础理论、特色疗法、药物应用等合作研究、学术交流与健康服务推广，提升我国民族医药的国际影响力。

（二）民族医药医疗保健服务能力提升关键技术研究

以提高临床疗效为目标，围绕民族医药治疗有优势或特色的重大疾病、慢性病、地方病、常见病和传染病等病种开展名词术语规范化、诊疗方案优化及规范化、特色诊疗和养生保健康复技术挖掘整理与规范化、临床疗效评价、方药评价、民族医药特色诊疗器械研发以及适宜特色诊疗技术整理推广等研究，提升民族医药临床疗效与服务能力，推动临床医疗规范化研究。

专栏二

> 民族医药名词术语规范化研究。以医药理论体系较完整、医疗体系较为健全、使用人群广泛的民族医药为对象，开展系统的名词术语整理与规范化研究，形成规范标准。

民族地区常见病、多发病的基础与临床研究。以民族医药治疗有优势或特色的民族地区常见病、多发病为研究对象，进行人群与药物的流行病学调查，开展民族医药临床诊疗方案和医技医术、用药特点的发掘整理和疗效评价研究，为民族医药有关临床规范标准的制定与民族药的开发利用提供依据。

民族医药治疗有优势或特色的病种综合诊疗方案的规范化研究与评价研究。以民族医药具有治疗优势或特色的病种为对象，开展符合民族医药特色的诊疗方案优化与规范化的探索研究，形成疗效确切、规范实用、便于推广的综合诊疗方案或临床诊疗指南、路径和标准；开展民族医药临床疗效评价研究，为民族医药临床应用的安全有效提供科学依据，探索建立科学客观的、符合民族医药特色规律的临床评价方法与评价标准。

民族医药特色诊疗和养生保健康复技术的规范化研究与评价研究。以临床疗效显著、简便适宜、使用范围较广的民族医药特色诊疗技术与养生保健康复技术为重点进行挖掘整理，系统开展古籍文献、医药理论、关键技术要素、临床评价及基础研究，制定相关技术规范及评价标准体系，提高其安全性与有效性，促进技术的推广使用。

基于民族医药理论的现代化特色诊疗仪器设备研发。在遵循民族医药理论或经验、保持民族医药特色的前提下，选择民族医药临床诊疗中亟需创新研发、功能改进的仪器设备进行研究，形成一批具有自主知识产权、可以产业化生产和应用于临床实践的民族医药诊疗仪器设备，制定操作技术规范。

（三）民族药资源可持续发展研究

以促进民族药资源可持续发展为目标，组织民族药品种整理与质量标准研究，继续开展民族药资源调查和资源信息库建设，构建民族药种质资源库，开展民族药种质资源评价、民族药材繁育与生产加工技术研究，为民族药资源的科学管理、合理保护与利用提供支撑，促进民族药生产模式转变、技术进步与产业发展。

专栏三

民族药品种整理与质量标准研究。以民族药常用大宗特色药材品种和民族药经典成药制剂主要生产原料品种为重点，开展基于资源、本草考证、使用现状调查、药效物质基础和生物活性评价的品种整理与质量标准研究，形成民族药品种整理与质量评价技术规范，编制形成《民族药规范应用指南》，为构建民族药质量标准体系、保障临床用药准确安全有效、规范民族药成药制剂生产投料和加强药品市场监管提供支撑。

民族药资源调查与资源信息库建设。结合全国中药资源普查工作，开展民族药资源物种、分布、使用现状等调查，丰富我国药用资源；结合应用数据库与网络技术，开展民族药资源普查数据、文献、标本信息的标准化和规范化描述，构建民族药资源数据库和信息网络化共享平台，编制《民族药资源濒危物种红皮书》，为民族药资源的合理保护、综合利用和科学管理提供支撑。

民族药种质资源库构建及种质评价技术研究。以民族药特色、常用、珍稀、濒危品种为重点，收集种子等繁殖材料，建立民族药常用品种种质资源库及其共享机制；开展种质保存技术、种质评价及种子生物学特性等研究，建立种质资源保存技术与评价技术规范，为民族药种质资源保护、资源再生奠定基础。

民族药材繁育与生产加工技术研究。以民族药成药制剂大品

种原料药材及临床常用、濒危药材品种为对象，开展野生品种人工驯化、规模繁育、规范化种植及产地加工等关键技术研究，探索建立民族药材规范化种植生产模式及其示范基地，保障民族药资源的可持续利用。

（四）民族药产业发展关键共性技术研究

以提升民族药临床疗效、保障用药质量与安全为目标，开展特色炮制技术规范化研究、民族药医院制剂技术提升、民族药新药创制与保健品研发、民族药成药大品种上市后再评价、制药工程关键共性技术与现代制药装备的研发与应用等产业发展关键共性技术研究，促进民族药产业技术进步与市场竞争力提升。

专栏四

民族药炮制加工技术规范化研究。以具有特殊炮制要求和用药特色的民族药品种为重点，开展特色炮制技术整理，基于化学成分、药效学、毒理学等的炮制减毒与增效机理、安全性评价、技术标准、工艺优化与规范化等内容的系统研究，阐明炮制科学原理，形成相关技术规范与质量标准。

民族药医院制剂技术提升。在保持民族药医院制剂特色的基础上，以临床常用、疗效确切的民族药医院制剂为对象，开展剂型改造、制药工艺技术改进、质量标准及其控制技术研究，以提高其安全性、有效性和质量稳定可控。

民族药新药与保健品等相关产品创制研究。以治疗民族地区常见多发病、慢性病具有临床优势和养生调理特色、具有长期应用历史的民族医药传统经典制剂、医院制剂为重点，开展民族药新药、保健品等相关产品研发。

民族药成药上市后再评价、制药工程关键共性技术及装备研发。选择具有市场潜力、市场占有率高的民族药成药大品种，以临床疗效为导向，开展上市后再评价示范研究、制药工艺技术改进研究及配套制药装备研发与产业化转化，推动民族药产业制药技术水平提升。

五、保障措施

（一）加强领导，完善扶持发展政策环境

各级政府相关部门要高度重视民族医药科技发展工作，结合本地区民族医药科技发展现状与需求，加强政策研究与统筹协调，制定鼓励民族医药科技发展的政策措施，创造良好的发展环境。

（二）加大支持，探索建立经费保障机制

加大对民族医药科技投入的力度，落实政府对民族医药事业投入倾斜政策；推动纳入国家重点研发计划，优化科技资源配置；建立健全多形式、多元化的投入机制，调动地方和社会资本的积极性，共同推动民族医药科技发展。

（三）夯实基础，推动科技创新能力提升

加强民族医药临床研究基地、重点研究室、重点实验室和协同创新中心等科研条件平台建设；继续加强民族医药院校教育，加强民族医药重点学科和重点专科建设；加强科技人才队伍培养，着重培育一批继承人及领军人才；加大对民族地区人才培养的对口支援力度，探

索建立民族医药人才培养专项基金；加强民族医药科技成果转化应用与知识产权保护研究；加强民族医药科技国际合作与交流平台建设。

（四）整合资源，促进民族医药协同创新

扶持和鼓励民族地区牵头组织民族医药科技项目，鼓励民族医药与相关领域的优势科技资源整合、合作，鼓励建立民族医药产学研科技联盟，鼓励多学科融合与协同创新。

（五）部门联动，推动民族医药科技发展

加强部门间沟通协调，探索建立民族医药科技协调联席会议制度，促进与相关科技计划的衔接与实施，充分发挥学会与行业组织作用，协同推进民族医药科技发展。

关于全面推进卫生与健康科技创新的指导意见

（国卫科教发〔2016〕50号）

各省、自治区、直辖市卫生计生委、科技厅（委、局）、食品药品监管局、中医药管理局、新疆生产建设兵团卫生局、人口计生委、科技局、食品药品监管局，军队有关卫生部门：

根据党中央、国务院关于加快实施创新驱动发展战略、建设创新型国家和推进健康中国建设的要求，为深入贯彻落实《中共中央、国务院关于深化体制机制改革加快实施创新驱动发展战略的若干意见》（中发〔2015〕8号）、《国家创新驱动发展战略纲要》（中发〔2016〕4号）、《健康中国2030规划纲要》《"十三五"国家科技创新规划》（国发〔2016〕43号）和《中医药发展战略规划纲要（2016～2030年）》等一系列重大决策部署，加快形成满足需求、协同高效的卫生与健康科技创新体系，显著增强科技对推进"健康中国"建设的引领和支撑能力，全面推进卫生与健康科技创新，现提出如下意见。

一、总体思路、基本原则和主要目标

（一）总体思路

没有全民健康，就没有全面小康，提升13亿多人民的健康水平和实现"健康中国"建设目标需要科技创新的引领和支撑。让人民享有更好的医疗卫生服务、更放心的食品药品，解决重大疾病防控、生殖健康、食品药品安全、营养与健康、人口老龄化等重大民生问题，离不开科技创新；打破重要专利药物市场被国外垄断、高端医疗装备主要依赖进口的局面，从根本上缓解看病贵，迫切需要科技创新；在生命科学和生物医药技术等前沿领域实现新突破，满足国家战略布局需求，根本在于科技创新。卫生与健康领域的科技创新是建设创新型国家的重要内容，是引领卫生与健康事业发展的原动力，是促进健康产业发展的关键举措。

我国卫生与健康科技的某些重要领域已跻身世界先进行列，一些

前沿方向开始进入并行、领跑新阶段，但卫生与健康科技创新的整体能力和发展水平与满足人民群众健康及国家战略需求相比仍有不小差距。卫生与健康科技创新必须面向"健康中国"建设、面向卫生与健康事业改革发展重大需求、面向生物医药科技前沿，以保障人民健康、促进健康产业发展为目的，遵循卫生与健康科技创新规律，推进科技创新和卫生与健康工作全面融合，以加快构建体现中国特色和行业特点的协同高效科技创新体系、发挥科技创新人才的关键作用、促进科技成果转移转化、改革完善卫生与健康科技创新体制机制等为重点，着力提升自主创新能力、着力激发创新创业活力、着力推动成果转移转化应用、着力营造创新环境，引领和支撑"健康中国"目标的实现。

（二）基本原则

——服务需求。坚持问题导向，围绕"健康中国"建设和深化医改需求，将全方位、全周期保障人民

健康作为科技创新的出发点和落脚点，推动科技创新和卫生与健康事业全面融合，立足解决保障人民健康、促进健康产业发展的关键科技问题，加强新技术、新产品研发与转移转化，全面增强自主创新能力。

——人才为先。将人才作为科技创新的第一资源，落实人才优先发展战略，改革人才培养使用机制，注重强化激励机制，充分体现智力劳动价值，着力激发和调动科技创新人才的活力和潜能。

——协同开放。大力推动"医研企"等多种形式的协同创新，鼓励多机构联合和跨学科融合；构建开放创新平台，加强科技资源开放共享；主动融入全球创新网络，最大限度用好全球创新资源，深化国际交流合作；大力推进中医药走向世界，发挥国际引领作用。

——深化改革。遵循科学研究的探索发现规律，强化技术创新市场导向机制，营造良好创新氛围和环境；加快政府职能转变，坚持"放管服"结合，破除阻碍科技创新的体制机制，建设激励创新与成果转移转化的良好政策环境。

（三）主要目标

到2020年，卫生与健康科技创新在国家科技创新体系诸领域中位居前列，中国特色的卫生与健康科技创新体系的整体效能显著提升，科技实力和创新能力大幅跃升，有力支撑"健康中国"建设目标的实现。

——创新体系更加协同高效。适应创新驱动发展战略要求、符合科技创新规律和行业特点、协同高效的卫生与健康科技创新体系不断完善，结构合理、素质优良的高水平科技创新人才队伍不断壮大，运行高效的科技成果转移转化体系基本形成。

——自主创新能力大幅提升。重大疾病防治和健康保障技术、创新药物和高端医疗设备研发等重点领域的科技创新能力大幅度提高，在精准医学、新药创制、健康保障等若干领域突破关键技术并形成独特优势，整体水平由跟跑为主向并行、领跑为主转变，国际竞争力不断增强。

——支撑引领作用显著增强。在创新型国家建设中的地位作用更加凸显，在"健康中国"建设和深化医改中的核心引领和支撑作用更加突出，在促进健康产业发展和优质医疗卫生资源普惠共享、提高人民健康水平等方面的贡献度显著提升，科技创新成果更多为人民共享。

——创新环境更加优化。激励科技创新的制度和政策体系基本健全，知识产权保护更加严格，科技创新管理和治理能力明显提高，科研院所管理体制与发展机制更加科学，创新创业的文化氛围更加浓厚。

到2030年，卫生与健康科技创新体系更加完备，创新能力得到根本提升，对保障人民健康和促进健康中国建设中的引领支撑作用更加突出，卫生与健康科技创新实力位居世界创新型国家前列。

二、加快建设协同高效的卫生与健康科技创新体系

（一）激发各类创新主体的活力

进一步明确医疗卫生机构、科研院所、高等院校、食品药品检验检测机构、企业等各类创新主体的功能定位，加速构建各类创新主体协同高效的卫生与健康科技创新体系。进一步突出医疗卫生机构创新资源聚集平台的作用，重点开展临床诊疗标准规范、重大产品技术研发及重大疾病防控策略等研究。发挥科研院所和高等院校知识创新主体的作用，高等院校重点加强自由探索的基础研究，科研院所重点加强共性、公益、可持续发展的相关研究，增加公共科技供给。增强企业创新主体地位和主导作用，培育有国际影响力的行业领军企业。坚持共建共享、广泛参与，鼓励医疗卫生机构、科研院所、高等院校、食品药品检验检测机构、企业等采取联合建立研发平台、技术创新联盟等形式，共同开展研究开发、成果应用推广、标准研究制定等，促进多学科融合的医产学研协同。鼓励和引导新型研发机构的发展，大力发展科技中介服务机构，充分发挥科技社团组织的作用，为科技创新提供多种形式的专业化、社会化、规范化服务。

（二）系统布局高水平创新基地平台和重大项目工程

加强卫生与健康科技创新基地和平台建设。瞄准生物医药科技前沿，聚焦重大需求，加强系统整合布局。积极推动卫生与健康领域国家实验室建设，继续加强国家重点实验室、国家转化医学中心、国家技术创新中心、国家临床医学研究中心、委级重点实验室及中医药临床研究基地建设；深化省部合作机制，布局一批特色鲜明的省部共建重点实验室和工程技术中心；加强各类科研基础设施、大型科学仪器装置、科技文献信息资料、生物样本等资源性和数据性平台建设，推进国家人类遗传资源中心建设，加强高等级生物安全实验室网络和国家菌（毒）种保藏中心等建设。

组织实施一批重大项目工程。紧密结合健康中国建设重大需求，积极实施面向2030年"健康保障工程"。继续做好新药创制和传染病防治科技重大专项以及精准医学、重大慢病、生殖健康和出生缺陷防控等重点研发计划重点专项的组织实施，力争启动一批新的国家重点研发计划项目。组织实施中国医学科学院"医学与健康科技创新工程"。围绕地方需求，鼓励地方与国家重大项目工程衔接，支持地方加强项目工程的实施。

（三）加强临床医学研究体系与能力建设

全面加强临床医学研究。依托国家临床医学研究中心和协同研究网络，充分发挥医疗机构在需求提出、研究组织、成果转化应用和人才培养中的核心作用。组织多中心临床研究、协作攻关研究和临床药学人才培养基地建设；定期开展重要疾病本底流行病学研究，为重大疾病防治研究提供依据。加强诊疗规范技术标准研究，成为国际规范和指南的依据。选择创新药物及疗效确切的重大产品技术联合协同攻关，在部分应用关键技术上形成突破。积极推进药物临床综合评价体系建设。结合临床医学研究中心等创新基地建设,努力打造临床研究创新团队。

加大稳定支持临床研究投入力度。积极争取设立专门面向临床研究的科研计划和项目,探索设立自主创新的临床研究项目。积极支持临床研究基础性工作,采取多种形式稳定支持临床医学多中心研究和大规模队列研究,推动建设开放共享的国家健康医疗大数据中心和规范化生物医学标本库,建立满足临床研究需要的基础性平台。

(四)大力推动中医药科技创新

推进中医药传承与创新。进一步丰富和发展中医理论,组织编纂《中华医藏》,系统继承、整理和挖掘中医药古籍。充分发挥中医药在重大疾病防治领域的优势特色,加强对重大疑难疾病、常见病、多发病、慢性病和传染病的中医药防治研究,重点解决中医药临床难题以及制约中医药疗效发挥和提高的瓶颈问题。健全中医治未病技术与服务体系,提升中医康复服务能力和规范化水平,加强具有自主知识产权的中医医疗器械研发。进一步提升民族医药科技创新能力,加速完善中医药科技成果的评价和转化体系。

推进中药保护和发展。加强中药资源保护和利用。建立中药种质资源保护体系。开展第四次全国中药资源普查,建立覆盖全国中药材主要产区的资源监测网络。促进中药工业转型升级。提高中药资源保障水平和新药研发能力。推动民族医临床医疗规范化与标准化,保障民族药资源与适生生态环境安全、保障临床用药的质量与稳定供给。实施中药标准化行动计划,持续推进中药产业链标准体系建设,加快形成中药标准化支撑服务体系,引领中药产业整体提质增效,切实保障百姓用药安全有效。

(五)构建开放协同的科技创新网络

加强卫生与健康科技资源开放共享。研究制定科技资源开放共享管理办法,加强科研仪器、科研设施、科学数据、科技文献信息资料、生物样本等平台体系建设,整合完善科技资源共享服务平台,着力解决科技资源缺乏整体布局、重复建设和闲置浪费等问题。

大力推动"医研企"协同创新。以技术市场、资本市场和人才市场为纽带,以资源开放共享为手段,加强医疗卫生机构、科研院所、高等院校、食品药品检验检测机构和企业等各类创新主体合作,构建协同创新的体制机制和模式,促进医产学研紧密结合,建设一批具有强大带动力的"医研企"协同科技创新示范基地和团队,发挥引领示范作用。

积极推动区域协同创新。发挥省部共建机制的作用,加强中央和地方、部门之间、军地之间协同联动。发挥区域优势,利用北京、上海等地科技创新中心建设契机,提高区域卫生与健康协同创新能力。鼓励先行先试,推动我国重点区域的卫生与健康创新驱动与产业转型升级。

注重"全链条"协同创新。围绕产业链部署创新链,围绕创新链完善资金链,以加快临床诊疗和疾病防控等应用为导向,统筹推进基础研究、应用研究、产品研发、临床应用与规范化推广、成果转移转化和产业化等环节的"全链条"创新。统筹推进生物医药、医疗器械、医疗技术与服务、食品药品安全、健康医疗大数据以及健康医疗服务管理模式等"全链条"创新。加强多学科交叉,支持技术与产业融合、科技与金融结合。

三、加快培育和集聚高水平创新人才队伍

(六)大力培养和引进高层次科技创新人才

大力培育科技创新领军人才。以国家高层次人才计划、国家重大科技研发平台和科技计划项目为依托,对人才、项目和团队等进行多途径支持,造就一批科技创新领军人才,着力培养一批优秀学科带头人、首席科学家、临床研究领军人才;依托各类"医研企"创新基地,加快培养一批科技成果转移转化领军人才。

积极实施海外高层次人才引进计划。以国家级人才引进项目为载体,广泛吸引留学和海外高层次人才回国(来华)从事创新研究。采取团队引进、核心人才带动引进等方式,对高精尖人才、优秀人才、急需紧缺的特殊人才等不同类型的海外高层次人才,分类开辟专门渠道、实行特殊政策,实现海外高层次人才的精准、快速引进。

(七)着力打造尖子人才和培育青年英才

培养一批科技创新尖子人才。进一步做好"有突出贡献的中青年专家"选拔,打造卫生与健康创新的中坚力量;重点培养一批基础研究型、临床与公共卫生研究型、产业转化型的创新尖子人才。鼓励团队协作,培养一批创新目标明确、结构合理、核心竞争力突出的科技创新骨干团队;积极开展科研能力培训,提高尖子人才的研究规范化水平、研究组织和团队管理能力。

积极培育科技创新青年英才。实施卫生与健康科技创新青年英才培养工程,培养造就一批40岁以下的科技创新青年人才;加大对杰出青年研究人员、优秀医生和公共卫生人员等青年英才的资助力度,积极发现、引导、支持并培育有创新潜力的青年科研人才,使其逐渐成长为创新型尖子人才。推动人才工程项目与各类科技创新基地计划相衔接,建立创新人才培养示范基地;加强大型医疗机构研究型医生和专职科研队伍建设,提升临床研究水平;创新人才教育培养模式,推进复合型人才培养教育改革;强化医教协同,鼓励"医研企"协同人才培养。

(八)培养一支服务创新的专业化科技管理队伍

把科技管理人才培养、使用和激励纳入人才队伍建设总体规划,通过多种途径培养造就一批卫生与健康领域专业化和职业化的科技管理队伍。加大医疗卫生机构、科研

院所、高等院校、食品药品检验检测机构及行政机关科技管理人才的培训力度，造就一批具有国际视野和战略思维，具备较强卫生与健康科技政策研究、综合协调和组织实施能力的科技管理领导人才。创造条件为科技管理人才提供发展空间，造就一批富有创新精神和服务意识、具备较强科技业务管理能力的专业人才，不断提高科技管理水平和服务能力。

（九）完善科技人才管理与服务保障制度

全面落实《关于深化人才发展体制机制改革的意见》，充分发挥用人主体在人才培养、引进和使用中的主导作用，创新医疗卫生事业单位编制管理方式，提升用人单位在人才选拔聘用、职称评定及考核评价等方面的自主性，落实单位用人自主权。健全科技人才流动机制，破除人才流动障碍，允许科研人员依法依规适度兼职兼薪，鼓励和支持人才创新创业，提高行业整体创新活力；建立高层次、急需紧缺人才优先落户制度，完善社会保险关系转移续接办法，为人才流动提供便利条件；探索高层次卫生与健康科技人才协议工资制等分配办法，完善基础研究人才稳定支持机制，加大对临床和公共卫生等科技创新人才的扶持力度。

建立健全专业化、社会化、市场化的人才管理服务体系，积极培育卫生与健康科技领域的各类社会组织和人才中介服务机构，有序承接人才培养、评价、流动、激励等职能。建立卫生与健康科技人才诚信体系和失信惩戒机制。

（十）健全科技人才分类评价激励机制

改进人才评价考核方式。根据创新领域和类型的不同，遵循卫生与健康行业和科技创新活动特点，以科技创新质量、贡献、绩效为导向，科学评价科技成果的科学、技术、经济和社会价值等。基础医学等研究领域以同行评价和科学价值评价为主，突出中长期目标导向，评价重点从成果数量转向质量、原

创价值和学术贡献等，建立以论文质量及发表引用、专利数量为主的评价标准。临床医学、公共卫生等应用研究领域以实现国家目标和社会价值评价为主，注重技术转移和科研成果对诊防治等服务的影响评价，建立以研发能力、实际贡献、转化应用、技术服务、健康改善和产业发展等为导向的评价标准。

改革薪酬和人事分配制度。引导科研院所和医疗卫生机构等非科研编制事业单位建立以增加知识价值为导向、与岗位职责目标相统一的收入分配制度和稳定增长机制，逐步提高科研人员的基本工资保障水平和基础性绩效工资水平；绩效分配改革和职称评定中要注重体现科技创新贡献，向科技创新人才倾斜；制定政策措施，激励科研人员开展公益性研究、提供公益性服务。扩大机构和团队的创新成果使用和处置自主权，提高科研人员成果转化收益比例。

健全"职务发明"奖励制度。坚持长期产权激励与现金奖励并举，探索对科技人员实施股权、期权和分红激励，提高主要发明人收益比例。对于积极参与"医研企"协同创新的机构给予支持鼓励，促进协同创新。

四、积极推动科技成果转移转化和推广应用

（十一）实施卫生与健康科技成果转移转化行动

建设一批卫生与健康科技成果转移转化示范基地。支持医疗卫生机构、高等院校、科研院所、食品药品检验检测机构、骨干医药企业和生物医药高新技术产业园区等联合建立研发机构和科技成果转移转化中心，构建协同研究网络和多种形式的产业技术创新联盟，组织科技人员开展科技成果转移转化。

实施适宜技术推广行动计划。围绕重大疾病防治需求，与扶贫工作相结合，提高基层医疗卫生机构服务能力和水平，制定适宜技术推广目录，建设一批适宜技术推广应用示范基地，实施一批适宜技术示范项目。实施专家服务基层行动计

划、适宜技术项目推广和卫生与健康科技扶贫计划等。

加强科技成果转移转化机构和队伍建设。引导医疗卫生等机构和企业联合建设科技成果转移转化机构；支持医疗卫生等机构建立健全内部成果转移转化机构，设立专门部门，完善内部技术转移功能；引导一批公益类科研院所转制为非营利性科技服务机构，鼓励社会资本或企业参与科技服务机构建设，采取多种形式大力培育和发展卫生与健康科技创新服务、科技成果转化评估评价、知识产权和专利服务等机构；发挥科技社团促进成果转移转化的纽带作用。建设1支专业化的科技成果转移转化队伍，依托有条件的地方和机构建设一批技术转移人才培养基地。

大力加强卫生与健康领域的科学普及工作。积极推进国家科普示范和特色基地建设，大力开展群众性科普活动，利用信息技术手段普及健康生活，提高健康素养。

（十二）建立健全促进科技成果转移转化的制度

推动卫生与健康科技成果的开放共享。研究制定卫生与健康科技成果信息汇交管理办法，建立卫生与健康科技成果转移转化报告制度，推动卫生与健康科技成果的开放共享。依托专业机构建设国家卫生与健康科技成果转移转化和适宜技术推广应用信息平台，加强科技成果转移转化服务工作。建立卫生技术评估体系，制定卫生技术评估实施意见，发展循证医学，加强卫生与健康技术评估。

完善科技成果转移转化激励制度。完善收益分配制度，下放科技成果转移转化收益处置自主权。医疗卫生机构、科研院所、高等院校和食品药品检验检测机构等机构要研究制定科技成果转移转化收益分配的具体办法，为科技成果转移转化提供政策依据。落实国家科技成果转移转化相关法律法规，建立促进科技成果转移转化的绩效考核评价体系和激励政策。建立有利于科技成果转移转化的人事管理制度，

鼓励医疗卫生机构、高等院校、科研院所、食品药品检验检测机构、企业及其他组织开展科技人员交流，支持本单位科技人员以在职创业、离岗创业等方式到企业及其他组织从事科技成果转化活动。健全知识产权保护制度，加强医疗卫生机构、科研院所、高等院校和食品药品检验检测机构等机构的知识产权管理制度建设。规范科技成果转移转化程序，明确科技成果转移转化形式，合理确定转化价格，对科技成果的使用、处置实行公示制度，明确并公开异议处理程序和办法。

五、推动科技创新管理体制机制改革

（十三）改革卫生与健康科技管理体制

改革完善卫生与健康科技管理体制。转变政府职能，合理划分中央和地方、同级政府不同部门的科技管理事权，充分发挥卫生与健康行业主管部门在科技战略规划与政策制定、创新需求凝练、任务组织实施、成果推广应用、监督评估等作用。探索建立中央和地方的卫生与健康科技创新管理联动机制，加强科技管理部门和行业主管部门协同，建立健全卫生与健康科技资源统筹协调管理机制。充分发挥科研项目管理专业机构在科技计划（专项、基金等）具体项目管理中的作用，加强科技计划项目管理。成立国家卫生计生委科技创新专家咨询委员会，建设一批卫生与健康科技创新高端智库，为卫生与健康科技创新提供智力支持。

（十四）大力推进医疗卫生机构等事业单位科技创新

医疗卫生机构等事业单位及人员是国家卫生与健康科技创新体系的重要组成部分，要将医疗卫生机构等非科研编制事业单位及人员的科技创新全面纳入科技创新工作整体布局，科技创新的政策制度安排全面适用于医疗卫生机构等非科研编制事业单位和医疗卫生人员。落实事业单位独立法人地位，加强科研计划和项目管理法人责任，强化科研项目实施单位和承担人的主体

责任；法人单位加强科研经费管理、专利保护、成果转化推广、收益处置、科研奖励等内部制度建设，确保科研项目负责人合理享有经费使用和项目管理自主权；坚持科研项目实施情况及结果验收信息的公开透明，接受社会监督。

改革医疗卫生事业单位管理体制和运行机制。针对医疗机构、公共卫生机构、科研院所等各类事业单位的特点，加强分类指导，推动去行政化改革，探索建立理事会、编制改革和实行全员聘用等。

（十五）改革科研经费管理制度

全面落实国家激励科技创新的系列政策，在卫生与健康领域加快落实中央财政科研项目资金管理的有关政策，提高用于人员的经费比例，取消劳务费比例限制，发挥财政科研项目经费在知识价值分配中的导向作用，建立符合科技创新规律的财政科技经费监管制度。推行任务导向的经费管理制度，提高经费使用的灵活性，加大绩效激励力度。

（十六）改革完善科技成果准入应用等制度

建立并完善医疗新技术、新产品的分类监管制度，加强准入和应用管理。完善新技术临床研究及应用管理制度，规范科研成果转化为临床诊疗标准、技术规范等的程序。改进药品临床试验审批，加强临床试验基地建设和规范管理。持续加强药物和医疗器械创新能力建设和产品研发，落实创新药物及医疗器械的特殊审评审批制度，加快临床急需新药的审评审批。试点开展药品上市许可持有人制度。简化药品审批程序，完善药品再注册制度。推动建立创新技术和产品市场准入与医保制度的衔接制度以及优先使用创新产品的采购政策，让人民群众尽早获益。完善涉及人的生物医学研究伦理审查办法，加强生物安全监管能力建设，确保生物安全。

六、进一步加强对卫生与健康科技创新工作的领导

（十七）加强组织领导，落实"科卫协同"机制

切实加强对卫生与健康科技的

组织领导。把科技创新工作放在卫生与健康事业发展全局的核心位置，将科技创新贯穿于健康中国建设和深化医改全过程，强化科技创新驱动事业发展的作用。各级政府及相关部门加强对卫生与健康科技的组织领导，制定鼓励创新的各项政策措施并监督落实。

落实"科卫协同"机制。加强科技主管部门和行业主管部门的协同，共同进行卫生与健康领域科技创新的顶层设计，协同谋划并组织实施重大科技项目和工程，推进卫生与健康领域科技创新体系建设及各项科技创新工作。

（十八）多渠道加大对卫生与健康领域科技创新的投入

积极争取各级政府加大财政投入。努力争取中央和地方政府对卫生与健康科技创新的投入，逐步提高卫生与健康科技创新投入在政府科技投入中所占的比例；提高卫生与健康科技项目和经费投入的比例，推动重点科研计划、工程项目、基地平台等的建设和实施。

优化科技投入结构。优化基础研究、应用研究和成果转化的经费投入结构，加大临床医学、公共卫生和应用开发等研究的投入比例和经费稳定支持力度，重点保障基础性、战略性、公益性研究及关键适宜技术转化应用的投入，完善稳定支持和竞争性支持相协调的机制。

吸引企业等各类组织加大投入。鼓励各类企业和社会组织设立公益性、慈善性基金支持卫生与健康科技创新；支持医疗卫生机构等加大对科技创新的自主投入；建立健全鼓励企业加强卫生与健康科技创新投入的综合优惠政策，引导企业增加研发投入；鼓励引导社会资本积极投入卫生与健康科技创新。

（十九）深化国际交流合作

落实全球健康理念，探索和创新国际交流合作机制与模式，加强协调配合，调动各创新主体积极性。发挥我国疾病资源丰富的优势，参与和主持大型国际科学研究项目和合作网络。着眼卫生与健康科技前沿，引进先进技术和智力资源，加

强科技人员国际交流培训；推动卫生与健康先进适用技术、技术装备、高端制剂、疫苗、科技服务输出和合作，开拓技术和产品的国际市场，提高核心竞争力。加强与"一带一路"沿线国家、非洲国家的卫生与健康国际科技合作，促进区域内科技创新要素跨境流动。建立一批卫生与健康科技实验室和联合研发、技术转移、示范服务平台，充分发挥港澳台地区国际前沿的平台优势，推动技术产品全球化应用和人才队伍国际化发展。推动中医药走向世界。

（二十）营造创新文化氛围

倡导"甘于奉献、潜心科学"的创新文化，营造"敢为人先、大胆质疑、宽容失败"的创新氛围，加强科研诚信建设和规范相关行为，打造风清气正的学术创新风气。及时发现、总结、提升和推广创新经验，采取多渠道的有效举措激励创新，大力营造"大众创业、万众创新"的环境氛围。大力宣传卫生与健康科技创新工作的新成效、地方实践的好经验好做法、科技创新的先进典型，引导形成积极投身科技创新的生动局面。

国家卫生计生委
科学技术部
国家食品药品监督管理总局
国家中医药管理局
中央军委后勤保障部卫生局
2016年9月30日

关于印发基层中医药服务能力提升工程"十三五"行动计划的通知

（国中医药医政发〔2016〕33号）

各省、自治区、直辖市、新疆生产建设兵团卫生计生委（卫生局）、中医药管理局、人力资源社会保障厅（局）、食品药品监督管理局，军队各有关大单位卫生管理部门：

为贯彻落实国务院"十三五"深化医改规划和中医药发展战略规划纲要（2016～2030年）等对中医药（含民族医药，下同）工作的部署和要求，进一步提升基层中医药服务能力，在总结"十二五"基层中医药服务能力提升工程实施工作的基础上，国家中医药管理局、国家卫生计生委、人力资源社会保障部、国家食品药品监管总局、中央军委后勤保障部联合制定了《基层中医药服务能力提升工程"十三五"行动计划》。现印发给你们，请认真贯彻执行。

附件：1. 基层中医药服务能力提升工程行动计划考核评价指标

2. 中医医疗技术目录

国家中医药管理局
国家卫生计生委
人力资源社会保障部
国家食品药品监管总局
中央军委后勤保障部
2016年10月17日

附　　基层中医药服务能力提升工程"十三五"行动计划

深化医改特别是"十二五"以来，在党中央、国务院坚强领导下，在地方各级党委政府高度重视和相关部门大力支持下，各地区按照"保基本、强基层、建机制"的基本原则，加大基层中医药（含民族医药，下同）工作力度，中医药服务可及性和能力得到明显提高。到2015年底，96.93%的社区卫生服务中心、92.97%的乡镇卫生院、80.97%的社区卫生服务站、60.28%的村卫生室能够提供中医药服务，与2012年相比，分别提高了21.33%、26.47%、29.37%、2.78%。70.83%的社区卫生服务中心和54.81%的乡镇卫生院设立中医馆、国医堂等中医综合服务区，基层医疗卫生机构中医诊疗量占基层医疗卫生机构诊疗总量的24.22%，人民群众看中医的公平性、可及性和便利性得到明显改善，中医药为缓解群众看病就医问题发挥了重要作用。但也要清醒地看到，基层中医药服务能力仍然薄弱，基础设施条件差、人才缺失、政策落实不到位等问题仍然突出，发展水平还不能满足城乡居民对中医药的需求，迫切需要进一步加大工作力度，持续提升基层中医药服务能力。

为深入贯彻全国卫生与健康大会精神和"十三五"深化医改规划，全面落实《国务院关于印发中医药发展战略规划纲要（2016～2030年）的通知》（国发〔2016〕15号）、《国务院关于促进健康服务业发展的若干意见》（国发〔2013〕40号）、《国务院办公厅关于印发中医药健康服务发展规划（2015～2020年）的通知》（国办发〔2015〕32号）和《国务院办公厅关于推进分级诊疗制度建设的指导意见》（国办发〔2015〕70号）等对中医药工作的部署和要求，进一步提升基层中医药服务能力，增强城乡居民对中医药的获得感和满意度，在总结"十二五"基层中医药服务能力提升工程（以下简称提升工程）实施工作基础上，制订本行动计划。

一、总体要求

（一）指导思想

以"创新、协调、绿色、开放、共享"发展理念为指导，以利民惠民为宗旨，以服务网络和队伍建设为重点，坚持问题和目标导向，聚焦重点领域和关键环节，按照夯实基础、补齐短板、注重内涵、提升质量的工作要求，切实推进基层中医药医疗、预防、保健、康复等服务能力明显提升，使城乡居民能够享受到安全、有效、经济、便捷的中医药服务，为我国分级诊疗制度建立、健康中国建设和中医药事业全面发展做出新贡献。

（二）主要目标

到2020年，以社区卫生服务中心、社区卫生服务站、乡镇卫生院、村卫生室为主体，县级中医类医院（含中医、中西医结合、民族医院，下同）为龙头，县级综合医院、妇幼保健机构等非中医类医疗机构中医药科室为骨干，中医门诊部、诊所为补充的基层中医药服务网络基本完善，服务设施设备明显改善，人员配备较为合理，管理更加规范，服务能力有较大提升，较好地满足城乡居民对中医药服务的需求，实现人人基本享有中医药服务。

具体目标是：到2020年，所有社区卫生服务机构、乡镇卫生院和70%的村卫生室具备中医药服务能力；85%以上的社区卫生服务中心和70%以上的乡镇卫生院设立中医馆、国医堂等中医综合服务区；基层医疗卫生机构中医诊疗量在"十三五"期间有明显提升，占基层医疗卫生机构诊疗总量比例力争达到30%。

二、重点任务

（一）进一步加强基层中医药服务网络建设

1. 加强县级中医类医院基础设施建设。县级以上地方人民政府要认真落实《国务院办公厅关于印发全国医疗卫生服务体系规划纲要（2015～2020年）的通知》（国办发〔2015〕14号），切实履行好举办县级中医类医院的主体责任，每个县级区域内原则上要设置1个政府举办的县级中医类医院，加强对尚未达标的政府举办的县级中医类医院基础设施建设，改善服务条件，到2020年，力争全国所有政府举办的县级中医类医院基础设施条件达到国家建设标准。

2. 加强县级综合医院和妇幼健康服务机构中医药科室建设。县级综合医院要按照《综合医院中医临床科室基本标准》《医院中药房基本标准》《县医院医疗服务能力基本标准》加强中医临床科室和中药房建设，县级妇幼健康服务机构要按照《关于妇幼健康服务机构标准化建设与规范化管理的指导意见》和《各级妇幼健康服务机构业务部门设置指南》要求加强中医妇科和中医儿科建设，到2020年，85%以上的县级综合医院设有标准化中医科和中药房，100%的县级妇幼健康服务机构能够提供中医药服务。

3. 加强基层医疗卫生机构中医药服务条件建设。社区卫生服务中心和乡镇卫生院要按照《社区卫生服务中心基本标准》《乡镇卫生院中医科基本标准》加强中医科和中药房建设，并配备中医诊疗设备；社区卫生服务站和村卫生室要加强中医诊疗设备配备，到2020年，社区卫生服务中心和乡镇卫生院普遍设有标准化中医科和中药房，100%的社区卫生服务站和70%以上的村卫生室具备提供中医药服务的条件。

4. 鼓励社会力量在基层办中医。鼓励社会力量在基层优先举办妇科、儿科、骨伤、肛肠等非营利性中医专科医院，发展具有中医特色的康复医院、护理院（站）。鼓励社会力量举办连锁中医医疗机构，对社会资本举办只提供传统中医药服务的中医门诊部、诊所，医疗机构设置规划和区域卫生发展规划对其不作布局限制，支持有资质的中医专业技术人员特别是名老中医开办中医门诊部、诊所，鼓励药品经营企业举办中医坐堂医诊所。保证社会办非营利性中医医疗机构和政府办中医医疗机构在准入、执业等方面享有同等权利。

（二）切实加强基层中医药人才队伍建设

5. 夯实基层中医药人才队伍。强化以全科医生为重点的基层中医药人才队伍建设，推进中医类别全科医生（含助理全科医生）培养，实施农村订单定向免费医学生培养和全科医生特设岗位计划等人才培养、聘用工作，严格按照《乡村医生从业管理条例》要求，稳妥开展农村具有中医药一技之长人员纳入乡村医生管理工作。到2020年，基本实现城乡每万居民有0.4～0.6名合格的中医类别全科医生，各省（区、市）的社区卫生服务中心和乡镇卫生院中医类别医师占同类机构医师总数比例达到20%以上，社区卫生服务站至少配备1名中医类别医师或能够提供中医药服务的临床类别医师，70%以上的村卫生室至少配备1名能够提供中医药服务的乡村医生或中医类别（临床类别）医师或乡村全科执业助理医师。

6. 加强基层中医药人员在职培训和学历教育。建立机制，对现有基层中医药人员通过岗位培训、外出进修、跟师学习等方式，提高岗位技能，培养县乡村中医临床技术骨干1.5万名；每个县级中医医院要建设1～2个基层名老中医药专家传承工作室，吸引、鼓励名老中医药专家和长期服务基层的中医药专家通过师承模式培养基层中医药骨干人才；加强在职基层中医药人员学历教育，提高其学历层次和水平。

7. 加强基层西医人员中医药知识和技能培训。对在职在岗以西医药知识为主的全科医生和乡村医生、临床类别医师等基层卫生技术人员加强中医药知识和技能培训，规范和提高其运用中医药诊疗知识、技术方法处理基层常见病和多发病的基本技能，鼓励基层西医人员提供中医药服务。将中医药作为乡村全科执业助理医师资格考试、岗位培训、继续教育的必要内容。

（三）进一步加强基层中医药服务能力建设

8. 加强中医医疗服务能力建设。县级中医医院要加强内科、外科、妇科、儿科、针灸、推拿、骨伤、肛肠、老年病等中医特色优势专科（专病）和临床薄弱专科、医技科室建设，强化中医诊疗技术水平，推广实施至少30个以上病种中医诊疗方案，提高中医优势病种诊疗能力和综合服务能力，服务能力达到《县级中医医院服务能力建设基本标准》，80%以上的县级中医医院达到二级甲等中医医院水平；县级综合医院应根据《综合医院中医药工作指南》加强中医药服务能力建设，提高常见病、多发病和慢性病中医规范化诊疗服务能力；县级妇幼健康服务机构应着力提高妇女儿童常见病、多发病中医诊疗服务能力以及健康问题保健指导和干预能力；加强社区卫生服务中心和乡镇卫生院中医馆、国医堂等中医综合服务区建设、中医药特色社区卫生服务站和村卫生室建设，推广多种中医药方法和手段综合使用的基层中医药综合服务模式，充分发挥中医药在常见病、多发病和慢性病防治以及疾病康复中的作用。

通过组建医联体、医师多点执业等方式，鼓励城市二级以上中医医院医师到基层医疗卫生机构多点执业或者定期出诊、巡诊；鼓励县级中医医院探索开展县乡一体化中医药服务，进一步提高基层中医药服务能力。

9. 提高中医药健康管理服务能力。各级卫生计生、中医药管理部门要加强对基层医疗卫生机构管理人员和中医药服务团队开展以中医药健康管理服务规范和技术规范为主要内容的专题培训，注重发挥县级中医医院、综合医院和妇幼保健院对基层医疗卫生机构的技术指导作用，提高中医药健康管理服务能力。要充分利用信息化手段组织开展国家基本公共卫生服务中医药健康管理服务项目，提高服务效率，到2020年，老年人和儿童中医药健康管理率达到65%。在孕产妇、亚健康人群和高血压、糖尿病等慢性病患者健康管理中，要充分发挥中医药的优势和作用，逐年提高重点人群和慢性病患者中医药健康管理

率。基层医疗卫生服务机构应根据《健康教育中医药基本内容》开展中医健康教育，在健康教育印刷资料、音像资料的种类、数量、宣传栏更新次数以及健康知识讲座、公众健康咨询的次数等方面，中医药内容应不少于40%。

10. 拓宽中医药服务领域。基层医疗卫生机构要从注重疾病治疗转向同时注重维护健康、发展治未病和康复等多元化服务。鼓励基层医疗卫生机构除提供常见病、多发病和慢性病中医诊疗外，积极提供中医药咨询指导和人员技术培训，向城乡居民推广中医养生保健知识和技术方法。应根据城乡居民中医药服务需求，不断完善中医药服务内容，丰富服务形式，拓展服务项目。鼓励基层医疗卫生机构与养老服务机构开展多种形式的合作，以老年病、慢性病为重点，开展融合中医特色健康管理的老年人养生保健、医疗、康复、护理服务，促进中医药与健康养老结合。有条件的基层医疗卫生机构应开展社区和居家中医药健康养老服务。鼓励基层医疗卫生机构面向区域内的机关单位、学校、写字楼、乡镇企业等功能社区人群，创新工作机制和服务模式，开展针对性的中医药服务。注重发挥中医护理在社区护理、老年护理、家庭护理中的独特作用，提供饮食护理、情志护理、用药护理、健康宣教等中医护理服务。

11. 推进基层签约服务。各地要认真贯彻落实《关于推进家庭医生签约服务的指导意见》，积极推进家庭医生签约服务，逐步实现每个家庭医生团队都有能够提供中医药服务的医师或乡村医生。在推进签约服务过程中，要注重签约服务效果，努力让居民通过签约服务能够获得更加便利的中医药服务，引导居民主动签约。同时，要积极探索提供差异化服务、分类签约、有偿签约等多种签约服务形式，满足居民多层次中医药服务需求。

（四）加快推进基层中医药信息化建设

12. 加强县级中医医院信息化建

设。要加强以电子病历和医院管理为重点的信息系统建设，功能涵盖电子病历、诊疗规范、绩效考核及综合业务管理等，规范接入区域人口健康卫生信息平台，按照国家和行业标准，实现电子病历、医院运营数据的规范上报，实现电子病历的连续记录与不同级别、不同类别医疗卫生机构之间的信息共享、互联互通。

13. 加强基层医疗卫生机构中医药信息化建设。要加强基层中医馆、国医堂等中医综合服务区健康信息平台建设，功能涵盖中医特色电子病历、辅助开方、辅助诊断、名老中医知识库、古籍文献知识库、远程诊疗、远程教育、中医药健康管理等，并与基层医疗卫生机构现有信息系统互联互通、资源共享。

14. 推动"互联网＋"基层中医医疗。县级中医医院和基层中医馆（国医堂）要大力发展中医远程医疗等新型医疗服务模式，探索互联网延伸医嘱、电子处方等网络中医医疗服务应用，充分利用移动互联网、智能客户端、即时通讯等现代信息技术提供在线预约诊疗、候诊提醒、划价收费、诊疗报告查询、药品配送等服务，让群众受到规范、便捷、有效的中医药服务。

（五）大力推广基层中医药适宜技术

15. 加大适宜技术推广力度。各省（区、市）要依托基层常见病多发病中医药适宜技术推广省级基地，5年内有计划、有针对性地对辖区内每个基层常见病多发病中医药适宜技术推广县级基地（主要为县级中医医院、下同）推广10类50项以上中医药适宜技术（具体技术类别和名称见附件2），为每个县级基地培训至少10名县级师资，每人掌握6类以上中医药适宜技术，每个县级基地能够按照中医药技术操作规范开展45项以上中医药适宜技术。

各县（区、市）要依托基层常见病多发病中医药适宜技术推广县级基地，5年内有计划、有针对性地对辖区内基层医疗卫生机构推广10类30项以上中医药适宜技术，为每

个基层医疗卫生机构至少培训 1 名适宜技术推广人员，每人掌握 4 类以上中医药适宜技术，每个社区卫生服务中心、乡镇卫生院能够按照中医药技术操作规范开展 6 类以上中医药适宜技术，每个社区卫生服务站、70% 以上的村卫生室能够按照中医药技术操作规范开展 4 类以上中医药适宜技术。各地要加强对中医药民间特色诊疗技术的调查、挖掘整理、研究评价及推广应用。

16. 建立适宜技术推广工作机制。各地要落实适宜技术推广责任制，县级基地要指定至少 10 名、每个社区卫生服务中心（站）、乡镇卫生院和村卫生室至少要指定 1 名适宜技术推广人员，负责县级区域内和本机构内适宜技术推广工作，做到人员相对固定；要建立适宜技术推广考核奖惩机制，将适宜技术推广工作与县级中医医院评审、基层医疗卫生机构绩效考核结合起来，并将考核结果与适宜技术推广人员年度绩效分配、评先评优挂钩。要积极发挥中医药行业协会（学会）以及民营医疗机构在适宜技术推广中的作用。

（六）切实做好基层中医药城乡对口支援工作

17. 加强三级中医医院对口支援贫困地区县级中医医院。各地要按照《关于加强三级医院对口帮扶贫困县县级医院的工作方案》的要求，对贫困县（即集中连片特殊困难地区县和国家扶贫开发重点县）县级中医医院开展"一帮一"的对口支援工作。三级中医医院要采取驻点帮扶、人员培训、技术指导、巡回医疗、双向转诊、学科建设、合作管理等方式，加强贫困地区县级政府举办的中医医院能力建设，提高受援单位中医药服务能力、综合服务能力及管理水平；支援单位与受援单位要以签订协议书的形式确定对口支援关系，在协议书中要明确对口帮扶总体目标、年度任务、支援方式、支援时间、量化考核指标和支援医院派驻人员的相关保障，明确双方的责任和权利。

18. 加强二级以上中医医院对口支援乡镇卫生院。省级中医药管理部门应当结合本地实际，按照分类指导的原则，统筹安排辖区内二级以上中医医院开展对口支援中心乡镇卫生院和乡镇卫生院中医药服务能力建设工作。原则上中心卫生院由市级中医医院进行对口支援，每年至少 4 所；乡镇卫生院由县级中医医院进行对口支援，每县每年 4 所。根据受援中心乡镇卫生院和乡镇卫生院的实际需求，以派驻支援队伍为主、设备和资金支持为辅，充分发挥支援队员特长，在承担当地常见病、多发病中医诊疗任务的同时，培育至少 5 类中医药适宜技术，通过开展临床带教、技术指导、专题讲座等形式帮助受援（中心）乡镇卫生院提高中医药服务能力；指导受援（中心）乡镇卫生院规范开展国家基本公共卫生中医药健康管理服务项目。

（七）推动中医中药中国行——中医药健康文化推进行动深入开展

19. 深入开展中医药健康文化推进行动。以"传播中医药健康文化、提升民众中医药健康文化素养"为主题，以完善中医药健康文化内容、搭建中医药健康文化推进平台、畅通中医药健康文化普及路径为主要内容，各地要通过制作中医药健康知识展板、阅报栏、宣传墙等形式，开展群众喜闻乐见、内容丰富的中医药科普宣传活动，宣传推广《中国公民中医养生保健素养》，普及中医药知识、养生保健理念和方法，引导城乡居民自觉养成健康生活方式和行为方式，到 2020 年，中国公民中医药健康文化素养较"十三五"初期提升 10%。

（八）进一步加强基层中医药规范管理

20. 进一步加强中医规范管理。各地要加强基层中医药服务质量的评估和监管，完善有关规章制度，重点对基层医疗卫生机构执行中医药行业标准和技术规范、合理用药进行监督检查。基层医疗卫生机构要严格执行中医诊疗规范，中医病历、处方等中医医疗文书书写要符合《中医病历书写规范》《中医电子病历基本规范（试行）》《处方管理办法》《中药处方格式及书写规范》等相关规定，规范服务行为，提高服务质量，保证医疗安全。

21. 进一步加强中药使用管理。基层医疗卫生机构中药饮片的采购、验收、保管、调剂、临方炮制、煎煮等，应按照《医院中药饮片管理规范》《医疗机构中药煎药室管理规范》等有关规定进行管理，保证中药饮片和煎煮中药的质量；开展中药饮片处方点评工作，促进中药饮片合理应用；按照《国家基本药物临床应用指南（中成药）》《国家基本药物处方集》《中成药临床应用指导原则》及医疗机构药品使用管理有关规定，规范医师处方行为，确保中成药类基本药物的合理使用。对乡村中医药技术人员自种、自采、自用民间习用中草药要加强管理，规范服务行为。

22. 进一步加强中药质量管理。各级食品药品监管部门应加强中药生产和经营企业中药质量监管，进一步规范中药采购程序，指导基层医疗卫生机构通过合法途径和程序采购中药饮片、中成药，保证中药质量，确保用药安全。

军队系统实施提升工程"十三五"行动计划相关任务由中央军委后勤保障部卫生局组织实施。

三、保障措施

（一）强化组织领导

提升工程行动计划涉及面广、情况复杂、政策性强，地方各级卫生计生、中医药管理、人力资源社会保障、食品药品监管部门和军队卫生部门要本着坚持不懈、持之以恒的原则，切实加强组织领导，将其作为重要任务纳入本部门工作总体安排，建立工作协调机制，充分发挥各级提升工程领导小组的作用，加强对实施工作的宏观指导和督促检查，研究协调解决实施工作中的困难和问题。

（二）强化责任制

落实部门职责。各地区各有关部门要切实履行职责，分工协作，密切配合，合力推进提升工程行动计划实施。

中医药管理部门要把提升工程

行动计划作为一把手工程抓细抓实抓好，会同相关部门制订提升工程行动计划实施方案，指定专门的处室和人员负责工作任务的落实和组织协调工作，对各项工作目标和任务进行细化分解，明确任务分工和责任人。加强对实施工作的指导、协调和监督。

卫生计生部门要在基层医疗卫生机构评审评价和绩效考核中，将中医药内容列为重要指标；在对基层医疗卫生机构进行执业许可和年度校验时，要落实好医疗机构基本标准中有关中医药科室设置和人员配备等方面的要求；在基层医疗卫生机构建设、全科医生培养、基本公共卫生服务项目和基层卫生重点项目建设以及家庭医生签约服务等方面将中医药作为重要内容纳入其中，统筹考虑，统一安排。

人力资源社会保障部门要将符合条件的中药（含中药饮片、中成药、中药制剂）和中医诊疗项目按规定纳入基本医疗保险基金支付范围，建立适应中医行业特点的人事薪酬制度。

食品药品监管部门要制定加强基层中药质量监督管理、完善医疗机构中药制剂在基层调剂使用的政策措施，保证中药质量，确保用药安全。

军队系统卫生行政部门要制定加强基层部队中医药服务能力建设的政策措施。

建立目标责任制。各省、市、县要围绕提升工程行动计划的主要目标和重点任务进行细化分解，层层分解任务，层层落实责任，做到每项工作都有明确的目标责任、明确的时间节点和明确的考核内容，把提升工程行动计划的重点任务落到实处。

（三）强化政策落实

落实政府对基层中医药投入补偿政策。各级政府要逐步增加基层中医药投入，重点支持基层医疗卫生机构开展中医药特色优势服务能力建设、县级公立中医类医院基础设施建设、重点专科专病建设以及基层中医药人才培养引进。进一步细化落实政府对县级公立中医类医院投入倾斜政策，研究制定有利于

县级公立中医类医院发挥中医药特色优势的具体补助办法。完善相关财政补助政策，鼓励基层医疗卫生机构提供中医药适宜技术与服务。认真实施《全国医疗服务价格项目规范（2012年版）》，及时完善、调整中医医疗服务收费项目和价格，充分体现服务成本和技术劳务价值，促进中医诊疗技术的临床应用。

落实医保对中医药服务的鼓励政策。在推进医保支付制度改革中，完善差别支付政策，支付比例进一步向基层倾斜，鼓励使用中医药服务，引导群众小病到基层就诊。在推进按病种付费时，要以既往费用数据和医保基金支付能力为基础，建立谈判协商机制，在保证疗效的基础上科学合理确定中西医病种付费标准，引导基层使用中医药适宜技术，节约医疗费用。逐步将日间手术以及符合条件的中西医病种门诊治疗纳入医保基金病种付费范围。

鼓励和规范中药饮片与中药制剂使用。各地要全面落实不取消中药饮片加成、中药饮片不纳入药占比控制范围等政策。加强中药饮片合理应用管理，采取加强中药饮片处方质量管理、建立专项点评制度等措施严格控制中药饮片的不合理使用。落实《关于加强医疗机构中药制剂管理的意见》（国中医药医政发〔2010〕39号），鼓励医疗机构按规定在基层调剂使用中药制剂。

落实完善吸引稳定基层中医药人才的激励政策。在深化县级公立中医类医院改革和基层医疗卫生机构编制、人事、收入分配制度改革中，各地要通过落实完善基层中医药人员编制备案管理、职称评聘、收入分配和发展空间等措施，鼓励毕业生、离退休老中医药专家、在职在岗中医药人员到基层服务。鼓励各地积极探索县乡村医疗卫生机构中医药人员一体化管理，推动人才资源下沉。

（四）强化项目带动

国家设立提升工程专项，重点加强基层医疗卫生机构中医综合服务区及其健康信息平台建设、中医药设备配置，基层中医药人员培养，基层中医药适宜技术推广，城乡对

口支援中医药服务能力建设，县级公立中医类医院基础设施、中医特色优势重点专科专病、中医医疗技术推广应用能力和信息化建设等。各地要围绕提升工程行动计划明确的重点任务和国家实施的建设项目，加大资金投入，形成上下联动、共同投入、相互配合的投入机制，确保各项工作任务顺利完成。

（五）强化示范引领

国家中医药管理局持续组织开展全国基层中医药工作先进单位创建活动，树立一批先进典型，发挥示范引领作用。省级中医药管理部门要积极组织有条件的地区按照《全国基层中医药工作先进单位评审命名管理办法》和《全国基层中医药工作先进单位建设标准和评审细则》的要求开展创建工作，并与提升工程行动计划实施相结合。同时，要深入挖掘、总结提炼先进单位可操作、可复制的成功经验，并及时加以推广。到2020年，力争35%的县级区域建成全国基层中医药工作先进单位。

（六）强化考核督查

加强考核督查。各地要将提升工程行动计划纳入本地区"十三五"深化医改规划和年度医改重点任务，将其重点指标纳入地方各级政府、卫生计生部门的年度责任目标考核。地方各级中医药管理部门要会同同级卫生计生行政部门根据提升工程行动计划考核评价指标（见附件1）加强对辖区内基层医疗机构的考核。

各省、市要围绕提升工程行动计划确定的主要目标和重点任务以及考核评价指标进行"对账盘点"，加强督促检查，5年内省级督查覆盖辖区内所有的市（地）和60%的县（市、区）、市级督查覆盖辖区内所有的县（市、区）和60%的基层医疗卫生机构。国家提升工程领导小组适时对各省（区、市）提升工程行动计划实施情况进行督查。

建立通报奖惩制度。各地要将年度考核督查结果及时向被考核督查的相关部门及所在的地方政府通报，并将考核督查结果作为基层中医药服务能力项目分配、年度工作目标考核合格、评先评优的重要依

据，对工作进展缓慢、落实不力的地区要进行约谈。

军队系统督查工作由中央军委后勤保障部卫生局组织实施。

（七）强化宣传引导

各地要充分利用广播、电视、报刊、网络等媒体加强提升工程行动计划的宣传和培训，使各级卫生计生、中医药管理、人力资源社会保障、食品药品监管部门和基层医疗卫生机构以及城乡居民充分认识实施提升工程行动计划的目的意义、目标任务和政策措施，调动各方参与实施的积极性、主动性和创造性，充分发挥基层中医药人员主力军作用，营造全社会共同关心和支持提升工程行动计划的良好氛围。

附件 1   基层中医药服务能力提升工程行动计划考核评价指标

序号	分类	指标内容
1	基层中医药服务覆盖面	100%的社区卫生服务中心能够提供中药饮片、针刺、艾灸、刮痧、拔罐、中医微创、推拿、敷熨熏浴、骨伤、肛肠、其他类等项目（下同）中的6类以上中医药技术方法
2		100%的乡镇卫生院能够提供6类以上中医药技术方法
3		100%的社区卫生服务站能够提供4类以上中医药技术方法
4		70%的村卫生室能够提供4类以上中医药技术方法
5	基层医疗卫生机构中医诊疗量	基层医疗卫生机构中医诊疗量占同类机构诊疗总量比例力争达到30%
6	基层医疗卫生机构中医药绩效考核	每个县（市、区）社区卫生服务机构和乡镇卫生院绩效考核中医药内容分值所占比例不低于15%
7	基层中医药人才队伍建设	每个省（区、市）的社区卫生服务中心和乡镇卫生院中医类别医师占同类机构医师总数的比例达到20%以上
8		100%的社区卫生服务站至少配备1名中医类别医师或能够提供中医药服务的临床类别医师
9		70%以上的村卫生室至少配备1名能够提供中医药服务的乡村医生或中医类别（临床类别）医师或乡村全科执业助理医师
10		城乡每万居民有0.4~0.6名中医类别全科医生
11	基层中医药服务能力建设	80%以上的县（市、区）级中医医院达到二级甲等中医医院水平
12		85%以上的社区卫生服务中心和70%以上的乡镇卫生院设立中医馆、国医堂等中医综合服务区
13		各县（市、区）老年人和儿童中医药健康管理率达到65%
14		基层医疗卫生机构开展健康教育的种类和数量，中医药内容不少于40%
15	基层中医药城乡对口支援工作	每所确定对口帮扶关系的三级中医医院均按照国家工作方案要求对贫困县中医医院开展对口支援工作，完成帮扶工作目标
16		每所市（地）级中医院每年对口支援至少4所中心乡镇卫生院中医药服务能力建设
17		每所二级以上县（市、区）级中医院每年对口支援4所一般乡镇卫生院中医药服务能力建设
18	中国公民中医药健康文化素养	各省（区、市）中国公民中医药健康文化素养较"十三五"初期提升10%
19	城乡居民对中医药服务满意度	城乡居民对基层医疗卫生机构中医药服务环境、服务质量、服务态度、服务项目、服务时间、医疗价格等的综合满意度达到85%

备注：除特别说明外，完成指标要求的截止时间均为2020年。

附件2

中医医疗技术目录

技术类别	技术名称
针刺类技术	毫针技术、头针技术、耳针技术、腹针技术、眼针技术、手针技术、腕踝针技术、三棱针技术、皮内针技术、火针技术、皮肤针（梅花针）技术、芒针技术、鍉针技术、穴位注射技术、埋线技术、平衡针技术、醒脑开窍技术、靳三针技术、浮针技术、贺氏三通技术、电针技术、针刺麻醉技术、鼻针技术、口唇针技术、子午流注技术、灵龟八法技术、飞腾八法技术
灸类技术	麦粒灸技术、隔物灸技术、悬灸技术、三伏天灸技术、天灸技术、温针灸技术、热敏灸技术、雷火灸技术
刮痧类技术	刮痧技术、撮痧技术、放痧技术
拔罐类技术	拔罐（留罐、闪罐、走罐）技术、药罐技术、针罐技术、刺络拔罐技术、刮痧拔罐技术
中医微创类技术	针刀技术、带刃针技术、水针刀技术、钩针技术、刃针技术、长圆针技术、拨针技术、铍针技术
推拿类技术	皮部经筋推拿技术、脏腑推拿技术、关节运动推拿技术、关节调整推拿技术、经穴推拿技术、导引技术、小儿推拿技术、器物辅助推拿技术、耳鼻喉擒拿技术、膏摩技术
敷熨熏浴类技术	穴位敷贴技术、中药热熨敷技术、中药冷敷技术、中药湿敷技术、中药熏蒸技术、中药泡洗技术、中药淋洗技术
骨伤类技术	理筋技术、脱位整复技术、骨折整复技术、夹板固定技术、石膏固定技术、骨外固定支架技术、牵引技术、练功康复技术
肛肠类技术	挂线技术、枯痔技术、痔结扎技术、中药灌肠技术、注射固脱技术
其他类技术	砭石治疗技术、蜂针治疗技术、中药点蚀技术、经穴电疗技术、经穴超声治疗技术、经穴磁疗技术、经穴光疗技术、揉抓排乳技术、火针洞式引流技术、脐疗技术、药线（捻）引流技术、烙法技术、啄法技术、割治技术

关于加强健康促进与教育的指导意见

（国卫宣传发〔2016〕62号）

各省、自治区、直辖市卫生计生委、党委宣传部、教育厅（委、局）、财政厅（局）、环境保护厅（局）、工商局、新闻出版广电局、体育局、中医药管理局、科协，新疆生产建设兵团卫生局、党委宣传部、教育局、财政局、环境保护局、工商局、新闻出版广电局、体育局、科协：

加强健康促进与教育，提高人民健康素养，是提高全民健康水平最根本、最经济、最有效的措施之一。当前，由于工业化、城镇化、人口老龄化以及疾病谱、生态环境、生活方式不断变化，我国仍然面临多重疾病威胁并存、多种健康影响因素交织的复杂局面。为贯彻落实全国卫生与健康大会精神，全面提升人民群众健康水平，依据《中共中央国务院关于深化医药卫生体制改革的意见》（中发〔2009〕6号）和《"健康中国2030"规划纲要》《"十三五"卫生与健康规划》《"十三五"期间深化医药卫生体制改革规划》，现就加强健康促进与教育工作提出如下意见。

一、总体要求

（一）指导思想

全面贯彻党的十八大和十八届二中、三中、四中、五中全会精神，深入学习贯彻习近平总书记系列重要讲话精神，按照"五位一体"总体布局和"四个全面"战略布局要求，牢固树立新发展理念，认真落实党中央、国务院决策部署，坚持"以基层为重点，以改革创新为动力，预防为主，中西医并重，把健康融入所有政策，人民共建共享"的卫生与健康工作方针，以满足人民群众健康需求为导向，以提高人群健康素养水平为抓手，以健康促进与教育体系建设为支撑，着力创造健康支持性环境，倡导健康生活方式，努力实现以治病为中心向以健康为中心的转变，促进全民健康和健康公平，推进健康中国建设。

（二）基本原则

坚持以人为本。以人的健康为中心，根据群众需求提供健康促进与教育服务，引导群众树立正确健康观，形成健康的行为和生活方式，提升全民健康素养。强化个人健康意识和责任，培育人人参与、人人建设、人人共享的健康新生态。

坚持政府主导。始终把人民健康放在优先发展的战略地位，强化各级政府在健康促进与教育工作中的主导作用，将居民健康水平作为政府目标管理的优先指标，加强组织领导和部门协作，共同维护群众健康权益。

坚持大健康理念。注重预防为主、关口前移，关注生命全周期、健康全过程，推进把健康融入所有政策，实施医疗卫生、体育健身、环境保护、食品药品安全、心理干预等综合治理，有效应对各类健康影响因素。

坚持全社会参与。充分发挥社会各方面力量的优势与作用，调动企事业单位、社会组织、群众参与健康促进与教育工作的积极性、主动性和创造性，建立健全多层次、多元化的工作格局，使健康促进成为全社会的共识和自觉行动。

（三）主要目标

到2020年，健康的生活方式和行为基本普及并实现对贫困地区的全覆盖，人民群众维护和促进自身健康的意识和能力有较大提升，全国居民健康素养水平达到20%，重大慢性病过早死亡率比2015年降低10%，减少残疾和失能的发生。健康促进与教育工作体系进一步完善，"把健康融入所有政策"策略有效实施，健康促进县（区）、学校、机关、企业、医院和健康家庭建设取

得明显成效，影响健康的主要危险因素得到有效控制，有利于健康的生产生活环境初步形成，促进"十三五"卫生与健康规划目标的实现，不断增进人民群众健康福祉。

二、推进"把健康融入所有政策"

（四）宣传和倡导"把健康融入所有政策"

充分认识社会、经济、环境、生活方式和行为等因素对人群健康的深刻影响，广泛宣传公共政策对公众健康的重要影响作用，坚持"把健康融入所有政策"的策略。地方各级政府要建立"把健康融入所有政策"的长效机制，构建"政府主导、多部门协作、全社会参与"的工作格局。

（五）开展跨部门健康行动

各地区各部门要把保障人民健康作为经济社会政策的重要目标，全面建立健康影响评价评估制度，系统评估各项经济社会发展规划和政策、重大工程项目对健康的影响。各地要针对威胁当地居民健康的主要问题，研究制定综合防治策略和干预措施，开展跨部门健康行动。地方各级政府要加大对健康服务业的扶持力度，研究制定相关行业标准，建立健全监管机制，规范健康产业市场，提高健康管理服务质量。

三、创造健康支持性环境

（六）加强农村地区健康促进与教育工作

针对农村人口健康需求，广泛宣传居民健康素养基本知识和技能，提升农村人口健康意识，形成良好卫生习惯和健康生活方式。做好农村地区重点慢性病、传染病、地方病的预防与控制，加大妇幼健康工作力度，在贫困地区全面实施免费孕前优生健康检查、农村妇女增补叶酸预防神经管缺陷、农村妇女"两癌"（乳腺癌和宫颈癌）筛查、儿童营养改善、新生儿疾病筛查等项目。全面推进健康村镇建设，持续开展环境卫生整洁行动，实施贫困地区农村人居环境改善扶贫行动和人畜分离工程，加快农村卫生厕所建设进程，实施农村饮水安全巩

固提升工程，推进农村垃圾污水治理，有效提升人居环境质量，建设健康、宜居、美丽家园。

（七）加强学校健康促进与教育工作

将健康教育纳入国民教育体系，把健康教育作为所有教育阶段素质教育的重要内容。以中小学为重点，建立学校健康教育推进机制。加强学校健康教育师资队伍建设。构建相关学科教学与教育活动相结合、课堂教育与课外实践相结合、经常性宣传教育与集中式宣传教育相结合的健康教育模式。改善学校卫生环境，加强控烟宣传和无烟环境创建，做好学生常见病的预防与控制工作。确保学生饮食安全和供餐营养，实施贫困地区农村义务教育学生营养改善计划。开展学生体质监测。重视学校体育教育，促进学校、家庭和社会多方配合，确保学生校内每天体育活动时间不少于1小时。实施好青少年体育活动促进计划，促进校园足球等多种运动项目健康发展，让主动锻炼、阳光生活在青少年中蔚然成风。

（八）加强机关和企事业单位健康促进与教育工作

在各类机关和企事业单位中开展工作场所健康促进，提高干部职工健康意识，倡导健康生活方式。加强无烟机关建设，改善机关和企事业单位卫生环境和体育锻炼设施，推行工间健身制度，倡导每天健身1小时。举办健康知识讲座，开展符合单位特点的健身和竞赛活动，定期组织职工体检。加强安全生产工作，推进职业病危害源头治理，建立健全安全生产、职业病预防相关政策，强化安全生产和职业健康体系，督促企业完善安全生产和职业病防治制度，为职工提供必要的劳动保护措施，预防和控制职业损害和职业病发生。要积极组织协调，发挥国有企业在健康促进工作中的示范作用。

（九）加强医疗卫生机构健康促进与教育工作

将各级各类医疗卫生机构作为健康促进与教育的重要阵地，坚持

预防为主，推进防治结合，实现以治病为中心向以健康为中心转变，推动健康管理关口前移，发挥专业优势大力开展健康促进与教育服务。各级各类医疗卫生机构要加强医患沟通和科普宣传，围绕健康维护、慢性病和传染病防治、妇幼健康、心理健康、合理膳食、老年保健等重要内容，开展健康教育和行为干预，普及合理用药和科学就医知识，提高群众防病就医能力。要改善医院诊疗和卫生环境，创建医疗卫生机构无烟环境，在医院设置戒烟门诊，提供戒烟咨询和戒烟服务。

（十）加强社区和家庭健康促进与教育工作

依托社区，广泛开展"健康家庭行动""新家庭计划"和"营养进万家"活动。以家庭整体为对象，通过健全健康家庭服务体系、投放健康家庭工具包、创建示范健康家庭、重点家庭健康帮扶等措施，为家庭成员提供有针对性的健康指导服务。提高家庭成员健康意识，倡导家庭健康生活方式。

（十一）营造绿色安全的健康环境

按照绿色发展理念，实行最严格的生态环境保护制度，建立健全环境与健康监测、调查、风险评估制度，重点抓好空气、土壤、水污染的防治，加快推进国土绿化，治理和修复土壤特别是耕地污染，全面加强水源涵养和水质保护，综合整治大气污染特别是雾霾问题，全面整治工业污染，切实解决影响人民群众健康的突出环境问题。将健康列为社会治理的重要目标，统筹区域建设与人的健康协调发展，全面推进卫生城市和健康城市、健康促进县（区）建设，形成健康社区、健康村镇、健康单位、健康学校、健康家庭等建设广泛开展的良好局面。贯彻食品安全法，完善食品安全体系，加强食品安全监管，建立食用农产品全程追溯协作机制，加强检验检测能力建设，提升食品药品安全保障水平。牢固树立安全发展理念，健全公共安全体系，促进道路交通安全，推进突发事件卫生

应急监测预警和紧急医学救援能力建设，提升防灾减灾能力，努力减少公共安全事件对人民生命健康的威胁。健全口岸公共卫生体系，主动预防、控制、应对境外突发公共事件。

四、培养自主自律的健康行为

（十二）倡导健康生活方式

深入开展全民健康素养促进行动、全民健康生活方式行动、国民营养行动计划等专项行动，实施全民科学素质行动计划，推进全民健康科技工作，大力普及健康知识与技能，引导群众建立合理膳食、适量运动、戒烟限酒和心理平衡的健康生活方式，倡导"每个人是自己健康第一责任人"的理念，不断提升人民群众健康素养。针对妇女、儿童、老年人、残疾人、流动人口、贫困人口等重点人群，开展符合其特点的健康促进及健康素养传播活动。面向社会宣传倡导积极老龄化、健康老龄化的理念，面向老年人及其家庭开展知识普及和健康促进，结合老年人健康特点，开发老年人积极参与社会，提高老年人群健康素养。全面推进控烟履约，加大控烟力度，运用价格、税收、法律等手段提高控烟成效。深入开展控烟宣传教育，全面推进公共场所禁烟工作，积极推进无烟环境建设，强化公共场所控烟监督执法。到2020年，15岁及以上人群烟草使用流行率比2015年下降3个百分点。强化戒烟服务。加强限酒健康教育，控制酒精过度使用，减少酗酒。以青少年、育龄妇女、流动人群及性传播风险高危行为人群为重点，开展性道德、性健康、性安全的宣传教育和干预。大力普及有关毒品滥用的危害、应对措施和治疗途径等相关知识。

（十三）积极推进全民健身

加强全民健身宣传教育，普及科学健身知识和方法，让体育健身成为群众生活的重要内容。广泛开展全民健身运动，推动全民健身和全民健康深度融合，创新全民健身体制机制。完善全民健身公共服务体系，统筹建设全民健身公共设施，

加强健身步道、全民健身中心、体育公园等场地设施建设。推行公共体育设施免费或低收费开放，确保公共体育场地设施和符合开放条件的企事业单位体育场地设施全部向社会开放。加强全民健身科学研究，推进运动处方库建设，发布《中国人体育健身活动指南》，积极开展国民体质监测和全民健身活动状况调查。建立"体医结合"健康服务模式，构建科学合理的运动指导体系，提供个性化的科学健身指导服务，提高全民健身科学化水平。到2020年，经常参加体育锻炼人数达到4.35亿。

（十四）高度重视心理健康问题

加强心理健康服务体系建设和规范化管理。加大心理健康问题基础性研究，做好心理健康知识和心理疾病科普工作，提升人民群众心理健康素养。规范发展心理治疗、心理咨询等心理健康服务，加强心理健康专业人才培养。强化对常见精神障碍和心理行为问题的干预，加大对重点人群和特殊职业人群心理问题早期发现和及时干预力度。重点加强严重精神障碍患者报告登记和救治救助管理。全面推进精神障碍社区康复服务，鼓励和引导社会力量提供心理健康服务和精神障碍社区康复服务。提高突发事件心理危机的干预能力和水平。

（十五）大力弘扬中医药健康文化

总结中华民族对生命、健康的认识和理解，深入挖掘中医药文化内涵，推动中医药健康养生文化创造性转化和创新性发展，使之与现代健康理念相融相通。充分利用现有资源，建设中医药文化宣传教育基地及中医药健康文化传播体验中心，打造宣传、展示、体验中医药知识及服务的平台。实施中医药健康文化素养提升工程，开展"中医中药中国行——中医药健康文化推进行动"，实现"2020年人民群众中医药健康文化素养提升10%"的目标。推动中医药文化进校园，促进中小学生养成良好的健康意识和生活习惯。

五、营造健康社会氛围

(十六) 广泛开展健康知识和技能传播

各地要鼓励和引导各类媒体办好健康类栏目和节目，制作、播放健康公益广告，加大公益宣传力度，不断增加健康科普报道数量，多用人民群众听得到、听得懂、听得进的途径和方法普及健康知识和技能，让健康知识植入人心。建立居民健康素养基本知识和技能传播资源库，构建数字化的健康传播平台。创新健康教育的方式和载体，充分利用互联网、移动客户端等新媒体以及云计算、大数据、物联网等信息技术传播健康知识，提高健康教育的针对性、精准性和实效性，打造权威健康科普平台。要对健康教育加以规范，报纸杂志、广播电视、图书网络等都要把好关，不能给虚假健康教育活动提供传播渠道和平台。

(十七) 做好健康信息发布和舆情引导

国家和省级健康教育专业机构要针对影响群众健康的主要因素和问题，建立健全健康知识和技能核心信息发布制度，完善信息发布平台。加强对媒体健康传播活动的监管，开展舆情监测，正确引导社会舆论和公众科学理性应对健康风险因素。有关部门要加大对医疗保健类广告的监督和管理力度，坚决打击虚假医药广告，严厉惩处不实和牟利性误导宣传行为。

(十八) 培育"弘扬健康文化、人人关注健康"的社会氛围

积极培育和践行社会主义核心价值观，推进以良好的身体素质、精神风貌、生活环境和社会氛围为主要特征的健康文化建设，在全社会形成积极向上的精神追求和健康文明的生活方式。充分发挥工会、共青团、妇联、科协等群众团体的桥梁纽带作用和宣传动员员优势，传播健康文化，动员全社会广泛参与健康促进行动。调动各类社会组织和个人的积极性，发挥健康促进志愿者作用，注重培育和发展根植于民间的、自下而上的健康促进力量。

六、加强健康促进与教育体系建设

(十九) 逐步建立全面覆盖、分工明确、功能完善、运转高效的健康促进与教育体系

建立健全以健康教育专业机构为龙头，以基层医疗卫生机构、医院、专业公共卫生机构为基础，以国家健康医疗开放大学为平台，以学校、机关、社区、企事业单位健康教育职能部门为延伸的健康促进与教育体系。加快推进各级健康教育专业机构建设，充实人员力量，改善工作条件，建立信息化平台，提升服务能力。推进12320卫生热线建设。进一步加强基层卫生计生机构、医院、专业公共卫生机构及学校、机关、社区、企事业单位健康教育场所建设。

(二十) 加强健康促进与教育人才队伍建设

鼓励高等学校根据需求，培养健康促进与教育相关专业人才。加强对健康促进与教育工作人员的培训和继续教育，优化健康教育专业机构人员结构。进一步完善职称晋升制度，健全激励机制，保障健康促进与教育专业人员待遇，推进健康促进与教育人才的合理流动和有效配置。

七、落实保障措施

(二十一) 加强组织领导

各级地方政府要将提高人民群众健康水平作为执政施政的重要目标，将卫生与健康事业发展作为贯彻落实"四个全面"战略布局，完善社会治理的重要内容，推进健康中国建设，实施"把健康融入所有政策"策略，切实将居民健康状况作为政府决策的必需条件和考核的重要指标。要明确各部门在促进人民群众健康中的责任和义务，建立多部门协作机制。

(二十二) 加大投入力度

将健康促进与教育工作纳入经济和社会发展规划，加强健康促进与教育基础设施建设。将必要的健康促进与教育经费纳入政府财政预算，按规定保障健康教育专业机构和健康促进工作网络的人员经费、发展建设和业务经费。确保健康教育专业机构的工作力量满足工作需要。广泛吸引各类社会资金，鼓励企业、慈善机构、基金会、商业保险机构等参与健康促进与教育事业发展。加大对农村建档立卡贫困人口健康促进与教育工作的投入力度。

(二十三) 强化监督考核

将健康促进与教育纳入政府目标考核内容，细化考核目标，明确工作责任，定期组织对健康促进与教育工作开展情况进行考核评估。注重总结推广典型经验，对在健康促进与教育工作中做出突出贡献的集体和个人给予适当奖励。对于工作落实不力的，要通报批评，责令整改。

国家卫生计生委

中宣部

教育部

财政部

环境保护部

工商总局

新闻出版广电总局

体育总局

国家中医药管理局

中国科协

2016 年 11 月 16 日

关于表彰中医药高等学校教学名师的决定

（国中医药人教发〔2016〕40号）

各省、自治区、直辖市教育厅（委、局）、卫生计生委、中医药管理局，北京中医药大学、中国中医科学院：

自1956年国务院批准成立首批中医学院以来，中医药高等教育得到持续快速发展，中医药院校在人才培养、科学研究、社会服务、文化传承等方面的作用日益凸显，中医药人才逐步充实到医疗、保健、科研、教育、产业、文化及对外交流与合作等各领域，为国家中医药事业发展和区域经济社会发展做出了重要贡献。

2016年是新中国中医药高等教育60年。60年来，中医药高等教育领域涌现出一大批奋斗在教学一线的优秀教师。他们治学严谨，学风端正，勤于实践，敢于创新，支撑保障着中医药高等教育发展。为表彰他们的突出贡献，激励广大教师潜心教学、精心育人、追求卓越，促进中医药教育事业的蓬勃发展与人才培养质量的不断提升，国家中医药管理局、教育部、国家卫生计生委决定，授予丁樱等60位同志中医药高等学校教学名师荣誉称号。希望受表彰的同志珍惜荣誉，再接再厉，不断为中医药教育事业发展做出新的更大贡献。

全国中医药高等学校广大教师要以受表彰的同志为榜样，深入贯彻党的十八大和十八届三中、四中、五中、六中全会精神，落实全国卫生与健康大会要求，树立和弘扬敬业奉献、严谨笃学、立德树人的师德师风与大医精诚的医德医风，保持和发扬中医药特色优势，积极推进中医药教育教学改革，为推动中医药事业振兴发展，为服务健康中国建设、全面建成小康社会、实现中华民族伟大复兴的中国梦而不懈奋斗！

附件：中医药高等学校教学名师名单

国家中医药管理局
教育部
国家卫生计生委
2016年12月26日

中医药高等学校教学名师名单

附

（按姓氏笔画排序）

丁　樱（女）　河南中医药大学	苏　颖（女）　长春中医药大学	郑洪新（女）　辽宁中医药大学
马烈光　成都中医药大学	李　杰（女）　青海大学	赵文霞（女）　河南中医药大学
王　华　湖北中医药大学	李　峰　山东中医药大学	胡　玲（女）　安徽中医药大学
王之虹　长春中医药大学	李　晶　山西中医学院	段逸山　上海中医药大学
王永炎　中国中医科学院	李成义　甘肃中医药大学	施　杞　上海中医药大学
王庆国　北京中医药大学	李佃贵　河北中医学院	贺丰杰　陕西中医药大学
王振国　山东中医药大学	李德新　辽宁中医药大学	秦　竹（女）　云南中医学院
王德敬（女）　山东中医药高等专科学校	吴承玉（女）　南京中医药大学	袁肇凯　湖南中医药大学
方朝义　河北中医学院	吴勉华　南京中医药大学	顿　珠　西藏藏医学院
艾儒棣　成都中医药大学	张　冰（女）　北京中医药大学	徐晓玉（女）　西南大学
田德禄　北京中医药大学	张廷模　成都中医药大学	高学敏　北京中医药大学
仝小林　中国中医科学院	张星平　新疆医科大学	郭　义　天津中医药大学
冯　泳（女）　贵阳中医学院	张喜奎　福建中医药大学	常小荣（女）　湖南中医药大学
冯志成　海南医学院	陈日新　江西中医药大学	常存库　黑龙江中医药大学
匡海学　黑龙江中医药大学	陈科力　湖北中医药大学	彭　玉（女）　贵阳中医学院
吕志平　南方医科大学	陈锦秀（女）　福建中医药大学	斯　琴（女）　内蒙古医科大学
朱西杰　宁夏医科大学	范永升　浙江中医药大学	蒋小敏（女）　江西中医药大学
刘燕平（女）　广西中医药大学	范英昌　天津中医药大学	储全根　安徽中医药大学
许家松（女）　中国中医科学院	范炳华　浙江中医药大学	蔡宝昌　南京中医药大学
严世芸　上海中医药大学	罗颂平（女）　广州中医药大学	
	周永学　陕西中医药大学	

国家中医药管理局、国家发展改革委关于印发
《中医药"一带一路"发展规划（2016～2020年)》的通知

（国中医药国际发〔2016〕44号）

各省、自治区、直辖市和计划单列市卫生计生委、中医药管理局、发展改革委，新疆生产建设兵团卫生局、发展改革委：

《中医药"一带一路"发展规划（2016～2020年)》已经国家推进"一带一路"建设工作领导小组审议通过，现印发给你们，请认真贯彻落实。

国家中医药管理局
国家发展和改革委员会
2016年12月26日

附　　中医药"一带一路"发展规划（2016～2020年）

为贯彻落实《推动共建丝绸之路经济带和21世纪海上丝绸之路的愿景与行动》，加强与"一带一路"沿线国家在中医药（含民族医药）领域的交流与合作，开创中医药全方位对外开放新格局，制订本规划。

一、基本形势

自古以来，中医药就是古丝绸之路沿线国家交流合作的重要内容，伴随早期的商贸活动在沿线国家落地生根，以不同形态成为沿线民众共享共建的卫生资源。近年来，随着健康观念和医学模式的转变，中医药在防治常见病、多发病、慢性病及重大疾病中的疗效和作用日益得到国际社会的认可和接受。目前，中医药已传播到183个国家和地区，中国已同外国政府、地区主管机构和国际组织签署了86个中医药合作协议。屠呦呦研究员因发现青蒿素获得2015年诺贝尔生理学或医学奖，表明中医药为人类健康做出卓越贡献。中医针灸列入联合国教科文组织"人类非物质文化遗产代表作名录"，《本草纲目》和《黄帝内经》列入"世界记忆名录"。国际标准化组织（ISO）成立中医药技术委员会（ISO/TC 249），并陆续制定颁布10余项中医药国际标准。以中医药为代表的传统医学首次纳入世界卫生组织国际疾病分类代码（ICD-11)，中医药作为国际医学体系的重要组成部分，正为促进人类健康发挥积极作用。

与此同时，我们也清醒地认识到，中医药"一带一路"发展还面临着诸多困难和挑战。由于文化背景和理论体系的差异，沿线卫生管理模式大部分建立在现代医学体系上，中医药面临政策和技术等方面的壁垒。传统医药在大多数国家处于补充和替代地位，发展环境不容乐观。国内中医药事业发展质量和效益尚显薄弱，"走出去"的基础有待加强。同时，现有外向型合作机制还不能很好地适应形势发展需要，具有国际竞争力的外向型团队尚未形成，中医药参与"一带一路"建设的任务依然十分艰巨。

推动中医药"一带一路"建设，对服务国家战略具有重要意义。中医药凝聚着中华民族传统文化的精华，是中华文明与沿线国家人文交流的重要内容，有助于促进与沿线国家民心相通。中医药是中国特色医药卫生事业的重要组成部分，可以为沿线国家解决医疗可持续发展提供借鉴参考，满足沿线各国建设民生的普遍关切。随着中医药融入国际医学体系的步伐逐渐加快，中医药健康服务业发展存在巨大潜力，能够为促进经济结构转型、拉动经济增长贡献力量。积极参与"一带一路"建设，有利于促进中医药传承创新，促进中医药原创思维与现代科技融合发展，为维护人类健康做出新的贡献。

二、总体要求

（一）指导思想

认真落实党的十八大和十八届二中、三中、四中、五中、六中全会精神，深入贯彻习近平总书记系列重要讲话精神，按照"一带一路"愿景与行动倡议总体部署，秉持亲诚惠容，坚持共商、共建、共享理念，遵循中医药发展规律，充分利用国内国际两种资源、两个市场、两类规则，立足沿线各国不同发展现状，丰富对外合作内涵，提高对外合作水平，统筹推进中医药医疗、保健、教育、科研、文化和产业的对外交流与合作，实现中医药与沿线各国传统医学和现代医学的融合发展，为"一带一路"倡议服务，为维护人类健康服务。

（二）基本原则

依托优势，服务大局。充分发挥中医药作为卫生资源、经济资源、科技资源、文化资源和生态资源等五大资源优势，服从和服务于国家全方位对外开放新格局的整体部署，推动中医药与沿线各国深度融合。

政府引领，市场运作。充分利用政府间现有多边、双边机制，搭建稳固合作平台。发挥各类机构在对外合作中的主体作用，充分遵循

市场规律，加强供给侧和需求侧协同发展，扩大有效和中高端供给。

因地制宜，分类施策。立足沿线各国不同发展现状，针对当地民众医疗保健需求，有区别地选择合作领域、模式和项目，制定和实施符合实际的合作路线和措施。

上下联动，内外统筹。统筹国际和区域发展布局，有效引导地方依据自身特色与沿线国家开展交流合作，形成错位发展、分工协作、步调一致、共同推进的工作局面。

（三）发展目标

到2020年，中医药"一带一路"全方位合作新格局基本形成，国内政策支撑体系和国际协调机制逐步完善，以周边国家和重点国家为基础，与沿线国家合作建设30个中医药海外中心，颁布20项中医药国际标准，注册100种中药产品，建设50家中医药对外交流合作示范基地。中医药医疗与养生保健的价值被沿线民众广泛认可，更多沿线国家承认中医药的法律地位，中医药与沿线合作实现更大范围、更高水平、更深层次的大开放、大交流、大融合。

三、主要任务

（一）政策沟通，完善政府间交流合作机制

充分利用现有政府间合作机制，加强传统医学政策法规、人员资质、产品注册、市场准入、质量监管等方面的交流沟通和经验分享，为有条件的中医药机构"走出去"搭建平台，为中医药对外合作提供政策支持。深化与世界卫生组织、国际标准化组织、上海合作组织、中东欧、欧盟、东盟等多边合作机制，积极参与国际组织发展战略、运行规则、政策动态和标准规范的研究与制定，营造有利于中医药海外发展的国际环境。

专栏1　政府间合作机制建设

双边合作机制项目

落实中医药双边合作协议，构建政府间磋商和协调机制，加强政策沟通，协调解决重大问题，为中医药沿"一带一路"走出去营造良好政策环境。

国际组织平台项目

充分发挥世界卫生组织、国际标准化组织等多边组织作用，利用国际植物药法规与监管合作组织（IRCH）、中国－中东欧、中国－东盟、西太区草药协调论坛等多边机制，积极参与国际传统医学发展战略和标准规范研究与制定工作。

（二）资源互通，与沿线国家共享中医药服务

回应国际需求，做好区域布局，支持各类优秀中医药机构与沿线国家合作建设中医药中心，结合不同国家的常见病、多发病、慢性病以及重大疑难疾病，面向沿线民众提供中医医疗和养生保健服务，推动中医药理论、服务、文化融入沿线国家卫生体系。以医带药，针对不同国家的药品规管制度，推动成熟的中药产品以药品、保健品、功能食品等多种方式在沿线国家进行注册，形成知名品牌，扩大中药产品在国际市场所占份额。

专栏2　中医药国际医疗服务体系建设

中医药海外中心项目

支持与沿线国家政府开展合作，本着政府支持、民间运作、服务当地、互利共赢的原则，沿中蒙俄、中国-中亚-西亚、中国-中南半岛、新亚欧大陆桥、中巴、孟中印缅等国际经济合作走廊，在中亚、西亚、南亚、东南亚、中东欧、欧洲、大洋洲、非洲等区域建设30个中医药海外中心。

中医药国际医疗基地项目

依托各类中医药机构，在国内建设一批中医药国际医疗合作基地，提升外向型合作水平，吸引沿线民众来华接受中医药医疗保健服务。支持有实力的中医医疗机构获得国际知名保险机构的认证，提高国内中医医疗机构的服务品质，推动纳入国际医疗保险体系。

中药产品海外注册项目

搭建中药海外注册的公共服务平台，支持100种成熟的中药产品以药品、保健品、功能食品等多种方式在沿线国家进行注册，进入沿线国家医疗卫生体系，不断完善销售渠道，形成知名品牌，扩大国际市场份额。

（三）民心相通，加强与沿线国家人文交流

开展中医药公共外交，以中医药为载体传播中华传统文化，用国际化语言讲述中国故事，促进中医药文化在沿线国家传播与推广，将中医药打造成中国在国际舞台的一张亮丽名片。优化中医药对外教育结构、提高教育质量，鼓励中医药高等院校、社会团体等机构与沿线著名大学合作，将中医药学科建设纳入沿线高等教育体系。面向沿线国家开展中医药学历教育、短期培训和进修，提高沿线中医药从业人员的素质和水平。

专栏3　中医药国际教育及文化传播体系建设

与沿线国家合作办学项目

与沿线知名大学合作办学，将中医药纳入沿线国家高等教育体系，扩大中医药在沿线国家的学历教育和继续教育规模，提升教学质量。在条件成熟的沿线国家开设更多的中医孔子学院。

中医药国际教育基地项目

遴选一批具备条件的中医药高等院校，面向沿线国家开展中医药学历教育、短期培训以及临床实习。加强海外中医医师规范化培训，提高服务能力和诊疗水平。支持中医药院校开展非学历远程教育。

中医药国际文化传播项目

积极利用驻外使领馆、中医药海外中心、孔子学院和海外中国文化中心等多种平台，举办大型中医药文化展览、义诊、健康讲座和科普宣传活动，制作中医药国际宣传材料，促进沿线民众对中医药理论和医疗保健服务作用的了解与认同。

（四）科技联通，推动中医药传承创新

支持中医医疗机构、科研院所、高等院校和中药企业与沿线一流机构开展科技合作，建立协同创新机制和合作平台，运用现代科学技术和中医药传统研究方法，开展多领域、跨学科联合攻关，加强中医药领域国际科技合作，并转化为产品、技术和服务。遵照国际标准制定规则，充分借助世界卫生组织和国际标准化组织等平台，研究制定符合中医药特点的疾病诊断、治疗方法、疗效评价、质量控制等国际标准和规范，在沿线国家推广应用。优化中医药知识产权公共服务，加强中药资源和中医药知识产权保护。

专栏4　中医药国际科技体系建设

高层次中医药国际科技合作项目

支持中医药科研机构和高等院校与沿线国家共建联合实验室或研究中心，利用国际先进的现代科学技术和方法，进行科研大协作，开展中医药基础理论、临床和中药产品等重点领域研究。针对沿线国家常见病、多发病、重大疾病，开展中医药循证医学研究，为中医药进入沿线国家主流医药市场发挥支撑引领作用。

中医药国际标准化项目

以世界卫生组织国际疾病分类代码传统医学章节（ICTM）项目和国际标准化组织中医药技术委员会（ISO/TC 249）平台为重点，围绕中医、中药材、中药产品、中医药医疗器械设备、中医药名词术语与信息学等领域颁布20项国际标准，并开展采标、认证、推广等合作。

（五）贸易畅通，发展中医药健康服务业

充分利用"互联网＋"等新兴业态，加强供给侧改革，建立以沿线市场需求为导向的中医药贸易促进体系和国际营销体系。拓展中医药服务贸易市场，发挥中医药医疗、保健、教育培训等传统服务贸易领域的规模优势，支持在海内外设立中医药服务贸易机构，巩固传统市场，挖掘服务出口潜力，提高新兴国家市场占比。支持有实力的中药企业通过新设、并购、租赁、联合投资等方式在沿线国家建立子公司或分公司，构建跨国营销网络，建设中医药物流配送中心和经济联盟。利用多边、双边自由贸易区谈判，推动中医药产品和服务贸易发展。

专栏5　中医药国际贸易体系建设

中医药服务贸易项目

建立以跨境支付、境外消费、商业存在和自然人移动4种模式协调发展的中医药服务贸易体系，扶持一批市场优势明显、具有发展前景的中医药服务贸易示范项目，建设一批特色突出、能够发挥引领辐射作用的中医药服务贸易骨干机构，创建若干个综合实力强、国际影响力突出的中医药服务贸易重点区域。

中医药健康旅游项目

整合中医药医疗机构、养生保健机构、生产企业等资源，建设以中医药文化传播和体验为主题，融中医医疗、养生、康复、养老、文化传播、商务会展、中药材科考与旅游于一体的10个中医药健康旅游示范区、100个示范基地和1000个示范项目。

中医药参与中外自贸区谈判项目

积极参与中外自贸区谈判，推动将中医药纳入中外自贸协定内容，扩大沿线国家对中医药的市场开放，降低对中医药服务和产品的准入壁垒。

四、保障措施

（一）完善政策机制

建立多部门协调机制，推动将"一带一路"中医药建设纳入国家外交、卫生、科技、文化、贸易等发展战略中，制定扶持政策，实施优惠措施，为中医药与"一带一路"沿线国家合作提供强有力的政策保障。推动将中医药合作纳入与沿线国家多、双边合作机制，加强与沿线国家在传统医药、中医药相关法律法规、政策措施等领域信息交流，加大政府间磋商力度，推动沿线国家放宽对中医药服务及产品的准入限制。

（二）加大金融财税支持

充分发挥丝路基金作用，对中医药"一带一路"建设项目给予支持。鼓励国家政策性银行在业务范围内为符合条件的中医药服务出口项目提供信贷支持。鼓励社会资本积极参与中医药"一带一路"建设，以多种形式成立中医药"一带一路"基金。支持保险公司对中医药"一带一路"建设项目和服务出口项目提供保险服务，鼓励保险资金参与中医药"一带一路"建设项目。建设以各类中医药机构为主体、以项目为基础、各类基金为引导、社会各界广泛参与的多元化投融资模式。符合条件的经认定为高新技术企业的中医药骨干企业可按税收法律法规规定，减按15%的税率征收企业所得税。对企业从事中药材的种植、牧畜、家禽的饲养以及濒危野生动植物养殖（种植）等项目所得，可按税收法律法规规定减免企业所得税。

（三）强化人才队伍建设

通过多种途径和渠道，培养一批中医药基本功扎实、熟练使用外国语言、熟悉国际规则的复合型人才。加强海外高层次人才的引进，聘请有国际交流与合作经验及影响力的专家、知名人士作为中医药对外交流与合作顾问，推动建设中医药对外交流合作专家智库。有针对性地选派优秀人才到国际组织任职锻炼，建设国际人才梯队，逐步打造1支高素质的国际人才队伍。

（四）加强组织实施

发挥推进"一带一路"建设工作领导小组和国家中医药工作部际联席会议制度作用，制订任务分工方案，协调解决重大问题，加强对政策落实的指导、督促和检查。地方各级政府要将中医药"一带一路"工作纳入经济社会发展规划，加强组织领导，健全统筹协调机制和工作机制，制订具体实施方案，鼓励相关机构开展中医药"一带一路" 合作，实现各地方分工协作、错位 协调发展态势。

关于印发《全民健康保障工程建设规划》的通知

（发改社会〔2016〕2439号）

"十二五"以来，按照保基本、强基层、建机制的原则，中央和地方各级政府不断加大医疗卫生服务体系建设投入力度，公共卫生和基本医疗服务基础设施条件明显增强。但整体上看，医疗卫生服务供给与深化医药卫生体制改革相关要求和人民群众日益增长的医疗卫生服务需求仍存在较大差距，总量不足、分布不均衡等供给侧结构性问题依然突出。一是多重健康挑战叠加，公共卫生仍是薄弱环节；二是全面两孩政策实施对妇幼健康服务能力提高提出新的要求；三是县域内治疗大病能力距离实现医改任务还有一定差距；四是区域内肿瘤、心脑血管病等疑难病症诊治能力亟待提升；五是中医药传承和创新能力需要进一步提高。

为进一步完善医疗卫生服务体系，实现人人享有基本医疗卫生服务，推进健康中国建设，根据《中华人民共和国国民经济和社会发展第十三个五年规划纲要》《中共中央、国务院关于深化医药卫生体制改革的意见》（中发〔2009〕6号）、《全国医疗卫生服务体系规划纲要（2015～2020年）》（国办发〔2015〕14号）和《中医药发展战略规划纲要（2016～2030年）》（国发〔2016〕15号），在总结"十二五"医疗卫生服务体系建设和发展经验的基础上，按照中央和地方事权划分原则，制订《全民健康保障工程建设规划》（以下简称《规划》）。

一、总体要求

（一）指导思想

全面贯彻落实党的十八大和十八届三中、四中、五中、六中全会精神，深入贯彻习近平总书记系列重要讲话精神，牢固树立和贯彻落实创新、协调、绿色、开放、共享的发展理念，以提高人民健康水平为中心，以推进医疗卫生供给侧结构性改革为主线，着力强基层、补短板、优化资源布局，着力提高基本医疗卫生服务的公平性和可及性，着力提升满足人民群众多层次、多样化健康需求的服务能力，打造健康中国。

（二）发展目标

到2020年，在中央和地方的共同努力下，全面改善医疗卫生薄弱环节基础设施条件，明显提升医疗卫生服务能力，同步推进机制改革和管理创新，优化医疗卫生资源配置，构建与国民经济和社会发展水平相适应、与居民健康需求相匹配、体系完整、分工明确、功能互补、反应及时、密切协作的医疗卫生服务体系，为实现人人享有基本医疗卫生服务和全面建成小康社会提供坚实保障。

（三）建设原则

一是统筹规划。切实落实"十三五"时期健康和卫生领域重大发展规划，统筹考虑区域内医疗卫生资源配置，推进协同整合，注重发挥医疗卫生服务体系的整体效率。合理划分中央和地方事权，中央投资根据各地经济社会发展水平、现有资源等实际情况，支持县级及以上相关机构建设；地方政府发挥组织能力强、贴近基层、获取信息便利的优势，加强基层医疗卫生机构建设。

二是问题导向。围绕健康需求和医疗卫生服务短板，针对群众最急迫、最需要解决的问题，重点加强公共卫生、基层医疗、妇幼健康服务、疑难重症诊治、中医药传承创新和人口健康信息化等建设，支持建设一批重点项目，改善预防保健和看病就医的条件。

三是协调发展。中央投资进一步加大向基层、贫困地区和公共卫生领域倾斜力度，促进医疗资源向基层和中西部地区流动，逐步缩小城乡、地区间医疗卫生资源差异，加快促进基本医疗卫生服务均等化。

四是务求实效。参照相关建设标准，在充分利用现有基础设施条件的基础上，立足地方发展实际，量力而行，确保功能适用，防止规模无序扩张，将绿色发展理念贯穿到项目建设全过程。

五是改革引领。注重服务体系建设与公立医院改革、分级诊疗制度建立等重大改革同步推进，做好增加投入与制度建设、改善基础设施与提升软件环境有机结合。

二、建设任务

全民健康保障工程包括健康扶贫、妇幼健康保障、公共卫生服务能力、疑难病症诊治能力、中医药传承和创新、人口健康信息化等工程建设。

（一）健康扶贫工程

1. 建设目标。以集中连片特殊困难地区和国家扶贫开发工作重点县为重点，全面加强县级医院业务用房建设，确保每个县（市、区）建好1～2所县级公立医院（含中医院），提升县域综合服务能力，力争到2020年，每千人口县级医疗机构床位数达到1.8张左右，医疗技术水平能够满足县域居民的常见病、多发病诊疗、相关专科危急重症抢救与疑难病转诊、突发事件现场医疗救援，以及常见肿瘤的规范化治疗和镇痛治疗的需要，为实现县域内就诊率达到90%任务目标提供设施保障。

2. 建设任务。支持县域内千人口床位数不达标、业务用房面积缺口较大（含危房改造）的县级医院建设。重点提升住院服务能力和远程医疗服务能力，新增床位要向妇产、儿科、中医、精神、老年病等领域倾斜。允许在新区建设县级医院分院，或在医疗资源短缺、覆盖人口多、距离主城区较远的地区依托中心乡镇卫生院建设县级医院分院，确保县域内优质资源覆盖到所有人群，提高整体水平和运行效率。

2017 年起，不再安排中央预算内投资支持乡镇卫生院和村卫生室项目建设，相关建设资金由地方政府负责筹集。

3. 建设标准。一是依据《综合医院建设标准》《中医医院建设标准》，按照填平补齐的原则，支持县级医院改扩建业务用房，改善就医环境。二是县域内县级公立医院总床位数原则上按每千人口 1.8 张控制（其中，中医医院按每千人口 0.55 张控制），老少边穷地区 10 万人口以下的县原则上床位数不超过 200 张。

（二）妇幼健康保障工程

1. 建设目标。以广大妇女儿童公平享有基本医疗卫生保健为出发点，全面改善妇幼健康服务机构的基础设施条件，强化危重孕产妇救治与新生儿救治能力，提升妇幼保健服务水平。到 2020 年，力争实现省、市、县三级都有 1 所政府举办设施齐全的妇幼健康服务机构，保障全面二孩政策顺利实施。

2. 建设任务。支持业务用房面积短缺的省、市（地）、县三级妇幼健康服务机构建设，重点建设围产期保健、新生儿疾病筛查、健康教育等公共卫生功能和产科、儿科、中医科等医疗功能业务用房。

3. 建设标准。省、市（地）、县三级妇幼健康服务机构公共卫生业务用房面积分别按照 60 平方米/人、65 平方米/人、70 平方米/人计算，人指编制人数且分别不超过 160 人、90 人、70 人。设置床位的，医疗业务用房面积按照 200 床及以下、201～400 床、401 床及以上，每张床分别按 88 平方米、85 平方米、82 平方米的标准另行增加建筑面积。

（三）公共卫生服务能力提升工程

1. 建设目标。坚持预防为主、关口前移，加强疾病预防控制机构基础设施建设，全面提升公共卫生服务能力。力争到 2020 年，省级疾病预防控制机构都有达到生物安全三级水平的实验室；严重威胁群众健康的职业病、传染病、地方病、结核病等得到有效防控，将各类传染病疫情维持在低流行水平；进一步完善血站服务体系，确保与经济社会发展和医疗卫生事业发展相适应；综合监督执法网络进一步完善；

紧急医学救援能力得到加强。

2. 建设任务。依据统一的建设标准和规范，填平补齐，改扩建业务用房，配置必要设备，全面提高服务能力。一是加强省、市（地）、县三级疾病预防控制机构业务用房建设。二是加强现有省级职业病、传染病、地方病、结核病等防治机构建设。三是支持省级血液中心、地市级中心血站改扩建业务用房、购置医学装备和采血车辆。四是支持省、市两级卫生监督机构建设。五是依托具备一定软、硬件基础的医疗卫生机构，建设 11 个卫生应急移动处置中心，配备可移动的现场急救等专业技术装备、后勤保障装备等。支持 14 个未建核辐射医疗救治基地的省份新建核辐射医疗救治基地。

3. 建设标准。各类公共卫生机构建设标准如下：

一是疾病预防控制中心按照《疾病预防控制中心建设标准》确定建设规模。

二是独立建制无床位的省级职业病、传染病、地方病、结核病等公共卫生机构参照《疾病预防控制中心建设标准》执行；有床位的参照《综合医院建设标准》确定项目建设规模。

三是血站建设面积指标参照下表执行。

血站业务用房建设面积指标参考表

年采供血量（升）	建筑面积（平方米）
<2000	<1600
2000～10000	1600～3000
10000～20000	3000～6000
20000～40000	6000～10000
40000～60000	10000～15000
60000～80000	15000～20000
>80000	每增加 2000 升，增加 500 平方变

四是省、市（地）级卫生监督机构规模分别按照 45 平方米/人、地市级 47 平方米/人计算，人指编制人数。鼓励地方利用疾病预防控制中心等其他公共卫生机构腾退用房进行改造建设，或与疾病预防控制中心等其他公共卫生机构合并建设，重点加强业务用房建设，不得违规建设行政办公用房。

五是国家卫生应急移动处置中心和核辐射医疗救治基地按照相关指导方案建设。

（四）疑难病症诊治能力提升工程

1. 建设目标。针对严重危害人民群众健康的肿瘤、心脑血管、呼吸系统等重点病种，完善区域内学科建制，在全国范围内遴选约100所特色优势突出、医疗技术水平较高、有杰出的学科带头人及合理的人才梯队、辐射带动能力较强的省部级医院支持建设，显著提升省域内相关专科综合诊治能力和技术水平。

2. 建设任务。一是改善基础设施条件，支持医院业务用房改扩建，提高医院信息化整体水平，使其与承担的医疗、教学、科研等任务相匹配。二是购置必要的医学装备，重点支持当前急需或有望取得突破性成果的学科。三是加强院内科研创新平台建设，整合医学科研优势资源，大力提高医学自主创新能力和重大科技攻关能力。

3. 遴选标准。建设项目从现有省部级医院中遴选，重点考察临床诊疗、科研水平、人才梯队等方面能力。具体遴选标准和程序另行印发。

（五）中医药传承创新工程

1. 建设目标。进一步完善中医医疗服务体系，发挥中医药防治特色优势，重点支持约90所重点中医医院（含少数中西医结合医院、民族医医院，下同）和10所左右省级中医药科研机构（含民族医药科研机构）开展传承创新能力建设，推动中医药服务资源和临床科研有机结合，中医药传承创新条件明显改善、能力显著提升、机制更加健全、成果不断涌现，促进中医药全面振兴发展。

2. 建设任务。一是中医医院重点加强临床协同研究用房、重点专科用房、中医医疗技术中心、经典病房、名老中医专家传承工作室、中药制剂室等方面建设，满足中医药传承创新发展需要，在全国范围内打造若干中医继承和自主创新的平台；二是中医药科研机构主要按照《科研建筑工程规划面积指标》，填平补齐，重点加强实验室和研究室建设，提升研究创新能力。

3. 遴选标准。依托省市级重点中医医院和部分省级中医药科研机构开展建设，以中医特色优势突出和具有较强自主创新能力为重点，主要考察中医药特色优势、临床诊疗水平、科研成果和人才培养等方面指标，同时考虑到民族医药发展扶持政策，适当放宽对民族医医院遴选要求。具体遴选标准和程序另行印发。

（六）人口健康信息平台建设

在全国人口健康信息化总体框架下，按照《政务信息资源共享管理暂行办法》明确的政务信息资源共享要求实施建设。以省级为主体，按照区域人口健康信息平台应用功能指引，充分整合现有信息系统和数据资源，充分利用云计算、大数据等新兴信息技术，实现公共卫生、计划生育、医疗服务、医疗保障、药品管理、综合管理等六大业务应用系统的数据汇聚和业务协同。具体建设方案另行印发。

三、资金安排

（一）资金来源

《规划》建设所需投资主要由中央专项建设资金和地方财政性资金筹措解决。

1. 国家发展改革委根据国家财力状况，从2016年开始安排中央预算内投资支持规划相关内容建设。除中央预算内投资外，地方要发挥主体责任加大投入，加强规划组织实施。

2. 各省（区、市）年度中央投资补助切块额度，根据各地人口总数、国家建设标准、发展现状、经济发展水平等因素综合确定。最终下达额度按照实际申请情况调整。

3. 中央投资支持的项目所需配套资金由地方政府筹集解决。对于公共卫生和基层医疗卫生机构建设项目，取消贫困地区县级和西部连片特困地区地市级配套资金。未纳入中央专项资金支持范围的项目，由省级人民政府负责落实财政性资金，统筹安排建设。

（二）中央投资补助标准

国家发展改革委会同国家卫生计生委、国家中医药管理局综合考虑中央和地方事权划分原则、所在区域经济社会发展水平等情况，实行差别化补助政策，中央预算内投资原则上按照东、中、西部地区分别不超过总投资的30%、60%和80%的比例进行补助（定额补助项目除外），西藏自治区和南疆四地州、四省藏区项目建设资金全部由中央投资安排解决，享受特殊区域发展政策地区按照具体政策要求执行，所有项目中央补助投资实行最高限额控制。

最高限额和定额补助额度如下：

1. 健康扶贫工程建设项目。县级医院建设项目单个项目补助额度东部不超过2000万元，中部不超过4000万元，西部不超过5000万元。

2. 妇幼健康保障工程建设项目。省、市、县级机构单个项目补助额度最高分别不超过5000万元、2500万元和1200万元。

3. 公共卫生服务能力提升工程建设项目。市、县级机构单个项目补助额度最高分别不超过1500万元和600万元。东、中西部省级疾病预防控制中心单个项目补助额度最高分别不超过5000万元、2亿元，省级职业病、传染病、地方病、结核病等防治机构和血液中心分别不超过2500万元、5000万元。

4. 疑难病症诊治能力提升工程建设项目。每个项目中央投资补助最高不超过1.5亿元。

5. 中医药传承创新工程建设项目。每个项目中央投资补助最高不超过1亿元。

四、保障措施

（一）保障政府投入

地方政府切实履行公立医疗卫生机构投入和保障主体责任，多渠道落实配套资金，坚决杜绝医疗卫生机构负债建设。地方政府要无偿划拨项目建设用地，减免各种建设配套费用等，降低建设成本。

（二）加强改革配套

一是加快实施分级诊疗制度，推动医疗卫生工作重心和资源下沉，在改善基层医疗卫生机构设施条件的同时，加强人才队伍建设。二是积极转变卫生服务模式，提升医疗卫生信息化水平，推动专业公共卫生机构、医院、基层医疗卫生机构之间分工协作和上下联动。三是优化医疗卫生资源布局，控制公立医院规模无序扩张，合理把控公立医院床位规模、建设标准和大型设备配置，为社会办医留出空间。

（三）严格项目管理

严格按照区域卫生规划和国家有关建设标准以及中央管理要求，合理确定项目建设规模和内容。要切实履行建设程序，落实项目法人责任制、招标投标制、工程监理制、合同管理制。严格执行相关建筑技术规范，坚持规模适宜、功能适用、装备适度、运行经济和可持续发展。要加强资金使用管理，保障中央资金专款专用，杜绝挤占、挪用和截留现象发生。

（四）纳入项目储备库

省级发展改革、卫生计生和中医药管理部门按照本规划明确的项目建设标准等相关要求，结合本地实际需求，建立项目储备库，并根据项目前期工作进展、工程建设进度、工期等情况，及时将项目储备库中符合条件的项目纳入投资项目在线审批监管平台（重大建设项目库模块）和3年滚动投资计划，实行动态管理。未列入项目储备库和3年滚动投资计划的项目不得申请年度中央预算内投资。

（五）加强全过程监管

国家发展改革委、国家卫生计生委、国家中医药管理局进一步建立健全纵横联动协同监管机制，力求实现事前规范审核、事中强化监督、事后严格考核的全过程监管，

采取稽查、专项检查、在线监管等多种方式，对下达投资计划、项目落地实施、工程建设管理、计划执行进度、资金使用与拨付等重点关键环节进行重点检查，并将监督检查和年度考核结果作为后续中央预算内投资安排的重要参考。对监管检查中发现的问题，将按照有关规定及时提出整改要求和处理意见，责令限期改正；情节严重的，依法追究有关单位和人员的责任。省级有关部门履行监管主体职责，要定期组织对规划实施情况进行专项稽查，发现问题及时整改。对已完工项目，要督促项目单位及时委托第三方按照相关建设标准和规范进行验收，并定期汇总上报完工项目验收情况。

印发关于在公立医疗机构药品采购中推行"两票制"的实施意见（试行）的通知

（国医改办发〔2016〕4号）

各省、自治区、直辖市、新疆生产建设兵团医改领导小组办公室，卫生计生委（卫生局）、食品药品监督管理局、发展改革委、经信委、商务厅（局）、国家税务局、中医药管理局，福建省医保办：

现将《关于在公立医疗机构药品采购中推行"两票制"的实施意见（试行）》印发你们，请遵照执行。各地可结合实际制定实施细则，执行过程中出现的新情况和新问题，请及时向国务院医改办报告。国务院医改办将会同有关部门根据试行情况，进一步完善相关政策。

自本通知发布之日起，公立医疗机构新开展的药品采购活动须按照本通知规定执行。

国务院医改办
国家卫生计生委
食品药品监管总局
国家发展改革委
工业和信息化部
商务部
国家税务总局
国家中医药管理局
2016年12月26日

附 关于在公立医疗机构药品采购中推行"两票制"的实施意见（试行）

为贯彻落实《中共中央办公厅、国务院办公厅转发〈国务院深化医药卫生体制改革领导小组关于进一步推广深化医药卫生体制改革经验的若干意见〉的通知（厅字〔2016〕36号）》和《国务院办公厅关于印发深化医药卫生体制改革2016年重点工作任务的通知》（国办发〔2016〕26号）精神，推动在公立医疗机构药品采购中落实"两票制"，制定本实施意见。

一、充分认识推行"两票制"重要意义

在公立医疗机构药品采购中推行"两票制"是深化医药卫生体制改革、促进医药产业健康发展的重大举措，是规范药品流通秩序、压缩流通环节、降低虚高药价的重要抓手，是净化流通环境、打击"过票洗钱"、强化医药市场监督管理的有效手段，是保障城乡居民用药安全、维护人民健康的必然要求。各地区、各部门要站在维护国家和人民群众根本利益的高度，从有利于促进医药产业转型升级发展的大局出发，把思想和行动统一到中央决策上来，按照职责分工，主动作为，

敢于担当，密切配合，切实推动"两票制"落地见效。

二、"两票制"的界定

"两票制"是指药品生产企业到流通企业开1次发票，流通企业到医疗机构开1次发票。药品生产企业或科工贸一体化的集团型企业设立的仅销售本企业（集团）药品的全资或控股商业公司（全国仅限1家商业公司）、境外药品国内总代理（全国仅限1家国内总代理）可视同生产企业。药品流通集团型企业内部向全资（控股）子公司或全资（控股）子公司之间调拨药品可不视为1票，但最多允许开1次发票。药品生产、流通企业要按照公平、合法和诚实信用原则合理确定加价水平。鼓励公立医疗机构与药品生产企业直接结算药品货款、药品生产企业与流通企业结算配送费用。

为应对自然灾害、重大疫情、重大突发事件和病人急（抢）救等特殊情况，紧急采购药品或国家医药储备药品，可特殊处理。

麻醉药品和第一类精神药品的流通经营仍按国家现行规定执行。

三、"两票制"实施范围

公立医疗机构药品采购中逐步推行"两票制"，鼓励其他医疗机构药品采购中推行"两票制"。综合医改试点省（区、市）和公立医院改革试点城市要率先推行"两票制"，鼓励其他地区执行"两票制"，争取到2018年在全国全面推开。

四、严格执行药品购销票据管理规定

药品生产、流通企业销售药品，应当按照发票管理有关规定开具增值税专用发票或者增值税普通发票（以下统称"发票"），项目要填写齐全。所销售药品还应当按照药品经营质量管理规范（药品GSP）要求附符合规定的随货同行单，发票（以及清单，下同）的购、销方名称应当与随货同行单、付款流向一致、金额一致。

药品流通企业购进药品，应主动向药品生产企业索要发票，发票必须由药品生产企业开具。到货验收时，应验明发票、供货方随货同行单与实际购进药品的品种、规格、数量等，核对一致并建立购进药品验收记录，做到票、货、账相符。对发票和随货同行单不符合国家有关规定要求，或者发票、随货同行单和购进药品之间内容不相符的，不得验收入库。药品购销中发生的发票及相关票据，应当按照有关规定保存。

在公立医疗机构药品采购中推行"两票制"的地区，集中采购机构编制采购文件时，要将执行"两票制"作为必备条件。对于招标采购的药品，要验明药品生产企业的资质，由药品生产企业直接投标。参与药品集中采购的药品企业要在标书中做出执行"两票制"的承诺，否则投标无效；实行其他采购方式采购药品，也必须在采购合同中明确"两票制"的有关要求。

公立医疗机构在药品验收入库时，必须验明票、货、账三者一致方可入库、使用，不仅要向配送药品的流通企业索要、验证发票，还应当要求流通企业出具加盖印章的由生产企业提供的进货发票复印件，2张发票的药品流通企业名称、药品批号等相关内容互相印证，且作为公立医疗机构支付药品货款凭证，纳入财务档案管理。每个药品品种的进货发票复印件至少提供1次。鼓励有条件的地区使用电子发票，通过信息化手段验证"两票制"。

五、创造条件支持"两票制"的落实

各地、各有关部门要积极为"两票制"落地创造有利条件。要打破利益藩篱，破除地方保护，加快清理和废止在企业开办登记、药品采购、跨区域经营、配送商选择、连锁经营等方面存在的阻碍药品流通行业健康发展的不合理政策和规定。地方政府要支持网络体系全、质量信誉好、配送能力强的大型药品流通企业到当地开展药品配送工作。支持建设全国性、区域性的药品物流园区和配送中心，推进药品流通企业仓储资源和运输资源有效整合，多仓协同配送，允许药品流通企业异地建仓，在省域内跨地区使用本企业符合条件的药品仓库。按照远近结合、城乡联动的原则，鼓励支持区域药品配送城乡一体化，打通乡村药品配送"最后1公里"。为特别偏远、交通不便的乡（镇）、村医疗卫生机构配送药品，允许药品流通企业在"两票制"基础上再开1次药品购销发票，以保障基层药品的有效供应。

六、切实加强"两票制"落实情况的监督检查

各省（区、市）药品集中采购机构要加强药品集中采购工作监督管理，对不按规定执行"两票制"要求的药品生产企业、流通企业，取消投标、中标和配送资格，并列入药品采购不良记录。

卫生计生、中医药行政部门要加强对公立医疗机构执行"两票制"的监督检查，对索票（证）不严、"两票制"落实不到位、拖欠货款、有令不行的医疗机构要通报批评，直到追究相关人员责任。

食品药品监督管理部门对药品生产、流通企业进行监督检查时，除检查企业落实《药品流通监督管理办法》和《药品经营质量管理规范》等有关规定外，还应当将企业实施"两票制"情况纳入检查范围。对企业违反"两票制"要求的情况，食品药品监管部门应当及时通报所在省份药品集中采购机构。涉嫌犯罪的，依法移送公安机关。税务部门要加强对药品生产、流通企业和医疗机构的发票管理，依法加大对偷逃税行为的稽查力度。

各相关部门要充分利用信息化手段，加强"两票制"执行情况的监督检查，建立健全跨部门、跨区域监管联动响应和协作机制，推动药品集中采购平台（公共资源交易平台）、药品追溯体系和诚信体系建设平台等互联互通、数据共享，实现违法线索互联、监管标准互通、处理结果互认。推进和加强信息公开、公示，广泛接受社会监督。国家相关部门将适时组织开展"两票制"落实情况的专项监督检查。

七、加强政策宣传

各地要加强政策解读、宣传和引导，采取通俗易懂、生动形象的方式，广泛宣传推行"两票制"的目的、做法和意义，积极回应社会关切，为推行"两票制"营造良好舆论氛围。

关于加强心理健康服务的指导意见

（国卫疾控发〔2016〕77号）

各省、自治区、直辖市卫生计生委、党委宣传部、综治办、发展改革委、教育厅（委、局）、科技厅（委）、公安厅（局）、民政厅（局）、司法厅（局）、财政厅（局）、人力资源社会保障厅（局）、文化厅（局）、工商局、新闻出版广电局、科学院、中医药管理局、工会、共青团省委、妇联、科协、残联、老龄办，新疆生产建设兵团卫生局、党委宣传部、综治办、发展改革委、教育局、科技局、公安局、民政局、司法局、财政局、人力资源社会保障局、文化局、工商局、新闻出版广电局、工会、团委、妇联、科协、残联、老龄办；教育部各直属高校：

心理健康是影响经济社会发展的重大公共卫生问题和社会问题。为深入贯彻落实党的十八届五中全会和习近平总书记在全国卫生与健康大会上关于加强心理健康服务的要求，根据《精神卫生法》《"健康中国2030"规划纲要》和相关政策，现就加强心理健康服务、健全社会心理服务体系提出如下指导意见。

一、充分认识加强心理健康服务的重要意义

心理健康是人在成长和发展过程中，认知合理、情绪稳定、行为适当、人际和谐、适应变化的一种完好状态。心理健康服务是运用心理学及医学的理论和方法，预防或减少各类心理行为问题，促进心理健康，提高生活质量，主要包括心理健康宣传教育、心理咨询、心理疾病治疗、心理危机干预等。心理健康是健康的重要组成部分，关系广大人民群众幸福安康、影响社会和谐发展。加强心理健康服务、健全社会心理服务体系是改善公众心理健康水平、促进社会心态稳定和人际和谐、提升公众幸福感的关键措施，是培养良好道德风尚、促进经济社会协调发展、培育和践行社会主义核心价值观的基本要求，是实现国家长治久安的一项源头性、基础性工作。

党中央、国务院高度重视心理健康服务和社会心理服务体系建设工作。习近平总书记在2016年全国卫生与健康大会上提出，要加大心理健康问题基础性研究，做好心理健康知识和心理疾病科普工作，规范发展心理治疗、心理咨询等心理健康服务。《国民经济和社会发展第十三个五年规划纲要》明确提出要加强心理健康服务。《"健康中国2030"规划纲要》要求加强心理健康服务体系建设和规范化管理。近年来，各地区各部门结合各自实际情况，从健全心理健康服务体系、搭建心理关爱服务平台、拓展心理健康服务领域、开展社会心理疏导和危机干预、建立专业化心理健康服务队伍等方面进行了积极探索，取得了一定成效，为进一步做好加强心理健康服务、健全社会心理服务体系工作奠定了基础。

当前，我国正处于经济社会快速转型期，人们的生活节奏明显加快，竞争压力不断加剧，个体心理行为问题及其引发的社会问题日益凸显，引起社会各界广泛关注。一方面，心理行为异常和常见精神障碍人数逐年增多，个人极端情绪引发的恶性案（事）件时有发生，成为影响社会稳定和公共安全的危险因素。另一方面，心理健康服务体系不健全，政策法规不完善，社会心理疏导工作机制尚未建立，服务和管理能力严重滞后。现有的心理健康服务状况远远不能满足人民群众的需求及经济建设的需要。加强心理健康服务、健全社会心理服务体系迫在眉睫。

加强心理健康服务，开展社会心理疏导，是维护和增进人民群众身心健康的重要内容，是社会主义核心价值观内化于心、外化于行的重要途径，是全面推进依法治国、促进社会和谐稳定的必然要求。各地区各部门要认真贯彻落实中央决策部署，从深化健康中国建设的战略高度，充分认识加强心理健康服务、健全社会心理服务体系的重要意义，坚持问题导向，增强责任意识，自觉履行促进群众心理健康责任，加强制度机制建设，为实现"两个一百年"奋斗目标和中华民族伟大复兴中国梦做出积极贡献。

二、总体要求

1. 指导思想

全面贯彻党的十八大和十八届三中、四中、五中、六中全会精神，深入学习贯彻习近平总书记系列重要讲话精神和治国理政新理念、新思想、新战略，按照《精神卫生法》《国民经济和社会发展第十三个五年规划纲要》等法律政策要求，落实健康中国建设战略部署，强化政府领导，明确部门职责，完善心理健康服务网络，加强心理健康人才队伍建设。加强重点人群心理健康服务，培育心理健康意识，最大限度满足人民群众心理健康服务需求，形成自尊自信、理性平和、积极向上的社会心态。

2. 基本原则

预防为主，以人为本。全面普及和传播心理健康知识，强化心理健康自我管理意识，加强人文关怀和生命教育，消除对心理问题的偏见与歧视，预防和减少个人极端案（事）件发生。

党政领导，共同参与。进一步强化党委政府加强心理健康服务、健全社会心理服务体系的领导责任，加强部门协调配合，促进全社会广泛参与，单位、家庭、个人尽力尽责。

立足国情，循序渐进。从我国基本国情和各地实际出发，将满足群众需求与长远制度建设相结合，逐步建立健全心理健康和社会心理服务体系。

分类指导，规范发展。坚持全民心理健康素养提高和个体心理疏导相结合，满足不同群体心理健康服务需求，促进心理健康服务科学、规范、有序发展。

3. 基本目标

到 2020 年，全民心理健康意识明显提高。各领域各行业普遍开展心理健康教育及心理健康促进工作，加快建设心理健康服务网络，服务能力得到有效提升，心理健康服务纳入城乡基本公共服务体系，重点人群心理健康问题得到关注和及时疏导，社会心理服务体系初步建成。

到 2030 年，全民心理健康素养普遍提升。符合国情的心理健康服务体系基本健全，心理健康服务网络覆盖城乡，心理健康服务能力和规范化水平进一步提高，常见精神障碍防治和心理行为问题识别、干预水平显著提高，心理相关疾病发生的上升势头得到缓解。

三、大力发展各类心理健康服务

4. 全面开展心理健康促进与教育。各地要结合培育和践行社会主义核心价值观，将提高公民心理健康素养作为精神文明建设的重要内容，充分发挥我国优秀传统文化对促进心理健康的积极作用。结合"世界精神卫生日"及心理健康相关主题活动等，广泛开展心理健康科普宣传。各级宣传和新闻出版广播电视部门要充分利用广播、电视、书刊、影视、动漫等传播形式，组织创作、播出心理健康宣传教育精品和公益广告，利用影视、综艺和娱乐节目的优势传播自尊自信、乐观向上的现代文明理念和心理健康意识。各地基层文化组织要采用群众喜闻乐见的形式，将心理健康知识融入群众文化生活。创新宣传方式，广泛运用门户网站、微信、微博、手机客户端等平台，传播心理健康知识，倡导健康生活方式，提升全民心理健康素养，培育良好社会心态。各类媒体要树立正确的舆论导向，在传播心理健康知识与相关事件报道中要注重科学性、适度性和稳定性，营造健康向上的社会心理氛围。倡导"每个人是自己心理健康第一责任人"的理念，引导公民在日常生活中有意识地营造积极心态，预防不良心态，学会调适情绪困扰与心理压力，积极自助。（国家卫生计生委、中宣部、文化部、新闻出版广电总局按职责分工负责）

5. 积极推动心理咨询和心理治疗服务。充分发挥心理健康专业人员的引导和支持作用，帮助公民促进个性发展和人格完善，更好地进行人生选择，发展自身潜能，解决生活、学习、职业发展、婚姻、亲子、人际交往等方面的心理困扰，预防心理问题演变为心理疾病，促进和谐生活，提升幸福感。

倡导大众科学认识心理行为问题和心理疾病对健康的影响，将提高心理健康意识贯穿终生，逐步消除公众对心理疾病的病耻感，引导心理异常人群积极寻求专业心理咨询和治疗。各级各类医疗机构和专业心理健康服务机构要主动发现心理疾病患者，提供规范的心理疾病诊疗服务，减轻患者心理痛苦，促进患者康复。（国家卫生计生委、国家中医药管理局按职责分工负责）

6. 重视心理危机干预和心理援助工作。建立和完善心理健康教育、心理热线服务、心理评估、心理咨询、心理治疗、精神科治疗等衔接递进、密切合作的心理危机干预和心理援助服务模式，重视和发挥社会组织和社会工作者的作用。将心理危机干预和心理援助纳入各类突发事件应急预案和技术方案，加强心理危机干预和援助队伍的专业化、系统化建设，定期开展培训和演练。在突发事件发生时，立即开展有序、高效的个体危机干预和群体危机管理，重视自杀预防。在事件善后和恢复重建过程中，依托各地心理援助专业机构、社会工作服务机构、志愿服务组织和心理援助热线，对高危人群持续开展心理援助服务。（国家卫生计生委牵头，中央综治办、民政部等相关部门按职责分工负责）

四、加强重点人群心理健康服务

7. 普遍开展职业人群心理健康服务。各机关、企事业和其他用人单位要把心理健康教育融入员工思想政治工作，制订实施员工心理援助计划，为员工提供健康宣传、心理评估、教育培训、咨询辅导等服务，传授情绪管理、压力管理等自我心理调适方法和抑郁、焦虑等常见心理行为问题的识别方法，为员工主动寻求心理健康服务创造条件。对处于特定时期、特定岗位、经历特殊突发事件的员工，及时进行心理疏导和援助。（各部门分别负责）

8. 全面加强儿童青少年心理健康教育。学前教育机构应当关注和满足儿童心理发展需要，保持儿童积极的情绪状态，让儿童感受到尊重和接纳。特殊教育机构要针对学生身心特点开展心理健康教育，注重培养学生自尊、自信、自强、自立的心理品质。中小学校要重视学生的心理健康教育，培养积极乐观、健康向上的心理品质，促进学生身心可持续发展。高等院校要积极开设心理健康教育课程，开展心理健康教育活动；重视提升大学生的心理调适能力，保持良好的适应能力，重视自杀预防，开展心理危机干预。共青团等组织要与学校、家庭、社会携手，开展"培育积极的心理品质，培养良好的行为习惯"的心理健康促进活动，提高学生自我情绪调适能力，尤其要关心留守儿童、流动儿童心理健康，为遭受学生欺凌和校园暴力、家庭暴力、性侵犯等儿童青少年提供及时的心理创伤干预。（教育部牵头，民政部、共青

团中央、中国残联按职责分工负责）

9. 关注老年人、妇女、儿童和残疾人心理健康。各级政府及有关部门尤其是老龄办、妇联、残联和基层组织要将老年人、妇女、儿童和残疾人心理健康服务作为工作重点。充分利用老年大学、老年活动中心、基层老年协会、妇女之家、残疾人康复机构、有资质的社会组织等宣传心理健康知识。通过培训专兼职社会工作者和心理工作者、引入社会力量等多种途径，为空巢、丧偶、失能、失智、留守老年人、妇女、儿童、残疾人和计划生育特殊家庭提供心理辅导、情绪疏解、悲伤抚慰、家庭关系调适等心理健康服务。鼓励有条件的地区适当扩展老年活动场所，组织开展健康有益的老年文体活动，丰富广大老年人精神文化生活，在老年人生病住院、家庭出现重大变故时及时关心看望。加强对孕产期、更年期等特定时期妇女的心理关怀，对遭受性侵犯、家庭暴力等妇女及时提供心理援助。加强对流动、留守妇女和儿童的心理健康服务。鼓励婚姻登记机构、婚姻家庭纠纷调解组织等积极开展婚姻家庭辅导服务。发挥残疾人社区康复协调员、助残社会组织作用，依托城乡社区综合服务设施，广泛宣传心理健康知识，为残疾儿童家长、残疾人及其亲友提供心理疏导、康复经验交流等服务。通过开展"志愿助残阳光行动""邻里守望"等群众性助残活动，为残疾人提供心理帮助。护理院、养老机构、残疾人福利机构、康复机构要积极引入社会工作者、心理咨询师等力量开展心理健康服务。（民政部、全国妇联、中国残联、全国老龄办按职责分工负责）

10. 重视特殊人群心理健康服务。健全政府、社会、家庭"三位一体"的帮扶体系，加强人文关怀和心理疏导，消除对特殊人群的歧视，帮助特殊人群融入社会。各地综治、公安、司法行政、民政、卫生计生等部门要高度关注流浪乞讨人员、服刑人员、刑满释放人员、强制隔离戒毒人员、社区矫正人员、

社会吸毒人员、易肇事肇祸严重精神障碍患者等特殊人群的心理健康。加强心理疏导和危机干预，提高其承受挫折、适应环境能力，预防和减少极端案（事）件的发生。（中央综治办牵头，公安部、民政部、司法部、国家卫生计生委、中国残联按职责分工负责）

11. 加强严重精神障碍患者服务。各级综治、公安、民政、司法行政、卫生计生、残联等单位建立精神卫生综合管理小组，多渠道开展患者日常发现、登记、随访、危险性评估、服药指导等服务。动员社区组织、患者家属参与居家患者管理服务。做好基本医疗保险、城乡居民大病保险、医疗救助、疾病应急救助等制度的衔接，逐步提高患者医疗保障水平。做好贫困患者的社会救助工作。建立健全精神障碍社区康复服务体系，大力推广"社会化、综合性、开放式"的精神障碍康复模式，做好医疗康复和社区康复的有效衔接。（中央综治办、公安部、民政部、司法部、人力资源社会保障部、国家卫生计生委、中国残联按职责分工负责）

五、建立健全心理健康服务体系

12. 建立健全各部门各行业心理健康服务网络。各级机关和企事业单位依托本单位工会、共青团、妇联、人力资源部门、卫生室（或计生办），普遍设立心理健康辅导室，培养心理健康服务骨干队伍，配备专（兼）职心理健康辅导人员。教育系统要进一步完善学生心理健康服务体系，提高心理健康教育与咨询服务的专业化水平。每所高等院校均设立心理健康教育与咨询中心（室），按照师生比不少于1：4000配备从事心理辅导与咨询服务的专业教师。中小学校设立心理辅导室，并配备专职或兼职教师。学前教育和特殊教育机构要配备专（兼）职心理健康工作人员。公安、司法行政等部门要根据行业特点普遍设立心理服务机构，配备专业人员，成立危机干预专家组，对系统内人员和工作对象开展心理健康教育、心理健康评估和心理训练等服务。（各

部门分别负责）

13. 搭建基层心理健康服务平台。将心理健康服务作为城乡社区服务的重要内容，依托城乡社区综合服务设施或基层综治中心建立心理咨询（辅导）室或社会工作室（站），配备心理辅导人员或社会工作者，协调组织志愿者，对社区居民开展心理健康宣传教育和心理疏导。各级政府及有关部门要发挥社会组织和社会工作者在婚姻家庭、邻里关系、矫治帮扶、心理疏导等服务方面的优势，进一步完善社区、社会组织、社会工作者三社联动机制，通过购买服务等形式引导社会组织、社会工作者、志愿者积极参与心理健康服务，为贫困弱势群体和经历重大生活变故群体提供心理健康服务，确保社区心理健康服务工作有场地、有设施、有保障。（中央综治办、民政部、国家卫生计生委按职责分工负责）

14. 鼓励培育社会化的心理健康服务机构。鼓励心理咨询专业人员创办社会心理健康服务机构。各级政府有关部门要积极支持培育专业化、规范化的心理咨询、辅导机构，通过购买社会心理机构的服务等形式，向各类机关、企事业单位和其他用人单位、基层组织及社区群众提供心理咨询服务，逐步扩大服务覆盖面，并为弱势群体提供公益性服务。社会心理咨询服务机构要加大服务技能和伦理道德的培训，提升服务能力和常见心理疾病的识别能力。（国家卫生计生委、民政部、工商总局按职责分工负责）

15. 加强医疗机构心理健康服务能力。卫生计生等部门要整合现有资源，进一步加强心理健康服务体系建设，支持省、市、县三级精神卫生专业机构提升心理健康服务能力，鼓励和引导综合医院开设精神（心理）科。基层医疗卫生机构普遍配备专职或兼职精神卫生防治人员。各级各类医疗机构在诊疗服务中加强人文关怀，普及心理咨询、治疗技术在临床诊疗中的应用。精神卫生专业机构要充分发挥引领示范作用，对各类临床科室医务人员开展

心理健康知识和技能培训，注重提高抑郁、焦虑、老年痴呆、孤独症等心理行为问题和常见精神障碍的筛查识别、处置能力。要建立多学科心理和躯体疾病联综会诊制度，与高等院校和社会心理服务机构建立协作机制，实现双向转诊。妇幼保健机构要为妇女儿童开展心理健康教育，提供心理健康咨询与指导、心理疾病的筛查与转诊服务。各地要充分发挥中医药在心理健康服务中的作用，加强中医院相关科室建设和人才培养，促进中医心理学发展。基层医疗卫生机构和全科医师要大力开展心理健康宣传和服务工作，在专业机构指导下，探索为社区居民提供心理评估服务和心理咨询服务，逐步将儿童常见心理行为问题干预纳入儿童保健服务。监管场所和强制隔离戒毒场所的医疗机构应当根据需要积极创造条件，为被监管人员和强制隔离戒毒人员提供心理治疗、心理咨询和心理健康指导。（国家卫生计生委牵头，教育部、公安部、司法部、国家中医药管理局按职责分工负责）

六、加强心理健康人才队伍建设

16. 加强心理健康专业人才培养。教育部门要加大应用型心理健康专业人才培养力度，完善临床与咨询心理学、应用心理学等相关专业的学科建设，逐步形成学历教育、毕业后教育、继续教育相结合的心理健康专业人才培养制度。鼓励有条件的高等院校开设临床与咨询心理学相关专业，建设一批实践教学基地，探索符合我国特色的人才培养模式和教学方法。医学、教育、康复、社会工作等相关专业要加强心理学理论教学和实践技能培养，促进学生理论素养和实践技能的全面提升。依托具有资质和良好声誉的医疗机构、高等院校、科研院所及社会心理健康服务机构建立实践督导体系。（教育部牵头，民政部、国家卫生计生委、中科院配合）

17. 促进心理健康服务人才有序发展。人力资源社会保障部门要加强心理咨询师资格鉴定的规范管理，进一步完善全国统一的心理咨询师国家职业标准。加强对心理咨询师培训的管理，改进鉴定考核方式，加强实践操作技能考核。对理论知识考试和实践操作技能考核都合格的考生核发职业资格证书，并将其信息登记上网，向社会提供查询服务，加强监督管理。（人力资源社会保障部牵头）

卫生计生部门要进一步加强心理健康专业人员培养和使用的制度建设。各级各类医疗机构要重视心理健康专业人才培养，鼓励医疗机构引进临床与咨询心理、社会工作专业的人才，加强精神科医师、护士、心理治疗师、心理咨询师、康复师、医务社会工作者等综合服务团队建设。积极培育医务社会工作者队伍，充分发挥其在医患沟通、心理疏导、社会支持等方面优势，强化医疗服务中的人文关怀。（国家卫生计生委牵头）

各部门、各行业对所属心理健康服务机构和人员加强培训、继续教育及规范管理，制定本部门本行业心理健康服务标准和工作规范，明确岗位工作要求，定期进行考评。（各部门分别负责）

18. 完善心理健康服务人才激励机制。各有关部门要积极设立心理健康服务岗位，完善人才激励机制，逐步将心理健康服务人才纳入专业技术岗位设置与管理体系，畅通职业发展渠道，根据行业特点分类制定人才激励和保障政策。在医疗服务价格改革中，要注重体现心理治疗服务的技术劳务价值。要加大专业人才的培训和继续教育工作力度，帮助专业人才实现自我成长和能力提升。鼓励具有相关专业背景并热心大众心理健康服务的组织和个人，积极参加心理健康知识宣传普及等志愿服务。（国家发展改革委、民政部、财政部、人力资源社会保障部、国家卫生计生委按职责分工负责）

19. 发挥心理健康服务行业组织作用。在卫生计生行政部门指导下，建立跨专业、跨部门的国家心理健康服务专家组，充分发挥心理健康服务行业组织作用，对各部门各领域开展心理健康服务提供技术支持和指导。依托专家组和行业组织，制定心理健康服务机构和人员登记、评价、信息公开等工作制度，建立国家和区域心理健康服务机构和人员信息管理体系，将相关信息纳入国家企业信用信息公示系统和国家统一的信用信息共享交换平台。对各类心理健康机构服务情况适时向社会公布，逐步形成"优胜劣汰"的良性运行机制。要建设一批心理健康服务示范单位。心理健康服务行业组织要充分发挥桥梁纽带作用，协助政府部门制定行业技术标准和规范，建立行规行约和行业自律制度，向行业主管部门提出违规者惩戒和退出建议。要开展心理健康服务机构管理者和从业人员的继续教育，不断提升心理健康服务行业整体服务水平。发挥心理健康相关协会、学会等社团组织作用，加强心理健康学术交流、培训、科学研究等工作，促进心理健康服务规范发展。（国家卫生计生委牵头，民政部、科协、中科院等相关部门配合）

七、加强组织领导和工作保障

20. 加强组织领导。各级党委、政府要将加强心理健康服务、健全社会心理服务体系作为健康中国建设重要内容，纳入当地经济和社会发展规划，并作为政府目标管理和绩效考核的重要内容。要建立健全党政领导、卫生计生牵头、综治协调、部门各负其责、各方积极配合的心理健康服务和社会心理服务体系建设工作机制和目标责任制，推动形成部门齐抓共管、社会力量积极参与、单位家庭个人尽力尽责的工作格局。要把心理健康教育作为各级各类领导干部教育培训的重要内容，把良好的心理素质作为衡量干部综合能力的重要方面，全面提升党员领导干部的心理素质。（各相关部门按职责分工负责）

21. 明确部门职责。各部门各行业要做好本部门本行业内人员的心理健康教育和心理疏导等工作。卫生计生部门牵头心理健康服务相关工作，制定行业发展相关政策和服务规范，指导行业组织开展工作，并会同有关部门研究心理健康服务相关法律及制度建设问题。综治机构做好社会心理服务疏导和危机干预，并将其纳入综治（平安建设）考评内容。宣传、文化、新闻出版广播电视部门负责协调新闻媒体、各类文化组织开展心理健康宣传教育。发展改革部门负责将心理健康服务、社会心理服务体系建设纳入国民经济和社会发展规划，完善心理健康服务项目价格政策。教育部门负责完善心理健康相关学科建设，加强专业人才培养，健全各级教育机构心理健康服务体系，组织各级各类学校开展学生心理健康服务工作。科技部门加大对心理健康服务相关科学技术研究的支持力度，并加强科技成果转化。公安、司法行政部门负责完善系统内心理健康服务体系建设，建立重大警务任务前后心理危机干预机制，组织开展被监管人员和强制隔离戒毒人员的心理健康相关工作。民政部门负责引导与管理城乡社区组织、社会组织、社会工作者参与心理健康服务，推动心理健康领域社会工作专业人才队伍建设。财政部门加大心理健康服务投入并监督使用。人力资源社会保障部门负责心理咨询师职业资格鉴定工作的规范管理。工商部门对未经许可擅自从事心理咨询和心理治疗的机构，依有关主管部门提请，依法予以吊销营业执照。中医药管理部门负责指导中医医疗机构做好心理健康服务相关工作。工会、共青团、妇联、残联、老龄办等组织负责职业人群和儿童青少年、妇女、残疾人、老年人等特定工作对象的心理健康服务工作。各相关部门要根据本指导意见制订实施方案。（各相关部门按职责分工负责）

22. 完善法规政策。不断完善心理健康服务的规范管理，研究心理健康服务相关法律问题，探索将心理健康专业人员和机构纳入法制化管理轨道，加快心理健康服务法制化建设。各地各部门要认真贯彻执行《精神卫生法》，并根据工作需要，及时制定加强心理健康服务、健全社会心理服务体系的相关制度和管理办法。鼓励各地结合本地实际情况，建立心理健康服务综合试点，充分发挥先行先试优势，不断改革创新，将实践探索得来的好经验好方法通过地方性法规、规章制度、政策等形式固化下来，为其他地区加强心理健康服务、健全社会心理服务体系提供示范引导。（国家卫生计生委牵头，相关部门配合）

23. 强化基础保障。要积极落实基层组织开展心理健康服务和健全社会心理服务体系的相关政策，加大政府购买社会工作服务力度，完善政府购买社会工作服务成本核算制度与标准规范。要建立多元化资金筹措机制，积极开拓心理健康服务公益性事业投融资渠道。鼓励社会资本投入心理健康服务领域。（民政部、财政部、国家卫生计生委按职责分工负责）

24. 加强行业监管。以规范心理健康服务行为、提高服务质量和提升服务水平为核心，完善心理健康服务监督机制，创新监管方式，推行属地化管理，规范心理健康服务机构从业行为，强化服务质量监管和日常监管。心理健康服务行业组织要定期对心理健康服务机构进行评估，将评估结果作为示范单位、实践基地建设和承接政府购买服务项目的重要依据。加强对心理健康数据安全的保护意识，建立健全数据安全保护机制，防范因违反伦理、安全意识不足等造成的信息泄露，保护个人隐私。（国家卫生计生委牵头，相关部门配合）

25. 加强心理健康相关科学研究。大力开展心理健康相关的基础和应用研究，开展本土化心理健康基础理论的研究和成果转化及应用。针对重点人群的心理行为问题和危害人民群众健康的重点心理疾病，开展生物、心理、社会因素综合研究和心理健康问题的早期识别与干预研究，推广应用效果明确的心理干预技术和方法；鼓励开展以中国传统文化、中医药为基础的心理健康相关理论和技术的实证研究，逐步形成有中国文化特色的心理学理论和临床服务规范。加强心理健康服务相关法律与政策等软科学研究，为政策法规制定实施提供科学依据。鼓励开展基于互联网技术的心理健康服务相关设备和产品研发，完善基础数据采集和平台建设。加强国际交流与合作，吸收借鉴国际先进科学技术及成功经验。（科技部牵头，教育部、国家卫生计生委、中科院、国家中医药管理局等相关部门配合）

国家卫生计生委

中宣部

中央综治办

国家发展改革委

教育部

科技部

公安部

民政部

司法部

财政部

人力资源社会保障部

文化部

工商总局

新闻出版广电总局

中科院

国家中医药管理局

全国总工会

共青团中央

全国妇联

中国科协

中国残联

全国老龄办

2016 年 12 月 30 日

2. 国家中医药管理局印发文件

国家中医药管理局关于促进中医养生保健服务发展的指导意见

（国中医药医政发〔2016〕1号）

各省、自治区、直辖市卫生计生委、中医药管理局，新疆生产建设兵团卫生局：

中医养生保健服务，是运用中医药（民族医药）理念、方法和技术，开展的保养身心、预防疾病、改善体质、增进健康的活动，包括非医疗机构和医疗机构提供的相关服务。近年来，随着社会的进步、健康观念的转变、经济结构的调整，中医药正逐步形成医疗、保健、教育、科研、文化、产业、对外交流全面快速发展的新格局，中医养生保健服务成为生活性服务业的重要组成部分，在提高公众健康素养、提升人民健康水平、扩大服务消费、吸纳就业以及创新经济增长点、促进经济转型等方面发挥了积极作用。为贯彻落实《国务院关于促进健康服务业发展的若干意见》（国发〔2013〕40号）和《国务院办公厅关于印发中医药健康服务发展规划（2015~2020年）的通知》（国办发〔2015〕32号）等文件要求，进一步促进中医养生保健服务健康发展，现提出如下意见：

一、指导思想和基本原则

以邓小平理论、"三个代表"重要思想、科学发展观为指导，深入贯彻党的十八大精神和习近平总书记系列重要讲话精神，以满足群众健康需求为目标，充分调动社会力量的积极性和创造性，释放中医养生保健服务潜力和活力，丰富服务内涵，规范服务行为，创新服务模式，提高服务质量，促进中医养生保健服务规范化和专业化。发挥中医药原创优势，加强资源整合，推进中医养生保健服务向产业化方向

转型升级，促进中医养生保健服务可持续发展，推动健康中国建设，提高中医药在国民经济和社会发展中的贡献度。

二、发展目标

到2020年，基本建立社会非医疗性中医养生保健机构（以下简称"中医养生保健机构"）与医疗卫生机构协同发展的中医养生保健服务体系。促进中医养生保健服务的规范化、专业化、规模化发展，形成一批具有品牌效应的中医养生保健机构；中医养生保健服务从业人员素质明显提升，服务方式规范、技术方法灵活多样，安全性得到有效保障；中医药健康消费潜力不断得到释放，中医养生保健服务需求基本得到满足，中医养生保健服务对经济社会发展的贡献率明显提高，成为推动经济社会转型发展的重要力量。

三、加强规划引导，促进中医养生保健服务科学发展

根据区域经济、健康水平以及社会保障发展需要，将中医养生保健服务纳入区域服务业发展总体规划，进一步明确中医养生保健服务在区域服务体系中的功能定位，提升中医养生保健服务在区域服务体系中的贡献度。

鼓励社会力量举办中医养生保健机构，在投融资引导、用地保障等方面予以支持，促进经营规范、服务优质、特色鲜明的中医养生保健机构发展，培育一批技术成熟、信誉良好的知名中医养生保健集团或连锁机构。

鼓励中医养生保健服务与现代高新技术产品相结合，促进中医养生保健与互联网、养老、旅游、体

育、餐饮、酒店、会展、气象等其他产业融合并协同发展，形成自主创新能力强的新型产业。推进中医养生保健体验式服务融入特色商业街、文化圈等主题项目建设，不断拓展中医养生保健服务领域，丰富中医养生保健服务形式。

四、强化机构建设，促进服务场所和管理规范化

中医养生保健机构，应按照功能与用途进行合理区域划分，配备相应的中医养生保健服务设施设备，满足服务需要。咨询指导类和操作类用房应独立设置。开展操作类服务时，应独立设置消毒室，配备消毒设备设施。

中医养生保健机构的服务环境、用品用具应参照《公共场所卫生管理条例》《室内空气质量标准》《声环境质量标准》《公共场所用品卫生标准》《消毒技术规范》等有关规定执行。

中医养生保健机构应遵守国家有关法律法规，建立健全管理规章制度，加强对中医养生保健文化和知识的科学宣传，营造良好的中医药养生文化氛围。不得以涉及中医药预防、保健、养生、健康咨询等为名或假借中医理论和术语开展虚假宣传，不得宣传治疗作用。

五、明确服务内容，规范中医养生保健服务行为

中医养生保健机构可以提供中医健康状态辨识与评估、咨询指导、健康干预、健康管理等服务，对服务人群进行健康干预时可以使用按摩、刮痧、拔罐、艾灸、熏洗等中医技术及以中医理论为指导的其他养生保健方法及产品等。中医健康

状态辨识与评估类服务应由中医类别执业（助理）医师开展。

中医养生保健机构应建立技术服务目录、服务规范和操作规程，中医养生保健服务从业人员应按照服务规范和操作规程开展服务。

中医养生保健机构不得从事医疗和药品、医疗器械销售等活动。禁止使用针刺、瘢痕灸、发泡灸、牵引、扳法、中医微创类技术、中药灌洗肠以及其他具有创伤性、侵入性或者危险性的技术方法。

六、加强队伍建设，提高中医养生保健服务能力

中医养生保健机构的岗位设置可包括管理岗位和技术服务岗位等。管理岗位人员应加强卫生和中医药相关政策法规和管理知识培训；技术服务岗位人员应取得有关主管部门颁发的资质证书，开展的服务范围应与取得的资质相一致，同时应持健康合格证上岗。

针对不同岗位人员，探索院校教育及岗位培训等多形式、多层级的中医养生保健服务人员教育培训模式。鼓励医学高等院校培养健康管理等中医药健康服务专业人才，加强从事中医养生保健服务的中医师岗位培训。鼓励职业技术学校开设中医养生保健相关专业，促进校企合作办学，规范发展中医养生保健职业教育和职业技能培训，完善中医药行业特有工种职业技能培训鉴定机制，推进职业技能教育与就业岗位无缝对接。

适应中医养生保健与运动休闲、旅游、健康保险、文化传播等产业相融合的发展趋势，培养一批适合未来健康服务需求的高层次复合型人才。

七、创新服务模式，丰富中医养生保健服务内涵

鼓励中医养生保健机构研发、改进、推广中医健康状态辨识评估及干预技术与产品。探索集成现有健康状态辨识评估技术，运用云计算、移动互联网、物联网等信息技术开发智能化中医健康服务产品。为居民提供融中医健康监测、咨询评估、养生调理、跟踪管理于一体，高水平、个性化、便捷化的中医养生保健服务。鼓励保险公司开发中医养生保健类商业健康保险产品，创新中医健康保障模式。

推动中医养生保健机构与医疗卫生机构之间形成相互配合、优势互补的协同发展模式。医疗卫生机构应积极探索融医疗、养生、保健、康复于一体、全链条的医院发展模式。鼓励医疗卫生机构的治未病科室拓展服务领域，开展亚健康与慢性病风险评估以及生活方式、危险因素干预技术与方法研究。鼓励中医医疗机构发挥自身技术人才等资源优势，为中医养生保健机构规范发展提供技术支撑。

鼓励中医师在完成所在医疗机构工作任务的前提下，在中医养生保健机构提供保健咨询和调理等服务。鼓励医疗机构开展对中医养生保健机构从业人员的中医药知识与技能培训。允许中医养生保健机构有资质的职业技能人员经考核在医疗卫生机构提供调理服务。加大中医医疗机构中养生保健类中医技师队伍建设力度。

八、推动行业自律，加强中医养生保健服务监管

支持建立中医养生保健服务行业组织，提升中医养生保健服务业行业地位，畅通相关政策信息渠道，将适宜行业组织行使的职责委托或转移给行业组织。强化行业组织在中医养生保健服务质量、服务费用、服务内容等方面的自律作用，支持行业组织开展服务流程制定、质量鉴定、服务认证、教育培训、会展交流、咨询统计、信息发布、技能竞赛等工作。

发挥行业组织在从业人员执业行为规范、行业信誉维护等方面的作用。建立中医养生保健机构及其从业人员不良执业记录制度、失信惩戒以及退出机制，将中医养生保健机构及其从业人员诚信经营和执业情况纳入统一信用信息平台。

推动行业组织研究制定中医养生保健服务类规范和标准，逐步建立完善中医养生保健服务标准化体系。转变行政管理方式，推动负面清单制度和第三方认证作为市场管理的主要方式。建立中医药健康服务监管机制，依法严厉打击非法行医等违法违规行为，加快形成行政监管、行业自律、社会监督、公众参与的综合监管体系。

九、加强组织领导，保障中医养生保健服务健康发展

各级中医药管理部门应统一思想、统筹协调，把促进中医养生保健服务健康发展作为改善民生、扩大消费的一项重要工作，建立健全多部门联动工作机制，推行属地化管理，明确目标责任，推动工作落实。

各级中医药管理部门应加强对行业组织的服务指导，及时掌握中医养生保健服务业态的新情况、新趋势，着力完善相关政策与配套措施，注重解决发展中出现的新问题，努力为中医养生保健服务健康发展创造良好条件。

各级中医药管理部门应充分利用多种媒体，积极宣传中医养生保健服务的理念、方法与产品，定期向社会公布负面清单，不断增强社会对中医养生保健服务的认同感和接受度，培育和激发民众的中医养生保健服务需求，推动中医养生保健在增进健康、发展经济、服务社会等方面发挥更大的作用。

国家中医药管理局

2016 年 1 月 13 日

国家中医药管理局关于印发《中医师在养生保健机构提供保健咨询和调理等服务的暂行规定》的通知

（国中医药医政发〔2016〕2号）

各省、自治区、直辖市卫生计生委、中医药管理局，新疆生产建设兵团卫生局，中国中医科学院，北京中医药大学：

　　为指导养生保健机构规范开展中医养生保健服务，提高养生保健服务水平，促进养生保健市场健康发展，根据《国务院关于促进健康服务业发展的若干意见》和《中医药健康服务发展规划（2015～2020年)》等文件要求，国家中医药管理局制定了《中医师在养生保健机构提供保健咨询和调理等服务的暂行规定》，现印发给你们，请遵照执行。

国家中医药管理局

2016年1月13日

附　　中医师在养生保健机构提供保健咨询和调理等服务的暂行规定

　　为指导养生保健机构规范开展中医养生保健服务，推广科学规范、安全有效、丰富多样的中医养生保健方法和技术，提高养生保健服务水平，促进养生保健市场健康发展，满足人民群众多层次、多样化的健康服务需求，根据《国务院关于促进健康服务业发展的若干意见》和《中医药健康服务发展规划（2015～2020年)》等文件要求，现就中医师在养生保健机构提供保健咨询和调理等服务规定如下：

　　一、基本条件

　　（一）本规定所称的中医师，是指能够熟练运用中医（民族医）理念、方法和技术提供保健咨询和调理等服务的取得中医类别执业医师（含执业助理医师）资格人员。

　　（二）本规定所称的养生保健机构，是指运用养生保健的理念、方法和技术，开展保养身心、预防疾病、改善体质、增进健康等服务的非医疗性质的服务机构；同时，应当取得《营业执照》《税务登记证》等证照。

　　二、服务内容

　　（一）在中医理论指导下，通过中医体质辨识、经络评估、脏腑功能检测、血气状态分析、中医心理测量等对服务对象的健康状态进行辨识评估。

　　（二）为服务对象提供中医健康咨询服务，根据健康状态辨识及评估结果，提出针对性健康指导建议，制订个性化中医健康调养方案，开展中医心理咨询与情志调理服务、开展养生功法示范指导等。

　　（三）为服务对象提供按摩、刮痧、拔罐、艾灸、熏洗等以中医理论为指导的养生保健调理服务。

　　（四）为服务对象建立中医健康档案，开展健康监测、健康干预效果追踪与评估等健康管理工作。

　　（五）对养生保健机构从业人员进行中医养生保健知识与技能培训，指导其规范开展中医养生保健服务。

　　三、禁用项目

　　（一）不得从事医疗和药品、医疗器械销售等活动，不得宣传治疗作用。

　　（二）不得使用针刺、瘢痕灸、发泡灸、牵引、扳法、中医微创类技术、中药灌洗肠及其他具有创伤性、侵入性或者危险性的技术方法。

　　（三）不得给服务对象使用《既是食品又是药品的物品名单》《可用于保健食品的物品名单》规定之外的中药饮片或者《保健食品禁用物品名单》规定禁用的中药饮片。

　　四、劳动管理

　　（一）中医师应当与拟服务的养生保健机构签订劳务协议，约定中医师在该机构的工作期限、时间安排、工作任务、薪酬待遇、承担责任、保险等，其中双方必须承诺不开展医疗活动。

　　（二）中医师应当在完成所在医疗机构工作任务（包括工作时间和工作量）的前提下，方可在养生保健机构提供保健咨询和调理等服务。医疗机构不得因中医师在养生保健机构提供保健咨询和调理等服务而影响其职称晋升及其他福利待遇等。

　　（三）在特殊情况下，如处理突发公共卫生事件、紧急医疗救治等，中医师应当服从所在医疗机构的工作安排，养生保健机构不得因此认定中医师违反双方约定的劳务协议。

　　（四）医疗机构和养生保健机构之间可签订协议，由医疗机构根据需求及工作安排，派出中医师到养生保健机构提供服务。

　　五、责任权益

　　（一）中医师在养生保健机构提供服务过程中如发生人身损害或纠纷，应当由发生人身损害或纠纷的当事养生保健机构和中医师按照有关法律法规处理，其他非当事养生保健机构和中医师所在医疗机构不承担相关的损害或纠纷处理责任。养生保健机构和中医师应当通过合同或协议明确发生人身损害或纠纷时各自应当承担的责任及解决方法。

（二）中医师不得为谋取不当利益而损害所在医疗机构、养生保健机构及服务对象的合法权益。

（三）养生保健机构宣传资料中涉及中医师所在医疗机构名称等相关信息时，应当事先征得中医师所在医疗机构同意。

六、自律与管理

（一）在养生保健机构提供服务的中医师应当加强自身道德修养，维护医师的形象，规范提供保健咨询和调理等服务，引导行业健康发展。

（二）中医师在养生保健机构提供服务过程中开展本规定中禁用项目的，按照《执业医师法》《医疗机构管理条例》《药品管理法》《医疗器械监督管理条例》等有关法律法规进行处理，涉嫌犯罪的，依法移送司法机关。

国家中医药管理局关于加强中医理论传承创新的若干意见

（国中医药科技发〔2016〕6 号）

各省、自治区、直辖市卫生计生委、中医药管理局，新疆生产建设兵团卫生局，局各直属单位，北京中医药大学：

为加强中医（民族医）理论传承创新，更好地指导中医药临床和产业实践，提升中医药服务和创新能力，推动中医药学术进步和事业发展，根据《国务院关于扶持和促进中医药事业发展的若干意见》《中医药创新发展规划纲要（2006～2020 年）》和《中共中央国务院关于深化体制机制改革加快实施创新驱动发展战略的若干意见》精神，提出如下意见：

一、充分认识中医理论传承创新的重要性和紧迫性

（一）中医药学是中国医学科学的瑰宝，也是打开中华文明宝库的钥匙。中医理论是中华民族在几千年生产生活实践和与疾病做斗争中逐步形成并不断丰富发展的，对人与自然、人体生命活动、健康与疾病规律性认识的医学知识体系，是中医养生保健、防病治病和产业研发的指导思想和实践指南，是中医药学的基础与核心。加强中医理论传承创新，对于促进中医理论实践应用，发挥中医药原创优势，提高我国科技自主创新能力，保障中医药学术和事业健康发展，加快建设创新型国家，促进健康中国建设具有重要意义。

（二）近年来，中医理论传承创新取得了一定成绩，为深化研究奠定了良好基础。然而，随着经济社会进步、现代科技的快速发展与健康需求的增加，中医理论发展面临严峻的挑战。一是中医理论传承不足，缺乏对中医理论原创优势的研究，核心理论现代诠释与现代科学基础薄弱，理论对临床的指导作用弱化。二是中医理论创新不足，临床应用不系统，难以满足人民群众日益增长的健康需要。三是经费投入和成果凝练不足，研究平台条件薄弱，专业化人才队伍作用有待发挥，缺乏稳定的传承创新团队，体制机制和政策环境亟待优化。

二、指导思想和基本原则

（一）指导思想

贯彻落实创新驱动发展战略，把理论传承创新放在中医药发展的先导与战略地位，遵循中医药自身发展特点和规律，加强前瞻性部署与顶层设计，稳步推进实施，以满足人民群众对中医药服务的需求为出发点，传承创新中医理论内涵，丰富和发展中医理论体系，提升创新驱动发展能力，有效指导临床和产业实践，推动中医药学术和事业可持续发展，在传承中创新发展，在创新发展中服务人民。

（二）基本原则

——坚持传承与创新相结合。坚持中医药原创优势，强化继承发掘中医理论精髓，有效利用现代科学技术、成果和方法，创新、丰富和发展中医理论。

——坚持理论与实践相结合。遵循"实践、总结、再实践、再总结"的基本规律，基于临床实践传承创新中医理论，通过传承创新提升中医理论指导实践的能力。

——坚持主体发展与协同创新相结合。增强学术自信，坚持中医理论的主体性，鼓励多学科交叉，兼收并蓄、协同创新，不断丰富中医理论宝库。

——坚持政策引导与多元投入相结合。完善政策机制，扶持培育与需求导向有机结合，形成深入系统的传承创新中医理论新格局。

（三）发展目标

到 2030 年，通过实施相关专项工程与计划，系统深入发掘一批古代医家学术思想与理论精华，基本阐明一批中医核心理论的现代科学内涵，全面提升一批中医药防治有优势疾病的理论认识，建设一批中医理论重点研究室，培养一批中医理论学术带头人，形成传承、创新、丰富、发展中医理论新格局，全面提高中医理论水平和防病治病能力。

三、主要任务

（一）加强中医药古籍文献整理研究。加强中医药古籍文献整理研究与保护利用，制定完善中医药古籍文献整理研究规范，推进《中华医藏》整理编制，加强海外中医药古籍文献回归与孤本医籍整理，强化中医药古籍文献整理研究平台建设，发掘中医药古籍文献精华，丰富创新中医理论。

（二）加强中医理论传承研究。理清中医理论源流与框架，阐发理论内涵，规范理论表述，建立和完善概念明确、结构合理的中医理论体系。加强对传承脉络清晰、理论特色鲜明的古代医家的学术思想研究，深入研究中医对生命、健康与疾病认知理论，系统总结中医养生保健、防病治病理论精华，提升中医理论指导临床实践和产品研发的能力，切实传承中医生命观、健康观、疾病观和预防治疗观。

（三）加强中医理论实践创新。推进基于临床实践的中医理论升华和应用研究，结合实践中面临的新问题、新需求，提出新观点，总结新规律，丰富中医理论；结合临床研究、新药与产品研发，促进中医理论与不同创新领域间的衔接与转化；运用中医理论加互联网、大数据等现代信息技术，推进中医理论的广泛应用。

（四）加强中医理论内涵诠释。结合临床和产业实践，利用现代生命科学等多学科理论、技术与方法，开展中医核心理论的现代诠释研究，阐发中医理论科学基础，科学表述中医认识生命、防治疾病的内在规律。

（五）加强中医理论重点领域研究。开展治未病、养生、藏象、经络腧穴、气血津液、病因病机、诊法与辨证论治、治则治法等理论研究，中药药性、方剂配伍和方药作用机理研究，针灸等非药物疗法作用机理研究，重大疑难疾病和新发传染病等疾病证治规律和理论研究，中医医家学术思想及传承研究，中医理论相关基础性工作与共性实验技术研究，中医理论文化内涵研究等。

（六）加强中医理论传承创新方法探索。深刻理解中医理论构建模式和方法学特点，广泛吸纳和借鉴现代科学方法与技术，探索建立适合中医理论传承创新的新模式与新方法，逐步形成中医理论传承创新的方法学体系和评价体系。

四、保障措施

（一）加强组织领导。提高认识，将中医理论传承创新作为影响中医药学术与事业发展的重要任务来抓，加强领导，创新机制，发挥政府主导作用，成立相应的领导小组或机构，鼓励将中医理论传承创新纳入本地区、本单位发展规划，设立专项，在人、财、物方面给予倾斜支持，建立长期投入的保障机制。

（二）加强平台建设。建设一批中医理论重点研究室，鼓励有条件的中医机构设立中医理论研究室（所），形成一批国家和省级中医理论传承创新基地。加强多层次、全方位、高水平的国际合作；吸引国内外优秀专家参与中医理论传承创新，推进多学科合作和协同创新。

（三）加强队伍建设。将中医理论传承创新人才培养纳入国家中医药创新体系建设，并给予重点扶持，设立专门面向优秀中医理论传承创新的人才计划，以高等院校和科研院所为主体，紧密结合临床和产业实践，加强高层次人才培养和后备队伍建设，加强对中医理论传承创新学术带头人的培育，构建不同层次的人才体系，形成1支中医信念坚定、理论素养深厚、专业能力突出并且相对稳定的传承创新队伍。

（四）完善政策支撑。立足中医理论传承创新特点，改进相应的评价和激励机制，给予有力的政策导向，制定向中医理论专业人才倾斜的绩效、项目、经费和人事等管理办法，调动多学科研究中医理论的积极性，提倡学术平等和学术争鸣，营造风清气正的研究文化，构建宽松的学术氛围。

（五）创新运行机制。坚持政府支持中医理论传承创新的主导作用，强化高等院校和科研院所在知识创新中的主体地位，发挥临床机构和企业的协同创新作用，完善多元投入机制，促进医教研产协同创新，切实保障中医理论传承创新全面协调可持续发展。

国家中医药管理局
2016年2月18日

国家中医药管理局关于印发中医药发展"十三五"规划的通知

（国中医药规财发〔2016〕25号）

各省、自治区、直辖市及计划单列市、副省级城市卫生计生委、中医药管理局，新疆生产建设兵团卫生局、局直属（管）各单位、局机关各部门：

为全面深入贯彻落实党中央、国务院振兴发展中医药的方针政策和决策部署，根据《中华人民共和国国民经济和社会发展第十三个五年规划纲要》和《中医药发展战略规划纲要（2016～2030年）》，我局组织编制了《中医药发展"十三五"

规划》，并充分征求了中医药工作部际联席会议成员单位的意见。现印发给你们，请结合本地区、本单位工作实际认真贯彻执行。要按照《中医药发展"十三五"规划》部署

和要求，深入贯彻落实习近平总书记系列重要讲话精神，紧紧抓住我国供给侧结构性改革战略机遇，推动中医药振兴发展，实现到2020年人人基本享有中医药服务目标，更

好地为建设健康中国服务，为全面建成小康社会服务。

国家中医药管理局
2016 年 8 月 10 日

附　　中医药发展"十三五"规划

"十三五"时期是我国全面建成小康社会的决胜阶段，是全面深化改革的攻坚时期。中医药作为我国独特的卫生资源、潜力巨大的经济资源、具有原创优势的科技资源、优秀的文化资源和重要的生态资源，在经济社会发展中发挥着日益重要的作用。为认真贯彻落实党中央、国务院发展中医药的方针政策，推进中医药振兴发展，更好地为建设健康中国服务，为全面建成小康社会服务，根据《中华人民共和国国民经济和社会发展第十三个五年规划纲要》和《中医药发展战略规划纲要（2016～2030年）》，制订本规划。

一、规划背景

（一）"十二五"期间中医药发展取得的成就

"十二五"时期是中医药发展进程中极具历史意义的5年，中医药发展国家战略取得重大突破，中医药事业获得长足发展，基本形成中医药医疗、保健、科研、教育、产业、文化整体发展新格局，对增进和维护人民群众健康的作用更加突出，对促进经济社会发展的贡献明显提升，"十二五"规划确定的主要目标和任务全面完成。

中医药战略地位显著提升。《中共中央关于全面深化改革若干重大问题的决定》明确要"完善中医药事业发展政策和机制"，《中医药法（草案）》经国务院常务会议审议通过并进入最后立法程序，国务院办公厅首次印发《中医药健康服务发展规划（2015～2020年）》《中药材保护和发展规划（2015～2020年）》等中医药发展领域的专项规划。中

央财政投入力度大幅提升，为中医药创造了良好的发展与提高的物质条件。

中医医疗服务体系不断健全。中医医疗资源快速增长，中医医院增加到3966所，每万人口中医医院实有床位数增加到6.0张。全面实施基层中医药服务能力提升工程，中医馆、国医堂在基层医疗卫生机构得到普遍建设，96.93%的社区卫生服务中心、92.97%的乡镇卫生院、80.97%的社区卫生服务站和60.28%的村卫生室能够提供中医药服务。深入实施中医治未病健康工程，中医药健康管理服务纳入国家基本公共卫生服务项目，2015年完成6531.5万65岁以上老年人、2777.7万0～36个月儿童的中医药健康管理任务，目标人群覆盖率分别达到41.87%和53.59%。中医药以较低的成本获得了较高的收益，放大了医改惠民的效果。

中医药科研迈上新台阶。中国中医科学院屠呦呦研究员因发现青蒿素获得2015年诺贝尔生理学或医学奖，实现我国科学家获得诺贝尔奖零的突破，突显了中医药对人类健康的重大贡献。建立起以16个国家中医临床研究基地为重点平台的临床科研体系，中医药防治传染病和慢性病的临床科研网络得到完善。45项中医药成果获得国家科技奖励，科研成果转化为临床诊疗标准规范、关键技术和一批拥有自主知识产权的中药新药，取得了显著的社会效益和经济效益。

符合中医药人才特点的教育模式得到加强。医教协同深化中医药教育改革初显成效，中医专业学位独立设置，评选出第二届国医大师，

名老中医药专家、中医学术流派传承成效显著，建成国医大师传承工作室60个、全国名老中医药专家传承工作室956个、基层名老中医药专家传承工作室200个、中医学术流派传承工作室64个、中医药各层次培训基地1140个，多层次多类型的中医药师承教育模式初步建立，继续教育覆盖率显著提高。

中医药文化影响力进一步提升。深入开展"中医中药中国行－进乡村·进社区·进家庭"活动，科普宣传4万余场，现场受益群众1700余万人次。建设了300多个国家级、省级中医药文化宣传教育基地，组建了1支中医药文化科普专家队伍，开发了一批形式多样的文化科普作品。首次开展的中医健康素养普及率调查显示，公民中医养生保健素养不断提升，中医药作为中华优秀传统文化得到广泛传播。

中药资源逐步实现可持续健康发展。中药资源普查试点全面展开，初步建成中药资源动态监测信息和技术服务体系，建立了大宗、道地药材、濒危药材种子种苗繁育基地。全国有200多种常用大宗中药材实现规模化种植，种植面积超过3000万亩。逐步实现生态环境保护与中药产业持续发展的良性互动。2015年中药工业规模以上企业主营业务收入超过了7800亿元，占我国医药工业规模以上企业主营业务收入近1/3，中药进出口额达到48亿美元。作为潜力巨大的经济资源，中医药为推动健康产业发展做出了积极贡献。

民族医药工作进一步加强。全国民族医医院增加到253所。建成藏医药国家中医临床研究基地。筛选推广140项民族医药适宜技术。建立

民族医药古籍文献基础数据库，国家集中整理出版150部民族医药文献，形成《全国民族医药古籍文献总目》，民族医药保护传承取得实效。

中医药健康服务领域得到拓展。大力发展中医药健康服务，扩大服务供给引导消费。中医药与养老、旅游等相互融合的趋势进一步凸显，初步形成服务新形态，"互联网＋"催生服务模式创新，养生、保健、康复等方面的潜力持续释放。推进中医药服务贸易，深化重点区域和骨干企业（机构）建设。一批适应

市场的新产品、新业态成为健康产业新的经济增长点。

中医药海外发展开辟新空间。推动第67届世界卫生大会通过以我国联合马来西亚等国提出的传统医学决议。以中医药为代表的传统医学首次纳入世界卫生组织国际疾病分类代码（ICD－11）。中医药相继纳入中美战略经济对话框架、中英经济财经对话框架，《中国对非洲政策文件》明确支持"开展中非传统医药交流与合作"。中医药已传播到183个国家和地区，我国与外国政府、地区和国际组织已签订86项中

医药合作协议，建设了10个海外中医药中心，并在"一带一路"沿线国家建立了10所中医孔子学院。国际标准化组织（ISO）TC249正式定名为中医药技术委员会，并发布5项国际标准，ISO/TC215发布4项中医药国际技术规范。

中医药行风建设和党建工作呈现新气象。深入开展"三严三实"专题教育，全面落实从严治党责任，中医药系统工作作风进一步转变，大力弘扬"大医精诚"的医德医风，形成了从严从实的良好氛围。

专栏1 "十二五"规划主要指标实现情况

指标类别	具体指标	2010年	实现情况	
			2015年	年均增长（%）
中医药医疗资源	中医医院（所）	3232	3966	4.18
	建有地市级中医医院的地市数所占比例（%）	94.0	99.7	1.18
	达到二级甲等中医医院水平的县级中医医院比例（%）	33.9	58.0	11.31
	中医医院床位数（万张）	47.1	82.0	11.73
	每万人口中医医院床位数（张）	3.52	5.96	11.11
	每万人口卫生机构中医执业（助理）医师数（人）	2.20	3.29	8.38
中医药服务	中医医院诊疗人次数（亿人次）	3.6	5.5	8.85
	中医医院诊疗人次占医院诊疗人次比重（%）	17.60	17.84	0.27
	中医医院出院人数（万人）	1275.7	2349.3	12.99
	中医医院出院人数占医院出院人数比重（%）	13.46	14.67	1.75
中医药人力资源	卫生机构中医类别执业（助理）医师（万人）	29.4	45.2	8.98
	卫生机构中药师（士）（万人）	9.7	11.4	3.28
中药产业	中药工业规模以上企业主营业务收入*（亿元）	3172	7867	19.92
中医药教育	高等院校中医药类专业在校生人数（万人）	55.35	75.16	6.31

注：* 自2013年起国家用"中药工业规模以上企业主营业务收入"指标取代"中药工业总产值"指标。

（二）"十三五"中医药发展面临的机遇和挑战

当前，中医药发展站在更高的历史起点上，迎来天时、地利、人和的大好时机。国务院印发实施《中医药发展战略规划纲要（2016～2030年）》，将中医药发展摆在了经

济社会发展全局的重要位置。人民群众在全面建成小康社会中激发出的多层次多样化健康服务需求，将进一步释放中医药健康服务的潜力和活力。深化医药卫生体制改革，加快推进健康中国建设，迫切需要在构建中国特色基本医疗制度中发

挥中医药特色作用。中医药注重整体观、追求天人合一、重视治未病、讲究辨证论治，符合当今医学发展的方向，适应疾病谱的变化和老龄化社会的到来，为中医药振兴发展带来广阔前景。中医药以其绿色生态、原创优势突出、产业链长、促

进消费作用明显的特点，为供给侧结构性改革提供了新的经济增长点。中医药文化作为中华民族优秀传统文化代表，将为建设文化强国提供不竭动力和源泉。实施"走出去"战略和推动"一带一路"建设，中医药国际交流与合作不断深入，将为促进人类健康做出更大贡献。

"十三五"时期，中医药发展处在能力提升推进期、健康服务拓展期、参与医改攻坚期和政策机制完善期，还面临一些新情况、新问题。中医药服务体系、模式和机制还不能完全与人民群众的需求相适应，改革的任务仍十分艰巨。中医药资源总量仍然不足，基层发展薄弱，还不能满足人民群众的需求。城乡、区域之间发展不平衡，中医中药发展不协调。中医药继承不足、创新不够的问题没有得到根本解决，特色优势淡化，学术发展缓慢。高层次人才不足，基层人员短缺，中医药人员中医思维和人文素养尚需加强。中药产业集中度低，野生中药材资源破坏严重，部分中药材品质下降。中医药国际竞争力有待进一步提升。中医药治理能力和治理体系现代化水平亟待提高，迫切需要加强统筹规划。

二、指导思想、基本原则和发展目标

（一）指导思想

全面贯彻党的十八大和十八届三中、四中、五中全会精神，以马克思列宁主义、毛泽东思想、邓小平理论、"三个代表"重要思想、科学发展观为指导，深入贯彻习近平总书记系列重要讲话精神，紧紧围绕"四个全面"战略布局，牢固树立创新、协调、绿色、开放、共享发展理念，贯彻落实中央领导发展中医药的指示精神，坚持中西医并重，充分遵循中医药自身发展规律，以推进继承创新为主题，以增进和维护人民群众健康为目标，以促进中医药医疗、保健、科研、教育、产业、文化协调发展为重点，以提高中医药防病治病能力和学术水平

为核心，勇攀医学高峰，推进中医药现代化，推动中医药走向世界，全面振兴发展中医药事业，发挥中医药在促进卫生、经济、科技、文化和生态文明发展中的独特作用，为建设健康中国服务，为全面建成小康社会服务。

（二）基本原则

——坚持继承创新，增强发展实力。把继承创新贯穿中医药发展一切工作，正确把握继承和创新的关系，坚持中医药原创思维，充分利用现代科学技术和方法，推动中医药理论与实践不断发展。

——坚持统筹协调，凝聚发展力量。统筹中医药医疗、保健、科研、教育、产业、文化全面协调发展，注重城乡、区域、国内国际中医药协调发展，推动中西医协同发展，促进中医中药协调发展，不断增强中医药发展的整体性和系统性。

——坚持深化改革，增强发展动力。在构建中国特色基本医疗制度中充分发挥中医药独特作用，完善政策和机制，强化政府在提供基本中医医疗服务中的主导作用，调动社会力量，发挥市场在中医药健康服务资源配置中的决定性作用。

——坚持特色优势，提升发展质量。充分体现特色，全面继承发扬中医药理论、技术和方法。充分发挥优势，坚持在治未病中发挥主导作用、在重大疾病治疗中发挥协同作用、在疾病康复中发挥核心作用，不断拓展服务领域。

——坚持以人为本，共享发展成果。以满足人民群众中医药健康需求为出发点和落脚点，坚持中医药发展为了人民，中医药成果惠及人民，增进人民健康福祉，保证人民享有安全、有效、方便的中医药服务。

（三）发展目标

到2020年，实现人人基本享有中医药服务。中医药医疗、保健、科研、教育、产业、文化发展迈上新台阶，标准化、信息化、产业化、现代化水平不断提高。健康服务可

得性、可及性明显改善，中医药防病治病能力和学术水平大幅提升，人才培养体系基本建立，中医药产业成为国民经济重要支柱之一，中医药对外交流合作更加广泛，符合中医药发展规律的法律体系、标准体系、监督体系和政策体系基本建立，中医药管理体制更加健全，为建设健康中国和全面建成小康社会做出新贡献。

——人民群众获得中医药健康服务的可及性显著增强。健全中医医疗服务体系，实现人人享有基本医疗服务。中医药健康服务质量明显提高，不断满足人民群众多层次多样化健康需求。中医药健康知识普及，公民中医健康文化素养提升。

——中医药发展支撑体系更加健全。科技创新体系更加完善，中医基础理论研究及重大疾病攻关取得明显进展。建立健全院校教育、毕业后教育、继续教育有机衔接以及师承教育贯穿始终的中医药人才教育培养体系。中成药及中药饮片供应保障能力明显提升。中医药信息化水平显著提升。

——中医药健康产业快速发展。中医药健康服务新业态不断涌现，服务技术不断创新，产品种类更加丰富，品质更加优良，带动相关支撑产业发展。促进中药资源可持续发展和中药全产业链提质增效。

——中医药发展更加包容开放。中医药与文化产业融合发展，中医药文化进一步繁荣。中西医相互取长补短，建立长效可持续中西医协同发展机制。中医药与多学科的合作日益深入，国际交流与合作实现互利共赢。

——中医药治理体系和治理能力现代化快速推进。中医药法律和政策体系不断完善。管理体系更加健全，依法行政能力不断提升。标准体系基本建立，标准化水平大幅提高。行业组织作用得到充分发挥。

专栏2   主要发展指标

主要指标	2015年	2020年	年均增长(%)	属性
中医医院（所）	3966	4867	4.18	预期性
中医医院床位数（万张）	82.0	113.6	6.74	预期性
每千常住人口公立中医医院床位数（张）	0.53	0.55	0.74	预期性
每千人口卫生机构中医执业类（助理）医师数（人）	0.33	0.40	3.92	预期性
中医总诊疗人次数（亿人次）	9.09	13.49	8.19	预期性
中医医院诊疗人次占医院诊疗人次比重（%）	17.84	18.08	0.27	预期性
中医医院出院人数（万人）	2349.3	4326.52	12.99	预期性
中医医院出院人数占医院出院人数比重（%）	14.67	16.00	1.75	预期性
卫生机构中医类别执业（助理）医师（万人）	45.2	69.48	8.98	预期性
卫生机构中药师（士）（万人）	11.4	13.40	3.28	预期性
中药工业规模以上企业主营业务收入（亿元）	7867	15823	15.00	预期性
中药工业规模以上企业主营业务收入占医药工业规模以上企业实现主营业务收入比重（%）	29.26	33.26	2.60	预期性
高等院校中医药类专业在校生人数（万人）	75.16	95.06	4.81	预期性

三、重点任务

（一）大力发展中医医疗服务

完善覆盖城乡的中医医疗服务体系。完善公立中医医疗机构为主导、非公立中医医疗机构共同发展、基层中医药服务能力突出的中医医疗服务体系。省（区、市）要建设好省级中医医院，每个地市级区域原则上至少设置1个市办中医医院，每个县级区域原则上设置1个县办中医类医院。促进社会办中医加快发展，到2020年非公立中医医疗机构提供的中医服务量力争达到20%。鼓励社会力量优先举办儿科、精神（心理）科、妇科、外科、骨伤、肛肠等非营利性中医专科医院，发展中医特色的康复医院、护理院。鼓励举办只提供传统中医药服务的中医门诊部和中医诊所。有条件的综合医院设置中医临床科室和中药房，地市级以上妇幼健康服务机构设置中医妇科和中医儿科，有条件的传染病院等其他非中医类医疗机构设置中医科。

全面提升中医医疗服务质量。完善中医医疗质量控制体系和评审评价体系。实施中医临床优势培育工程，三级中医医院要充分利用中医药技术方法和现代科学技术，提高急危重症、疑难复杂疾病的中医诊疗服务能力和中医优势病种的中医门诊诊疗服务能力与研究能力。二级中医医院要不断提高区域内常见病、多发病、慢性病、精神疾病的中医诊疗能力和急危重症患者的抢救能力，做好疑难复杂疾病的向上转诊服务。加强专科专病防治网络建设，依托现有中医医疗机构和中医科室支持形成一批国家和区域中医（专科）诊疗中心，在防治疾病中发挥示范作用。加强中医医院老年病科建设，适应我国老龄化社会发展的需求。加强中医药应急救治队伍和条件建设，建立应急工作长效机制，不断提高应对新发、突发传染病和突发公共事件卫生应急能力和水平。加强中医护理人员配备，提高中医辨证施护和中医特色护理水平。创新中医医院服务模式。

提升基层中医药服务能力。实施基层中医药服务能力提升工程"十三五"行动计划，扩大服务覆盖面，丰富服务内容，提升服务质量。强化县级中医医院特色专科专病建设，提升中医特色诊疗和综合服务能力，夯实分级诊疗基础。85%以上的社区卫生服务中心和70%以上的乡镇卫生院设立中医综合服务区（中医馆），信息化得到加强，中医诊疗量占诊疗总量的比例力争达到30%。大力推广中医非药物疗法和适宜技术。加强对口帮扶，三级中医医院对口帮扶贫困县县级中医医院，二级以上中医医院对口帮扶基层医疗卫生机构中医药服务能力建设，支持县级中医医院与基层医疗卫生机构组建医疗联合体，开展县乡一体化服务。开展县管乡用、乡聘村用等试点。改革传统医学师承和确有专长人员执业资格准入制度，允许取得乡村医生执业证书的中医药一技之长人员在乡镇和村开办中医诊所。到2020年，所有社区卫生服务机构、乡镇卫生院和70%的村卫生室具备中医药服务能力。

促进中西医结合工作。围绕中医诊疗具有优势的重大疑难疾病及传染性疾病，以提高临床疗效为目标，开展中西医临床协作，强强联合、优势互补、目标同向、协作攻关，形成独具特色的中西医结合诊疗方案，促进中西医临床协作机制建设和服务模式创新。鼓励地方开展不同层级的中西医临床协作培育工作，营造中西医深度融合氛围，建立长效可持续中西医协同发展机制。加强中西医结合医院内涵建设，不断提高服务能力。继续深化全国综合医院、专科医院、妇幼保健院中医药工作示范单位创建活动，强化院内中西医临床协作，提升中西医结合服务内涵。鼓励中医西医相互学习，发挥各自优势，支持非中医类别医师学习中医药理论、知识和技能，并在临床实践中应用。加强基层医务人员常见病、多发病中医适宜技术方法培训推广，提升基层运用西医和中医2种手段综合服务能力。

促进民族医药发展。将民族医药发展纳入民族地区和民族自治地方经济社会发展规划，加强民族医疗机构建设，鼓励有条件的民族自治地方举办民族医医院，鼓励民族地区各类医疗卫生机构设立民族医药科，鼓励社会力量举办民族医院和诊所。加强民族医医院内涵建设，支持民族医特色专科建设与发展。结合民族医药发展现状和自身特点建立并完善民族医药从业人员执业准入及管理制度。加强民族医药传承保护、理论研究和文献的抢救与整理。加强民族医药人才培养，有条件的民族地区和高等院校开办民族医药专业，开展民族医药研究生教育。推进民族药标准建设，提高民族药质量，促进民族药产业发展。

拓展中医特色康复服务。支持中医医院康复科和中医特色康复医院建设，推动各级各类医疗机构开展中医特色康复医疗、训练指导、知识普及、康复护理、辅具服务，在社区康复机构推广适宜中医康复技术，提升社区康复服务能力和水平。促进中医技术与康复医学融合，完善康复服务标准及规范。

专栏3　中医医疗服务能力建设重点

中医医院基础设施建设

支持符合条件的地市级以上中医医院、中西医结合医院、民族医院临床和研究能力建设，支持县级中医医院业务用房建设和设备配置。

中医临床优势培育工程

建设国家、区域和基层中医专科专病诊疗中心；加强中医特色康复医院和中医医院康复科服务能力建设；建设中医医疗技术评价应用推广基地；开展重大疑难疾病中西医临床协作试点。

基层中医药服务能力提升工程

支持乡镇卫生院、社区卫生服务中心建设中医综合服务区（中医馆）；加强基层医疗卫生机构中医药适宜技术培训推广；开展城乡对口支援，提升贫困地区县级中医医院综合服务能力和基层医疗卫生机构中医药服务能力。

中医医院服务模式创新试点

支持符合条件的中医医院，探索完善中医综合治疗模式，多专业联合诊疗模式，融医疗、养生、康复、预防保健于一体的医院发展模式，涵盖医院、社区、家庭的服务模式。

中医药卫生应急能力建设

提升地市级以上中医医院卫生应急能力，建设中医药防治传染病临床基地和应急基地，提高中医药防治新发、突发传染病和突发公共事件卫生应急能力。

中药药事服务能力建设

支持中医医院中药房、中药制剂室和中药饮片质量抽检能力等建设，提升中药药事服务能力和水平。

（二）加快发展中医养生保健服务

促进中医养生保健服务网络建设。实施中医治未病健康工程，提升医疗机构治未病能力，拓展治未病服务领域。鼓励中医医疗机构、中医医师为中医养生保健机构提供保健咨询和调理等技术支持。促进中医养生保健服务的规范化、专业化、规模化发展，形成一批具有品牌效应的中医养生保健机构。推动建设具有引领带动作用的中医养生保健基地。形成中医养生保健机构与医疗卫生机构协同发展的中医养生保健服务网络。到2020年，所有二级以上中医医院设立治未病科，

30%的妇幼健康服务机构提供治未病服务，所有社区卫生服务机构、乡镇卫生院、50%的村卫生室开展中医健康干预服务，中医药健康管理服务内容和覆盖人群不断扩大。

开展中医特色健康管理。将中医药优势与健康管理结合，以慢性病管理为重点，以治未病理念为核心，探索融健康文化、健康管理、健康保险为一体的中医健康保障模式。鼓励保险公司开发中医药养生保健、治未病保险产品，通过中医健康风险评估、风险干预等方式，提供与商业健康保险产品相结合的疾病预防、健康维护、慢性病管理等中医特色健康管理服务。加强中医养生保健宣传，推广普及中医养生保健知识、技术和方法，推广太极拳、八段锦、五禽戏、导引等中医传统运动。

发挥行业组织作用。鼓励建立中医养生保健服务行业组织，发挥行业组织在行业咨询、标准制定、人才培养和第三方评价等方面的重要作用。建立中医养生保健机构及其从业人员不良执业记录制度，将诚信经营和执业情况纳入信用信息平台。推动负面清单制度和第三方认证，加快形成行政监管、行业自律、社会监督、公众参与的综合监管模式。

专栏4　中医治未病健康工程

治未病服务能力建设

在中医医院及有条件的综合医院、妇幼健康服务机构设立治未病中心，开展中医健康体检，提供规范的中医健康干预服务。

中医养生保健基地建设

遴选政府重视程度高、中医养生保健服务基础条件好、具有发展潜力的区域，推动建设一批规范化、专业化、规模化发展的中医养生保健基地。

中医特色健康管理合作试点

建立健康管理组织与中医医疗、体检、护理等机构合作机制，在社区开展试点，形成中医特色健康管理组织、社区卫生服务中心与家庭、个人多种形式的协调互动。

中医养生保健服务规范建设

依托中医药行业协会，加快制定中医养生保健类行业标准和规范。鼓励中医医疗机构、养生保健机构依据标准和规范，制订针对不同健康状态人群的中医健康干预方案或指南（服务包）。建立中医健康状态评估方法，丰富中医健康体检服务。

中医药公共卫生服务项目试点

调整完善国家基本公共卫生服务项目中医药健康管理服务项目内容，扩大目标人群覆盖面。

（三）推进中医药继承创新

全面深化继承研究。实施中医药传承工程，系统整理发掘中医药古籍精华，研究历代各家学术理论、流派及学说，编纂《中华医藏》。全面系统继承当代名老中医专家学术思想和临床诊疗经验，总结中医优势病种临床基本诊疗规律，挖掘民间中医诊疗技术和方药。加强对传统制药、鉴定、炮制技术及老药工经验的继承应用。加强中医药传统知识保护与利用。加强中药验方收集、保存、研究评价及推广应用。

推进理论与技术创新。以中医临床实践为基础，阐释中医药核心理论的科学内涵，开展经穴特异性及针灸治疗机理、中药药性理论、方剂配伍理论、中药复方药效物质基础和作用机理等研究，丰富发展中医药理论、辨证论治方法。深入研究中医理论的核心内涵，加强对重大疾病、重大传染病防治、治未病的联合攻关和对常见病、多发病、慢性病的中医药防治研究，形成一批重大产品和技术成果。加强相关健康产品研发、制造和应用。综合运用现代科技手段，研制便于操作使用、适于家庭或个人的健康检测、监测产品以及自我保健、功能康复等器械产品，形成一批基于中医理论的诊疗仪器与设备。探索适合中药特点的新药开发模式，研发基于经典名方、医疗机构中药制剂等的中药新药，推动重大新药创制。

促进协同创新。建立以国家和省级中医药科研机构为核心，以高等院校、医疗机构和企业为主体，以中医临床研究基地（平台）为支撑，多学科、跨部门共同参与的协同创新体制机制，完善科技布局。实施科技项目，提升创新能力。完善中医药科研评价体系。建立技术转移工作机制，完善科技成果转化的管理制度，明确科技成果转化各项工作的责任主体。加强专业化科技成果转化队伍建设，优化科技成果转化流程，提高转化效率。发挥中医药特色优势，利用现代科学技术，推进中医药现代化与国际发展，引领中医药自主创新国际主导权。

专栏5　中医药科技继承创新重点

中医药理论继承与创新

开展中医理论的内涵及现代诠释研究，揭示中医理论科学基础，深入研究中医认知生命、防治疾病的内在规律。

古医籍文献整理挖掘与保护利用

开展中医古籍文献资源普查，通过 3000 种中医古籍的整理与挖掘，重点整理研究中医古籍濒危善本孤本，深度整理挖掘专题古籍文献。编纂《中华医藏》。利用现代信息技术手段，完善中医古籍综合信息数据库，全面提升中医药古籍保护利用能力与信息化水平。

中医药传统知识保护

建立传统知识名录数据库与保护挖掘平台，形成我国传统知识保护体系。

中医特色诊疗技术与设备研发

开展中医特色诊疗、养生保健与康复技术和产品研发与推广应用。

中医药防治重大疾病研究

开展对恶性肿瘤、心脑血管疾病、重大传染病、免疫性疾病、代谢性疾病、老年性疾病、精神心理与心身疾病、病毒性疾病、消化系统疾病、寄生虫病、妇儿疾病防治研究。

中药炮制技术传承研究

加强炮制机理、工艺与质量标准研究。

国家中医临床研究体系建设

推动建设国家中医临床研究中心和国家中医临床研究基地（含民族医药基地）；推动研究型门诊与病房以及具有中医特点的生物信息样本库和临床科研信息共享系统建设；支持省级中医药科研院所建设。

中医药科技平台建设

建设国家重点实验室。加强重点研究室、中医药科研方法与评价平台、中医药研究伦理认证平台、中医针灸和康复临床协作基地、中医药大数据研究平台、民间特色诊疗技术和方药研究平台等为主体的中医药科技平台建设。建立 3～5 个国际传统医药科研合作平台，推进 8～10 项高水平中医药国际科技合作项目。

中医药创新团队建设

培育 50 个科技创新团队，培养 300 位学术特色鲜明、临床研究创新优势突出的科技领军人才。

（四）加强人才队伍建设

健全中医药终身教育体系。基本建成院校教育、毕业后教育、继续教育三阶段有机衔接、师承教育贯穿始终的中医药人才终身教育体系。深化医教协同，推进中医药院校综合改革。全面实施中医住院医师规范化培训，探索开展中医医师专科规范化培训，健全中医药毕业后教育制度。强化中医药师承教育，建立中医药师承教育培养体系，实现师承教育常态化、制度化。到 2020 年，新进医疗岗位的本科及以上学历中医临床医师接受中医住院医师规范化培训的比例达到 100%，中医药专业技术人员接受继续教育获取学分达标率达到 90%。

夯实基层中医药人才队伍。强化以全科医生为重点的基层中医药人才队伍建设。推进中医类别全科医生、助理全科医生培养，实施农村订单定向免费医学生培养和全科医生特设岗位计划等。

人才培养、聘用工作。加强基层名老中医药专家传承工作室建设，到2020年覆盖所有县。培养基层中医药骨干人才，开展基层在职在岗卫生技术人员中医药知识与技能培训，提升基层中医药服务水平。建立吸引、稳定基层中医药人才的保障和长效激励机制，鼓励毕业生、离退休老中医药专家、在职在岗中医药人才到基层服务。

推进高层次中医药人才培养。开展全国老中医药专家学术经验继承工作，着力培养中医药传承人才。加强中医药重点学科建设，支持中医药学科纳入国家"双一流"建设，推进中医药领军人才和青年人才培养，依托国家中医临床研究基地、重点学科、重点专科、名老中医药专家和学术流派传承工作室等资源，形成一批具有影响力的学科团队。完善中西医结合人才培养政策措施，鼓励西医离职学习中医，培养高层次中西医结合人才。开展中医医院院长职业化培训和各类中医药管理人员培训，造就一批高水平中医药管理人才。

促进中医药健康服务技术技能人才培养。拓宽中医药健康服务人才岗位设置，逐步健全中医药健康服务领域相关职业（工种），建立适应中医药健康服务发展的职业技能鉴定体系。建立产教融合、校企合作的中医药技术技能人才培养模式，加快培养中医养生保健、康复、养老、健康管理等技术技能人才。

完善人才评价激励保障机制。深入实施人才优先发展战略，破除束缚中医药人才发展的思想观念和体制机制障碍，构建科学规范、开放包容、运行高效的中医药人才发展治理体系。逐步建立符合中医药不同岗位要求的人才标准，完善体现中医药行业特点的中医药专业技术人员评价体系，推进完善公立医院薪酬制度试点工作。建立健全国医大师、全国名中医、省级名中医等评选表彰制度。建立名老中医药专家学术传承保障机制，加大中医药青年人才培养支持力度，促进中医药优秀人才脱颖而出。

专栏6　中医药传承与创新人才工程

人才培养能力建设

依托现有机构，建设1所国家中医药人才培训中心、50个中医药师承教育中心、300个中医临床、中药、护理、健康服务、管理等中医药优势特色教育培训基地、3000个基层名老中医专家传承工作室。加强中医药重点学科建设。

中医医师规范化培训

依托现有机构建设中医住院医师、专科医师规范化培训基地和师资培训基地，培训中医住院医师、中医类别全科医生、助理全科医生，开展专科医师规范化培训试点。

中医药传承与创新"百千万"人才工程

选拔造就100名在中医、中药、民族医药、中西医结合等领域具有突出的学术经验传承或科技创新能力，对推动中医药发展发挥引领和带动作用的中医药领军人才（"岐黄学者"）；培养1000名在中医、中药、民族医药、中西医结合等领域具有较强的学术经验传承或科技创新能力，在全国有较大学术影响力的中医药优秀人才；培养10000名在中医、中药、民族医药、中西医结合等领域具有较好的学术经验传承或科技创新能力的中医药骨干人才。

中医药人才拓展计划

推进中医药养生保健、康复、养老、健康管理等健康服务人才培养。支持非中医类别医师学习中医理论、知识与技能。开展中医医院院长、中医临床科室主任等中医药管理人才培训。培养中医药行业会计领军（后备）人才。

（五）弘扬中医药文化

弘扬中医药文化精髓。深入挖掘中医药文化内涵，宣传中医药文化核心价值和理念，引导人民群众自觉培养健康生活习惯和精神追求。大力倡导"大医精诚"的职业精神，形成良好行业风尚。加强中医医疗、保健、教育、科研、产业等机构文化建设，塑造中医药行业特有的人文环境。

加强中医药文化宣传和知识普及。实施中医药健康文化素养提升工程。丰富传播内容和方式，建设中医药文化传播人才队伍，加强中医药文化全媒体传播平台建设，创作中医药文化精品，促进中医药与广播影视、新闻出版、数字出版、动漫游戏、旅游餐饮、体育健身等有效融合，打造优秀中医药文化品牌。推动中医药进校园、进社区、进乡村、进家庭，将中医药基础知识纳入中小学传统文化、生理卫生课程。加强中医药文物设施保护和非物质文化遗产保护传承，推动中医药项目申报联合国教科文组织非物质文化遗产名录和国家级非物质文化遗产名录。

专栏7　中医药健康文化素养提升工程

中医药文化研究

挖掘、整理、研究中医药文化内涵和原创思维，研究总结中华民族对生命、健康和疾病的认识与理解，提炼中医药文化核心价值和精神实质，构建具有中国特色、中医特点、行业特征并体现时代精神的中医药文化核心价值体系。

中医药文化科普人才培养

选拔造就30名中医药文化传播高层次领军人才，培育200名中医药文化传播专门人才，建立起一支符合中医药文化发展需求的人才队伍。

中医药文化公共设施建设

引入中医药健康理念，推出融健康养生知识、养生保健经验、健康娱乐于一体的中医药健康文化体验场馆。建设70个中医药文化宣传教育基地，建设30个中医药健康文化传播体验中心。推动国家中医药博物馆和省级中医药博物馆建设。

中医药文化传播新媒体建设

推动建设覆盖电视媒体、网络媒体、移动终端、平面媒体等跨媒体中医药文化传播平台，推动各省建设1种以上的官方中医药文化传播客户端。

中医中药中国行——中医药健康文化推进行动

联合相关部委开展"中医中药中国行——中医药健康文化推进行动",组织开展义诊咨询、知识大赛、科普巡讲等中医药健康知识普及活动,年组织不少于300场。

全国中医药健康文化素养调查

在全国范围内开展中医药加快文化素养调查,按照城乡分层原则随机抽取336个调查点,完成入户调查。掌握全国乡村、社区、家庭中医药健康文化知识普及情况基础信息和全国中医药健康文化素养水平,为中医药健康文化的推广提供数据支撑。

中医药文化传承推广

建立中医药文化知识传播评价标准,编写完成中医药文化传播基础教材,编制中医药文化数字资源总目录,建设"中医药文化素材库"。引导开发一批富有中医药特色的文化传播精品。推动20～30个中医药项目列入国家级非物质文化遗产名录,争取1～2个中医药项目列入"人类非物质文化遗产代表作名录"或"世界记忆名录"。

(六) 推进中药保护和发展

加强中药资源保护和利用。建立中药种质资源保护体系。开展第四次全国中药资源普查,建立覆盖全国中药材主要产区的资源监测网络。突破一批濒危稀缺中药材的繁育技术瓶颈。保护药用种质资源和生物多样性。促进中药制剂原料精细化利用和生产过程资源回收利用,有效提升中药资源利用率。开展中成药和中药饮片临床综合评价试点。建设一批集初加工、仓储、追溯等多功能为一体的中药材物流基地,建立中药材生产流通全过程质量管理和质量追溯体系。

促进中药材种植养殖业绿色发展。制定国家道地药材目录,加强道地药材良种繁育基地和规范化种植养殖基地建设,发展道地中药材生产和

产地加工技术。制定中药材种植养殖、采集、储藏技术标准,利用有机、良好农业规范等认证手段加强对中药材种植养殖的科学引导,发展中药材种植养殖专业合作社和合作联社,提高规模化、规范化水平。支持发展中药材生产保险。推动贫困地区中药材产业化精准扶贫。

促进中药工业转型升级。实施中药标准化行动计划,持续推进中药产业链标准体系建设,加快形成中药标准化支撑服务体系,引领中药产业整体提质增效,切实保障百姓用药安全有效。推动建立常用中药饮片供应保障体系。实施中药振兴发展工程,提升中药工业自动化、信息化、智能化水平,建立绿色高效的中药先进制造体系。

专栏8 中药可持续发展工程

中药材资源保护工程

依托现有资源,建立全国中药资源动态监测网络,建设全国中药种质资源保护体系,建设濒危稀缺中药材种植养殖基地。

全国中药资源普查

依托现有资源,建立中药资源信息库;建设中药资源监测信息和技术服务体系;形成全国中药资源综合服务平台;建设药用动植物种质资源库和国家级中药标本馆。制订中药材主产区种植区域规划。

道地药材种养殖与溯源体系建设

依托现有资源,探索建立道地中药材认证制度。建立一批道地中药材、民族药材良种繁育基地、规范化种养殖基地。建立中药材生产流通全过程质量管理和质量追溯体系。

中药标准化行动计划

制定中成药大品种、临床最常用饮片生产全过程质量控制标准和产品标准;依托现有资源,建设国家中药质量标准库、第三方质量检测技术平台和信息监测机制。

新药与健康产品研发

开展基于经典名方、院内制剂与成分清楚、疗效确切的新药(含民族药)研发、以及药食两用健康产品研发。

中药新药安全性评价能力建设

加强中药安全性研究平台建设,加强中药安全性研究。

(七) 拓展中医药服务新业态

发展中医药健康养老服务。所有二级以上中医医院均与养老机构开展不同形式的合作,有条件的开设老年病科,增加老年病床数量,开展老年病、慢性病防治和康复护理,为老年人就医提供优先优惠服务。鼓励和支持中医医院通过特许经营等方式,以品牌、技术、人才、管理等优势资源与社会资本开展合作,新建、托管协作举办中医药特色医养结合机构。支持中医医疗机构将中医药服务延伸至社区和家庭,开展上门服务、健康查体、保健咨询等服务。鼓励中医师在养老机构提供中医诊疗、养生保健等服务。建设一批医养结合示范基地。通过建设医疗养老联合体等多种方式,整合医疗、康复、养老和护理资源。大力开发中医药与养老服务结合的系列服务产品。

发展中医药健康旅游服务。政府积极引导,强化市场作用,推动旅游业与中医药健康服务业深度融合,初步构建起我国中医药健康旅游产业体系。建设国家级中医药健康旅游示范区(基地、项目),开发和丰富中医药健康旅游线路和产品,培育具有国际知名度和市场竞争力的中医药健康旅游品牌。进一步优化中医药健康旅游发展环境,推进标准化和专业化建设,加强市场监督和管理规范,促进健康有序开展。不断完善中医药健康旅游基础设施和配套服务设施,提升对国民经济和社会发展的贡献率。

专栏9 中医药服务新业态建设重点

中医药与养老服务结合试点

发展中医药健康养老新机构,

以改建转型和社会资本投入新建为主，设立以中医药健康养老为主的护理院、疗养院；探索中医医院与养老机构合作新模式，延伸提供社区和居家中医药健康养老服务；创新老年人中医特色健康管理，研究开发多元化多层次的中医药健康管理服务包，发展养老服务新业态；培育中医药健康养老型人才，依托院校、中医医疗预防保健机构建立中医药健康养老服务实训基地，加强老年家政护理人员中医药相关技能培训。

中医药健康旅游示范基地建设

整合区域内医疗机构、中医养生保健机构、养生保健产品生产企业等资源，发展以中医药文化传播和体验为主题，融中医医疗、养生、康复、养老、文化传播、商务会展、中药材科考与旅游于一体的国家中医药健康旅游示范区、基地及项目。

（八）推进治理体系和治理能力现代化

健全中医药法律体系。推动《中医药法》颁布实施，制定相关配套法规和部门规章。推进中药品种保护条例修订工作。制订实施中医药行业"七五"普法规划，重点围绕中医药法的释义和宣传工作，广泛开展普法专题培训。建立完善中医类别执业医师分类和执业管理、中医医疗机构分类和管理、中医药健康服务管理等方面的法规制度。到2020年基本形成具有中医药特点、相对系统完整、与中医药发展相适应的中医药法律体系。

建立完善中医药政策体系。建立扶持促进中医药发展的政策体系，构建政策研究运行机制，加强重大理论和实践问题研究，组织实施一批政策研究的重点工程和研究项目，形成一批具有较高水平的研究成果并提高转化应用水平。加强政策研究队伍和基地建设。开展政策实施效果评估。

完善中医药标准体系。实施中医药标准化工程，重点开展中医基础通用标准、技术操作规范和疗效评价标

准的制定、推广与应用。系统开展中医治未病标准、药膳制作标准等研究制定。健全完善中药质量标准体系，加强中药临床使用指南及道地药材、中药材种子种苗等领域标准制修订。加快国内标准向国际标准转化。提升标准化支撑能力，加强标准化专业技术组织建设，依托现有机构建立标准化研究中心，培养专家队伍。强化标准的应用推广，开展中医药标准应用评价。发挥学术组织、行业协会的作用，开展推广培训，推动中医药标准有效实施。

加快中医药信息化建设。推进政务信息化建设，实施全民健康保障信息化工程，实现重点业务信息共享。推进以中医电子病历为基础的中医医院信息化建设。构建基层医疗卫生机构中医馆健康信息云平台。推进"互联网＋中医药"行动计划，促进中医药各领域与互联网全面融合，实现远程医疗、移动医疗、智慧医疗等医疗服务模式创新。完善中医药信息统计制度建设，建立全国中医药综合统计网络直报体系。

加强中医药监督体系建设。完善中医药监督管理工作相关法规标准，加强中医医疗服务、养生保健服务、中医医疗广告和医疗保健信息服务的监督管理，完善中医药监督行政执法机制，加强能力建设。逐步开展中医医疗服务、中医养生保健服务、中药材、药膳服务及产品、中医药文化和健康旅游、中医药服务贸易、中医药从业人员等认证。依托现有资源建设高水平的检验检测服务平台和监督信息数据平台。引导医疗机构、科研院所、大专院校、企事业单位、行业社会团体等积极采用认证制度。

专栏10　中医药治理体系和治理能力现代化建设重点

中医药法制宣传教育

制订实施中医药行业"七五"普法规划，健全中医药管理部门学法制度，开展公务员法律法规培训，推进法律进医疗卫生机构活动，举办专题培训，重点学习新公

布的法律法规、党内法规与中医药工作密切相关的法律法规等。

中医药政策体系建设

依托现有资源建设中医药政策研究基地，研究重点问题，开展政策实施效果评估。

中医药标准体系和支撑能力建设

实施中医药标准化工程，开展500项中医药标准制修订。加强中医药标准化专业技术组织建设，建立中医药标准化研究中心，培养中医药标准化专家队伍。依托现有机构加强中医药标准研究推广基地建设，开展中医药标准应用评价和推广培训。

中医药健康大数据基础能力建设

建设国家和省级中医药数据中心。建设覆盖中医药各领域的业务系统。加强中医馆健康信息云平台建设。二级以上中医医院建成以中医电子病历为核心的医院信息系统。实施"互联网＋中医药"行动计划。制修订100项中医药信息标准。

中医药执法监督能力建设

支持卫生计生综合监督执法机构设置独立的中医药执法部门、专门人员和配备中医药监督设备，加强中医药执法监督力量。对各级中医药监督工作人员开展中医药知识、政策措施和相关法律法规知识的培训。

中医药认证体系建设

建设中医药检验检测技术体系，建立中医药认证体系。

（九）积极推动中医药海外发展

积极参与国家"一带一路"建设。配合国家总体战略，制订并实施中医药"一带一路"发展规划，充分发挥中医药在服务外交、促进民生、密切人文交流等方面的独特作用。实施中医药国际专项，做好区域布局，支持各类优秀中医药机构与"一带一路"沿线国家合作成立中医药中心，面向当地民众提供中医医疗和养生保健服务，推动中医药理论、文化、服

务融入沿线各国卫生体系。以医带药，针对不同国家的药品规管制度，推动成熟且有中药材资源充分保障的中药产品以药品、保健品、功能食品等多种方式在沿线国家注册，形成知名品牌，扩大中药产品在沿线市场所占份额。

打造高水平合作机制与平台。深化与世界卫生组织、国际标准化组织等国际组织的合作，积极参与国际规则、标准规范的研究与制定，构建中医药国际标准体系和认证体系。巩固和拓展双边合作机制，加强传统医学政策法规、人员资质、产品注册、市场准入、质量监管等方面的交流沟通和经验分享，为有条件的中医药机构"走出去"搭建平台，营造良好的政策发展环境。举办高级别论坛，支持开展学术交流、文化传播、海外惠侨等大型活动。

大力发展中医药服务贸易。支持有条件的中医药机构在境内外设立中医药服务贸易机构，培育一批国际知名品牌。鼓励有条件的非公立中医医疗机构面向境外消费者提供高端中医医疗保健服务。提高中医药国际教育合作质量和水平，吸引境外留学生来华接受学历教育、非学历教育、短期培训和临床实习，鼓励中医药院校赴境外办学，将中医药教育纳入境外高等教育体系。整合中医药科研优势资源，支持开展高水平国际多中心科研合作。积极参与多边、双边自由贸易区谈判，降低中医药产品和服务海外准入壁垒。

专栏11　中医药海外发展工程

"一带一路"沿线中医药中心建设

与沿线国家政府合作，因地制宜建设20～30个集中医药医疗、保健、教育、科研、文化传播及产业等功能为一体的海外中医药中心，推动中医药"一带一路"建设向纵深发展。

对外交流合作示范基地建设

依托各类中医药机构，在国内建设一批中医医疗保健、教育培训、科学研究、健康旅游、产业合作示范基地，开展中医药国

际医疗保健、国际教育、健康旅游，承担中医药对外合作交流合作重大项目，发挥示范引领作用。

中医药国际标准化体系建设

借助世界卫生组织和国际标准化组织等平台，以世界卫生组织国际疾病分类代码传统医学章节（ICTM）项目和国际标准化组织中医药技术委员会（ISO/TC 249）为重点，建设中医药国际标准化体系，开展中医、中药材、中药产品、中医药医疗器械设备、中医药名词术语与信息学等领域国际标准制定工作。

中医药文化国际传播建设

举办大型中医药文化展览、义诊、健康讲座和科普宣传活动，制作中医药国际宣传片，促进国际社会对中医药理论和医疗保健服务作用的了解与认同，为中医药医疗、保健、教育、科研、产业发展营造良好氛围与环境。

四、保障措施

（一）健全中医药管理体制

按照中医药治理能力和治理体系现代化要求，创新管理模式，建立健全国家、省、市、县级中医药管理体系，进一步完善领导机制，切实加强中医药管理工作。进一步完善国家中医药工作部际联席会议制度，强化部际联席会议办公室统筹协调作用。各地区要加强组织领导，健全中医药发展统筹协调机制和工作机制。各相关部门要在职责范围内，加强沟通交流、协调配合，形成共同推进中医药发展的工作合力。

（二）加大中医药政策扶持力度

各级政府要逐步增加投入，重点支持开展中医药特色服务、公立中医医院基础设施建设、重点学科和重点专科建设以及中医药人才培养。完善相关财政补助政策，将中医药事业发展投入与其他医疗卫生投入相衔接，制定有利于公立中医医院发挥中医药特色优势的具体补助办法，鼓励基层医疗卫生机构提供中医药适宜技术与服务。加大中医药扶贫开发力度，资金投入向基

层、困难地区适当倾斜。地方各级政府要在土地利用总体规划和城乡规划中统筹考虑中医药发展需要，扩大中医医疗、养生保健、中医药健康养老服务等用地供给。

（三）深化医药卫生体制改革

同步推进公立中医医院综合改革。研究制定并实施差别化的医保支付、价格调整、绩效考评等政策，着力建立起维护公益性，突出中医药特色优势的公立中医医院运行新机制。推进深化人事编制改革，逐步实行编制备案制。急需引进的高层次人才、短缺专业人才以及具有高级专业技术职务或博士学位人员，可由医院采取考核的方式予以公开招聘。制定实施全国中医医疗服务项目技术规范，探索建立符合中医医疗服务特点的价格形成机制，积极探索按病种、按服务单元定价，合理确定中医医疗服务价格，充分体现中医和中医药人员技术劳务价值。探索符合中医药特点的医保支付方式，合理确定中医病种付费标准，鼓励将在门诊开展比住院更经济方便的部分中医病种门诊治疗纳入按病种付费范围，鼓励提供和使用中医药服务。在国家基本药物目录中进一步增加中成药品种数量，不断提高基本药物中成药质量。继续落实不取消中药饮片加成和控制药占比不含中药饮片等政策，积极推动公立中医医院参与建立分级诊疗制度，基层中医药服务体系不健全、能力较弱的地区，将中医医院门诊中医诊疗服务纳入首诊范围，满足人民群众首诊看中医的需求。

（四）做好规划组织实施

各级政府要从中医药发展国家战略的高度，进一步提高认识，加强领导，将中医药工作纳入重要议事日程，列入当地国民经济和社会发展规划。以区域发展总体战略为基础，以一带一路、京津冀、长江经济带发展为引领，推动中医药协同发展。建设一批国家中医药综合改革试验区，确保各项措施落到实处。中医药管理部门要牵头做好《规划》的组织实施工作，加强跟踪监测、督促检查和考核评估，促进规划目标顺利实现。

国家中医药管理局关于印发《中医药行业开展法治宣传教育第七个五年规划（2016～2020年)》的通知

国中医药法监发〔2016〕29号

各省、自治区、直辖市卫生计生委、中医药管理局，局直属各单位：

为认真贯彻落实《中共中央、国务院转发〈中央宣传部司法部关于在公民中开展法治宣传教育的第七个五年规划（2016～2020年)〉的通知》，深入开展中医药行业法治宣传教育，我局制订了《中医药行业开展法治宣传教育第七个五年规划（2016～2020年)》，现印发给你

们。请按照规划要求，结合实际，认真制订本地本单位中医药"七五"普法实施计划，深入宣传发动，全面组织实施，确保中医药行业"七五"普法规划各项目标任务落到实处。

请确定1名普法工作联络员，并将联络员登记表（见附件）和中医药"七五"普法实施计划于2016年11月15日前报我局政策法规与监

督司备案。

联系人：任艳
联系电话：010－59957818
传真：010－59957673
地址：北京市东城区工体西路1号
邮编：100027

国家中医药管理局
2016年9月29日

附 中医药行业开展法治宣传教育第七个五年规划（2016～2020年)

为进一步深化中医药行业法治宣传教育，增强中医药行业广大干部职工法治观念，深入推进中医药行业依法治理，根据《中共中央、国务院转发〈中央宣传部司法部关于在公民中开展法治宣传教育的第七个五年规划（2016～2020年)〉的通知》要求，结合中医药普法工作实际，特制订本规划。

一、指导思想、主要目标和工作原则

（一）指导思想

高举中国特色社会主义伟大旗帜，全面贯彻党的十八大和十八届三中、四中、五中全会精神，以马克思列宁主义、毛泽东思想、邓小平理论、"三个代表"重要思想、科学发展观为指导，深入贯彻习近平总书记系列重要讲话精神，坚持"四个全面"战略布局，坚持创新、协调、绿色、开放、共享的发展理念，按照全面依法治国新要求，深入开展中医药行业法治宣传教育，扎实推进中医药行业依法治理和法治创建，弘扬社会主义法治精神，建设社会主义法治文化，推进中医

药法治宣传教育与法治实践相结合，健全普法宣传教育机制，推动工作创新，充分发挥法治宣传教育在中医药行业全面依法治理中的基础作用，推动全行业树立法治意识，为"十三五"时期中医药事业发展营造良好法治环境，为实现中医药振兴发展、推动健康中国建设和全面建成小康社会做出积极贡献。

（二）主要目标

中医药行业普法宣传教育机制进一步健全，法治宣传教育实效性进一步增强，行业依法治理进一步深化，法治观念进一步增强，党员党章党规意识明显增强，广大干部职工厉行法治的积极性和主动性明显提高，在全行业形成守法光荣、违法可耻的法治氛围。

（三）工作原则

坚持围绕中心、服务大局，围绕卫生计生工作重点、中医药发展战略规划纲要和"十三五"规划，深入开展法治宣传教育，更好地服务中医药振兴发展。

坚持依靠群众、服务群众，以满足中医药行业广大干部职工不断

增长的法治需求为出发点和落脚点，以广大干部职工喜闻乐见、易于接受的方式开展法治宣传教育。

坚持学用结合、普治并举，促进法治宣传教育与中医药行业依法治理有机结合，引导党员群众在法治实践中自觉学法守法用法。

坚持分类指导、突出重点，根据地区、对象的不同和中医药行业的特点分类实施法治宣传教育，突出抓好重点对象。

坚持创新发展、注重实效，推动中医药法治宣传教育工作理念、机制、载体和方式方法创新，不断提高中医药法治宣传教育的针对性和实效性。

二、主要任务

（一）深入学习习近平总书记关于全面依法治国的重要论述。深入学习宣传习近平总书记关于全面依法治国的重要论述，增强走中国特色社会主义道路的自觉性和坚定性，增强中医药行业厉行法治的积极性和主动性。深入学习宣传以习近平同志为总书记的党中央关于全面依法治国的重要部署，宣传科学立法、

严格执法、公正司法、全民守法和党内法规建设的生动实践，使中医药行业广大干部职工了解和掌握全面依法治国的重大意义和总体要求，更好地发挥法治的引领和规范作用。

（二）突出学习宣传宪法和中国特色社会主义法律体系。坚持把学习宣传宪法摆在首要位置，在中医药行业普遍开展宪法教育，弘扬宪法精神，提高宪法意识，树立宪法权威。实行宪法宣誓制度，认真组织好"12·4"国家宪法日集中宣传活动。坚持把宣传以宪法为核心的中国特色社会主义法律体系作为法治宣传教育的基本任务，大力宣传宪法相关法、民法、商法、行政法、经济法、社会法、刑法、诉讼与非诉讼程序法等法律法规。注重弘扬法治精神、培育法治理念、树立法治意识，大力宣传宪法法律至上、法律面前人人平等、权由法定、权依法使等基本法治理念，引导全行业形成自觉守法、遇事找法、解决问题靠法的良好法治氛围。

（三）深入学习宣传医药卫生和中医药法律法规。深入开展医疗卫生、食品药品安全和中医药方面的法律法规学习宣传，促进保障和改善民生，优化中医药服务。大力宣传中医药专门性法律法规，树立依法保护、扶持和促进中医药事业发展的法治意识。大力宣传中医药医疗、保健、科研、教育、产业、文化等有关法律法规和规范性文件，推动中医药事业法治化、规范化发展。大力宣传中医药标准，推动各项标准全面、正确实施。

（四）深入学习宣传党内法规。适应全面从严治党、依规治党新形势新要求，切实加大党内法规宣传力度。突出宣传党章，教育引导中医药行业广大党员尊崇党章，以党章为根本遵循，坚决维护党章权威。大力宣传《中国共产党廉洁自律准则》《中国共产党纪律处分条例》等各项党内法规，注重党内法规宣传与国家法律宣传的衔接和协调，坚持纪在法前、纪严于法，把纪律和规矩挺在前面，教育引导中医药行业广大党员做党章党规党纪和国家法律的自觉尊崇者、模范遵守者、坚定捍卫者。

（五）推进社会主义法治文化建设和道德建设。以宣传法律知识、弘扬法治精神、推动法治实践为主旨，积极推进社会主义法治文化建设，推动法治文化与中医药文化融合发展。利用各种重大纪念日、中医中药中国行——中医药健康文化推进行动等契机，开展形式多样的法治文化活动。推进法治教育与道德教育相结合，大力弘扬社会主义核心价值观和中华传统美德，践行新时期医疗卫生职业精神，倡导良好医德医风。强化规则意识，倡导契约精神，弘扬公序良俗，引导人们自觉履行法定义务、社会责任、家庭责任。积极推进中医药行业社会信用体系建设，发挥法治在解决道德领域突出问题中的作用。

（六）推进中医药行业依法治理。坚持法治宣传教育与法治实践相结合，把法律条文变成引导、保障中医药事业发展的基本规则，深化中医药行业依法治理。认真贯彻《中共中央关于全面推进依法治国若干重大问题的决定》和中共中央、国务院印发的《法治政府建设实施纲要（2015～2020年）》，积极开展中医药行业国家工作人员学法用法活动，深入推进法治政府建设，进一步提升中医药行业依法行政水平和法治化管理水平，全面推进中医药行业法治建设。支持中医药各类学会、协会发挥行业自律和专业服务功能，发挥社会组织对其成员的行为导引、规则约束、权益维护等作用。

三、对象和要求

中医药行业法治宣传教育的对象是全国中医药行业广大干部职工以及中医药行政管理相对人，重点加强对各级中医药管理部门和事业单位的领导干部、国家工作人员的法治宣传教育。

（一）切实加强中医药行业国家工作人员学法用法。坚持把领导干部带头学法、模范守法作为树立法治意识的关键，健全完善领导干部集体学法制度，把宪法法律和党内法规列入各级中医药管理部门党委（党组）中心组学习内容。把法治教育纳入干部教育培训总体规划，纳入国家工作人员初任培训、任职培训的必训内容，在各级中医药管理部门组织的各类培训课程中融入法治教育内容，保证法治培训课时数量和培训质量，切实提高领导干部运用法治思维和法治方式深化改革、推动发展、化解矛盾、维护稳定的能力，切实增强国家工作人员自觉守法、依法办事的意识和能力。加强党章和党内法规学习教育，引导党员领导干部增强党章党规党纪意识，严守政治纪律和政治规矩，在廉洁自律上追求高标准，自觉远离违纪红线。健全完善日常学法制度，创新学法形式，拓宽学法渠道。健全完善重大决策合法性审查机制，积极推行法律顾问制度。把尊法学法守法用法情况作为考核领导班子和领导干部的重要内容。把法治观念强不强、法治素养好不好作为衡量干部德才的重要标准，把能不能遵守法律、依法办事作为考察干部的重要内容。

（二）深入推进中医药专业技术人员法治宣传教育。切实把法治教育纳入中医药专业技术人员教育培训内容。在新上岗人员培训、住院医师规范化培训中纳入医药卫生和中医药法律知识，学习掌握与其执业行为密切相关的医药卫生和中医药法律法规。深入开展在岗人员的法律知识学习，进一步增强其法治观念，提高其依法执业和依法履职的法治实践能力。加强反腐倡廉和治理商业贿赂等有关法律法规政策的宣传学习，增强廉洁行医自觉性。加大对中医药专业技术人员学法用法的考核评价，探索将考核成绩作为年度考核、职称晋升和竞聘上岗等的重要依据。

（三）广泛开展面向社会的中医药法治宣传教育。加强对民营中医医疗机构、相关企业单位管理人员的法治宣传教育，引导其树立诚信守法、爱岗敬业意识，提高依法经营、依法办事、依法管理能力。加强宣传与广大人民群众中医药服务密切相关的法律法规知识，增进广大人民群众对中医药法律法规知识的认识，引导其自觉遵守正常诊疗秩序，自觉运用法律手段解决矛盾纠纷。

四、工作措施

各级中医药管理部门要按照本规划确定的内容和要求，结合本地区的实际，认真制订当地中医药"七五"普法实施计划或将中医药普法内容纳入当地卫生计生"七五"普法实施计划，深入宣传发动，全面组织实施，确保中医药行业"七五"普法规划各项目标任务落到实处。

（一）健全普法宣传教育机制。各级中医药管理部门要加强对普法工作的领导，健全普法工作机制。中医药各类学会、协会，要在法治宣传教育中发挥积极作用，健全普法协调协作机制，根据各自特点和实际需要，有针对性地组织开展法治宣传教育。积极动员社会力量，选用优秀法律和党内法规人才参与中医药法治宣讲活动，提高普法宣传水平。健全考核机制，加强普法工作考核评估，注重考核结果的运用。健全激励机制，认真开展"七五"普法中期检查和总结验收，及时总结推广典型经验。

（二）健全普法责任制。落实"谁执法谁普法""谁主管谁负责"的普法责任制，建立普法责任清单制度。加强中医药执法监督案例整理编辑工作，建立行政执法典型案例发布制度。开展以案释法和警示教育等，不断拓宽法治宣传教育渠道，推进形式创新。中医药行业各单位要在管理、服务过程中，结合行业特点和特定群体的法律需求，开展法治宣传教育。健全行业媒体公益普法制度，各级中医药行业媒体要自觉履行普法责任，在重要版面、重要时段制作刊登普法公益广告，针对新出台中医药法律法规、社会热点和典型案（事）例开展及时权威的法律解读。中医药行业各级党组织要坚持全面从严治党、依规治党，切实履行学习宣传党内法规的职责，把党内法规作为学习型党组织建设的重要内容，充分发挥正面典型倡导和反面案例警示作用，为党内法规的贯彻实施营造良好氛围。

（三）推进法治宣传教育工作创新。创新工作理念，坚持围绕中心、服务大局，围绕卫生计生和中医药重点工作，服务人民群众的健康权益，努力培育中医药行业广大干部职工法治信仰，增强法治宣传教育工作实效。针对受众心理，创新方式方法，坚持集中法治宣传教育与经常性法治宣传教育相结合，深化"法律进机关、进单位"中医药法治宣传教育主题活动，完善工作标准，建立长效机制。创新载体阵地，充分利用公共场所开展法治宣传教育。在中医药管理部门、中医药服务机构的服务大厅和服务窗口增加法治宣传教育功能。充分运用互联网传播平台，加强新媒体技术在普法中的运用，推进"互联网＋法治宣传"行动。开展新媒体普法益民服务，更好地运用微信、微博、客户端开展普法活动。

五、组织领导

（一）切实加强领导。各级中医药管理部门要高度重视法治宣传教育，健全法治宣传教育工作领导机制，成立相应的"七五"普法领导机构和工作机构。定期听取法治宣传教育工作情况汇报，及时研究解决工作中的重大问题，把法治宣传教育纳入综合绩效考核等内容。

（二）加强工作指导。各级中医药管理部门要结合本地区本部门工作实际，分析不同对象的法律需求，区别对待、分类指导，不断增强中医药法治宣传教育的针对性。坚持问题导向，努力推进工作，不断提高中医药法治宣传教育的实效性。认真总结推广法治宣传教育工作的好经验、好做法，充分发挥先进典型的示范和带动作用，推进中医药行业法治宣传教育不断深入。

（三）加强经费保障。各级中医药管理部门要统筹安排专项经费支持中医药法治宣传教育工作，切实予以经费保障，并建立动态调整机制。

国家中医药管理局关于印发中医药信息化发展"十三五"规划的通知

（国中医药规财发〔2016〕36 号）

各省、自治区、直辖市及计划单列市、副省级城市卫生计生委、中医药管理局，新疆生产建设兵团卫生局、局直属（管）各单位、局机关各部门：

中医药信息化是实现中医药振兴发展的重要引擎和技术支撑，也是体现中医药发展水平的重要标志。

根据《国家信息化发展战略纲要》《中医药发展战略规划纲要（2016～2030 年）》（国发〔2016〕15 号）、《关于促进和规范健康医疗大数据应用发展的指导意见》（国办发〔2016〕47 号）和《中医药发展"十三五"规划》（国中医药规财发〔2016〕25 号），为全面提升中医药信息化水平，以信息化驱动中医药现代化，我局制订了《中医药信息化发展"十三五"规划》。现印发给你们，请结合实际认真贯彻执行。

国家中医药管理局
2016 年 11 月 30 日

附　　　　　　中医药信息化发展"十三五"规划

中医药信息化是实现中医药振兴发展的重要引擎和技术支撑，也是体现中医药发展水平的重要标志。全面提升中医药信息化水平，以信息化驱动中医药现代化，是适应国家信息化发展新形势的重要举措，是推进中医药振兴发展的内在要求，也是实现人人基本享有中医药服务的必然选择。根据《国家信息化发展战略纲要》《中医药发展战略规划纲要（2016～2030年）》（国发〔2016〕15号）、《关于促进和规范健康医疗大数据应用发展的指导意见》（国办发〔2016〕47号）和《中医药发展"十三五"规划》（国中医药规财发〔2016〕25号），制订本规划。

一、规划背景

"十二五"期间，在多方协同推进下，坚持应用驱动，强化顶层设计，中医药信息化建设与发展取得了明显成效。通过启动实施全民健康保障信息化工程和基层医疗卫生机构中医诊疗区（中医馆）健康信息平台建设项目，初步建成国家和省级中医药数据中心，基本构建形成了国家、省两级中医药信息网络平台。中医药业务信息系统不断丰富，建立和完善了全国中医医院医疗质量监测网络、国家中医重点专科建设监测直报系统、国家中医药项目预算执行动态监控平台、国家中医临床科研信息共享系统、全国中药资源普查信息管理系统以及中药资源动态监测信息与技术服务系统。中医药政务信息化得到加强，政务管理和公开信息化水平明显提升。中医医疗信息化加快发展，组织实施了集中连片特殊困难地区和国家扶贫开发工作重点县中医医院信息化能力建设项目，开发应用了名老中医传承、中医古籍文献、中医辅助诊疗、中医慢病管理等一批中医药特色业务系统，55%的中医医院建立了中医电子病历系统，70%的中医医院建立了门（急）诊挂号系统，75%的中医医院建立了住院管理系统，"云中医""网络中医院""智慧中药房"等中医药信息新业态逐步兴起并得到推广。中医药教育信息化快速发展，中医药数字图书馆和数字博物馆不断增加，中医药知识传承与传播更加方便快捷。中医药信息化支撑条件明显改善，19所中医药高等院校设立了中医药信息学专业，中医药综合统计制度试点建设顺利完成，国家中医药信息标准研究与制定项目全面启动实施，初步构建与卫生信息标准相融合的中医药信息标准体系，中医药信息化步入加快发展的轨道。

当前中医药信息化还面临很多困难和问题。由于起步较晚，长期投入不足，中医药信息化基础设施总体薄弱，区域之间、中医药各个领域之间发展不平衡，与建设健康中国、实现中医药全面协调发展的目标相比还有较大差距。全行业以信息化驱动中医药现代化意识有待增强，中医药信息化统筹推进、建设和管理的力度不足。中医药信息共享和互联互通水平有待提升，条块分割、信息孤岛现象依然比较严重。一些重点业务领域信息技术应用水平不高，信息资源开发利用不够，信息惠民成效还不明显。中医药大数据建设和"互联网＋"发展相对缓慢，中医药网络和信息安全亟待加强。中医药信息化专业人才匮乏，支撑中医药信息化发展的政策机制需要加快完善。

"十三五"时期是中医药信息化实现"融入、整合、跨越"的关键时期。中医药信息化既要解决面临的突出问题，又要积极应对信息化发展的新情况、新技术、新要求。随着云计算、大数据、物联网、移动互联网、社交网络等新技术广泛应用，信息技术对推动中医药传承创新和服务惠民的革命性影响日趋明显。随着我国实施国家信息化发展战略，坚持走中国特色信息化发展道路，以信息化驱动现代化，建设网络强国，为中医药信息化全面发展指明了方向并提供了广阔的发展空间。随着党中央、国务院越来越重视和支持中医药发展，对推进中医药信息化建设、提高中医药信息化水平提出了明确要求，中医药信息化发展迎来了难得的机遇。随着国家大力推进健康医疗大数据应用发展以及中医药信息网络平台建立并不断完善，为实现互联互通和信息共享打下坚实基础，中医药大数据建设开发和"互联网＋"发展前景广阔，中医药信息化在健康医疗和健康中国建设中将发挥出越来越重要的作用。

二、指导思想、基本原则和发展目标

（一）指导思想

全面贯彻落实党的十八大和十八届三中、四中、五中、六中全会精神，深入学习贯彻习近平总书记系列重要讲话精神，紧紧围绕"四个全面"战略布局，牢固树立创新、协调、绿色、开放、共享的发展理念，贯彻以人民为中心的发展思想，统筹发展安全2件大事，以满足人民群众中医药健康需求为出发点，以推进中医药继承创新为主题，以信息化驱动中医药现代化为主线，着力改善中医药信息化基础设施条件，着力提高中医药信息化应用水平，着力优化中医药信息化发展环境，不断提升中医药治理能力和水平，提高人民群众对中医药服务的获得感，为建设健康中国服务，为全面建成小康社会服务。

（二）基本原则

统筹规划，创新驱动。统筹中央和地方，统筹发挥市场和政府作用，坚持中医药原创思维，充分利用现代信息技术和大数据方法，推动中医药理论与实践不断发展。

融合共享，便民惠民。坚持以互联互通和信息共享为目标，整合完善中医药信息平台和信息系统，融入国家人口健康信息平台，紧紧围绕人民健康服务需求，创新大数据应用，不断扩展中医药服务领域，提供更加丰富、方便快捷的中医药健康信息服务。

规范有序，安全可控。加强标

准和安全体系建设，强化安全管理责任，妥善处理应用发展与保障安全的关系，有效保护个人隐私和信息安全。

（三）发展目标

到2020年，中医药信息化水平显著提升，基本建成统一高效、互联互通、惠民便民的中医药信息业务平台，创新健康大数据应用，发展"互联网＋中医药"，适应深化医改和中医药健康服务快速发展的需求，为实现"人人基本享有中医药服务"提供有力的信息支撑和技术保障。

——中医药信息化基础设施条件显著增强。以国家、省级中医药数据中心建设为核心，建成中医药信息业务平台，与各级人口健康信息平台实现互联互通；中医医疗机构信息化基础设施得到进一步提升。

——人民群众对中医药信息获得感明显提升。统筹中医药政务业务信息化建设，完善覆盖全人口、全生命周期的中医药信息业务平台，促进优质医疗资源下沉，中医药信息服务有效供给逐步增多优化，均衡化程度明显增强。

——中医药信息化相关产业快速发展。中医药信息化新业态蓬勃发展，"互联网＋"中医医疗等新型医疗服务模式更加丰富，创新健康医疗大数据应用，推进数据采集、体质辨识、疾病诊断、养生保健、康复疗养、科普文化等健康服务产业蓬勃发展。

——中医药信息化支撑体系优化完善。中医药信息化人才队伍不断壮大、水平不断提高；中医药信息标准体系不断完善，并在相关领域得到推广应用；中医药安全防护能力不断加强。

三、主要任务

（一）加强中医药信息平台建设

建设中医药信息平台。联合国家卫生计生委全面实施全民健康保障信息化工程，构建中医药信息平台，支持跨地区、跨部门、跨领域的信息资源共享与交换，做到与人口健康信息平台纵向贯通、横向互通，实现中医药与卫生计生业务协同、信息互联互通，实现中医药数

据中心之间、中医药数据中心与中医药机构之间、中医药机构之间的互联互通，推进中医药信息高效、快捷和安全传输。

建设中医药数据中心。以中医药业务需求为导向，应用云计算、大数据、物联网、移动互联网、绿色节能等技术，合理规划，整合利用现有资源，加快各级中医药数据中心建设。依托中国中医科学院建设国家中医药数据中心（国家人口健康数据中心中医药分中心），依托省级中医药机构建设省级中医药数据中心，在部分条件较好的地市试点建设地市级中医药数据中心。

专栏1　中医药数据中心建设项目

国家中医药数据中心建设

依托中国中医科学院建设国家中医药数据中心（国家人口健康数据中心中医药分中心），构建中医药数据处理分析平台，建成覆盖全国的中医药数据云平台与共享网络。

省级中医药数据中心建设

各省级中医药管理部门依托省级中医医院、中医药院校或科研院所，建设省级中医药数据中心，强化基础设施和信息安全体系建设，与国家中医药数据中心、省级人口健康信息平台互联互通。

绿色中医药数据中心建设试点

制定绿色中医药数据中心建设指南，开展绿色中医药数据中心建设试点，推动节能环保技术产品在已建中医药数据中心的替代应用。

（二）统筹中医药业务应用系统建设

建设中医药门户网站群。完善国家和省级中医药管理部门门户网站建设，整合政务信息资源，建设中医药门户网站群，充分运用新媒体手段拓宽政务信息传播渠道，推进中医药政务公开信息化，开展基于移动互联网的政务信息数据服务和便民服务。推进中医药政务协同办公，推广电视电话会议应用，编

制中医药文化数字资源总目录，构建中医药文化素材库，推动建设覆盖电视媒体、网络媒体、移动终端、平面媒体等跨媒体中医药文化传播平台。

建设中医药业务信息系统。按照统筹规划、分工协作、资源共享的发展策略，组织和引导中医药信息业务系统的开发，逐步建立中医药信息系统开发与利用框架模型。针对中医药医疗、保健、科研、教育、文化、产业、政府管理、服务贸易等信息化需求，政府引导和鼓励社会力量参与建设中医药云健康、大数据、移动互联网、物联网等示范项目，扩建或新建一批符合中医药特点的信息化业务系统，全面支撑中医药提高重大疾病防控能力、基层服务能力、健康服务保障能力、传承创新能力以及科学决策管理能力。完善中医药信息统计制度，建立全国中医药综合统计网络直报体系，推进中医药与卫生计生统计信息共享机制建设。

建设中医药信息资源数据库。加强中医药信息资源规划、建设和管理，梳理整合现有中医药数据库资源，统筹建设电子健康档案资源库、中医电子病历资源库等专题信息资源库，建立中医药公共信息资源开放目录，完善中医药基础信息资源动态更新和共享应用机制，创新运营管理模式。组织和引导开发中医药数据资源，全面提升信息采集、处理、传输、利用、安全能力，释放数字红利，促进信息消费。

专栏2　中医药业务应用系统建设项目

国家中医药管理局电子政务建设

进一步加强国家中医药管理局电子政务网络建设和应用，推进电子政务网络平台的有效联通。加大电子政务网安全性建设，提高信息安全等级保护。鼓励地方中医药管理部门利用政府技术平台，在同级政府网站上开设子站、栏目、频道等。

中医药业务应用系统建设

基于信息平台业务系统建设：实施全民健康保障信息化工程，建成中医药政务协同服务系统、中医药服务项目监管系统、中医医疗广告动态监管系统、中药品种基础数据服务系统、中医临床业务基本信息共享服务系统、中医预防保健（治未病）监管与服务系统、中医药专科专病信息服务系统、中医药经验传承服务系统、中医药标准服务系统等。

中医药公共信息服务系统：推进中医师资格认证服务信息系统、中医医疗机构资质认证服务信息系统、中医药监督信息数据系统、中医药政策法规评估系统、中医药应急管理信息系统建设。

中医药科技服务信息系统：推进中医药科技管理系统建设。

中医药教育应用信息系统：推进国家级中医药继续教育管理信息系统、中医住院医师规范化培训管理信息系统建设。

中医药文化应用信息系统：完善中医古籍综合信息数据库，推进传统知识名录数据库与保护挖掘平台建设。

中药资源应用信息系统：建成中药资源动态监测信息和技术服务体系，建立中药材生产流通全过程质量管理和质量追溯系统。

中医药服务贸易信息系统：建立中医药服务贸易统计直报系统。

中医药综合统计网络直报系统：建立健全中医药综合统计调查制度和全国中医药综合统计网络直报系统。

国家中医药数据库建设

整合现有中医药数据库资源，推进中医电子病历资源库、电子健康档案资源库、中医药公共信息资源开放目录建设，完善中医药基础信息资源动态更新和共享应用机制。

（三）提升中医医疗信息化服务保障能力

加快中医医院信息化建设。转变中医医院信息化建设理念，探索信息化条件下的流程再造和中医医疗服务模式创新。加强中医医院信息基础设施建设，推进以医院管理和中医电子病历为重点的医院信息系统建设，逐步纳入区域中医药信息平台和人口健康信息平台，推动电子健康档案、中医电子病历的连续记录和不同级别中医医疗机构之间的信息共享，推动中医医疗机构间检查结果互认。应用云计算技术开展中医医院区域医疗协同信息化建设试点，梳理区域中医医院医疗服务与管理需求，装备开放共享、标准统一的中医医院信息系统。探索和推广"智慧药房"建设，实现电子处方的直接接入，提供包括中药饮片、中西成药调剂、中药煎煮、膏方制作、送药上门、用药咨询等药事服务。充分利用信息化手段，健全分级转诊网络体系，鼓励有条件的地方探索"基层检查、上级诊断"的有效模式，推进公立中医医院向基层医疗卫生机构提供转诊预约挂号服务。

加强中医馆信息化建设。实施基层医疗卫生机构中医诊疗区（中医馆）健康信息平台建设项目，加强中医电子病历、辨证论治、中医药知识库、远程会诊、远程教育、治未病、临床业务监管等信息化服务保障能力，推动各级中医药管理部门加强基层中医药服务管理，提高基层医疗卫生机构中医药服务能力。到2020年，所有建成的中医馆具备信息化服务能力。

专栏3　中医医疗信息化服务保障能力项目

县级中医医院信息化水平提升

按照《中医医院信息化建设基本规范》《中医医院信息系统基本功能规范》等，加强县级中医医院信息化服务保障能力建设，建立和完善以医院管理和中医电子病历为核心的中医医院信息系统，覆盖临床医疗、医院管理、科研教学、辅助决策等业务领域。

中医医院云管理信息系统（HIS）建设试点

在中西部省份，依托省级中医药数据中心开展中医云HIS建设试点，应用新一代信息技术，构建标准统一、经济实用、稳定高效、满足基层中医医院需求的省级中医药云平台，为基层中医医院提供高效、可靠的信息化服务。

民族医医院信息化建设工程

按照民族医特点，开发民族医医院双语管理信息系统和民族医电子病历。依托省级中医药数据中心，开展民族医云HIS建设，为民族医医院提供高效、可靠的信息化服务。

中医馆健康信息平台项目

建成省级中医馆健康信息平台，为中医馆提供中医电子病历、辨证论治、中医药知识库、远程会诊、远程教育、治未病等信息化服务。

（四）促进中医药健康大数据应用发展

推动中医药健康大数据资源共享开放。加快建设和完善以中医电子病历、电子处方等为核心的基础数据库，鼓励各级各类中医医疗机构推进中医药健康大数据采集、存储，打通数据资源共享通道。与国家卫生计生委建立健康医疗数据共享机制。探索推进数字化中医健康辨识和干预设备、可穿戴设备、健康医疗移动应用等产生的数据资源规范接入中医药信息平台。建立中医药健康大数据资源目录体系，有计划地稳步推动中医药健康大数据开放。

推进中医临床和科研大数据应用。依托国家中医临床研究基地，加强中医临床和科研数据资源整合共享，推动具有中医特点的生物信息样本库和临床科研信息共享系统建设，提升中医药科研效能。鼓励社会力量参与，搭建中医药大数据研究平台，推动科研资源共享与跨地区合作，突破中医药健康大数据应用示范的重点、难点和关键性技术问题，促进中医药健康服务与大数据技术深度融合，加快构建中医药健康大数据产业链，发展居家中医药健康信息服务，推动中医药养生保健、健康养老、健康管理、健康咨询、健康文化、健康旅游等产业发展。

研制推广数字化中医药健康智能设备。运用云计算、大数据、物联网、移动互联网等信息技术，开展中医特色诊疗、养生保健、康复技术与产品的研发和推广应用，重点研发中医健康识别系统、智能中医体检系统、经络健康辨识仪等中医健康辨识、干预设备，研制便于操作使用、适于家庭或个人的中医健康检测、监测产品以及自我保健、功能康复等器械产品，发展自动化、智能化的中医药健康信息服务，为居民提供融中医健康监测、咨询评估、养生调理、跟踪管理于一体的高水平、个性化、便捷化的中医药健康服务。

专栏4 中医药健康大数据项目

中医临床医学数据示范中心建设

依托国家中医临床研究基地和协同研究网络，建设一批中医临床医学数据示范中心，集成中医学术理论、名老中医药专家学术思想和临床诊疗经验、中医优势病种临床基本诊疗规律等中医临床大数据资源，构建临床决策支持系统，提升中医科研能力及应用水平。

中医临床科研共享体系建设

依托国家中医临床研究基地，鼓励企业、学术团体等社会力量，搭建中医药大数据研究平台，建设具有中医特点的生物信息样本库、中医临床科研信息共享系统。

数字化中医药健康智能设备研发推广

鼓励数字化中医药健康智能设备研发，支持数字化中医药健康智能设备在中医医疗机构、养生保健机构、康复机构中应用推广。

（五）推动"互联网＋中医药"服务

发展智慧中医药便民惠民服务。鼓励社会力量参与，充分利用互联网企业的技术手段，整合线上线下资源，鼓励开展O2O中医养生保健服务，规范中医医疗物联网和健康医疗应用程序（APP）管理，大力推进互联网健康咨询、网上预约分诊、在线预约诊疗、候诊提醒、诊间结算、划价缴费、移动支付和检查检验结果查询、药品配送、随访跟踪等应用，优化形成规范、共享、互信的诊疗流程。探索互联网中医药服务模式，鼓励建立互联网中医院、掌上中医院、"智慧中医诊所"。开展互联网延伸医嘱、电子处方等网络中医医疗服务应用，提供长期跟踪、预测预警的个性化中医药健康服务，完善中医医疗服务与医保间的智慧支付，满足多层次多样化的中医药服务需求。

发展中医远程医疗服务。实施健康中国云服务计划，引导中医医疗机构运用信息化、智能化技术装备，面向基层、偏远和欠发达地区，开展远程会诊、影像诊断、病理诊断、中医体质辨识、中医经络诊断、宏观微观舌相诊断、手术指导等远程医疗服务，健全检查检验结果互认共享机制。探索建立市场化中医远程医疗服务模式、运营机制和管理机制，促进优质中医医疗资源纵向流动。健全基于互联网、大数据技术的分级诊疗信息系统，延伸放大中医医疗机构服务能力，有针对性地促进"重心下移、资源下沉"。

加强信息技术研究能力建设。推进国家中医药信息化工程研究中心建设，开展政产学研用协同创新，加强中医药信息化关键与核心技术研发。发挥企业的主导作用和高等院校、科研院所的基础作用，建立中医药信息化产业创新联盟。

专栏5 "互联网＋中医药"建设项目

中医远程医疗服务网络建设

以中医药信息平台为基础，开展中医远程医疗服务网络建设，提供远程会诊、影像诊断、病理诊断、中医体质辨识、中医经络诊断、宏观微观舌相诊断、远程教育培训、手术指导等远程医疗服务，并逐步推广应用。

中医分级诊疗信息系统

利用中医医联体、医疗集团等，应用互联网、大数据技术建设中医分级诊疗信息系统，延伸放大省市级中医医院中医医疗服务范围，有针对性地促进"重心下移、资源下沉"。

国家中医药信息化工程研究中心建设

依托中医药机构建设国家中医药信息化工程研究中心，重点研究"互联网＋中医药"、中医药与物联网、中医药大数据分析、中医药云健康、中医药移动终端互联，中医辨证论治的智能化、数字化等技术。

（六）加强中医药信息化保障体系建设

加强中医药信息化复合型人才队伍建设。构建以院校教育为主体、继续教育为补充的中医药信息化专业人才培养体系，促进中医药院校教学信息化、现代化和规范化，鼓励应用在线开放课程。强化中医药信息学学科建设，着力培育高层次、复合型的研发人才和科研团队。推进中医药信息化人才培养基地建设，创新信息化人才继续教育模式。

加强中医药信息标准体系建设。建立科学实用、符合中医药特色与规律的中医药信息标准体系。加强中医药信息资源共享和交换、中医药与人口健康信息融合协同的标准制定，开展与居民健康档案、电子病历、医保、新农合等互联互通相关的中医药信息标准制修订，完善中医药术语标准、数据集标准等基础标准。加强与国际标准化组织合作，开展中医药名词术语与信息学领域国际标准制定。成立中医药信息标准技术委员会，发挥学术组织、行业协会的作用，开展中医药信息标准推广培训，鼓励中医医院开展医院信息互联互通标准化成熟度测评、电子病历应用水平分级评价等，推动中医药信息标准有效实施。

加强中医药信息安全防护体系建设。全面落实信息安全等级保护制度，将中医药信息安全纳入人口健康信息安全规划，强化中医药信息平台内容安全和技术安全，鼓励引入第三方安全评估与监测机构，开展中医药信息平台及服务商的可靠性、可控性和安全性评测以及应用的安全性评测和风险评估，建立安全防护、系统互联共享、公民隐私保护等软件评价和安全审查制度。建立中医药信息安全通报和应急处置联动机制，推进中医药数据灾备体系建设，提高基础设施和重要信息系统的抗毁灭及灾难恢复能力。重视应用云计算、大数据、物联网、移动互联网等信息技术带来的安全风险，完善网络数据共享、利用等的安全管理和技术措施。

专栏6 中医药信息化保障体系建设

中医药信息化人才培养

建设一批中医药信息学重点学科，培育高层次、复合型的研发人才和科研团队，组织开展中医药管理和技术人员信息化培训，培养一批具备中医药学、信息学、管理学知识的复合型人才。

中医药信息标准与规范制修订

建立中医药标准制修订与应用推广平台，修订《中医药信息标准体系表》，完成101项中医药信息标准研究与制定项目，发布一批中医药信息标准，推动中医药信息标准的应用。开展中医药名词术语与信息学领域国际标准制定。

中医药信息安全防护工程

开展中医药行业国家信息安全等级保护制度落实情况检查，鼓励引入第三方安全评估与监测机构，开展中医药信息系统安全性评测和风险评估。研究解决应用云计算、大数据、物联网、移动互联网等信息技术带来的安全风险。

四、保障措施

（一）加强组织领导

推进国家中医药管理局统计信息中心建设，建立健全省级中医药信息化组织领导机构，完善跨区域、跨部门的中医药信息化发展统筹协调与上下联动工作机制。明确信息化部门、业务应用推进部门、技术支持部门等各主体在中医药信息化建设的责任与义务。坚持"建、管、用"并重原则，健全建设、管理、应用推广和运行维护等方面管理机制。省级中医药管理部门成立中医药信息化工作领导小组，实行"一把手"负责制。

（二）加大多元投资力度

会同有关部门积极争取各级财政加大对中医药信息化建设的投入力度，推动建立与中医药信息化发展需求相适应、同建设任务相匹配的财政投入长效保障机制。拓展中医药信息化发展投融资渠道，建立政府、企业、社会多渠道筹资参与、协作机制，保障中医药数据中心建设、中医药信息标准建设等中医药信息化重大项目顺利实施。加强中医药信息化相关项目的立项与支持力度。

（三）推进网络安全与信息化协调发展

按照"谁主管谁负责、谁运维谁负责、谁使用谁负责"的原则，建立健全网络安全责任制和问责机制。单位主要负责人是网络安全工作的第一责任人，统筹协调网络安全与中医药信息化工作。网络安全工作分管负责人要协助主要负责人抓好落实。责任职能部门和技术支撑机构应做到安全到人、责任到岗。开展多种形式的网络安全教育和培训，建立从业人员的岗前培训和岗位继续教育制度，提升从业人员的职业技能和水平。提高全体人员的网络安全意识。

（四）加强考核评估体系建设

结合规划主要目标与任务，建立规划实施责任约束机制，按照职责分工细化任务，逐级落实。建立、完善中医药信息化统计指标体系，组织开展规划总体进度、年度计划的检查与绩效考核，加强对规划实施情况动态监管。

国家中医药管理局关于印发中医药文化建设"十三五"规划的通知

（国中医药办发〔2016〕37号）

各省、自治区、直辖市及计划单列市、副省级城市卫生计生委、中医药管理局，新疆生产建设兵团卫生局、局直属（管）各单位、局机关各部门：

为进一步推动中医药健康养生文化创造性转化和创新性发展，提升中医药文化的凝聚力、影响力和竞争力，增强中医药行业文化自信，发挥中医药文化对事业发展的引领作用，推动中医药全面协调可持续发展，我局制订了《中医药文化建设"十三五"规划》。现印发给你们，请结合实际认真贯彻执行。

国家中医药管理局
2016年12月19日

中医药文化建设"十三五"规划

附

"十三五"时期是我国全面建成小康社会的决胜时期，也是加快文化改革发展，推动物质文明和精神文明协调发展，建设社会主义文化强国、健康中国，实现中华民族伟大复兴的关键时期。为进一步繁荣发展中医药文化，提升中医药文化的凝聚力、影响力和竞争力，发挥中医药文化对事业发展的引领作用，推动中医药全面协调可持续发展，根据《中华人民共和国国民经济和社会发展第十三个五年规划纲要》《中共中央关于繁荣发展社会主义文艺的意见》《"健康中国2030"规划纲要》《中医药发展战略规划纲要（2016～2030年）》《中医药发展"十三五"规划》等，制订本规划。

一、规划背景

当今世界，文化在经济社会发展中的引领作用日益凸显，在树立国家形象、增进国与国之间深层次理解与认同的作用日益突出。中医药是中华优秀传统文化的瑰宝，是打开中华文明宝库的钥匙。繁荣发展中医药文化，对于推进中国特色健康文化建设，提升人民群众健康文化素养，构建中华优秀传统文化传承体系，推动我国与"一带一路"沿线国家的人文交流与民心相通等方面具有重要意义。

"十二五"期间，中医药文化建设与事业发展一道步入了快车道。深入开展"中医中药中国行"大型中医药科普宣传活动，推动中医药进乡村、进社区、进家庭，中医药科普率达到84.02%，打造了中医药文化建设的品牌。中医药文化传播内容不断丰富，发布《中国公民中医养生保健素养》《健康教育中医药基本内容》等中医药科普知识标准文本，编辑制作图书、音像、影视、动漫等中医药文化科普作品1500余种。中医药文化传播体系框架初步形成，传播途径更加丰富，建有50个国家级、270余个省级中医药文化宣传教育基地，

收藏展出中医药文物和中医药实物10万余件。开通国家中医药管理局官方科普微信"中国中医"。积极利用广播、电视、图书及移动互联网等多种大众媒体开展中医药养生保健知识的传播，中医药文化推广呈现井喷式增长。中医药文化传播人才队伍不断壮大，形成了广覆盖、多层次的专家队伍。

"十三五"时期，中医药文化建设面临难得的机遇，迎来了"天时、地利、人和"的大好时机。党中央、国务院高度重视我国的文化繁荣发展，积极推进社会主义文化强国建设，明确提出要建设优秀传统文化传承传播体系，推动中医药健康养生文化的创造性转化和创新性发展，为中医药文化建设提供了根本遵循。健康中国建设，迫切需要推动中国特色健康文化的建设，培育健康生活方式，必将进一步激发和释放人民群众对中医药健康养生文化的需求，为中医药文化建设奠定更加坚实的群众基础。新媒体快速发展，新旧媒体融合发展，不仅丰富了中医药文化传播的平台和途径，也为增强中医药文化体验感提供了技术支撑。"一带一路"战略的实施，使代表中华文化软实力的中医药有了更加广阔的发展空间。同时，也要清醒地看到，中医药文化建设与事业发展的要求还有较大差距，中医药文化内涵挖掘不够，与现代理念相结合创造性转化、创新性发展不足；中医药文化公共设施建设相对迟缓，中医药文化产品还不够丰富、质量亟须提高；中医药文化传播手段还不够丰富，人才队伍明显不足、能力有待提高，内容还需进一步规范，需不断提高人民群众对中医药文化的获得感。

当前中医药文化建设处于难得的发展机遇期，必须准确把握发展机遇期内涵和条件的深刻变化，增强忧患意识、责任意识，坚持社会主义先进文化前进方向，坚持目标导向、问题导向，深化改革，增强

动力，推动中医药文化繁荣发展。

二、指导思想、基本原则与总体目标

（一）指导思想

高举中国特色社会主义伟大旗帜，全面贯彻党的十八大和十八届三中、四中、五中全会精神，以马克思列宁主义、毛泽东思想、邓小平理论、"三个代表"重要思想、科学发展观为指导，深入学习贯彻习近平总书记系列重要讲话精神，紧紧围绕"五位一体"总体布局和"四个全面"战略布局，以"创新、协调、绿色、开放、共享"五大发展理念为引领，坚持社会主义先进文化前进方向，以满足人民精神文化和健康需求为出发点和落脚点，推动中医药文化创造性转化和创新性发展，为传承中华优秀传统文化，打造中国特色健康文化，提升国家文化软实力，树立文化自信，建设文化强国、健康中国做出应有的贡献。

（二）基本原则

——坚持以人为本、面向大众。满足人民群众对中医药的需求，让中医药文化发展成果惠及全社会。

——坚持围绕中心、服务全局。发挥文化对医疗、保健、教育、科研、产业、对外交流与合作的引领作用，促进中医药事业全面协调可持续发展。

——坚持继承创新、科学发展。遵循中医药学自身发展规律，突出原创性、保持民族性、体现时代性，加快中医药文化发展步伐。

——坚持因地制宜、突出重点。结合实际，有效利用区域文化资源，发挥特色优势，充分体现各地区各领域文化特点。

——坚持统筹兼顾、全面推进。统筹中医药文化事业与产业发展，促进中医药文化的创新与转化，推动中医药文化在世界范围内丰富和发展。

（三）总体目标

到"十三五"末，在全社会形

成中医药文化是中国优秀文化代表的普遍共识，传承与弘扬中医药文化的社会氛围更加浓厚；中医药行业文化建设基础更为坚实，行业文化自信明显增强；中医药健康养生文化得到广泛、有序传播，并形成对公众健康生活方式的普遍指导；中医药文化产业快速发展，中医药文化创新成果显著增多。全国中医药健康文化知识普及率明显提高，中国公民中医药健康文化素养水平较"十三五"初期提升10%。

三、重点任务

（一）挖掘中医药文化内涵

1. 深化中医药文化研究阐释。深入研究中医药文化的历史渊源、发展脉络、基本走向，梳理凝练中医药文化体系框架和基本内容，阐释中医药文化的价值理念、鲜明特色以及与中国传统文化的关系。

2. 构建中医药核心价值体系。丰富中医药核心价值观的文化内涵，坚持以中医药核心价值观引领典籍整理、学术研究、文化活动、健康文化教育、礼仪规范等。

3. 梳理中医药健康养生文化内涵。加强中医药健康养生理念和方法研究，梳理中医药健康养生文化的理论框架、实践体系、内涵外延及传播路径和模式。

专栏1

（1）中医药健康文化内涵研究

总结中华民族对生命、健康和疾病的认识与理解，研究提出中医药健康文化内涵。组织开展《中国公民中医药健康文化素养》《中医药健康教育基本内容》修订及释义本编写工作，广泛传播健康的生活方式和理念。

（2）中医药健康养生文化创造性转化、创新性发展研究

开展中医药健康养生文化转化、传播、创新方面的现状调查，总结经验，融合现代健康理念，提出实现中医药健康养生文化创造性转化、创新性发展的路径和举措。

（二）构建中医药文化传承体系

1. 系统梳理中医药文化资源。推动濒危中医药文物抢救保护，分类廓清中医药文化资源状况，建立中医药文化资源数据库。建立中医药文化资源抢救性和预防性保护并重的保护措施，依托中华文化传承工程，推动中医药文化数字化保存。

2. 推动中医药机构文化建设。加强中医药医疗、保健、教育、科研、产业、文化等机构文化建设，促进形成行业及社会共识的中医药文化标识，把中医药文化建设与临床实践、人才培养、科技创新、产品研发、基础建设等业务工作结合，提升中医药工作者的文化底蕴，弘扬大医精诚的职业道德。

3. 加强中医药非物质文化遗产保护。加强中医药非物质文化遗产保护，对濒危的中医药非物质文化遗产项目和中医药代表性传承人实施抢救性保护，对具有一定市场前景的中医药非物质文化遗产项目实施生产性保护，对中医药非物质文化遗产集聚区实施整体性保护。

4. 推动中医药文化进校园。针对不同年龄段学生特点，研究设计适宜的中医药文化教学内容，建立课堂教育与课外活动相衔接的教学方法，开展中医药健康养生文化的普及，提升青少年中医药健康文化素养，培养健康生活方式，发挥学生校园教育在家庭中的积极影响。

专栏2

（1）中医药文化资源数字化项目

依托全国文化信息资源共享工程，加强对中医药文化资源的管理、研究与利用，建设"中医药文化素材库"，实现中医药文化资源的数字化保存。

（2）中医医院中医药文化建设项目

在全国二级以上中医医院选择300家，从核心价值、行为规范、环境形象3个体系开展中医医院中医药文化建设，提升中医医院中医药文化核心竞争力。

（3）中医药非物质文化遗产保护项目

推动20～30个中医药项目列入国家级非物质文化遗产名录，积极推动1～2个中医药项目列入"人类非物质文化遗产代表作名录"或"世界记忆名录"。

（三）打造中医药文化传播平台

1. 夯实中医药文化传播基础设施。研究设计中医药健康文化知识角宣传展示内容，依托科普基础设施工程，制作中医药健康知识展板、阅报栏、宣传墙、漫画，向城乡居民宣传普及中医药健康文化。

2. 开展中医药健康文化传播活动。推进中医药健康文化知识进基层，使百姓掌握基本的中医药知识和简便易行的中医药养生保健方法，提高自我保健和防病调养的能力，养成具有中国特色的健康生活方式，提升民众中医药健康文化素养。

3. 丰富中医药文化传播手段。充分发挥报刊、广播、电视、网络等媒体的作用，建设中医药健康文化网站、栏目或频道，传播中医药健康文化知识。开通中医药健康文化微信、微博，运用手机等移动终端新技术，打造中医药文化传播新媒体。

4. 加强中医药文化对外传播与交流。加强与外国政府、国际组织和海外知名文化传播机构的交流与合作，建立多渠道、多层次、多形式的中医药文化国际传播体系，丰富中医药海外传播内容，提高中医药文化国际影响力。

专栏3

（1）中医药健康文化知识角建设项目

在乡镇、社区等基层单位以及基层医疗卫生机构中医综合服务区（中医馆、国医堂）建设中医药健康文化知识角，通过中医药健康知识展板、宣传墙、漫画等的形式，开展中医药健康教育。

（2）中医中药中国行——中医药健康文化推进行动

联合相关部委开展"中医中药中国行——中医药健康文化推进行动"，组织义诊咨询、知识大赛、科普巡讲等中医药健康知识普及活动，全国每年组织不少于 300 场。

（3）中医药文化传播新媒体建设项目

建设覆盖电视媒体、网络媒体、移动终端、平面媒体等中医药文化传播平台，推动各省建设 1 种以上的官方中医药文化传播客户端。

（4）中医药文化海外传播工程

制定中医药名词术语翻译标准，编制一批高质量的中医药文化宣传外文读本、多语种教材和音像材料。联合有关部门，支持在海外建设一批中医药中心，推动中医药文化。

（四）推动中医药健康养生文化转化创新

1. 中医药文化作品创作推广。组织创作一批富有艺术魅力、体现价值追求的中医药文化精品，制作推出一批科学准确、通俗易懂、贴近生活中医药科普作品，将中医药健康养生文化内涵转化为便于民众理解、掌握和应用的中医养生方法。

2. 建设中医药健康养生文化转化传播平台。进一步提升丰富中医药文化宣传教育基地内涵，遴选推出一批集中医药健康养生文化展示、体验、传播于一身的中医药健康养生文化体验基地，打造中医药健康养生文化转化传播平台。

3. 推动中医药健康养生文化跨界融合创新。积极探索中医药健康养生文化与旅游、养老、保健、休闲、娱乐、互联网等融合，推动中医药健康养生文化内涵与表现形式的发展和创新，推动其融入现代生活。

专栏 4

（1）中医药健康文化精品项目

创作并推出 2～3 部全面展现中医药文化内涵的大型精品纪录片，3～5 部体现中医药文化元素的动漫影视优秀作品，1 部具有较大影响力的中医药形象宣传片。

（2）建设中医药健康养生文化体验场馆

遴选推出融健康养生知识、养生保健体验、休闲娱乐于一体的中医药健康养生文化体验场馆。建设 70 个中医药文化宣传教育基地，遴选 30 个中医药健康养生文化转化传播示范基地。推动国家中医药博物馆和省级中医药博物馆建设。

（五）完善中医药文化建设机制

1. 建立健全中医药健康文化素养监测机制。开展中国公民中医药健康文化素养调查，形成常规性全国中医药健康文化普及率及健康文化素养监测制度。

2. 建立健全中医药文化传播人才培养机制。造就一批中医药文化传播高层次领军人才，培育一批中医药文化传播专门人才，培养一批中医药文化传播管理人员，建立一支适应中医药文化发展需求的人才队伍。

3. 建立健全中医药文化传播激励和约束机制。探索建立中医药文化传播人才激励机制，促进中医药从业人员开展中医药文化知识宣传普及。规范中医药健康文化的传播，引导公众正确认识中医药。遵循传播规律，不断提升中医药文化传播工作水平。

专栏 5

（1）全国中医药健康文化素养调查项目

在全国范围内开展中医药健康文化素养调查，按照城乡分层原则随机抽取 336 个调查点，完成入户调查。掌握全国乡村、社区、家庭中医药健康文化知识普及情况基础信息和全国中医药健康文化素养水平，为中医药健康文化的推广提供数据支撑。

（2）中医药文化人才培养项目

遴选造就中医药文化传播高层次领军人才 30 名，培育中医药文化传播人才 2000 名，建立起 1 支符合中医药文化发展需求的人才队伍。

（3）中医药健康文化传播规范研究

研究建立中医药健康文化与养生知识传播标准，遏制不正确、不规范中医药健康信息在社会上的扩散，提高公众中医药信息选择能力。

四、保障措施

（一）加强组织，提高认识

从中医药发展总体布局的战略高度，充分认识中医药文化建设的重大意义，加强宏观指导，加强组织领导。

（二）统筹协调，多方协作

形成推动中医药文化建设的强大合力，建立政府主导、部门协作、专家把关、社会动员、全民参与的工作机制，跨部门联合确保各项工作有序开展。

（三）加大投入，保障经费

加大政府和社会投入，形成多渠道投入机制，为中医药文化建设工作提供资金保障。各有关单位和地方各级中医药管理部门要根据规划任务，按照国家预算管理的规定和现行资金渠道，统筹考虑和落实所需经费。鼓励社会捐赠，充分发挥市场作用，广辟资金投入渠道。

（四）及时总结，系统评估

将落实中医药文化建设规划的好做法、好经验、好成果及时总结宣传，使中医药更好地惠及民生。各省（区、市）中医药管理部门要定期报告中医药文化建设规划落实情况。

国家中医药管理局关于印发《关于加快中医药科技创新体系建设的若干意见》的通知

（国中医药科技发〔2016〕38号）

各省、自治区、直辖市中医药管理局，各有关单位：

为进一步加强中医药（民族医药）科技创新能力建设，提升科技创新对中医药事业发展的支撑引领作用和对经济社会发展的贡献率，根据《中共中央、国务院关于深化科技体制改革加快国家创新体系建设的意见》《中共中央、国务院关于深化体制机制改革加快实施创新驱动发展战略的若干意见》《中医药发展战略规划纲要（2016～2030年）》以及全国科技创新大会和全国卫生与健康大会精神，我局组织制定了《关于加快中医药科技创新体系建设的若干意见》，现印发给你们，请结合本部门、本地区的实际情况贯彻落实。

特此通知。

国家中医药管理局
2016年12月22日

附 关于加快中医药科技创新体系建设的若干意见

为全面提高中医药（民族医药）科技创新能力，提升科技创新对中医药事业发展的支撑引领作用和对经济社会发展的贡献率，根据《中共中央、国务院关于深化科技体制改革加快国家创新体系建设的意见》《中共中央、国务院关于深化体制机制改革加快实施创新驱动发展战略的若干意见》《中医药发展战略规划纲要（2016～2030年）》，全国科技创新大会和全国卫生与健康大会精神，现就加快中医药科技创新体系建设提出如下意见：

一、充分认识加快中医药科技创新体系建设的重要意义

科技是国家赖之以强、企业赖之以赢、人民生活赖之以好的国之利器，创新是引领发展的第一动力。加快建设符合中医药特点的中医药科技创新体系，不仅是科技创新的重要领域和建设创新型国家的重要内容，也是贯彻落实创新驱动发展国家战略、提高中医药科技创新能力的必然要求，是建设健康中国、提升科技对人民群众健康保障能力与事业产业发展驱动作用的重要举措。党和政府高度重视中医药科技创新体系建设，基本形成了各类科技创新主体相互协作互动，知识创新、技术创新、制度创新、区域创新和科技中介服务体系相互支撑和联动的中医药科技创新体系，符合中医药特点的方法学体系、中医药科技创新平台建设以及人才队伍建设初具规模，科技创新对中医药事业发展、医疗保健与产业发展的引领、驱动作用日益显著。

与此同时，相对于人民群众日益增长的健康需求、日新月异的现代科技和日趋严峻的国际竞争，我国中医药科技创新体系与能力建设仍显不足，创新主体作用有待强化，资源配置亟待优化，科技创新平台建设尚需加强，积极的创新型人才机制、符合中医药特点和规律的科技评价机制、多学科多领域的协同创新机制、区域创新机制及管理机制等中医药科技创新机制尚需不断探索。为解决这些制约中医药科技创新的瓶颈问题，必须加快中医药科技创新体系建设。

二、加快中医药科技创新体系建设的总体思路、基本原则与主要目标

（一）总体思路

加快实施创新驱动发展战略，遵循中医药科技发展规律和特点，立足中医药发展现状，面向"健康中国"建设与中医药事业发展重大需求，更好地发挥各级中医药管理部门的支持与引导作用，严格按照国家有关深化科技体制改革、鼓励科技创新创业和促进成果转化有关政策要求，改革完善中医药科技创新的政策环境与管理机制，着力于创新主体、资源配置、平台建设、管理机制、人才培育等中医药科技创新关键要素，鼓励大众创业、万众创新，提升中医药科技创新效率与效益，进一步推进中医药现代化，推动中医药走向世界，提高中医药科技对经济社会发展和中医药事业发展的贡献率。

（二）基本原则

——坚持政府支持、需求导向。中医药科技创新要服务于人民群众健康需求以及中医药事业发展与国家经济社会发展大局，在科技资源配置中充分发挥政府调节与市场导向作用相结合。

——坚持遵循规律、继承创新。中医药科技创新体系建设要符合中医药发展的自身规律和特点，继承与创新并重，发挥中医药原创优势，全面增强自主创新能力。

——坚持主体发展、协同开放。充分发挥各类创新主体的主导作用，分类指导，促进各创新主体与创新领域之间的紧密衔接、协同创新与成果转化，推动中医中药协调发展与更好地走向世界，促进科技资源与成果开放共享。

——坚持人才为先、集成创新。注重中医药科技创新领军人才和复合型人才培养，充分发挥创新积极性，吸纳国际国内相关学科的优秀人才团队和先进技术成果。

——坚持深化改革、统筹协调。深化中医药科技体制与创新机制改革，加强科技规划与计划项目、科技人才培养与基地建设等方面的统筹，完善中医药科技创新与成果转化政策环境。

（三）主要目标

到2030年，建成符合中医药自身发展规律和特点、适应我国经济社会发展和中医药事业发展需求、科技创新关键要素完备、运行协调高效的中医药科技创新体系。中医药科技创新体制机制更加完善，创新环境更加优化，科技资源配置更加合理，自主创新能力显著增强，符合中医药特点的方法学体系基本完备，在关键领域建成一批具有辐射能力的科技创新平台，培养一批高素质的科技领军人才团队，取得一批具有国际领先水平的重大科技成果，推动中医药现代化与国际化，科技支撑引领作用显著增强。

三、发挥创新主体优势，促进协同创新

根据中医理论创新、临床实践创新和产业技术创新等中医药科技创新领域的特点，在经费投入、运行机制和科技评价等方面对不同创新主体给予分类指导和建设，加强多学科协同创新与医教研产协同创新，促进各创新领域之间的有效衔接与成果转化，推进中医药全链条创新。

（一）充分发挥中医药科研院所和高等院校在中医理论创新中的主体作用和优势，建设一批多学科参与、具有稳定研究方向和较高研究水平的中医理论创新基地。加强古医籍文献整理研究，推进《中华医藏》编纂，促进中医理论的传承研究、科学内涵现代诠释和实践创新，建立符合中医药特点的科研方法学体系，切实加强中医理论创新成果对临床和生产实践的指导。完善以财政投入为主的稳定支持和竞争性支持相结合的经费投入机制。鼓励开展自由探索与服务国家目标相结合，完善有利于激发创新活力、提升原始创新能力的运行机制。建立以同行评价为主，着重评价研究质量、原创价值和实际贡献的科技评价机制。

（二）充分发挥各级各类医疗卫生机构在中医临床实践创新中的主体作用和优势，尤其是国家中医临床研究基地的核心作用，支持建设一批国家中医临床医学研究中心、临床研究重点实验室和重点研究室。鼓励以解决临床重大疾病问题、提高临床疗效和健康服务质量、研制诊疗规范技术标准、促进人民健康为目标的实践创新研究。建立政府引导、医疗机构自筹、相关企业与社会多方参与的经费投入机制。建立由同行专家、患者与第三方机构相结合，着重评价对解决临床重大问题、提高临床疗效和服务质量的贡献价值以及成果转化应用成效的科技评价机制。

（三）充分发挥企业在中医药技术创新、产品研发和科技成果产业化中的主体作用和优势，引导中医药企业加快发展研发力量，支持依托企业建设产品研发与技术创新中心，鼓励企业联合高等院校、科研院所与医疗卫生机构建立研发中心和产业技术创新联盟。鼓励企业积极开展中药新药和诊疗、保健仪器设备研发活动，建立健全产品和技术标准，提高市场竞争力。建立政府引导、企业为主的经费投入机制，同时鼓励企业反哺基础研究创新和临床应用创新。建立由市场和用户相结合，着重评价对产业和经济社会发展的实质贡献的科技评价机制。

四、优化资源配置，加强中医药科技平台与体系建设

（一）加强科技投入的统筹协调。落实国家科技体制改革有关要求，加强科技专项规划制订，统筹协调各类科技计划项目，提高资源利用效率；探索建立适应不同类型科研活动的创新模式、管理制度和运行机制，引导相关科研机构、医疗卫生机构、企业和社会机构等科技力量投入经费，按照中医药科技发展的总体规划和自身规律开展科技创新与成果转化活动。

（二）强化中医药科技创新平台建设。加强地市级以上中医医疗机构科研能力建设，推进中医药国家实验室等重大科技平台以及一批国家重点实验室、国家和省级中医临床研究基地、国家中医临床医学研究中心、重点研究室、工程技术研发中心和协同创新中心的建设，探索建立开放共享机制，鼓励和吸纳其他相关学科高水平研究机构与创新平台参与中医药科技创新。加强名老中医传承服务平台、中医药传统知识保护研究平台等特色资源平台建设，深化中医药科研伦理平台体系建设。

（三）深化中医药科研体系能力建设。完善由多学科参与的中医药防治慢病和传染病临床研究体系，建立中医治未病与康复科研协作网络，推进中药产业链标准体系、中药种质资源保护体系与中药资源动态监测体系建设，加快民族医临床医疗规范标准体系建设，促进中医药疾病防治能力提升与中药保护发展。

（四）推进科技资源和数据信息开放共享。加强中医药古籍与现代科技文献数据库、中医药科研信息数据库和生物样本信息库建设。整合各类科技资源和数据信息，推进重大科研基础设施、大型科研仪器设备与其他中医药科技基础条件平台建设，加快建立健全开放共享的运行服务管理模式和支持方式。推进中医临床科研信息合理共享，加快国家中医药数据中心建设，加强对大数据的分析、挖掘和利用。

（五）促进中医药科技中介服务体系建设与成果转化。培育与壮大科技中介服务主体，创新科技服务模式，延展创新服务链。培育一批能提供项目管理、研究开发、技术转移、成果转化、检验检测、评估认证、创业孵化、知识产权等领域专业化服务的中医药科技中介服务机构，充分发挥科技社团在推动中医药科技创新与成果转化中的作用，加强各类中医药创新主体之间及其与市场之间的联系，降低其科技创新风险。通过多种形式促进科技成果转化，提升中医药科技创新的贡献率。

五、完善中医药科技创新机制，优化创新政策与环境

（一）完善创新型人才引进、培养、评价和激励机制。制定积极的人才政策，大力引进高层次科技创新人才及其他学科领域前沿优秀人才。完善人才培养机制，实施重大人才计划，培育科技领军人才和多学科创新团队，加强中医药科研一线高层次专业技术人才和基础学科、弱势学科、先导学科人才培养，鼓励中医药高等院校与国内外综合性大学、企业联合培养科技创新人才。建立以知识价值、科研能力、创新成果和应用发展为导向的科技人才评价标准，弘扬奉献精神和团队精神。健全基于岗位职责和科技绩效评估的收入分配制度，完善科技成果转化激励机制，加大科研人员股权激励力度，促进研发人员创新劳动同其利益收入对接。鼓励中医药科技人员创业，健全科研人才双向流动机制。

（二）促进多学科创新和科技合作。积极引进其他相关学科的前沿技术与成果，促进多学科、多领域、多团队集成创新。关注与推动大数据、云计算、可穿戴设备、移动互联网等信息技术、产品与中医药科研和临床的融合，创新中医药临床服务模式。支持中医药高等院校与科研院所培育中医药学与快速发展的其他学科的交叉学科和复合型人才。积极借鉴其他国家传统医药经

验和国际先进科技、方法及成果，积极开展中医药国际科技合作与中医药国际标准制修订工作，推动中医药走向世界。

（三）完善区域创新发展机制。完善相关政策，鼓励具有特色优势中医药科技资源的地区开展区域创新体制机制的改革试验，探索建立因地制宜的区域创新体系。充分发挥地方政府在区域创新中的主导作用，统筹规划中药种植加工、研发生产、流通贸易等区域产业布局，加强科技成果转化与区域间科技合作，形成一批具有创新示范和带动作用的产业创新集群。重视区域中医药学术传承和道地药材产业发展，促进具有区域特点的学术流派和道地药材产业繁荣发展。

（四）创新中医药科技管理体制机制。完善符合中医药科技创新规律的资源配置方式、科研组织方式和运行管理机制，积极发挥企业的创新主体作用，进一步探索建立市场经济条件下的举国体制科研组织模式，推进科技项目管理改革。改革科技评价制度，建立以科技创新质量、贡献、绩效为导向的分类评价体系，正确评价中医药科技创新成果的科学价值、技术价值、经济价值、社会价值和文化价值。健全专家咨询机制，落实科技报告制度，完善知识产权保护制度。规范科研行为，加强科研诚信教育，打击学术不端行为，惩处学术腐败。

六、加强政府指导，完善落实保障政策措施

（一）提高管理能力。各级中医药管理部门要高度重视中医药科技创新体系建设，加快推动政府职能从研发管理向创新服务转变，着重发挥政府在战略规划、完善机制、资源配置、统筹协调和引导投入等方面的作用，搭建好服务平台，形成完备的政府创新服务体系，大力

促进创新成果转化。加快建议科技咨询支撑行政决策的科技决策机制，加快推进重大科技决策制度化。加快发挥市场在资源配置中的决定性作用，让机构、人才、装置、资金、项目都充分活跃起来，形成推动科技创新强大合力。

（二）加快政策落实。各级中医药管理部门要加快推进创新驱动发展各项政策措施落实落地，结合实际情况制定本地区促进中医药科技创新体系建设的配套政策、实施细则与监督评估制度，着重完善和实行鼓励科技创新创业的管理政策、促进科技成果转化的激励政策和以增加知识价值为导向的分配政策，形成有利于中医药科技创新体系建设的政策环境。

（三）多方沟通协调。各级中医药管理部门要加强与相关部门的沟通协调，按照国家科技体制改革有关要求，通过联席会议或定期会商，建立多部门沟通协调机制，统筹解决创新体系建设中遇到的政策障碍和资金投入、制度保障难题。统筹、引导中医药科技创新资源有效整合，促进多学科交叉融合。建立中医药科技投入的多元投入渠道，引导多方科技力量投入经费。

（四）营造创新氛围。各级政府部门、各创新机构要大力宣传中医药科技创新体系建设的重要进展、重大成果、先进经验和先进人物，促进中医药科普知识传播，营造尊重人才、鼓励创新、开放包容、合作共享、协同创新的舆论环境，形成全社会共同支持中医药科技创新体系建设的良好氛围。充分发挥协会、学会等社会团体与学术组织的作用，为加快中医药科技创新体系建设凝心聚力，促进中医药科学普及和推广，努力实现中医药健康养生文化的创造性转化与创新性发展。

国家中医药管理局关于印发中医药人才发展"十三五"规划的通知

(国中医药人教发〔2016〕39号)

各省、自治区、直辖市及计划单列市、副省级城市卫生计生委、中医药管理局，新疆生产建设兵团卫生局、局直属（管）各单位、局机关各部门：

为全面深入贯彻落实党中央、国务院振兴发展中医药的方针政策和决策部署，重视并发挥人才资源对中医药事业发展的基础性、战略性、决定性作用，深入实施人才优先发展战略，根据《国家中长期人才发展规划纲要（2010～2020年）》《中医药发展战略规划纲要（2016～2030年）》《中医药健康服务发展规划（2015～2020年）》《医药卫生中长期人才发展规划（2011～2020年）》等文件要求，我局组织编制了《中医药人才发展"十三五"规划》。现印发给你们，请结合实际认真贯彻执行。

国家中医药管理局
2016年12月22日

附　中医药人才发展"十三五"规划

中医药人才是中医药事业发展的基础和保障，也是中医药传承与创新的第一资源。近年来，特别是《国务院关于扶持和促进中医药事业发展的若干意见》颁布实施以来，中医药人才发展取得了显著成绩，中医药人才队伍的规模和素质得到较快发展，中医药人才培养工作不断推进，中医药人才发展环境不断优化，中医药服务体系得到了进一步加强和完善。

为了更好实施人才强国战略，促进中医药人才队伍的发展壮大和整体素质的提高，根据《国家中长期人才发展规划纲要（2010～2020年）》《中医药发展战略规划纲要（2016～2030年）》《中医药健康服务发展规划（2015～2020年）》《医药卫生中长期人才发展规划（2011～2020年）》等文件的总体要求，特制订本规划。

一、规划背景

"十二五"期间，中医药人才工作以改革机制、提升内涵为重点，加快推进符合中医药特点的人才队伍建设。中医药人才规模和素质得到较快提升。每万人口卫生机构中医执业（助理）医师数2015年达到3.35人，全国96.93%的社区卫生服务中心，92.97%的乡镇卫生院，80.97%的社区卫生服务站和60.28%的村卫生室能够提供中医药服务。确定208个中医住院医师规范化培训基地、526个中医类别全科医生规范化培养基地、54个国家中医药优势特色教育培训基地和352个中医药继续教育基地，培养578名中医护理骨干人才、10334名县级中医临床技术骨干，对11720名乡村医生开展中医药知识与技能培训，支持3万余名基层中医药人员接受全科岗位或转岗培训、2万余名中医住院医师或中医专业硕士研究生接受中医住院医师规范化培训。中医药继续教育覆盖面不断扩大，县级以上中医药机构实现全覆盖，中医药继续教育内容涵盖所有中医药二级学科，中医药专业技术人员参加中医药继续教育获得学分的平均达标率达到87%。近5年，实施5159项国家级中医药继续教育项目，接受国家继续教育项目培训的各级各类中医药专业技术人员近50万人次。多层次多类型的中医药师承教育模式初步建立。广泛开展了师承教育与院校教育相结合的人才培养，推进以师承教育为主要传承模式的中医药人才培养项目，积极推进中医药传承人才培养。评选表彰了第二批国医大师30名，建立国医大师传承工作室60个。开展全国老中医药专家学术经验继承工作，培养1476名继承人。建设全国名老中医药专家传承工作室956个、中医学术流派传承工作室64个、基层名老中医药专家传承工作室200个，培养了511名全国优秀中医临床人才、630名中药特色技术传承人才。医教协同深化中医药教育改革初显成效。加快推进中医药教育综合改革，42所高校开展了卓越医生（中医）教育培养计划改革试点。建设794个中医药重点学科，培养了2300余名中医药学科（后备）带头人。规范医学类专业办学，独立设置"中医"专业学位，在高职专业目录新增设中医康复保健、中医健康管理等中医药健康服务类专业或方向。

随着国家医药卫生体制改革的不断深入，以及健康服务需求的快速增长，中医药人才发展面临着新的机遇和挑战，中医药人才工作也还存在一些亟待解决的问题：中医药人才队伍规模数量和服务领域有待提升，结构层次有待优化，高层次及基层中医药人才匮乏，符合高水平创新创业要求的人才群体有待大力培育；中医药教育资源和空间有待进一步拓展，人才培养的开放协同效应有待提高，终身教育体系有待进一步完善；制约中医药人才多元化发展的体制机制障碍有待突破，政策环境有待进一步优化，中医药人才队伍的培育、使用和评价机制有待进一步健全。

二、指导思想、基本原则和发展目标

（一）指导思想

以邓小平理论、"三个代表"重要思想、科学发展观为指导，全面贯彻落实党的十八大和十八届三中、四中、五中、六中全会精神和习近平总书记系列重要讲话精神，围绕深化医药卫生体制改革和中医药健康服务发展的总体要求，重视并发挥人才资源对中医药事业发展的基础性、战略性、决定性作用，牢固树立科学人才观，深入实施人才优先发展战略，以建立符合中医药医疗、保健、教育、科研、产业、文化及对外交流与合作全面协调发展要求的中医药人才队伍为目标，以加强领军人才、紧缺人才、特色人才、基层人才培养为重点，以改革中医药人才培养和评价政策机制为关键，统筹推进中医药人才队伍建设工作，为打造健康中国、全面建成小康社会以及满足国家经济社会发展、人民群众健康需求提供坚实的人才保障。

（二）基本原则

需求导向，多元发展。以满足人民群众健康服务需求为导向，拓展人才服务领域，优化人才结构布局，多途径、分阶段推进各级各类中医药人才培养，构建中医药人才多元化发展格局。重点培养中医药高层次、高技能人才，优先发展基层中医药人才。

继承创新，提升素质。遵循中医药人才成长规律，围绕中医药五大资源功能发挥，坚持继承与创新并举，弘扬中医药文化与提高职业胜任力相结合，培育敬德修业职业精神与提高学术水平相结合，全面提升中医药人才队伍的综合素质。

完善制度，创新机制。坚持以人为本，扎实推进中医药人才发展环境的优化工作。注重医教协同、科教融合的发展模式，强化系统提升、精培重用的培养理念，不断完善中医药人才的服务保障体系，激励中医药优秀人才脱颖而出。

（三）发展目标

到2020年，培养凝聚一批学术领先、医术精湛、医德高尚的中医药人才，人才数量规模稳步增长，结构、布局更加合理；中医药人才培养体系得到健全和完善；中医药人才发展的政策机制和法制环境得到优化；符合中医药特点、有利于中医药人才成长和发挥作用的制度环境和社会氛围基本形成，人才在推动中医药事业发展中的保障和支持作用更加明显。

——中医药人才数量规模稳步增长。中医药人员增量占卫生人员增量的15%，中医药专业技术人员总量达到89.33万人；卫生机构中医类别执业（助理）医师达到69.48万人，每千人口卫生机构中医类别执业（助理）医师达到0.4人。中医药健康服务相关人才数量稳步增长，基本满足中医药健康服务需求。

——中医药人才结构进一步优化。中医类别全科医生占全科医生总量的20%，基本实现城乡每万名居民有0.4～0.6名合格的中医类别全科医生。各级、各类中医药人才的学历职称、专业结构、地区分布、城乡分布更加合理。

——中医药人才培养体系得到健全和完善。基本建成院校教育、毕业后教育、继续教育三阶段有机衔接、师承教育贯穿始终的中医药人才终身教育体系。新进医疗岗位的本科及以上学历中医临床医师接受中医住院医师规范化培训的比例达到100%；布局合理、满足各级各类中医药专业技术人员培训需求的继续教育网络基本健全，中医药专业技术人员接受继续教育获得学分达标率达到90%；中医药师承教育培养体系基本建立，中医医疗机构开展师承教育比例达到100%。

——中医药人才发展的政策机制和法制环境得到优化。逐步建立符合中医药服务不同岗位要求的中医药人才标准；完善体现中医药人才特点的评价体系、促进人才成长发展的激励机制；健全中医药人才向基层、中西部地区流动的政策体系；形成"配置优化、评价导向、激励引领、人尽其用"的保障机制和"人人渴望成才、人人努力成才、人人皆可成才、人人尽展其才"的社会氛围。

三、主要任务

（一）推进中医药教育综合改革

1. 改革中医药院校教育。着力推进中医药院校教育与中医药事业发展的有机结合，积极开展突出中医药特色、传承与创新并举的中医药教育教学改革试点。实施卓越医生（中医）教育培养计划，深化五年制、"5＋3"一体化、九年制中医学教育改革和面向农村与社区需要的中医类别全科医生培养模式改革，建立院校教育与毕业后教育相衔接的中医临床人才培养体系。推进中医药院校教育综合改革试点，以加强中医药文化教育、临床教学基地和师资队伍建设、教育质量监测与评价体系建设为重点，着力提升中医药院校教育质量。

2. 健全中医药毕业后教育体系。全面实施中医住院医师规范化培训，健全中医住院医师规范化培训政策规定和管理机制，加强培训基地建设和师资队伍建设，注重中医临床思维培养，强化过程管理和培训考核，开展督导评估，培养中医理论功底扎实、中医临床技能突出的合格中医住院医师。试点开展中医医师专科规范化培训，科学设定培训专科，制定完善相关配套文件，充分发挥名老中医药专家作用，探索中医医师专科规范化培训与中医师承教育有机融合的培养模式，培养中医思维稳固、传承创新能力较强的中医临床拔尖创新人才。

3. 全面推进中医药继续教育。建立健全中医药继续教育体系和制度，建立各级中医药专业技术人员岗位培训标准，针对中医药专业技术岗位服务能力需求，实施针对性的培训。深化中医药继续教育内涵建设，开展全员职业综合素质教育，设立中医药继续教育必修项目，提高实效性和系统性。逐步建立国家级中医药继续教育网络平台和中医药精品课件资源库，促进中医药继续教育信息化建设。加大中医药机构非中医药专业人员的中医药知识技能培训力度，探索建立中医药知识技能培训与岗位聘任等相衔接的培训机制，提高非中医药专业人员学习掌握中医药知识技能的主动性和积极性。

4. 强化中医药师承教育。建立中医药师承教育体系，将师承教育与院校教育、毕业后教育和继续教育相结合并贯穿中医药人才发展全过程。研究制定师承教育管理、考核、评价与保障等政策措施，实现师承教育常态化和制度化。鼓励中医药院校、医疗机构发展师承教育，建立学术精湛、结构合理、相对稳定、适应多层次中医药人才培养需求的师承教育指导老师队伍，构建完善国医大师、名中医药专家、基层传承工作室人才培养体系，加强传承工作室建设，吸引、鼓励名老中医药专家和长期服务基层的中医药专家通过师承模式培养多层次的中医药骨干人才。规范传统医学师承和确有专长人员开展师承教育，确保师承教育质量。

专栏1　中医药人才培养平台建设专项

（1）中医药传承与创新人才培养基地建设项目

依托现有中医药机构，改扩建1所国家中医药人才培训中心，重点围绕中医药重大、优势、前沿领域，开展中医药创新人才、骨干师资、复合型人才、管理人才等高层次人才培养。

支持建设31个国家中医药传承与创新人才培养基地，涵盖中医药师承、科技创新等领域，重点实施中医药传承与创新人才培养。

鼓励各省根据本省实际需求，建设一批省级、地市级中医药人才培训基地，重点实施区域中医药人才培养。

（2）中医药教育信息化建设项目

发挥现代信息技术在课堂教学、继续教育中的渗透作用，形成中医药开放式合作教育平台。到2020年，建设30个基层中医药人才网络培训和进修示范中心。

（二）加强中医医疗服务人才培养

5. 推进中医医师规范化培训。以岗位需求为基础，统筹兼顾毕业生数量和培训能力，合理确定中医住院医师规范化培训规模。加强培训基地评估工作，择优遴选创建一批示范基地，发挥典型带动作用，形成数量适宜、布局合理的培训基地网络。加强师资队伍建设和培训能力建设，遴选建设一批中医住院医师规范化师资培训基地，不断提高中医住院医师培训水平。选择条件成熟的地区和专业，试点开展中医医师专科规范化培训。

6. 加强基层中医药人才队伍建设。通过中医类别全科医生转岗培训、助理全科医生培训、农村订单定向医学生免费培养等途径，加强中医类别全科医生培养。加强基层名老中医药专家传承工作室建设，新增建设一批基层名老中医药专家传承工作室。以提高岗位胜任能力为核心，加强城乡基层医疗卫生机构中的中医药人员岗位培训，培养县级中医临床技术骨干；对在职在岗基层卫生技术人员进行中医药专业知识与技能的轮训，规范和提高基层中医药医疗水平和服务能力。

7. 加强高层次中医药人才队伍建设。实施中医药传承与创新"百千万"人才工程，以提升中医药临床服务能力和科技创新能力为核心，搭建不同层级的中医药高层次人才培养平台，培养造就一批具有深厚中医药理论基础和学术经验、坚持中医药原创思维并掌握现代科学研究方法的中医药高层次人才，构建骨干人才、优秀人才、领军人才有机衔接的中医药高层次人才队伍。围绕国家"世界一流大学和一流学科"建设总体要求，加强中医药学科建设，整合中医药优势学科资源，强化学科交叉融合，着力培养一批中医药学科带头人和学科骨干人才，形成一批中医药协同创新团队。

8. 加强民族医药人才队伍建设。大力发展民族医药教育，鼓励和扶持民族地区和高等院校开办民族医药专业，支持有条件的民族医药院校开展民族医药研究生教育。建立一批民族医药优势特色教育培训基地，传承、保护和利用好民族医药理论、方药、技艺。设立民族医药人才培养专项，重点开展民族医药在职在岗人员培训，培训一批各类各层次民族医药人员。

9. 加强中西医结合人才队伍建设。完善中西医结合人才培养政策措施，推进中西医结合专业本科、研究生教育改革，创新中西医结合人才培养模式，提高培养质量。建立更加完善的西医学习中医制度，鼓励通过西医师脱产学习中医、"西学中"研究生班等多种途径，加强高层次中西医结合人才培养。实施中医、中西医结合医疗机构非中医药人员中医药理论知识系统培训，推进综合医院西医师学习中医专项行动计划。加强中西医结合学科体系建设，强化中西医结合理论研究和临床实践，健全中西医结合职称体系和职称评审办法，进一步细化中西医结合医师执业范围。

专栏2　中医医疗人才培训专项

（1）中医药传承与创新"百千万"人才工程

选拔100名"岐黄学者"，造就一批在中医、中药、民族医药、中西医结合等领域具有突出的学术经验传承或科技创新能力，并做出重要业绩，对推动中医药发展发挥引领和带动作用的中医药领军人才；选拔10名左右具有国际视野、世界学术影响力和卓越贡献的"中医药首席科学家"。

培养1000名在中医、中药、民族医药、中西医结合等领域具有较强的学术经验传承或科技创新能力，并取得突出成绩、在全国有较大学术影响力的中医药优秀人才。

培养10000名在中医、中药、民族医药、中西医结合等领域具有较好的学术经验传承或科技创新能力，并做出一定成绩的中医药骨干人才。

（2）中医医师规范化培训项目

到2020年，全面实施中医住院医师规范化培训，初步建立中医医师专科规范化培训制度，支持建设一批中医住院医师、专科医师规范化培训基地和师资培训基地，培训中医住院医师72000名（含中医类别全科医生10000名），对5000名中医医师开展专科规范化培训。

（3）中医药重点学科建设项目

重点支持建设一批高峰学科、高原学科、新兴交叉边缘学科，培养一批中医药学科带头人和学科骨干人才，形成一批中医药协同创新团队。

（4）基层中医药人才培养项目

到2020年，新增建设3000个基层名老中医药专家传承工作室；培养县级中医临床技术骨干1.5万名；对在职在岗乡村医生进行中医药专业知识与技能培训，规范和提高基层中医药医疗水平和服务能力。

（5）非中医类别医师系统学习中医药知识技能

在中医医疗机构从事临床工作的非中医类别医师，通过系统培训，熟悉中医药基础理论、基本知识和基本技能，掌握中成药的合理使用，具有一定的中医理论思维能力和中医临证能力。

（三）加强中医药健康服务紧缺人才培养

10.加强中医药健康服务人才培养能力建设。鼓励中医药院校合理设置养老服务、健康管理等健康服务相关专业；鼓励建立各级中医药健康服务人员培训基地，开展面向健康服务行业人员的中医药技术培训；健全中医药健康服务职业技能鉴定评审机制，形成较系统的中医药健康服务人力资源培养、就业、准入体系。鼓励支持具备条件的院校、企业、社会办学机构建立中医药健康服务职业教育集团共同参与人才培养。

11.加强中医预防、保健、养生人才队伍建设。以促进就业为导向，推进中医药健康服务业与教育培训产业相融合，大力开展中医药行业特有工种职业技能培训，着力培养中医预防保健、养生康复、健康养老、健康管理等领域中医药技术技能人才。引导中医药专业毕业生就业，填补中医药健康服务人力资源缺口。

12.加强中医护理人才队伍建设。持续推进中医医疗机构护理人员中医护理知识技能培训，发挥中医护理的特色和优势，注重中医药技术在护理工作中的应用，提高中医护理水平。积极扶持中医药高等院校和职业学校开设护理学专业，推动中医护理学科发展。

13.加强中医康复人才队伍建设。在康复产业服务中加强中医药人才智力服务支撑；推动社区中医药医疗卫生人员的康复能力培训，提升日常康复训练、康复、健康教育和咨询、中医保健等服务的能力。到2020年，初步形成中医医疗机构康复医疗服务人员准入标准，推进中医、中西医结合康复医学研究生培养。建立中医康复医学专业技术职务评审和职业技能鉴定体系。

14.加强中药特色技术人才队伍建设。改革中药专业课程体系和培养模式，加强院校与用人单位的协同协作，培养适应中药产业发展和中药研发的中药专业人才。探索建立临床中药师培训与准入机制。建立一批中药炮制传承基地，挖掘整理中药传统炮制技艺，培养一批中药炮制传承人才。加快中药材种植栽培、质量检测、品种鉴定、资源普查、产业经营等相关人才的培养，

实现中药材生产的产前、产中、产后各环节人才培养的全覆盖。

15.探索开展中医技师人才培养。鼓励院校开办中医技师相关专业，培养中医技师专门人才。研究制定中医技师岗位设置、培训标准、岗位准入标准，遴选建设一批中医技师培训基地，培训一批中医技师。

专栏3 中医药健康服务紧缺人才培养专项

（1）中医药健康服务急需紧缺人才培养计划

开展中医护理骨干人才培训和中医医疗机构护理人员中医护理知识技能专项培训，到2020年，培训具有中医背景的临床专科护士1000人，中医护理知识技能专项培训覆盖中医医疗机构护理人员总数的70%以上。开展中药特色技术传承人才培训项目，培训中药炮制、中药材鉴定、中药资源普查和传统制药工艺等特色技艺传承人1000名。实施中医技师人才培养项目，培养一批中医技师。

（2）中医药职业教育集团示范项目

鼓励支持具备条件的院校、企业、社会办学机构建立一批中医药健康服务职业教育集团，打破部门、行业、区域和院校类别界限，通过集团化办学的职业教育体系，大力发展职业教育和职业技能培训。

（3）健康服务创业人才孵化项目

推进中医药院校、职业教育集团、优质企业合作建设，建立一批健康服务创业人才孵化中心，推动中医药养生、保健、医疗、康复服务等方面的人才技术整合和市场多元投资。大力开展中医药特有工种职业技能培训，完善职业资格证书制度，增加中医预防保健、健康养生、健康养老等领域中医药技能型人才培养。

（四）统筹推进其他各类中医药人才培养

16.加强中医药科研人才队伍建设。弘扬创新精神，加快培育符合

中医药发展要求的中医药创新人才。完善中医药创新人才培养模式，强化科学精神和创造性思维培养，加强临床科研结合、科教融合、校企合作等模式，在中医药基础理论研究与创新、诊疗技术开发与应用、中药研发制造关键技术研究、中医药干预临床评价研究体系建设等领域培育一批知名学者和领军人才，造就一批在中医药科学研究领域造诣深厚、具有科技创新竞争力的中医药创新人才。

17. 加强中医药管理人才队伍建设。明确不同中医药机构管理岗位的职责要求，完善中医药管理人才培训途径、培训内容、考核体系和评价标准，规范中医药医疗卫生机构管理人员岗位培训，拓宽管理人员继续教育路径，强化中医医院院长职业化培训的力度，提升专业化水平和管理内涵。

18. 加强中医药师资队伍建设。实现全国高等中医药院校中医药教育研究机构、教师发展研究机构全覆盖。科学制订中医医院教学工作考核机制和教育人才队伍建设规划，加强中医药实践教学师资培养，加强中医药科研反哺教学功能。通过中医药行业教学成果、优秀教材、精品资源共享课程、教学名师等项目完善激励机制。

19. 加强中医药对外交流与合作人才队伍建设。推进对外中医药专业和学科建设，加强师资培养，探索人才培养模式，鼓励中医药院校培养中医药对外交流与合作专门人才。坚持"引进来"与"走出去"相结合，推进中医药国际教育、中医药翻译、中医药文化交流、中医药服务贸易等专项人才培养项目。重视在"一带一路"战略发展中造就和培养一批在国际传统医学领域具有影响力的中医药人才。

20. 加强中医药文化传播人才队伍建设。以实施中医药健康文化推进行动为载体，着力打造中医药文化传播、中医药科普传播、中医药文物设施保护研究等方面人才队伍。深入挖掘中医药文化内涵，凝练中医药核心健康理念。

21. 加强中医药标准化人才队伍建设。推进中医药标准化知识普及，鼓励高等中医药院校开设标准化课程，制订中医药标准化人员培训计划，加强标准化专业人才、管理人才的培训，满足中医药标准化工作人才需求。加大中医药国际标准化高端人才队伍建设力度，建立 1 支实践能力强、复合型、外向型的中医药标准化人才队伍。

专栏 4　中医药相关人才培训专项

（1）中医药科研人才培养项目

培育 50 个科技创新团队，培养 300 位学术特色鲜明、临床研究创新优势突出的科技领军人才，造就一批在中医药科学研究领域造诣深厚、具有科技创新竞争力的中医药创新人才。

（2）中医药管理人才培养项目

实施中医医院院长职业化培训，分期分批开展科主任等各类中医药管理人员培训，造就一批高水平中医药管理人才。继续实施中医药行业会计领军（后备）人才培养。

（3）中医药师资培养专项行动计划

支持建设若干区域国家中医药高等院校教师发展中心，加强师承导师、学科带头人、中青年骨干教师培养，形成一批"双师型"师资和优秀教学团队，造就一批教学名师和学科领军人才，整体提升中医药师资水平。

（4）中医药对外交流与合作人才培养项目

通过多种途径和渠道，培养一批中医药基本功扎实、熟练使用外国语言、熟悉国际规则的中医药国际教育、中医药翻译、中医药文化交流、中医药服务贸易等复合型人才。在"一带一路"战略发展中造就和培养一批在国际传统医学领域具有影响力的中医药人才，逐步打造 1 支高素质的国际人才队伍。

（5）中医药文化传播人才培养项目

培养、造就一批中医药文化传播高层次领军人才、专门人才和中医药文化传播管理者，建立 1 支适应中医药文化发展需求的人才队伍。

（6）中医药标准化人才培养项目

制订中医药标准化人才培养计划，重点培养中医药标准研究制定人员，建立中医药标准化专家库。实施中医药标准化培训专项，组织开展中医药标准实施推广培训、中医药标准制修订、人员技术方法培训和中医药标准化高级人才的培训，培养 1 支业务素质高、创新能力强的中医药标准化人才队伍。

四、制度与机制创新

（一）建立中医药人才供需平衡机制

各级教育、中医药行政管理部门根据中医药行业人才需求情况及教育资源状况加强政策管理和宏观指导。科学调控各级各类中医药院校专业结构和招生规模，试点以高等院校为主体、用人单位和行业主管部门共同参与的本科生自主招生改革试点和研究生培养制度改革。组织、引导职业院校、社会力量结合市场需求和行业需要，大力开展应用型、技能型中医药人才培养，提高人才培养的针对性和适用性。在医疗卫生和健康服务体系中，明确各级各类机构（包括临床、护理、养生保健等）中医药人员所占比例，合理设置中医药岗位和服务领域。

（二）建立中医药人才协同培养机制

健全有关部门之间、中央和地方之间、教育和卫生计生、中医药系统内部的中医药教育工作协调机制；加大教育、卫生计生、中医药行政管理部门与发展改革、财政、人力资源社会保障等部门协调力度。推进教育部、国家中医药管理局等与地方省级人民政府共建高等中医药院校。在中医药院校合理增设、适时调整符合社会经济发展需求的中医药专业和方向，加强中医药各类人才的开发和储备。发挥中医药重点学科、特色专科专病、临床研究基地、名老中医药专家传承工作室的学术优势，完善中医药名老中医药专家学术传承保障机制，整合优质资源向中医药人才培养集聚。

（三）改革中医药人才评价激励机制

坚持德才兼备，注重实绩和贡献，克服唯学历、唯职称、唯论文等倾向。改进中医药人才评价考核方式，对基础研究人才以同行学术评价为主，对应用技术开发人才突出市场评价，对临床人才强调社会评价，提高人才评价的科学性、针对性。加强中医药人力资源发展研究，重点建立中医、中西医结合执业人员综合服务能力评价体系，并纳入医疗机构认证与绩效评估系统。建立中医药相关产业职业分化和岗位标准，完善资格准入、技能鉴定、考核要求、职称晋升和职务聘任等评价体系。推进中医医师资格考试综合改革，提升中医医师的中医临床思维和岗位胜任力。强化中医药人才激励机制，着力形成尊重和实现人才价值导向，健全"国医大师"、全国名中医、省（市）级"名中医"评选表彰制度，探索建立基层"名中医"评选表彰制度，建立符合中医药行业特点、不同层级衔接、政府表彰和社会褒奖相结合的激励机制和岗位薪酬制度。完善中医药知识产权保护制度、科研人员收入分配机制，依法赋予科研领军人才更大人财物支配权、技术路线自主决定权，研究企事业人员股权期权激励制度。

（四）改革中医药人才流动资源配置机制

创新中医药人才开放机制，吸引非中医药人才投身中医药事业，推动中医药创新发展，鼓励中医药人才积极参与其他行业发展，拓宽中医药服务领域。引进中医药事业发展急需紧缺的海内外高层次人才，保障高层次人才引进、流动的顺畅通道。加强政府对中医药人才流动的政策引导，建立合理的吸引、稳定基层人才的有效机制，鼓励和推动中医药人才向基层流动。贯彻和落实扶持基层中医药人才培养与使用的政策，试点县、乡、村一体化管理模式，确保承担基层基本医疗服务人员的薪酬、福利和晋升途径。在医师多点执业制度的基础上，建立有利于提升基层医疗卫生机构服务能力的人才与技术合作交流机制，完善各级医疗卫生机构的人才联动机制。加大西部地区人才培养与引进力度，在西部地区中医药（民族医药）相关科研立项、晋升晋职、招生就业、人才引进等方面制定激励政策优先予以扶持。

（五）建立中医药人才创新创业引导机制

把握"大众创业，万众创新"的总体要求，厚植中医药创新创业文化，大兴识才爱才敬才用才之风，在创新实践中发现人才、在创新活动中培育人才、在创新事业中凝聚人才，为中医药创新创业人才发展提供良好环境。发挥政府部门统筹协调的功能，在制定高层次人才创新创业帮扶政策过程中建立健全梯度增长机制，加大对中医药人才开发重点项目的投入，形成以政府投入为引导、社会投入为主体的人才创业多元投入机制。加强中医药基础学科、人文学科建设，引导和鼓励高校、医疗单位、科研院所设立中医药高层次传承人才和人文学科优秀人才特聘岗位。加强政策配套，整合资源，联动推进，加大对中医药优势领域科研工作的支持力度，完善科技成果转化、知识产权分配、产学研协同创新机制，开放中医药人才创新创业环境，推动中医药人才成为新常态下中医药产业发展的新动力。

专栏5　中医药人才发展体制机制改革专项

（1）中医药师承教育制度建设

开展专项研究和试点工作，探索建立中医药师承教育制度和培养体系，研究制定师承教育管理、考核、评价与保障等政策措施，将师承教育全面融入院校教育、毕业后教育和继续教育，实现师承教育常态化和制度化。

（2）中医药岗位胜任能力提升

开展中医药岗位设置与岗位胜任力专项研究，建立中医药职业工种目录，研究制定各级各类中医药专业技术人员岗位胜任力基本要求和岗位培训指南（标准），针对中医药专业技术岗位服务能力需求，完善培训条件，开展师资培养，创新人才培养模式，逐步形成布局合理、满足培训需求的培训网络，实施针对性培训。

（3）中医药人才评价体系建设

通过试点，改进中医药人才评价考核方式，加强评价引导，对基础研究人才以同行学术评价为主，对应用技术开发人才突出市场评价，对临床人才强调社会评价，提高人才评价的科学性、针对性。加强中医药人力资源发展研究，重点建立中医、中西医结合执业人员综合服务能力评价体系，并纳入医疗机构认证与绩效评估系统。建立中医药相关产业职业分化和岗位标准，完善资格准入、技能鉴定、考核要求、职称晋升和职务聘任等评价体系。

（4）中医药人才激励机制改革

实施第三届"国医大师"和第一届全国名中医评选表彰工作，鼓励各省开展省（市）级"名中医"评选表彰，探索建立基层"名中医"评选表彰制度，建立符合中医药行业特点、不同层级衔接、政府表彰和社会褒奖相结合的激励机制。

五、保障措施

（一）加强组织领导

进一步健全党管人才领导体制和工作格局，完善党管人才工作运行机制，充分发挥国家中医药管理局和各级中医药主管部门人才工作领导小组的作用，坚持人才优先发展，及时研究部署中医药人才工作，统筹推进中医药人才队伍建设。各级中医药主管部门要积极协调发改、财政、人力资源社会保障、教育、卫生计生等相关部门共同研究和解决中医药人才队伍建设的重点和难点问题，将贯彻实施本规划作为落实《国家中长期人才发展规划纲要（2010~2020年）》《中医药发展战略规划纲要（2016~2030年）》《中医药健康服务发展规划（2015~2020年）》《医药卫生中长期人才发展规划（2011~2020年）》的重要内容进行部署和推动，形成上下贯通、左右衔接的规划实施体系。

（二）加强统筹协调

健全各级教育和卫生计生、中医药主管部门的中医药人才建设工作的协调机制，加强对中医药人才培养的宏观规划和政策保障。在规划实施过程中，进一步完善党委统一领导、组织部门牵头抓总、有关部门各司其职的人才工作格局，以规划的主要任务和重大工程为重点，制定目标任务的分解落实方案和重大工程实施办法，明确分工和时间进度，组织制定相关配套政策，完善运行保障机制，确保规划的各项任务全面落实。

（三）加强投入保障

建立以政府为主导的中医药人才发展投入机制，优先保证对人才发展的投入，为中医药人才发展提供必要的经费保障。充分调动各方资源和积极性，鼓励多元化、多渠道资金投入中医药人才的培养和开发。统筹安排并合理使用经费，强化资金使用监管，提高资金使用效率，形成支持中医药人才发展的合力。营造推动中医药人才发展的政策环境、社会环境、工作环境和生活环境，促进规划目标实现。

（四）加强监控评估

各级主管部门要对各项任务实施情况进行督促检查，制订切实可行的评估方案，开展规划实施的过程评估。建立医药卫生人才信息平台和数据库，形成中医药人才规划实施情况监测指标体系和报告制度，健全中医药人才资源监测统计制度。国家中医药管理局将会同有关部门不定期对各地执行情况进行抽查，并每年向中央人才工作协调小组报告阶段性实施情况。2020年对各地落实情况进行终期评估总结。

（二）领导讲话

1. 国家卫生和计划生育委员会、国家中医药管理局领导讲话

坚定信心　乘势而上　努力开创中医药改革发展新局面

——国家卫生计生委主任、党组书记李斌
在2016年全国中医药工作会议上的讲话

（2016年1月14日）

2016年全国中医药工作会议是在全国上下全面贯彻落实党的十八届五中全会精神，卫生计生和中医药系统千万职工满怀信心地向全面建成小康社会宏伟目标迈进，中医药事业振兴发展迎来"天时、地利、人和"大好时机的关键时期召开的一次重要会议。李克强总理在对全国卫生计生工作会议的重要批示中充分肯定了2015年中医药工作取得的成绩。刘延东副总理对会议专门做出批示。中央领导同志的重要批示，是对全国中医药工作者极大的鼓舞和鞭策。我们要认真学习领会，深入贯彻落实。下面，我讲四点意见：

一、充分肯定2015年及"十二五"时期中医药工作取得的成绩

"十二五"时期，特别是2015年，中医药工作大事多、喜事多、实事多，事业改革发展步入了快车道。主要表现在5个方面：

一是谋划事业发展有大局，思路清晰。中医药局党组认真贯彻落实中央决策部署，坚持将中医药工作融入经济社会发展大局和卫生计生发展全局，从国家战略高度研究、谋划和推动中医药发展。更加注重改革创新，形成了"整体思维、系统运行，三观互动、六位一体，统筹协调、科学发展"的工作机制。更加注重发挥特色优势，激发和释放了中医药的活力与潜力，推动中医药医疗、保健、科研、教育、产业、文化全面协调发展。"十二五"期间，出台了一批管根本、管长远的重大政策，国办印发《中药材保护和发展规划》，《中医药法（草案）》已经提交全国人大常委会审议，发布中药编码国家标准等。这些都充分体现了中医药主动融入全局、服务全局的意识和担当。

二是深化改革有突破，成效明显。近年来，国家层面密集出台的一系列深化医改和中医药改革的政策文件。委党组多次专题研究解决中医药改革发展中的重点难点问题，专门就同步推进公立中医医院综合改革等印发指导性文件，中医药改革的顶层设计更加完善。"十二五"期间，中医药服务得到普遍应用，服务量大幅增长。县级以上公立中医医院建设基本实现全覆盖，绝大部分综合医院、乡镇卫生院和社区卫生服务中心（站）、村卫生室都能够提供中医药服务，妇幼健康等专业服务机构也积极推广使用中医药适宜技术。与"十一五"末相比，中医医院总诊疗人次增加近5成，出院总人数增加超过7成，有效减少了重症病例发生率和死亡率，以较低的成本实现了较高的健康收益，增加了群众"获得感"，为探索中国式办法解决医改世界性难题发挥了不可或缺的作用。

三是中医药传承创新有根脉，成果突出。深入发掘中医药宝库中的精华，加快古典医籍整理研究，加强名老专家学术经验传承；建立了一批国家和省级中医临床研究基地，国家工程（技术）研究中心、工程实验室和企业技术中心，完善了中医药防治传染病和慢病的临床科研体系，发布了一大批标准指南和文献古籍。相当数量拥有自主知识产权的中药新药实现成果转化，提升了中医药产业核心竞争力。特别是屠呦呦研究员获得了2015年诺贝尔奖，实现了中国本土科学家获诺贝尔奖零的突破，标志着中医药科技登上了新高峰。正如李克强总理在贺电中指出的那样，这是中国科技繁荣进步的体现，是中医药对人类健康事业做出巨大贡献的体现。

四是中医药健康服务业有需求，潜力巨大。落实国办《中医药健康服务发展规划》，大力开发中医药资源，持续释放中医药养生、保健、康复、旅游等方面的潜力，一大批适应市场的新产品、新业态成为健康产业新的增长点。"十二五"期间，中药工业总产值以每年20%以上速度递增，占我国医药工业总值近1/3，为推动健康产业发展，助推经济转型做出了积极贡献。

五是中医药对外交流有进展，影响力提升。目前，中医药几乎传播到世界上所有国家和地区，在为各国患者解除病痛的同时，不断扩大中国文化的国际影响力，中医药已经成为中国的一张亮丽名片。推动世界卫生组织通过我国提出的《传统医学决议》，推动国际标准化组织成立中医药技术委员会，发布了一批中医药国际标准。与很多国家签订中医国际合作协议、建立中医药中心和中医孔子学院等，中医药在服务国家外交战略、促进人文交流方面发挥了独特作用。

这些成绩的取得，离不开党中央、国务院的坚强领导，离不开相关部门和社会各界的大力支持，离不开中医药局党组的有力领导，更离不开全国中医药系统广大干部职工和医务人员的不懈努力。实践证明，中医药队伍是一支求真务实、作风过硬、人民信赖的队伍，是一支善于继承、勇于创新、敢于担当的队伍。在此，我代表国家卫生计生委，向广大中医药战线上的同志们致以崇高的敬意和诚挚的慰问！

二、自觉把思想和行动统一到中央的决策部署上来

党中央、国务院历来高度重视中医药工作。建国伊始，就将"面向工农兵、预防为主、团结中西医"作为新中国卫生工作的重要方针。毛泽东同志深刻指出，"中国中医药是一个伟大宝库，应当努力发掘出来，加以提高"。党的十八大以来，党中央、国务院从全面深化改革，全面建成小康社会的战略高度，进一步加强对中医药工作的领导。习近平总书记多次在重要讲话中运用中医药的理念和术语来阐述治国理政的思想观点。前不久，在中国中医科学院成立60周年之际，总书记专门发来贺信指出"当前，中医药振兴发展迎来天时、地利、人和的大好时机，希望广大中医药工作者增强民族自信，勇攀医学高峰，深入发掘中医药宝库中的精华，切实把中医药这一祖先留给我们的宝贵财富继承好、发展好、利用好，在建设健康中国、实现中国梦的伟大征程中谱写新的篇章"。李克强总理做出重要批示指出，中医药学博大精深，是中华民族灿烂文化的重要组成部分。强调一定要突出中医药在防病诊病治病中的优势，维护和增进群众健康。要更好发挥中医药在医改和医疗卫生事业中的作用，为构筑健康中国做出应有贡献。刘延东副总理多次专题研究中医药工作，多次出席中医药工作会议和活动，做出很多重要批示指示。中央领导同志关于中医药工作的一系列重要指示既是对中医药历史贡献和现实作用的高度概括，也为中医药事业发展指明了方向。

党的十八届五中全会从"四个全面"战略布局出发，提出了创新、协调、绿色、开放、共享的发展理念，做出"推进健康中国建设"的重大决策部署，强调"坚持中西医并重""促进中医药民族医药发展"。中医药局党组深入学习贯彻五中全会精神，提出了中医药改革发展要始终坚持"继承创新、统筹协调、绿色生态、包容开放、共享惠民"的原则，发挥好特色优势，发展好健康服务的思路，完全符合五中全会精神，要切实贯穿和落实到具体工作中。继承创新，就是要深入总结中医药几千年来积累的理论技术成果、丰富的临床实践经验，与现代科学技术手段相结合，实施创新驱动战略，积极推进中医药理论创新、制度创新、科技创新和服务创新。统筹协调，就是要从中医药事业改革发展全局出发，努力找准发展的"短板"，强基层、补短板、促平衡，提升发展的整体效益。绿色生态，就是要加强中药资源保护和合理利用，推动中药材规范化、集约化种植，注重发展非药物疗法，减少药物的副作用，节约资源，确保安全。包容开放，就是要以更加开放的胸襟和眼光，坚持中西医并重的基本方针不动摇，发挥中西医各自所长，兼收并蓄，优势互补，把中西医团结在为人民健康服务的旗帜下，推动向外开放迈出更大步伐，推进中医药走向世界。共享惠

民，就是要进一步提升中医药服务可及性和覆盖面，发挥简便验廉的特色优势，减轻群众经济负担，实现人人享有基本中医药服务。我们要系统、完整地学习领会十八届五中全会精神和中央领导同志的重要指示批示，准确把握精神实质，自觉把思想和行动统一到中央决策部署上来，牢记使命，抓好落实。

三、大力发掘中医药宝库

"十三五"时期是全面建成小康社会的决胜阶段，也是推动实现人人享有基本医疗卫生服务目标的阶段。居民消费结构转型升级，人口老龄化、新型城镇化加速推进，多重疾病威胁并存，新发突发传染病威胁增加，多种健康影响因素交织，对公共卫生安全提出了新挑战。人民群众对包括中医药在内的医疗服务需求更加突出和迫切，也给中医药改革发展带来重大机遇。"求其近者必追其远"，中医药理论及技术历经数千年而不衰，经过了漫长历史实践检验而至今有效，并不断为人类健康做出新贡献。随着中医国际声望的提高，疗效得到认可，多数国家对中医的态度发生了转变，逐渐认识到中医药确实是一个伟大宝库，纷纷加强对中医药的研究。部分国家已经在药物研发等方面取得了明显成效，一些国家在中医药及标准研究方面投入力度很大，并且在技术、设备、信息等方面有很大优势。对此，我们必须有清醒地认识和强烈的紧迫感。中医药是中国宝库，也是全人类的宝库，要把中医药宝库深度挖掘工作列为"十三五"时期中医药工作的重头戏，始终占据中医药发展的竞争的制高点。

一是在攻克疑难病症方面下工夫。中医与西医是人类医学文明的并蒂花朵，共同为维护人类健康做出了重要贡献。但中西医的理论体系是有区别的，中西医各有所长，相得益彰，完全没有必要搞什么门户之争、畛域之见。中医药强调诊疗的整体性、灵活性、变异性和多样性，注重阴阳互补、五行反馈、动态平衡、中庸和谐、整体把握等思维方法和观念，对某些疾病疗效显著，甚至是妙手起沉疴。希望广大中医药工作者坚持中医的本源和灵魂，以中医药文献古籍为源泉和基础，整合资源，集中攻关。比如某些恶性肿瘤的中医治疗方法可以延长生存期，提高生活质量。中医的整体观、治未病的理论与方法，尤其是养生、康复、调理等可以在高血压、糖尿病、冠心病、中风等发病率很高的慢性病治疗和管理方面发挥重要作用。随着中国老龄化进度加快，2014 年 65 岁以上人口超过 1.3 亿，失能老人近 4000 万，老年人群中医药健康服务缺口很大。此外，中医在传染病预防、骨科、护理技术等方面也具备明显优势。实施全面两孩政策后，群众对增加妇幼健康服务供给提出了新要求，期盼中医药发挥更大作用。

我们要在深入钻研中医临床技术，提高服务能力。同时，把中医药文献古籍的搜集、整理、校点等列入健康大数据应用工程的重要内容，方便研究者进行文献检索和数据挖掘、分析等。同时，要按照古为今用，洋为中用的原则，"师古而不泥古"，充分利用现代科技作为方法和手段，激发和释放中医药蕴含的巨大潜能，走出一条具有我国特色的医药卫生创新驱动发展的新路子。

二是在新药创制方面下工夫。中药具有巨大的开发潜力和良好的发展前景。大自然给我们提供了取之不尽的植物资源，几千年来古人对自然资源的药用价值已有整理归纳，医药学研究者可以从中开发新药，通过继承发扬，一定有所发现，有所创新。屠呦呦及其团队受中医典籍晋代葛洪的《肘后备急方》启示，运用现代技术，经历无数次失败，终于发现了青蒿素并探索出治疗疟疾的新疗法，挽救了全世界特别是发展中国家无数患者的生命，就是一个光辉范例。现代医学更注重从效用出发，在保证用药安全、可重复验证、可对照研究的条件下，注重用疗效说话。"十三五"时期，我们要抓住国家实施创新驱动战略的重大契机，积极推进中医药科技体制改革，建立多学科、跨部门共同参与的中医药协同创新体制机制和合作平台，实施一批中医药重大科技创新项目，在中药和天然药物方面重点可以发展 4 类技术，争取形成一批代表国家水平的成果。第一类是中药持续利用与生态保护技术，如中药材优良品种选育、规范化种植或养殖、饮片炮制等技术。第二类是创新药物研发技术，如新药材、新药用部位、新有效成分的研发技术，能显著改善某一疾病新中药复方研发技术等。第三类是中成药二次开发技术，如显著改善中成药安全性、有效性、质量均衡性或降低用药剂量和治疗成本的工艺技术，突破传统中药功能主治范围的新适应证研发技术等。第四类是中药质控及有害物质检测技术等，如减少中药农药和重金属残留等。

三是在标准制定方面下工夫。现代科学技术的竞争越来越表现为标准的竞争或标准制定权的竞争、知识产权的竞争。谁掌握了标准权，谁就赢得了话语权，引领行业发展，抢得发展先机。一些医药科技工作者和临床医生付出几十年心血研究的科技成果，因为缺乏标准意识、知识产权意识，或缺乏知识产权质量管理与交易管理知识，反被其他国家半路跟进研究，或通过知识产权运作，占了大便宜，我们却输在"最后 1 公里"上。希望中医药部门在建立适应中医药特点的研究和评价方法及标准体系方面深入研究，高瞻远瞩，长线布局，切实加快中医药现代化、标准化步伐。要剖析经典案例，储备人才，使中医药创新成果尽可能占据标准高地，为增强国家科技竞争力做出贡献。

四、真抓实干确保"十三五"开好局起好步

2016 年是全面建成小康社会决胜阶段开局之年，做好今年的工作对于"十三五"开好局、起好步，意义重大。王国强同志在报告中对全年工作已经做了详细部署，我再强调几点。

一要着力做好年度各项重点工作。要加快《中医药法》立法进度，争取年内出台。要集中力量编制实

施好"十三五"中医药发展规划，科学设置规划目标和指标，设置好中医药发展的重点领域、重大项目和行动计划，编制1部发展升级的好规划。要推进住院中医师规范化培训工作，提高同质化水平。要落实社会办中医同等待遇，简化中医师多点执业程序，支持社会力量举办非营利性医疗机构。丰富中医药健康服务产品种类，努力为群众提供多样化的中医药服务。要以更开放的理念，加快走出去步伐，与有关国家在传统医药临床应用、新药研发等方面加强合作，在中医师注册和中医药准入等方面争取政策支持。要切实加强中医药宣传普及工作，用"世界语"讲好中医药故事。也要会同有关部门，规范行业管理，正本清源，不能让假中医、劣中医在国内外砸了真中医、好中医的金字招牌，促进行业又好又快发展。

二要加快推进深化中医药改革。今年医改将深化医改从"一城一地"试点转入区域整体推进，发挥连片带动效应，如扩大城市公立医院综合改革试点市到200个，扩大医改综合改革省级试点，着力建立现代医院管理制度框架；推进城镇居民基本医保与新农合2项制度整合，实现"六统一"，加快医保支付方式改革；在70%左右的地方开展分级诊疗试点；健全药品供应保障机制，切实降低虚高药价等。这些重要改革举措都与中医药工作关系密切，要处理好深化医改与中医药改革发展的关系，特别是全面深化公立中医医院改革，探索建立符合行业特点的人事薪酬制度，加强中医院院长培训等方面，既要统一实施，又要充分考虑中医药服务机构的特点，完善差别化的改革政策，稳妥推进。要进一步改善中医服务，加快信息

化建设，改进中医院服务流程和服务秩序，进一步提高群众的满意度和获得感。

三是加强全系统党风廉政和行风建设。中医药局党组切实将从严治党的要求贯穿于全系统思想政治、组织、作风、纪律和制度建设的各方面，巩固"三严三实"专题教育成果。落实党风廉政建设党委主体责任和纪委监督责任，同部署、同落实、同检查，真正把主体责任扛在肩上，抓在手中，落到实处。深入贯彻落实中国共产党《廉洁自律准则》和《纪律处分条例》，坚持有腐必反、有贪必惩，以零容忍态度惩治腐败。继续中医药"悬壶济世"的优良传统，弘扬职业精神，落实行风建设"九不准"，不断提升行业精神文明建设工作水平，树立积极向上、干事创业、风清气正的良好行业形象。

国家卫生计生委主任李斌
在第九届全球健康促进大会开幕论坛上的讲话节选

（2016年11月21日）

力争到2030年，主要健康危险因素得到有效控制，健康服务能力大幅提升，居民主要健康指标进入高收入国家行列，人均预期寿命达到79岁。为此，未来15年将重点抓好"六个坚持"：一是坚持预防为主，把健康危险因素降到最低。实施健康素养提升行动，引导公众筑牢"合理膳食、适量运动、戒烟限酒、心理平衡"四大健康基石。实施健康城市和健康村镇建设行动，防治大气、水、土壤污染，促进食品药品等公共安全，建设宜居、健康美丽家园。二是坚持重心下沉，让居民获得优质便捷服务。加大对基层医疗卫生服务体系投入力度，推进远程医疗、对口帮扶、预约诊疗、优质护理等，开展家庭医生（团队）签约服务，增强基层中医药服务能力，进一步提升居民看病就

医"获得感"，到2030年基本形成15分钟医疗卫生服务圈。三是坚持改革创新，构建基本医疗卫生制度。健全分级诊疗制度，推动形成"小病在基层、大病在医院、康复回社区"的就医秩序。构建现代医院管理制度，不断提高服务能力和运行效率。完善全民医保制度，不断提高保障水平和服务质量。改革药品供应保障制度，让群众用上安全有效、优质价廉的药品。健全综合监管制度，规范抗生素使用等医疗服务。从提升薪酬待遇、发展空间、执业环境、社会地位等方面入手，调动广大医务人员积极性、创造性，发挥好医务人员关键生产力作用。四是坚持健康公平，确保人人享有基本医疗卫生服务。以少年儿童、妇女、老年人、残疾人、流动人口、低收入人群等为重点，推进基本公

共卫生服务均等化，实施健康扶贫工程，"一户一扶、一人一策、一病一方"，在全面建成小康社会征程中，不让任何一个群体因健康而掉队。五是坚持发展健康产业，满足人民群众多样化健康需求。推动关键核心技术突破和成果转化，消除制约健康产业资源要素流动的体制机制障碍，研究制定土地、税收、信贷、债券等支持性政策，着力培育医疗养老、医疗旅游、智慧医疗、健身休闲、健康食品五大产业。六是坚持健康促进融入所有政策，人民共建共享。牢固树立"大健康"理念，将健康促进融入经济社会总体规划和各项政策制定实施的全过程、各环节。注重多方参与，加强统筹协调，形成政府、社会、个人共同发力的治理格局。

完善发展理念　提升发展水平　全力推进中医药振兴发展

——国家卫生计生委副主任、国家中医药管理局局长王国强 在2016年全国中医药工作会议上的工作报告

（2016 年 1 月 14 日）

这次会议是在贯彻落实党的十八届五中全会精神，加快推进中医药振兴发展关键时期召开的一次重要会议。主要任务是：深入贯彻党的十八大、十八届三中、四中、五中全会、中央经济工作会议和全国卫生计生工作会议精神，全面落实习近平总书记、李克强总理和刘延东副总理有关中医药工作的重要指示精神，回顾总结"十二五"中医药事业发展成就和2015年中医药工作进展，把握中医药发展面临的形势和任务，明确"十三五"中医药发展总体思路，部署2016年中医药重点工作，完善发展理念，提升发展水平，全力推进中医药振兴发展。

一、2015 年工作进展

2015年，在中医药发展历程中是极不平凡、极为重要的一年。中央领导同志多次就中医药工作做出重要指示，特别是在中国中医科学院成立60周年之际，习近平总书记特地发来贺信、李克强总理专门做出重要批示、刘延东副总理亲自参加会议并发表重要讲话。一年来，我们认真贯彻落实中央领导同志的重要指示精神，围绕中心、服务大局，深化改革、推进法治、加强谋划，推动各项工作取得明显成效。

（一）法治建设取得新进展。《中医药法（草案）》经国务院常务会议审议通过后，全国人大常委会进行了第一次审议，进入最后立法程序。落实《中共中央关于全面推进依法治国若干重大问题的决定》，出台全面推进中医药法治建设的指导意见。开展规范性文件合法性审查和清理工作，公布93件现行有效的规范性文件。与国家卫生计生委等5部门联合发布《关于进一步加强卫生计生综合监督行政执法工作的意见》，建立了中医药监督会商应对机制。印发《国家中医药管理局政府信息公开办法》，全面推进政务公开。黑龙江开展《发展中医药条例》实施情况执法检查，推动政策措施落实。

（二）继承创新赢得新瞩目。中国中医科学院屠呦呦研究员获得2015年诺贝尔生理学或医学奖，实现我国科学家获诺贝尔奖零的突破，中医药影响力进一步扩大。国务院办公厅转发《中药材保护和发展规划（2015~2020年）》。"中医药防治重大疾病与治未病"列入国家重点研发计划"十三五"启动专项。重大传染病中医药防治、中药关键技术攻关取得重大进展，获2项国家科技进步一等奖。推进国家中医临床研究基地建设，启动第二批基地科研专项。落实国务院《深化标准化工作改革方案》，发布实施3项国家标准和一批团体标准。组织实施中药标准化项目，建立12个濒危药材种苗繁育基地。古籍整理出版取得阶段性成果，已出版200种图书。湖南、青海等地以省政府名义印发中药材发展规划，部署中药产业发展。

（三）深化改革实现新突破。完成中医药发展战略规划纲要编制并上报国务院。深化医改同步部署中医药工作，密集出台的一系列医改文件体现了促进中医药发展、发挥中医药作用的政策要求。印发《关于同步推进公立中医医院综合改革的实施意见》《关于推进社会办医发展中医药服务的通知》等文件。基本公共卫生服务项目中的中医药健康管理服务项目覆盖目标人群40%。实施卓越医生（中医）教育培养计划，推进中医类别医师资格考试制度改革，开展高血压和糖尿病分级诊疗服务、诊疗模式创新、重大疑难疾病中西医临床协作等试点，建立中医药参与医保支付方式改革联系点制度。吉林、湖北等地着力夯实基层基础，促进构建分级诊疗制度。江苏、福建、山东等地扎实推进诊疗模式、付费方式改革。加强中医药改革发展理论与实践研究，出台《完善中医药政策体系建设规划（2015~2020年）》。深化国家中医药综合改革试验区建设，北京东城、上海浦东、河北石家庄、重庆垫江以及甘肃等试验区探索总结了一批可复制、可推广的经验。山西设立省级中医药综合改革试验区。贵州、云南召开高规格发展中医药大会。各项改革呈现全面发力、多点突破、纵深推进的良好态势。

（四）服务能力建设迈上新台阶。基层中医药服务能力提升工程完成阶段目标，服务能力、服务总量大幅提升，并与全国基层中医药工作先进单位创建相结合，共创建229个先进单位。强化重点专科管理，开展质量监测，提升建设水平。积极参与埃博拉、登革热等重大传染病防控，印发艾滋病12个常见病症中医诊疗方案。完成39家大型中医（中西医结合、民族医）医院巡查。开展综合医院中医药工作专项推进行动，综合医院和妇幼保健机构中医药服务能力得到提升。江西将中医药服务能力建设纳入卫生计生服务能力提升工程。上海、重庆等地推进质控精细化管理，促进中医医院发挥中医药特色优势。浙江成立中药质量监控中心，强化中药

管理和费用监控。北京、天津、河北积极推进京津冀协同发展，签署合作协议。

（五）健康服务构筑新业态。国务院出台《中医药健康服务发展规划（2015～2020年）》，对中医药健康服务发展做出全面部署。加强与国家老龄委和国家旅游局等部门协调，签署发展中医药健康养老合作协议，出台促进中医药健康旅游发展指导意见。深化中医治未病健康工程，制定促进中医养生保健服务发展的指导意见。加快发展中医药服务贸易，深化重点区域和骨干企业（机构）建设。安徽、广东、陕西等地制订中医药健康服务业发展规划或行动计划。

（六）人才队伍建设有了新成效。加强医教协同，在教育部支持下首次独立设置中医专业学位，推动"5＋3"为主体的中医临床人才培养改革，做好中医药院校省局共建，促进中医药高等教育协调发展。推进传承工作室建设、中药特色技术传承人才和护理人才培养等继承工作。实施中医住院医师规范化培训，试点开展中医医师专科规范化培养。加强管理人才队伍建设，举办中医药管理干部提升治理能力培训班、中医医院职业化管理高级研修班和中药资源管理人才研修班。

（七）文化建设推出新举措。首次在全国开展公民中医养生保健素养调查和中医药知识普及率调查。推进全国中医药文化宣传教育基地建设，加强中医药非物质文化遗产传承与保护，支持创作中医药文化精品，强化中医药文化载体建设。推动中医药传统媒体与新兴媒体融合发展，提升传播能力和效果。辽宁、河南等地创新活动载体和内容，促进中医药文化科普深入基层、走进群众。

（八）民族医药有了新发展。中央财政投入2.06亿元支持五省（区）81所藏医院和22所全国重点民族医医院提升民族医药服务能力。加强民族医重点学科和重点专科建设。推动民族医药标准化建设，发布14项维吾尔医诊疗标准。内蒙古

自治区强化基层服务能力，推进县乡村蒙中医药"五统一"管理。开展第二届名蒙医名中医评选。广西将基层医疗卫生机构中医壮瑶医科建设纳入自治区为民办实事项目。打造巴马中医药健康旅游示范区，探索医养旅游结合新路径。西藏召开首届五省（区）藏医药论坛，推动《四部医典》列入中国档案文献遗产国家级名录。宁夏成功举办中阿卫生合作论坛传统医学国际交流会议。挖掘整理回医药特色诊疗技术，出版《中国回族医药》。新疆抓紧编制《中国·新疆丝绸之路经济带核心区医疗服务中心－中医民族医药发展规划》，以区位优势服务"一带一路"建设。

（九）海外发展开辟新空间。加快中医药在"一带一路"沿线国家的布局，中捷中医中心被刘延东副总理赞誉为我国实施"一带一路"战略以来首个卫生合作项目。中国－中东欧国家卫生部长论坛、中阿卫生论坛设立中医药专题，向"一带一路"沿线国家推介中医药。博鳌亚洲论坛首次设立中医药分论坛，中医药进入国家级外交平台。国际标准化组织（ISO）TC249正式定名为中医药技术委员会，并发布3项国际标准，ISO/TC215发布2项中医药国际技术规范，3个中药材品种标准纳入欧洲药典。海峡两岸暨香港、澳门交流合作进一步深化。甘肃在"一带一路"沿线国家设立多个岐黄中医学院和中医诊疗中心。四川推动中医医院"走出去"，在中东欧国家设点开诊。海南着力打造中医药健康旅游国际示范区。

（十）系统党建呈现新气象。深入开展"三严三实"专题教育，查摆突出问题，强化督促检查，统筹推进落实，中医药系统工作作风进一步转变，干部职工为民造福的信念更加坚定，谋划发展更加严谨，推动工作更加扎实，形成了从严从实的良好氛围。全面落实从严治党责任，制定落实党风廉政建设主体责任实施意见，并举办专题培训班。制定干部选拔任用纪实办法等制度，把从严管理干部落到实处。完成局

直属单位第一轮巡视工作，强化廉政教育宣传，严肃对违纪问题的责任追究，不断把党风廉政建设和反腐败斗争引向深入。

1年来，我们工作有创新、有突破、有亮点，令人振奋。成绩的取得，是党中央、国务院高度重视、亲切关怀的结果，是国家卫生计生委精心指导、大力支持的结果，是国务院中医药工作部际联席会议成员单位等有关部门协调配合、关心帮助的结果，是中医药系统齐心协力、奋勇拼搏的结果。在此，我代表国家中医药管理局向有关部门、社会各界和广大中医药工作者表示衷心的感谢并致以崇高的敬意！

二、"十二五"发展回顾

"十二五"时期是中医药发展进程中极具历史意义的5年，是规划目标实现最好、服务能力提升最快、人民群众受益最多的5年。中医药事业发展"十二五"规划圆满收官，规划目标总体实现，主要指标全部完成，对经济社会发展的贡献率和显示度明显提升。正如刘延东副总理深刻指出的，近年来，中医药事业步入了发展的快车道，形成了医疗、保健、科研、教育、产业、文化"六位一体"全面发展的新格局，取得了可喜成绩。

5年来，作为我国独特的卫生资源，中医药为探索医改的"中国式解决办法"做出了积极贡献。推动中医药服务结构调整，实施基层中医药服务能力提升工程，保障多层次服务供给；推进社会办中医，提供多元化服务供给。与"十一五"末相比，中医医院增加500所、增幅达15.5%，中医门诊部、诊所也分别增加531个、5890个。全国91.2%的社区卫生服务中心、80.2%的乡镇卫生院、70.7%的社区卫生服务站和64.9%的村卫生室能够提供中医药服务。2014年，中医医院总诊疗人次5.3亿人次，比"十一五"末增加1.7亿人次，增幅达47.2%，占医院总诊疗人次的17.9%；中医医院出院总人数2227.1万人，比"十一五"末增加951.4万人，增幅达74.6%，占医院

出院总人数的 14.5%，门诊次均费用、住院人均费用分别比综合性医院低 12% 和 24%。中医药以较低的成本获得了较高收益，放大了医改惠民效果。

5 年来，作为潜力巨大的经济资源，中医药为推动健康产业发展做出了积极贡献。面对群众日益多样化的健康需求，大力发展中医药健康服务，扩大服务供给，引导消费，一大批适应市场的新产品、新业态成为健康产业新的增长点。中医药与养老、旅游等相互融合的趋势进一步凸显，养生、保健、康复等方面的潜力持续释放。2014 年，中药工业总产值超过了 7300 亿元，占我国医药工业总值近 1/3，进出口额达到 46.3 亿美元。研制了一批拥有自主知识产权的中药产品，5 个中药大品种年销售额均在 30 亿元以上。

5 年来，作为具有原创优势的科技资源，中医药为提升我国医疗卫生领域的科技竞争力做出了积极贡献。建设了以 16 个国家中医临床研究基地为重点平台的临床科研体系，14 类重大疾病中医药防治疗效获得循证依据，完善了中医药防治传染病和慢病的临床科研网络，建立了符合中医药发展规律的临床科研一体化新模式，建设了一批国家工程（技术）研究中心、工程实验室和企业技术中心。"十二五"期间，有 36 项中医药成果获得国家科技奖励，其中国家科技进步一等奖 4 项。科研成果转化为临床诊疗标准规范、关键技术和一批拥有自主知识产权的中药新药，取得了重大的社会效益和经济效益。

5 年来，作为优秀的文化资源，中医药为中华优秀传统文化传播做出了积极贡献。深入开展"中医中药中国行——进乡村·进社区·进家庭"活动，建设了 300 多个国家级、省级中医药文化宣传教育基地，组建了 1 支中医药文化科普专家队伍，开发了一批形式多样的文化科普作品。发布《中国公民中医养生保健素养》《健康教育中医药基本内容》，民众在中医养生保健素养提升同时，加深了对中华优秀传统文化认识。中医药已

传播到 183 个国家和地区，与外国政府及国际组织签订的中医药合作协议达 86 项，"一带一路"沿线国家中已有 9 个国家建立了中医中心，并建有 7 所中医孔子学院。《黄帝内经》《本草纲目》成功入选世界记忆名录，越来越多的国家通过中医药认识了中国、了解了中国文化。

5 年来，作为重要的生态资源，中医药为美丽中国建设做出了积极贡献。中药材生产离不开青山绿水，中药材发展可以造就金山银山。越来越多的地方特别是中西部欠发达地区，以加强中药资源保护与合理利用为契机，推动中药材规范化、规模化、集约化种植，带动地方绿色经济发展，促进了生态环境修复。推进中药资源普查试点，初步形成中药资源动态监测信息和技术服务体系，建立了大宗、道地、濒危药材种子种苗繁育基地。全国有 200 多种常用大宗中药材实现规模化种植，种植面积超过 3000 万亩，实现了中药产业持续发展与生态环境保护的良性互动。

这 5 年，我们收获了弥足珍贵的有益经验。第一，必须坚持把理念更新作为推动中医药发展的行动先导。发展理念从根本上决定发展成效乃至成败。近年来，从"六位一体"到"五种资源"，认识不断深化，"三观互动"的思路和方法不断完善，对引领发展的战略性、纲领性的发展思路、发展方向及时做出调整更新，中医药发展不断提速，步入了快车道。第二，必须坚持把服从并服务大局作为推动中医药发展的重要前提。实践证明，只有把中医药摆在经济社会发展全局、卫生计生发展大局中去谋划、去推动、去发展，才能更好地找准自己的定位，主动作为，才能更好地提升对经济社会发展的贡献率，才能推动中医药发展上升为国家战略，有为才有位，有位更有为。第三，必须坚持把改革创新作为推动中医药发展的强大动力。中医药发展还面临一系列矛盾和挑战，前进道路上还有不少困难和问题。解决这些问题，关键在于深化改革；加快事业发展，出

路也在于深化改革。"十二五"时期，着力推动改革，完善政策机制，创新发展方式，有效激发了中医药发展的潜力和活力。第四，必须坚持把统筹协调作为推动中医药发展的根本方法。中医药医疗、保健、科研、教育、产业、文化是一个有机的整体，相互促进、相得益彰，具有内在紧密联系，必须同步发展，缺一不可，哪一方面落实不到位，发展进程都会受到影响。只有全面协调发展，才能发挥好最大效能，更好地服务人民健康和经济社会发展。第五，必须坚持把开放合作作为推动中医药发展的有效手段。坚持用开放的思想引领发展，推动中医药走出去，在服务对外贸易、人文交流和公共外交等方面发挥了独特作用。积极借鉴和运用世界先进科学技术，推动了中医药学术进步与发展。同时，加强与相关领域合作，拓展了中医药发展新空间。这五条重要经验，要在"十三五"期间继续坚持，不断完善，并发扬光大。

我们也要清醒地看到，中医药发展还面临着不少困难和问题。一是中医药服务资源布局、结构仍需加快调整，服务能力尤其是基层中医药服务能力还需着力提升。二是传承创新对事业发展的驱动力还不强，还需下大力气攀登医学高峰。三是中医药人才队伍对事业发展的支撑不足，特别是领军人才缺乏，还需切实提高中医药人员的中医思维和人文素养。四是中医药发展规划统筹不够，城乡、区域间发展不平衡问题还没有得到根本解决，还需加快推进中医中药协调发展。五是治理体系和治理能力与中医药振兴发展的要求还存在较大差距，还需加快完善政策机制，还需提升素质、增强本领。必须高度重视影响和制约中医药振兴发展的突出问题，切实采取措施推动解决。

三、深刻把握党的十八届五中全会和中央领导同志重要指示的精神实质，谋划好"十三五"中医药事业发展

一要把握发展形势和需求。我国已经进入全面建成小康社会的决胜阶段。党的十八届五中全会明确

指出，我国仍处于可以大有作为的重要战略机遇期，并要求我们准确把握战略机遇期内涵的深刻变化。习近平总书记在中国中医科学院成立60周年的贺信中指出，"中医药振兴发展迎来天时、地利、人和的大好时机。"这是对中医药发展形势的重要论断，意义深远，我们要深刻领会，抓住机遇，顺势而为。这一大好时机，首先体现为党中央、国务院的高度重视和大力支持。十八大以来，党中央、国务院从战略和全局高度，积极推动中医药事业发展，习近平总书记、李克强总理、刘延东副总理多次就中医药工作做出指示，站在历史的方位、民族的高度，从党和国家发展的大局，深刻阐述中医药的地位作用和现实意义，对振兴发展中医药，为建设健康中国、实现中国梦做出新贡献提出了要求、明确了任务。这为中医药振兴发展提供了坚实保障。第二，中医药是中华民族优秀的传统文化和独特的医疗卫生资源，实现中华民族伟大复兴的"中国梦"，需要中医药这个中华民族瑰宝的同步振兴；深化医药卫生体制改革，推进健康中国建设，也需要中医药发挥独特作用。这为中医药振兴发展指明了目标方向。第三，随着经济社会的发展，以及疾病谱的改变和老龄化社会的到来，医学模式的转变和医学目的的调整，中医药注重整体观、追求"天人合一"、重视治未病、讲究辨证论治，这与转变了的医学模式相吻合，与调整了的医学目的相一致，符合当今医学发展的方向。这为中医药振兴发展带来了广阔前景。第四，中医药有着广泛的社会需求，中医药具有绿色健康的理念，集养生保健、防病治病于一体，越来越多的群众希望在生命周期不同阶段，都能享受到中医药全方位、多环节的服务。这为中医药振兴发展带来了深厚的群众基础。第五，中医药行业的全体同仁更加团结和谐、奋发有为，从中央到地方各级党委政府对中医药事业发展越来越重视，各有关部门对中医药工作也越来越支持，社会各界对中医药事业发展也越来越关注，尤其是屠呦呦获诺贝尔奖，提振了行业精气神、振奋了民族精神。这为中医药振兴发展营造了良好氛围。第六，中医药得到越来越多国家和地区的重视，成为世界认识中华文化的重要载体，中医药走向世界的步伐加快，特别是我国推进"一带一路"建设，中医药将会成为中国与包括"一带一路"沿线国家在内的世界各国人文交流、民心互通的一张新名片，在更多国家落地生根。这为中医药振兴发展拓展了崭新空间。还应该看到，我国经济社会的快速发展，国际影响力的不断扩大，创新驱动发展战略的有力推进，中华优秀传统文化得到重视和弘扬，也为中医药振兴发展创造了有利条件。

我们要深刻认识当前中医药所处的历史方位和重要阶段特征，准确把握和用好中医药正处于可以大有作为的重要战略机遇期，准确把握并用好天时、地利、人和的大好时机，全力推进中医药的振兴发展。

二要明确发展理念和任务。面对中医药发展新趋势、新机遇和新矛盾、新挑战，谋划中医药"十三五"发展，必须确立发展新理念，引领发展新常态。党的十八届五中全会确定的创新、协调、绿色、开放、共享发展理念，为"十三五"中医药事业发展提供了理论指导和行动指南。创新是核心、协调是基础、绿色是保证、开放是前提、共享是根本，五大发展理念相互贯通、相互促进，是具有内在联系的集合体，必须全面融入中医药"十三五"规划之中，贯穿于中医药振兴发展的全过程。

坚持继承创新发展，全面提升中医药发展水平。继承创新是引领中医药发展的动力，以全面继承为基础，不断吸收现代科学技术成果，丰富和发展中医药理论与实践，实现中医药创新发展。要全面做好中医药继承，加强中医古籍文献保护、抢救和整理，加强中医药理论和方法的继承，加强中医药传统知识保护和技术挖掘。要大力推进中医药创新，深化中医药科技体制改革，促进协同创新，加强中医药大数据应用，推动"互联网＋"中医，健全中医药标准体系。

坚持统筹协调发展，努力构建中医药全面发展格局。统筹协调是中医药持续发展的内在要求，统筹兼顾中医药发展各领域、各环节，全面推进中医药医疗、保健、科研、教育、产业、文化协调发展，不断增强中医药发展的整体性和系统性。要大力发展中医医疗服务，健全覆盖城乡的中医医疗服务体系，提高中医药重大疾病防治水平。要促进民族医药和中西医结合发展，发挥民族医药特色优势，促进中西医结合。要积极发展中医养生保健服务，加快服务体系建设，提升保健服务能力。要加强中医药科学研究，深化理论研究，推进临床研究，推动产品开发，完善评价体系。要提高中医药人才队伍素质，健全培养体系，改革院校教育，强化师承教育，统筹推进各类各层次人才培养。要促进中药产业转型升级，提升工业水平，构建现代流通体系。要繁荣发展中医药文化，弘扬文化精髓，发展文化产业。

坚持生态绿色发展，大力推进中医药永续利用。生态绿色是中医药永续发展的必要条件，积极推动中药产业链绿色发展，大力发展非药物疗法，构建中医药绿色发展体系，为推进美丽中国建设做贡献。要全面落实《中药材保护和发展规划（2015～2020年）》，加强中药资源保护利用，推进中药材规范化种植养殖，发展特色县域经济和生态旅游业等。要大力发展中药绿色制造，充分发挥中药产业资源消耗低、经济效益好、市场前景广、产品附加值高的优势，推动绿色低碳循环发展。要大力促进中医非药物疗法运用，尽力减少药物带来的负面影响，节约资源，降低费用。

坚持包容开放发展，开创中医药对外交流合作新局面。包容开放是中医药繁荣发展的必然选择，全面推进中医药行业内外、境内外交流合作，提高对外开放水平，拓展合作领域，形成中医药包容开放发展新格局。要推动中医药合作包容发展，推动建立跨学科、多领域、资源共享、多方参与的发展新机制，加强中医药与其他学科的广泛合作。要实现中医药对外交流合作互利共赢，深化与各国政府和国际组织的交流合作，积极参与国际规则的制定，推动全球传统医药治理体系的改革完善，推进中医药在世界范围的创新发展。要加强中医药在"一带一路"的发展，加快海外中医中心建设，扩大中医药国际贸易。

坚持人民共享发展，着力维护和增进人民健康。人民共享是中医药发展的本质要求，以满足人民群众中医药健康服务需求为出发点和落脚点，推进中医药与社区服务、养老、旅游等融合发展，普及中医药健康知识，倡导健康的生活和生产方式。要扩大中医医疗服务供给，提高服务的可及性和可得性。要提升基层中医药健康管理水平，推动建立融中医药内容的社区健康管理新模式。要普及中医药科学知识，加强中医药健康教育，推广中医药养生保健技术，提高广大民众的中医药健康文化素养。要发展中医药健康养老和健康旅游等服务，大力发展中药材产业扶贫。

三要坚定发展信心和责任。习近平总书记指出，中医药学是中国古代科学的瑰宝，也是打开中华文明宝库的钥匙。李克强总理也指出，中医药学博大精深，是中华民族灿烂文化的重要组成部分。刘延东副总理深刻阐述了中医药作为"五种资源"对经济社会发展的贡献。这是对中医药历史地位和现实意义的重要论断。要从"增强民族自信""增强文化自信"的理论层面高度，充分认识中医药在国家经济社会全局中的地位和作用；从"中医药事业发展步入了快车道"这个阶段性特征的实践层面高度，充分认识中医药事业已经具有了较好的发展基础；从国家更加注重从制度层面促进中医药事业发展的高度，充分认识中医药事业正形成越来越好的发展环境，进一步坚定信心，不断增强责任感和使命感，做到"自信、

自尊、自觉、自强"，把中医药这一祖先留给我们的宝贵财富继承好、发展好、利用好。

四、扎实做好 2016 年重点工作

2016 年是"十三五"规划的启动之年，是全面建成小康社会决胜阶段的开局之年，是推进结构性改革的攻坚之年，也是中央领导同志对中医药工作重要指示的贯彻落实之年。总体要求是：全面贯彻落实党的十八大、十八届三中、四中、五中全会精神和习近平总书记系列重要讲话精神，以创新、协调、绿色、开放、共享的发展理念为引领，增强自信、抢抓机遇、勇担重任、奋发有为，全面推进深化中医药改革，全面推进中医药法治体系建设，全面推进中医药健康服务发展，全面推进中医药继承创新，全力推动中医药振兴发展，为丰富祖国医学宝库、建设健康中国、全面建成小康社会做出新贡献。

关于今年的主要任务，2016 年工作要点已经作了全面安排。这里，我着重强调以下几个方面。

（一）深入学习贯彻中央领导同志重要指示精神。加强理论武装是做好工作的先导，我们必须把学习贯彻落实好中央领导同志重要指示精神作为重要的政治任务。一要深化学习把握精神实质，把学习重要指示精神同学习党的十八大、十八届三中、四中、五中全会精神和习近平总书记系列重要讲话精神紧密结合起来，不断深化学习内容，深刻领会中央领导同志的重要论断，用重要指示精神统一思想、凝聚共识、指导行动。二要深刻领会整体贯彻落实，把学习重要指示精神同学习习近平总书记、李克强总理、刘延东副总理对卫生计生、中医药工作的系列重要指示、批示精神结合起来，系统完整把握思想精髓，全面准确抓小、抓细、抓实。三要联系实际抓好贯彻落实，真正做到内化于心、外化于行，把中央领导同志提出的目标要求融入中医药发展战略规划纲要和"十三五"规划中，把中央领导同志提出的任务要求进行分解，制订工作方案，保证

落实落地。四要加强宣传引导营造更好氛围，通过多种形式、多种渠道深入解读重要指示精神，大力宣传各地的先进典型、经验效果。

（二）切实抓好规划制订与实施。规划引领未来、助推发展。一要抓好《中医药发展战略规划纲要（2016～2030 年）》的制订与实施，一方面要在前期工作的基础上，加强协调，推动早日出台；另一方面要抓紧制订规划纲要的实施方案，与相关部门构建各司其职、相互配合、系统推进的新机制。二要编制好中医药事业发展"十三五"规划，坚持改革与发展相统筹、战略与战术相结合、近期与远期相衔接，体现顶层设计的系统性、前瞻性、战略性和操作性；坚持以问题和需求为导向，补齐短板，整体推进；坚持科学研判发展形势，准确把握阶段特征，合理设定目标任务，系统谋划重大项目、重大工程和重大政策。同时要统筹编制中医药人才、科技、文化、传承与创新工程、信息化和"一带一路"等专项规划。三要积极参与健康中国建设 2030 纲要、深化医改等国家重大专项规划编制，体现中医药特点、发挥中医药作用。各地要认真组织编制好本地区的中医药发展"十三五"规划，同时要积极参与卫生计生等规划的研究编制，体现中医药发展要求。另外，要抓好 2 个国务院专项规划实施，坚持统筹协调突出重点，分解目标落实任务，加强督促指导，切实把规划任务落细落实，见到实效。

（三）积极推进中医药立法。中医药法已进入全国人大审议程序，一切工作都要围绕顺利出台这个目标展开。一要深化重点问题研究，重点加强对中医医师管理制度、中医药继承创新、中医药传统知识保护、中药发展等问题的研究，明确思路，提出建议。着手相关配套制度的研究起草，拿出任务清单，明确责任分工，推动形成与法律实施相衔接、相配套的制度体系。二要积极配合全国人大和各地人大做好法律草案征求意见等工作，要注重

与有关部门沟通，最大限度地凝聚共识。需要强调的是，任何一部法律不可能做到面面俱到，也不可能解决所有问题，要妥善处理立法进程与修改完善的关系、现实性与前瞻性的关系、稳定性与变动性的关系，在推动进程中做到同心同向同行。三要抓好《完善中医药政策体系建设规划（2015～2020年）》的落实，推动理论研究和实践探索。落实好《关于加强中医药监督管理的意见》，完善中医药监督机制。

（四）持续推动深化医改等各项改革。各项改革任务要向中医药振兴发展这个目标聚焦、向完善中医药发展政策和机制聚焦、向服务健康中国建设聚焦，扭住关键，精准发力。一要做好深化医改中医药工作，按照国务院和国家卫生计生委的统一部署和要求，同步推进公立中医医院综合改革，落实政府投入责任，优化医院收入结构，理顺中医药服务价格，落实医保对中医药服务的鼓励政策，统筹推进管理体制、人事薪酬等改革。二要推进中医药教育综合改革和科技体制改革，协调有关部门出台促进中医药教育改革与发展的文件，强化人文素质教育和实践能力培养。理顺科研项目管理机制，构建产学研用深度融合的协同创新机制，改革中医药科技评审评估和成果评价制度，建立符合中医药特点的科技创新体系。三要推动协同创新发展，要围绕重大疑难疾病，充分发挥中医、西医各自优势，目标同向，协作攻关，促进中西医临床协作机制建设和服务模式创新。四要深化国家中医药综合改革试验区建设，引导试验区聚焦主题，探索形成可复制、可推广的经验。

（五）大力发展中医药健康服务。为人民群众提供良好的中医药服务，是中医药改革发展的立足点。一要加快中医医疗服务发展，优化资源配置，提高三级中医医院急危重症、疑难复杂疾病的中医诊疗服务能力和中医优势病种的中医门诊诊疗服务能力。启动实施基层中医药服务能力提升工程"十三五"行动计划，进一步提升县级中医医院综合服务能力。创新中医医院服务模式，鼓励发挥特色，探索形成中医综合治疗模式，提升中医诊疗水平和临床疗效。推进社会办中医，加快形成多元化、多层次办医格局。二要推动养生保健和特色康复服务发展，按照《关于促进中医养生保健服务健康发展的指导意见》，推进治未病能力建设，支持社会力量举办规范的中医养生保健机构，开展中医特色健康管理合作试点，为居民提供融中医健康监测、咨询评估、养生调理、跟踪管理于一体的中医养生保健服务。促进中医特色康复服务机构发展，鼓励二级以上中医医院与康复疗养机构的转诊与合作，构建分层级、分阶段的中医特色康复服务体系。三要积极发展健康养老、健康旅游等新业态，发展中医药健康养老机构，开展中医药与养老服务结合试点，探索模式与机制。开发具有地域特色的中医药健康旅游产品和项目，加快标准建设，推动中医药健康旅游产业化、特色化、专业化发展。四要壮大相关支撑产业，推动中医诊疗设备、中医健身产品、中药、保健食品的研发，加快中医药健康服务技术产品开发和服务项目设计，丰富中医药健康服务产品。培育中医药文化科普创意产品和文化精品，推广科学规范的养生保健知识，传播好中医声音。五要加强中医药健康服务监督管理，研究制定监管措施，严肃查处违法行为，建立不良执业记录制度，引入认证制度，引导行业自律。

（六）加快推进中医药继承创新。在继承中创新，在创新中继承，是中医药生生不息、发扬光大的必然选择。我们要学习屠呦呦研究员等老一辈科技工作者坚持继承创新、团结协作、辛勤耕耘、甘于奉献、勇攀医学高峰的精神，积极探索新时期中医药继承创新的新机制、新途径、新措施。一要把握原则，坚持有鉴别的对待、有扬弃的继承，在系统集成中医药学的学术思想和宝贵经验、保持优势特色的基础上，加强自主创新，挖掘中医药的科学内涵，丰富和完善其理论和技术体系，开展新实践，争取新突破。二要探索路径，加强中医古籍、传统知识和诊疗技术的保护、抢救和整理，加紧编撰《中华医藏》，开展名老中医学术思想的整理研究，探索现代传承模式和解读方式。要紧密结合健康需求、产业需求，将中医药原创思维和快速发展的信息、生物、新材料等新技术以及不断涌现的新方法有机结合，从中寻找创新路径和手段，最大限度地激发中医药蕴藏的巨大创新潜能。要理清大思路、凝练大项目、实施大工程，搭建大平台、实行大协作、产出大成果、开拓大市场。三要推进中医药现代化，加快建设现代中医诊疗体系，建立中医药疗效、安全性评价方法与标准，研发中医诊疗仪器设备，开发中药新药和以中药为基源的新产品，发展中药产业和中药装备制造业，推进中药全产业链标准化和支撑体系建设，提升中医药服务能力和产业技术水平。推进中医药标准化，落实国务院《国家标准化体系建设发展规划（2016～2020年）》，加快标准体系建设，以标准化促进创新发展。

（七）着力加强中医药人才队伍建设。人才是事业发展的基础和保障，也是继承创新的第一资源。一要健全人才培养评价体系，以满足人民群众健康服务需求为导向，拓宽中医药人才服务领域，优化人才结构布局，多途径、分阶段推进各级各类中医药人才培养，构建人才多元化发展格局。认真做好第三届"国医大师"和全国名中医评选表彰，健全人才激励机制。二要加强传承人才培养，逐步建立师承教育制度，探索不同层次、不同类型的师承教育模式，鼓励师承教育与院校教育、毕业后教育相结合的人才培养模式，继续做好老中医药专家学术经验继承、优秀中医临床人才培养和中药特色技术传承人才培训，发挥名老中医药专家和学术流派传承工作室作用，培养中医药高层次传承人才。三要强化基层人才培养，进一步加强以全科医生为重点的基层中医药人才队伍建设，扩大全科医生特设岗位计划试点，新建一批基层名老中医药专家传承工作室，系统开展基层医疗机构中医药人员和乡村医生培训，全面提升基层中医药人员服务水平。

（八）加快促进民族医药发展。民族医药作为我国中医药事业的重要组成部分，要进一步加快发展。一要加强顶层设计，制订实施民族医药中长期发展规划，推动民族医药发展纳入国家民族事业发展"十三五"规划，更多体现扶持政策和促进措施。二要继续抓好《关于切实加强民族医药事业发展的指导意见》的落实，加强民族医医疗机构建设，加大民族医药、民间医药研究力度，推进标准体系建设，加强民族医药人才队伍建设，促进民族医药高等教育发展，建设民族医药产业区，提高民族医药及相关产品研发、制造能力。三要稳步推进民族医医师资格考试改革，完善民族医医师执业注册与管理制度。

（九）全力推动中医药海外发展。推动中医药走向世界，不断提升中医药在世界上的影响力，进一步扩大国际合作，互学互鉴，把中医药打造成中外人文交流的亮丽名片，是中央领导同志对我们的期待和要求。我们要以服务"一带一路"为重点，开展更高水平、更深层次

的交流合作。一要做好海外发展的战略布局，加强整体谋划，完善政策机制，拓宽服务领域，落实重点项目，讲好中医故事，推动中医药国内外联动发展。二要加快建设中医药海外中心，坚持政府支持、民间运作，坚持服务当地、互利共赢，以提供健康服务为主体，探索建设新模式、运行新机制。三要大力发展中医药服务贸易，以国际市场需求为导向，实施多元化发展策略，建设一批服务贸易示范机构，逐步建立中医药服务贸易促进体系和国际营销体系。四要推进中医药标准国际化，充分利用世界卫生组织、国际标准化组织等平台，推动建立中医药标准国际化体系。

（十）全面强化行业作风建设。作风建设关乎人心向背，作风建设永远在路上。一要认真落实全面从严治党责任，严肃党内政治生活，严明党的纪律，加强干部队伍建设和基层党组织建设，持之以恒抓好中央八项规定的贯彻落实。二要认真贯彻落实习近平总书记在中央政治局"三严三实"专题民主生活会上的讲话精神，巩固党的群众路线教育实践活动和"三严三实"专题教育成果，不断提升党的建设科学化水平。三要坚定不移推进反腐倡

廉建设，紧紧抓住党风廉政建设"两个责任"特别是主体责任这个"牛鼻子"，认真学习贯彻《中国共产党廉洁自律准则》和《中国共产党纪律处分条例》，把严守政治纪律和政治规矩永远排在首要位置，通过严肃政治纪律和政治规矩带动其他纪律严起来。四要加大巡视监督力度，建立巡视问题整改和线索处置情况考核评价制度，努力营造不敢腐、不能腐、不想腐的氛围。五要深入推进行风建设，落实医疗卫生行业建设"九不准"的要求，坚决打击遏制医药购销领域和医疗服务中不正之风，大力弘扬以"大医精诚"为核心的职业精神，选树先进典型，弘扬行业正能量。

同志们，中医药发展迎来了振兴发展的大好时机，已站在新的历史起点上。让我们更加紧密地团结在以习近平同志为总书记的党中央周围，认真贯彻落实党中央、国务院和国家卫生计生委的各项决策部署，以更加自觉主动的担当意识、更加奋发有为的精神状态、更加扎实有力的工作举措，开拓创新、奋发进取，全力推进中医药振兴发展，为健康中国建设、全面建成小康社会做出新的更大的贡献！

国家卫生计生委副主任、国家中医药管理局局长王国强
在 2016 年全国中医药工作会议上的总结讲话

（2016 年 1 月 15 日）

经过大家的共同努力，2016 年全国中医药工作会议已圆满完成各项议程，就要胜利闭幕了。国务院、国家卫生计生委对开好这次会议十分重视，刘延东副总理专门做出重要批示，李斌主任亲自出席会议并作重要讲话。会议开得很成功，特点很鲜明。

一是时机关键。这次会议的召开，是在全面建成小康社会决胜阶段开局之年，也正值贯彻落实党的

十八届五中全会精神关键时期，更是恰逢全面贯彻落实习近平总书记等中央领导同志关于中医药工作的重要指示精神，谋划中医药事业"十三五"发展的一个特殊历史时期，担负着承上启下、继往开来的重大任务，对于把握发展形势，完善发展理念，理清发展思路，明确发展任务，加快中医药振兴发展，为健康中国建设、实现中国梦做出新贡献，有着十分重要的意义。

二是议题重大。这次会议紧紧围绕全面贯彻落实党的十八届五中全会精神和习近平总书记系列重要讲话精神，中央领导同志重要指示精神、中央经济工作会议以及全国卫生计生工作会议精神，深入分析中医药发展所处的历史方位、阶段性特征和未来需求，系统总结经验，研究部署当前和今后一个时期的中医药工作。会议不仅做出了中医药发展正处于可以大有作为的重要战

略机遇期的重大判断，也对如何把握天时、地利、人和这个大好时机，乘势而上，顺势而为，运用五大发展理念引领中医药发展新常态进行了战略谋篇布局，还对推进深化医改等中医药改革工作、推进中医药法治体系建设、推进中医药健康服务发展、推进中医药继承创新和推进中医药海外发展等2016年重点工作任务做出了全面安排。这次会议研究的问题，既具有前瞻性、引领性，也具有战略性、系统性，事关全局、影响长远。

三是务实简朴。短短1天半的会议，安排紧凑，计划周密，内容丰富。传达学习了中央领导同志的重要指示精神、李克强总理对全国卫生计生工作会议做出的重要批示、刘延东副总理为这次会议专门做出的重要批示。我代表国家中医药管理局做了工作报告。国家卫生计生委李斌主任百忙中抽出时间出席会议并作重要讲话，就全面落实中央领导同志重要指示精神，加快推进中医药振兴发展，提出明确要求，使大家深感责任重大；就全面落实中西医并重方针，在卫生计生工作中全力支持中医药工作，表明了坚定立场，使大家深感鼓舞。会议还对全国基层中医药工作先进单位进行了表彰，弘扬了行业正能量。6家单位进行了大会经验交流，还有32个单位作了书面交流，反映了各地改革创新的有益探索，体现了基层的首创精神，给大家提供了具有借鉴和推广意义的鲜活经验。会议围绕中央领导同志的重要指示精神、工作报告以及2016年中医药工作要点展开了热烈讨论，大家发言踊跃，直奔主题，观点明确，思路清晰，内容实在，不讲官话套话。大家一致反映，这次会议风清气正，会议安排严谨有序，文风清新朴实，反映了中医药系统作风的持续改进，也是"三严三实"专题教育成效的具体体现。总的来说，会议达到了预期目的，很有收获。

第一，增强了中医药振兴发展的使命感和责任感。党的十八届五中全会，从"四个全面"战略布局出发，做出了"推进健康中国建设"的决策部署，明确要求"坚持中西医并重，促进中医药和民族医药发展"，指明了中医药事业发展的前进方向。中央领导同志重要指示精神对中医药工作提出了更新更高的要求，既有对如何发展中医药的任务要求，更有中医药如何在深化医改中发挥更大作用，为健康中国建设、实现中国梦做出新贡献的目标要求。大家感到形势喜人、形势逼人，责任重大、使命光荣。大家一致表示，要以更加自觉主动的担当意识，更加奋发有为的精神状态，破解发展难题，厚植发展优势，全力推进中医药振兴发展，为经济社会发展做出新贡献。

第二，坚定了中医药振兴发展的信心和决心。大家一致认为，近年来，行业的信心越来越足，决心越来越大。信心来自于党和国家从战略和全局的高度，积极推动中医药事业发展；信心来自于中央领导同志对中医药历史地位和现实意义的重要论断，中医药发展已上升为国家战略；信心来自于"中医药事业发展步入了快车道"这个阶段性特征，必将厚积薄发，实现中医药振兴发展；信心来自于国家更加注重从制度层面来促进中医药发展，"国粹"将有"国法"来保障；信心来自于我们积累了弥足珍贵的有益经验、探索了行之有效的"三观互动"的思路和方法。大家一致表示，要把信心转化为决心，做到"自信、自尊、自觉、自强"，抓住天时、地利、人和的大好时机，把中医药这一祖先留给我们的宝贵财富继承好、发展好、利用好。

第三，明确了中医药振兴发展的思路和任务。大家一致认为，面对中医药发展新趋势新机遇和新矛盾新挑战，谋划中医药"十三五"发展，必须确立发展新理念，引领发展新常态。党的十八届五中全会确定的创新、协调、绿色、开放、共享发展理念，为"十三五"中医药事业发展提供了理论指导和行动指南，必须全面融入中医药"十三五"规划之中，贯穿于中医药振兴发展的全过程。大家一致表示，实现中医药振兴发展，必须坚持继承创新发展，全面提升中医药发展水平；必须坚持统筹协调发展，努力构建中医药全面发展格局；必须坚持生态绿色发展，大力推进中医药永续利用；必须坚持包容开放发展，开创中医药对外交流合作新局面；必须坚持人民共享发展，着力维护和增进人民健康。

大家对下一步工作提出了许多很好的意见建议，我们将认真梳理，吸纳到立法、相关规划和2016年工作要点中。下面，我就大家关心的几项重点工作再强调一下。

第一，配合做好中医药法的审议工作。《中医药法（草案）》已在全国人大常委会进行了第一次审议，大家对草案给予了积极评价，也提出了很多建设性意见，希望《中医药法》能够成为一部立得住、行得通、切实管用的法律。当前，全国人大常委会法工委已向各省（区、市）人大常委会及有关专家学者、企事业单位书面征求意见，并向社会公开征求意见。这次征求意见不仅关系到行业内外对中医药法的认识，而且直接关系到立法的进程，必须高度重视。据我们了解，一些省级中医药管理部门受地方人大常委会委托，正在组织这项工作。接受委托的省份，要安排专人具体负责此项工作，认真制订相应工作方案，明确工作安排和职责分工，做实做好各项准备工作。没有接受委托的省份要积极与当地人大常委会主动沟通，主动请站，配合协调，参与方案制订、人员组织、意见征集等服务工作，这样既能帮助法工委做好这项工作，也能让法工委了解我们的意见和想法。要重视《中医药法（草案）》的解释说明工作，把背景讲清楚、把重点讲透彻、把措施讲明白，避免出现理解上的偏差甚至误解。特别对那些平时就对中医药工作有不同看法的专家的意见，一定要高度重视，主动上门，跟他们去交流，听取意见，做好解释和沟通工作，努力形成共识。国家局法监司要主动和各地联系，为大家提供相关材料，帮助解决遇到的困难和问题，必要时选派人员去地方配合做好相关工作。也希望各地及时把进展情况和存在的困难问题反馈给我们，以便我们更全面的了解相关情况，特别是大家关注的焦点和热点，及时做好服务工作。

第二，编制好"十三五"规划和健康中国、深化医改等相关规划。"十三五"时期，对中医药振兴发展十分关键，一定要做好谋篇布局。各地都要积极争取，尽可能地做到单独编制中医药事业发展"十三五"规划，至少要在卫生计生规划中有单独的章节来谋划中医药发展。国家局层面的"十三五"规划（草案），我们已于去年12月份在上海召开的国家中医药改革发展上海论坛上印发给大家了，可以给大家提供借鉴。我这里要强调的是，编制"十三五"规划，要切实把这次会议明确的发展理念和任务全面融入其中。要重视规划的可操作性和可实现性，确定目标、指标既要与当地的经济社会发展和人民群众需求相适应，也要与全国的发展水平相协调，着力补齐短板，力争通过"十三五"的发展，实现与其他地方发展相平衡。还要重视规划编制与已出台的有关规划相衔接，使未来规划与现有规划、政策协调统一。请各地关注当地编制健康××省和深化医改的规划工作并力争纳入。

第三，切实抓好各项医改政策的落地落实。去年，国家层面密集出台了20多个深化医改政策文件，涉及医疗卫生资源配置、公立医院改革、社会办医、分级诊疗制度建设等多个方面，集中体现了对中医药发展的深刻把握和政策倾斜。着眼于落实这些政策要求和协同推进改革，我们出台了同步推进公立中医医院综合改革、加快社会办中医、加强中药饮片处方管理等相关配套文件，形成"组合拳"。这一系列政策来之不易，"含金量"很高，各地要认真学习领会政策要领，加强部门协调和上下联动，推动纳入本地区医改工作总体部署和医改文件中，体现到"十三五"规划之中。比如，

《全国医疗卫生服务体系规划纲要（2015～2020年）》要求，每个地市级区域至少设置1个市办中医类医院，每个县级区域设置1个县办中医类医院，按照每千常住人口0.55张配置中医类医院床位数，等等。对这些指标，各地必须精准发力，确保不折不扣地落实。再如，在县级公立医院综合改革中，要逐步扩大纳入医保支付的医疗机构中药制剂、针灸、治疗性推拿等中医非药物诊疗技术范围，鼓励提供和使用适宜的中医药服务，等等。对这些政策要求，各地要积极协调，争取支持，放大政策效应，释放改革红利，把落实这些倾斜政策转变为促进中医药发展的动力，实现目标和利益最大化。又如，在公立医院改革中，推进公立中医医院管理体制、运行机制、服务价格调整、医保支付、人事管理、收入分配、医疗监管等体制机制改革；在分级诊疗制度建设中，明确公立中医医院功能定位，实行差别化的中医药改革政策措施；加快推进社会办中医，放宽服务领域要求，简化审批程序，履行监管职责，构建多层次、多元化办医格局，等等。对这些改革政策措施，各地要立足本地区实际，分清轻重缓急，理清表里寒热，大胆探索，细化要求，找准工作路径和着力点，推动政策落地落实，探索新经验，实现新突破。今年，国家局将以公立中医医院改革为重点，建立医改中医药工作监测制度，定期通报医改中医药工作进展情况。各地也要强化督查和问责，定期通报进展情况，树立标杆、鞭策平庸。

第四，做好基层中医药服务能力提升工程"十三五"行动计划的启动实施。"十二五"期间，我们联合相关部门实施了基层中医药服务能力提升工程，成效显著，但基层服务能力仍是中医药事业发展的一块"短板"，仍需持续提升。今年，将会同相关部门联合启动"十三五"提升工程行动计划，我们正在制订行动计划意见和实施方案。希望各地在总结好本地区"十二五"提升工程实施情况的基础上，认真做好

基线调查，摸清情况。要根据国家层面的行动计划意见和实施方案，制订本地区的工作方案和具体措施，力争实现所有社区卫生服务机构、乡镇卫生院和70%的村卫生室具备中医药服务能力。

第五，加快落实中医药健康服务发展规划。根据《中医药健康服务发展规划（2015～2020年）》要求，"中医药局要发挥牵头作用，制订本规划实施方案，会同各有关部门及时研究解决规划实施中的重要问题""各地区要依据本规划，结合实际，制订本地区中医药健康服务发展规划，细化政策措施，认真抓好落实"。为贯彻落实好《规划》，去年我局相继印发了国务院29个部委重点工作分工实施方案和局机关重点工作分工方案，细化明确了我局2015～2016年的35项重点任务分工及进度安排。今年的主要工作任务，一是要加大沟通协调力度，统筹推进各项工作。目前相关部委已将中医药健康服务纳入各自的工作计划中，我局要按照分工方案的要求，做好与相关部委的工作衔接，统筹协调做好各项任务的落实。二是要做好地方规划的编制。根据规划要求，各省要尽快出台本省规划及配套政策。目前，仅有河北、辽宁、浙江、四川等少数省份印发了本省规划。各省中医药管理局要承担起落实规划的主体责任，积极协调相关部门，编制好本省规划。局规财司要做好地方规划编制的指导工作。

第六，做好第三届"国医大师"和"全国名中医"评选表彰准备工作。按照2014年10月刘延东副总理与国医大师代表座谈时提出的"适当调整评选周期，争取本届政府任期内再评选一次"的指示精神，为建立和完善全国范围内各层级健全的中医药人才选拔激励机制，经与有关部门沟通，拟今年启动第三届"国医大师"和首次"全国名中医"评选表彰工作，目前正申报评选表彰项目，具体表彰时间还不确定。但希望各地高度重视，在认真总结前两届推荐工作经验做法的基础上，

做好人选摸底、沟通协调和相关准备工作。要注意做好高层次专家人才的选拔培养，特别是省级名中医的评选工作，这也将是必备条件，打牢"国医大师"和"全国名中医"评选表彰的基础。

第七，配合做好中医药传承与创新工程。去年12月，国家发展改革委下发了《关于启动建立"十三五"期间医疗卫生计生领域建设项目储备库准备工作的通知》，明确要在"十三五"时期实施"中医药传承与创新工程"，旨在全面提升和改善省级中医（中西医结合、民族医）医院、地市级中医医院和省级中医药（民族医药）科研院所基础设施建设，完成县级中医医院建设和改造任务。目前我局正配合国家发展改革委抓紧编制《中医药传承与创新工程建设规划》，明确规划目标、项目范围、投资规模、建设标准、建设周期等具体内容。希望各地按照文件要求抓紧做好基建项目库编报工作，主动协调发展改革委、卫生计生委，将所有符合条件的中医（中西医结合、民族医）医院、中医药科研机构纳入项目库。要加强资金安排和工程项目建设的督查推进。

第八，抓好中医药信息化工作。中央财政已安排专项资金近2亿元，组织实施了中医药信息标准制修订、中医馆健康信息云平台建设试点。今年继续安排专项资金3.5亿元在全国范围实施中医馆健康信息云平台建设，将建立起国家、省级中医药信息平台（中医药数据中心），并与所有的基层医疗卫生机构中医诊疗区（中医馆）互联互通。今年，要抓紧编制好"十三五"中医药信息化建设与发展规划、互联网＋中医药行动计划，组织实施全民健康保障信息化工程，建设国家中医药数据中心，完成国家、省级中医药数据中心与中医馆云平台测试与运维，继续推进中医药信息标准制修订，并利用信息平台开展中医药综合统计制度建设试点。中医药信息化工作很重要，对于推动中医药现代化具有深远意义，希望各地高度重视，积极配合，做好项目的实施与管理，提升中医药信息化水平。

同志们，蓝图描绘不容易，施工建设更不容易。"十三五"发展思路和任务已经明确，今年工作已经部署，下一步关键是提高能力，掌握方法，把任务完成好，把工作抓出成效。

一要强化学习。习近平总书记强调，领导干部的学习水平，在很大程度上决定着工作水平和领导水平。干在前，必须学在前。我们将围绕深入学习党的十八届五中全会精神、习近平总书记系列重要讲话精神和中央领导同志重要指示精神，举办专题培训班，突出重点，学以致用，准确把握、牢固树立和自觉践行五大发展理念，把学习成果转化为谋划发展的正确思路、促进发展的工作举措、领导发展的实际能力。要通过学习，认识和把握社会主义建设、经济社会发展的客观规律，提高科学决策能力；通过学习，掌握党的路线方针政策和国家法律法规，坚守政治纪律和政治规矩，提高依法执政能力；通过学习，掌握辩证思维、系统思维、战略思维、法治思维、底线思维和精准思维，提升领导力；通过学习，认识和把握事业发展的本质要求，提高履职能力。既要从书本上学，也要善于从实践中学，知行合一，以知促行。

二要狠抓落实。一项工作是否抓出成效，既有抓落实的决心和责任问题，也有方法和措施问题。要善于分层分类推进工作。首先要学会分类推进工作，我把今年的重点工作做了个梳理，可以分为3大类。第一类是确保2016年全面完成的工作，比如，推动《中医药法》的出台，"十三五"规划及相关专项规划全部出齐，中医药发展战略规划纲要的出台，等等。第二类是今年必须启动实施的工作，比如，中医药传承与创新工程建设试点，基层中医药服务能力提升工程"十三五"行动计划，等等。第三类是在既往基础上强力推进，取得重大成效的工作，比如，深化医改中医药工作、中医药健康服务发展，等等。其次要把握时间节点来推动工作。年初，

重点是抓好起步开局，把重点工作画好施工图，排好时间表，落实责任人，保证工作有序推进。年中，重点是抓督查，推进工作进程。今年国家局将加大督查力度，要开展中央对地方转移支付中医药项目的绩效考核，对《中医药健康服务发展规划（2015～2020年）》落实情况等工作进行督导。年末，重点是抓验收，对照年初的任务清单，看进展、看成效。要善于用机制来督促落实。要建立工作台账，健全信息报送机制，规范报送内容，明确报送时间，动态反映工作进展。要强化上下联动机制，完善局领导和相关司联系点制度，加强指导，推动落实。要落实责任追究机制，执行不力的严格追责。同时，各地要注重加强能力建设，强化管理职能，加强班子建设和干部队伍建设，特别是要推动市县两级充实管理力量，健全管理体系，确保中医药工作有人抓、有人管、有人干。

三要加强协调。凝聚各方力量、形成合力是推进工作十分有效的手段。这些年，我们在这方面做了很多努力，也很有成效。在中医药工作部际联席会议机制下，加强协调，推动国办印发和转发2个国家级专项规划，与相关部门联合出台了一系列政策文件。我们主动向委党组汇报工作，争取支持，不仅推动出台了委局工作细则，建立起司局层面的协调机制，我们还推动了卫生计生的规划、重大项目、重大政策方面反映中医药内容，体现中医药特点。协调的过程是一个彼此之间了解、理解的过程，也是一个思路碰撞形成共识的过程，往往事半功倍。各地要高度重视这项工作，主动向领导汇报工作，向有关部门通报情况，争取理解，争取支持。

四要做好宣传。要加强舆论引导，准确解读中医药改革的政策措施，理性分析中医药改革的焦点难点，及时回应社会关注的热点重点，提升舆情应对能力，唱响主旋律、提振精气神、激发正能量。要扩大宣传覆盖面，充分运用传统媒体，重视运用新兴媒体，宣传中医药改

革发展的新成果、新经验和为中医药事业做出突出贡献的优秀典型，为中医药振兴发展营造良好氛围。要善于通过落实领导批示、工作简报等方式方法，向领导机关以及相关部门宣传我们的工作，争取更多的支持帮助。

大家回去后要及时向党委、政府以及卫生计生委党组汇报中央领导同志重要指示精神、李斌主任讲话精神以及全国中医药工作会议精神，争取重视和支持，向省级中医药工作领导协调小组成员单位通报工作进展和计划，争取协助与配合。尽快召开本省（区、市）的中医药工作会议，传达全国中医药工作会议精神，部署2016年工作，为"十三五"中医药事业发展开好局，起好步。同时将贯彻落实会议精神的情况在适当时候向国家中医药管理局报告。

同志们，2016年是全面建成小康社会决胜阶段的开局之年，是中医药系统贯彻落实中央领导同志指示精神之年，让我们紧密团结在以习近平同志为总书记的党中央周围，以党的十八大、十八届三中、四中、五中全会精神为指导，牢记使命，勇挑重担，坚定信心，团结协作，真抓实干，努力开创中医药振兴发展新局面，为建设健康中国、全面建成小康社会做出新贡献！

同志们，再过20多天，新春佳节就要到了，希望大家认真落实中央八项规定，持续深入反对"四风"，严格执行《廉政准则》和党风廉政建设各项规定要求，欢度一个平安、祥和、简朴的春节。最后，祝大家新春快乐，万事如意，事业有成，阖家幸福！

学党章 明宗旨 强信念 做一名合格的共产党党员

——国家卫生计生委副主任，国家中医药管理局党组书记、局长王国强在"两学一做"学习教育"学党章"党课中的讲话

（2016年6月17日）

在全体党员中开展"学党章党规、学系列讲话，做合格党员"学习教育，是党中央为深化党内教育做出的又一重要部署。今年2月4日，习近平总书记在中央政治局常委会会议审议"两学一做"学习教育《方案》时，明确指出"两学一做"学习教育是协调推进"四个全面"战略布局特别是推动全面从严治党向基层延伸的有力抓手，要求各级党组织履行抓好"两学一做"学习教育的主体责任。4月6日，党中央召开"两学一做"学习教育工作座谈会，深入学习贯彻习近平总书记重要指示精神，对开展"两学一做"学习教育做出部署，刘云山、赵乐际同志在会上做重要讲话。

"两学一做"，基础在学，关键在做，学是如何做合格党员的前提。"党章是党的根本大法，是全党必须遵循的总规矩。""坚定理想信念，坚守共产党人精神追求，始终是共产党人安身立命的根本。"早在2012年，习近平同志就深刻指出"认真学习党章、严格遵守党章，是加强党的建设的一项基础性经常性工作，

也是全党同志的应尽义务和庄严责任，对强化全党党章意识，增强党的创造力、凝聚力、战斗力具有极为重要的作用"。党中央开展"两学一做"学习教育，把"学习党章"摆在首位，要求我们尊崇党章、遵守党章、维护党章，坚定理想信念，对党绝对忠诚。今年4月下旬，习近平总书记在安徽调研时指出，"全党学习贯彻党章的水平，决定着党员队伍党性修养的水平，决定着各级党组织凝聚力和战斗力的水平，决定着全面从严治党的水平。不论是高级干部还是普通党员，要做合格党员，学习贯彻党章都是第一位的要求"。因此，我们必须按照中央要求，坚持问题导向认真学习党章，通过学党章，进一步拷问共产党人的灵魂：看理想信念是否动摇，看宗旨意识是否淡薄，看精气神是否不足。局党组实施方案中已经对学习党章提出了明确要求，机关党委也认真部署了这一阶段学党章、学党史、强党性的具体要求。今天，我就具体围绕学深学透党章的重要意义，进一步明确宗旨意识，坚定

理想信念，做一名合格的共产党员等方面谈几点认识和体会，同大家一起探讨交流。

一、深刻认识学好党章的重要意义

党章是把握党的正确政治方向的根本准则，是党员加强党性修养的根本标准，是坚持从严治党方针的根本依据。能不能有效学习党章、遵守党章、贯彻党章、维护党章，关系到增强党的创造力、凝聚力、战斗力，关系到巩固党的执政地位和保持党的先进性，关系到党的事业兴衰成败和党的生死存亡。

（一）学好党章是全面加强党的建设的根本保证

正如习近平总书记强调指出的："建立健全党内制度体系，要以党章为根本依据；判断各级党组织和党员、干部的表现，要以党章为基本标准；解决党内矛盾，要以党章为根本规则。"长期以来特别是改革开放以来，我们党按照党章要求坚持不懈地推进党的执政能力建设和先进性建设，党的领导水平和执政水平、拒腐防变和抵御风险能力不断

提高，绝大多数党员认真落实党章要求，发挥着先锋模范带头作用。但随着国际局势新变化、全球思想文化交流交融交锋变化、互联网等信息技术手段的渗透影响等，党内也出现了一些不符合党章要求、不符合党的先进性和纯洁性要求的问题，习近平总书记严肃指出，一些党员不像党员、不在组织、不起作用、不守规矩；有的党员公开骂党、骂党的领袖，否定党的一些最基本的原则和立场，其中一些人不仅没有受到管教和批评，反而大行其道还受到热捧，有的还在讲坛上堂而皇之散布谬论。这种肆无忌惮的情况，在有些地方如入无人之境，没人管。对这些问题，该整顿的要整顿一下，不能让他们这么肆无忌惮。还有些党员干部理想信念不坚定，在大是大非问题上认识模糊、态度摇摆；有的宗旨意识淡薄，事业心和责任感不强，不去着力解决问题；有的原则性不强，热衷于搞"小圈子"；有的无视廉洁自律要求，为政不廉；有的党组织对党员、干部教育、管理、监督不够，发展党员、选拔任用干部把关不严。应该说，党的建设正面临许多前所未有的新情况新问题新挑战，落实党要管党、从严治党的任务比以往任何时候都更为繁重、更为紧迫。所以，我们只有坚持不懈地学习好、遵守好、贯彻好、维护好党章，牢牢把握加强党的执政能力建设、先进性和纯洁性建设这条主线，全面加强党的建设，不断增强党的自我净化、自我完善、自我革新、自我提高能力，不断提高领导水平和执政水平，使我们党始终走在时代前列，始终成为中国特色社会主义事业的坚强领导核心。

（二）学好党章是全面推进党的伟大事业的迫切需要

我们党作为中国特色社会主义事业的领导核心，担负着团结带领人民全面建成小康社会、推进社会主义现代化、实现中华民族伟大复兴的重要历史任务。办好中国的事情，关键在党。党需要准确分析和把握基本国情，科学规划各项事业的整体布局，遵循科学的理论指引，坚持正确的发展道路，制订正确的路线方针政策，充分调动各方面的积极因素。作为党的建设和党的工作的总章程，党章对这些问题都做了科学的回答，提出了明确的要求。党章深刻分析了我国所处历史阶段——社会主义初级阶段的基本特点，明确提出了新世纪新阶段我国经济和社会发展的战略目标，确立了党在社会主义初级阶段的基本路线，确立了加强社会主义经济建设、政治建设、文化建设、社会建设、生态文明建设"五位一体"的总体布局和指导原则，特别强调了必须坚持以马克思列宁主义、毛泽东思想、邓小平理论、"三个代表"重要思想和科学发展观为行动指南，必须坚持中国特色社会主义道路、理论体系和制度，必须坚持以经济建设为中心，必须坚持改革开放，必须坚持加强和改善党的领导等重大问题。这是推进党和国家伟大事业的根本指针，也是党对人民群众的庄严宣示和承诺。只有深刻理解、全面把握和认真贯彻落实党章的这些要求，才能确保党的事业蓬勃发展，确保如期全面建成小康社会，完成党的伟大历史使命。

（三）学好党章是贯彻全面从严治党的根本要求

党的十八大以来，以习近平同志为总书记的党中央坚持党要管党、从严治党，把全面从严治党纳入"四个全面"战略布局，提出了一系列党的建设的新理念新思想新战略，打出了一整套从严治党的组合拳，开创了全面从严治党新局面，赢得了全党全国人民的衷心拥护。三年多来，我们每一个人都深切感受到党风政风方面发生的明显变化，都深切感受到全面从严治党越来越细、越来越实、越来越严。在中央纪委第六次全会上，习近平同志深刻指出，"全面从严治党永远在路上"；强调"全面从严治党，核心是加强党的领导，基础在全面，关键在严，要害在治"。"全面"就是管全党、治全党，重点是抓住"关键少数"；"严"就是真管真严、敢管敢严、长管长严；"治"就是各级党组织都要肩负起主体责任，使管党治党真正从宽松软走向严紧硬。这为做好当前和今后一个时期党风廉政建设和反腐败工作指明了方向。推进全面从严治党，关键在于增强管党治党意识，严格履行管党治党责任。全面从严治党是党组织的职责所在。党领导一切就要对一切负责，落实从严治党要求必须尽责任、敢担当、善作为。主体责任是政治责任，是各级党组织的职责所在、使命所系。各级党组织要切实把全面从严治党主体责任作为重大政治责任，抓在手上、扛在肩上。推进全面从严治党，各级党组织不仅要态度坚决，更要把问题导向具体化，注重日常、较真叫板，抓早抓小、防微杜渐，形成管党治党的鲜明导向和浓厚氛围。同时还要善于从政治上看问题，把对党忠诚落实到不折不扣执行党的路线方针政策、厚植党的执政基础上。党员只有把学习党章、学习党内法规和学习习近平总书记系列重要讲话精神结合起来，通过反复学习，学深悟透，才能真正把党章党规党纪的权威性、严肃性树立起来，才能把全面从严治党主体责任扛起来，真正做到在学中做，在做中学，以学促知，知行合一。

（四）学好党章是确保振兴中医药事业发展的根本动力

近年来，全国中医药系统特别是局直属机关广大党员干部坚持围绕中心服务大局，坚持中医药自身发展规律，攻坚克难，开拓创新，中医药事业改革发展步入了快车道，谋划事业发展有大局，深化改革有突破，中医药传承创新有根脉，中医药健康服务业有需求，中医药对外交流有进展，"十二五"规划目标任务全面完成、圆满收官，得到中央领导同志的充分肯定。特别是直属单位中国中医科学院屠呦呦研究员获得2015年诺贝尔奖，实现了中国本土科学家获得诺贝尔奖零的突破，中国中医科学院成立60周年时习近平总书记发来贺信、李克强总理做出重要批示、刘延东副总理出席纪念大会并发表讲话，充分体现了以习近平同志为总书记的新一届党中央对中医药事业的高度重视和亲切关怀，为中医药工作指明了方向，极大地鼓舞了中医药系统广大干部职工干事创业的信心和决心。"十三五"时期是全面建成小康社会的决胜阶段，也是推动实现人人享有基本医疗卫生服务目标的收官阶段。人民群众对包括中医药在内的医疗服务需求更加突出和迫切，也给中医药改革发展带来重大机遇。中央领导同志的重要指示为中医药事业健康发展提供了根本遵循，是指导中医药发展新实践的行动纲领。我们要深刻认识和准确把握中医药的地位作用和现实意义、发展形势和阶段定位、总体要求和重点任务，以高度的政治责任感和历史使命感贯彻落实。通过学习党章，学习系列讲话，我们要更加清醒地看到中医药是中国的宝库，也是全人类的宝库，要把中医药宝库深度挖掘工作列为"十三五"时期中医药工作的重头戏，既准确把握和用好中医药正处于可以大有作为的重要战略机遇期，准确把握并用好天时、地利、人和的大好时机，也要坚定发展信心和责任，从"增强民族自信""增强文化自信"的高度，充分认识中医药在国家经济社会全局中的地位和作用。进一步坚定信心，不断增强责任感和使命感，做到"自信、自尊、自觉、自强"，把中医药这一祖先留给我们的宝贵财富继承好、发展好、利用好，全力推进中医药的振兴发展。因此，局直属机关党员干部要认真学习党章，深刻学习领会中央领导同志指示精神，坚定理想信念，提振精气神，要发挥好中医药行业"排头兵"的示范引领作用，带头落实医疗卫生行业建设"九不准"的要求，大力弘扬以"大医精诚"为核心的中医药职业精神，宣传中医药行业正能量。学好党章，锻炼党性，提高水平，使内生动力更快更好地转化为百姓群众看得到、摸得到、享受得到的中医药服务，有更多地中医药获得感。

二、进一步强化全心全意为人民服务的宗旨观念

1921年7月，党的一大制定了《中国共产党党纲》，这是我们党历史上关于党的建设的第一个马克思主义光辉文件。1922年7月，党的二大制定了《中国共产党党章》，这是党的历史上第一部内容比较完整的党章。在95年的奋斗征程中，我们党始终坚持认真总结革命、建设、改革的成功经验，及时把党的实践创新、理论创新、制度创新的重要成果体现到党章中，先后对党章进行过18次制定、修改，实现了党章的与时俱进、创新发展。党章的每一次修改，基本上都反映了我们党所处的国际国内客观环境的变化对党的建设提出的新要求，反映了我们党在革命、建设和改革历程中所创造的重大理论成果和积累的重要历史经验，反映了我们党根据变化了的形势和任务对党的建设和党的工作所做出的重大战略部署和规定的重要方针、原则。特别是党的十八大通过的党章修正案，对我们党的根本大法作了进一步修改完善，使党章充分体现了马克思主义中国化的最新成果，实现了党章的又一次与时俱进。我们现在学习的党章更加适应新形势新任务对党的工作和党的建设提出的新要求，标志着我们党对中国特色社会主义建设规律和马克思主义执政党建设规律的认识达到一个新的高度。

历次党章的修改，始终贯穿着全心全意为人民服务的根本宗旨，这也是我们党保证长期执政的力量源泉。党只有坚持好自己的根本宗旨，才能永葆先进性，不断提高执政能力，不断积蓄执政资源，不断把事业推向前进。我们每个党员只有坚持好党的根本宗旨，才能在生产、工作、学习和社会生活实践中充分发挥先锋模范带头作用。

（一）学党章总纲，更加明确党的性质、理想和入党誓词

学习贯彻党章，首要的是学好总纲。党章总纲部分共28个自然段，集中规定和阐述了党的性质和宗旨、党的指导思想、党的奋斗目标和历史任务、党在社会主义初级阶段的基本路线和中国特色社会主义事业的基本方针、党的建设的目标任务和基本要求等若干重大问题。它是党章的核心部分，是党的基本政治主张，是党制定各方面方针政策的根本依据。

下面，我与大家再次重温党的性质、党的理想和入党誓词：

一是关于党的性质。党章开篇就明确指出："中国共产党是中国工人阶级的先锋队，同时是中国人民和中华民族的先锋队，是中国特色社会主义事业的领导核心，代表中国先进生产力的发展要求，代表中国先进文化的前进方向，代表中国最广大人民的根本利益。党的最高理想和最终目标是实现共产主义。"这一段话，从党的阶级性和先进性、党的地位和作用、党的根本宗旨、党的最高理想和最终目标4个方面，深刻阐明了我们党的性质。相信每个党员都会很清楚明白我们党的性质，这是我们有别于其他政党的要求。

二是关于党的理想。党章明确规定："党的最高理想和最终目标是实现共产主义。"我们党是完全代表广大人民根本利益的，因此把解放全人类作为党的历史使命，把实现共产主义作为自己的最高理想。只有高举共产主义旗帜，我们党才能代表最广大人民的根本利益，不断推进社会主义生产力的发展，不断推进社会主义国家综合国力的提高，不断推进人民生活的共同富裕。也只有这样，才能调动起广大人民群众的积极性和创造性，满腔热情地投身于建设中国特色社会主义的伟大实践中，为建设和捍卫社会主义，最终实现共产主义社会而奋斗。社会主义制度的发展和完善是一个长期的历史过程，我们党坚持马克思列宁主义的基本原理，走中国人民自愿选择的适合中国国情的道路——中国特色社会主义。中国特色社会主义代表了中国最广大人民的根本利益，符合党心民心，顺应时代潮流，具有强大的吸引力、凝聚力、感召力，是当代中华儿女同心同德、共创伟业的共同理想和政治基础。高举中国特色社会主义伟大旗帜，就能够

在新的历史起点上最大限度地激发广大人民群众的发展热情和创造活力，万众一心，开拓奋进，为夺取全面建成小康社会新胜利、谱写人民美好生活新篇章而努力奋斗。我们学习党章，就必须充分认识到中国共产党人探索这一道路所经过的艰辛历程，全面建成小康社会、加快推进社会主义现代化是我们党在新世纪新阶段的奋斗目标。

三是关于入党誓词。习近平总书记指出，每名共产党员不论担任何种职务，从事何种工作，首先要明白自己是1名在党旗下宣过誓的共产党员，要用入党誓词约束自己。入党誓词不是口号，作为党员必须把誓词刻印在心，时时感悟、处处警醒、事事践行。我们再一次重温入党誓词：我志愿加入中国共产党，拥护党的纲领，遵守党的章程，履行党员义务，执行党的决定，严守党的纪律，保守党的秘密，对党忠诚，积极工作，为共产主义奋斗终身，随时准备为党和人民牺牲一切，永不叛党。共产党员在党旗下宣誓，就是对党做出了郑重承诺。我们要经常对照入党誓词，看看自己是否认真践行了对党的庄严承诺。"言无常信，行无常贞，惟利所在，无所不倾。"很多犯错误的党员领导干部在忏悔录中说，自己对党章不了解、不掌握，直到被组织纪律审查时纪委送来党章，重新学习后才幡然醒悟、追悔不已。因此，我们现在认真学习党章，就要对照入党誓词，认认真真回顾自己人生的过往，直面灵魂深处，深入检视自己还有没有入党宣誓时那一份激情？特别是在人生起起落落中是否依然做到了信念不移、本色不改，在面对诱惑考验时是否坚持做到了头脑清醒、立场坚定，在工作岗位上是否真正做到了履职尽责、无私奉献。我希望我们的每一位党员，都要经常地、反复地牢记着入党誓词，时刻唤醒党员意识，及时纠偏正向，做到时刻牢记党的宗旨，衷心拥护党的纲领，严格遵守党的章程，认真践行入党誓言，坚决执行党的决定，坚定不移地爱党、信党、护党、永远

跟党走。

（二）学党章，党员必须坚持为人民服务的根本宗旨

全心全意为人民服务是中国共产党的灵魂，是中国共产党不断发展壮大，并确保党长期执政的强大力量源泉。人民群众是历史的创造者，是社会进步的不竭动力。人心向背是决定一个政党、一个政权盛衰的根本因素。中国共产党95年的历史证明，人民群众是我们党的力量之源、胜利之基。在任何时候、任何情况下，与人民群众同呼吸共命运的立场不能变，全心全意为人民服务的宗旨不能忘，坚信群众是真正英雄的历史唯物主义观点不能丢。坚持党的根本宗旨，就是把维护、发展、实现好人民群众最根本的利益作为考虑一切问题或全部工作的出发点、落脚点，始终保持党同人民群众的血肉联系，这是我们党最大的政治优势，也是中国共产党95年光辉历史的真实写照，更是我们党战胜各种艰难险阻、永远立于不败之地的力量源泉。我们党之所以能够在旧中国各种政治力量的长期斗争和反复较量中脱颖而出，由建党之初的50多名党员成长为一个有8700多万党员的大党，成为长期执掌全国政权的党，团结带领全国各族人民取得革命和建设事业的伟大成就，一个根本原因就是始终坚持党的根本宗旨，始终保持着同人民群众密切联系，才赢得了最广大人民群众的拥护和支持。

中国共产党自成立的那天起就始终按照这个宗旨制定了党的基本纲领和各时期的政治路线及方针政策，并夺取了社会主义革命和社会主义建设的胜利，赢得了全国各族人民拥护和爱戴，令世人刮目相看，这是坚持党的根本宗旨的结果。全心全意为人民服务，诚心诚意为人民谋利益是我们党同一切剥削阶级政党的根本区别，是共产党员党性修养的根本要求，是学习贯彻邓小平理论、"三个代表"重要思想、科学发展观和学习贯彻习近平总书记系列重要讲话精神的根本出发点、落脚点。强化党章学习，就要让每

个党员和各级党组织必须牢牢记住，始终坚持"全心全意为人民服务"这一党的根本宗旨，不论过去、现在，还是将来，都会给我们带来巨大无比的力量，它将使我们党的理想信念更坚定、思想境界更崇高、执政智慧更超人、执政能力更超强、党的组织更强大、党的作风更纯洁、党的理论更先进、奋斗目标更明确、政治路线更正确、事业成绩更辉煌、民族前途更光明。换一句话，我们党只要坚持根本宗旨，就能永远团结、领导和带领全国各族人民去夺取实现中华民族伟大复兴目标的一个又一个胜利。

（三）学习党章，必须更加时刻密切党和人民群众的血肉联系

为人民服务是党的根本宗旨，以人为本、执政为民是检验党一切执政活动的最高标准。局党组总结提炼的"整体思维、系统运行，三观互动、六位一体，统筹协调、科学发展"的工作理念和运行机制，其中"三观"的核心是人民群众。中医药工作努力的指向就是要符合最广大人民群众的需要。"三观互动"的基础是群众观点，离开人民群众作基础，没有把我们的工作转化成为人民群众服务的成效，我们的工作就没有意义。因此，局各级党组织和党员干部在任何时候任何情况下，一定要与人民群众同呼吸共命运，始终把体现人民群众意志和利益作为我们中医药一切工作的出发点和落脚点，全心全意为人民服务的宗旨不能忘，群众是真正英雄的历史唯物主义观点不能丢，时刻牢记只有服务的义务，而没有索取的权利，只有奉献的义务，而没有享受的权利，不断改进工作作风，做好服务基层、服务群众的每一件小事。经过党的群众路线教育实践活动、"三严三实"专题教育的整改，大部分党员的宗旨意识进一步提升，但也不可否认在我们工作中还确实存在着一些不愿接触基层群众，不善于听取群众意见，对群众反映的问题漠不关心的情况。因此，每个党员特别是党员领导干部都要在以下几个方面作努力。一是堂堂

正正做人。做人为先，做人是一辈子事，要把自己定好位，才能全心全意当好人民的公仆。每个党员要通过学党章，切实解决在现实生活中部分党员干部做了官，但却把做人丢到了脑后，或者为了做官不惜放弃做人的准则。党员领导干部必须始终坚持平等待人，做老百姓的好朋友、好兄弟，始终坚持光明磊落。二是踏踏实实做事。要时刻牢记"群众利益无小事"，关注民生，着力从群众满意的事情做起，从群众不满意的事情改起，及时化解人民内部矛盾和不和谐因素，为群众诚心诚意办实事，尽心竭力解难事，坚持不懈做好事。真正做到权为民所用，情为民所系，利为民所谋。三是清清白白做官。每个党员干部都是组织培养的，要懂得感恩，要尽责尽职地执政为民。在任何时刻、任何情况都要把党的利益、人民的利益放在首位。只要我们按照党章要求，牢记为人民服务的天职，把心思集中在"想干事"上，把责任体现在"敢干事"上，把能力展现在"会干事"上，把目标落实到"干成事"上，就是真正学好党章，践行为人民服务宗旨的体现。

三、坚定理想信念，坚守共产党人精神追求

十八大以来，习近平总书记多次强调指出"坚定理想信念，坚守共产党人精神追求，始终是共产党人安身立命的根本。"我们要结合认真学习贯彻习近平总书记这些重要论述，进一步加深对党章的学习理解，牢固树立党章意识，坚定理想信念，做一名合格的党员。

（一）进一步牢固树立起党章意识

党章是全党必须遵循的总规矩，各级党组织的全部活动中，都要坚持引导广大党员、干部特别是领导干部自觉学习党章、遵守党章、贯彻党章、维护党章，自觉加强党性修养，增强党的意识、宗旨意识、执政意识、大局意识、责任意识，切实做到为党分忧、为国尽责、为民奉献。习近平总书记在第十八届中央纪律检查委员会第二次全体会

议上强调"每一个共产党员特别是领导干部都要牢固树立党章意识，自觉用党章规范自己的一言一行，在任何情况下都要做到政治信仰不变、政治立场不移、政治方向不偏。不论担任何种职务、从事何种工作，首先要明白自己是一名在党旗下宣过誓的共产党员，要用入党誓词约束自己。"要求党员干部有担当意识，遇事不推诿、不退避、不说谎，向组织说真话道实情，勇于承担责任。党员的思想意识、组织纪律、行为规范等如何，直接影响我们党的执政力乃至生命力。如果党员没有党员意识，自由散漫，不执行党的意志，不听党的指挥，就无法增强党的凝聚力、创造力、战斗力，我们党就无法成为中国特色社会主义事业的坚强领导核心。因此，对广大党员和各级党员干部的规范和要求，最根本的就是要有党章意识，始终严格遵守作为"党的根本大法""全党必须遵循的总规矩"的党章。局机关和直属单位要真正把学习党章当作终身的必修课、基础课，当作一种政治责任、一种精神追求，带着信念、带着感情、带着使命、带着问题学，原原本本学、逐字逐句学，在全面、系统、深入上下工夫，确保学出"名堂"、触及灵魂、入脑入心、固化于行，防止走过场和形式主义。以党章为镜，深刻检视反思，校对行为偏差，严格纪律规矩，永葆共产党人的政治本色。

（二）进一步坚守共产党人的理想追求

党性是党员干部立身、立业、立言、立德的基石。一个党员没有认真学好贯彻好党章，就肯定谈不上坚定理想信念，做一名合格的党员。习近平总书记在十八届中共中央政治局第一次集体学习时就明确指出，对马克思主义的信仰，对社会主义和共产主义的信念，是共产党人的政治灵魂，是共产党人经受住任何考验的精神支柱。形象地说，理想信念就是共产党人精神上的"钙"，没有理想信念，理想信念不坚定，精神上就会"缺钙"，就会得"软骨病"。习近平总书记还指出，

党性说到底就是立场问题。我们共产党人特别是领导干部都应该心胸开阔、志存高远，始终心系党、心系人民、心系国家，自觉坚持党性原则。要强化党的意识，牢记自己的第一身份是共产党员，第一职责是为党工作，做到忠诚于组织，任何时候都与党同心同德。局机关和直属单位每一名党员都要牢记，共产党员的根，就是对马克思主义的信仰。特别是在大风大浪、大是大非面前不能含糊，要在党言党、在党忧党、在党为党、在党爱党，理直气壮地为党说话，当战士、不当"绅士"，敢于同诋毁党、不利于党的言行作斗争，努力传播党的声音和正能量。要把坚定正确的理想信念作为自我修养的毕生课题，作为党性锻炼的重要内容，作为改造主观世界的主攻方向，善于把共产主义远大理想与我们振兴发展中医药事业任务结合起来，既要胸怀远大理想，又要脚踏实地；既要目光长远，又要求真务实。要立足本职岗位，围绕中心工作创先争优，贯彻落实党组"三观互动"工作理念，在中医药的医疗、保健、科研、教育、产业、文化和对外交流等各个岗位上做共产主义远大理想的坚定信仰者、中国特色社会主义理论体系的忠实执行者、推动中医药事业振兴发展的自觉实践者、践行"大医精诚"中医药文化核心价值观的积极促进者。

（三）进一步增强"四个意识"

通过"两学一做"，做合格党员，首先要解决的是对党忠诚问题，也就是政治合格问题。政治合格，最根本的是增强政治意识、大局意识、核心意识、看齐意识。这"四个意识"集中体现根本的政治方向、政治立场、政治要求，是检验党员政治素养的试金石。党章党规遵守得好不好，习近平同志系列重要讲话学得好不好，重要的也是看这"四个意识"有没有牢固树立起来。"四个意识"的落脚点是"看齐意识"，要求我们经常主动全面地向以习近平同志为总书记的党中央看齐，向党的理论和路线方针政策看齐，

坚决维护党中央权威、维护党的领导核心，在思想上政治上行动上同党中央保持高度一致，做政治上的明白人。看齐意识强不强，关键看行动，就是要始终做到党中央提倡什么就认真践行什么、党中央禁止什么就坚决反对什么，做到令行禁止。强化问题意识、坚持问题导向，是党的十八大以来全面从严治党的一个鲜明特点、一条成功经验。这次中央第十五巡视组对我局党组开展专项巡视，指出了我们工作中存在着党的领导弱化、党的建设缺失、全面从严治党不力，如基层党组织没有及时换届改选，党员意识淡薄，不及时不按标准缴纳党费、廉政责任风险大，党员干部教育管理监督不严，对直属单位管理不力等。局直属机关党员干部，要特别结合中央第十五巡视组对我局专项巡视反馈的问题整改，继续深入学习贯彻习近平总书记系列重要讲话精神，增强管党治党、全面从严治党的政治责任。要牢固树立"四个意识"，把加强党的领导作为根本目的、加强党的建设作为根本途径、全面从严治党作为根本保障，坚定正确的政治方向，厚植党执政的政治基础，巩固党的执政地位，确保党始终成为中国特色社会主义事业坚强领导核心。要在政治高度上突出坚持党的领导，增强"四个意识"，自觉把一切工作置于党中央集中领导之下，更好地服从服务于中央工作大局。要主动对照"四个全面""四个意识"找差距、摆问题，深入剖析原因，即知即改、立行立改、全面整改。对中央巡视组查找的问题、提出的批评和整改意见，要虚心认领，诚恳接受，绝不回避、绝不遮掩，快改真改、严改实改，不拖延、不敷衍。要把落实整改的过程转化为落实全面从严治党和党风廉政建设主体责任、坚定正确的政治方向的过程，进一步加强和改进党的建设，增强"四个意识"，真正把政治纪律和政治规矩挺起来、严起来，为推动中医药振兴发展提供坚强的政治保障和组织保障。

（四）努力做"四讲四有"的合格党员

"两学一做"是新形势下党的建设的"细胞工程"，目的在于推动全面从严治党要求在基层落地生根，使党的每一个细胞都健康起来、每一个组织都坚强起来。这次中央要求通过开展"两学一做"学习教育，使广大党员做讲政治、有信念，讲规矩、有纪律，讲道德、有品行，讲奉献、有作为的合格党员。这与好干部20字标准、"三严三实""四个铁一般"、忠诚干净担当等要求是内在一致的，是党中央着眼党和国家事业的新发展对党员提出的新要求。"四讲四有"强调的是政治合格、守纪合格、品德合格、履责合格，使党员能够在党爱党、在党言党、在党忧党、在党为党。只有达到这些最基本的标准，才能成为群众中的先进分子，才算得上一名合格的党员。所以说，这次学习教育提出的"做合格党员"这个定位，不是低了。合格不是"及格"，更不是"降格"，而是党员标准的再明确再强调。局机关和直属单位全体党员干部都要以"四讲四有"来衡量自己、检视自己，做出党员样子，用实际行动体现信仰信念的力量。我们必须牢牢记住，并在工作、实践中体现出来。我局作为全国中医药工作的最高行政部门，直属机关有近4000名党员，近200个基层党组织，全面加强局机关党的建设，不断增强各级党组织凝聚力、战斗力，党员干部带头认真贯彻落实中央领导同志的指示精神，带头运用"整体思维、系统运行，三观互动、六位一体，统筹协调、科学发展"的中医药工作方法论和工作机制，不折不扣地落实党组的各项工作要求，发挥好党员模范作用，就能真正发挥我局作为全国中医药系统"司令部"的引领和示范作用。"为有牺牲多壮志，敢教日月换新天。"我们干事业总得做出点牺牲，事业越大、付出越多，需要经常牺牲休息时间、牺牲个人利益，甚至在关键时刻舍弃个人的一切。这是党员领导干部应有的境界和担当。当前中医药振兴发展正迎来天时地利人和的大好时机，广大党员领导干部更要时刻不忘肩上扛着的那份沉甸甸的责任和信任，更要展现"衣带渐宽终不悔，为伊消得人憔悴"的情怀，更要发扬"春蚕到死丝方尽，蜡炬成灰泪始干"的精神，错过了这大好时机，我们就是历史的罪人。各级党委要扛起主体责任，领导干部要以上率下做好示范，基层党支部要履行好直接责任，相关部门要各负其责形成合力。局直属机关广大党员干部作为中医药政策的制定者、执行者和中医药工作的推动者、落实者，要带头坚定自己投身中医药事业、推动事业发展的信心和决心，不断认真学习，增强自觉和自信，积极发挥中医药特色优势，提升能力，加大改革探索力度，推进医改，增强中医药文化的渗透力、影响力，凝练中医药文化核心价值，激励广大医务者弘扬"大医精诚"的优良医德医风，做讲政治、有信念，讲规矩、有纪律，讲道德、有品行，讲奉献、有作为的合格党员。

同志们，学习党章要准确领会和掌握党章的精髓和实质，努力做到真学、真懂、真信、真用，真正把党章的基本观点、基本规定、基本要求内化于心、外化于行。只有学好党章，不断强化遵守意识，才能严格遵守和执行党章规定的各项纪律，认真履行党员的权利和义务，服从党的组织和党的原则，自觉接受党章党纪的规范和监督，才能更加严格地在党章允许的范围内活动，按照党章和党内的各项规定办事，始终将自己置于党章的制约和监督之下。党员领导干部要带头做遵规守纪的表率，始终保持政治上的清醒和坚定，自觉同以习近平同志为总书记的党中央保持高度一致。我相信，局直属机关的党员干部一定能在"两学一做"学习教育中，始终保持共产党员的政治本色，以实际行动彰显共产党员的人格力量，自觉投身到振兴发展中医药事业的伟大实践中。

国家卫生计生委副主任、国家中医药管理局局长王国强在2016年全国中医药工作座谈会上的讲话

（一）在开幕式上的讲话

（2016年8月15日）

在全国卫生与健康大会即将召开之际，我们在"风景独好"的江西召开2016年全国中医药工作座谈会，深入学习贯彻落实习近平总书记关于中医药工作的重要指示精神，盘点对账上半年工作进展，安排部署下半年重点工作。这次会议对于推动2016年的中医药工作取得新进展、新成效，具有十分重要的意义。这次会议之所以选择在江西召开，就是要认真贯彻落实习近平总书记在江西调研时的重要指示精神，学习借鉴江西在发展中医药方面的好做法好经验。对这次会议，江西省委、省政府高度重视，给予了大力支持，谢茹副省长亲自参加并致辞。在此，我代表国家中医药管理局向江西省委、省政府对中医药工作的高度重视与大力支持表示衷心的感谢，向为这次会议筹备付出辛勤汗水的江西卫生计生委、中医药管理局和有关部门表示衷心的感谢！

江西中医药底蕴深厚，是中医药文化的重要发源地之一，是中药材种植加工的重要集中地和重要流通集散地，旴江医学流派和樟帮、建昌帮传承千年，素有"药不到樟树不灵、药不过樟树不齐"的美誉。近年来，江西省委、省政府认真贯彻党中央、国务院关于促进中医药事业发展的精神，高度重视中医药的发展，把中医药放到经济社会发展的全局中谋划和推动，作为全省的支柱产业来培育和打造，出台了加快中医药发展的若干意见，推出了一系列扎实的政策和措施，中医药服务经济社会发展成效显现，中医药服务能力显著提升，中药产业规模位居全国前列，中医药健康服务快速发展，特别是以支持大项目、培育大企业、建设大集群、打造大品牌为核心的生物医药产业发展行动计划如火如荼地推进，正朝着国内领先的中药产品生产供应基地的目标阔步前进。

江西中医药的发展给习近平总书记留下了深刻印象。今年2月3日，习近平总书记在考察江西时百忙之中来到江中药谷，对江西在经济社会发展全局中大力发展中医药的做法给予充分肯定，对中医药工作再一次做出重要指示，强调"中医药是中华民族的瑰宝，一定要保护好、发掘好、发展好、传承好"。这充分体现了习近平总书记对中医药工作的高度重视和关心支持，全系统深受鼓舞、倍感振奋，极大地增强了我们贯彻落实五大发展理念、激发中医药"五种资源"活力、推动中医药振兴发展的信心和决心。

这次会议十分重要，是将习近平总书记关于中医药工作重要指示精神引向深入的贯彻会，是加快落实中医药发展战略规划纲要的动员会，是实施中医药发展"十三五"规划和专项规划的部署会，是振奋精神奋力做好全年工作的鼓劲会。对开好这次会议，我提几点要求：

一要深入学习贯彻习近平总书记的重要指示精神。习近平总书记视察江中时的重要讲话精神是总书记对中医药工作系列重要指示的重要组成部分，对于推动中医药振兴发展具有重大指导意义，是做好中医药工作的根本遵循和行动指南。中医药系统要把学习习近平总书记关于中医药工作的重要指示精神作为当前和今后一段时期最紧要的政治任务，必须完整地、系统地、准确地去把握其精神实质，必须逐字逐句、原原本本地加以学习领会、贯彻落实。我们要把贯彻落实习近平总书记的重要指示精神同贯彻落实中央决策部署结合起来，与学习贯彻习近平总书记系列重要讲话精神结合起来，与贯彻落实中医药发展战略规划纲要结合起来，按照习近平总书记强调的"传承好、发展好、利用好"中医药宝贵财富的要求，用习近平总书记的重要指示精神指导、完善和提升我们的工作思路和具体举措，把习近平总书记的指示精神运用到推动中医药改革发展的实践中，加快实施中医药发展"十三五"规划和专项规划，着力推动中医药发展战略规划纲要落地生根、见到实效，让总书记放心，让人民群众满意。

二要用改革的办法思考谋划本地区中医药振兴发展。思考谋划本地区的中医药工作，关键是要编制一个好的"十三五"规划。再过几天，全国卫生与健康大会就要召开了，这是一次极其重要的会议，以习近平同志为总书记的党中央将对卫生与健康工作进行战略谋划和全面部署。各地要准确把握党中央对卫生与健康工作的发展理念和方针政策，准确把握党中央对中医药工作长远发展谋划的深刻内涵和根本要求，准确把握我局"十三五"规划提出的目标任务和政策举措，准确把握本地区中医药发展的阶段性特征和历史方位，紧密联系中医药发展战略规划纲要在本地区的贯彻实施，以加快中医药振兴发展为主题，以改革创新为主旋律，始终坚持问题导向、目标导向，科学提出本地区"十三五"乃至更长一段时期的战略目标、战略任务和战略

措施。

三要主动对接"十三五"专项规划。这次提交会议讨论的文化建设、人才发展、信息化建设、科技创新和"一带一路"等 5 个专项规划，都是落实中医药发展战略规划纲要和"十三五"规划的重要抓手，局党组已原则同意这 5 个专项规划。这次把这 5 个专项规划提交大会，一方面，是在印发前再次征求大家的意见，使我们的规划更加符合实际，更具有操作性，真正能够落地落实。更重要的一方面，就是要让各地的工作能够与我们的专项规划对接好，对本地区的重点工作进行对表和调校，提前安排好各项工作，做好重大项目、重大工程的对接、谋划和推进，确保全国上下中医药工作形成合力、协调发展。

四要聚焦主题集中精力开好会。这次会议的主题是紧紧围绕学习贯彻习近平总书记系列重要指示精神、围绕贯彻实施中医药发展战略规划纲要来开展深入研讨，以中医药发展"十三五"规划及专项规划为抓手来抓落实。希望大家在发言前，适当做些准备。发言时要紧扣"落实"这个关键词，谈思路、谈举措、谈路径、谈建议，不汇报工作，不讲铺垫的话，不谈无关的事。发言要开门见山，言之有物，讲有用的话、讲实用的话。也希望大家把这次会议特别是观摩考察当成一次学习的机会，启发思路、学习经验、把握精髓、增强自信，切实抓好习近平总书记的重要指示精神、中央的决策部署以及系列中医药发展专项规划的贯彻落实，切实让人民群众从中医药振兴发展中有更大的获得感，为建设健康中国、实现中华民族伟大复兴的中国梦做出新的更大的贡献。

（二） 总结讲话

（2016 年 8 月 16 日）

这次会议是在全面学习贯彻习近平总书记"七一"重要讲话精神之际召开的，主要任务是：贯彻落实习近平总书记关于中医药工作的重要指示精神，总结 2016 年上半年工作，研究部署下半年任务，推动《中医药发展战略规划纲要（2016 ~ 2030 年）》实施，进一步统一思想，振奋精神，确保完成全年既定工作任务，实现"十三五"顺利开局。

这次会议时机关键、安排紧凑、内容重要、富有成效。大家一致认为，这次会议安排在江西很有意义，特别是到江中参观学习，对习近平总书记的重要指示精神有了更深刻的理解，对中医药振兴发展有了更坚定的信心，对继承好、发展好、利用好中医药这一祖先留给我们的宝贵财富有了更大的决心。习近平总书记对中医药工作的重要指示是总书记系列重要讲话精神的重要组成部分，为我们做好中医药工作提供了根本遵循和强大动力。大家还认为，这次会议主题非常重要，会议紧紧围绕贯彻落实习近平总书记的系列重要指示精神，紧紧围绕贯彻落实《规划纲要》等中央重大决策部署，进一步理清了思路、明确了路径、提出了举措。大家总体反映，会议讨论的 5 个专项规划就是抓落实的具体体现，各个专项规划目标明确、指向清晰、举措有力，很好地体现了创新、协调、绿色、开放、共享的发展理念，很好地贯彻了中央领导同志关于中医药工作的重要指示精神，很好地细化实化了《规划纲要》部署的重点目标和任务，是引领"十三五"中医药"六位一体"协调发展、落实《规划纲要》的重要抓手和有力支撑。同时，大家也在分组讨论中提了很多有针对性的意见建议，局机关相关部门要把大家的意见建议吸收和采纳到专项规划中去。大家一致表示，通过调研学习、交流研讨，进一步统一了思想，凝聚了共识，要把习近平总书记系列重要讲话精神特别是对中医药工作的重要指示精神转化为做好中医药工作的强大动力，转化为贯彻落实中央重大决策部署的自觉行动，全力推动中医药振兴发展，为建设健康中国、实现中华民族伟大复兴的中国梦做出更大贡献。

刚才，上海、江苏、浙江、江西、云南、甘肃等 6 省（市）作了主题发言，介绍了做法，交流了经验，大家听了很受启发。下面，我再讲几点意见。

一、关于上半年工作

党中央、国务院对中医药振兴发展高度重视。中央政治局常委会在年初就将出台《中医药法》列入了工作要点。习近平总书记年初在江西调研时强调，中医药是中华民族的瑰宝，一定要保护好、发掘好、发展好、传承好。李克强总理主持召开国务院常务会议，审议通过《中医药发展战略规划纲要（2016 ~ 2030 年）》。刘延东副总理亲自指导、协调和推动中医药振兴发展，帮助解决重大问题，推动重点工作。这些都为我们做好工作指明了方向、提供了遵循。今年以来，在党中央、国务院的坚强领导下，我们以习近平总书记等中央领导同志重要指示精神为统领，紧紧围绕年初确定的各项工作任务，突出重点，精准发力，积极作为，实现了时间过半、任务过半的目标。

第一，加快推进中央重大决策部署落地生根。制定《规划纲要》实施部委分工方案及局机关分工方案，组织编写《中医药发展战略规划纲要问答》。把推动在相关规划中体现中医药内容及编制专项规划作为落实中央重大决策部署的重要抓手，推动《国民经济和社会发展第十三个五年规划纲要》专节部署"促进中医药传承与发展"任务，深度参与健康中国 2030 规划纲要、"十三五"医改规划、卫生与健康"十三五"规划等国家重点专项规划编制，《中医药发展"十三五"规划（2016～2020 年）》印发实施，文化建设、人才发展、信息化建设、科技创新和"一带一路"等专项规划编制基本完成，初步形成了定位清晰、相互衔接、有机统一支撑《规划纲要》落地的规划体系。

第二，深化医改中医药工作纵深推进。推动在深化医药卫生体制改革 2016 年重点工作任务中同步部署深化医改中医药工作重点任务。贯彻《全国医疗卫生服务体系规划纲要（2015～2020 年）》，在 2016 年卫生项目中央投资计划中实施县级中医医院项目，支持 247 所中医医院建设，争取中央投资 68.6 亿元。会同国家卫生计生委开展深化医改督查，推动各地落实公立医院综合改革中医药政策。加强对新增综合医改试点省中医药改革工作的指导，督促完善试点方案，体现中医药改革特点和内容。明确社会办中医任务要求，组织论证完善试点方案。制订基层中医药服务能力提升工程"十三五"行动计划方案。推进中医诊疗模式创新，确定第二批 21 个试点单位。推进高血压、糖尿病分级诊疗服务试点，制订冠心病、慢阻肺等 6 个病种分级诊疗中医技术方案。

第三，中医药健康服务发展步伐加快。按照国务院办公厅统一部署，全面启动《中医药健康服务发展规划（2015～2020 年）》落实情况专项督查工作，促进有关部委和各地协同推动中医药健康服务发展。印发《关于促进中医养生保健服务发展的指导意见》和《中医师在养生保健机构提供保健咨询和调理等服务的暂行规定》，制定推进中医药健康养老服务发展的实施意见，启动中医药健康旅游示范区（基地、项目）创建工作。

第四，中医药科技创新大力推进。贯彻落实全国科技创新大会精神，印发《关于加强中医理论传承创新的若干意见》，召开国家中医临床研究基地建设工作会议，持续深化中医药基础、临床与中药重大科学研究，加强中医药科技创新平台和基地建设。推进中药标准化项目建设，切实提高中药产品质量，提升中药产业核心竞争力。深入推进中药资源普查试点工作，深化中药资源动态监测体系建设。

第五，中医药人才队伍建设得到加强。贯彻落实中共中央《关于深化人才发展体制机制改革的意见》，印发《局党组关于进一步加强中医药人才工作的意见》，制订中医药传承与创新"百千万"人才工程实施方案，举办第四期中医医院职业化管理高级研修班，做好第五批全国老中医药专家学术经验继承、第三批全国优秀中医临床人才研修项目等人才培养专项结业考核工作。全面实施卓越医生（中医）教育培养计划，推进中医住院医师规范化培训，实施与江西、西藏、云南、贵州共建中医药（藏医）院校工作。

第六，中医药文化建设深入推进。发布首次完成的覆盖全国的中医健康素养普及率随机抽样调查结果，制订"中医中药中国行——中医药健康文化推进行动"实施方案，完成 17 家中医药文化宣传教育基地评估验收。积极发挥官方科普微信、政府网站、手机 APP 等新媒体优势，广泛传播中医药权威声音。鼓励引导推出了以《大国医》《本草中国》为代表的纪录片，深入挖掘中医药的文化资源。

第七，中医药海外发展不断提速。推动中医药纳入第八轮中美战略与经济对话框架下经济对话成果，加快中医药"一带一路"建设，继续实施中医药国际专项，在沿线国家建设了 10 个海外中医药中心，中医药展成功亮相第二届中国-中东欧国家卫生部长论坛，中医药国际化分论坛再次"发声"博鳌论坛，海峡两岸暨香港、澳门中医药交流合作持续深化，中医药服务贸易纳入国家服务贸易发展规划，成为国家推动服务贸易发展的一项主要任务。

第八，中医药法治建设不断推进。配合全国人大法工委完成《中医药法（草案）》征求意见工作，立法进程明显提速。全面开展行政法规、部门规章和规范性文件清理，推进依法行政。推进国家标准、团体标准制修订工作。印发《关于加强中医药监督管理工作的意见》，会同有关部门联合开展集中整治"号贩子"和"网络医托"专项行动。

第九，全面从严治党取得新的成效。积极主动配合中央巡视组开展专项巡视工作，把巡视整改作为重大政治任务紧紧抓在手上，制订方案、明确分工、压实责任，推动整改工作往深处抓、向实处落，解决问题、倒逼改革、促进发展。同时，深入开展"两学一做"学习教育，领导示范带头，精心组织实施，创新学习载体，强化培训督导，推动党内教育向广大党员拓展、向经常性教育延伸。我们以巡视整改和学习教育为契机，推动全面从严治党取得了新成效。

上半年，各地认真贯彻中央重大决策部署，因地制宜，立足实际，创新工作举措，奋力攻坚克难，取得了积极的成效。有以下几个突出特点：一是抓规划。各地在本地区的国民经济和社会发展第十三个五年规划中都对中医药做出专门部署，明确了未来五年中医药发展的重点任务；多数省份基本完成了中医药发展"十三五"规划的编制，我们了解到有的省还将以省政府的名义印发实施。二是抓落实。各地加快制订本地区贯彻落实《规划纲要》的具体实施方案，比如江西出台了《关于加快中医药发展的若干意见》，河北出台了贯彻《规划纲要》实施方案。三是抓改革。各地积极探索，大胆实践，在参与分级诊疗制度建设、中医优势病种收费方式改革、中医医师多点执业、推进社会办中医等方面推出了一批有分量的改革举措。四是抓联动。江西、海南与国家中医药管理局签了战略合作协议，构建了局省联动、上下协调的工作机制。四川与海南签署战略合作协议，创新省际协同发展的新模式。

这些成绩的取得，得益于党中央、国务院的坚强领导和国家卫生计生委的有力指导，得益于中央推动中医药振兴发展各种政策叠加效应的不断释放，得益于全系统广大干部职工狠抓落实、不懈奋斗的工作热情和干劲，凝聚着大家的智慧和汗水。在此，我代表国家中医药管理局向大家表示诚挚的感谢和由衷的敬意！

二、关于下半年工作

下半年工作依然繁重，但越是任务繁重，越要统一思想和行动。总的要求是：深入贯彻党的十八大精神和十八届三中、四中、五中全会精神，深入贯彻习近平总书记系列重要讲话精神，深入贯彻习近平总书记等中央领导同志对中医药工作的重要指示精神，深入贯彻全国卫生与健康大会精神，切实把思想和行动统一到中央对中医药发展形势的科学判断和决策部署上来，以贯彻实施《规划纲要》为主线，以继承好、发展好、利用好中医药为根本，以巡视整改为动力，以实施中医药发展"十三五"规划和专项规划为重点，统筹推进各项工作，努力实现全年既定的目标任务。

第一，全力抓好全国卫生与健康大会精神的贯彻落实。再过几天，中央就要召开新世纪以来的第一次全国卫生与健康大会，全面部署推进健康中国建设。这将为在新的历史起点上推进中医药振兴发展指明方向、明确任务。我们要牢牢把握大好机遇，勇于承担历史使命，深入学习领会，把大会的精神充分体现到规划制订和工作部署之中，确保中央对中医药工作的决策部署落地落实。

第二，全力抓好《规划纲要》的实施。《规划纲要》反映了党中央、国务院对未来15年中医药改革发展的总体考虑，体现了国家意志，回应了群众关切，是一份具有重大战略意义的指导性文件。贯彻落实《规划纲要》，当前就是要抓好《中医药发展"十三五"规划》的实施，

这也是当前和今后一个时期中医药系统的主要工作。要协调国务院办公厅等相关部门，尽快召开国务院中医药工作部际联席会议，明确任务分工，落实工作责任，启动项目实施，完善配套政策。同时，抓好局一揽子规划的出台实施，加快出台中医药文化建设、人才发展、信息化建设、科技创新和"一带一路"等专项规划，形成支撑《规划纲要》落地的规划体系。各地要根据国务院要求，按照我局部署，迅速行动，积极协调，抓紧制订贯彻落实《规划纲要》的具体实施方案，确保年内出台本地区的实施方案，健全完善本地区中医药发展统筹协调机制和工作机制。同时，各地要把"十三五"规划和专项规划部署的重大项目、重大工程、重大政策以及确定的主要目标纳入本地区的相关规划和年度计划，转化为抓工作促落实的实际举措，确保"十三五"规划和各个专项规划落地有声。目前，我局联合国家发展改革委、国家卫生计生委启动了中医药传承与创新工程计划，"十三五"时期全力提升中医院传承创新能力和中医药科研院所科研创新能力，请各地认真准备，按照有关要求，及时做好项目建设单位遴选和推荐工作。

第三，全力抓好《中医药法》出台的相关工作。出台《中医药法》，中央高度重视，系统翘首以待，社会热切期盼。继续审议《中医药法》已列入全国人大常委会2016年立法工作计划。7月26日，全国人大法律委员会审议了《中医药法（草案）》，听取有关方面意见建议，为8月底提交全国人大常委会继续审议《中医药法》做好相关准备。要全力配合全国人大有关部门，做好《中医药法》的审议工作。同时，及早谋划，提前部署，配合有关部门做好《中医药法》的宣传、释义工作，做好相关配套制度的制定工作。

第四，全力抓好深化医改中医药工作。深化医改中医药工作是深化中医药改革的主战场，各项改革要向增进人民群众健康福祉聚焦、

向解决突出问题和完善制度机制发力。今年国务院又增加了7个综合医改试点省，旨在强化医疗、医保、医药"三医联动"，整体配套推进医改试点，充分发挥各项改革政策的叠加效应。一方面要完善局领导联系综合医改试点省中医药改革工作制度，强化统筹协调，加强督促指导，为深化医改中医药工作向系统配套、全面推进积累经验；另一方面作为新增综合医改试点省的陕西、湖南、宁夏、重庆、上海、四川、浙江7省（区、市）中医药管理部门要切实担起改革重任，守土有责、守土尽责，加强沟通、密切配合，把我们好不容易争取来的好政策、好机制，一着不让地体现到本地区的深化医改中，决不能让深化医改中医药工作在本地区的综合改革中落伍和掉队，削弱中医药的特色和优势。7月份，国家卫生计生委在卫生计生政策专题研讨班上对下半年深化医改工作做出部署，强调要确保"五个落地"，即确保100个新增城市公立医院改革试点落地、确保家庭医生签约服务制度落地、确保药品购销领域"两票制"落地、确保城乡医保整合和异地结算任务落地、确保儿童医疗卫生服务改革发展政策落地。中医药要积极参与、深度融入、同步推进，特别是要把加快推进"五个落地"中已经明确的中医药改革政策落地见效，让人民群众有更多的中医药获得感。要加快推进公立中医医院综合改革，细化落实对中医医院投入倾斜政策，制定实施差别化的价格调整、绩效考核等政策，建立维护公益性、突出中医药特色优势的公立中医医院运行新机制。要尽快启动实施基层中医药服务能力提升工程"十三五"行动计划。各地也要及早谋划本地区的基层中医药服务能力提升工程"十三五"行动计划，抓好与"十二五"提升工程的无缝衔接。"十二五"提升工程重在扩点布局、筑基搭架，"十三五"行动计划则重在强化内涵、提质提效，是"十二五"提升工程的升级版。各地要巩固"十二五"时期积累的好经验、好做

法，按照夯实基础、补齐短板、注重内涵、提升质量的要求，筑牢基层中医药服务网底。同时，各地要注重总结推广改革经验，把好的经验及时上升为制度和政策，厚植中医药在深化医改中的特色和优势。

第五，全力抓好中医药健康服务发展。发展中医药健康服务关键要处理好市场"无形之手"与政府"有形之手"的关系，充分发挥市场在资源配置中的决定性作用，充分调动社会力量参与，加快市场培育，发展新兴业态，促进融合发展，扩大中医药健康服务供给。要加快制定中医药健康养老的指导意见，创建一批中医药健康旅游示范区，开展中医养生保健基地建设，创新服务模式，发展新业态、培育新动力、释放新供给。中医药健康服务专项规划落实情况已列入今年国务院办公厅的督查计划，要求务必于10月底完成专项督查并将落实情况报送国务院办公厅。各地要早作准备，并以此为契机争取党委、政府支持，加快推进本地区中医药健康服务发展。

第六，全力抓好中医药科技创新。要把科技创新摆在发展全局的核心位置，把中医药振兴发展的基点放在创新上，加快完善中医药科技创新体系，推进中医药创新驱动发展。要深化国家中医临床研究基地建设，做好验收工作，再遴选和布局一批国家中医临床研究基地，推进中医药国家实验室建设，打造支撑中医药科技创新的高水平平台。主动协调争取，确保"十三五"国家科技计划对中医药研究的支持。要创新中医药科技体制机制，改革中医药科技评审评估和成果评价制度，推行第三方评估，加快中医药科研管理专业机构建设。建立中医药传统知识保护制度，推进中医药科技成果转化。积极协调屠呦呦研究员申报国家最高科学技术奖。要强化中医药产品的质量意识，新兴产业重大工程包中药标准化项目已经国家发展改革委批准实施，核心就是建立中成药大品种和临床常用中药饮片的全过程质量控

制标准和产品标准。我们要按照习近平总书记的指示要求，把质量摆在首位，通过标准规范的建立，让老百姓吃上安全药、放心药。同时，发挥好财政资金"四两拨千斤"的作用，撬动中药产业创新发展，推动中药企业转型升级。还要加强与相关部门的沟通协调，尽快启动第四次全国中药资源普查，全面了解中药材的发展变化情况，把这一关系国计民生的战略性资源保护好、利用好。

第七，全力抓好中医药人才队伍建设。国务院领导同志对中医药人才队伍建设高度重视。近日，李克强总理、张高丽副总理、刘延东副总理分别做出重要批示。刘延东副总理在批示中指出，路老心系中医药事业发展，所提建议值得重视。请中医药管理局、卫生计生委商财政部认真贯彻党中央、国务院促进中医药发展的决策部署，加强统筹谋划、政策衔接和项目论证，加大中医药高层次人才培养力度，创新培养方式，为中医药传承创新提供人才支撑。我们要认真贯彻中共中央《关于深化人才发展体制机制改革的意见》，落实好国务院领导同志对加强中医药人才队伍建设的重要批示精神，加快实施中医药传承与创新"百千万"人才工程，在精准培养、开发和扶持中医药高层次人才上求突破，创新人才工作机制，创新工作方式方法，造就百名领军人才、培养千名优秀人才和万名骨干人才，通过打造高层次人才高地来打造中医药发展高地。要抓好新中国中医药高等教育60年系列工作，全面总结中医药高等教育的经验，统筹谋划中医药高等教育工作。深入推进中医药教育综合改革，深化省局共建院校工作，培养更多的中医药合格人才、创新人才。要充分发挥榜样的示范引领作用，评选表彰中医药高等学校教学名师，启动第三届"国医大师"和首届"全国名中医"评选工作，开展第六批全国老中医药专家学术经验继承、第四批全国优秀中医临床人才研修项目，新增建设一批全国名老中医

药专家传承工作室。加强中医住院医师规范化培训制度建设，做好中医住院医师规范化培训基地评估工作。要加快推进以基层名老中医药专家传承工作室建设及中医全科医生、助理全科医生培养为重点的基层中医药人才队伍建设。

第八，全力抓好中医药海外发展。习近平总书记多次强调，要推动中医药走向世界；在会见国外政要时多次指出，要加强在传统医药领域的互利合作。要贯彻落实开放发展的理念，推动政府间中医药合作协议的深化、细化和实化，立足不同国情，尊重各国传统，搭建政府间务实合作、友好往来平台，把中医药这一民心互通、人文交流的靓丽名片发展好、利用好，讲好中医故事、传播中国声音。要加快推进在"一带一路"沿线国家布局海外中医药中心，创新中医药海外发展新机制、新模式，深化中医药领域互利合作，携手打造中医药健康服务的"一带一路"，让中医药为维护和增进人类健康做出更大贡献。各地要发挥主动性和积极性，深度参与本地区"一带一路"战略，立足本地区资源禀赋，推动中医药"走出去"，奏响中医药海外发展的大合唱。

第九，全力抓好中医药文化建设。前一段时间热播的《本草中国》证明，我们只有坚持古为今用，努力实现优秀中医药文化的创造性转化、创新性发展，即便跨越时空，也会历久弥新，受到人民群众的认可与喜爱，进一步增强了我们的文化自信。要深入开展"中医中药中国行——中医药健康文化推进行动"，深入挖掘中医药健康文化的内涵，构建中医药健康文化传播体系，建设中医药健康文化体验中心，使之与现代的健康理念相融相通，形成具有中国特色的健康文化，共同服务于提高人民群众健康素质的时代任务，推进健康中国建设。

三、推动全年重点工作落到实处

做好下半年工作，关键是狠抓

落实。面对依然艰巨繁重的任务，各地要全面贯彻落实中央的决策部署，进一步增强政治意识、核心意识、大局意识和看齐意识，采取更加有力、更加有效、聚焦"靶心"的措施，确保各项工作有部署、有检查、有落实、有实效。

第一，抢抓机遇抓落实。习近平总书记指出，中医药振兴发展迎来了天时、地利、人和的大好时机。近2年，国务院密集出台了一系列促进中医药振兴发展的政策。实践表明，中医药正处于可以大有作为的重要战略机遇期。如何把国务院的这些政策形成叠加效应、释放发展活力，如何抓住机遇、顺势而为、乘势而上，是摆在我们面前的一项必须回答好、实践好的重要命题。各地要深刻认识肩负的使命和责任，正确分析形势，善于把握大势，敏于研判形势，精于谋划大事，找准工作的着力点和切入点，推动各项工作不断有所创新、有所发展、有所突破，努力在新的起跑线上不断开创新的局面。

第二，解决问题抓落实。解决问题有"窗口期"，抓不住最佳时机，就会使小问题变成大问题，使容易的问题拖成难办的问题。各地要认真盘点对账上半年的工作进展，要强化问题意识、问题导向，研究新情况、解决新问题、提出新思路，对准瓶颈和短板，精准发力、综合施策，达到序时进度的要进一步提高工作质量，没有达到序时进度的要抓紧补回来，努力在提升中医药服务能力、推进中医药协调发展、增进人民健康福祉上取得突破。

第三，创新机制抓落实。贯彻会议精神，落实决策部署，必须全面准确、不折不扣，不能跑偏走样，不能选择性执行、象征性落实。要以改革的思路和创新的办法，建立一套符合本地区实际、切实可行的抓落实的工作机制。要通过深化改革，紧紧聚焦继承好、发展好、利用好中医药这一目标，对那些不利于落实的机制要立即调整、坚决纠正，加快构建有利于推动中医药振兴发展的新机制。要尊重基层首创，鼓励基层大胆探索、创新突破，从基层的生动实践中寻求加快中医药振兴发展的门道新路，把点上的成功做法变成推动面上工作的政策制度，不断激发和释放中医药"五种资源"的潜力与活力。这里，我就中央转移支付中医药项目的安排作一说明和提些要求。今年国家中医药管理局在安排中央转移支付资金方面全部采用"因素法"分配，主要目的是强调发挥地方作用，强化我局对各地项目实施的监督检查，是中央财政与地方财政合力推动中医药发展的创新工作机制，是一项全新的工作。今年，我局在资金安排上，重点用于开展中医药传承与人才培养、促进中医药服务能力提升和加强中医药特色技术支持3大类共16项工作。各地要根据立足本地区实际，制订具体实施方案，合理确定项目目标、考核指标、项目范围、资金使用等，并填报《中央对地方专项转移支付区域绩效目标申报书》，与实施方案一并报我局审核备案。各地要加强资金管理，加快预算执行，强化监督检查，原则上每年上半年完成对上年度项目资金的绩效评价工作，确保资金使用安全。在确保完成各项工作的情况下，各地可以在项目范围内合理调配使用资金。我局将制定绩效考核指标体系，每年开展一次全国性的绩效考核，考核结果与下年度中央财政补助资金安排挂钩。

第四，从严从实抓落实。习近平总书记指出，求真务实是最基本的要求，是谋实招、讲实话、办实事、求实效，而不是搞忽悠、搞假把式、作秀。要继续巩固中央巡视整改成果，大力加强作风建设。要从习近平总书记系列重要讲话精神和"两学一做"学习教育中汲取干事创业、担当负责、奋发有为的精神营养，带头讲政治、懂规矩、守纪律、顾大局，把全部心思和精力都用到工作上，敢于担当、善于担当、体现担当，以"钉钉子精神"抓好每一项工作，确保件件有着落、事事有回音、桩桩有实效。

第五，督促检查抓落实。一定意义上讲，没有督促就没有落实，没有检查就没有深化。现在各地的任务都很重，事情都很多，抓不紧、抓不实就会发生"注意力转移"。要强化督查工作，强化绩效考核，建立健全督查机制，更好地发挥督查在打通关节、疏通堵点、推动落实、提高成效中的作用，倒逼责任落实，倒逼任务落实，绝不能让各项工作部署"打水漂""空转圈"。

同志们，做好下半年工作，任务艰巨，责任重大。让我们紧密团结在以习近平同志为总书记的党中央周围，提振精神，开拓进取，攻坚克难，加快推动中医药振兴发展，为建设健康中国、实现中国梦做出新的更大的贡献！

国家卫生计生委副主任、国家中医药管理局局长王国强在江中集团调研时的讲话

（2016 年 8 月 15 日）

今天，我们出席全国中医药工作座谈会的全体代表来到江中，沿着习近平总书记视察江中集团所走过的路线，亲身感受江中集团发展的历程。特别是逐字逐句、学习领会总书记在江中集团视察时发表的重要讲话，我觉得具有十分重要的意义。这是中医药系统深入学习习近平总书记系列重要讲话特别是对中医药工作重要指示精神的具体行动，也是中医药系统深入开展"两学一做"学习教育的重要内容。我们要把学习习近平总书记在江中视察时的重要讲话与总书记在中国中医科学院成立 60 周年之际发来的贺信、与总书记对中医药工作的系列重要讲话紧密结合起来，深刻领会、贯彻落实，一步一个脚印把总书记对中医药描绘的美好蓝图变为现实。

我们今天走进江中，实地感受江中创新发展的氛围，参观江中致力于发展中医药产业的成就，看到了一大批老百姓能够用得上、用得好的中医药健康产品，给我们留下了深刻的印象。

刚才听了虹光同志和红宁同志的情况介绍，对江中的发展历程、对江西中医药大学推进产学研协同创新有了更加深刻的认识，这些经验和做法值得推广和借鉴。

下面，我重点围绕学习贯彻习近平总书记重要指示精神，加快推动中医药创新驱动发展，讲几点意见。

一要深入学习习近平总书记重要指示精神。今年 2 月，习近平总书记调研江中集团并发表重要讲话，这是中医药发展史上具有里程碑意义的又一件大事，充分体现了党中央对中医药的关心和重视，使我们受到巨大的鼓舞和激励，也使全社会对中医药的认知程度得到了更大的提高。总书记的重要讲话，高瞻远瞩、内涵丰富，深刻精辟、语重心长，既充分肯定了江中多年来取得的成绩，又为中医药振兴发展指明方向、提出要求，对于我们做好当前工作，对于我们谋划"十三五"发展，对于中医药未来更长时期的发展，都具有重大的指导意义。对总书记的这些重要指示，我们也多次进行学习，但每学一次，都有新的认识和新的收获。这次我们来江中实地学习，感受更加亲切，感觉更加强烈，大家一致表示要逐字逐句学习、原原本本贯彻。中医药系统要把总书记对中医药的亲切关怀和最新要求传达到每一个干部职工，把总书记的殷切期望和谆谆嘱托体现到中医药工作的方方面面，使讲话精神内化于心、外化于行，成为中医药工作的根本遵循和行动指南。我们要把习近平总书记系列重要讲话精神特别是关于中医药工作的重要指示精神，运用到推动中医药振兴发展的具体实践中，一步一个脚印把总书记的要求变为现实，使重要指示精神在中医药系统落地生根、开花结果，让人民群众对中医药服务有更多更好的获得感和满意度。

二要加快推动中医药创新驱动发展。党的十八大以来，以习近平同志为总书记的党中央，全面审视国内外发展大势，深入实施创新驱动发展战略，确立创新发展理念，对科技创新的重视程度、推进速度、改革力度前所未有，开辟了我国创新发展的新境界。这次总书记在江中调研，谈得最多、强调的最多的依然是创新。前不久刚刚印发的《"十三五"国家科技创新规划》，对中医药现代化做出部署。我们要按照总书记的要求，贯彻落实中央的决策部署，加快推进中医药科技体制机制改革，完善中医药科技创新体系，改革中医药科技评价机制、奖励机制和成果转化机制，聚焦人类健康需求，在重大新药创制、重大传染病防治等重点领域实现突破，把中医药这一最具原创优势的科技资源的活力充分释放出来。同时，也要着眼于人民群众渴望全生命周期享受中医药健康服务的需求，实施创新驱动，让中医药在继承中不断创新，在创新中服务人民。我们要开发更多的中医药健康服务技术和产品，"飞入寻常百姓家"，让人民群众享受到优质、高效、安全、便捷的中医药健康服务。

三要实施好国家中药标准化项目。总书记对药品的质量十分关心，把药品质量摆在与提供基本医疗服务同等重要的位置来对待。我们要贯彻落实总书记的要求，把正在实施的中药资源普查试点工作推进好落实好，把正在推进的国家中药标准化项目组织好实施好，确保中药资源的可持续利用，系统建立起临床常用的中药饮片和大品种中成药的标准规范，实现从源头到加工、从生产到成型全过程质量控制，让老百姓吃上放心药、安全药。

四要打造中医药领军人才。发展中医药，关键靠人才。总书记强调，创新又要靠人才，培养人才、留住人才、激励人才，为人才创新提供好的环境。我们要认真贯彻中央《关于深化人才发展体制机制改革的意见》，落实好国务院领导同志对加强中医药人才队伍建设的重要批示，把人才特别是领军人才队伍建设摆在更加突出的位置，实施好中医药传承与创新"百千万"人才

工程，创新中医药人才工作方式方法，按照中医药人才的成长规律发现人、培养人、打造人，打好人才政策支持的"组合拳"，通过打造中医药人才高地加快推动中医药振兴发展。

最后，衷心希望江中集团深入贯彻习近平总书记的重要讲话精神，进一步增强思想自觉和行动自觉，全面领会讲话精神实质，紧密结合企业实际，制订推进计划，找准切入点、着力点，抓住关键和要害，

往实处落、往深处抓，以创新为动力、以质量为主线、以人民需要为导向，充分发挥和放大优势，把企业建的更强、做得更大，使各项工作都能走在前、作示范。祝愿江中越办越好！

深入学习领会习近平总书记系列重要讲话精神 进一步推动中医药事业振兴发展

——国家卫生计生委副主任，国家中医药管理局党组书记、局长王国强 在"两学一做"学习教育"学系列讲话"党课中的讲话（摘要）

（2016 年 10 月 21 日）

党的十八大以来，习近平总书记以非凡的理论勇气、高超的政治智慧、坚韧不拔的历史担当精神，把握时代大趋势，回答实践新要求，顺应人民新期待，围绕治国理政的实践发表系列重要讲话，深刻回答了新形势下党和国家事业发展的一系列重大理论和现实问题，提出了富有创见的一系列新理念新思想新战略，进一步丰富和发展了党的科学理论。

今年 4 月份，中宣部、中组部联合发出关于认真组织学习《习近平总书记系列重要讲话读本（2016年版）》（以下简称《读本》）的通知。指出学习好贯彻好习近平总书记系列重要讲话精神，是全党的一项重大政治任务。《读本》分 16 个专题，全面准确阐述了习近平总书记系列重要讲话的重大意义、科学内涵、基本观点、精神实质和实践要求，阐述了党中央治国理政的新理念新思想新战略，是广大党员、干部、群众学习讲话精神的重要辅助材料。我们在认真学习习近平总书记系列重要讲话原文原著的同时，要组织好《读本》的学习，切实用讲话精神武装头脑、指导实践、推动工作。

根据党组工作安排，我就深入学习领会习近平总书记系列重要讲

话精神做一次党课辅导，也是与大家交流学习体会。

一、深刻认识学习贯彻习近平总书记系列重要讲话精神的重大意义

习近平总书记系列重要讲话是中国特色社会主义理论体系最新成果，是马克思主义中国化最新成果，是指导具有许多新的历史特点的伟大斗争的鲜活的马克思主义，为我们在新的历史起点上实现"两个一百年"奋斗目标、实现中华民族伟大复兴的中国梦提供了基本遵循和强大思想武器。

（一）学习贯彻习近平总书记系列重要讲话是统一思想认识的必然要求。我们党历来重视学习、善于学习，依靠学习走到今天，也必然要依靠学习走向未来。目前，我们正在进行具有新的历史特点的伟大斗争，开启了决胜全面建成小康社会的新征程，形势环境变化之快、改革发展稳定任务之重、矛盾风险挑战之多、对我们党治国理政考验之大都前所未有。面对新的情况、新的任务、新的伟大斗争，我们党在习近平总书记系列重要讲话有力指引下，举旗亮剑、谋篇布局、攻坚克难、强基固本，带领人民开辟了治国理政新境界，开创了中国特色社会主义事业新局面。理论创新

和实践创新深度互动、相互促进，成为十八大以来党和国家事业发展的一个鲜明特征。可以说，我们要攻坚克难、赢得优势、不断取得新的胜利，就要认真学习马列主义、毛泽东思想，学习中国特色社会主义理论体系，特别是学好习近平总书记系列重要讲话这个中国鲜活的马克思主义。只有这样，才能坚定全党全国人民主心骨、牢牢把握正确前进方向，才能更好凝聚思想共识。因此，认真学习、深刻领会习近平总书记系列重要讲话精神，对于统一认识，坚定信念，攻坚克难，继续前进，有着深远的历史意义和现实意义。

（二）学习贯彻习近平总书记系列重要讲话是提升素质能力的必然要求。习近平总书记系列重要讲话是一个全面系统的科学理论体系，集中反映了时代和实践对党和国家事业发展的新要求，贯穿着强烈的问题意识和实践导向，既直面现实当中的突出矛盾，又着眼事关长远的战略性课题，可以说，系列重要讲话是指导中国发展的最新"百科全书"。但真正掌握党的创新理论、指导好实践发展，是一个持续推进、不断深化的过程。我们强调党员领导干部增强"四个意识"，在思想上、政治上、行动上同习近平同志

为总书记的党中央保持高度一致，重要的也是要把党的理论创新成果学习好、贯彻好，不断提升素质。各级党员领导干部要克服政治理论学习"碎片化"现象，防止学习简单化、片面化，不能满足于学习理论停留在表面、满足于读过或看过，更不能敷衍应付学习，没有把自己摆进去的学习，甚至断章取义地学习，而是要深刻认识学习系列重要讲话的政治意义、理论意义和实践意义，自觉主动地学、深入系统研读，提高发现问题、分析问题、解决问题的能力，提高开拓创新、攻坚克难、化解矛盾的能力。只有这样，才能确保各级党员领导干部通过加强学习，经得起深化改革的各种考验，担负起带领全国人民继续走中国特色社会主义道路的历史重任，在解决改革发展稳定的重大问题、人民群众反映强烈的突出问题、党的建设面临的紧迫问题上取得新的突破。

（三）学习贯彻习近平总书记系列重要讲话是推动事业发展的必然要求。党的十八大以来，以习近平同志为总书记的党中央接过历史的接力棒，带领全党全国各族人民朝着实现"两个一百年"奋斗目标、实现中华民族伟大复兴的中国梦奋勇前进，取得了举世瞩目的巨大成就。站在新的历史起点，如何顺利继续推进伟大事业，担负起历史赋予的重大责任，关键是把全党的思想武装好统一好。习近平总书记系列重要讲话，作为中国特色社会主义理论体系最新成果，是新的历史条件下我们党治国理政的行动纲领，是我们凝聚力量、攻坚克难的强大思想武器，是实现"两个一百年"奋斗目标、实现中华民族伟大复兴的中国梦的行动指南，只有切实把思想和行动统一到讲话精神上来，切实增强政治意识、大局意识、核心意识、看齐意识，真正在深层次上提高思想理论水平和政治政策水平，才能确保广大党员干部的理想信念进一步坚定，思想认识进一步统一，理论水平进一步提升，政治责任进一步明确，大局意识进一步

增强，工作作风进一步转变，精神品格进一步纯洁，切实把讲话精神贯彻落实到现代化建设各个领域，体现到党的建设各个方面，转化为武装头脑、指导实践、推动工作的强大正能量，推进我们伟大事业的前进。

二、深刻领会、准确把握习近平总书记系列重要讲话精神的精髓

中组部在印发《关于"两学一做"学习安排的具体方案》通知中，对全体党员、处级党员领导干部学习党章党规、学习习近平总书记系列重要讲话精神的内容要求和方式方法做出来了安排。结合局党组印发的"两学一做"学习教育实施方案，要求局直属机关党员同志要学习领会习近平总书记对中医药工作指示精神，增强自信心，振兴发展中医药事业。

（一）深刻领会习近平总书记系列重要讲话的核心内容。在"两学一做"学习教育中，我们强调对普通党员的要求：学党章党规要通读熟读党章，通读熟读廉洁自律准则、纪律处分条例和党员权利保障条例，深入领会党的性质、宗旨、指导思想、奋斗目标、组织原则、优良作风，领会党员的条件和义务、权利、行为规范，进一步明确做合格党员的标准。学习近平总书记系列讲话主要是把握好"三个基本"，即学习领会习近平总书记系列重要讲话的基本精神，学习领会党中央治国理政新理念、新思想、新战略的基本内容，理解掌握增强党性修养、践行宗旨观念、涵养道德品格等基本要求，统一思想、提高认识。

1. 深刻把握坚持和发展中国特色社会主义这个主题，不断增强道路自信、理论自信、制度自信、文化自信。

2. 深刻把握实现中华民族伟大复兴的中国梦这个目标追求，万众一心为国家富强、民族振兴、人民幸福而奋斗。

3. 深刻把握"四个全面"战略布局，明确党在新的历史条件下治国理政总方略。

4. 深刻把握创新、协调、绿色、

开放、共享的发展理念，坚持以新发展理念引领经济发展新常态。

5. 深刻把握全面深化改革的重大部署，进一步激发社会的发展动力和创造活力。

6. 深刻把握全面依法治国的基本方略，加快建设社会主义法治国家。

7. 深刻把握发展社会主义民主政治的本质要求，充分发挥社会主义政治制度优越性。

8. 深刻把握建设社会主义文化强国的战略任务，增强民族凝聚力和国家文化软实力。

9. 深刻把握改善民生和创新社会治理的新要求，把以人民为中心的发展思想落到实处。

10. 深刻把握推进生态文明建设的重要举措，着力形成绿色发展方式和生活方式。

11. 深刻把握国际形势和国际格局的复杂变化，推动构建以合作共赢为核心的新型国际关系。

12. 深刻把握全面从严治党的基本要求，自觉肩负管党治党的政治责任。

除以上内容外，习近平总书记还在治国理政的其他领域提出一系列新理念、新思想、新战略。比如，在坚持总体国家安全观，以人民安全为宗旨，在全面实施改革强军战略，坚定不移走中国特色强军之路等等。所有这些，都需要我们认真领会、深入贯彻落实。

（二）准确领会掌握习近平总书记系列重要讲话贯穿其中的马克思主义观点方法。总书记系列重要讲话充分体现了中国共产党人的政治立场、价值追求和思想风范，体现了马克思主义的世界观和方法论。学习贯彻好讲话，不仅要领会丰富内涵，还要掌握贯穿其中的马克思主义观点方法，做到知其然更知其所以然。

一是深刻把握讲话贯穿的坚定的政治品格。鲜明的政治主张、政治追求，是习近平总书记系列重要讲话的一个突出特色。"在道路、方向、立场等重大原则问题上，旗帜要鲜明、态度要明确，不能有丝毫

含糊"，要"保持乱云飞渡仍从容的政治定力"，这些都彰显着对党的奋斗目标的执着坚守，也坚定着我们走中国特色社会主义道路的信念信心。

二是深刻把握讲话贯穿的强烈的历史担当。习近平总书记反复强调，历史的接力棒传到我们手中，我们必须承担起自己的责任，为之付出全部智慧和力量；党面临的"赶考"远未结束，人民把权力交给我们，我们就要以身许党许国、报党报国，就要言必信、行必果，勇作为、敢担当，不断交出坚持和发展中国特色社会主义的合格答卷。这些讲话铿锵有力、掷地有声，体现了对国家、对民族的庄严承诺，也体现了责任重于泰山的历史担当。

三是深刻把握讲话贯穿的鲜明的人民立场。以人民为中心的发展思想和工作导向，构成了系列重要讲话的价值底色。"人民对美好生活的向往就是我们的奋斗目标""小康路上一个都不能少、一个都不能掉队""我们不舒服一点、不自在一点，老百姓的舒服度就好一点、满意度就高一点"，彰显了人民至上的真挚情怀，也体现着对"为了谁、依靠谁、我是谁"的高度自觉。

四是深刻把握讲话贯穿的科学的思想方法和工作方法。系列重要讲话贯穿了辩证唯物主义、历史唯物主义的精髓，蕴含着丰富的方法论思想，包括观大势、定大局、谋大事；树立战略思维、系统思维、创新思维、底线思维；以史为鉴、知古鉴今；强化问题意识、问题导向，防风险、补短板；空谈误国、实干兴邦，一分部署、九分落实；坚持两点论和重点论的统一，区分轻重缓急，以重点突破带动整体推进等等，都需要很好学习和掌握。

三、要把习近平总书记对中医药工作的重要指示作为系列讲话的重要内容学深学透

习近平总书记深刻指出"没有全民健康，就没有全面小康。要推动医疗卫生工作重心下移、医疗卫生资源下沉，推动城乡基本公共服务均等化，为群众提供安全有效方便价廉的公共卫生和基本医疗服务，真正解决好基层群众看病难、看病贵问题。"特别是今年全国卫生与健康大会上，总书记发表了重要讲话，明确指出要把人民健康放在优先发展的战略地位，以普及健康生活、优化健康服务、完善健康保障、建设健康环境、发展健康产业为重点，加快推进健康中国建设，努力全方位、全周期保障人民健康，为实现"两个一百年"奋斗目标、实现中华民族伟大复兴的中国梦打下坚实健康基础。总书记的这些指示精神都是与中医药的理念和优势高度吻合的。总书记在讲话中，对中医药工作主要作了以下几方面的论述：

（一）充分肯定了中医药学的科学地位和历史贡献。在去年致中国中医科学院成立 60 周年贺信中，习近平总书记指出"中医药学是中国古代科学的瑰宝，也是打开中华文明宝库的钥匙"。在 2010 年 6 月 20 日，习近平同志在澳大利亚出席由南京中医药大学与皇家墨尔本理工大学合办的"中医孔子学院"授牌仪式上的讲话，指出"中医药学凝聚着深邃的哲学智慧和中华民族几千年的健康养生理念及其实践经验，是中国古代科学的瑰宝，也是打开中华文明宝库的钥匙。深入研究和科学总结中医药学，对丰富世界医学事业、推进生命科学研究具有积极意义。中医孔子学院把传统和现代中医药科学同汉语教学相融合，必将为澳大利亚民众开启一扇了解中国文化新的窗口，为加强两国人民心灵沟通、增进传统友好搭起一座新的桥梁。"在全国卫生与健康大会上，总书记再次强调指出"中医药学是我国各族人民在长期生产生活和同疾病做斗争中逐步形成并不断丰富发展的医学科学，是我国具有独特理论和技术方法的体系"。这些重要的指示精神和讲话，明确中医药学的科学属性，高度概括了在中华文化复兴和国际交流合作中的重要地位、意义与作用，充分肯定了发展中医药的作用和意义，对中医药学是带有标志性的肯定和高度的概括。

（二）对中医药发展所处历史方位和阶段特征提出新的论断。习近平总书记指出"中医药振兴发展迎来天时、地利、人和的大好时机，希望广大中医药工作者增强民族自信，勇攀医学高峰，深入发掘中医药宝库中的精华，充分发挥中医药的独特优势，推进中医药现代化，推动中医药走向世界，切实把中医药这一祖先留给我们的宝贵财富继承好、发展好、利用好，在建设健康中国、实现中国梦的伟大征程中谱写新的篇章"。总书记从党和国家发展的大局，为中医药事业发展确立了新坐标、指明了新方向、明确了新任务、提出了新要求，可以说这是为中医药事业健康发展提供了根本遵循，是指导中医药发展新实践的行动纲领，必须认真学习、贯彻落实。

（三）对坚持中西医并重方针发挥中医药作用提出明确要求。总书记在全国卫生与健康大会发表的重要讲话，专门章节论述着力推动中医药振兴发展，强调"坚持中西医并重，推动中医药和西医药相互补充、协调发展，是我国卫生与健康事业的显著优势"。指出"中医药凝聚着深邃的哲学智慧和中华民族的健康养生理念及其实践经验。"要求很好挖掘、整理和运用中医药的这些优势和技术经验，服务人类健康。要求我们"坚持古为今用，努力实现中医药健康养生文化的创造性转化、创新性发展，使之与现代健康理念相融相通，服务于人民健康。要发挥中医药在治未病、重大疾病治疗、疾病康复中的重要作用，建立健全中医药法规，建立健全中医药发展的政策举措，建立健全中医药管理体系，建立健全适合中医药发展的评价体系、标准体系，加强中医古籍、传统知识和诊疗技术的保护、抢救、整理，推进中医药科技创新，加强中医药对外交流合作，力争在重大疾病防治方面有所突破"。这些讲话精神，对如何发挥中医药作用、如何支持中医药事业的发展，针对性强、指向性明显，是我们今后必须重点加以落实的。

（四）推动中医药走向世界为世界人民的健康做出贡献。中医药在常见病、多发病、慢性病及疑难病症、重大传染病防治中的作用得到进一步彰显，也得到国际社会广泛认可。中医药学不仅是中华民族的宝贵遗产，也是世界人类共有的，我们有底气、有能力、有责任把它推向世界舞台，造福世界人民。2013年8月20日，习近平总书记在会见世界卫生组织总干事陈冯富珍时的谈话中，明确指出中方重视世界卫生组织的重要作用，愿继续加强双方合作，促进中西医结合及中医药在海外发展，推动更多中国生产的医药产品进入国际市场，共同帮助非洲国家开展疾病防治和卫生体系建设，为促进全球卫生事业、实现联合国千年发展目标做出更大贡献。在今年猴年春节即将来临之际考察江中药谷时，习近平总书记再次指出，中医药是中华民族的瑰宝，一定要保护好、发掘好、发展好、传承好。所有制药企业都要增强质量意识、社会责任意识，努力研制和生产质优价廉疗效好的药品，坚决杜绝假冒伪劣，为推进全民健康多做贡献。这些讲话对推动中医药走向世界、服务全人类健康提出明确要求，指明了方向。

（五）充满对中医药学作为优秀传统文化的自信。习近平总书记站在历史的高度充分肯定了中医药学的历史地位和贡献，同时也充满对作为我国优秀传统文化的中医药学的文化自信。2015年春节前夕，习近平总书记在陕西省调研，走进了社区中医馆，关切询问基层中医馆的发展，在得知中医馆将近300平方米有中医诊室、中医按摩推拿诊室、针灸诊室、中药房后，总书记高兴地说"我走过很多社区，像你们这样在社区里办中医馆的，我还是头一次见。不仅开设了中医科，还有中药房，很全面。""很多患者都喜欢看中医，像我自己也很喜欢看中医"。当天总书记说的一句话"我自己也很喜欢看中医"，被全国众多媒体报道摘引。一句朴素的话，观点鲜明，态度坚决，不仅反映总书记

对中医简便验廉的特点非常认可，也体现了习近平总书记对中医馆的建设的关心，更是以一个领袖风范非常清晰地表示对中医药工作的信任和支持，充满对中医药学的文化自信。正是有了这种自信，总书记在许多重要讲话和批示中，非常巧妙运用了中医药术语作为治国理政的方法论，反映出习近平总书记对中医药学作为中国传统文化软实力的感情，更是阐明了其执政兴国、执政利民、执政惠世的理念。如在刚刚当上总书记到广东考察工作时，习近平同志面对着当前形势如何推动好改革，他谈到改革也要辨证论治，既要养血润燥，化瘀行血，又要固本培元，壮筋续骨，使各项改革都能够发挥最大功能。再如习近平总书记在十八届二中全会第二次全体会议上讲话"……形式主义、官僚主义、享乐主义等问题实际上是党内存在的突出矛盾和问题的突出表征。用中医的话来说，就是'肝风内动''血虚生风'。"习近平在党的群众路线教育实践活动工作会议上讲话，指出"人的身体有了毛病，就要看医生，就要打针吃药，重了还要动手术。人的思想和作风有了毛病，也必须抓紧治。如果讳疾忌医，就可能小病拖成大病，由病在表皮发展到病入膏肓，最终无药可治，正所谓'禁微则易，救末者难'。各级党组织要采取有力措施，帮助有问题的党员、干部找准'病症'，对症下药，该吃中药的吃中药，该吃西药的吃西药，或者中西医结合，该动手术的动手术，切实体现从严治党的要求。"2014年1月14日，习近平总书记在第十八届中央纪律检查委员会第三次全会上关于当前党风廉政建设和反腐败斗争形势时的讲话时，指出"以解决突出问题为切入口，扶正祛邪"。"要抓早抓小，有病就马上治，发现问题就及时处理，不能养痈遗患。""全党同志要深刻认识反腐败斗争的长期性、复杂性、艰巨性，以猛药去疴、重典治乱的决心，以刮骨疗毒、壮士断腕的勇气，坚决把党风廉政建设和反腐败斗争进行到底。"

这些在总书记的系列讲话中运用的中医药术语，读起来倍感亲切，是中医药人引以为豪，也是我们努力工作的动力。

以上这些重要讲话精神和指示，都要求我们必须认真学习、深入领会，细细体味，把习近平总书记讲话精神融入我们中医药工作中，加以贯彻落实。

四、用习近平总书记系列重要讲话精神指导和推动中医药工作

《习近平总书记系列重要讲话读本（2016年版）》结合实际，把习近平总书记系列重要讲话进行设计分类，是帮助我们学习贯彻习近平总书记系列重要讲话精神的重要辅助材料，希望大家能够结合中医药工作实际认真学习。

（一）把学习贯彻系列重要讲话成效转化为推动中医药振兴发展的自觉行动。我们中医药人要深入学习贯彻习近平总书记系列重要讲话精神，深入贯彻习近平总书记等中央领导同志对中医药工作的重要指示精神，深入贯彻全国卫生与健康大会精神，统一思想做好工作。

一要认真贯彻落实好全国卫生与健康大会精神。我们要把学习贯彻中央领导同志重要讲话作为当前和今后一个时期的一项重要政治任务，认真组织好传达学习，切实抓好贯彻落实。要深刻领会和把握好卫生与健康工作在党和国家事业全局中重要地位的深刻内涵，把人民健康放在优先发展的战略地位，推动中医药各项工作向努力全方位全周期保障人民健康聚焦和发力。要深刻领会和把握好新形势下卫生与健康工作方针，全面把握工作方针与时俱进和创新发展的深刻内涵和基本要求，着力推动中医药与西医药相互补充、协调发展。要深刻领会和把握好预防为主工作方针的深刻内涵，注重发挥中医药在治未病中的重要作用，重视重大疾病防控，倡导健康文明的生活方式，努力实现中医药健康养生文化的创造性转化、创新性发展，发挥中医药的特色优势。要深刻领会和把握好中西医并重工作方针的内涵要义，充分

发挥中医药在治未病、重大疾病治疗、疾病康复中的重要作用，纵深推进深化医改中医药工作，发展中医药健康服务，发展中医药产业，全力打造中国标准和中国品牌。要深刻领会和把握好把健康融入所有政策的总体要求，牢固树立"大健康"理念，站在全局的、长远的、整体的角度思考谋划中医药发展，推动加快转变健康领域发展方式，提供全方位、全生命周期的中医药健康服务，实现中医药健康服务发展与经济社会发展的良性协调。要深刻领会和把握好人民共建共享的根本要义，坚持以人民为中心的发展思想、坚持为人民健康服务这一根本要求。要深刻领会和把握好中医药改革发展的工作重点，聚焦重点领域，抓住关键环节，建立健全中医药法规，建立健全中医药发展的政策举措，建立健全中医药管理体系，建立健全适合中医药发展的评价体系、标准体系，推进中医药科技创新，完善中医药服务体系，提升中医药服务能力，着力推动中医药振兴发展，把老祖宗留给我们的中医药宝库保护好、传承好、发展好，为建设健康中国做出更大贡献。

二是全力抓好《中医药发展战略规划纲要（2016～2030年）》的实施。《规划纲要》反映了党中央、国务院对未来15年中医药改革发展的总体考虑，要抓好《中医药发展"十三五"规划》的实施，协调召开国务院中医药工作部际联席会议，抓好我局一揽子规划的出台实施，加快出台和实施好中医药文化建设、人才发展、信息化建设、科技创新和"一带一路"等专项规划，形成支撑《规划纲要》落地的规划体系。

三是全力抓好《中医药法》出台的相关工作。要全力配合全国人大做好《中医药法》的审议工作，同时要及早谋划，提前部署，配合有关部门做好《中医药法》的宣传、释义工作，做好相关配套制度的制定工作。

四是全力抓好深化医改中医药工作。深化医改中医药工作是深化中医药改革的主战场，各项改革要向增进人民群众健康福祉聚焦、向解决突出问题和完善制度机制发力。要加快推进公立中医医院综合改革，细化落实对中医医院投入倾斜政策，制定实施差别化的价格调整、绩效考核等政策，建立维护公益性、突出中医药特色优势的公立中医医院运行新机制。实施基层中医药服务能力提升工程"十三五"行动计划。注重总结推广改革经验，把好的经验及时上升为制度和政策。

五是全力抓好中医药健康服务发展。发展中医药健康服务关键要处理好市场"无形之手"与政府"有形之手"的关系，充分发挥市场在资源配置中的决定性作用，充分调动社会力量参与，加快市场培育，发展新兴业态，促进融合发展，扩大中医药健康服务供给。要加快制定中医药健康养老的指导意见，创建一批中医药健康旅游示范区，开展中医养生保健基地建设，创新服务模式，发展新业态、培育新动力、释放新供给。

六是全力抓好中医药科技创新。要把科技创新摆在发展全局的核心位置，把中医药振兴发展的基点放在创新上，加快完善中医药科技创新体系，推进中医药创新驱动发展。要深化国家中医临床研究基地建设，推进中医药国家实验室和重点实验室建设，打造支撑中医药科技创新的高水平平台。要创新中医药科技体制机制，改革中医药科技评审评估和成果评价制度，推行第三方评估，加快中医药科研管理专业机构建设。建立中医药传统知识保护制度，推进中医药科技成果转化。要强化中医药产品的质量意识，加强与相关部门的沟通协调，尽快启动第四次全国中药资源普查，全面了解中药材的发展变化情况。

七是全力抓好中医药人才队伍建设。要认真贯彻中共中央《关于深化人才发展体制机制改革的意见》，加快实施中医药传承与创新"百千万"人才工程，在精准培养、开发和扶持中医药高层次人才上求突破。要全面总结中医药高等教育的经验，统筹谋划中医药高等教育工作。深入推进中医药教育综合改革，深化省局共建院校工作，培养更多的中医药合格人才、创新人才。要充分发挥榜样的示范引领作用，评选表彰中医药高等学校教学名师，启动第三届"国医大师"和首届"全国名中医"评选工作，开展第六批全国老中医药专家学术经验继承、第四批全国优秀中医临床人才研修项目，新增建设一批全国名老中医药专家传承工作室。加强中医住院医师规范化培训制度建设，做好中医住院医师规范化培训基地评估工作。要加快推进以基层名老中医药专家传承工作室建设及中医全科医生、助理全科医生培养为重点的基层中医药人才队伍建设。

八是全力抓好中医药海外发展。要贯彻落实开放发展的理念，推动政府间中医药合作协议的深化、细化和实化，立足不同国情，把中医药这一民心互通、人文交流的靓丽名片发展好、利用好，讲好中医故事、传播中国声音。要加快推进在"一带一路"沿线国家布局海外中医药中心，创新中医药海外发展新机制、新模式，深化中医药领域互利合作，携手打造中医药健康服务的"一带一路"，让中医药为维护和增进人类健康做出更大贡献。推动各地发挥主动性和积极性，深度参与本地区"一带一路"战略，立足本地区资源禀赋，推动中医药"走出去"，奏响中医药海外发展的大合唱。

九是全力抓好中医药文化建设。要深入开展"中医中药中国行——中医药健康文化推进行动"，深入挖掘中医药健康文化的内涵，构建中医药健康文化传播体系，建设中医药健康文化体验中心，使之与现代的健康理念相融相通，形成具有中国特色的健康文化，共同服务于提高人民群众健康素质的时代任务，推进健康中国建设。

十是全力抓好全面从严治党的落实。本月24日至27日，中央将召开十八届六中全会，审议《关于新形势下党内政治生活的若干准则》

《中国共产党党内监督条例》，对全面从严治党重大问题做出部署。会后，各级党组织领导干部要作表率，带头学习、深刻领会2个文件，要一条一条学习，一条一条领会，牢记在心中，落实在行动上。机关党委、机关纪委要研究制定具体的贯彻落实举措，进一步加强和规范新形势下党内政治生活、加强党内监督。要继续推进"两学一做"学习教育，开展好直属机关党员干部学习教育"灯下黑"问题专项整治，探索建立加强党员经常性教育的有效途径，使我们的党员干部对党的创新理论真学真懂真信真用，使党组织"三会一课"等基本制度按规定落实。要持续推进中央专项巡视整改，坚持问题销号制度，问题不解决决不罢手，推动问题解决向机制建设转变，真正做到"不贰过"。

（二）党员领导干部更要带头自觉地学习系列重要讲话精神。今年2月初，习近平总书记在考察江西时对中医药工作再一次强调"中医药是中华民族的瑰宝，一定要保护好、发掘好、发展好、传承好"，充分体现了习近平总书记对中医药工作的高度重视和关心支持。今年8月15~16日，参加在江西省南昌市召开的2016年全国中医药工作座谈会同志，通过现场参观和学习，认为习近平

总书记视察江中时的重要讲话精神是总书记对中医药工作系列重要指示的重要组成部分，对推动中医药振兴发展具有重大指导意义，是做好中医药工作的根本遵循和行动指南。局办公室已印发了这次全国卫生与健康大会上党和国家领导人讲话中有关中医药内容摘录。局党组也专门就学习贯彻全国卫生与健康大会精神印发通知，提出要求。中医药系统要把学习习近平总书记关于中医药工作的重要指示精神作为当前和今后一段时期最最紧要的政治任务，逐字逐句、原原本本地学习领会，完整地、系统地、准确地把握其精神实质。

一是党员领导干部要带头领学，各级班子成员要逐段逐句研读，深学细悟、研肌析理。通过读原著、学原文、悟原理，深化对习近平总书记系列重要讲话精神的认识，深化对要求的把握。二是要善于带着问题学，结合中医药工作和各单位实际，开展专题研讨和交流，在学习中，做到把贯彻落实习近平总书记的重要指示精神同贯彻落实中央决策部署结合起来，与学习贯彻习近平总书记系列重要讲话精神结合起来，与贯彻落实中医药发展战略规划纲要结合起来，按照习近平总书记强调的"传承好、发展好、利

用好"中医药宝贵财富的要求，用习近平总书记的重要指示精神指导、完善和提升我们的工作思路和具体举措。三是要从学习讲话中吸取掌握贯穿其中的马克思主义观点方法，进一步开拓工作思路，明确方向，真正把习近平总书记的指示精神运用到推动中医药改革发展的实践中，加快实施中医药发展"十三五"规划和专项规划，着力推动中医药发展战略规划纲要落地生根、见到实效，让总书记放心，让人民群众满意。

同志们，深入学习贯彻习近平总书记系列重要讲话精神，是一项长期的政治任务，是一个持续推进、不断深化的过程，必须经常学、反复学、持续学，持之以恒、久久为功。各级党组织要以更加自觉的态度、更加有力的措施，推动学习贯彻讲话精神向广度和深度拓展，并切实把系列讲话精神贯彻落实到工作中，转化为武装头脑、指导实践、推动工作的强大正能量。让我们更加紧密地团结在以习近平同志为总书记的党中央周围，高举中国特色社会主义伟大旗帜，坚定道路自信、理论自信、制度自信、文化自信，为实现振兴发展中医药事业、实现"两个一百年"奋斗目标、实现中华民族伟大复兴的中国梦而努力奋斗。

2. 2017年全国中医药工作会议报告

推动中医药振兴发展　服务健康中国建设

——国家卫生计生委副主任、国家中医药管理局局长王国强
在2017年全国中医药工作会议上的工作报告

（2017年1月9日）

这次全国中医药工作会议是在全面建成小康社会决胜阶段、加快推动中医药振兴发展、建设健康中国的重要时期召开的一次重要会议，

主要任务是：深入贯彻党的十八大和十八届三中、四中、五中、六中全会以及全国卫生与健康大会、中央经济工作会议精神，学习贯彻习

近平总书记系列重要讲话精神和发展中医药的新思想、新论断、新要求，全面落实党中央、国务院关于中医药工作的决策部署，回顾总结

2016年工作，适应新形势新任务，研究部署2017年工作，着力推动中医药振兴发展，努力为人民群众提供全方位全周期的中医药服务，为健康中国建设做出应有贡献。

国务院对这次会议高度重视，刘延东副总理做出重要批示。指出，2016年，中医药系统凝心聚力、开拓进取，取得了新成绩，实现了"十三五"的良好开局，勉励中医药系统广大干部职工在新的一年全面落实党中央、国务院关于中医药工作的决策部署，着力推进中医药供给侧结构性改革，加快发展中医药健康服务，充分发挥"三个作用"，为全方位全周期保障人民健康做出新的更大贡献。中央领导同志的重要批示为我们指明了方向。刚才，李斌主任发表了重要讲话，充分肯定2016年的工作成绩，对做好今年工作提出明确要求。我们要认真学习领会，抓好贯彻落实。下面，我讲3个方面的意见。

一、2016年中医药工作取得重大进展

2016年是中医药发展史上具有里程碑意义的一年。全国中医药系统坚定不移贯彻落实中央决策部署，以习近平总书记系列重要讲话精神和发展中医药的新思想、新论断、新要求为统领，牢固树立新发展理念，观大势、谋发展，抓大事、勇担当，实现了"十三五"中医药工作的高点起步、高位开局。

1年来，在统筹推进各项工作的同时，着重抓了以下五件大事。

第一，贯彻落实全国卫生与健康大会精神和《中医药发展战略规划纲要（2016～2030年）》。党中央、国务院隆重召开新世纪以来的第一次全国卫生与健康大会，习近平总书记对卫生与健康工作做出重要指示，开启了健康中国建设的新征程，对推动中医药振兴发展、充分发挥中医药在健康中国建设中的独特优势提出明确要求。2016年2月，国务院印发《中医药发展战略规划纲要（2016～2030年）》，把中医药发展上升为国家战略，对新时期推进中医药事业发展做出系统部署。我们深入学习领会贯彻落实大会精神和战略规划纲要，举办专题培训班，动员部署，统一思想和行动。编制印发中医药发展"十三五"规划及文化建设、信息化建设、人才发展、科技创新、"一带一路"5个专项规划，细化目标任务，实化政策举措。推动在"健康中国2030"规划纲要、"十三五"卫生与健康规划、"十三五"深化医改规划等重点规划中对中医药工作提出任务要求。目前，河北、内蒙古、山西、吉林、广西、重庆、云南、宁夏等地出台了贯彻落实战略规划纲要的实施方案，已召开卫生与健康大会的14个省份都对中医药工作进行了部署。新遴选江西、广东深圳、北京丰台、河南南阳为国家中医药综合改革试验区，深化对中医药振兴发展政策机制的实践与探索。

第二，推动颁布《中医药法》。2015年底国务院常务会议通过《中医药法（草案）》并提交全国人大常委会审议后，我们全力配合和协调有关方面做好全国人大常委会审议的各项工作。全国人大常委会第二十五次会议审议通过《中医药法》并经国家主席习近平以第59号令签署颁布，将于今年7月1日起正式施行。这是我国第一次从法律层面明确了中医药的重要地位、发展方针和扶持措施，对解决多年来制约中医药发展的问题做出了制度安排，对于促进中医药治理体系和治理能力现代化、保障中医药振兴发展、维护人民健康福祉具有划时代意义。

第三，推动发表《中国的中医药》白皮书。国务院新闻办首次发表了《中国的中医药》白皮书。白皮书系统回顾了中医药发展的历史脉络，详细介绍了我国发展中医药的政策措施及成效，着重展示了中医药的文化内涵和科学价值，充分体现了国家对中医药这个中华民族瑰宝的高度重视，向世界宣告了中国坚定发展中医药的信心和决心，产生了广泛而热烈的社会反响。

第四，推动建立国务院中医药工作部际联席会议制度。2016年8月，国务院批复同意建立中医药工作部际联席会议制度，由刘延东副总理亲自担任召集人。我们充分发挥联席会议制度作用，加强与成员单位的沟通协调，明确了贯彻落实战略规划纲要部门分工方案，推动出台了一批文件，形成了多部门合作、上下联动推动战略规划纲要落地落实的机制和氛围。与江西、海南签署了促进中医药发展合作协议，与5个省份共建中医药院校。河北、吉林、浙江、安徽、云南、青岛等地调整建立了中医药工作部门联席会议制度。

第五，推动召开中医药高等教育改革与发展座谈会。2016年是新中国开启中医药高等教育60周年，为总结60年中医药高等教育的成功经验，促进新时期中医药高等教育的改革发展，我们组织开展了系列活动。与国家卫生计生委、教育部联合评选表彰了60名中医药高等学校教学名师。召开了中医药高等教育改革与发展座谈会，刘延东副总理亲自主持会议并发表重要讲话，充分肯定了中医药高等教育事业发展取得的巨大成就，对新形势下努力开创中医药高等教育新局面做出重要指示，为中医药高等教育改革发展、中医药人才培养指明了方向、提供了遵循。

1年来，不断激发中医药"五种资源"的潜力与活力，促进中医药医疗、保健、科研、教育、产业、文化以及对外合作与交流协调发展，并取得了新成效。

第一，以深化医改为动力，中医药服务能力持续提升。推动在深化医改大局中同步部署中医药改革工作，公立医院改革、家庭医生签约服务等政策充分体现中医药特点，国务院医改领导小组向全国推广加强基层中医馆建设、合理确定中医按病种支付标准、中医门诊诊疗服务纳入首诊范围、创新中医诊疗模式等经验。完善局领导联系推进国家综合医改试点省中医药改革工作机制，启动医改中医药工作监测。安排专项资金69亿元支持250所中医医院建设。"中医药传承创新工程"纳入《全民健康保障工程建设规划》并正式启动。制订实施推进公立中医医院综合改革工作方案，推动局属（管）医院参与北京市医改。推动分级诊疗制度建设，总结基层中医药服务能力提升工程"十二五"实施的经验并启动"十三五"行动计划，夯实分级诊疗基础；制订试点病种分级诊疗服务中医技术方案，明确分级诊疗技术要求。开展大型中医医院巡查、全国医疗机构中药饮片管理专项检查，促进了医疗质量持续改进和中医药特色优势的发挥。推进中医药应急、传染病防控和治疗艾滋病工作。各地创新工作思路，大胆探索实践，江苏试点公立中医院人员编制备案管理；河南 2 家中医医院入选全省重点建设的 6 个区域诊疗中心规划；湖北成立中药饮片和中医护理质控中心，强化内涵建设；湖南出台加强中医医疗机构护理队伍建设的意见，推进中医护理工作；云南总结推广绥江县中医药进家入户的经验；甘肃建立综合医院中医科与西医临床科室协作机制，重症监护室实施中西医联合抢救；新疆制订基本公共卫生服务维吾尔医健康管理项目实施方案。

第二，以增加供给为重点，中医药健康服务发展势头良好。深化"放管服"改革，以优化服务扩大供给为重点，加快推动中医药健康服务发展。深入实施中医治未病健康工程，印发促进中医养生保健服务发展的指导意见，规范中医师在养生保健机构提供保健咨询和调理等服务。促进社会办中医，开展中医药健康旅游示范区（基地、项目）遴选，中医药健康养老、健康旅游等新型业态正加快孕育。开展中医药健康服务发展规划专项督查，已有 23 个省份出台了本地区的发展规划，中医药健康服务已成为助推发展动能转化的有力抓手。北京启动中医药健康养老"身边"试点工程；天津实施医师区域注册制度；辽宁将全省中医药健康服务发展规划为 5 个功能区分类推进；上海探索中医适宜技术向服务产品转化和中医健康服务模式创新的技术路径。

第三，以体系建设为驱动，中医药科技创新成效显著。屠呦呦研究员荣获国家最高科学技术奖，一批中医药、中西医结合科研项目荣获国家科学技术进步奖。印发加强中医理论传承创新和加快中医药科技创新体系建设 2 个若干意见，出台民族医药"十三五"科技发展规划纲要，推进中医药科技管理专业机构建设，筹建中医药国家实验室、国家重点实验室，新增 11 个重点研究室。完成国家中医临床研究基地验收，启动第二批基地临床科研专项 314 项。协调推进"中医药现代化研究专项"。加强中药材保护和利用，推进中药资源普查试点，深化中药资源动态监测体系建设，启动中药标准化项目。广东颁布实施《广东省岭南中药材保护条例》，加强道地药材保护发展；福建、贵州、青海等地深入推进中药资源普查试点。

第四，以强化支撑为根本，中医药人才队伍建设不断加强。国家中医药管理局成立人才工作领导小组，印发进一步加强中医药人才工作的意见，启动中医药传承与创新"百千万"人才工程。启动第三届国医大师、全国名中医评选工作。举办第四期中医医院职业化管理高级研修班。成立中医住院医师规范化培训专家委员会，开展规范化培训评估，推动学位教育与规范化培训衔接。做好中医类别助理全科医生培养及全科医生特岗计划。继续推进名老中医药专家学术经验继承工作，第五批 1435 名继承人通过结业考核。培养了 500 名优秀中医临床人才及 556 名中医护理骨干。210 个名老中医药专家传承工作室和 64 个中医学术流派传承工作室通过验收。新建 122 个名老中医药专家和 102 个基层名老中医药专家传承工作室，遴选 578 名中医护理骨干人才培养对象。山东实施中医药"三经传承"战略，推动学经典、用经方、传经验；陕西、黑龙江、新疆兵团、宁波大力推进基层中医药人才队伍建设。

第五，以拓展渠道为突破，中医药文化建设扎实推进。印发"中医中药中国行——中医药健康文化推进行动"实施方案，首次发布中国公民中医养生保健素养，推动中医药文化素养纳入《中国公民科学素质基准》。新增 32 个国家中医药文化宣传教育基地，开展基地建设督导。广泛开展中医药健康文化传播活动，组织中央国家机关科普巡讲活动 12 场，各地开展形式多样的文化科普活动 300 余场。支持创作了一批中医药文化精品力作，特别是《本草中国》的播出，产生很大的社会反响，促进了中医药文化产业发展。浙江编写《中医药与健康》小学教材，已获省中小学教材审定委员会审查通过；西藏推进藏医药申报联合国人类非物质文化遗产工作；大连广泛开展中医药文化巡讲活动。

第六，以合作共享为基础，中医药海外发展提速发力。中医药"一带一路"规划经国家推进"一带一路"建设工作领导小组审议后，已与发展改革委联合印发。实施第二批国际合作专项，统筹推进中医药海外发展布局。深化双边多边合作，加强与俄韩新意等国中医药合作对话，积极参与对外谈判。在第九届全球健康促进大会上充分展示了中医药在健康促进中的独特魅力，中医药展成功亮相第二届中国－中东欧国家卫生部长论坛，中医药国际化分论坛再次"发声"博鳌论坛，主办第五届中医药现代化国际科技大会，中医药在国际舞台上频繁亮相倍受关注。稳步推进中医药国际标准化工作，中医药服务贸易步伐加快。深化海峡两岸暨香港、澳门中医药交流与合作，中医药惠侨工作温暖侨胞。四川与 15 个国家开展中医药合作，建成一批海外中医中心；厦门利用区位优势，深化对台交流合作。

第七，以主体责任为牛鼻子，全面从严治党深入推进。积极配合中央巡视组圆满完成专项巡视，把巡视整改作为重大政治任务紧紧抓在手上，制订方案、明确分工、压实责任，逐项列出问题清单、整改清单、责任清单，在"条条要整改、件件有着落"上集中发力，切实做到了组织到位、措施到位、整改到位。加强和改进局党组巡视工作，实现了对局直属单位巡视全覆盖。深入开展"两学一做"学习教育，认真贯彻落实党的十八届六中全会精神。中医药行风建设扎实推进。

1年来，以全方位全周期保障人民健康为出发点和落脚点，人民群众对中医药服务获得感不断增强。

——人民群众获得中医药服务的途径更加丰富。以医疗机构为主体，养生保健机构和中医药健康旅游、健康养老等新业态共同发展的中医药服务供给体系已初步形成。

——人民群众获得中医药服务的内容更加多样。更多的中医药服务纳入医保支付范围，更多的中成药纳入国家基本药物目录；更多的基层医疗卫生机构提供中医药健康管理项目，覆盖人群超过40%。

——人民群众对中医药服务的利用进一步提高。2016年1～9月，中医类医疗卫生机构有48692个，比上年同期增加3189个；中医类医院诊疗量为41489.2万人次，比上年同期增加1428.8万人次，占总诊疗量的17.54%，中医类医院出院人数1845.1万人次，比上年同期增加127.6万人次，占总出院人数的14.91%，中医药总服务量呈现逐年上升态势。

——人民群众获得中医药服务的满意率进一步提升。2016年1～9月，公立中医医院的次均费用和人均住院费用分别比公立医院的次均费用和人均费用低10.82%、23.54%，在减轻就医负担、控制医疗费用等方面发挥积极作用。基层中医药服务体系渐趋完善，人民群众就医可及性不断提高，目前，96.93%的社区卫生服务中心、92.97%的乡镇卫生院、80.97%的社区卫生服务站、60.28%的村卫生室能够提供中医药服务，基本满足了城乡居民的中医药服务需求。

这份沉甸甸的成绩单来之不易。中医药发展战略规划纲要、中医药法、中国的中医药白皮书，与2009年出台的国务院关于扶持和促进中医药事业发展的若干意见，共同构

成了中医药事业发展顶层设计的规划与政策的框架，极大地提振了中医药行业的精气神，更加坚定了振兴发展中医药的信心和决心。这些成绩的取得，是以习近平同志为核心的党中央对发展中医药事业高度重视、大力支持和强有力推动的结果，离不开刘延东副总理的亲切关怀，离不开国家卫生计生委和李斌主任的精心指导，离不开各地各部门的密切配合，离不开全系统的奋勇拼搏。在此，我代表国家中医药管理局向各级领导、各相关部门和社会各界、向中医药系统的广大干部职工，表示衷心的感谢并致以崇高的敬意！

总结过去1年工作，我们更加深刻地认识到：一是必须始终坚持从全局出发谋划中医药发展，及时把中央决策部署转化为中医药的施工图，不断激发中医药"五种资源"的潜力与活力；二是必须始终坚持以人民健康为中心，丰富发展中医药服务供给，提高服务水平，增进人民群众健康福祉；三是必须始终坚持改革创新统筹协调，不断深化改革，完善中医药发展政策机制，构建横向协调、纵向联动的良好格局；四是必须始终坚持久久为功狠抓落实，保持发展定力，盯紧重点工作，发扬钉钉子精神，咬定青山不放松，真正做到踏石留印抓铁有痕。这些经验，必须长期坚持并不断发扬光大。

二、深入学习习近平总书记发展中医药的新思想新论断新要求，准确把握中医药振兴发展的新形势新要求新任务新挑战

党的十八大以来，以习近平同志为核心的党中央从经济社会发展全局、健康中国建设大局着眼，把中医药振兴发展作为一项国家战略，做出了全面谋划和系统部署，为推动中医药振兴发展提供了强大思想武器和行动指南。

（一）准确认识和把握习近平总书记发展中医药的新思想新论断新要求的内涵要义。习近平总书记站在党和国家发展全局的高度，提出一系列发展中医药的新思想新论断

新要求，作为习近平总书记治国理政新理念新思想新战略的重要组成部分，成为推动中医药振兴发展的根本遵循。要从以下4个方面认识和把握。

第一，深刻阐明了新的历史时期如何看待中医药的问题。习近平总书记站在实现"中国梦"的战略高度，以历史的眼光、当代的角度、未来的视野，深刻阐明了中医药的文化内涵、科学价值和历史方位。习近平总书记强调，中医药学是"中华民族的瑰宝"，是"中国古代科学的瑰宝"，是"打开中华文明宝库的钥匙"，"凝聚着深邃的哲学智慧"，把中医药与中华文化紧密联系在一起，凸显了中医药在中国文化中不可替代的重要地位，为发展中医药提供了源源不断文化自信的源泉，进一步深化了对"中医药是老祖宗留给我们的宝贵财富"的认识。习近平总书记强调，"中医药是我国各族人民在长期生产生活和同疾病做斗争中逐步形成并不断丰富发展的医学科学，是我国具有独特理论和技术方法的体系"，"中医药学凝聚着中华民族几千年的健康养生理念及其实践经验"，不仅充分肯定中医药学是我国独有的、原创的医学科学，更深刻指出了中医药学具有深厚的理论基础、实践基础、文化基础和群众基础，仍是当今推进健康中国建设的重要资源。同时，习近平总书记还从经济社会的大背景、时代发展的大潮流来研判中医药所处的历史方位和阶段特征，强调"中医药振兴发展迎来天时、地利、人和的大好时机"。这些重要论述，正本清源，拨云见日，把认识中医药提升到一个新的高度，充分体现了以习近平同志为核心的党中央发展中医药的高度自信和坚决态度，要求我们必须以更加坚定的文化自信和文化自觉来推动中医药振兴发展。

第二，深刻阐明了新的历史时期如何在卫生与健康工作方针和健康中国建设中定位中医药的问题。没有全民健康，就没有全面小康。习近平总书记强调，新形势下，我

国卫生与健康工作方针是：以基层为重点，以改革创新为动力，预防为主，中西医并重，把健康融入所有政策，人民共建共享。这既从根本上确立了中医药在卫生与健康工作中的地位，也明晰了中医药与西医药之间的内在关系，还要求中医药发展也要以基层为重点、突出治未病、在卫生与健康政策中融入中医药内容、体现中医药特点、实现人民共建共享。习近平总书记强调，"坚持中西医并重，推动中医药与西医药相互补充、协调发展，是我国卫生与健康事业的显著优势"，深刻回答了什么是中国特色的卫生与健康发展之路。这就要求立足"相互补充、协调发展"的原则，把中医药、西医药摆到同等重要的位置，放到发展全局中一同谋划、一同部署，做到互学互鉴、各取所长，目标同向、措施一体。也要求我们要进一步采取力度更大、针对性更强、作用更直接的举措，推动"强筋壮骨"，实现与西医药协调发展，进一步放大这个"显著优势"，为全球卫生治理给出"中国答案"、提供"中国方案"。

第三，深刻阐明了新的历史时期如何发展中医药、发展为了谁的问题。当前，中医药在预防、治疗、养生、康复等方面的独特优势不断释放，越来越多的人渴望在生命全周期享受到优质的中医药服务。习近平总书记强调，要把人民健康放在优先发展的战略地位，努力全方位全周期保障人民健康，要树立大卫生、大健康观念，把以治病为中心转变为以人民健康为中心。这鲜明地提出了发展中医药必须遵循的根本宗旨，就是一切举措都要向"服务于人民健康"聚焦和发力。习近平总书记不仅强调要"深入发掘中医药宝库中的精华，充分发挥中医药的独特优势，推进中医药现代化，推动中医药走向世界""发挥中医药在治未病、重大疾病治疗、疾病康复中的重要作用""力争在重大疾病防治方面有所突破"；而且强调要"推进中医药科技创新""加强中医古籍、传统知识和诊疗技术的保

护、抢救、整理""坚持古为今用，努力实现中医药健康养生文化的创造性转化、创新性发展，使之与现代健康理念相融相通，服务人民健康"。这些重要论述，明确指出了中医药振兴发展的目标任务、具体举措，具有极强的指导性、针对性和可操作性，贯穿了以人民为中心的发展思想，充分体现了党中央对中医药发展规律的深刻把握。这就要求我们必须把服务人民健康作为工作的出发点和落脚点，正确处理保护与继承、传承与创新、发展与利用的关系，从理论到实践回答创造性转化、创新性发展的时代命题，做到在继承中创新发展，在发展中服务人民。

第四，深刻阐明了新的历史时期如何保障中医药发展的问题。习近平总书记多次强调"要切实把中医药这一祖先留给我们的宝贵财富继承好、发展好、利用好"。在部署这个"过河"任务的同时，习近平总书记又指导我们如何解决"桥"或"船"的问题，强调要"建立健全中医药法规，建立健全中医药发展的政策举措，建立健全中医药管理体系，建立健全适合中医药发展的评价体系、标准体系"。这些重要论述，彰显了习近平总书记站在战略和全局的高度观察和处理问题的高超智慧，为保障中医药发展提供了现实答案和科学方法。这就要求我们必须以对历史负责、对事业负责、对党中央负责的态度，坚持"继承好、发展好、利用好"的主线，遵循中医药发展规律，突出问题意识，增强法治思维，全面深化改革，在建设健康中国的进程中不断激发中医药"五种资源"的潜力与活力。

同时，习近平总书记还在治国理政、全面从严治党中，经常运用中医药蕴含的哲学思想与智慧引导和启迪人们如何运用科学的思维方法去发现问题、认识问题、解决问题，为我们树立了运用哲学观点、辩证思维处理问题、解决矛盾的光辉典范。这就要求我们要善于从中医药理论中汲取哲学智慧，不断提

升自身哲学素养，熟练掌握和善于运用马克思主义哲学的基本原理和方法，创新思维方式和工作思路，提高驾驭复杂局面和分析解决矛盾问题的能力。

习近平总书记发展中医药的新思想新论断新要求，深刻回答了一系列有关中医药的根本性、方向性问题，为新的历史时期推动中医药振兴发展指明了航向，这既是做好新时期中医药工作的根本遵循，更是必须坚持的马克思主义中国化的科学方法论。

（二）准确认识和把握中医药振兴发展的新形势新要求新任务新挑战。科学研判和准确把握中医药振兴发展的新形势新要求新任务新挑战，是我们赢得主动、做好各项工作的前提。

第一，准确把握中医药振兴发展面临的新形势。总体看，中医药振兴发展正处于天时、地利、人和的大好时机，向好面将长期保持并不断放大。一是中华民族伟大复兴的中国梦正引领中华文化的繁荣发展，带动中医药与中华文化同步振兴，人们对中医药更加认同和信赖，这为中医药振兴发展奠定了深厚基础。二是我国确立了适应经济发展新常态的经济政策框架，大力推进供给侧结构性改革，必将释放新需求、创造新供给，这为中医药健康产业带来了广阔空间。三是健康中国建设的稳步推进，大健康理念的确立与实践，必将促进卫生与健康发展模式的改革发展，同时随着疾病谱的变化和老龄化加快，我国将面临更加复杂多样的健康问题，健康需求也将呈现个性化、多样化、差异化特点，这为充分发挥中医药独特优势和作用提出了更高期望。四是创新驱动发展战略的深入推进，创新是引领发展第一动力的理念已深入人心，多个重要规划对中医药科技创新做出重要部署，这为充分释放中医药的原创优势营造了良好环境。五是随着"一带一路"战略的深入实施以及国际社会对中医药价值越来越认可、越来越期待，这为中医药在世界范围内的运用与发

展带来了重大机遇。

第二，充分认识中医药振兴发展的新要求。我国卫生与健康事业改革发展进入了新阶段，开启了健康中国建设新征程。我们要深刻把握全国卫生与健康大会的精神实质，更加自觉地推动由以治病为中心向以人民健康为中心转变、由注重治已病向既注重治已病更注重治未病转变、由疾病治疗向健康管理转变，以中医药供给侧结构性改革为主攻方向，向实现中医药健康养生文化的创造性转化、创新性发展聚焦和发力，全方位全周期保障人民健康。一要围绕发挥中医药在治未病、重大疾病、疾病康复中的重要作用，深化体制机制改革，优化要素配置和服务供给，建立健全中医药服务体系，拓宽中医药健康服务领域，提升中医药服务质量和效益，满足人们生命全周期健康全过程的中医药需求。二要推动中医药健康服务优化升级，推进中医药与养老、旅游、文化深度融合发展，有效开发中医药资源，产生一批适应市场与健康需求的新产品、新业态，创造新供给、引领新需求、释放新动能。三要按照体现时代性、把握规律性、富于创造性、重在实效性的总体要求，推动中医药健康养生文化顺应时代的变革，赋予新的内涵，进行创造性转化，进而融合新的健康理念，顺应新的健康目标，产生新的健康理论、实践和产品，实现创新性发展。

第三，牢牢把握中医药振兴发展的新任务。习近平总书记强调，人民群众不但要求看得上病、看得好病，更希望不得病、少得病，看病更舒心、服务更体贴，对政府保障人民健康、提供基本卫生与健康服务寄予更高期望。这就要求我们准确把握新时期卫生与健康工作的根本任务，把保障人民健康放在优先发展的战略地位。具体到中医药而言，就是要落实习近平总书记的要求，以推进"四个建立健全"来发挥好"三个作用"。

"四个建立健全"是"三个作用"能够充分发挥的重要保障。一

要建立健全中医药法规，就是要以中医药法为纲，加快完善法律体系，推动中医药治理体系现代化，保障中医药健康发展。二要建立健全中医药发展的政策举措，就是要进一步改革创新，加快完善政策和机制，构建推动中医药振兴发展的政策体系。三要建立健全中医药管理体系，就是要建立健全国家、省、市、县中医药管理体系，完善管理职能，确保中医药工作有人抓、有人管，管得好、管到位，确保政策落地生根、开花结果。四要建立健全适合中医药发展的评价体系、标准体系，就是要改革中医药人才评价标准、科技评价标准，完善中医药人才发展和科技成果的评价与评审体系，建立保障中医药服务质量安全、促进中药产业发展的标准体系，并加快推进国内标准向国际标准转化，打造中国标准、中国品牌。

"三个作用"是满足人民群众健康需求的根本要求。一要在治未病中发挥主导作用，就是要坚持预防为主，实施中医治未病健康工程，加快构建技术体系和产业体系，在健康评估、预测、干预等方面提升核心竞争力，在疾病预防控制方面发挥骨干作用、龙头作用。二要在重大疾病治疗中发挥协同作用，就是一方面要努力提高中医药防治重大疾病的能力与特色，另一方面要强化中西医临床协作，开展联合攻关，形成中西医共同参与、独具特色的诊疗方案，提高防治重大疾病的水平。三要在疾病康复中发挥核心作用，就是要增加中医药康复服务供给，拓展服务范围，提升服务能力，使中医药成为疾病康复的首选和重要手段。

第四，清醒认识中医药振兴发展的新挑战。尽管机遇大于挑战，但我们要清醒地看到问题和不足，突出表现在：一是服务体系与日益增长的服务需求还不相适应，结构不合理、功能不完善、能力不均衡、政策落实不到位尤其基层服务薄弱等问题依然存在。二是发展方式与全方位全周期保障人民健康的要求还不相适应，亟须改革发展方式、

创新体制机制，真正实现由以治病为中心向以人民健康为中心转变。三是人才队伍的结构和能力与健康中国建设的要求还不相适应，高层次人才缺乏、基层人员严重不足的问题仍较为突出。四是治理体系与治理能力与推动中医药振兴发展的要求还不相适应，日趋繁重的发展任务与管理体系不健全的矛盾迫切需要加快推动解决。同时，还存在传承创新驱动不够、支撑不足等问题。这些问题，固然有特定发展阶段的背景，也与我们思想认识不到位、改革创新不够有关，必须加以重视，下大力气逐一解决。

三、以良好的精神状态扎实做好2017年中医药工作

今年是推动《中医药法》和《中医药发展战略规划纲要（2016～2030年）》全面落实的重要一年，也是实施"十三五"规划的关键之年，我们党将召开十九大，做好中医药工作意义重大。今年工作的总体思路是：全面贯彻党的十八大和十八届三中、四中、五中、六中全会精神以及中央经济工作会议、全国卫生与健康大会精神，深入贯彻习近平总书记系列重要讲话精神和发展中医药的新思想新论断新要求，牢固树立新发展理念，以中医药振兴发展为主题，以实施中医药法和全面落实战略规划纲要为主线，更加注重狠抓工作落实，更加注重调查研究与经验总结，更加注重政策机制创新，更加注重健全服务体系，更加注重提升服务能力，巩固发展形势，厚植发展优势，充分发挥中医药在健康中国建设中的独特优势，以优异成绩迎接党的十九大胜利召开。

2017年的中医药工作要点已印发会议讨论。这里，我着重强调几点。

第一，广泛开展学习宣贯，着力推动中医药法贯彻实施。大家知道，这部法来之不易，当前要以推动这部法出台的恒心、耐力、韧劲来抓好法的实施。一要广泛开展学习宣传。要把中医药法作为行业"七五"普法的重中之重，配合有关

部门做好法律释义，深入解读中医药法的立法背景、基本内容、主要制度。要加大中医药法的社会宣传，增强全社会学法、懂法、用法的自觉性。同时，要做好舆情监测，有针对性地释疑解惑、正确引导，为法的顺利实施营造良好的社会氛围。二要加强配套文件建设。这部法可以说是中医药的一部"母法"，要以此为根本，加强中医药法规体系建设。当前，要在今年7月1日正式施行前，抓紧研究制定中医诊所备案管理、师承和确有专长人员分类考核、经典名方注册、医疗机构中药饮片炮制及制剂备案管理、中医养生保健规范等配套法规制度，确保法律的各项规定得到全面落实。还要依据《中医药法》，对现行的规章制度进行全面清理。各地也要以此为依据，制定或修订地方性法规。三要推动修订或完善相关法律法规。这部法就卫生与健康法律体系而言，又是一部"特别法"。我们要善于运用这部法的有关规定，主动与有关方面沟通协调，在与中医药有关的法律法规的修订完善或起草中能够更好地反映中医药法的内容，体现中医药特点。

第二，保持战略定力，着力抓好战略规划纲要的贯彻落实。中医药振兴发展的蓝图已经绘就、任务已经明确，关键是要有序稳步抓好落实。一要明确任务分工。尽快协调印发落实规划纲要分工方案，分解重大任务，加强部门配合，联合出台并实施一批重大政策、重大工程、重大项目。二要加强专题研究。要把全国卫生与健康大会提出的新要求和战略规划纲要部署的新任务有机结合起来，深化专题研究，把"四个建立健全""发挥三个作用"、产业发展、创新体系等新要求、新任务的实施策略搞明白、理清楚。三要实施"十三五"规划及重大项目。要努力争取中央和地方财政投入，实施好"十三五"规划和中医药传承创新工程、"百千万"人才工程，充分发挥重大工程和项目的引领带动作用。同时，要抓好项目库建设，加快实施一批利长远、打基础、惠民生、带全局的项目。四要健全落实机制。要推进省局共建、部局合作，加强部门沟通，强化上下联动，建立健全协调机制、督导机制，全面推进项目绩效评价，构建各尽其职、相互配合、协同推进抓落实的新格局。今年，要对各地贯彻落实情况进行督导，确保所有省出台并实施落实战略规划纲要的方案。

第三，提升服务能力和水平，着力优化中医医疗服务。一要纵深推进深化医改中医药工作。以参与五项基本医疗卫生制度建设为重点，同步融入深化医改大局，确保中医药不缺位、有特色、见成效。分级诊疗制度建设方面，要全面实施基层中医药服务能力提升工程"十三五"行动计划，创建一批全国基层中医药工作先进单位，筑牢基层中医药服务网底，发挥中医药在家庭医生签约服务制度建设中的作用，做实做细签约中医药服务包。现代医院管理制度建设方面，同步推进公立中医医院改革，落实差别化的政策措施，优化医院收入结构，推进薪酬制度改革，建立有利于中医药特色优势发挥的公立中医医院运行新机制和现代医院管理制度。全民医保制度建设方面，探索符合中医药特点的支付方式，总结推广安徽、山东威海等地的实践经验，推动医疗机构中药制剂以及针灸、治疗性推拿等更多非药物诊疗技术纳入医保支付范围。药品供应保障制度建设方面，推动公立中医医院实行"两票制"，压缩中间环节、减少层层加价、降低虚高价格。综合监管制度建设方面，落实好《关于加强中医药监督管理工作的意见》，加强中医药监督管理体系建设，进一步健全中医药监督执法工作机制，提升综合监管能力。强化中医医院监管，开展大型中医医院巡查、中医医院评审和中药饮片专项检查。二要提升中医药和中西医结合防治能力和水平。实施中医临床优势培育工程，深化中医专科专病防治体系建设，建设一批国家临床重点培育专科和区域中医（专科）诊疗中心，推进中医诊疗模式创新，提高中医药防治能力和水平。启动重大疑难疾病中西医临床协作试点，提高中西医结合临床疗效。三要发展民族医药。出台关于加强民族医药发展的若干意见，制订民族医优势病种诊疗方案，发布民族医医疗技术操作规范，支持民族地区、民族自治地方的县级区域优先设立民族医医院。四要推进中医药健康扶贫。相关项目、资金、政策要对贫困地区倾斜，深化三级医院对口帮扶工作，提升贫困地区中医药服务能力。

第四，增加供给提高质量，着力促进中医药健康服务发展。一要推进供给侧结构性改革。围绕充分发挥中医药"三个作用"，从供给侧入手，以需求为导向，制定面向青少年、妇女、老年人等重点人群的中医治未病健康服务包，着力建设覆盖全生命周期、内涵丰富、结构合理的中医药健康服务体系。出台促进中医药健康养老的指导意见，开展中医药健康养老试点，推动社会办中医，确定一批中医药健康旅游示范区（基地、项目），打造更多的中医药健康服务"百年老字号"。二要创新服务模式。实施中医治未病健康工程，探索融健康文化、健康管理、健康保险于一体的中医健康保障模式。实施中医药信息化"十三五"规划，推进互联网＋中医药，开发中医数字化、远程医疗技术，推进中医药健康服务网络化、定制化，探索建立保障健康服务全过程的新模式，实现弯道超车。三要加强政策引导。放宽市场准入，创新监管方式，加强事中事后监管。鼓励社会资本、境外资本依法依规以多种形式投资中医药健康服务业，充分调动社会力量的积极性和创造性，使社会力量成为中医药健康服务业的"劲旅"。

第五，实施创新驱动，着力提升中医药科技创新能力。明天将召开全国中医药科技创新工作会议，全面部署中医药科技创新工作。这里，我强调几点。一要加快构建中医药科技创新体系。依托国家中医临床研究基地、高校、科研院所和企业，加快构建科技创新关键要素完备、运行协调高效的中医药科技创新体系，改革中医药科技成果评价、转化和激励机制，推动中医药科技创新和成果转化。二要推进中医药传承创新。加强中医古籍、老专家学术思想和传统诊疗技术的挖掘、整理和保护，推进《中华医藏》编纂，夯实中医药创新根基。推进重点研发计划，以加强重大疑难疾病、慢性病等中医药防治技术和新药研究为突破口，力争产出一批类似"青蒿素"的具有原创性、标志性的重大新药产品，催生更多的新技术、新产品、新服务。三要加强中药材保护和利用。协调开展第四次全国中药资源普查，深化动态监测体系建设，推进中药材规范化种植养殖。编制中药材产业扶贫行动计划，开展中药材产业扶贫试点。推进中药标准化项目，构建临床常用大宗中药饮片和大品种中成药生产全过程的标准体系。

第六，坚持高端引领，着力深化中医药人才队伍建设。一要深化教育综合改革。贯彻落实习近平总书记在全国高校思想政治工作会议上的重要讲话精神和刘延东副总理在中医药高等教育改革与发展座谈会上的重要讲话精神，印发实施深化中医药教育教学改革的指导意见，继续推进卓越医生（中医）教育培养计划，开展中医药长学制教育改革试点，协调推动中医药纳入国家"双一流"建设规划，加强中医药师资培养与临床实践能力建设，强化人文通识与经典理论教学，健全省局共建高校工作机制，推动中医药院校办出特色、办出水平。二要加强人才队伍建设。贯彻落实中央《关于深化人才发展体制机制改革的意见》，把中医药人才队伍建设特别是高层次人才队伍建设摆在发展全局的重要战略位置。完善中医住院医师规范化培训政策机制，扩大培训基地规模，加强中医临床思维培养，建立科学考核评估机制，提升规范化培训质量。加强中医药高层次人才培养，推进第六批全国老中医药专家学术经验继承工作，做好

同等学力中医专业学位衔接工作。开展第四批全国优秀中医临床人才研修项目培养对象选拔及组织实施。新建一批全国名老中医药专家和基层名老中医药专家传承工作室，继续推进全国中药特色技术传承人才及中医护理骨干人才培训。三要改革人才评价褒奖机制。完善中医药专业技术人员资格评审和考试工作，探索评聘制度改革。评选表彰第三届国医大师、全国名中医，真正把秉持大医精诚风范、具有真才实学的大师、名医评选出来。同时，引导他们严以律己、力戒浮躁、淡泊名利，自觉维护国医大师、全国名中医称号的崇高与尊严。

第七，加大宣传普及力度，着力推进中医药文化建设。一要提升人民群众中医药健康素养。实施中医药文化建设"十三五"规划，开展"中医中药中国行——中医药健康文化推进行动"，推动中医药文化进校园、进课堂、进头脑，深入挖掘中医药健康养生文化的内涵，让藏在古籍、散在民间、融在生活、用在临床上的养生理念和方法鲜活起来推广开来，推进中医药健康养生文化的创造性转化、创新性发展。二要构建中医药文化传播体系。推进国家中医药博物馆建设，建设一批中医药健康文化和科普知识传播基地，重视人民群众的中医药文化体验，丰富传播手段，创新传播方式，构建传播体系。三要推进文化遗产保护。要站在保护文化主权的战略高度，全力配合有关方面做好藏医药申报非物质文化遗产工作，确保我国在藏医药方面的主导地位。

第八，深化合作交流，着力促进中医药海外发展。要聚焦政策沟通、贸易畅通、民心相通，推动中医药走出去。一要实施好中医药"一带一路"规划。强化政策引导和资金扶持力度，继续实施国际合作专项，加快并统筹好中医药海外中心在"一带一路"沿线国家布局，让更多的"中捷中医中心"由点成线，打造"中医药健康一带一路"。二要深化政府间合作对话。加强双边、多边中医药合作对话，深化与东盟、欧盟、上合组

织、中东欧、金砖国家等在政策法规方面的交流，加强中医师准入和产品注册等领域的合作。集中力量与国家卫生计生委共同筹备好金砖国家传统医药高级别会议。三要加强国际标准化工作。开展传统医学国际疾病分类项目（ICTM）临床测试，参加 ISO/TC 249 第八次年会，强化参与国际化标准组织活动的管理，加快推进国内标准向国际标准转化。四要推动中医药服务贸易发展。完善政策措施，为中医药服务贸易发展提供更多支持。继续参与中外自贸区谈判工作，努力减少中医药海外发展的准入壁垒。

第九，落实管党治党主体责任，着力推动全面从严治党向纵深发展。一要落实全面从严治党主体责任。认真学习贯彻党的十八届六中全会精神，树立全面从严治党永远在路上的意识，增强严的定力，保持严的韧劲，落实好《准则》和《条例》，把全面从严的要求落实到每个党组织和每名党员，压实各级党组织的主体责任。巩固中央巡视和局党组巡视整改成果，建立健全落实全面从严治党要求的长效机制。二要继续深入开展"两学一做"学习教育。巩固和深化"两学一做"学习教育成果，自觉把"两学一做"学习教育的要求体现到向党中央看齐上来，体现到坚定正确的政治方向上来，体现到落实党中央的重大决策部署上来，体现到严格要求自己上来。三要加强行风建设。行风代表行业形象。药品回扣、天价中药处方，这一个个事件严重损害了行业的形象。要树立风险意识，增强预警防范能力，创造良好环境与氛围。要大力弘扬"大医精诚"的核心价值观，深入挖掘和弘扬传统医德的深刻内涵，强化正面典型的激励作用，发挥负面典型的警示作用，切实纠正医药购销和医疗服务中的不正之风，落实"九不准"要求，以良好的行业作风为中医药振兴发展保驾护航。

同志们，全面做好今年的工作责任重大、使命光荣。我们要更加紧密地团结在以习近平同志为核心的党中央周围，牢固树立"四个意

识"特别是核心意识、看齐意识，把"以人民健康为中心"摆在更加突出的位置，坚定信心、乘势而上，撸起袖子加油干，走好新时期的长征路，奋力开创中医药工作的新局面，为推进健康中国建设做出新贡献，以良好的精神状态和优异的工作成绩迎接党的十九大胜利召开！

五、专 论

以新理念推动中医药振兴发展

——国家卫生计生委党组成员、副主任，国家中医药管理局党组书记、局长王国强在《学习时报》上的署名发文

党的十八大以来，以习近平同志为总书记的党中央高度重视中医药工作。习近平总书记多次就中医药工作做出重要指示，在致中国中医科学院成立 60 周年的贺信中指出："中医药振兴发展迎来天时、地利、人和的大好时机""切实把中医药这一祖先留给我们的宝贵财富继承好、发展好、利用好"，这是对中医药所处历史方位的科学判断和深刻论述，为在新的历史起点上推进中医药改革发展明确了新目标、新任务、新要求，是做好中医药工作必须长期坚持的根本遵循，必须着力转化为推动中医药振兴发展的新思路、新办法和新动力。

一、中医药在经济社会发展中可以大有作为

中医药作为我国独特的卫生资源、潜力巨大的经济资源、具有原创优势的科技资源、优秀的文化资源和重要的生态资源，在经济社会发展的全局中有着重要意义。

中医药在建设健康中国中可以大有作为。习近平总书记强调，没有全民健康，就没有全面小康。党的十八届五中全会做出"推进健康中国建设"的战略部署，体现了我们党以人为本、为民造福的执政理念。随着我国经济社会快速发展、深化医改纵深推进，人民群众对健康服务的需求呈现快速增长的态势，渴望享受到全方位、多环节的中医药健康服务。中医药作为我国独特的卫生资源，集防病治病、养生保健于一体，具有临床疗效确切、预防保健作用独特、治疗方式灵活、费用比较低廉的特色和优势，能够为全生命周期的不同阶段提供健康服务，十分符合公共卫生和基本医疗服务的要求。推动中医药振兴发展，有助于提高医疗卫生服务的公平可及，控制医药费用，增进人民健康福祉，建立政府承受得了、群众负担得起、财政可持续保障、中西医并重的中国特色医疗保障制度和卫生与健康发展模式。

中医药在服务经济发展新常态中可以大有作为。习近平总书记强调，"十三五"时期，我国经济发展的显著特征是进入新常态。适应经济发展新常态，关键是把握发展动力转换这个核心和关键。中医药作为潜力巨大经济资源、具有原创优势的科技资源和重要的生态资源，具有覆盖面广、产业链长、绿色生态的特点，贯穿中药材种植、药品和医疗器械制造、中医药健康服务等一、二、三产业，吸纳就业能力强，拉动消费作用大。发展中医药产业，有助于提升医药行业核心竞争力，扩大服务供给，创新服务模式，提高消费能力，增加农民收入，推动大众创业、万众创新，为经济发展注入新动力。

中医药在服务"一带一路"战略中可以大有作为。习近平总书记强调，中医药学是打开中华文明宝库的钥匙。总书记对中医药海外发展做出系列重要指示，出访时与捷克、吉尔吉斯斯坦等多国元首洽谈深化中医药合作、见证中医药合作文件签署，亲力推动中医药走向世界。中医药作为优秀的文化资源，饱含着中华传统文化的精髓，已成为世界认识、了解和学习中华文化的主要载体。推动中医药海外发展，有助于推动中华优秀传统文化"走出去"，促进中国与"一带一路"沿线国家人文交流、民心互通，讲好中医故事、讲好中国故事，展示中华文明的魅力和当代中国的活力。

二、"中医药步入发展的快车道"是十八大以来中医药工作最显著的特征

党的十八大以来，中医药工作紧紧围绕党和国家发展大局和中心工作，找准发展定位，主动融入"五位一体"总布局，把实现好、维护好、发展好人民群众健康权益作为工作出发点和落脚点，统筹推进各项工作，对经济社会发展的贡献率和显示度明显提升。

发展环境更优化。十八大提出"大力扶持中医药和民族医药事业发展"，十八届三中全会要求"完善中医药事业发展政策和机制"，五中全会强调"坚持中西医并重，促进中医药、民族医药发展"，《中医药发

展战略规划纲要（2016～2030年）》《中医药健康服务发展规划（2015～2020年）》等一系列重要规划的密集出台，中医药发展上升为国家战略、政策更加有力。

发展格局更合理。不断激发和释放中医药作为"五种资源"的潜力与活力，形成了医疗、保健、科研、教育、产业、文化"六位一体"全面发展，中医、中西医结合、民族医药协调发展的新格局。

服务体系渐趋完善。开展中医医院标准化建设，实施基层中医药服务能力提升工程，加快发展社会办中医，中医医疗资源总量持续增加，尤其是基层中医药服务网络快速发展。截至2015年底，共有中医医院3267所、中西医结合医院446所、民族医院253所、中医类门诊部1640个、中医类诊所40888个；社会办中医机构达到4万个，床位近6万张；全国社区卫生服务中心和乡镇卫生院建设中医药综合服务区（中医馆、国医堂）2万余个。

人才队伍显著加强。"十二五"期间，评选表彰第二届国医大师30人，建立国医大师传承工作室60个，建设全国名老中医药专家传承工作室956个、中医学术流派传承工作室64个，建设了471个中医药重点学科，培养了2300余名中医药学科（后备）带头人。院校教育、毕业后教育、师承教育、继续教育协同推进。

传承创新成效显著。屠呦呦研究员获2015年诺贝尔生理学或医学奖，实现中国本土科学家获诺贝尔奖零的突破。建设了以16个国家中医临床研究基地为重点平台的临床科研体系，14类重大疾病中医药防治疗效获得循证依据，建立了符合中医药发展规律的临床科研一体化新模式。建设了一批国家工程（技术）研究中心、工程实验室和企业技术中心。

文化传播载体不断丰富。开展"中医中药中国行——进乡村·进社区·进家庭"活动，建设了300多个国家级、省级中医药文化宣传教育基地，组建了一支中医药文化科

普专家队伍，发布《中国公民中医养生保健素养》《健康教育中医药基本内容》，开发了一批形式多样的文化科普作品。《黄帝内经》《本草纲目》成功入选世界记忆名录。

发展空间更开放。推动中医药海外发展，服务国家"一带一路"战略，与捷克政府共同支持建立的中捷中医药中心是我国"一带一路"第一个卫生合作项目。中医药已传播到183个国家和地区，与外国政府及国际组织签订的中医药合作协议达86项，"一带一路"沿线国家中已有9个国家建立了中医中心，并建有7所中医孔子学院，中医药正成为服务国家外交战略的重要资源。

发展成效更显著。主要体现在2个方面：服务全民健康方面，截至2014年底，91.2%的社区卫生服务中心、80.2%的乡镇卫生院、70.7%的社区卫生服务站和64.9%的村卫生室能够提供中医药服务，中医药的可及性和可得性显著增强；中医医院总诊疗人次5.3亿人次，占医院总诊疗人次的17.9%，中医医院出院总人数2227.1万人，占医院出院总人数的14.5%，门诊次均费用、住院人均费用分别比综合性医院低12%和24%。中医药以较低的成本获得了较高收益，放大了医改惠民效果，为探索医改的"中国式解决办法"发挥了不可或缺的作用。推动经济发展方面，2014年，中药工业总产值超过了7300亿元，占我国医药工业总值近1/3，进出口额达到46.3亿美元。研制了一批拥有自主知识产权的中药产品，5个中药大品种年销售额均在30亿元以上。推动中药材规范化、规模化、集约化种植，全国有200多种常用大宗中药材实现规模化种植，种植面积超过3000万亩，带动地方农民增收致富和绿色经济发展，促进了生态环境修复。发展中医药健康产业，中医药与养老、旅游等相互融合的趋势进一步凸显，一大批适应市场的新产品、新业态成为经济发展的新增长点、新动力。

我们也清醒地看到，中医药发展还面临着不少困难和问题。一是

中医药服务资源布局、结构仍需加快调整，服务能力尤其是基层中医药服务能力还需着力提升。二是传承创新对事业发展的驱动力还不强，还需下大力气攀登医学高峰。三是中医药高层次人才匮乏、基层人才不足，还需加快构建与事业发展相适应的人才队伍。四是治理体系和治理能力与中医药振兴发展的要求还存在较大差距，还需加快完善政策机制，增强我们的本领。

三、自觉遵循新发展理念这个指挥棒

谋划"十三五"发展，必须牢固树立创新、协调、绿色、开放、共享的发展理念，对贯彻落实新发展理念进行科学设计和施工，用改革的办法、法治的思维推动新发展理念在中医药系统落地生根、变成普遍实践。

坚持创新发展，把创新摆在中医药系统的核心位置。突出创新这个核心，不断完善并丰富"整体思维、系统运行、三观互动、六位一体、统筹协调、科学发展"的工作机制方法，推进中医药制度创新、科技创新和服务创新。在制度创新方面，以完善中医药事业发展政策和机制为主线，不断推进治理体系和治理能力现代化，充分激发中医药发展的潜力与活力，充分转化为人民共享发展成果的具体措施。在科技创新方面，以继承、遵循和把握中医药特点和规律为前提，以提高创新发展能力为重点，以构建新型创新体系为载体，勇攀医学高峰，推进中医药现代化，实现创新驱动发展，提升对经济社会发展的贡献率。在服务创新方面，紧紧围绕服务健康中国建设这个目标，着力推进供给侧结构性改革，培育中医药健康服务新业态，创造新供给，引导新需求，打造中医药健康服务体系；完善服务模式，探索建立覆盖全生命周期、融健康文化、健康管理与健康保险为一体的中医药健康服务新型保障模式。

坚持协调发展，不断增强发展的整体性。牢牢把握中医药事业发展的总体布局，找准当前"短板"，

调整相互关系，实现协调发展。着力促进中医药医疗、保健、科研、教育、产业、文化的同步发展，促进中医药、民族医药和中西医结合的协调发展，促进城乡、区域的中医药协调发展。妥善处理好继承与创新的关系，处理好保持特色优势与运用现代科学技术的关系，处理好医疗与健康服务的关系，处理好公立中医医院与社会办中医的关系，处理好行业能力提升与人文素养培育的关系。注重提升发展整体效应，促进中医药事业与经济社会协调发展。

坚持绿色发展，主动融入美丽中国建设。大力弘扬中医药强调的"天人合一、天地人和"这种尊重自然、顺应自然的思想，坚持绿色健康发展。一方面，大力推广和发展针灸、推拿、刮痧等非药物疗法，减少药物带来的负面影响，节约资源，降低费用。另一方面，全面落实《中药材保护和发展规划（2015～2020年)》，加强中药资源保护和合理利用，推动中药材规范化、规模化、集约化种植，在造就金山银山的同时，促进生态修复，构建生物多样性保护网络，筑牢生态屏障，回归青山绿水。

坚持开放发展，加快推动中医药海外发展。把中医药海外发展放在"一带一路"战略等国家开放大局中谋划统筹，顺应中医药正逐步融入相关国家主流医学体系的趋势，坚持开放包容、互利共赢，加强中医药海外发展顶层设计，加快走出去，服务我国开放型经济发展和公

共外交。深度参与国际规则和标准制定，推动全球传统医药治理体系改革完善，把握主动权。善于学习和吸收先进科技成果，集成全球创新资源，加快推进中医药理论和实践发展。

坚持共享发展，大力提升中医药服务能力和水平。坚持把增进人民群众健康福祉作为中医药发展的出发点和落脚点，更好地服务健康中国建设。通过拓展服务领域、完善服务结构、强化服务功能、提高服务效果、发展健康产业，着力提升中医药服务的可及性和覆盖面，着力提升中医药服务的能力和水平，使人民群众有更多的获得感。推动中医药参与世界卫生体系建设，让更多国家的民众共享包含中医药在内的传统医药发展成果。

四、加快推动中医药振兴发展

推动中医药振兴发展，必须全面贯彻落实党的十八大和十八届三中、四中、五中全会精神，贯彻落实习近平总书记系列重要讲话精神和中央领导同志重要指示精神，牢牢把握把中医药继承好、发展好、利用好的发展任务，以推进继承创新为主题，以提高中医药发展水平为中心，以增进和维护人民群众健康为目标，加快形成推动中医药振兴发展的体制机制，在建设健康中国、实现中国梦的伟大征程中谱写新的篇章。

切实提高中医药健康服务水平。推进深化医改中医药工作，加快中医药服务供给侧结构性改革，推动

"互联网＋中医"，完善覆盖城乡的中医医疗服务网络。开展中医临床优势培育工程，实施基层中医药服务能力提升工程"十三五"行动计划，推进诊疗模式创新和中西医协作，促进民族医药发展。加快中医药健康服务体系建设，推进中医治未病，发展中医药健康养老、健康旅游新业态，培育发展新动力。

全面推进中医药传承创新。加强中医药理论方法继承，实施中医药传承工程，加强中医药传统知识保护与技术挖掘，强化师承教育。健全中医药协同创新体系，加强中医药科学研究，完善中医药科研评价体系，推动中医药在重大疑难疾病、重大传染病防治和重大新药创制等取得新进展。

提升中药产业发展水平。加强中药资源保护和利用，推进中药材规范化种植养殖，构建现代中药材流通体系。推进中药工业集群发展，实施中药标准化行动计划，促进中药工业转型升级。

大力弘扬中医药文化。繁荣发展中医药文化，实施中医药健康文化素养提升工程。促进中医药与文化产业有效融合，提供新型文化产品和服务。

全力推动中医药海外发展。加强中医药对外交流合作，实施中医药海外发展工程，推动中医药技术、药物、标准和服务走出去，加快海外中医药中心在"一带一路"沿线国家布局。大力发展中医药服务贸易，服务开放型经济发展。

抓住机遇　凝聚力量　开启中医药标准化事业新征程

——中国工程院院士　王永炎

当前，中医药标准化事业迎来了重要的发展机遇期，我就中医药标准化事业发展谈几点认识和体会。

一、标准成为中医药发展的重要基础

随着计算机技术、互联网技术、

信息技术的发展，经济全球化已经成为这个时代的主要特征。伴随着经济全球化深入发展，标准化在便利经贸往来、支撑产业发展、促进科技进步、规范社会治理中的作用日益突显。标准已成为"世界通用语言"。

中医药是中国古代科学的瑰宝，曾为中华民族的繁衍和发展强大做出了巨大贡献！近现代，由于未能很好借鉴现代科学技术等多种原因，中医药发展比较缓慢，逐渐成为弱势学科。中医药要振兴发展，就要适应经济全球

化的时代，要以开拓创新的精神推倒外围的围墙和墙内的篱笆，推动中医药"走出去"。

中医药标准化是中医药事业发展的技术支撑，是推进中医药行业治理体系和治理能力现代化的基础性制度。中医药标准是中医药科技成果的最高表现形式，具有权威性、先进性、客观性和效率性的属性。以中医药标准化引领中医药科技创新，以中医药科技创新推进中医药标准化，以标准为载体对中医药科技成果进行推广应用，科技成果依托标准"走出去"，使得中医药进入主流社会，从而逐步改变中医药弱势学科的现状。例如，通过中医临床诊疗指南，逐渐取代过去完全靠医生主观诊断用药的局面，逐步消除外国人觉得中医不科学的理念；通过术语国际标准，为世界各国中医药学术交流、信息传播、经贸往来等各个方面带来极大的便利和社会效益。标准成为中医药现代化、国际化的重要基础。

二、人才是中医药标准化工作的根本

中医药标准制定可分为建议、规范、指南和标准4个层次，不同层次对中医药标准化人才的专业结构和水平要求不同。人才是中医药标准化工作的根本，离开了人什么事情都做不好，也做不了。当前，中医药标准化人才的短缺，表现在"量"和"质"2个层面。既懂中医药又懂标准的人员数量还远远不能满足中医药标准化事业发展的需要；现有标准化人员的工作能力、工作经验、文字表达等方面有待进一步提高。

第一，要加强中医药标准化人才的培养。依托国家专项经费及国家级、省级继续教育项目，通过培训班的形式增加标准化人才数量。2012年7月~2014年12月，国家中医药管理局依托中央财政专项资助的4440万经费，组织42家全国中医药标准研究推广基地开展了中医药标准化基础知识、中医临床各科诊疗指南和针灸技术操作规范培训，参会人员达81038人次，初步培养了

1支懂标准、会使用中医临床诊疗指南和中医技术规范的人才队伍。另一方面，依托标准制修订项目，采用边学边做的方式提高标准化人才的水平。在WHO·西太区资助的我国第一批《中医循证临床实践指南》的制定中，我们组织了200多名专家展开研究与编写工作，组建了27个指南研制小组。在老专家的指导下，中青年学者边学边做，为我国培养了1支中医循证临床实践指南制定的人才队伍。

第二，要吸引各界贤达人士参与标准化。积极拓展中医药标准化人才队伍的"朋友圈"，以海纳百川的胸襟，通过各种渠道积极吸引相关领域的贤达人士参与到中医药标准化工作中，提高中医药标准化人才队伍的水平。在WHO·西太区资助的我国第一批《中医循证临床实践指南》的制定中，我们汇集了临床医学、循证医学、叙事医学、临床流行病学、中医学基础、文献学、心理学、社会学、统计学等方面的专家学者参与编写队伍。多学科交叉，思想认识可能产生摩擦和碰撞，甚至出现乱象也不怕。乱象是由缺乏专业人才和组织不健全而产生的，高度开放学者的参与积极性是可贵的。今后可以通过会议讨论、培训等方式达到一定的共识，加强过程管理达到有序可控的局面。

三、中医药标准化工作取得快速发展

在国家中医药管理局的高度重视和领导下，在中医药行业的共同努力下，中医药标准化工作近年来取得很大的成绩。

第一，中医药标准体系初步形成。20世纪80年代，我开始做中医药标准的时候，一些中医学术流派和部分老前辈认为中医药不宜做标准，由于辨证论治、圆机活法，所以中医标准很难形成与实施。但是，我与学长一辈始终认为标准是一个学科是否成熟的重要标志，是中医药学科发展的必然需求。于是，我们一切从零开始，积极工作，从1982年起开始中医药标准化建设工作。90年代制定的行业标准《中医

病证诊断疗效标准》曾在医院区域规划标准审评中由国家中医药管理局推广，发挥了重要作用；路志正、任继学、陆广莘先生肯定了按程序制定，突出中医优势特色标准化建设的重要意义。进一步组织制定的国家标准《中医临床诊疗症状证候、治则治法标准》为临床诊疗指南的制定奠定了重要基础；组织制定的《中医病案书写规范》为医院电子病历和名老中医的经验传承奠定了基础。20世纪80年代至世纪末，这一时期的标准主要是对中医药既往理论和技术进行整理，为后期标准化工作打下了基础。21世纪以来，中医药学科领域的临床规范与指南数量快速增长。2008年发布的《中医内科常见病诊疗指南》为规范中医临床诊疗行为发挥了重要作用，其已逐步获得行业认可。2011年发布的《中医循证临床实践指南》是在WHO·西太区的资助下，中国中医科学院组织编写的中医药领域第一部通过国际合作、基于证据的临床指南，为我国中医循证临床指南的制定奠定了方法学基础。目前，我国已发布中医药标准649项，标准体系初步形成。

第二，中医药标准化支撑体系逐步建立。一是中医药标准化被纳入政策文件。《中医药发展战略规划纲要（2016~2030年）》《中医药健康服务业发展规划》和《中医药发展"十三五"规划》中都有关于中医药标准化工作的部署，为中医药标准化工作提供了政策支持。二是中医药标准化相关组织机构成立。国家中医药管理局中医药标准化工作办公室、ISO/TC249国内技术对口单位、全国中医药各专业标准化技术委员会和42家全国中医药标准研究推广基地相继成立，为标准的统筹管理、制定和应用提供了支撑。三是中医药标准化研究初见成果。行业内相继发表了关于循证指南及其指南评价的SCI论文、出版了指南制定和ISO标准制定的图书、发表了一批标准化论文，在标准研究方面做出了重要尝试。

第三，中医药国际标准化水平

提升。国际标准化组织（ISO）/TC249 成立于 2009 年，其名称一直暂定为中医药，经过标准化主管部门和中医药标准化行业人员的多年努力，2015 年 ISO 正式命名 TC249 为中医药技术委员会。目前，我国在 ISO/TC249 注册专家人数已近 200 人，立项项目 50 余项，占 ISO/TC249 全部立项项目的 60% 以上。ISO/TC249 现发布一次性使用无菌针灸针、人参子种苗等国际标准 7 项，其中 6 项是由我国专家主持制定的。我国实质性参与国际标准化活动能力进一步增强。

四、要开启中医药标准化事业新征程

随着疾病谱的改变和人们健康理念的转变，中医药越来越受到国际上的广泛关注和认可，被称为是最具有代表性的中国元素。党的十八大以来，政府将中医药发展放到了国家战略的高度，提出中西医并重、着力推动中医药振兴发展的指导方针，我国首次发表《中国的中医药》白皮书。当前，中医药遇到了天时、地利、人和的历史发展机遇。同时，我国标准化事业也正处于一个重要的发展机遇期。2015 年，国务院印发了《深化标准化工作改革方案》和《国家标准化体系建设发展规划（2016～2020年）》，开启了标准化改革的大幕。2016 年，第 39 届世界标准化组织国际大会召开之际，习近平主席向会议致贺信，李克强总理出席会议并发表了重要讲话，这在标准化的历史上从未有过。我们要抓住机遇，聚焦中医药标准化工作的关键、突出重点，更好地发挥中医药标准的引领作用。

第一，要服务发展，加强团体标准制定。服务发展是中医药标准化工作的生命线。中医药标准化分会要在国家质检总局、国家标准委发布的《关于培育和发展团体标准的指导意见》和国家标准《团体标准化第 1 部分：良好行为指南》的指导下，在政府引导下，紧贴"建设健康中国"的市场需求，积极吸纳科技创新成果，制定发布团体标准，填补现有中医药标准空白。据此，我们要加强中医健康服务规范、中医养生保健指南、中医心理健康建议、中医康复指南等团体标准的制定，使中医药标准融入百姓生活。

第二，要依靠科技，提升标准质量水平。科技创新是提升标准水平的手段和动力，技术标准是促进科技成果转化的桥梁和纽带，两者互为支撑，密不可分。我们在制定标准，尤其是制定团体标准时，要促进中医药科研成果转化为标准，引导和促进中医药科技创新成果通过标准化实现市场化、产业化和国际化，进一步强化技术标准在中医药事业中的导向性作用。

第三，要放眼世界，推进国际标准制定。随着"一带一路"战略实施，中医药国际化进程正在加速推进。我们要围绕"一带一路"战略积极推进标准国际化进程，在推动我国产品、技术、设施等"走出去"的同时，带动相关标准走向世界。我们应成为中医药国际标准制定的主导者，要积极开展中医药术语、信息、诊疗技术、设备等国际标准的制定。

第四，要凝聚力量，提升标准实施水平。中医药标准的价值在于实施。全面提升标准实施水平，政府、企事业单位、社会团体都有责任和义务。中医药标准化分会要承担起作为标准实施主体的责任，要借助协会、新闻媒体等力量，加强中医药标准的有效宣传和普及。

中医药标准化工作迎来了前所未有的发展机遇，让我们抓住机遇，凝聚力量，开启中医药标准化事业新征程。

推进中医药事业创新发展

——中国工程院院士、中国中医科学院常务副院长　黄璐琦

中医药（民族医药）是我国各族人民在几千年生产生活实践中、在与疾病做斗争中逐步形成并不断丰富发展的医学科学。习近平总书记指出："中医药学是中国古代科学的瑰宝，也是打开中华文明宝库的钥匙。""中医药学植根于中华优秀传统文化，秉承"天人合一""中庸""道法自然"等中华优秀传统文化的核心价值理念，其辨证论治的思维方式蕴含着中华民族深邃的哲学思想，其高尚圣洁的医学伦理观汲取了儒家文化中的"仁""礼"等观念。

中医药文化历久弥新，今天仍是中医药事业发展和创新的灵魂与动力。然而，当下中医药事业发展出现了"弱化"倾向，究其原因是缺乏文化自信。因此，增强文化自信，坚持中医药学的原创思维和核心价值观念，对于推进中医药事业创新发展具有重要意义。

当前，中医药发展面临的问题主要可以归结为 4 个方面。

一是中医药思维弱化。很多中医不会按照中医辨证思维处方开药，即使能够开出药方也多为"中医的处方，西医的灵魂"；很多相关高校设置了过多的西医药课程，在授课过程中缺乏对中医药原创思维的教育和传承。二是中医药传统技术退化。难以找到中医药技术与现代科学技术的契合点，技术升级较为缓慢。三是中医药特色优势淡化。中医药在理论和临床实践方面的特色与优势未能得到有效发挥与传承。

四是中医药话语权边缘化。中医药政策法规和技术标准的制定多参照西医药政策和文件，中医药知识产权保护制度欠缺，很多群众也不大理解中医药内涵。

解决这些问题，使中医药再续辉煌，必须增强文化自信。这是筑牢中医药根基的必然要求，是激发中医药事业持续发展内在动力的必然要求。在增强文化自信中推进中医药事业创新发展，可以从以下几个方面努力。

一、立足自身实际，不断提高中医药创新发展能力

"打铁还需自身硬"。中医药工作者应增强自我净化、自我完善、自我革新、自我提高能力，积极推进中医药事业创新发展。一是形成符合中医药特点的科研思路与方法，运用现代科学技术和传统中医药研究方法深化中医基础理论研究，建立概念明确、结构合理的理论体系；加强对重大疑难疾病、重大传染病防治的联合攻关和对常见病、多发病、慢性病的中医药防治研究，形成一批防治重大疾病和治未病的重要产品与技术成果；探索适合中药特点的新药开发新模式。二是进一步完善充分体现中医药特点和规律的中医药科研评价体系，针对不同创新主体和创新领域改进科研评价机制，通过同行评议和引进第三方评估提高项目管理效率和研究水平，完善中医药科研人才评价和激励机制。三是建立符合中医药特点的疗效评价体系，将临床实际疗效、科研成果、学术论文等对未来中医药发展的长期影响作为考核重点，注重治未病和提高患者生存质量；考虑长期临床观察等特点，建立完善符合中医药特点的中医药疗效评价指标体系与方法学体系，不断提高中医药科研成果转化率。

二、加强宣传传播，不断推进中医药文化普及

中医药事业要腾飞，必须有健全的两翼：一翼是科学研究，一翼是科学普及。应加强中医药宣传力度，拓宽中医药传播渠道，扩大中医药普及区域，夯实中医药发展的群众基础。采取群众看得见、听得懂、喜闻乐见的形式加强中医药科普宣传，推广普及中医药养生保健、防病治病知识，让群众了解中医药理论、享受中医药服务、感受中医药疗效、传播中医药价值。积极开展中医药健康教育、健康咨询等活动，大力推广具有中医药特色、适合我国国情和群众生活习俗的养生保健方法与技术，发挥中医药治未病优势，实现服务健康关口前移，提高全民健康素质。

三、改善治疗效果，不断提高中医药社会服务能力

要充分认识和发挥中医药在理论与实践方面的独到之处，积极发挥中医药在防治慢性非传染性疾病、突发流行性疾病等方面的优势和作用；发挥中医药治未病优势，全面开展中医药养生保健方法和技术研究，全面推广普及中医药养生保健知识，积极构建中医药养生保健服务体系；制定中医药服务进农村、进社区、进家庭的激励政策，大力推进中医药在新型农村合作医疗及社区卫生服务中的应用；发挥中医药原创优势，大力推进中医药自主创新。通过多种切实有效的方法和措施，促使中医药在社会医疗服务体系中发挥更加积极的作用。

四、增强话语权，不断促进中医药走向世界

推进中医药行业内外、境内外交流合作，提高对外开放水平，拓展合作领域，形成中医药包容开放的发展新格局。一是开展多形式、多途径的中医药海外文化传播，进一步提升中医药文化和学术的国际影响力，提升国际医学界对中医药理论及其科学性的理解和认同。二是以中药标准主导国际标准为目标，立足于我国中药资源的现状，与相关国际组织和部门积极沟通合作，推动中医药国际标准体系建设，使更多的中药标准成为国际标准化组织和主流药典标准。三是促进中医药对外交流合作、互利共赢，深化与各国政府和国际组织的交流合作，积极参与国际规则的制定，推动全球传统医药治理体系的改革完善，推进中医药在世界范围的创新发展。四是积极参与"一带一路"建设，推进与沿线国家合作，扩大中医药的应用范围。

中医"简验便廉"不能丢

——国医大师　邓铁涛

"大医精诚"才是中医的医德规范，仁心仁术缺一不可，要求医生以病人为本，恫瘰在抱，能够换位思维。从患者对卫生保健的需求角度看，"看病难"与"看病贵"一直是困扰我国医疗卫生的重大问题，而且我国人口基数大，广大基层对医药、基本医疗保障、卫生保健（治未病）有着更迫切的需求。要想解决"人人享有医疗保健权利"这一世界性难题，非具备"简验便廉"特点之医学不能实现。中医药正是具备"简、验、便、廉"的特色，只要正确发挥这一特色就能形成实践优势，推而广之就是解决看病难、看病贵的最好办法。因此，可以说发挥"简验便廉"中医药特色是我国医改的正确方向，也是中医药自身发展的正确方向。

"简"显然不是说中医学是一门简单的学科，更不是提倡医生只要技术不要理论学习。相反，正因为中医药学博大精深，更要求中医药工作者，特别在临床实践中，可以做到深入浅出，能够由博返约，最终惠泽患者，使患者体验到"简"。举例说明如"针四缝"治疗急腹症——蛔虫团梗阻，既简单又速效，又省钱。用最少的支出，以最短的时间，达到最佳的效果，这是患者对就医体验的需求；但从医生的角度来讲，这种需求无疑是对医术提出了更高要求。回顾历史，中医学与中华文化一脉同根，伴随中华民族繁衍生息；中医中药从来就是民生的一部分，与百姓日常生活息息相关。随着我国进入老龄化社会，医疗费用势必呈高速增长态势。我们在进一步提高疾病诊治水平的同时，更要将视点前移，把关注的重点放在预防上面。"上工治未病"，中医学重视养生保健，倡导人们养成良好的生活方式，将养生保健的智慧落实于日常生活中。正如《黄帝内经》所言："其知道者，法于阴阳，和于术数，饮食有节，起居有常，不妄作劳，故能形与神俱，而尽终其天年，度百岁乃去。"此所谓大道至简。

"'廉'不能吸引优秀人才"？中医需要怎样的优秀人才？如果有一技之长的民间中医，连行医资格都没有，谈何吸收优秀人才？劳动价值得不到尊重，医生的付出与收获不相匹配，这是中西医从业人员都面临的问题，而从医资格得不到认可，学科发展和学术传承横遭科学主义非议，甚至打压，这些才是阻碍中医药人才培养、深刻影响中医传承与发展的症结所在。事实上，"简验便廉"所要追求的"廉"是减轻患者经济负担，是针对"看病贵"

而言，旨在解决百姓诊疗、保健支付能力不足的问题。我有1个朋友，曾患阴囊炎，当时在医院花了上千元还未好，打电话来咨询，我就叫他买包葡萄糖粉撒敷，一有水渗出就撒上葡萄糖粉，结果他那包葡萄糖粉用了1/3就好了。20世纪60年代，天津市传染病院院长学了中医之后，某地发现白喉开始流行，急需白喉血清，向他求助。他估计该地要接种血清的量，集中半个中国的存货都不够用。他便运用所学，继承中医治白喉之法，用养阴清肺汤，并拆方减成只用四味药，制成水剂，发往该地，把白喉的流行制止了。当时每一病例治疗成本才1.5元，且能免除今后再用血清时有血清反应之弊。降低医药卫生成本是"廉"的途径之一，但还不是全部，还不是最积极的办法，而但凡同时具备简、便、验特点之医药，常常能够解决更广大基层百姓所急需。如果日常感冒发热之类病证都要千里迢迢找到大医院才能解决，单单车船差旅的费用就对基层百姓构成巨大的负担。医学之未来，不能走越来越贵、离群众越来越远之路，若把医院都办成营利机构，则国人危矣！实行有中国特色社会主义医疗，应在治未病思想指导下，走简验便廉之路，才能实现人人享有医疗卫生保健之权利。

"简验便廉"四位一体、缺一不可。作为中医药之特色，"简验便廉"四位一体缺一不可。效验是中医药的生命线，中医历经几千年，推而不倒。靠什么？靠的首先是治病有效。如果中医治病无效，早就被人民所抛弃了。例如，当下正在征战里约奥运会的国内外运动明星，为什么有越来越多的健儿使用

拔罐疗法？因为和其他西方保健方法相比，中医拔罐确实能缓解伤痛，能减轻疲劳并促使及时恢复。正如美国体操选手纳道尔所说，"这是我今年一整年保持健康的秘密，比其他任何方法都更加物有所值。它让我免除了很多伤痛。"

中医就是简验便廉，有时是很简单的。再举1个例子，"文革"时期，广州某医院有1个10个月婴儿，吞了1个螺丝钉，一头6个角，一头是螺纹。因为是10个月的婴儿，不敢给他开刀，希望他拉出来。等了2天，婴儿发高烧，嗷嗷叫，然后看看中医有没有办法，就到我们学院请了我们外科教研室的张景述教授会诊。这个病中医有什么招呢？张老师叫拿1碗稀饭、1杯骨炭粉、一些蓖麻油来。拿骨炭粉调了稀饭喂婴儿，婴儿最初不肯吃，慢慢愿意吃了，把那1碗稀饭吃完了，半个小时以后，再给他喝了1汤匙蓖麻油。因为婴儿还在发烧，又开了个中药方。结果那个小孩儿12个小时就把那个螺丝钉拉出来了，这个螺丝钉上面好像是电镀一样镀了一层骨炭粉。原来螺丝钉到了幽门那里，6角头卡住了，胃想把它排出去，就动，一动另一头就叩击胃壁，就痛了，越痛就越收紧；稀饭灌满后，螺丝碰不到胃壁，疼痛就减轻了。骨炭粉和金属结合，像电镀一样，光滑了，就顺利离开了幽门。如果给小孩开刀，能过得了麻醉关、手术关、感染关吗？10个月的婴儿出现的这样难的急症就这样化险为夷，也花不了多少钱，张教授说这些方法是从中医文献中学来的，这样的"简验便廉"有何不好？

时空网络下中医药"一带一路"3个节点

——国医大师　王琦

"一带一路",已非昔日的海上丝绸之路,一是幅员辽阔,涉及沿线东盟、南亚、西亚、中亚、北非、欧洲、中国等60多个国家;二是各国政治、经济、文化、民俗存在着明显的差异;三是各国的生态、民族特点有着显著的不同,比如北非地处热带沙漠,高温少雨,植被稀疏,人的体质偏瘦,而欧洲温和多雨,气候湿润,人多肥胖,世界呈现的差异性、多样性必须"因国制宜",通过建立跨区域的时空网络,互联互通、互动互利,得到协调和谐共处,使身处网络的每个成员国,相依为命,地久天长。其中做好交流、合作、服务是3个重要节点。

首先,交流是平等的、交流是互惠的、交流是共享的。我们首先要明确"一带一路"是和平友好之路,是文明互动之路,是互惠互利之路,所有成员国都是伙伴关系,因此彼此的交往、交流是平等的,各个国家都有自己的传统医学,在不同区域为本国民众发挥了防病治病、维护健康的作用,我们要走出一条多国联合之路,就要获得沿线国家人们的认同和信任,尊重对方,学习对方。早在唐宋时期,通过海上"丝绸之路",从国外输入了许多药材,除乳香、没药、安息香、芦荟、龙脑、丁香、血竭、阿魏、没食子等香料药品外,还输入了炉甘石、石硫黄、琥珀、牛黄等矿石物及动物药材,它们都被纳入中国的本草、方剂之中,丰富了中医药宝库。历史上我们既有"鉴真东渡"的史实,又有"唐僧取经"的记述,输出与输入是永远的。对于不同国家不同文化差异,我们应以开放的胸襟和文化包容的心理去理解和策应。通过"一带一路",建立中医药交流合作平台,互通有无、优势互补,形成价值链,实现共赢共享。

其次,合作是多维度的、合作是多渠道多层次的,合作是稳定持久的。多维度是指包括办医、科研、教育、文化、生态、草药、中药、医疗器械及大型国际会议、大型文化商贸展览等,建立跨区域的合作框架,形成国际合作模式。多渠道多层次,是指充分调动海内外民间团体、企业金融、科研教学机构多方参与,整合有效资源,尤其要发挥海外中医药人员和机构作用,外通内联,形成态势。必不可少的是要通过政府推动,与沿线各国在传统医药领域的合作,包括政策、资源、贸易、科技等多方位的互通,完善政府间合作机制,为各方力量铺路搭桥,保驾护航。国际合作组织,影响力大,沟通能力强,国际标准、国际注册、国际监管、国际贸易都离不开国际合作组织,所以要实现多渠道,多层次的联动。本次大会在联合国的胜利召开就是多方合力合作的生动例证。

多重保障是指由于沿线各国经济水平、文化信仰不同,民众对传统医学的认同程度不均衡,有些国家对传统医学的立法不完整,还存在着贸易壁垒、法律障碍,需要通过政府及相关国际组织建立国际规范标准,设立法律法规,监管措施和知识产权保护,使沿线合作得以稳定持久。

第三,服务是以需求为导向的,是以优势特色为依托的,是以提升传统医学,为促进人类健康为目的的。要研究沿线各国对中医药服务不同的需求,如欧洲国家提出与我国在所在国办医院,开展医疗合作,有的国家对中药需求增长较快。意大利老年人口增长比例占总人口的20%,亟待解决老年人口的医疗保健,印度、尼泊尔高血脂、高血压心脑血管病多等,我们应筛选中医药的优势病种,优势环节,提供优质服务,提供针灸、推拿、拔罐、整骨等特色技术技能,彰显自身优势,通过交流合作提升中医药的服务能力,形成经济增长点。

目前具有中医药特色的国际规范许多尚未形成,中医药科研机构及中药质量诸多方面尚缺少国际标准,对外合作交流队伍的能力也尚待提高,我们要练好内功,打实基础,促进中医药的国际合作转型。女士们、先生们,中医药的"一带一路"是中医药走向世界的契机,也是中医药自身发展驱动力,我们要抓住这个机遇,打造民族品牌,提升中医药国际合作的话语权,形成国际价值链,促进中医药的持续发展,更好地为世界人民服务。

为落实基层中医药服务能力提升工程,北京中医健康乡村社区工作把三级甲等中医院中的领军型人才组成31个团队,派遣到全市101个社区农村为村民看病。

力争中医药国际"话语权"

——国医大师　刘敏如

目前国际上各种思想交融、交锋频繁。西方科技独霸的现象以及科学主义的干扰，使发展中国家很多优秀文化和科技，得不到理解，不能发挥为世界服务的作用。

中医药在国际医药领域中处于弱势地位。因此，大力争取中医药走出国门的话语权，是走向国际首要工作。确定中医药话语权，第一要有实力，第二要有队伍，第三要有平台，要设计好话语权的议题，把握好话语权导向，贴近话语权对象。其中，新闻媒介是先锋，专业人才是实力，将国内的中医药优势和成就有组织、有计划地由专门机构来落实和推广。

设计好话语权的议题，把握好话语权的导向。充分利用港澳国门优势，打造宣传中医药新路径。借用已经走出去的海外中医药人员和机构，帮助引进、组织国外有关医

药人士参加中医药论坛，组织在外的中医临床及学术机构参加中医药论坛。

尽管我们具有中医药走向国门的实力，但也要看到负面影响。中医药学在绝大多数国家中属于非正规医学范畴，在西方发达国家仍然被归类为补充替代医学的一种，在医学教育体制中无合法地位。中医药的科学内涵尚未被国际社会普遍理解和接受，中医药国际化人才缺乏，具有中医药特点的国际标准规范尚未形成，中医药产品和企业国际竞争力相对较弱。中医药学在临床、科研、教育、中药等领域缺乏统一的行业标准等。

加强国际中医药动态研究，应该建立1支研究"世界传统医学及中医药在国外"动态信息的专业队伍，系统收集、研究上述信息，作为领导决策的参谋与助手；成为中

医药"医、教、研、产、经、销"机构的良友与顾问。拓宽与国外交流渠道，与各国政府、机构合作举办正规的中医药教育。还应加强中医药涉外人员的培养，培训一批既懂中医中药，又熟悉外语及外贸业务的专业人才，加速中医药国际化进程发展。

建议专家制定符合中药特点的中医药标准，形成中国式的、国际认可的中医药标准、中医药从业人员资格认证审查标准和组织。

总之，中医药构建国际医药卫生话语权，是中医药国际交流发展的需要，也是中医向世界展示其发展实力的需要。所以，根本在于要加强中医药临床疗效实力、医药质量实力、高科技实力、人才实力，这样才能够贴近话语权的导向，拥有话语权实力。

坚守责任　把握中医药发展大好时机

——国医大师　唐祖宣

《中医药法》出台的喜讯传来，令人兴奋，这是中华民族的喜事，是中医人的喜事。这部法律将会极大促进和保障中医药事业健康发展。

回顾中医药事业的发展历程，感慨颇多。目前，中医药发展迎来了天时地利人和的大好时机，身为中医药事业的传承者，我会坚守责任，把握当下的好局面，为中医药事业的长足发展添砖加瓦。

继续做好中医药传承工作，加强学习，为中医现代化做贡献。国医大师是中医药事业的领军人，在

传承方面要起到带头作用。比如，将张仲景的经典方转化成基本方，在农村广泛推广运用就是重要的课题，很有现实意义。应该重视膏、丹、散、丸等多种中药剂型的研究和开发，使其在促进中医药健康服务方面发挥作用。另外，应鼓励举办中医药科普宣传活动，比如，邓州市市政府将举办"2017河南邓州仲景经方运用国际论坛暨仲景传人师承大典"，包括中医药法主题宣讲、表彰"邓州中医世家"、国医名师义诊活动和仲景经方运用国际论坛等内容，对于中医药传承和推广

具有积极的意义。

充分发挥省、市中医院带头作用，把中医院办出中医特色。定期培训基层中医药人才，推广适宜技术，结成"市乡村中医药健康服务联合体"，以特色专科为示范，带动基层中医药特色服务，更大范围内发挥中医养生保健治未病作用。

统筹规划，加强中医药管理。第一，大力宣传《中医药法》，使这部法律深入人心。第二，要健全管理体制，适当增加人员编制和事业经费。第三，抓好社区和卫生院的基层中医药建设，鼓励社会力量兴

办中医诊所，把中医药健康服务规划布局到每个社区。可按照"先培育数量，后提升质量，全面依法管理"的思路推进，要做到由许可制变为备案制，并做到管理不放松。建议在医馆、诊所中开展"评星升级"活动，在村卫生室开展"中医特色服务卫生室"创建活动，依据规律打造具有中医药文化特色的服务品牌。第四，建议把中医药纳入国民经济和社会发展规划，与中医药健康旅游、中医药健康养老、中医药健康科普和中医药产业统筹规划，齐头并进。

会议与活动篇

【2016 年全国中医药工作会议】
2016 年 1 月 14～15 日，2016 年全国中医药工作会议在北京召开。会议回顾总结"十二五"中医药事业发展成就和 2015 年中医药工作进展，部署 2016 年中医药重点工作。会议传达学习了中共中央总书记、国家主席、中央军委主席习近平在中国中医科学院成立 60 周年时的贺信，中共中央政治局常委、国务院总理李克强在中国中医科学院成立 60 周年时的重要批示和对 2016 年全国卫生计生工作会议的重要批示，中共中央政治局委员、国务院副总理刘延东对本次会议做出的重要批示。国家卫生计生委主任李斌出席会议并讲话，国家卫生计生委副主任、国家中医药管理局局长王国强做了题为《完善发展理念、提升发展水平、全力推进中医药振兴发展》的工作报告。中央军委后勤保障部卫生局副局长吕吉云、国家中医药管理局副局长于文明、马建中、王志勇、闫树江出席了会议。各省、自治区、直辖市、计划单列市卫生计生委、新疆生产建设兵团卫生局分管中医药工作负责同志和中医药管理局负责同志，国家中医药管理局老领导、局机关各部门负责同志及局直属单位主要负责同志参加会议。中共中央、全国人大、国务院、全国政协有关部门、中医药工作部际联席会议成员单位、中央军委后勤保障部、武警总部后勤部卫生部等部门相关部门负责同志列席会议开幕会。国家中医药管理局业务主管和联系社会组织负责人，局机关处级以下公务员列席会议开幕会和闭幕会。

（张东亮）

【全国基层中医药工作先进单位建设工作座谈会】 2016 年 1 月 13 日，全国基层中医药工作先进单位建设工作座谈会在北京召开。国家卫生计生委副主任、国家中医药管理局局长王国强出席会议并讲话，副局长马建中主持会议。国家中医药管理局医政司司长蒋健、副司长杨龙会、陆建伟；各省、自治区、直辖

市、新疆生产建设兵团，计划单列市、副省级市卫生计生委分管主任或中医药主管部门负责人；20 个地市级以上地区政府分管领导及 12 个县（市、区）政府分管领导参加了会议。截至 2015 年底，全国已创建县级先进单位 808 个，占全国县级行政区划的 28%，覆盖人口达 4 亿多。

王国强对基层中医药工作先进单位提出 3 点期望。第一，再认识、再提高。希望先进单位进一步提高对中医药作用、规律、价值及百姓需求的认识，努力提升基层中医药服务能力，力争在生命周期的每个阶段都有中医药发挥作用。第二，做示范、做贡献。希望先进单位成为各省（区、市）的样板和典型，在落实政策中、改革创新中做示范，同时还要紧跟医改步伐、先行先试，不断探索总结可复制、可推广的成功经验，实现由点及面的提升。第三，更有利、更惠民。希望先进单位要全面拓展创建工作的范围和层次，在坚持发展好中医医疗服务的同时，推动中医药医疗、科研、教育、预防保健、产业、文化、国际交流等七位一体、全面发展；推动中医药在妇幼保健、慢性病防控、健康城市建设、健康服务业发展等方面发挥更大作用。四川省广元市、湖南省常德市等 5 个地区政府分管领导，就本地区在创建全国基层中医药工作先进单位中取得的成绩和经验进行介绍。

（张晓东）

【2016 年全国中医医政工作视频会议】 2016 年 3 月 31 日，国家中医药管理局在北京召开 2016 年全国中医医政工作视频会议。国家卫生计生委副主任、国家中医药管理局局长王国强出席会议并讲话，副局长马建中主持会议。国家中医药管理局医政司通报中医医政工作主要进展并部署 2016 年重点工作。江苏省中医药局、云南省卫生计生委、安徽省太和县中医院、无锡市中医院、上海市中医药发展办公室 5 个单位进行书面交流。国家中医药管理局机关各部门、相关直属单位、直属

（管）医院、北京中医药大学相关负责人及北京市会议代表在主会场参会。各省（区、市）、新疆生产建设兵团、计划单列市和省会城市中医药主管部门，各中医药大学（学院）、计划单列市和省会城市及其周边的三级中医类医院相关负责人在分会场参会。

王国强指出，2015 年中医医政工作取得显著成绩：一是落实中央决策部署，推动中医医政工作更好地服务大局；二是深化改革取得进展，中医药发展政策机制在医改中得到完善；三是医疗服务得到改善，中医药惠民效果进一步放大；四是工作机制逐步创新，中医药服务领域不断拓展、服务能力不断提升。王国强对 2016 年中医医政工作重点做出具体部署：强化落实，在医改中完善中医药发展政策机制；改善服务，提高人民群众对中医药服务的获得感；持续加力，做好基层中医药服务提升工程"十三五"行动计划；注重创新，推动中西医结合工作迈上新台阶；规划引领，促进民族医药发展；拓展领域，大力发展中医养生保健服务。

马建中强调，各地要认真学习贯彻国务院《中医药发展战略规划纲要（2016～2030 年）》，充分认识实施规划纲要的重大战略意义，进一步增强责任感和使命感，深入领会和准确把握中央精神实质，把思想和行动统一到中央的部署和要求上来切实抓好贯彻落实。要画好 2016 年各项重点工作施工图，明确时间表，加快推进；要切实改进工作作风，更加注重以"三严三实"的标准和要求改进工作作风，更加精准分析和研判中医医政工作面临形势、主要任务、基本特征和主要矛盾，提高各项政策措施的质量和可操作性，扎扎实实把中医医政各项工作干好干出成效来。

（栗 征）

【2016 年全国综合医院中医药工作经验交流视频会】 2016 年 5 月 17 日，国家中医药管理局在北京召开 2016 年全国综合医院中医药工作经

验交流视频会议。国家卫生计生委副主任、国家中医药管理局局长王国强出席会议并讲话。甘肃省、江苏省、空军总医院、中山大学附属肿瘤医院、上海市浦东新区公利医院、浙江省东阳市妇幼保健院6家单位做交流发言。各省（区、市）卫生计生和分管中医药工作的厅局长及省级及以上综合（专科）医院、妇幼保健院院长等分别在主会场和分会场出席会议。

王国强强调要从6个方面开展下一步综合医院中医药工作。一要提高认识，强化落实，推进中医药发展环境改善，把中医药业务重点方向和发展目标要求融入本地区卫生规划和医院总体发展规划中，制订工作方案，分解任务要求，加强督促指导，确保落实落地。二要转变观念，继承创新，完善中西医协作机制，鼓励开展不同层级的中西医临床协作培育工作，充分营造中西医深度融合氛围。三要统筹协调，拓展领域，提升妇儿中医药服务内涵，在妇幼健康领域积极发挥治未病优势，推进更多中医药公共卫生服务项目的实施，扩大中医药在妇幼健康领域服务覆盖面。四要坚持绿色生态，防治结合，促进中医药特色优势发挥，推动绿色低碳循环发展，为中医药永续利用提供保障。五要开放包容，相互学习，开创中西医协同发展新局面，形成具有中西医融合思维的中西医协作诊疗团队，造就一批高水平、富有活力的创新型中西医结合领军人才；六要坚持需求导向，提升质量，促进人民共享中医药健康服务，各级机构要进一步加强中医临床科室和中药房建设，强化中医药和中西医结合人才培养，夯实综合医院中医药服务基础，力争到2020年，所有二级以上公立综合医院均设置中医科室。

（周蔓仪）

【加强儿童医疗卫生服务工作视频会议】　2016年5月31日，国家卫生计生委、国家发展改革委、教育部、财政部、人力资源社会保障部和国家中医药管理局，联合在北京召开加强儿童医疗卫生服务工作视频会议，各相关部门负责人参会。国家卫生计生委副主任马晓伟、教育部高等教育司司长张大良、国家中医药管理局副局长闫树江参加会议并讲话。会议对于如何全力推动儿科医疗卫生改革与发展进行全面部署和安排。会议强调，要继续完善儿童医疗卫生服务体系，加大地市级儿童医院、综合医院儿科和省、市、县妇幼保健机构的建设。要加强儿科医务人员人才培养和队伍建设，扩大儿科学专业招生规模和推动高等院校儿科医学人才培养等举措，切实解决儿科医师资源短缺问题。合理调整儿科医疗服务价格，提高儿科医务人员薪酬待遇，儿科医务人员收入不低于本单位同级别医务人员收入平均水平。做好儿童用药供应保障，保障儿童用药安全，防治结合提高服务质量，通过促进儿童预防保健，加强儿童急危重症的救治能力和中医诊疗服务能力，采取多种措施有效应对高峰期医疗需求。

（丁洋）

【2016年全国中医药工作座谈会】　2016年8月15～16日，国家中医药管理局在江西南昌召开2016年全国中医药工作座谈会，各省、自治区、直辖市、新疆生产建设兵团，计划单列市、副省级市卫生计生委分管主任或中医药主管部门负责人，国家中医药管理局局领导、局机关各部门负责同志共100余人参加会议。本次会议总结2016年上半年工作进展，部署下半年工作重点，围绕贯彻落实《中医药发展战略规划纲要》《中医药发展"十三五"规划》及《中医药文化建设"十三五"规划》《中医药人才发展"十三五"规划》《中医药科技创新专项规划（2016～2020年）》《"十三五"中医药信息化建设与发展规划》《中医药"一带一路"发展规划（2016～2020年）》5个专项规划进行经验交流和深入探讨。江西、上海、江苏、浙江、云南、甘肃中医药主管部门负责人交流发言。国家卫生计生委副主任、国家中医药管理局局长王国强在总结讲话中强调，把习近平总书记关于中医药工作的重要指示精神转化为做好中医药工作的强大动力，转化为贯彻落实中央重大决策部署的自觉行动，推动《中医药发展战略规划纲要（2016～2030年）》实施，确保完成全年既定工作任务，实现"十三五"顺利开局。

（栗征）

【第三届中医科学大会】　2016年9月4～6日，由中国农工民主党中央委员会和国家中医药管理局共同主办的第三届中医科学大会在广东惠州开幕。本次大会以"弘扬青蒿素精神，传承创新中医药，共促人类健康"为主题，围绕发挥中医药独特优势，推动传统医学与现代医学相互借鉴、融合发展进行深度交流。中国首位诺贝尔医学奖获得者屠呦呦团队、海外4位诺贝尔奖获得者以及中国科学院院士、中国工程院院士和国医大师等国内外中医药领域专家学者参会。全国人大常委会副委员长、农工党中央主席陈竺出席开幕式并作学术专题报告。

国家卫生计生委副主任、国家中医药管理局局长王国强出席会议并讲话。王国强表示，在全国卫生与健康大会闭幕不久，召开中医科学大会具有重要的历史意义和现实意义，本次会议要认真贯彻落实全国卫生与健康大会精神、贯彻落实习近平总书记关于加快推进健康中国建设的号令，贯彻落实党中央制订的新形势下卫生与健康工作的新方针。他指出，党中央把人民健康放在优先发展的战略地位，要求全方位、全周期保障人民健康，坚持中西医并重，把以治病为中心转变为以人民健康为中心，在这一过程中，中医药迎来难得的历史发展机遇，将在健康中国建设中发挥更大作用。王国强要求，贯彻落实全国科技创新大会精神，利用科学技术带来的新方法、新材料以及互联网信息技术，推动中医药创新发展，使现代人更好地了解、运用、享受、喜爱、研究中医药。把中医药的继承作为根本，把祖先留下的宝贵医学财富挖掘好、发展好，充分发挥中医药特色优势，在深化医疗卫生体制改革、探索中国特色基本医疗卫生体系建设、加快推进健康中国建设等方面作出更大贡献。要以此次大会为契机，在瞄准中医药尖端科技成果创新的同时，不忘科普，大力弘扬中医药文化。

（栗　征）

【基层中医药服务能力提升工程"十二五"总结暨"十三五"行动计划启动工作会议】　2016 年 10 月 18 日，基层中医药服务能力提升工程"十二五"总结暨"十三五"行动计划启动视频会议在北京召开，发布《基层中医药服务能力提升工程"十三五"行动计划》。国家中医药管理局各司办，各省（区、市）、副省级市中医药主管部门，国家中医药综合改革试验区，军委后勤保障部卫生局，各省（区、市）、地市提升工程领导小组成员单位相关负责人共 120 余人参加主会场会议，全国共计 8700 余人在 229 个省、市两级分会场参会。

提升工程领导小组常务副组长、国家卫生计生委副主任、国家中医药管理局局长王国强在会上表示，要在巩固"十二五"提升工程成果、扩大基层中医药服务覆盖面的基础上打造提升工程的"升级版"，并强调 4 个方面重点工作：第一，要加强组织领导，凝聚工作合力；第二，要突出工作重点，统筹协调推进；第三，要积极探索创新，总结推广经验；第四，要崇尚真抓实干，狠抓计划落实。基层中医药服务能力提升工程领导小组副组长兼办公室主任、国家中医药管理局副局长马建中指出：各地要认真做好会议精神的贯彻落实，一是要及时将会议情况和提升工程有关要求向有关方面领导汇报，积极将提升工程的实施，同全国卫生与健康大会精神、中医药发展战略规划纲要的落实紧密结合起来，加以推动；二是要在各系统内进一步传达会议精神，学习好领导讲话和相关文件，加强动员部署，使各级中医药、卫生计生、人力资源社会保障、食品药品监管等部门和基层医疗卫生机构充分认识实施行动计划的重要意义，增强工作的积极性和创造性。

（胡　彬）

【第五届中医药现代化国际科技大会】　2016 年 10 月 23 ~ 25 日，由科技部、国家食品药品监管总局、国家中医药管理局等 14 个部委和四川省人民政府共同主办的第五届中医药现代化国际科技大会在四川成都召开。中医药现代化国际科技大会每 3 年举行一次。本届大会以"中医药科技创新与大健康产业"为主题，旨在通过搭建中医药国际交流合作大平台，促进中医药的传承、创新与发展。大会政府论坛由科技部社会发展科技司、国家食品药品监管总局科技和标准司、国家中医药管理局国际合作司、国家知识产权局保护协调司、世界卫生组织传统医学部、中国四川省科学技术厅和四川省中医药管理局 7 个部门和单位共同举办，分为"中医药国际（科技）合作与'一带一路'""中医药国际标准体系构建""中药国际注册法规协调" 3 大专题。来自欧洲药监局草药司专家委员会、欧洲药典中药委员会、美国 FDA 驻华办事处、荷兰药监局草药司、西班牙欧洲中医基金会和食品药品监管总局药化注册司、药审中心及国家药典委的专家围绕中药国际注册法规协调议题作了主旨演讲和交流报告，并进行深入讨论。

（魏春宇）

【2016 中国 - 东盟传统医药高峰论坛】　2016 年 10 月 27 日，由国家卫生计生委、国家中医药管理局、广西壮族自治区人民政府共同主办的"2016 中国 - 东盟传统医药高峰论坛"在广西南宁举行。2016 中国 - 东盟传统医药高峰论坛是首届中国东盟卫生合作论坛的 3 个分论坛之一，旨在积极推动国家"一带一路"战略，深化中国和东盟国家医药卫生合作交流，拓展合作领域，提升合作空间。论坛以"传统药物资源保护、发展与合作"为主题，由主旨演讲、宣读《中国 - 东盟传统医药交流与合作倡议书》、合作项目签约和 2016 中国 - 东盟传统医药交流成果展几部分组成。本次论坛旨在积极推动国家"一带一路"战略，深化中国和东盟国家传统医药合作交流，拓展合作领域，提升合作空间。国家卫生计生委副主任崔丽、王贺胜，国家中医药管理局副局长闫树江，中国和东盟各国国家卫生行政部门官员，中国 - 东盟中心等国际组织官员、专家学者、企

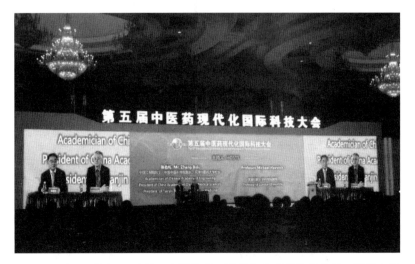

2016 年 10 月 23 ~ 25 日，由科技部、国家食品药品监管总局、国家中医药管理局等 14 个部委和四川省人民政府共同主办的第五届中医药现代化国际科技大会在四川成都召开

业家、青年医学人才参加此次论坛，有6个双边合作项目在现场签约。

（魏春宇）

【中医药创新工作座谈会】 2016年11月28日，国家中医药管理局和北京市人民政府在北京召开中医药创新工作座谈会，总结回顾流感药物金花清感颗粒研发历程，探讨中医药传承创新工作。会议由国家卫生计生委副主任、国家中医药管理局局长王国强主持，国家中医药管理局副局长王志勇、国家卫生计生委科教司司长秦怀金、北京市卫生计生委主任方来英及中医药领域相关专家参加会议。

针对中药新药研发应用，王国强指出，中药新药研发必须找准切入点，联合攻关，要将临床有重大需求的药物作为新药研发的切入点，在做好顶层设计的基础上，集临床、基础等多领域权威专家进行联合攻关。新药研要发挥好重大新药创制专项和中药标准化项目的支撑作用。2个国家级项目都应坚持以为医药卫生体制改革、重大疾病防控和推进健康中国建设服务为导向。中药新药研发需要营造更好的政策机制环境。应积极协同相关部门，转动科技创新和体制机制创新"2个轮子"，完善与药物创新相适应的政策机制。就中医药传承创新，王国强提出4点意见。一要加强重要科技创新平台建设，提升传承创新的基础条件。二要瞄准需求，遵循发展规律，坚持中医药理论指导，把握中医药传承创新的主方向。三要开放协作，推进多学科融合，加强医研企协同，优化传承创新新路径。四要完善机制，聚集各类资源，做好协同保障，形成中医药传承创新的大合力。

（刘甦）

【第五届国家中医药改革发展上海论坛】 2016年12月17日，第五届国家中医药改革发展上海论坛在上海举行。论坛以"创造性转化、创新性发展"为主题，旨在学习贯彻习近平总书记系列重要讲话精神和

发展中医药的新思想、新战略、新要求，贯彻落实全国卫生与健康大会精神、《"健康中国2030"规划纲要》和《中医药发展战略规划纲要（2016～2030年）》，推进中医药健康养生文化的创造性转化、创新性发展，使之更好地服务人民健康，服务健康中国建设。国家卫生计生委副主任、国家中医药管理局局长王国强出席会议并讲话，国家中医药管理局副局长马建中主持论坛开幕式，上海市卫生计生委党委副书记郑锦致辞。国医大师王琦等专家围绕"把握内涵""实践探索""相融相通"3个专题交流发言。全国政协常委、山东省政协原副主席王新陆、中国科学院院士陈凯先，国医大师孙光荣等中医药改革发展专家咨询委员会专家委员，国家卫生计生委、各省（区、市）中医药主管部门、国家中医药管理局机关各部门负责同志参加论坛。王国强指出，要从增强文化自信的内在需要和增进人民群众健康福祉的内在需要2个方面理解推进中医药健康养生文化"双创"的意义。推进中医药健康养生文化"双创"，对于弘扬中华优秀传统文化，增强文化自信有着积极的推动作用。

（栗征）

【国家中医药管理局中医药改革发展专家咨询委员会第三次全体会议】 2016年12月17日，国家中医药管理局中医药改革发展专家咨询委员会第三次全体会议在上海召开，会议通报中医药改革发展有关情况，并就《中医药发展战略规划纲要（2016～2030年）》（以下简称《规划纲要》）的实施策略开展专题咨询。国家卫生计生委副主任、国家中医药管理局局长、中医药改革发展专家咨询委员会主任委员王国强出席会议并讲话，国家中医药管理局副局长、中医药改革发展专家咨询委员会副主任委员马建中主持会议。中国科学院院士陈凯先等中医药改革发展专家咨询委员会委员、国家卫生计生委有关部门、国家中医药管理局机关各部门、各省（区、

市）中医药主管部门负责人出席会议。

王国强指出，发挥高端智库作用，推动《规划纲要》落地见效，一要挂图作战，把实施《中医药发展"十三五"规划》作为当前工作重点；二要上下呼应，推动省、市、县出台本地区贯彻落实《规划纲要》的实施方案；三要协同推进，加强上下联动，做到上下同频同步；四要完善政策，加强调查研究，细化政策内容；五要项目带动，发挥好大项目、大工程的示范带动和突破作用；六要强化评估，建立《规划纲要》评估机制，不断改进和校正实施策略。国家中医药管理局政策法规与监督司汇报《规划纲要》贯彻落实情况。专家委员就《规划纲要》实施策略展开研讨。

（栗征）

【中医药高等教育改革与发展座谈会暨中医药高等学校教学名师表彰大会】 2016年12月29日，由教育部、国家卫生计生委、国家中医药管理局联合主办的中医药高等教育改革与发展座谈会暨中医药高等学校教学名师表彰大会在北京人民大会堂召开。中共中央政治局委员、国务院副总理刘延东出席会议并与中医药高等学校教学名师座谈。教育部副部长林蕙青，国家卫生计生委副主任、国家中医药管理局局长王国强，国家卫生计生委副主任刘谦出席会议，并为中医药高等学校教学名师荣誉称号获得者颁奖。2016年是中医药高等教育60年，经逐级推荐、专家评审和公示，确定60名中医药高等学校教学名师表彰人选。这是新中国成立以来国家首次开展中医药高等学校教学名师评选表彰工作。

（高靓）

【全国中医药院校第十三届传统保健体育运动会】 2016年9月2～6日，由国家中医药管理局、全国中医药高等教育学会主办，全国中医药高等教育学会传统保健体育研究会、山西中医学院承办的"振东杯"

全国中医药院校第十三届传统保健体育运动会在山西中医学院举办。全国中医药院校传统保健体育运动会，是面向全国中医药院校举办的，具有鲜明中华民族传统文化特色的规模最大、规格最高的体育赛事，简称"传运会"，每2年举办一届。本届传统保健体育运动会以"激情传运会，活力新山西"为主题，倡导"人文传运、简约传运、诚信传运、生态传运"的理念。竞赛项目包括传统保健项目、集体项目、武术项目3大类，其中有易筋经、八段锦、五禽戏等8个集体项目和长拳、南拳、刀术等24个武术类项目。来自全国26所高等中医药院校的308名运动员参赛。山西省政协副主席刘滇生宣布运动会开幕，国家中医药管理局人事教育司司长卢国慧等出席运动会。开幕式上，山西中医学院师生带来由序曲《黄河颂歌》和《大医精诚》《天地之道》《杏林晨曲》《放飞希望》4个篇章

组成的文体表演。经过4天竞赛，上海中医药大学以奖牌总数22块的成绩获得第一名。运动会期间同时

举行了传统保健体育运动进社区活动。

（周景玉、陈令轩）

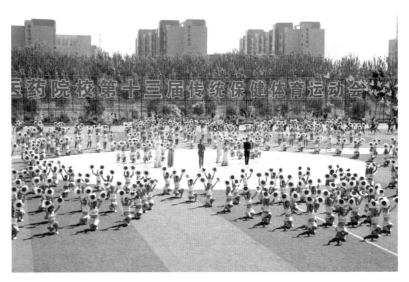

2016年9月2日，全国中医药院校第十三届传统保健体育运动会开幕式在山西太原举办

专 题 篇

一、中医药立法

【概述】 1983 年，全国人大代表董建华提出制定《中华人民共和国中医药法》（以下简称《中医药法》）议案。1984～1986 年，原卫生部、国家中医药管理局相继 6 次起草《中医药法（草拟稿）》。1986 年，国务院启动《中华人民共和国中医药条例》制定工作，历经 17 年，于 2003 年 4 月颁布该条例。2005 年 3 月，国家中医药管理局启动《中医药法》起草工作。2006 年，452 名全国人大代表在十届全国人大第三次会议上提出 14 件关于制定《中医药法》的议案。2006 年 9 月，国家中医药管理局将《中医药法（草拟稿）》上报原卫生部，2006 年底 2 次提交原卫生部部务会议审议。2008 年 10 月，中医药法列入十一届全国人大常委会 5 年立法规划。2010 年底，国家中医药管理局将《中医药法（草拟稿）》上报原卫生部，并配合卫生部书面征求国务院 24 个部门和全国各省中医药管理部门意见。2011 年 11 月 21 日，原卫生部审议通过《中医药法（草案送审稿）》，并于 2011 年底上报国务院。2012 年，国务院法制办开展第一轮征求中央各有关部门、各省（自治区、直辖市）、有关单位和专家意见工作。同年，《中医药法》列入十二届全国人大常委会 5 年立法规划。2014 年，《中医药法》被列入全国人大立法工作计划一类项目和国务院法制办立法工作计划一档项目。6～8 月，国务院法制办就《中医药法（草案）》进行 2 次征求意见，一是于 6 月以书面形式第二次征求中央部门和地方意见，二是于 7～8 月在网上面向社会公开征求意见。2015 年 7 月 6 日，国务院法制办将《中医药法（草案）》报送国务院。2015 年 12 月 9 日，国务院第 115 次常务会议讨论并原则通过《中医药法（草案）》，决定将草案提请全国人大常委会审议。2015 年 12 月 21～27 日，十二届全国人大常委会第十八次会议对《中医药法（草案）》进行第一次审议。

2016 年，国家中医药管理局全力配合全国人大做好《中医药法》的审议工作，推动《中医药法》正式颁布出台。一是积极配合全国人大常委会完成对《中医药法（草案）》的第二次、第三次审议工作；配合全国人大常委会法工委完成一审、二审后公开征求意见、座谈论证、草案修改等工作；配合全国人大法律委赴福建、广东开展专题调研。二是深化中医药立法重点问题研究，就中西医结合、发展中医养生保健、中医医师管理和执业范围、盲人医疗按摩等问题专题研究，形成修改意见和相关报告致函全国人大常委会法工委；围绕贯彻落实全国卫生与健康大会精神，组织专家召开座谈会；赴上海开展中医养生保健问题调研；组织召开中医医师执业管理相关问题研讨会；协调中医药社会团体组织召开征求意见座谈会；通过书面征求意见、专题汇报会议广泛征求局内意见。三是加强国家中医药管理局与全国人大有关部门沟通，参加法律委、法工委组织的征求意见座谈会、专题研讨会、草案修改及审议会议等，邀请法工委参与中医药立法重点问题调研论证，积极反映行业意见，推动修改意见被采纳。四是做好《中医药法》颁布实施准备工作。组织开展《中医药法》释义研究，协调全国人大常委会法工委、国务院法制办联合编写《中医药法》释义。研究拟订《中医药法》的学习宣传贯彻方案和配套制度起草制订计划。

(任 艳)

【《中华人民共和国中医药法（草案）》审议意见】 2015 年 12 月，全国人大常委会第十八次会议对《中华人民共和国中医药法（草案）》进行第一次审议，共有 49 位常委、10 位人大代表对草案提出意见和建议。2015 年 12 月 30 日至 2016 年 1 月 29 日，全国人大常委会通过中国人大网公布《中华人民共和国中医药法（草案）》，征求社会公众意见，共收到 13290 位网民的 32487 条意见

和 65 封群众来信。反馈意见认为制定《中华人民共和国中医药法》很有必要，对于继承发展中医药事业和保障人民健康都具有重要意义，对《中华人民共和国中医药法（草案）》及具体条款内容也给予充分肯定，认为草案文稿基本完善和成熟，分别在《中华人民共和国中医药法》法律名称问题，中医医师、中医诊所准入管理问题，医疗机构炮制中药饮片、医疗机构传统中药制剂问题，中医药传统知识保护问题，中医药发展保障措施问题等方面提出意见和建议。全国人大法律委、全国人大法工委根据意见进一步调研论证修改形成《中华人民共和国中医药法（草案）》二次审议稿。

二次审议稿主要修改如下：一是加大国家对中医药发展的支持和保障力度，并进一步充实有关政府责任规定（草案二次审议稿第四条、第十条、第四十二条第一款、第四十五条第一款）；二是对以师承方式学习中医或者经多年实践医术确有专长的人员应当体现中医特点，参加中医医师资格考核，应当由 2 名中医医师推荐（草案二次审议稿第十五条第一款、第二款）；三是为提升中药质量，促进中医药事业健康发展，进一步加强对中药材种植养殖、流通使用和医疗机构中药饮片炮制、中药制剂配制等的监督管理（草案二次审议稿第二十一条、第二十二条、第二十三条第三款、第二十五条、第二十七条第一款、第三十条第三款）；四是对生产符合条件的来源于古代经典名方的中药复方制剂，简化审批程序，鼓励企业开发利用传统中药资源（草案二次审议稿第二十九条）；五是加大对中医药科学研究的支持力度，进一步充实相关内容，并作专章规定（草案二次审议稿第八条、第五章）；六是明确中医药标准应当及时更新、修订，同时应当强调标准的制定体现中医药特点，中医药标准应当在有关部门的网站上公布，便于公众查阅（草案二次审议稿第四十七条第一款、第二款）。

2016 年 8 月底，全国人大常委

会第二十二次会议对《中华人民共和国中医药法（草案）》二次审议稿进行审议。9月6日至10月7日，全国人大常委会法工委就草案二次审议稿进行公开征求意见工作。从反馈意见的情况来看，大家认为草案二次审议稿有很大进步，修改后的草案更加完善，更加符合中医药特点，同时也在国家对中医药支持保障力度、中医师资格考试应体现自身中医药特点、加大对中医药科研支持力度、加强中药质量监管、鼓励企业开发古代经典名方、加大对中医药科研支持力度、按中医药特点制定标准等方面提出积极的意见和建议。全国人大法律委、全国人大法工委根据意见进一步调研论证修改形成《中华人民共和国中医药法（草案）》三次审议稿。

三次审议稿主要修改如下：一是对中医药的定义进一步完善；二是完善中医药管理体系，增加相关规定（草案三次审议稿第四条）；二是为鼓励中医药科学技术创新，增加保护中医药知识产权的规定（草案三次审议稿第八条）；四是盲人医疗按摩（草案三次审议稿第十五条第三款）；五是进一步加强中药材种植养殖、采集、贮存等各个环节的质量管理，禁止在中医药材种植过程中使用剧毒、高毒农药，确保中医药材质量安全（草案三次审议稿第二十一条、第二十二条、第四十三条第三款）；六是适应人民群众对健康服务的需求，增加发展和规范中医养生保健服务的规定（草案三次审议稿第四十四条）；七是根据中医药特点合理确定其医疗服务价格，以解决中医医疗价格不平衡的问题（草案三次审议稿第四十八条）；八是增加有关少数民族医药的专门规定，进一步加大对少数民族医药的扶持力度（草案三次审议稿第五十二条、第六十条）。

2016年12月，全国人大常委会第二十五次会议对《中华人民共和国中医药法（草案）》三次审议稿进行审议，并根据审议意见对中医药的定义，中医医师经培训合格后使用与自己专业相关的现代诊疗技术，

接受备案的药品监督管理部门的层级，促进少数民族医药事业发展，在中药材种植中使用剧毒、高毒农药的法律责任等有关条款进行完善，形成草案建议表决稿。

（任　艳）

【《中华人民共和国中医药法》出台】2016年12月25日，第十二届全国人大常委会第二十五次会议以144票赞成、3票反对、3票弃权，表决通过《中华人民共和国中医药法》（以下简称《中医药法》），国家主席习近平签署第五十九号主席令予以公布。国家中医药管理局配合全国人大常委会召开新闻发布会，国家卫生计生委副主任、国家中医药管理局局长王国强出席发布会，就《中医药法》有关问题回答记者提问。

《中医药法》共9章63条，在中医药服务、中药管理、人才培养、科学研究、文化传承、监督管理、保障措施等方面都做了具体规定。《中医药法》第一次从法律层面明确了中医药的重要地位、发展方针和扶持措施，对解决多年来制约中医药发展的问题作出了制度安排，对于促进中医药治理体系和治理能力现代化、保障中医药振兴发展、维护人民健康福祉具有划时代意义。《中医药法》于2017年7月1日起正式实施。

（任　艳）

二、中医药事业发展规划、政策和机制建设

【国务院印发《中医药发展战略规划纲要（2016～2030年）》】 党中央、国务院高度重视中医药工作。李克强总理多次做出重要批示指示，强调要在深化医药卫生体制改革中发挥中医药的特色优势。刘延东副总理强调中医药是我国独特的卫生资源、潜力巨大的经济资源、具有原创优势的科技资源、优秀的文化

资源和重要的生态资源。2014年1月15日，刘延东副总理在听取国家卫生计生委工作汇报时指出，"要抓紧研究中医药发展战略规划，研究提出促进中医药发展的相关政策措施"。按照国务院工作部署，2014年5月，国家中医药管理局启动中医药发展战略规划纲要编制工作，成立编制工作小组和办公室，组织开展专题研究和实地调研，多次召开行业内外专家座谈会、论证会。文件稿形成后，国家中医药管理局局长会议多次研究讨论，并广泛听取各地中医药管理部门、中医药改革发展专家咨询委员会及行业内外专家意见。在综合各方面意见基础上，研究起草了《中医药发展战略规划纲要（2016～2030年）（征求意见稿）》（以下简称《纲要》），并3次征求45个国务院相关部门意见和建议，协调达成一致，修改完善后，报请国务院领导审定。2016年2月14日，李克强总理主持召开第123次国务院常务会议，审议通过《纲要（送审稿）》，2月22日，经李克强总理签批正式颁布。《纲要》明确了未来15年中医药发展方向和工作重点，是新时期推进我国中医药事业发展的纲领性文件，是中医药事业发展的又一个里程碑，凝聚了中医药全行业的智慧，体现了中医药全行业的诉求，既体现了对中医药事业发展的长远战略谋划，又充分兼顾到中医药事业发展的现实需求，具有深远的历史意义和重要的现实意义。（《纲要》原文见文献篇）

（张庆谦）

【国务院印发《中华人民共和国国民经济和社会发展第十三个五年规划纲要》】 2016年3月，国务院印发《中华人民共和国国民经济和社会发展第十三个五年规划纲要》（以下简称《纲要》）。《纲要》根据《中共中央关于制定国民经济和社会发展第十三个五年规划的建议》编制，主要阐明国家战略意图，明确经济社会发展宏伟目标、主要任务和重大举措。其中第六十章第六节提出促进中医药传承与发展。（《纲要》

涉及中医药内容原文见文献篇)

(张东亮)

【国务院印发《"十三五"国家科技创新规划》】 2016年7月28日，国务院印发《"十三五"国家科技创新规划》，重点部署疾病防控、康复养老、中医药现代化等任务。(《规划》涉及中医药内容原文见文献篇)

(张东亮)

【国务院印发《"健康中国2030"规划纲要》】 2016年8月26日，中共中央政治局召开会议，审议通过《"健康中国2030"规划纲要》(以下简称《纲要》)，中共中央总书记习近平主持会议。会议认为，健康是促进人的全面发展的必然要求，是经济社会发展的基础条件，是民族昌盛和国家富强的重要标志，也是广大人民群众的共同追求。党的十八届五中全会明确提出推进健康中国建设，从"五位一体"总体布局和"四个全面"战略布局出发，对当前和今后一个时期更好保障人民健康作出了制度性安排。编制和实施《纲要》是贯彻落实党的十八届五中全会精神、保障人民健康的重大举措，对全面建成小康社会、加快推进社会主义现代化具有重大意义。同时，这也是我国积极参与全球健康治理、履行我国对联合国"2030可持续发展议程"承诺的重要举措。(《纲要》原文见文献篇)

(张东亮)

【国务院印发《"十三五"脱贫攻坚规划》】 2016年11月23日，国务院印发《"十三五"脱贫攻坚规划》(以下简称《规划》)。《规划》表示，要加强中医医院、民族医医院、民族医特色专科能力建设，加快民族药药材和制剂标准化建设。加强民族医药基础理论和临床应用研究。加强中医、民族医医师和城乡基层中医、民族医药专业技术人员培养培训，培养一批民族医药学科带头人。加强中药民族药资源保护利用，将更多具有良好疗效的特色民族药药品纳入国家基本医疗保险药品目

录。(《规划》涉及中医药内容原文见文献篇)

(张东亮)

【国务院印发《"十三五"旅游业发展规划》】 2016年12月7日，国务院印发《"十三五"旅游业发展规划》(以下简称《规划》)，确定"十三五"时期旅游业发展总体思路、基本目标、主要任务和保障措施，提出"十三五"期间全国旅游业发展要实现旅游经济稳步增长，综合效益显著提升，人民群众更加满意，国际影响力大幅提升。其中明确要求发展中医药健康旅游，启动中医药健康旅游示范区、示范基地和示范项目建设。(《规划》涉及中医药内容原文见文献篇)

(张东亮)

【国务院印发《"十三五"卫生与健康规划》】 2016年12月21日，国务院总理李克强主持召开国务院常务会议，通过《"十三五"卫生与健康规划》(以下简称《规划》)，部署今后5年深化医药卫生体制改革工作。明确积极推动中医药传承创新发展，合理提高中医等体现技术劳务价值的项目价格。(《规划》原文见文献篇)

(张东亮)

【国务院印发《"十三五"深化医药卫生体制改革规划》】 2016年12月27日，国务院印发《"十三五"深化医药卫生体制改革规划》(以下简称《规划》)。《规划》根据《中华人民共和国国民经济和社会发展第十三个五年规划纲要》《中共中央、国务院关于深化医药卫生体制改革的意见》和《"健康中国2030"规划纲要》编制。《规划》提出，"十三五"期间，要在分级诊疗、现代医院管理、全民医保、药品供应保障、综合监管等5项制度建设上取得新突破，同时统筹推进相关领域改革。(《规划》原文见文献篇)

(张东亮)

【国务院同意建立中医药工作部际联席会议制度】 2016年8月19日，国务院印发《关于同意建立国务院中医药工作部际联席会议制度》(国函〔2016〕146号)复函国家卫生计生委，同意建立由国务院领导同志牵头负责的国务院中医药工作部际联席会议制度。撤销中医药工作部际联席会议，其职能并入国务院中医药工作部际联席会议。

(张东亮)

【国家中医药管理局、国家卫生计生委、人力资源社会保障部、国家食品药品监管总局、中央军委后勤保障部联合印发《基层中医药服务能力提升工程"十三五"行动计划》】 2016年10月17日，国家中医药管理局、国家卫生计生委、人力资源社会保障部、国家食品药品监管总局、中央军委后勤保障部在总结"十二五"基层中医药服务能力提升工程实施工作的基础上，联合印发《基层中医药服务能力提升工程"十三五"行动计划》(以下简称《计划》)，进一步提升基层中医药服务能力。(《计划》原文见文献篇)

(张东亮)

【国家卫生计生委印发《突发急性传染病防治"十三五"规划（2016~2020年）》】 2016年7月15日，国家卫生计生委印发《突发急性传染病防治"十三五"规划（2016~2020年）》(以下简称《规划》)。《规划》提出强化预防预警措施、提升快速反应能力、确保事件有效处置、夯实防治工作基础4项主要任务和措施。在确保事件有效处置方面，要求提升医疗救治，不断完善突发急性传染病诊疗方案，国家及各地建立突发急性传染病医疗救治专家队伍。有效落实一般及支持疗法、中医中药疗法等综合救治措施，积极开展心理援助。充分发挥中医药在防治突发急性传染病方面的独特优势和重要作用。在夯实防治工作基础方面，要求支持科研攻关，在国家和地方科技计划中支持符合条件的突发急性传染病防治相关技

术研究，建立健全科研攻关应急启动机制，组织开展多部门、跨学科联合攻关，加强诊断技术、中医药技术、疫苗等的研发和产能准备。

（赵维婷）

【国家卫生计生委印发《全国护理事业发展规划（2016~2020 年）》】

2016 年 11 月 18 日，国家卫生计生委制订了《全国护理事业发展规划（2016~2020 年）》（以下简称《规划》）。《规划》要求大力开展中医护理人才培养，促进中医护理技术创新和学科建设，推动中医护理发展。国家中医药管理局组织制定并实施中医护理常规、技术规范和人才培养大纲等。中医医疗机构和综合医院、专科医院的中医科要积极开展辨证施护和中医特色专科护理，创新中医护理模式，提升中医护理水平。充分发挥中医护理在疾病治疗、慢病管理、养生保健、康复促进、健康养老等方面作用。《规划》在护士服务能力提升工程中要求实施中医护士能力提升计划，有计划地开展中医护理管理人员和中医护理骨干人才培养，加强中医医疗机构新入职护士培训，注重中医护理技术推广和应用，提升中医护理服务能力和水平。

（丁 洋）

【国家中医药管理局、国家发展改革委印发《中医药"一带一路"发展规划（2016~2020 年）》】

2016 年 12 月 26 日，为加强与"一带一路"沿线国家在中医药（含民族医药）领域的交流与合作，开创中医药全方位对外开放新格局，国家中医药管理局、国家发展改革委联合印发《中医药"一带一路"发展规划（2016~2020 年）》（以下简称《规划》）。《规划》要求，到 2020 年，中医药"一带一路"全方位合作新格局基本形成，与沿线国家合作建设 30 个中医药海外中心，颁布 20 项中医药国际标准，注册 100 种中药产品，建设 50 家中医药对外交流合作示范基地。中医药医疗与养生保健的价值被沿线民众广泛认可，

更多沿线国家承认中医药的法律地位，中医药与沿线合作实现更大范围、更高水平、更深层次的大开放、大交流、大融合。

《规划》重点提出"五通"任务，一是政策沟通，完善政府间交流合作机制。实施双边合作机制项目、国际组织平台项目，加强传统医学政策法规、人员资质、产品注册、市场准入、质量监管等交流沟通和经验分享，积极参与国际组织发展战略、运行规则、政策动态和标准规范的研究与制定。二是资源互通，与沿线国家共享中医药服务。实施中医药海外中心项目，支持各类优秀中医药机构与沿线国家合作建设 30 个中医药海外中心。实施中医药国际医疗基地项目，吸引沿线民众来华接受中医药医疗保健服务，提高国内中医医疗机构的服务品质，推动纳入国际医疗保险体系。实施中药产品海外注册项目，搭建中药海外注册公共服务平台，支持 100 种成熟的中药产品以药品、保健品、功能食品等方式在沿线国家进行注册。三是民心相通，加强与沿线国家人文交流。实施与沿线国家合作办学项目、中医药国际教育基地项目、中医药国际文化传播项目，鼓励中医药高等院校、社会团体等与沿线著名大学合作，将中医药学科建设纳入沿线高等教育体系，在条件成熟的沿线国家开设更多的中医孔子学院。面向沿线国家开展中医药学历教育、短期培训以及临床实习。四是科技联通，推动中医药传承创新。实施高层次中医药国际科技合作项目，支持中医药科研机构和高等院校与沿线国家共建联合实验室或研究中心，针对沿线国家常见病、多发病、重大疾病，开展中医药循证医学研究。实施中医药国际标准化项目，以世界卫生组织国际疾病分类代码传统医学章节（IC-TM）项目和国际标准化组织中医药技术委员会（ISO/TC 249）平台为重点，颁布 20 项国际标准。五是贸易畅通，发展中医药健康服务业。实施中医药服务贸易项目、中医药健康旅游项目和中医药参与中外自

贸区谈判项目。建设 10 个中医药健康旅游示范区、100 个示范基地和 1000 个示范项目。推动将中医药纳入中外自贸协定内容，扩大沿线国家对中医药的市场开放，降低对中医药服务和产品的准入壁垒。

为保障顺利实施，《规划》还明确了完善政策机制、加大金融财税支持、强化人才队伍建设、加强组织实施 4 项措施，提出充分发挥丝路基金作用，对中医药"一带一路"建设项目给予支持，鼓励社会资本以多种形式成立中医药"一带一路"基金，鼓励保险资金参与中医药"一带一路"建设项目。符合条件的经认定为高新技术企业的中医药骨干企业可减按 15% 的税率征收企业所得税。地方各级政府要将中医药"一带一路"工作纳入经济社会发展规划。（《规划》原文见文献篇）

（魏春宇）

【国家中医药管理局、国家民委联合印发《民族医药"十三五"科技发展规划纲要》】

为促进民族医药传承创新，提升民族医药科技对医疗保健、产业发展和经济社会发展的支撑服务能力，2016 年 8 月 22 日国家中医药管理局和国家民委共同制定并印发了《民族医药"十三五"科技发展规划纲要》（以下简称《规划》）。《规划》在总结评估民族医药科技发展现状与挑战的基础上，明确了民族医药科技发展的指导思想、发展思路和目标，提出保障措施，部署"十三五"期间民族医药科技工作的重点任务：一是民族医药传承保护与理论研究，二是民族医药医疗保健服务能力提升关键技术研究，三是民族医药资源可持续发展研究，四是民族药产业发展关键共性技术研究。这是国家中医药管理局首次与相关部委共同制订民族医药科技发展的专项规划，不仅有利于科学规划部署民族医药科技工作重点，指导各地区尤其是民族地区中医药管理部门开展本地区民族医药科技研究，也有利于部门间加强沟通协调，汇聚力量，整合资源，争取理解和支持。（《规划》原文见文

献篇）

（贺晓路）

【国家发改委印发《全民健康保障工程建设规划》】

2016 年 11 月 23 日，国家发改委印发《全民健康保障工程建设规划》（发改社会〔2016〕2439 号，（以下简称《规划》）。《规划》通过健康扶贫、妇幼健康保障、公共卫生服务能力、疑难病症诊治能力、中医药传承和创新、人口健康信息化等 6 方面工程建设，改善医疗卫生薄弱环节基础设施条件，提升医疗卫生服务能力，为实现人人享有基本医疗卫生服务和全面建成小康社会提供保障。（《规划》原文见文献篇）

（秦宇龙）

【商务部办公厅印发《全国中药材物流基地规划建设指引》】

2016 年 5 月 27 日，商务部办公厅印发《全国中药材物流基地规划建设指引》（以下简称《指引》）。《指引》根据《国务院办公厅转发工业和信息化部等部门中药材保护与发展规划（2015～2020 年）的通知》（国办发〔2015〕27 号）与《商务部办公厅关于加快推进中药材现代物流体系建设指导意见的通知》（商办秩函〔2014〕809 号）组织制定，从中药材物流基地规划建设的意义与目标，中药材物流基地的服务功能，中药材物流基地区域布局规划的原则与要求，中药材物流基地建设的主体与专业条件，中药材物流基地建设的咨询、论证与认证 5 方面进行阐述。

（张东亮）

【32 部门联合印发《认证认可检验检测发展“十三五”规划》】

2016 年 11 月 3 日，国家中医药管理局与质检总局、认监委、发改委、卫生计生委等 32 个部门联合印发《认证认可检验检测发展“十三五”规划》。《规划》明确提出推动现代服务业发展，在中医药领域加快建立认证认可体系，围绕中医药等生活性服务行业，推进认证认可技术支撑能力建设。

（黄 莹）

【国家中医药管理局印发《中医药发展“十三五”规划》】

2016 年 8 月，国家中医药管理局印发《中医药发展“十三五”规划》（国中医药规财发〔2016〕25 号，以下简称《规划》），明确了今后 5 年中医药发展的指导思想、基本原则、发展目标、重点任务和保障措施。

《规划》指出，中医药作为我国独特的卫生资源、潜力巨大的经济资源、具有原创优势的科技资源、优秀的文化资源和重要的生态资源，在经济社会发展中发挥着日益重要的作用。《规划》提出，坚持中西医并重，充分遵循中医药自身发展规律，以推进继承创新为主题，以增进和维护人民群众健康为目标，以促进中医药医疗、保健、科研、教育、产业、文化协调发展为重点，以提高中医药防病治病能力和学术水平为核心，勇攀医学高峰，推进中医药现代化，推动中医药走向世界，全面振兴发展中医药事业，发挥中医药在促进卫生、经济、科技、文化和生态文明发展中的独特作用，为建设健康中国服务，为全面建成小康社会服务。到 2020 年，实现人人基本享有中医药服务。中医药医疗、保健、科研、教育、产业、文化发展迈上新台阶，标准化、信息化、产业化、现代化水平不断提高。健康服务可得性、可及性明显改善，中医药防病治病能力和学术水平大幅提升，人才培养体系基本建立，中医药产业成为国民经济重要支柱之一，中医药对外交流合作更加广泛，符合中医药发展规律的法律体系、标准体系、监督体系和政策体系基本建立，中医药管理体制更加健全，为建设健康中国和全面建成小康社会做出新贡献。

《规划》明确了 9 项重点任务：一是大力发展中医医疗服务，完善覆盖城乡的中医医疗服务体系，全面提升中医医疗服务质量，提升基层中医药服务能力，促进中西医结合工作，促进民族医药发展，拓展中医特色康复服务；二是加快发展中医养生保健服务，促进中医养生保健服务网络建设，开展中医特色健康管理，发挥行业组织作用；三是推进中医药继承创新，全面深化继承研究，推进理论与技术创新，促进协同创新；四是加强人才队伍建设，健全中医药终身教育体系，夯实基层中医药人才队伍，做好人才培养、聘用工作，推进高层次中医药人才培养，促进中医药健康服务技术技能人才培养，完善人才评价激励保障机制；五是弘扬中医药文化，加强中医药文化宣传和知识普及；六是推进中药保护和发展，加强中药资源保护和利用，促进中药材种植养殖业绿色发展，促进中药工业转型升级；七是拓展中医药服务新业态，发展中医药健康养老服务，发展中医药健康旅游服务；八是推进治理体系和治理能力现代化，健全中医药法律体系，建立完善中医药政策体系，完善中医药标准体系，加快中医药信息化建设，加强中医药监督体系建设；九是积极推动中医药海外发展，积极参与国家“一带一路”建设，打造高水平合作机制与平台，大力发展中医药服务贸易。《规划》发布后，国家中医药管理局通过召开工作会议等方式，加强《规划》的解读和宣传。同时，国家中医药管理局印发了《中医药发展“十三五”规划分工方案》（国中医药办规财发〔2016〕31 号），明确了局机关各部门牵头负责的重点工作和 2015～2016 年工作安排，全面推进《规划》的落实。（《规划》原文见文献篇）

（刘群峰）

【国家中医药管理局印发《中医药人才发展“十三五”规划》】

2016 年 12 月 30 日，国家中医药管理局印发《中医药人才发展“十三五”规划》（国中医药人教发〔2016〕39 号，以下简称《规划》）。《规划》根据《国家中长期人才发展规划纲要（2010～2020 年）》《中医药发展战略规划纲要（2016～2030 年）》《中医药健康服务发展规划（2015～

2020年）》《医药卫生中长期人才发展规划（2011～2020年）》等文件要求组织编制。根据《规划》要求，到"十三五"末，我国中医药人才队伍将实现点面结合的整体提升。同时，将首次选拔10名左右具有国际视野、世界学术影响力和作出卓越贡献的"中医药首席科学家"。《规划》提出了"十三五"中医药人才建设发展目标：中医药人才增量占卫生人员增量的15%，中医类别全科医生占全科医生总量的20%，基本实现城乡每万人有0.4～0.6名合格的中医类别全科医生；新进医疗岗位的本科及以上学历中医临床医师接受中医住院医师规培比例达到100%，中医医疗机构开展师承教育比例达到100%等。《规划》提出，将依托现有中医药机构，改扩建一所国家级中医药人才培训中心，开展中医药创新人才、骨干师资、复合型人才、管理人才等高层次人才培养；支持建设31个国家中医药传承与创新人才基地、30个基层中医药人才网络培训和进修示范中心等，加强中医药高层次及基层人才队伍建设。（《规划》原文见文献篇）

（周景玉、陈令轩）

【国家中医药管理局印发《中医药文化建设"十三五"规划》】　2016年12月19日，国家中医药管理局围绕"在全社会形成中医药文化是中国优秀文化代表的普遍共识，增强行业文化自信，形成对公众健康生活方式的普遍指导，帮助养成具有中国特色的健康生活方式"的目标，研究制订《中医药文化建设"十三五"规划》（以下简称《规划》）。《规划》根据《中华人民共和国国民经济和社会发展第十三个五年规划纲要》《中共中央关于繁荣发展社会主义文艺的意见》《"健康中国2030"规划纲要》《中医药发展战略规划纲要（2016～2030年）》《中医药发展"十三五"规划》等制订。明确了挖掘中医药文化内涵、构建中医药文化传承体系、打造中医药文化传播平台、推动中医药健康养生文化转化创新以及完善中医药文

化建设机制5项重点任务。（《规划》原文见文献篇）

（张东亮）

【国家中医药管理局印发《中医药行业开展法制宣传教育第七个五年规划（2016～2020年）》】　2016年9月29日，国家中医药管理局印发《中医药行业开展法制宣传教育第七个五年规划（2016～2020年）》（国中医药法监发〔2016〕29号，以下简称《规划》）。《规划》根据《中共中央国务院转发〈中央宣传部司法部关于在公民中开展法治宣传教育的第七个五年规划（2016～2020年）〉的通知》要求，结合中医药普法工作实际制订，指出中医药行业"七五"普法的指导思想、主要目标和工作原则，明确了中医药行业法治宣传教育的主要任务和重点对象，并提出具体工作措施要求。（《规划》原文见文献篇）

（张东亮）

【国家中医药管理局印发《中医药信息化发展"十三五"规划》】　2016年11月，为全面提升中医药信息化水平，以信息化驱动中医药现代化，国家中医药管理局发布《中医药信息化发展"十三五"规划》（国中医药规财发〔2016〕36号，以下简称《规划》）。《规划》提出2020年的发展目标：中医药信息化基础设施条件显著增强；人民群众对中医药信息获得感明显提升；中医药信息化相关产业快速发展；中医药信息化支撑体系优化完善。

《规划》明确6项主要任务：一是加强中医药信息平台建设，建设中医药信息平台，建设中医药数据中心；二是统筹中医药业务应用系统建设，建设中医药门户网站群，建设中医药业务信息系统，建设中医药信息资源数据库；三是提升中医医疗信息化服务保障能力，加快中医医院信息化建设，加强中医馆信息化建设；四是促进中医药健康大数据应用发展，推动中医药健康大数据资源共享开放，推进中医临床和科研大数据应用，研制推广数

字化中医药健康智能设备；五是推动"互联网+中医药"服务，发展智慧中医药便民惠民服务，发展中医远程医疗服务，加强信息技术研究能力建设；六是加强中医药信息化保障体系建设，加强中医药信息化复合型人才队伍建设，加强中医药信息标准体系建设，加强中医药信息安全防护体系建设。

（刘群峰）

【国家中医药管理局召开深化改革领导小组第六次会议】　2016年4月29日，国家卫生计生委副主任、国家中医药管理局党组书记、局长、深化改革领导小组组长王国强主持召开国家中医药管理局深化改革领导小组第六次会议并讲话，国家中医药管理局副局长于文明、马建中、王志勇、闫树江出席会议。

会议指出，要突出问题导向，突出精准发力，突出完善制度，突出督察落实，协调推进三中、四中、五中全会部署的改革举措在中医药系统落地见效，协调推进中医药发展战略规划纲要和"十三五"规划部署的各项改革举措，各项改革举措和制度建设要向"把中医药这一祖先留给我们的宝贵财富继承好、发展好、利用好"这一目标聚焦，向构建中医药振兴发展新机制新体制聚焦，往激发和释放中医药作为"五种资源"的潜力与活力方向前进，往增进人民群众健康福祉方向前进，把创新、协调、绿色、开放、共享的发展理念贯彻落实到中医药系统，体现到工作的方方面面，让人民群众有更多的获得感。

会议强调，确保全年既定改革任务取得实效，抓好落实是关键。机关各部门要切实肩负起促改革、抓落实的责任担当，理清责任链条，拧紧责任螺丝，聚焦重点，精准发力，做到既各司其职、各负其责又加强协作配合，形成工作合力。要加强督促落实，抽调精干力量，重点围绕全国医疗卫生服务体系规划纲要的落实情况和城市公立中医医院综合改革试点的推进情况开展督察，摸清地方的工作进展及成效、

创新经验及做法、存在问题及原因。要加强和改进试点工作，进一步加强对试验区的指导力度，把握试验主题，加强工作统筹，科学组织实施，及时总结推广，以试验区点的突破带动深化改革面上的工作。对部署的试点项目进行全面清理规范，摸清情况，该整合的整合，该规范的规范，该停止的停止，该总结销号的总结销号。

（张东亮）

【各地中医药事业发展规划、政策和机制建设情况】

◆ 北京市

《北京市"十三五"时期中医药发展规划》简要回顾了"十二五"期间北京市中医药发展的基本形势，分析面临的机遇和挑战，提出"十三五"期间，北京市中医药发展要全面贯彻党的十八大和十八届三中、四中、五中全会精神，深入贯彻习近平总书记发展中医药的新思想新论断新要求，牢固树立创新、协调、绿色、开放、共享这五大发展理念，坚持中西医并重，推动落实《中医药发展战略规划纲要（2016～2030年）》和《中医药健康服务发展规划（2015～2020年）》，以建设全国中医药的"技术发展中心""文化中心""科技创新中心""人才培养中心"和"国际交流中心"为主要目标，切实提升中医诊疗服务能力，大力发展中医养生保健服务，扎实推进中医药继承与创新，大力保护和弘扬中医药文化，加速升级现代中药产业体系，加快拓展中医药服务新业态，稳步推进中医药治理现代化，加强中医药国际合作与贸易，同时完善部门协调机制、建立健全中医药特色服务补偿机制、完善统计评估服务机制，发挥保障措施作用，推进首都中医药振兴发展，确保首都中医药工作始终走在全国前列，为深化中医药供给侧改革、推进"健康北京"建设、打造"国际一流的和谐宜居之都"和全面建成小康社会的奋斗目标作出新贡献。

（高 彬）

◆ 河北省

中医药发展规划。2016年5月23日，在全国率先以河北省政府名义出台《河北省贯彻〈中医药发展战略规划纲要（2016～2030年）〉实施方案》，明确提出到2020年初步建成中医药强省、2030年实现全面建成中医药强省的奋斗目标，以及8个方面23项重点任务、4个方面政策措施、4个方面保障举措。经河北省政府同意，2016年11月10日，以河北省卫生计生委、省中医药主管部门名义印发《河北省中医药发展"十三五"规划》至各市政府和省直有关部门，提出中医药发展的指导思想、基本原则、发展目标、需要重点抓好的9个方面26项工作33类项目、4个方面保障措施。

中医药工作厅际联席会议制度。成立由河北省政府副省长许宁任召集人、省政府副秘书长李靖和省卫生计生委主任张绍廉任副召集人、38个省直部门相关负责人为成员的河北省中医药工作厅际联席会议制度。联席会议制度办公室主任由省卫生计生委党组成员、省中医药主管部门分党组书记、局长姜建明兼任。

（王艳波）

◆ 内蒙古自治区

一、《内蒙古自治区蒙医药中医药发展战略规划纲要（2016～2030年）》编制

为贯彻执行《中医药发展战略规划纲要（2016～2030年）》，更好地发挥内蒙古自治区蒙医药中医药的特色优势，维护广大人民群众健康，促进全区蒙医药中医药全面、健康、快速发展，自治区人民政府印发了《内蒙古自治区蒙医药中医药发展战略规划纲要（2016～2030年）》（内政发〔2016〕110号，以下简称《纲要》），明确了今后较长一段时期内内蒙古自治区蒙医药中医药事业的发展方向及任务。

《纲要》共包括4方面内容：一是总体要求，包括指导思想、基本原则和发展目标。二是主要任务，明确了包括蒙医中医医疗服务体系建设、健康服务发展、蒙医药中医药人才队伍建设、蒙医药中医药继承创新、蒙药中药产业发展、蒙医药中医药文化建设、蒙医药中医药对外交流等7方面发展任务。三是政策措施，主要包括推进蒙医药中医药法制化建设、完善蒙医药中医药投入补偿机制、落实蒙医药中医药扶持政策、实行差别化改革政策以及健全蒙医药中医药管理体系5方面内容。四是组织实施，主要从提高认识、加强组织领导、强化督导考核、营造良好氛围和实施步骤5方面内容。

二、内蒙古自治区蒙医药中医药健康服务发展规划（2016～2020年）

为贯彻落实国务院《中医药健康服务发展规划（2015～2020年）》，自治区人民政府办公厅印发《蒙医药中医药健康服务发展规划（2016～2020年）》（内政办发〔2016〕122号，以下简称《规划》），充分发挥蒙医药中医药特色优势，加快推动蒙医药中医药健康服务发展。《规划》包括内蒙古自治区蒙医药中医药发展的指导思想、基本原则、总体目标、重点任务、政策措施及保障措施。

《规划》确定全区蒙医药中医药健康服务发展的总体目标，到2020年，全区蒙医药中医药健康服务发展体制机制基本形成，服务体系基本建立，服务能力大幅提升，服务产品更加丰富，服务规模明显扩大，发展环境更加完善，为自治区健康服务业发展和经济社会转型发展提供有力支撑。

《规划》明确全区要从大力发展蒙医药中医药养生保健服务、加强蒙医药中医药医疗服务体系建设、支持发展蒙医药中医药特色康复服务、积极发展蒙医药中医药健康养老服务、培育发展蒙医药中医药文化和健康旅游产业、积极促进蒙医药中医药健康服务相关支撑产业发展、推进蒙医药中医药服务贸易7个方面推进蒙医药中医药健康服务全面发展。

《规划》明确在放宽市场准入、加强用地保障、加大投融资力度、完善财税政策等方面给予政策保障，进一步加强组织实施，加快人才培养，建立健全监测评估机制，努力营造全社会尊重和保护蒙医药中医药传统知识，重视和促进蒙医药中医药健康服务发展的良好氛围。

三、内蒙古自治区蒙医药中医药"十三五"发展规划

自治区蒙中医药管理局围绕"创新、协调、绿色、开放、共享"五大发展理念，梳理了"十二五"以来全区蒙医药中医药事业发展取得的成绩和存在的不足，制订了《内蒙古自治区蒙医药中医药"十三五"发展规划》，共包括4部分内容：面临的形势，指导思想、基本原则和发展目标，重点任务及保障措施。

第一部分面临的形势。主要陈述自治区蒙医药中医药事业发展现状，分析"十三五"时期蒙医药中医药事业发展所面临的机遇和挑战。

第二部分指导思想、基本原则和发展目标。明确"十三五"期间自治区蒙医药中医药事业发展的指导思想、基本原则，确定"到2020年，实现人人享有蒙医药中医药服务"的发展目标，包括1个机制6个体系8项指标。1个机制是建立起与经济社会发展相适应、有利于实现蒙医药中医药发展的管理体制和运行机制。6个体系是健全蒙医中医医疗服务体系、基本建立蒙医中医健康服务体系、完善资源保护与利用体系、构建蒙医药中医药协同创新和科技支撑体系、形成符合蒙医药中医药特点的人才培养体系、丰富蒙医药中医药文化传承和传播体系。8项指标一是蒙医中医机构数：自治区建设好3所蒙医和中医综合医院，每个盟市建设好1~2所盟市级蒙医或中医综合医院，达到国家三级甲等标准；每个旗县至少建设好1所旗县级蒙医或中医综合医院，5万人口以上的旗县达到国家二级甲等以上标准。二是蒙医中医床位数：每千常住人口公立蒙医中医医院床位数达到1张左右。三是蒙医中医执业（助理）医师数：每千常住人口蒙医中医执业（助理）医师数达到0.6人。四是蒙医药、中医药人员

占比：蒙医、中医医疗机构中，蒙医药中医药人员占医药人员的比例分别达到70%和60%以上。五是蒙医中医医疗服务量：蒙医中医机构年服务量占全区总诊疗量的25%以上，蒙医中医基本公共卫生服务目标人群覆盖率达到50%以上。六是蒙医药中医药信息化：建成全区蒙医药中医药数据中心；蒙医中医医院信息化建设达标率100%；实现区域蒙医中医远程医疗。七是蒙医中医科普知识普及率：蒙医药中医药科普知识知晓率达到95%，公民蒙医中医养生保健素养显著提升。八是蒙药中药资源普查：旗县级蒙药中药材资源监测点和技术信息服务覆盖率达到60%。

第三部分重点任务。针对发展目标，确定了自治区蒙医药中医药事业"十三五"7项重点任务：加快蒙医中医医疗服务体系建设、加快发展蒙医中医健康服务业、加强蒙医药中医药人才队伍建设、推进蒙医药中医药科技创新、促进蒙药中药资源生态建设、繁荣蒙医药中医药文化发展、促进蒙医药中医药服务贸易全面发展。

第四部分保障措施。进一步明确要建立健全保障蒙医药中医药事业发展的体制机制、政策措施，做好《规划》的组织实施，保障《规划》落到实处。

（岳红娟）

◆ 辽宁省

辽宁省委、省政府高度重视中医药工作，先后出台《辽宁省中医药健康服务发展规划（2015~2020年)》和《辽宁省促进中医药发展实施方案（2016~2020年)》。并将其作为该省"十三五"中医药事业发展的指导性文件。

一、《辽宁省中医药健康服务发展规划（2015~2020年)》

为贯彻落实《国务院办公厅关于印发中医药健康服务发展规划（2015~2020年）的通知》（国办发〔2015〕32号）精神，辽宁省卫生计生委按照陈求发省长和贺旻副省长的批示精神，会同有关部门编制

了《辽宁省中医药健康服务发展规划（2015~2020年)》。

起草过程。辽宁省《规划》编制过程历时半年，按照省政府主要领导的指示，于2015年6月全面启动该省《规划》编制工作。成立了由省卫生计生委牵头的编制工作领导小组，并成立工作小组、专家组，以及省发展改革委等21个相关厅局具体负责同志参加的部门协作组。赴广东、福建等兄弟省份和省内沈阳、大连等地重点调研，听取地方政府、相关部门、各类教育机构、医疗机构、养生保健机构、健康管理机构、健康养老机构、中药企业等各方面的意见。凝聚相关部门、地区、行业专家、企业、行业协会各方智慧和共识，起草了《辽宁省中医药健康服务发展规划（2015~2020年)》。

主要内容。指导思想和基本原则：指导思想是以邓小平理论、"三个代表"重要思想、科学发展观为指导，深入贯彻党的十八大精神，按照党中央、国务院部署，在切实保障人民群众基本医疗卫生服务基础上，全面深化改革，创新服务模式，鼓励多元投资，加快市场培育，拓展中医药服务领域，释放中医药服务潜力，不断满足群众多层次多样化中医药健康服务需求，推动该省中医药健康服务业实现跨越式发展，为全省经济社会转型升级注入新动力。

基本原则。可概括为完善体系，服务群众；政府引导，市场驱动；弘扬特色，助推产业。

发展目标。到2020年，基本建立中医药健康服务体系，中医药健康服务网络基本健全，健康服务能力大幅提升，健康服务手段更加先进，健康服务产品更加丰富，产业规模明显上升，产业发展环境更加完善，成为该省健康服务业的重要组成部分和优势特色领域，以及带动相关产业发展和推动经济社会转型发展的重要力量。

重点任务。①大力发展中医养生保健服务。含3个具体项目：一是治未病服务能力建设；二是中医

养生保健示范区和基地建设；三是中医养生保健服务规范建设。②加快发展中医医疗服务。含 3 个具体项目：一是中医院服务能力建设；二是基层中医药服务能力建设；三是民营中医医院建设。③支持发展中医特色康复服务。含 2 个具体项目：一是中医特色康复服务能力建设；二是中医药康复技术研发与应用。④积极发展中医药健康养老服务。含 4 个具体项目：一是中医药与养老服务结合试点；二是探索中医医院与养老机构、社区卫生医疗机构合作模式；三是创新老年人中医特色健康管理；四是培养中医药健康养老服务型人才。⑤培育发展中医药文化和健康旅游产业。含 4 个具体项目：一是中医药文化公共设施建设；二是中医药文化传承工程；三是中医药文化大众传播工程；四是中医药健康旅游示范区建设。⑥积极促进中医药健康服务相关支撑产业发展。含 4 个具体项目：一是协同创新能力建设；二是中医药健康产品开发；三是鼓励中医药健康支撑产业发展；四是中药资源动态监测信息化建设。⑦推进中医药服务贸易。含 2 个具体项目：一是中医药服务贸易先行先试；二是鼓励中医机构与境外医疗机构开展合作与交流。

完善政策。完善政策方面可以概括为放宽市场准入、加强用地保障、加大投融资引导力度、完善财税政策等 4 个方面。

保障措施。保障措施方面可以概括为加强组织实施、将中医药发展纳入省政府发展战略、完善中医药健康发展相关政策、加快人才培养、营造良好氛围和建立健全监测评估机制 6 个方面。

二、《辽宁省促进中医药发展实施方案（2016～2020 年）》

为贯彻落实《国务院关于印发中医药发展战略规划纲要（2016～2030 年）的通知》，结合辽宁省中医药工作实际，辽宁省卫生计生委会同有关部门起草了《辽宁省促进中医药发展实施方案（2016～2020 年）》（以下简称《实施方案》）。

文件时限。《中医药发展战略规划纲要》的时限至 2030 年，考虑省级出台的是具体实施方案，工作目标和工作措施阶段性较强，安排时间不宜过长。辽宁省决定先制订时限至 2020 年，基础性、操作性较强的实施方案。到 2020 年再研究制订以后的实施方案。

起草过程。辽宁省卫生计生委组织省中医药管理局的管理专家和中医药大学的业务专家多次召开座谈会，充分研究讨论《中医药发展战略规划纲要》，结合辽宁省中医药发展情况，借鉴北京、广东、甘肃、吉林等中医药工作先进地区的成功经验，起草实施方案初稿。在此基础上，征求省发改委等 22 个部门及各市意见，认真吸纳后对初稿进行修改完善。

主要内容。《实施方案》明确了医疗康复、养生保健、中医养老、中医药旅游、中医药继承、中医药创新、中医药文化、中药产业、中医药对外服务贸易 9 个方面工作任务。明确了组织领导、政策扶持、人才支持、标准化工程、放宽准入、法制监督、统计与信息化、社会环境 8 个方面保障措施。到 2020 年，实现人人基本享有中医药服务，每千人口公立中医类医院床位数达到 0.55 张，每千人口中医类执业医师数达到 0.40 人，中药工业总产值占医药工业总产值 30% 以上。在辽宁乃至全国有影响力的中医名院、名科、名医、中药名企、名药、名店的服务品牌初步形成，中医药在治未病中的主导作用、在重大疾病治疗中的协同作用、在疾病康复中的核心作用基本确立，符合中医药发展规律的政策体系和管理体制更加健全，中医药服务能力、传承创新能力进一步提升，中医药参与医改的惠民效果进一步显现，中医药对外交流合作更加广泛，中医药服务地方经济社会发展能力进一步提升。

主要特点。一是重视程度较高。《实施方案》提出建立中医药工作联席会议机制，为促进中医药发展提供了强有力的组织保障；提出为出台《辽宁省中医药管理条例》做好

立法准备工作。二是事业产业发展并重。《实施方案》中的任务既包括中医药预防、医疗康复、继承、创新、文化、对外交流合作等事业发展内容，也涉及中医养生保健、中医养老、中医药旅游、文化产业、中药产业、服务外包等产业发展内容。三是突出辽宁省地域特色。在发展中药产业方面，提出推进全产业链发展，将辽宁省道地药材的资源优势转化为产业优势，使中药产业发展成为辽宁省产业结构调整的重要方向之一。四是具有创新举措。在省级层面首次提出在肿瘤等重大疾病治疗中开展中西医联合攻关；通过支持建立中药产业协会和养生保健协会等行业组织，推动中医药发展。

（张宏邈）

◆ **吉林省**

吉林省《关于加快推进中医药发展的意见》（以下简称《意见》）编制工作。

一、出台背景和依据

2016 年 2 月 22 日，国务院印发《中医药发展战略规划纲要（2016～2030 年）》（国发〔2016〕15 号）（以下简称《纲要》），阐述了发展中医药的迫切性和必要性，明确了 24 项具体任务。为落实《纲要》要求，2 月 25 日，时任吉林省省长蒋超良主持召开专题会议，听取中医药工作的汇报，要求尽快出台相关文件，加快推动全省中医药发展。高广滨副省长、李晋修副省长、杨凯副秘书长专门听取吉林省中医药管理局汇报，并要求发展中医药要立足于补短板，转变服务理念，创新服务模式，拓宽服务领域，解决影响中医药发展的关键问题，加快推进中医药振兴发展。

按照蒋超良省长要求，结合贯彻落实《纲要》和《中医药健康服务发展规划（2015～2020 年）》，吉林省中医药管理局结合全省实际情况，研究起草《关于加快推进全省中医药发展的意见》，征求 28 个厅局、各地市州、相关单位意见。最终《意见》在省政府常务会议上通

过，并于4月8日以省政府文件形式下发执行。

二、主要内容

《意见》紧紧围绕"四个全面"战略布局和"五大发展理念"，充分遵循中医药自身发展规律，以推进继承创新为主题，以中医药供给侧结构改革为主线，以提高中医药发展水平和服务质量为中心，提出到2020年，中医药健康服务体系和治理体系进一步完善，中医药发展水平和服务质量明显提升，实现人人基本享有中医药服务；中医药继承创新能力进一步提高，人才培养与使用能够满足吉林省中医药发展的需要；初步形成有吉林特色的中医药资源、中医药教育、中医药文化、中医药旅游等各种中医药品牌；打造一批中医名院、名科、名医和中药名企、名药、名店。中医药健康产业在医药健康支柱产业中的作用持续增强，中医药服务地方经济社会发展能力明显提高，实现中医药强省的战略目标，中医药发展走在全国前列。主要内容包括发展中医医疗服务、发展养生保健服务、推进中医药继承创新、加强人才队伍建设、弘扬中医药文化、推动中医药海外发展等6个方面主要任务和推进措施。

三、主要特点

（一）确定发展重点，解决影响中医药发展的关键问题

一是通过《意见》实施，引起重视，落实国家政策。各级政府对中医药不仅要有投入、有政策，还要有专人管理。解决各地区中医药事业发展不平衡的问题，基层中医药投入不足的问题，实现国家提出的2020年人人基本享有中医药服务的目标。

二是通过《意见》实施，建设队伍，保证事业发展。大力推行中医师承教育，推进"真中医"培养工程，建立人才引进机制，改革人才评价机制，多部门共同发力，打造万名基层中医、千名中医骨干、百名省级名中医、十名国家名中医，解决高层次人才不足，基层中医药人才匮乏的问题，为中医药事业发展提供人才保障。

三是通过《意见》实施，改善条件，提高发展和创新能力。重点是县级中医医院建设和科研平台建设，按照国家要求，在还未设置中医医院的4个县（市）设置中医医院，未达到二级水平的4所县级中医医院达到二级水平，3个市级和2个县级中医医院提升到三级水平。建设中国中医科学院吉林分院，建设药物安全评价中心，支持建立第三方检测中心，提升吉林省中医药基础研究、新药研发、成果转化的能力。

（二）拓宽发展思路，提高中医药在经济社会发展中的贡献率

一是以发展吉林省道地药材为主，建立中药材生产全链条的促进措施，建立吉林省道地药材标准、炮制标准，提升中药饮片质量，促进中药材经济发展。

二是拓宽中医药服务领域，大力发展中医药健康养生服务，开发具有吉林特色的健康产品、文化产品，做好中医药与养老结合、与旅游结合。重点做好试点工作，先试先行，出经验，出成果，做示范。

三是发挥吉林省中医药资源优势，尤其是长白山绿色生态资源优势，打造一批中医名院、名科、中药名企、名药、名产区，中医药健康产业在医药健康支柱产业中的作用持续增强，实现中医药强省战略目标，中医药发展水平走在全国前列。

四、保障措施

一是要求建立有效的中医药工作协调机制，成立中医药工作厅际协调小组，形成合力，将《意见》的落实组织好、协调好，将《意见》利用好、利用实，推动吉林省中医药振兴发展。

二是要求地方各级政府要将中医药工作纳入经济社会发展规划，加强组织领导，健全工作机制，结合实际制订《意见》的实施方案，并通过考核评估和监督检查督促《意见》落实。

（孟 姝）

◆ 黑龙江省

黑龙江省中医药发展"十三五"规划，于2017年1月经省政府批准，颁布实施。

（曲 峰）

◆ 上海市

根据国务院办公厅《关于印发中医药健康服务发展规划（2015~2020年）的通知》（国办发〔2015〕32号）精神和上海市2016年政府工作报告要求，市卫生计生委牵头编制《上海市中医药健康服务发展规划（2016~2020年）》（以下简称《规划》），《规划》对今后5年上海市中医药健康服务发展的目标和任务进行确立和部署，是指导本市"十三五"期间中医药健康服务发展的重要文件。

一、起草过程

2015年8月，成立《规划》起草小组，启动《规划》编制工作。一是开展前期调查研究，包括资料收集、专家咨询和现场调研等，2015年10月形成本市中医药健康服务发展整体框架。二是确定规划重点任务，2015年12月初形成《规划（征求意见稿）》。三是广泛征求各方意见，先后组织征求有关专家、有关单位和机构意见。四是协调部门达成共识，2016年3月，市卫生计生委以书面形式征求相关委办意见，经过沟通达成共识。

二、《规划》主要内容

（一）目标和基本原则

总体目标：到2020年，基本形成与上海城市功能定位和"健康上海"要求相匹配的中医药健康服务体系，提高中医药在促进健康服务业发展中的作用，进一步增强全体市民的获得感，为提升中医药健康服务对社会经济发展的贡献度奠定基础。此外，《规划》还在服务能力、服务手段、服务环境3个方面提出具体要求。

基本原则：坚持以人为本、服务群众；坚持整体推进、重点突破；坚持开放发展、服务创新。具体体现在：一是把提升群众健康素质作为中医药健康服务发展的根本出发

点和落脚点，统筹城乡、区域中医药健康服务资源配置，促进均衡发展。二是遵循中医药发展规律，坚持中医药原创思维，积极应用现代科学技术，提升中医药健康服务能力，彰显中医药特色优势。三是强化政府在制度建设、政策引导及行业监管等方面的职责。发挥市场在资源配置中的决定性作用，调动社会资本，增加中医药健康服务供给，提高服务质量和效率。四是充分利用上海中医药健康服务优势资源，发挥科技创新的支撑引领作用，加快科技转化，拓展服务范围，创新服务模式，建立激发活力、持续发展的中医药健康服务体制机制。

（二）主要任务

《规划》共分总体要求、主要任务、完善政策保障3个部分，明确了7项重点任务：一是大力发展中医医疗服务，健全中医医疗服务体系，创新中医医疗服务模式。二是加快发展中医养生保健服务，建立中医养生保健服务体系，规范中医养生保健服务，开展中医特色健康管理服务。三是支持发展中医特色康复和养老服务，完善中医特色康复服务体系，提升中医康复服务能力；加强中医药特色养老机构建设，提高中医药养老服务能力。四是培育发展中医药文化产业，发展中医药健康旅游产业。五是大力推进中医药服务贸易，支持市内中医药机构与其他国家和地区开展中医药交流合作。六是积极促进中医药健康服务相关支撑产业发展，支持相关健康产品研发、制造和应用，发展第三方服务。七是探索中医药健康服务技术与模式创新。

三、《规划》的主要特点

一是突出中医药医疗和养生保健服务能力提升，应用推广中医药临床特色技术，以及针灸推拿等非药物疗法，全面推进中医药在基层健康服务中的工作，将中医药服务融入家庭医生健康管理工作中。

二是发挥中医药优势，从注重疾病治疗向注重健康维护转移，发挥中医药在养生保健、特色健康管理、康复和养老服务中的作用，为

本市健康服务发展做出贡献。

三是结合国家和本市文化发展、健康旅游和服务贸易的战略规划，大力推进中医药在相关领域发展，提升中医药对服务业贡献率。

四是依托现代信息技术、互联网技术和生物工程技术，推动中医药健康服务技术的提升和服务模式的创新。

五是充分发挥政府引导和协调，市场调节和配置，健全监管和行业自律，为中医药健康服务业的健康发展奠定基础。

（曹 莉）

◆ **江苏省**

江苏省中医药事业发展"十三五"规划概况如下：

一、规划背景与面临形势

（一）"十二五"中医药事业发展情况

一是中医药在深化医药卫生体制改革中发挥积极作用。认真贯彻《国务院关于扶持和促进中医药事业发展的若干意见》《省政府关于进一步加快中医药事业发展的意见》，创新体制机制，推动改革实践，建立健全促进中医药发展的政策保障体系。中医药全面融入医改配套政策，在投入保障、价格改革、医保支付方式、药物制度等方面均出台支持和推动中医药发展的具体举措，为充分发挥中医药特色优势、提升中医药综合服务能力，创造有利条件。各地在深化医改中积极探索有利于中医药特色优势发挥的政策措施，进一步推动中医药服务应用与发展。

二是中医药资源总量不断增加。省和各地加快推进中医院建设发展，积极组织实施重大基础设施项目建设，一批重点建设项目先后竣工投入使用，全省中医院建设发展整体水平显著提升，覆盖城乡的中医药服务体系进一步健全完善，中医药资源规模进一步壮大。截至2015年底，全省拥有中医类医疗机构1340个，较2010年增加349个，占全省医疗机构总数的4.20%；其中，中医医院、中西医结合医院129所，较2010年增加32所，占全省医院总数

的8.16%；三级中医院35所。拥有中医床位51604张，较2010年增加23279张，占全省病床总数的12.48%，每万人口拥有中医床位6.47张。拥有中医药人员27908人，较2010年增加8908人，占全省卫生技术人员总数的5.73%。

三是中医药服务能力大幅提高。以实施中医药能力建设重大项目为抓手，加大经费投入，夯实发展根基，为中医药更好地服务群众提供重要保障。积极组织实施应对突发公共卫生事件能力建设、中医院设备标准化建设、国医大师学术经验传承研究室建设、中医院信息化建设等重大项目，持续强化中医医疗服务管理，推动中医综合服务能力水平进一步提升，服务量逐年增加。2015年，全省中医总诊疗人数6553.69万人次，较2010年增长60.21%；中医出院人数162.3万人，较2010年增长91.12%。积极创新中医医疗服务新模式，大力推进一体化诊疗服务模式和多专业诊疗平台，全省80家县及县以上中医院建有中医综合治疗区，三级中医院近80%的临床科室、二级中医院超过50%的临床科室设有中医综合治疗室，开设多学科一体化综合诊疗服务平台119个。中医药防治重大疾病和应对突发事件能力进一步提高，在H7N9型禽流感防治、昆山"8·2特大事故"伤员救治等工作中发挥积极作用。

四是中医药特色优势进一步发挥。推进国家中医临床研究基地、中国中医科学院江苏分院、江苏省中医药研究院和江苏省中医临床研究院建设，强化重点科技平台的引领和支撑作用，中医药协同创新大力推动。实施中医"名院、名科、名医"战略，全面提升中医药特色优势水平。现有国家临床重点专科建设项目（中医专业）21个，国家中医药管理局重点专科27个、"十二五"建设单位和培育单位41个，国家中医药管理局三级实验室13个，国家中医药管理局重点学科和建设单位35个，国家中医药管理局重点研究室11个。积极探索将中医医疗

和养老相结合的新模式，为老年群体提供中医预防、养生、保健、康复服务，中医医疗资源利用效率进一步提升。

五是中医药人才培养取得新进展。积极加强中医药人才队伍建设，优化人才队伍结构，努力培养高层次中医药人才。现有国医大师5位，全国名老中医药专家学术经验继承指导老师84名，省级名中医（名中西医结合专家）432名，国家优秀中医临床人才68人。拥有全国名老中医药专家传承工作室47个、中医学术流派传承工作室5个。加强中医住院医师规范化培训。成立省中医药毕业后医学教育研究室，现有全国首批中医住院医师规范化培训基地18个（协作基地17个），中医全科医生规范化培养基地19个，基层培养基地44个。近5年培训合格中医住院医师5000余人。

六是基层中医药工作扎实开展。实施基层中医药服务能力提升工程，健全基层中医药服务网络，积极推广中医药适宜技术。全省97%的基层医疗卫生机构能够提供中医药服务。全面实施中医药基本公共卫生服务项目，65岁以上老人和0～36个月儿童中医药健康管理覆盖率均超过50%。现有全国基层中医药工作先进单位59个（其中地市级4个）。组织实施基层医疗卫生机构中医诊疗区（中医馆）服务能力建设，69.32%的乡镇卫生院、66.97%的社区卫生服务中心建立中医综合服务区，推动基层中医药进一步发展。

七是中医药文化繁荣发展。以传承与创新、传授与保护、传播与交流为主线，积极实施中医药文化惠民工程。"十二五"期间，连续开展5届以"中医药就在你身边"为主题的中医药文化科普巡讲和3届中医药文化科普宣传周活动，全省共开展各级各类公益性中医药文化科普活动近9000场次，派出中医药工作者超过2万人次，免费发放中医药文化科普宣传资料近2000万份，受益群众逾千万。加强中医药文化宣传教育基地建设，建有国家级基地1家，省级基地7家。中医药文化在广大群众中得到更加广泛深入的推广和传播，居民健康意识和健康素养不断提高。

八是中医药对外交流合作再上新台阶。江苏省和各地已与马耳他、韩国、新西兰、泰国、新加坡、法国、罗马尼亚等国家开展了多种形式的中医药合作与交流，在临床医疗、学术研究、人才培养、文化交流等方面取得积极进展。扶持中医药服务贸易重点区域、机构、项目。在国内合作方面，江苏省与贵州省签署合作协议，与海南、云南等省积极磋商，达成合作意向，促进省际中医药全面协作发展。

（二）"十三五"中医药事业发展面临的形势

分析归纳为6个方面：中医药事业发展的宏观环境更为有利；中医药事业发展的目标方向更加明确；经济新常态为中医药发展带来更多挑战；深化医改为中医药改革提供更多机遇；人民群众的健康需求更加迫切；中医药发展的内在动力更加强劲。

二、指导思想与基本原则

1. 指导思想：（略）

2. 基本原则：坚持以人为本，促进共享发展；坚持服务大局，助力全局发展；坚持政府主导，社会共同发展；坚持问题导向，推动创新发展；坚持突出重点，统筹协调发展。

三、发展目标与主要指标

（一）总体目标

到2020年，全省中医药服务体系更加健全，规模进一步扩大，效益显著提高；中医药健康产业大力发展，服务功能更加完善，中医药特色优势充分发挥；中医药科研创新大力推进，人才队伍建设进一步优化，基本形成较为完善的中医药人才培养体系和科技创新体系；中医药文化进一步繁荣发展，文化惠民覆盖面不断扩大；对外交流合作继续拓展，江苏中医药的影响力进一步增强。江苏成为在全国具有示范引领作用的中医药发展高地，整体实力保持全国领先地位。

（二）主要指标

1. 中医药服务体系。力争全省有70%地市级以上中医院列入第二轮重点中医医院建设项目、60%的地市级中医院纳入全科医生临床培养基地建设项目、实现县级中医院建设项目全覆盖。

2. 中医药服务能力。力争建设1～2个国家中医医疗中心，3～5个区域中医医疗中心，5～8个省级中医诊疗中心。力争10～15所中医医疗机构建成为三级医疗机构。

3. 中医药科技创新。建设5个省级中医临床研究基地。

4. 中医药资源配置。每千人口中医床位数达到0.75张，每千人口中医执业（助理）医师数达到0.40人。

四、主要任务与重点工作

主要任务有9个方面：大力推动中医药服务体系建设；全面提高中医医疗机构服务能力；持续强化基层中医药服务能力；拓展中医药健康服务领域；切实推进中医药继承与创新；进一步加强中医药人才队伍建设；繁荣发展中医药文化；加强中医药信息化建设；积极开展中医药对外交流合作。

设以下7个发展专栏：

专栏1 中医药服务体系建设重点

1. 开展地市级重点中医院建设，继续实施县级中医院建设项目，实现70%中医院主要建筑面积指标达标，全面提升中医院服务能力。

2. 完成省中医院中医临床科研大厦建设，建成中医特色制剂研发中心、临床药理研究中心、生物标本库等。

3. 完成省中西医结合医院外科病房暨转化医学综合楼项目并交付使用。

4. 完成省第二中医院门急诊暨康复病房综合楼建设，建成门急诊楼、外事带教中心、针灸推拿培训用房、儿科病房等。

专栏 2　中医医疗机构服务能力建设重点

1. 力争建设 1~2 个国家中医医疗中心，3~5 个区域中医医疗中心，辐射带动区域中医药服务能力与水平。

2. 新增 30 个国家中医重点专科。新建 5~8 个省级中医诊疗中心、50 个省级中医重点专科。

3. 建设 1~2 支国家中医应急队伍。

4. 力争 10~15 所中医医疗机构建成为三级医疗机构。

5. 新增 3~5 个全国综合医院中医药工作示范单位。

专栏 3　基层中医药服务能力建设重点

1. 95% 的社区卫生服务中心、乡镇卫生院中医类别医师占医师总数比例稳定在 20% 以上。力争 100% 的社区卫生服务站至少配备 1 名中医类别医师或能够提供中医药服务的临床类别医师，95% 的村卫生室至少配备 1 名以中医药服务为主或能中会西的乡村医生。

2. 建设 100 个省级基层医疗机构中医特色专科。新建 150 个省级乡镇卫生院示范中医科、100 个省级中医药特色社区卫生服务中心。

3. 55% 以上的县（市、区）创建成为全国基层中医药工作先进单位，45% 的设区市创建成为全国基层中医药工作先进单位（地级市以上地区），70% 的县（市、区）建成省级基层中医药工作先进单位。

4. 每个县（市、区）建有 1 个基层中医药适宜技术推广基地。县域内基层医疗机构中医药适宜技术推广覆盖率达到 100%。社区卫生服务中心、乡镇卫生院能够开展的中医药适宜技术不少于 6 类，社区卫生服务中心、村卫生室能够开展的中医药适宜技术不少于 4 类。

专栏 4　中医药健康服务发展重点

1. 力争 65 岁以上老年人和 0~36 个月儿童中医药健康管理率均达到 65%。

2. 支持建设 3~5 所具有代表意义的中医药健康养老机构。

3. 打造 1 个国家级中医药健康旅游示范区、3 个国家级中医药健康旅游示范基地和 5 个国家级中医药健康旅游示范项目，10 个省级中医药健康旅游示范基地、10 个省级中医药健康旅游示范项目。

专栏 5　中医药创新能力建设重点

1. 建设 5 个省级中医临床研究基地、10 个中医临床医学中心、30 个中医重点学科。

2. 实施中医药科技发展专项，针对重大疾病、慢性疾病和传染病，围绕创新基本理论、传承名医经验、优化干预方案、研发特色产品、解决关键技术、提升诊疗水平等重点领域和重要环节，开展协同攻关。

专栏 6　中医药人才队伍建设重点

1. 培育 30 名中医药领军人才、10 个中医药优秀学术团队，培养 60 名优秀中医临床人才、60 名中药特色技术传承人才、100 名中医护理骨干人才、200 名中西医结合人才和 200 名基层中医临床骨干人才。

2. 建设 30 个老中医药专家传承工作室，遴选确定 100 位名老中医药专家学术经验继承人。

3. 对在职基层中医药人员分期分批进行中医药大专学历教育，在职基层卫生技术人员进行中医药专业知识与技能的轮训。

---

4. 完成 5000 名中医住院医师和 3000 名中医专科医师培训工作。

5. 新进医疗岗位的本科及以上学历中医临床医师接受中医住院医师规范化培训的比例达到 100%。

6. 中医医疗机构中医药继续教育覆盖率达到 100%。

专栏 7　中医药文化建设重点

1. 建设 1 个国家级中医药文化宣传教育基地，新增 2 个省级中医药文化宣传教育基地。

2. 完成中医药健康巡讲 5000 场次。

3. 完成中医药文化人才培训 500 人次。

五、组织领导与保障措施

1. 加强组织领导，落实规划任务。

2. 完善政策体系，优化发展环境。

3. 强化监督评估，推动组织实施。

4. 加强社会宣传，营造良好环境。

（张小凡）

◆　**福建省**

为深入贯彻落实党中央、国务院和省委、省政府振兴发展中医药的方针政策和决策部署，根据《国务院关于印发中医药发展战略规划（2016~2030 年）的通知》和国家中医药管理局《中医药发展"十三五"规划》，福建省中医药管理局编制了《福建省中医药健康服务发展规划（2016~2020 年）》（以下简称《规划》），经省人民政府同意，于 2016 年 9 月 20 日印发执行。

一、《规划》出台的背景、过程及思路

（一）编制背景

新一轮医药卫生体制改革实施以来，福建省委、省政府高度重视中医药发展，制定了一系列政策措施，推动中医药事业发展，至 2015

年底，全省各级中医类医疗机构床位数 20427 张、门急诊 2288.3 万人次、住院 57.7 万人次、中医类别执业（助理）医师 12928 人，分别比 2011 年增加 6458 张、560.8 万人次、13.2 万人次、5578 人，"十三五"期间，共有新晋三级甲等中医医院 7 所、三级乙等 3 所、二级甲等 8 所。

在取得成绩的同时，福建省中医药的发展也存在一些问题：一是特色优势尚没有得到充分发挥，主要有中医医疗服务资源总量不足。二是中医药高层次人才不足。中医类人才的中高级职称人员比例不高。尤其是全国知名中医药专家较少。三是基层中医药服务能力相对薄弱，全省县级中医医院总体服务能力不高。四是中医药健康产业发展不均衡，闽产优势中药产品开发产业链尚未形成。五是中医药文化需要进一步弘扬，中医药健康旅游资源也亟须挖掘。

为全面发展健康服务业，充分发挥健康服务业在稳增长、调结构、促改革、惠民生以及全面建成小康社会中的重要作用。根据《国务院办公厅关于印发中医药健康服务发展规划（2015～2020 年）的通知》（国办发〔2015〕32 号）和《福建省人民政府关于促进健康服务业发展的实施意见》（闽政〔2014〕38 号）精神要求，在福建省人民政府办公厅指导下，福建省卫生计生委牵头负责，会同省发展改革委、财政厅、商务厅等共计 30 个相关省直部门开展了《规划》编制工作。

（二）《规划》的编制过程及思路

《规划》编制历时 1 年多，凝聚了相关部门、行业专家、基层群众、企业、行业协会各方智慧和共识。一是注重调研，广泛征求意见。2015 年 5 月，省卫生计生委启动《规划》编制工作，开展专题调研，广泛征求省人大代表、政协委员、省市县各级医疗卫生机构和乡、村部分代表的意见和建议，还得到国家中医药管理局的指导。征求 30 个省直有关部门意见，在省政府办公厅的指导下，进一步修改完善。二是注重与相关规划的衔接。注重与国家规划相衔接，既符合国家总体要求，又体现福建省中医药发展实际和特色。同时也注意与全省卫生计生、现代服务业等发展专项规划相衔接。三是注重与现有相关政策衔接。编制过程中注意与现有的《福建省人民政府关于扶持和促进中医药事业发展的实施意见》（闽政〔2010〕13 号）、《福建省人民政府关于促进健康服务业发展的实施意见》（闽政〔2014〕38 号）、《福建省中药材保护和发展实施方案（2016～2020 年）》（闽经信消费〔2015〕697 号）以及深化医改等有关文件规定相衔接。四是注重与相关部门意见的衔接，形成共识。

《规划》编制的方向是如何充分释放中医药健康服务潜力和活力，充分激发并满足人民群众多层次多样化中医药健康服务需求。针对福建中医药事业发展存在的问题，《规划》提出在"十三五"期间，拟通过争取中央支持、省级财政投入、地方财政分担、社会资本合作、世界银行贷款等多种方式筹集资金，实施 7 项重点任务 14 类项目建设，进一步夯实基础，补足短板，突出特色。

二、《规划》提出的发展目标

《规划》提出到 2020 年发展目标是基本建立中医药健康服务体系，中医药成为福建省健康服务业的重要内容和优势领域，中医药健康服务业总规模明显上升，并带动相关产业发展，成为推动经济社会转型发展的重要力量。

《规划》还提出了 4 个具体目标。一是中医药健康服务网络基本健全。在全省完善覆盖城乡的中医医疗卫生服务网络，涵盖医疗、预防、保健、康复和健康教育等功能。力争中医类医院床位数提升到每万常住人口 6.0 张以上；中医类执业（含助理）医师数提升到每万常住人口 4.5 人；确保全省 70% 以上的县级中医医院达到二级甲等及以上水平。力争所有的社区卫生服务机构和乡镇卫生院、70% 的村卫生室能够提供中医药服务。二是中医药健康服务水平大幅提升。初步形成以中医药学为主体，融合现代医学及其他学科技术方法的中医药健康服务技术体系，中医药健康服务人员素质和能力明显提高，中医药养生、养老、康复等相关机构不断壮大，基本适应全社会中医药健康服务需求。三是中医药健康服务产品更加丰富。中医药健康服务相关产品研发、制造与流通规模不断壮大。道地中药材种植业绿色发展和相关制造产业转型升级明显加快，形成一批具有竞争力的中医药企业和产品。四是中医药健康服务环境明显优化。中医药健康服务政策基本健全，行业规范与标准体系不断完善，政府监管和行业自律机制更加有效，形成全社会积极支持中医药健康服务发展的良好氛围。

三、《规划》提出的主要任务

为实现发展目标，《规划》明确了 7 项主要任务。一是加快发展中医医疗服务，加强中医药服务能力建设，鼓励社会力量提供中医医疗服务，创新中医医疗机构服务模式，推广中医药信息化服务。二是大力发展中医养生保健服务，鼓励发展中医预防保健服务，支持中医养生保健机构规范发展，开展中医特色健康管理。三是支持发展中医特色康复服务，拓展中医特色康复服务能力，构建具有中医特色的三级康复服务体系。四是积极发展中医药健康养老服务，发展中医药特色养老机构，促进中医药与养老服务结合。五是培育发展中医药文化和健康旅游产业，发展中医药文化，发展中医药健康旅游。六是积极促进中医药健康服务相关产业发展，促进中药资源可持续利用，壮大中药产业，支持医疗机构中药制剂的研发和使用，确保中药材、中药饮片质量，支持相关健康产品研发、制造和应用。七是大力推进中医药对外交流与合作，发挥中医药对台交流与合作优势，拓展中医药国际交流与合作，开展涉外中医药信息服务。

四、重点实施项目

重点实施 8 个项目。

一是中医医院空白县建设项目。在长泰、石狮、永安、仙游等 4 个中医医院空白县，各新建 1 所县级中医医院。

二是全面提升县级中医医院综合能力项目。根据国家关于全面提升县级医院综合能力的要求，对 55 所县级中医医院加强骨伤、脾胃病、妇科、肛肠等特色专科建设和中医相关设备的配备，提升综合服务能力。

三是基层中医药人才培养项目。建立适应中医药行业特点的人才培养机制，遴选建设 6 个省级中医医教研发展中心、10 个二级分中心、55 个三级分中心。

四是名中医提升项目。实施国家、省级老中医专家学术经验继承和优秀中医临床人才研修项目，开展基层老中医药专家师承带徒，建设名老中医药专家传承工作室和中医学术流派传承工作室。

五是中医预防保健康复养老服务能力提升项目。加强 69 所公立中医医院治未病科、康复科、老年病科建设，改善设施设备，培养专科人才队伍；依托福建中医药大学附属康复医院建立福建省中医特色康复技术研究与培训指导中心，开展中医特色康复适宜技术与设备研发、培训与推广。

六是省级中医临床研究基地建设项目。围绕"创双高"，重点建设中医盆底、中医脾胃、中医康复 3 个临床医学专科中心项目，建设 3 个省级中医临床研究基地，争创 1 个国家级中医临床研究基地，包含中医科研平台、闽台中医研修院，购置医疗、科研设备。

七是中医药文化传承项目。争取新创建 1 个国家中医药文化宣传教育基地，5 个省级基地。整理富有福建省地域特色中医药古籍，挖掘整理民间中医特色诊疗技术。加大中医药文化知识科普宣传力度，组织优秀中医药专家与主流电视媒体合作开展中医药文化科普宣传。

八是中药材种植基地建设项目。选择 10 种福建道地药材，各建设 1 个规范化、规模化的中药材种植基地，实施中药材生产质量管理规范（GAP）。每个基地建设规模 1000 亩。

五、《规划》的组织实施和保障条件

为确保目标任务顺利实现，《规划》不仅强调了完善政策，包括放宽市场准入、加强用地保障、加大投融资引导力度、完善财税价格政策，而且从加强组织实施、发挥行业组织作用、完善标准和监管、加快人才培养、营造良好氛围等方面提出一系列保障措施。同时，将通过争取中央支持、省级财政投入、地方财政分担、社会资本合作、世界银行贷款等多种方式筹集资金，积极协商发展改革、财政、民政、人力资源社会保障等各有关部门，明确责任，加强协作，发挥合力，共同努力实现《规划》提出的各项目标。同时加强规划实施监测评估，指导各设区市认真抓好落实，推动项目实施，进一步夯实基础，补足短板，突出特色。

（姚 鹏）

◆ 河南省

2016 年 2 月 14 日，国务院第 123 次常务会议审议通过《中医药发展战略规划纲要（2016～2030 年)》（以下简称《规划纲要》），并于 2 月 22 日正式印发，中医药发展上升为国家战略。《规划纲要》出台后，省中医管理局组织专题会议进行学习贯彻，提出要从社会经济发展的高度，站位全局考虑问题，将《规划纲要》提出的目标任务和《河南省中医药优先发展战略研究》课题成果进行系统梳理对照，明确国家层面提出的《规划要求》和河南省中医药发展的实际需求，找出薄弱环节，突出问题导向，制订符合省情的实施方案。会后，省中医管理局成立文件起草组，开始文件起草工作。期间，多次召开会议对实施方案的框架、内容等进行具体研究，并组织多次深入调研。2016 年 9 月形成征求意见稿后，先后向省工信委、民政厅、农业厅、文化厅、旅游局、食药监局等省政府有关部门发函征求意见。10 月，在充分收集、听取各方意见的基础上，组织召开会议进一步讨论修改，最终形成初稿。后经过多次研讨，不断修改完善，形成《河南省中医药发展战略规划（2016～2030 年）》（代拟稿）》并提交省政府，最终由河南省人民政府办公厅于 2017 年 2 月 22 日正式印发。

《河南省中医药发展战略规划（2016～2030 年）》（以下简称《战略规划》）共包括 5 大部分：指导思想、基本原则、发展目标、重点任务、保障措施。提出了"传承发展、创新驱动""深化改革、统筹推进""突出重点、全面提升""以人为本、服务惠民"这 4 项基本原则和 2020 年、2030 年 2 个发展目标。

到 2020 年，中医药强省建设初见成效，中医药服务体系进一步完善，实现人人享有基本中医药服务的目标，中药产业不断壮大，中医药发展部分指标居全国前列。到 2030 年，全面建成中医药强省，综合实力全面提升，主要指标居全国前列。建成设施优良、功能完备、特色突出、健康运行的中医医疗、教育、科研体系，现代中药产业、中医药健康服务业发展跻身全国先进行列。

《战略规划》坚持以《中医药发展战略规划纲要（2016～2030 年)》为指导，深入贯彻习近平总书记系列重要讲话精神，落实全国和河南省卫生与健康大会部署，坚持新形势下卫生与健康工作方针，以加快建设中医药强省、推进健康中原建设为目标，实施中医药优先发展战略，提出 6 个方面重点任务：一是中医药服务能力持续提升；二是大力发展中医养生保健服务；三是扎实推进中医药继承创新；四是全面提升中药产业发展水平；五是大力弘扬中医药文化；六是积极推动中医药对外开放。

（宋军伟）

◆ 湖南省

湖南省"十三五"规划概况

如下：

一、指导思想

以邓小平理论、"三个代表"重要思想、科学发展观和"四个全面"战略布局为指导，深入贯彻党的十八大和十八届四中、五中全会精神，全面贯彻落实《国务院关于扶持和促进中医药事业发展的若干意见》《湖南省深化医药卫生体制综合改革试点方案》《湖南省人民政府关于促进健康服务业发展的意见》等文件精神，以满足人民群众多样化多层次健康服务需求为出发点，以改革创新统领各项工作，遵循中医药发展规律，保持和发扬中医药特色优势，着力完善政策和机制。在深化医药卫生体制改革的同时，加快发展中医药健康服务。促进中医药医疗、保健、教育、科研、文化、产业协调发展，在实现小康社会宏伟目标中提高中医药的贡献度。

二、基本原则

统筹协调，科学发展。坚持中西医并重方针，把中医药与西医药摆在同等重要的位置。坚持中医药医疗、保健、科研、教育、产业、文化全面协调发展。坚持中医药医疗服务与健康服务同步推进，构建湖南省特色健康服务体系。

完善政策，改革统领。以改革统领各项工作，遵循中医药自身发展规律，聚焦影响和制约中医药发展的关键问题，着力完善政策和机制，实现整体推进和重点突破。

创新模式，多元发展。形成以非营利性医疗机构为主体、营利性医疗机构为补充，公立医疗机构为主导、非公立医疗机构共同发展的多元办医格局。创新中医药服务模式，创造新价值。

弘扬特色，自主创新。传承中医药核心理念，培养各类人才，开展新实践，争取新突破。融合现代科技，创新服务技术和产品，夯实中医药事业发展的基础。

三、发展目标和主要发展指标

（一）发展目标

到 2020 年，实现人人基本享有中医药服务，中医医疗、保健、科研、教育、产业、文化各领域得到全面协调发展，中医药标准化、信息化、产业化、现代化水平不断提高，中医药在湖南省经济社会发展全局中的地位和作用进一步凸显，初步建成中医药强省。

——中医药基础差、底子薄的现状得到根本改善，在基本医疗卫生制度中发挥越来越重要的作用。

——中医医疗服务体系进一步健全，巩固和发展提供中医药服务的水平，群众获得医疗服务更加有效、更加方便、更有保障。

——初步建立具有中医药特色的预防保健服务体系，中医医疗机构实现从注重治疗转向健康维护，发展养生保健和康复。

——中医药健康服务规模扩大，服务提供多元化，产品多样化，服务更加规范，技术更加先进。

——全面建成院校教育、毕业后教育、继续教育三阶段有机衔接、师承教育贯彻始终的中医药人才培养体系。

——中医药科技创新体系功能完善，建立协同创新机制，科技成果转化速度加快，科技作用更加突出。

——初步实现中药资源有效保护与可持续发展，摸清中药资源家底，建成中药资源动态监测信息和技术服务体系，系统质量评价体系，加快形成现代中药材产业体系，实现中药材可持续发展。

——中医药健康文化知识广泛普及，国民中医养生保健素养提高 10%。

——信息化水平显著提高，建立全面健康信息服务平台。

——中医药服务贸易更加活跃，中医药对外服务范围和服务领域进一步扩大，对外交流合作形成新局面。

（二）主要指标

到 2020 年，力争所有县级中医医院基本建设均得到项目支持，就医环境大幅改善，中医药建筑文化特色进一步彰显；全省中医药信息化网络基本建立运行；省级中医医院建成区域性中医医疗中心，100% 的地市级中医医院达到三级甲等中医医院水平，90% 的县（市）中医医院达到二级甲等以上水平，非中医医疗机构均设有标准化的中医科和中药房；所有社区卫生服务机构、乡镇卫生院和 70% 的村卫生室具备开展与其功能相适应的中医药服务能力，中医药服务量占医疗服务总量的比例达到 35% 以上；每千人口公立中医医院床位数达到 0.72 张，每千人口卫生机构中医类执业（助理）医师数达到 0.40 人；中医医院总诊疗人次争取超过 2000 万人次，中医医院出院总人数争取超过 200 万人。

（徐红火）

◆ **重庆市**

一、《重庆市中医事业发展"十三五"规划》起草出台过程

一是制订工作方案。2015 年 9 月，启动规划编制工作并制订编制工作方案，组建编制工作组，成立专家咨询委员会。二是开展专项研究。2015 年 10 月 ~ 2016 年 6 月，规划编制工作组认真研究吸收国家及重庆市相关规划的主要内容和精神，深入开展调查研究，形成《重庆市中医事业"十二五"发展情况研究报告》《重庆市"十二五"中医药发展状况比较研究报告》等 16 个研究报告，并在此基础上形成"十三五"规划初稿。三是广泛征求意见。分别征求重庆市发展改革委等市级部门，卫生计生委机关有关处室，各区县卫生计生委，部分医疗卫生及科研单位，中医药行业学协会以及部分中医药老专家意见，多次召开会议进行讨论修改。四是开展指标测算。主要开展了全市中医药"十三五"发展主要指标的测算及论证工作，提出 16 项主要指标及预期数值建议。五是联合印发文件。在科学测算规划指标、充分吸纳不同意见建议的基础上，形成《重庆市中医事业发展"十三五"规划》（以下简称《规划》）审定稿，经重庆市卫生计生委和重庆市发展改革委审定，于 2017 年 2 月 24 日联合印发。

二、《重庆市中医事业发展"十三五"规划》主要框架及内容

《规划》分4个部分。

第一部分为规划背景。总结"十二五"中医药工作基础，分析"十三五"面临的主要问题，提出"十三五"发展的机遇和挑战。

第二部分为指导思想、基本原则和发展目标。明确"十三五"期间全市中医药工作的指导思想，提出坚持"传承创新、协调发展、绿色发展、开放发展、共享发展"5项基本原则，指出发展的主要目标是：中医药服务体系更加健全；中医药服务能力明显提高；中医创新能力明显增强；人民群众对中医药的获得感明显提升；发展中医药的制度体系更加成熟，并明确16个"十三五"主要发展指标。

第三部分为重点任务。提出10项重点工作任务和8个重点项目（工程）。

一是完善中医医疗服务体系。加强中医医院建设，健全综合医院中医药服务体系，构建多层次多元化中医药服务体系。明确了中医医院服务体系建设重点项目。

二是加强中医药人才队伍建设。构建中医药院校教育体系，培养中医药高层次人才，强化各类中医药培训工作，充实壮大中医药队伍。实施中医药人才提升工程。

三是发挥中医药特色优势。加强重点（特色）学科、专科建设，提升中医药重大疑难疾病防治能力，加大中医特色技术推广应用，提升中医药预防保健水平。明确了中医药特色优势建设重点项目。

四是促进中医药科技创新。加强中医药科研体系建设，组织开展重大中医药研究项目，推动中医药科技成果转化。实施中医药科技传承创新工程。

五是进一步提升基层中医药服务能力。完善基层中医药服务体系，加强基层中医药人才队伍建设，构建基层中医药特色优势。明确基层中医药服务能力建设重点项目。

六是推动中医药健康服务发展。发展中医养生保健服务，发展中医健康养老服务，开展中医特色康复服务，培育中医药健康服务示范品牌。实施中医药健康服务工程。

七是推进中医药文化建设和对外交流。强化中医药机构文化建设，组织实施中医科普系列项目，构建公共中医药文化传播体系，扩大中医药文化对外交流。实施中医药文化宣传工程。

八是大力提升中医药信息化水平。加强中医医院信息化建设，推进中医管理信息化建设，推动"互联网+中医药"行动。明确中医药数据中心建设重点项目。

九是全面深化中医药改革，全面深化公立中医院改革，改革和完善中医药政策体系，建立和完善多元化发展中医机制。

十是提升中医药治理能力，健全中医管理体制机制，完善地方中医法律，标准体系，强化中医行业管理。

第四部分为保障措施。主要从加强组织领导、完善扶持政策、动员社会参与和强化督导评估等方面作出规定和要求，确保规划目标如期实现。

（刘　璐）

◆ 贵州省

为深入贯彻落实党中央、国务院和省委、省政府振兴发展中医药的方针政策和决策部署，根据《国务院关于印发中医药发展战略规划纲要（2016～2030年）的通知》和国家中医药管理局《中医药发展"十三五"规划》，贵州省中医药管理局编制了《贵州省"十三五"中医药发展规划》（以下简称《规划》），经省人民政府同意，于2016年12月27日印发执行。

一、编制背景、过程及思路

（一）编制背景

中医药（含民族医药）植根于中华民族文化，历经数千年的积淀，不断吸收和融合各个时期的先进自然科学、人义科学和哲学思想，形成了强调整体观，注重个体化，突出治未病，临床疗效确切，治疗方式灵活，养生保健作用突出等鲜明特点，是我国重要的卫生、经济、科技、文化和生态资源，也是我国独具特色的健康服务资源。

党中央、国务院高度重视中医药发展，先后出台了《国务院关于扶持和促进中医药事业发展的若干意见》（国发〔2009〕22号）、《国务院办公厅关于印发中医药健康服务发展规划（2015～2020年）的通知》（国办发〔2015〕32号）、《国务院关于印发中医药发展战略规划（2016～2030年）的通知》（国办发〔2016〕15号）和《中医药发展"十三五"规划》，中医药振兴发展迎来天时、地利、人和的大好时机。近年来，在省委、省政府的坚强领导下，全省上下坚决贯彻落实《省人民政府办公厅关于进一步加快中医药事业发展的意见》（黔府发〔2011〕90号），大力推动中医药全面发展，取得显著成效。截至2015年底，全省中医类医院实有床位数和中医类别执业（助理）医师数分别为20757张和8549人，分别比"十一五"末增长138.60%和75.07%；2015年中医类医院门诊人次数和出院人数分别达到732.0万人次和69.2万人，比2010年分别增长82.20%和160.20%。2015年贵州省中药民族药在中药材种植业、医药工业等方面均有突破，中药材人工种植及野生保护抚育总面积达到546.83万亩，总产量达181.04万吨，总产值为127.65亿元；全省医药工业总产值381.30亿元，其中，中成药工业总产值324.65亿元，占全省医药工业总产值的85.10%。

为全面落实中央关于振兴中医药的总体部署，进一步继承好、发展好、利用好中医药，发挥中医药特色优势，推动贵州省中医药民族医药加快发展，更好满足人民群众多层次多样化健康需求，促进贵州省经济社会转型升级，贵州省中医药管理局与省发展改革委共同开展了《规划》编制工作。

（二）编制过程及思路

全力以赴抓好编制工作。一是组建编制工作领导小组。成立由贵州省卫生计生委副主任、省中医药管理局

局长杨洪为组长的编制工作领导小组，从贵州省卫生计生委、省中医药管理局抽调精干人员组建专班，与省直相关部门建立联系。二是开展调查研究。认真研究《国务院关于印发中医药发展战略规划纲要（2016～2030年）的通知》（国办发〔2016〕15号）和《中医药发展"十三五"规划》等相关文件，全面总结全省中医药"十二五"发展情况，充分听取省直各有关部门、各市州、中医药院校、省级中医医院等各方面的意见建议，及时跟踪国家工作动态，密切关注相关省份推进情况，参考借鉴其他省份出台的相关政策文件，以及贵州省已出台的促进卫生计生和中医药发展的政策文件。三是起草实施意见。在前期调研基础上，起草规划，召开会议、邀请专家进行论证，向省直相关部门，各市州，贵安新区，仁怀市，威宁县，中医药院校，省级中医医院等征求意见，并对相关部门提出的意见进行认真研究、及时沟通，在反复论证的基础上充分吸收各方面意见，形成《规划》。

《规划》紧扣《国务院关于印发中医药发展战略规划纲要（2016～2030年）的通知》（国办发〔2016〕15号）、《国务院办公厅关于印发中医药健康服务发展规划（2015～2020年）的通知》（国办发〔2015〕32号）和《中医药发展"十三五"规划》文件精神，结合《中共贵州省委贵州省人民政府关于大力推动医疗卫生事业发展的意见》（黔党发〔2015〕18号）、《中共贵州省委贵州省人民政府关于加快推进卫生与健康事业改革发展的意见》（黔党发〔2016〕27号）等文件要求，从贵州省具体实际出发，千方百计做大中医药资源总量、提升服务质量、强化基层能力、拓展服务领域，全力推进全省中医药事业全方位、多元化、跨越式发展，提高中医药对建设健康贵州、全面建成小康社会的贡献度。

二、征求意见情况

为编制好《规划》，贵州省中医药管理局多次组织召开座谈会，征求相关部门单位意见，并不断修改

完善《规划》。先后 3 次征求各市州、省直有关部门、省级中医医院等单位的意见，共收集到修改建议13 条，12 条全部采纳，1 条部分采纳。

三、主要内容

《规划》分为中医药发展情况、指导思想和发展目标、主要任务、保障措施 4 个部分。

第一部分中医药发展情况。认真总结"十二五"时期全省中医药发展取得的成效。一是中医药发展环境不断优化；二是中医药服务能力不断增强；三是基层中医药服务水平不断提升；四是中医药人才队伍素质不断提高；五是中医药科研能力不断增强；六是民族医药工作不断加强；七是中医药文化建设不断巩固。

第二部分指导思想和发展目标。明确了"全面落实党的十八大和十八届三中、四中、五中、六中全会精神，深入贯彻习近平总书记系列重要讲话精神，牢固树立创新、协调、绿色、开放、共享的发展理念，贯彻落实中央领导发展中医药的指示、全国与全省卫生与健康大会精神，坚持中西医并重，遵循中医药自身发展规律，以满足人民群众多样化多层次健康服务需求为出发点，以做大资源总量、提升服务质量、强化基层能力、拓宽服务领域为重点，落实政府责任，发挥市场作用，坚持传承弘扬和改革创新，充分发挥中医药特色优势，统筹推进增加中医药优质资源供给和推动中医药工作重心下移、医疗资源下沉，全力推进全省中医药事业全方位、多元化、跨越式发展，为加快建设健康贵州、全面建成小康社会作出应有的贡献"的指导思想，以及"坚持改革驱动，坚持继承创新，坚持协调发展、坚持人民共享"的基本原则。

同时，结合贵州实际，提出了"到2020 年，实现人人基本享有中医药服务。中医药服务体系进一步完善，省市县乡村五级中医药服务网络基本实现全覆盖，中医药服务可得性明显改善，防病治病能力大幅提升；中医药人才培养机制不断

完善，人才队伍进一步壮大，传承创新能力明显增强；中医文化建设进一步繁荣，健康知识广泛普及，公民中医健康文化素养明显提升；中医药健康服务加快发展，成为推动全省经济社会发展的重要力量；推动中医药发展的政策机制更加完善，管理体制更加健全，中医药在经济社会发展全局中的地位和作用更加凸显"的发展目标。

第三部分主要任务。重点强调8个方面的具体任务。一是着力提升中医医疗服务能力。明确了大力加强公立中医类医院建设、全面加强基层中医药服务能力建设、深入开展中医药先进单位创建、全面落实中医院对口帮扶工作、大力促进中西医结合工作、着力提升中医医疗服务质量、大力促进民族医药发展 7项重点内容。二是加快发展中医养生保健服务。明确了加强中医养生保健服务网络建设、大力发展中医特色康复服务、积极发展中医药健康养老服务、加快发展中医药健康旅游服务 4 项重点内容。三是推进中医药继承创新。明确了加强中医药继承研究、推进中医药理论技术创新 2 项重点内容。四是着力建设中医药人才队伍。明确了加强中医药教育体系建设、加强高层次中医药人才培养、加强基层中医药人才队伍建设、加强中医药职业技能人才培养、完善中医药人才激励机制 4项重要内容。五是全力推进中医药文化建设。明确了加强中医药文化宣传基地建设、加强中医药文化宣传渠道建设、加强中医药文化品牌建设 3 项内容。六是切实抓好中药保护和发展。七是积极推进中医药对外发展。八是加强中医药治理体系和治理能力建设。明确了完善中医药法规政策、加强中医药信息化建设、强化中医药监督体系建设 3项内容。

第四部分保障措施。提出了加强组织领导、加大投入保障、全面深化改革、切实推动实施 4 个方面的政策措施。

（吕兴政）

◆ 陕西省

《陕西省中医药发展"十三五"规划》（以下简称《规划》）在2015年编制工作的基础上，结合国家《中医药发展战略规划纲要（2016～2030年）》《中医药发展"十三五"规划》《陕西省国民经济和社会发展第十三个五年规划纲要》等进行修改完善，经陕西省卫生计生委党组审定后，于2016年9月27日以陕西省卫生计生委、陕西省中医药管理局名义联合印发（陕卫发〔2016〕132号）。《规划》分为发展环境、总体要求、主要任务、保障措施4部分。

（一）发展环境

主要从政策机制、服务体系、服务能力、人才队伍、科技创新、文化传播6个主要方面，对"十二五"中医药工作进行全面回顾和总结。同时，分析中医药在政策环境、发展前景、促进经济发展和国际交流4个方面面临的机遇，提出体制机制、区域发展、中医中药协同、人才建设、科技创新、信息化等6个方面存在的问题和不足。

（二）总体要求

一是提出以建设中医药强省为统领，坚持五大发展理念，坚持六位一体发展，坚持中医药继承与创新，促进中西医结合、防治结合、中医药特色健康服务融合发展的总体思路。二是确定以人为本、服务惠民，继承创新、突出特色，深化改革、激发活力，统筹兼顾、科学发展4个基本原则。三是明确健全体制机制和管理体系、六位一体全面发展的总体目标，提出发展机制、医疗资源、服务能力、传承创新、健康服务、产业发展6个方面具体指标。

（三）主要任务

一是全面深化中医药改革。重点从中药饮片政策、服务价格、报销政策、收费方式等方面健全中医药发展机制，从探索医院运行新机制、人事薪酬制度和评价体系改革等方面深化公立中医医院改革，从建立紧密型医疗集团、完善分级诊疗制度有关中医药措施等促进优质医疗资源下沉，鼓励支持有条件的地市开展国家中医药综合改革试验区建设。二是健全完善中医药服务体系。着重完善省、市、县、乡、村五级中医药服务网络，重点是省级建基地、市级创中心、县级提能力、基层强服务，同时推动中西医结合医院和基地的发展，健全综合医院、妇保院中医科、中药房，大力发展社会办中医机构，逐步建立分布合理、规模适当、结构优化、层次分明、功能完善、运转高效的中医医疗服务体系。此部分设立5个方面的重大建设项目。三是全面提升中医药服务能力。重点完善中医医疗质量控制和评审评价体系，健全中西医临床协作工作机制与模式，创新中医医院服务模式，实施中医临床优势培育工程和基层中医药服务能力提升工程"十三五"行动计划，加强中医药适宜技术推广，发挥中医药在慢性病管理等综合防治方面的优势。此部分设立4个方面重大建设项目。四是大力发展中医药特色健康服务。发挥中医药预防保健特色优势，实施中医治未病健康工程，突出中医药在特色康复、养老、健康旅游上的优势和作用，大力发展中医药健康服务和产品。此部分设立4个方面重大建设项目。五是大力推进中医药继承创新。深化中医药继承发展，加大国医大师、名老中医的经验继承和利用，加快中医药理论与方法创新，加强民间特色诊疗技术的挖掘利用；提升中医药科技创新能力，加大重点科研院所、中医医院科研能力建设，建立中医药科研创新机制，促进中医药科研成果转化；推进中医药协同创新，实施中医药创新发展计划，总结形成一批防治重大疾病和治未病的重大产品和技术成果。此部分设立4个方面重大建设项目。六是强化中医药人才队伍建设。主要以中医药人才"十百千万工程"为重点，全面加强院校教育、师承培养、重点学科、中西医结合、健康服务、重点领域和综合管理等人才队伍建设，构建支撑中医药发展的人才队伍体系，形成人才高效配置、自由流动的制度环境。此部分设立3个方面重大建设项目。七是全面促进中药产业发展。针对存在的主要问题，提出加强中药资源保护利用，建立中药材资源监测网络，加快野生和濒危稀缺中药材培育基地、中药材储备库等建设；推进中药材规范化种植养殖，建设省级道地药材良种繁育基地；促进中药产业转型升级，培育一批具有竞争力的名方大药3个方面工作任务。此部分设立3个方面重大建设项目。八是加快推进中医药信息化建设。将中医药纳入全省卫生计生信息化总体规划，加快推进中医医院信息化进程，建立省级中医药数据中心，开展基层医疗卫生机构中医诊疗区（中医馆）健康信息平台建设，形成各级各区域高效统一的中医药信息共享网络，实现业务应用互联互通、信息共享。此部分设立3个方面重大建设项目。九是促进中医药文化传播与对外交流。推进中医药文化传播，大力弘扬"大医精诚"为核心的职业精神，深入开展"中医中药中国行——中医药健康文化推进行动"，加强中医医疗机构中医药文化建设和科普人才培养，打造一批中医药健康文化体验中心和宣传教育基地；促进中医药交流与合作，推动中医药对外交流合作中心建设，支持开展中医药教育培训、医疗体验、健康旅游等多层次、多领域合作，探索建设海外中医药中心。此部分设立2个方面重大建设项目。

（四）保障措施

主要从加强组织领导、健全保障机制、强化督导评估、加大宣传引导4个方面，对《规划》的实施进行保障。重点突出中医药法制、政府责任、管理体系、监督体系4个方面内容。

（余 晴）

◆ 甘肃省

"十三五"时期是推进健康甘肃建设，实现全民健康、全民小康社会的关键时期，也是全面深化改革的攻坚时期。中医药在经济社会发展中发挥着日益重要的作用。根据甘肃省人民政府办公厅《关于印发甘肃省国民经济和社会发展"十三五"规划编制工作安排意见的通知》（甘政办发〔2014〕91号）和《关于做好"十三五"省级重点专项规划编制工作的通知》（甘政办发〔2014〕177号）要求，省卫生计生委经过前期调研、沟通衔接、座谈讨论、专家论证等多个环节，多次修改完善，编制完成《甘肃省"十三五"中医药发展规划》（以下简称《规划》）。

为认真贯彻落实党中央、国务院发展中医药的方针政策，推进中医药振兴发展，更好地为建设健康甘肃服务，为全面建成小康社会服务，根据《中医药发展"十三五"规划》《甘肃省国民经济"十三五"规划纲要》《中药材保护和发展规划（2015～2020年）》，结合《甘肃省"十三五"卫生和人口发展规划》，制订此规划。

《规划》主要由规划背景（"十二五"期间中医药发展成就、"十三五"中医药发展面临的机遇和挑战）、指导思想、基本原则和发展目标，重点任务，保障措施4部分组成。

一、规划背景

（一）"十二五"期间中医药发展成就

"十二五"时期，是甘肃省中医药发展进程中极具历史意义的5年，在省委省政府的统一领导下，甘肃省中医药发展体系不断健全、中医药服务能力显著提升、中医药人才队伍不断壮大、中医药科研稳步推进、中医药公共卫生服务职能进一步强化、中医药文化得到有效传承、中医药相关产业健康发展、民族医药工作扎实推进，全面完成了"十二五"规划确立的发展指标任务，有效促进经济社会发展，保障人民群众身体健康，为"十三五"时期中医药发展奠定坚实基础。

（二）"十三五"中医药发展面临的机遇和挑战

"健康中国""健康甘肃"战略的实施，加快走有中医药特色的甘肃医改之路，经济新常态下的供给侧结构性改革，生态安全屏障综合试验区建设，国家陇东南中医药养生保健旅游创新区建设，华夏文明传承创新区建设以及"一带一路"战略的实施，都将为甘肃省中医药发展带来前所未有的历史发展机遇，但也面临着不容忽视的问题和挑战。中医药发展的体制机制不够完善，中医药服务能力有待进一步提升，中医药继承创新、特色优势发挥不够，科研发展创新动力不足，中医药人才队伍对事业发展的支撑不够，中药材资源大省、产业小省的状况尚未得到根本改变等。

二、指导思想、基本原则和发展目标

《规划》提出深入贯彻党的十八大和十八届三中、四中、五中全会精神，深入贯彻习近平总书记系列重要讲话精神，紧紧围绕"四个全面"战略布局，牢固树立创新、协调、绿色、开放、共享的发展理念，坚持中西医并重方针，以深化改革为动力，以推进继承创新和振兴发展为主题，以提高发展水平和服务质量为中心，以完善管理体制和政策机制为重点，以增进和维护人民群众的健康为目标，统筹推进中医药医疗、保健、科研、教育、产业、文化等全面协调发展，发挥中医药在促进甘肃卫生、经济、科技、文化和生态文明发展中的独特作用，为深化医药卫生体制改革、推进健康甘肃建设、全面建成小康社会作出应有贡献。

《规划》提出坚持深化改革、激发活力的原则；抢抓机遇、继承创新的原则；统筹兼顾、协调发展的原则；以人为本、服务惠民的原则。

《规划》提出"十三五"发展目标。到2020年，实现人人基本享有中医药服务。中医药医疗、保健、科研、教育、产业、文化发展迈上新台阶，标准化、信息化、产业化、现代化水平不断提高。健康服务可得性、可及性明显改善，中医药防病治病能力和学术水平大幅度提升，人才培养体系基本建立，中医药产业成为国民经济重要支柱之一，中医药对外交流合作更加广泛，符合中医药发展规律的法律体系、标准体系、监督体系和政策体系基本建立，中医药管理体制更加健全，为建设健康中国和全面建成小康社会作出新贡献。

三、重点任务

《规划》提出"十三五"期间9项重点任务。一是不断完善和发展中医药服务体系，包括持续完善中医药发展体系、全面提升中医医疗服务能力、促进民族医药发展、推进中医药科研创新。二是不断加强中医药人才队伍建设。三是深入推进中医养生保健服务，包括加快中医养生保健服务体系建设，开展中医特色健康管理，强化中医养生保健管理。四是大力发展中医药健康养老服务。五是着力推进中医药健康旅游。六是持续加强中医药文化传承与发展。七是努力提升中药产业发展水平，包括加强中药资源保护利用、推动中药材标准化种植、促进中药产业转型升级、大力发展中药材仓储和电子商务。八是全面加强中医药对外交流合作。九是深入推进治理体系和治理能力现代化。

四、保障措施

为确保《规划》顺利实施，《规划》主要从切实加强组织领导、加大中医药资金投入、完善中医药扶持政策、加强中医药行业监管、做好规划组织实施工作5个方面提出保障措施。

（郭　泰）

◆ **新疆维吾尔自治区**

一、专项规划编制工作稳步推进

召开2016年自治区中医民族医药工作会议。将《中医药发展战略规划纲要（2016～2030）》和相关文件编制成册，印发基层单位。邀请国家中医药管理局政策法规与监督司副司长杨荣臣来疆解读《中医药发展战略规划纲要（2016～2030年）》。组织起草的《中国·新疆丝绸之路经济带核心区医疗服务中心——中医民族医药发展规划（2016～2020年）》《自治区中药民族药资源保护与产业发展规划（2016～2020年）》于2016年10月经自治区人民政府第三十九次常务会议审议通过并正式发布。代拟的《自治区中医民族医药健康服务发展规划（2016～2020年）》《自治区中医民族医药事业"十三五"发展规划》已完成。《自治区贯彻落实中医药发展战略规划纲要（2016～2030）实施方案》已完成初稿编写工作。

二、中医民族医药管理体制机制逐步完善

自治区人民政府调整了自治区发展中医民族医药工作领导小组，有力推动中医民族医药事业发展。14个地州市已有10个地区成立了中医民族医药管理部门，逐步推进地州级中医民族医管理体制建设。

三、编制自治区中医民族医药事业"十三五"发展规划概况

（一）总体目标

巩固"十二五"发展成果，继续坚持"保基本、强基层、建机制"的基本原则，紧紧围绕"健康新疆"建设总目标，建立起适应中医民族医药事业发展的管理体制和促进事业和产业发展的运行机制，实现治理体系和能力现代化。健全中医民族医医疗服务体系，基本建立中医民族医健康服务体系，完善中药民族药资源保护与监测体系，构建中医民族医药协同创新的科技支撑体系，形成符合中医民族医药特点的人才培养体系，丰富中医民族医药文化业态，实现服务体系和能力现代化。中医民族医药发展惠及大众，为建设健康新疆做出新贡献。

（二）主要目标

1. 中医民族医医疗资源发展指标

（1）力争100%的地市建有地市级中医民族医医院，60%现有的地州市中医民族医医院建成三级甲等中医民族医医院，70%的县级中医民族医医院达到二级甲等水平。到2020年，所有社区卫生服务机构、乡镇卫生院和70%的村卫生室具备中医药服务能力。85%以上的社区卫生服务中心和70%以上的乡镇卫生院设立中医综合服务区（中医馆）。

（2）每万人口中医民族医医疗卫生机构执业（助理）医师数达到4

人，中医民族医医院中医、民族医类别执业医师占执业医师比重超过60%，基层医疗卫生机构中医民族医类别全科医生占基层全科医生的比重达到20%，中医民族医药人员增量占自治区卫生人员增量比重达到18%。

（3）每万人口中医民族医床位数力争达到5.5张以上。

2. 中医民族医药服务量

中医民族医医院总诊疗人次争取超过800万人次，中医民族医医院总诊疗人次占医院总诊疗人次比重力争达到15%以上；中医民族医医院出院总人数争取超过70万人，中医民族医医院出院人数占医院出院人数比重力争达到18%以上。基本公共卫生服务中医民族医健康管理项目覆盖率均达到60%以上。

3. 中医民族医药科技创新

在自治区药物研究所（自治区哈萨克医药研究所）、自治区维吾尔医药研究所、自治区中药民族药研究所选址新建的基础上，联合成立"丝绸之路经济带核心区新疆药物研发中心"。新疆地产中药民族药新药研发项目获得1个新药证书、5个新药临床研究批件，10个专利，培养1支新疆地产中药民族药新药研发团队。

4. 中药民族药资源保护与产业发展

建立中药民族药资源数据库、标本库和种质资源库，开发建设"新疆中药民族药资源分布地理信息系统"和"新疆药用植物标本管理系统"，建立1个中药民族药原料质量监测省级技术服务中心和2～3个县级监测站。

5. 中医民族医药防治重大疑难疾病

拟订1个重点疑难疾病临床诊疗方案。

6. 中医民族医药科普知识普及

建立3～5个国家级和自治区级中医民族医药文化宣传教育基地。

（三）主要任务

1. 加快中医民族医医疗服务体系建设

——完善覆盖城乡的中医民族

医医疗服务体系。完善公立中医民族医医疗机构为主导、非公立中医民族医医疗机构共同发展，基层中医民族医药服务能力突出的中医民族医医疗服务体系。三级中医民族医医院要充分利用中医民族医药技术方法和现代科学技术，提高急危重症、疑难复杂疾病的中医民族医诊疗服务能力和中医民族医优势病种的门诊诊疗服务能力与研究能力。二级中医民族医医院要不断提高区域内常见病、多发病、慢性病、精神疾病的中医民族医诊疗能力和急危重症患者的抢救能力，做好疑难复杂疾病的向上转诊服务。每个地州级区域原则上至少设置1个地市办中医类医院，每个县（市）级区域原则上设置1个县（市）办中医类医院。公立中医民族医医院分别按照每千常住人口0.55张床位配置。鼓励社会力量优先举办妇科、儿科、骨伤科、肛肠科等非营利性中医民族医专科医院，发展中医民族医特色的养老康复医院、护理院；有条件的综合医院设置中医临床科室和中药房，地市级以上妇幼健康服务机构设置中医妇科和中医儿科，有条件的传染病院等其他非中医类医疗机构设置中医科；支持符合条件的综合医院、妇幼保健医院创建全国综合医院、妇幼保健机构中医药工作示范单位。鼓励举办只提供传统中医民族医药服务的中医民族医门诊部和中医民族医诊所，允许药品零售企业举办中医民族医坐堂医诊所。

——加强中医民族医医疗机构内涵建设，提升中医民族医服务能力。

支持地县两级中医民族医医疗机构标准化建设和国家重点民族医医院建设。争取将60%的地州市级中医民族医医院达到三级医院标准，逐步打造成区域中医民族医特色服务中心；70%以上县级中医民族医医院达到二级甲等中医民族医医院要求。完善中医民族医医院医疗质量管理体系，促进中医民族医医疗机构质量和效率提升。

加强专科专病防治网络建设，

支持自治区和地州市中医民族医医院国家和区域中医民族医（专科）诊疗中心建设，在防治疾病中发挥示范作用。继续争取国家和自治区项目资金支持，实现自治区级医院各建成10个重点专科，每所地州级中医民族医医院建成5个特色优势专科，每所县（市、区）级中医民族医医院建成2个特色优势专科（专病），进一步提高特色优势专科（专病）的服务能力和影响力。加强地州市级以上中医民族医医院老年病科建设，适应我国老龄化社会发展需求。加强中医民族医特色康复医院和中医民族医医院康复科建设。加强中医民族医药应急救治队伍和条件建设，建立应急工作长效机制。加强中医民族医护理人员配备，提高中医民族医辨证施护和中医民族医特色护理水平。形成一批中医民族医特色突出、优势明显、综合服务功能比较完善的中医民族医医院。

——提升基层中医民族医药服务能力。实施基层中医民族医药服务能力提升工程"十三五"行动计划，扩大服务覆盖面，丰富服务内容，提升服务质量。加强基层医疗卫生机构"中医民族医馆"建设，加强对口帮扶工作，三级中医民族医医院对口帮扶县级中医民族医医院，二级以上中医民族医医院对口帮扶基层医疗卫生机构中医民族医药服务能力建设，支持地县两级中医民族医医院与基层医疗卫生机构组建医疗联合体，开展地、县、乡、村一体化服务。

——创新中医民族医疗机构服务模式。逐步转变中医民族医医院服务模式，推进多种方法综合干预，推动医疗服务从注重疾病治疗转向注重健康维护，发展治未病、康复等服务。

到2020年，所有公立中医民族医医院基础设施条件达到国家标准。建立起以自治区级中医民族医医院为龙头，地、县两级公立中医民族医医院为骨干，以乡镇卫生院、社区卫生服务机构中医民族医科和中医民族医诊所（门诊部）为主体，以非公立中医民族医医院为补充、覆盖全区城乡、中医民族医药特色突出、服务功能完善的中医民族医医疗服务网络，满足城乡居民对中医民族医药医疗保健服务需求。

2. 大力发展中医民族医药健康服务业

——支持中医民族医养生保健机构发展。加强中医民族医医院治未病能力建设。鼓励中医民族医疗机构发挥自身技术、人才等资源优势，为中医民族医养生保健机构规范发展提供支持。支持社会力量举办规范的中医民族医养生保健机构。开展中医民族医特色健康管理。将中医民族医药优势与健康管理结合，以慢性病管理为重点，以治未病理念为核心，探索融健康文化、健康管理、健康保险为一体的中医民族医健康保障模式。

——加强中医民族医预防保健服务体系建设。以现有各级中医民族医医疗机构和有条件的基层医疗卫生机构为依托，设置养生、保健、康复等科室，开展中医民族医预防保健服务。在中医民族医医院及有条件的综合医院、妇幼保健院设立治未病中心，形成中医民族医特色预防保健服务网络，开展中医民族医健康体检，提供规范的中医民族医健康干预服务。鼓励社会资本举办中医民族医预防保健机构，规范服务行为。加强中医民族医养生保健宣传引导，积极利用媒体传播中医民族医药养生保健知识，引导人民群众更全面地认识健康，自觉培养健康生活习惯和精神追求。

——发展中医民族医药健康养老服务。鼓励有条件的养老机构设置以老年病、慢性病防治为主的中医民族医诊室。开展融合中医民族医特色健康管理的老年人养生保健、医疗、康复、护理服务。逐步推动中医民族医医院与老年护理院、康复疗养机构等开展合作。促进中医民族医药与养老服务结合。二级以上中医民族医医院开设老年病科，增加老年病床数量，开展老年病、慢性病防治和康复护理，为老年人就医提供优先优惠服务。支持有条件的中医民族医医院开展社区和居家中医民族医药健康养老服务，为老年人建立健康档案，建立医疗契约服务关系，开展上门诊视、健康查体、保健咨询等服务。

到2020年，政府举办的二级以上中医民族医医院均设立中医民族医预防保健服务科室。初步建立中医民族医药健康服务体系，中医民族医药健康服务发展加快，成为新疆维吾尔自治区健康服务业的重要力量和丝绸之路经济带核心区医疗服务中心建设重要组成部分。

3. 加强中医民族医药科技创新体系建设，推动科技发展

——加强基础理论创新。科学阐释与充分发扬中医民族医药理论原创优势，切实加强中医民族医药基础理论创新研究，提高其对临床实践和中医民族医药发展重大问题的指导作用。

——加强临床应用创新。加强国家中医临床研究基地和国家中医药管理局重点研究室建设，发挥国家临床研究基地的核心和引领作用，在重大疾病防治和群众健康维护等临床研究方面取得突破性进展，提高对临床疗效和服务质量的贡献和带动，全面提高中医民族医药防病治病能力和自主创新能力。

——提升创新药物研发能力。搭建新疆创新药物研发平台，高位推动和引领新疆地产中药民族药创新研究与发展，建立国家重点实验室，探索与高等学校合力建设自治区药学硕博士学位授予点。

——加强产业技术创新。中医民族医药生产企业和研究院所成为中医民族医药产业技术创新主体，积极开展应用研究、技术创新、新药及新成品研发，推动成果转化。开展1个维药重点产品标准化研究，提升自治区中医民族医药现代化、国际化程度和市场竞争力。

4. 加强中医民族医药防治重大疑难疾病研究水平，发挥中医民族医药优势特色

以自治区中医骨伤急诊能力建设为重点，进一步完善中医民族医药参与突发公共事件处置应急网络，提高中医民族医药应对突发事件卫

生应急能力。建立充分发挥中医民族医药特色优势的卫生应急方案并加强演练，培养和建设 1 支中医民族医药卫生应急队伍，储备中医民族医药卫生应急物资。加强中医民族医药防治传染病能力建设，在有条件的传染病专科医院设立中医民族医药科室，依托中医民族医药医院和传染病医院建设一批中医民族医药防治传染病基地。

开展重大疑难疾病中、民、西医临床协作试点，按病种初步建立中医民族医防治重大疑难疾病协作平台，从临床入手，挖掘整理中医药治疗经验和特色疗法，建立中、民、西医人员紧密协作的会诊、联合门诊、联合查房、联合病例讨论、学术联合、中民西医科室负责人交叉任职等协作模式与医疗制度，为患者提供一站式中西医协作综合诊疗服务，提高疾病治疗难点处理能力。继续开展艾滋病、慢性阻塞性肺病等重大疾病，白癜风等疑难疾病进行中医药、维吾尔药基础理论和防治研究，优化防治方案，研究成果达到国内先进水平。

5. 加强中医民族医药人才队伍建设，完善培养体系

——加强中医民族医药人员学历教育，推进医教协同。调整中医民族医药院校教育结构、扩大培养高学历人才的数量、大力培养实用性的中医民族医药人才、继续加强中医民族医药院校师资队伍建设、加大农村订单定向免费培养中医民族医学生的倾斜力度。扎实推进"5 + 3"为主体（5年中医民族医学本科教育 + 3 年中医民族医住院医师规范化培训或 3 年中医民族医学硕士专业学位研究生教育）、以"3 + 2"（3 年中医民族医学专科教育 + 2 年中医民族医类别助理全科医生培训）为补充的中医民族医临床人才培养。积极申报中医药博士点，加强高层次人才培养能力。

——完善中医民族医药师承教育制度。探索不同层次、不同类型的师承教育模式，进一步探索名老中医民族医药专家学术经验继承工作与临床医学专业学位教育相衔接的政策，加强优秀中医民族医临床

人才研修工作，造就新一代中医民族医药领军人才和一大批中青年中医民民族医名医，建设一批名老中医民族医药专家传承工作室；组织开展自治区名中医民族医评选，加大名老中医民族医药专家学术经验继承工作力度，大力实施中药民族药特色技术传承人才培养、中药民族药炮制技术传承创新。

——培养和造就中医民族医药学术学科带头人。通过实施重点学科建设、优秀中医民族医药临床人才研修项目、全国名老中医民族医药专家学术经验继承、中西医结合高级研修项目、中医民族医药专科（专病）人才队伍建设等方式，着力提升中医民族医药学术学科带头专业素养和能力。

——大力培养基层中医民族医药卫生专业人才。通过集中培训、跟师学习、网上远程教育等方式，开展中医民族医全科医生骨干人才培养，为县级医疗机构培养中医临床技术骨干；提升农村在职在岗中医民族医人员执业水平和服务能力；对乡村医生进行中医药知识与技能培训，继续开展民族医适宜技术项目筛选，加强适宜技术推广培训。

——加强中医民族医药继续教育工作。创新继续教育模式，依托互联网 + 等现代信息技术，初步建立中医民族医药继续教育网络平台，探索开展非中医民族医类别医师系统学习中医民族医药知识与技能、护理人员学习中医民族医知识与技能、药剂人员学习中药民族药知识与技能等继续教育项目，加强继续教育公共科目与必修科目培训；依托新疆医科大学、国医大师传承工作室、国家中医药优势特色教育培训基地等优势资源，实行优质继续教育资源共享，推进中医民族医药继续教育的均衡发展。

——启动中医民族医药急需紧缺人才培养计划。实施中药民族药产业发展急需紧缺人才培养计划，依托科研项目，利用人才和技术优势，培养科技开发、技术应用、经营管理等方面适用型人才；开展健康服务业急需紧缺人才培养，探索

实施中医民族医养生保健、康复、养老、健康管理等领域人才培养，规范并加快培养具有中医民族医药知识与技能的健康服务从业人员；结合"一带一路"医疗服务核心区建设，探索开展培养有中医药基础知识、国际化视野、工商管理能力的复合型人才和复合型国际化中医药人才；重视中医民族医药管理人才的培训工作。

6. 推进中药民族药资源保护，促进产业发展

——完成药材资源分布与生态保护现状普查。全面开展中药民族药资源普查，覆盖自治区至少85%以上区域，摸清全区中药民族药资源的本底，根据资源多样性特点制定有针对性的分类保护措施。将中药民族药药材资源纳入自治区战略。

——建设药用植物园、稀缺种苗基地和种质资源库、基因库。在乌鲁木齐或周边地区建设中亚药用植物园、稀缺种苗基地，形成药用植物的种质资源库和基因库。保存全区 2000 种以上药用植物的种子和基因资源，总计不少于 5000 份。

——完善地产中药民族药质量标准体系。努力提升和完善自治区中药、维吾尔药、哈萨克药、蒙药等中药民族药的药材标准，总数不少于 100 种。

——建立中药民族药药材资源监测网络和信息服务平台。开展全区药材种植产地适宜性分析研究，在自治区药材资源保护区、种植基地、加工、物流、仓储基地和药材市场建设综合信息服务平台，建立产地药材资源实时监测和质量检测制度，保证中药民族药供应质量，促进产需市场的有效衔接。

7. 加快中医民族医药信息化建设和中医药标准的推广运用

形成覆盖各级各类中医药机构的网络体系。实施全民健康保障信息化工程，推进以中医民族医电子病历为基础的中医医院信息系统建设，重点加快中医民族医药数据中心、国家中医临床研究数据网络、中医民族医药业务信息系统、自治区地县三级中医民族医药综合信息

平台、中医民族医医院、中医馆信息化和远程医疗建设，实现重点业务信息共享。建设实施"互联网＋中医民族医药"行动计划，促进中医民族医药各领域与互联网达到全面融合，使互联网与大数据成为中医民族医药创新发展的主要动力和支撑。加强中医民族医药标准应用推广与绩效评估，推进中医药标准化支撑体系建设，加强中医药标准化人才队伍、研究机构、技术组织、推广基地的建设。

8. 积极参与自治区丝绸之路经济核心区医疗服务中心建设，推进中医民族医药文化传承与发展

——搭建对外交流合作新平台。依托"丝绸之路健康论坛"，统筹推进中医民族医药医疗、保健、教育、科研、文化和产业等对外交流与合作，扩大中医民族医药对外影响力。积极争取资金支持新疆丝绸之路经济带核心区医疗中心–中医民族医医疗服务体系建设。进一步推动中医民族医药服务贸易发展和健康旅游发展。

——发展中医民族医药文化事业。建立健全中医民族医药文化发展宣传教育平台（网络平台），宣传普及中医民族医药知识，打造新疆维吾尔自治区特色鲜明的中医民族医药文化品牌。依托医疗、教育机构建立1~3个国家级和自治区级中医民族医药文化宣传教育基地，推动中医民族医药传统文化和科学知识宣传普及工作。加强中医民族医药文物设施保护和非物质文化遗产保护的宣传教育工作，加大对列入名录项目的保护力度。

——推进中医民族医药中国行活动。通过中医民族医药科普宣传、知识技能竞赛、中医民族医药文化科普巡讲等多种形式，普及中医民族医药科学知识。推动中医民族医药进校园、进社区、进乡村、进家庭，提升公民自我健康意识与中医养生保健素养，形成"信中医民族医、爱中医民族医、用中医民族医"的浓厚氛围。

（殷学静）

三、健康中国2030

【中医养生保健服务】　深入推进医疗机构治未病科室建设。结合开展医院巡查、评审等工作，综合推动中医医院完善治未病科建设，研究制定"十二五"治未病重点专科验收标准，促进医疗机构治未病服务逐步规范。总结各类医疗机构治未病服务经验，研究各级各类医疗机构在治未病服务体系中的功能定位及业务划分，探索分级分类开展中医治未病服务的模式和途径。

制定促进中医养生保健服务发展的指导意见。印发《关于促进中医养生保健服务发展的指导意见》，作为部门引导性文件，加强中医养生保健服务发展的顶层设计，围绕中医养生保健服务提供的要素提出发展目标和具体策略措施，体现对中医养生保健服务行业的鼓励、支持、促进和规范。

制定中医类别医师在非医疗机构提供保健咨询和调理服务的暂行规定。印发《中医师在养生保健机构提供保健咨询和调理等服务的暂行规定》，对中医师在养生保健机构提供服务的基本条件、服务内容、劳动管理、责任权益等方面做出明确规定，指导规范养生保健机构中医师服务行为。

（李素）

【基层中医药服务能力提升工程】
继续将实施基层中医药服务能力提升工程列入深化医改重要任务，提升工程"十二五"总结评估结果显示：截至2015年底，96.93％的社区卫生服务中心、92.97％的乡镇卫生院、80.97％的社区卫生服务站、60.28％的村卫生室能够提供中医药服务，4项指标较2012年分别提高21.33％、26.47％、29.37％、2.78％；基层医疗卫生机构中医诊疗量占总诊疗量的比例为24.22％，比2012年提高4.13％，且增幅大于同期基层医疗卫生机构总诊疗量增幅。

2016年10月，国家中医药管理局、国家卫生计生委、人力资源和社会保障部、国家食品药品监管总局和中央军委后勤保障部卫生局印发《基层中医药服务能力提升工程"十三五"行动计划》，召开启动视频会议，对"十三五"期间持续提升基层中医药服务能力，不断丰富基层中医药服务内涵提出新的要求：到2020年，所有社区卫生服务机构、乡镇卫生院和70％的村卫生室具备中医药服务能力；85％以上的社区卫生服务中心和70％以上的乡镇卫生院设立中医馆、国医堂形式的中医综合服务区；基层医疗卫生机构中医诊疗量在"十三五"期间有明显提升，占基层医疗卫生机构诊疗总量比例力争达到30％。

（程强）

【中医药健康旅游】　国家旅游局、国家中医药管理局印发《关于开展国家中医药健康旅游示范区（基地、项目）创建工作的通知》，计划用3年左右时间，在全国建成10个国家中医药健康旅游示范区，100个示范基地，1000个示范项目。此次创建工作由国家旅游局和国家中医药管理局共同组织，包括自愿申报、联合推荐、专家评审、审核发布等程序，两局将联合成立专家委员会，具体负责标准制定、遴选评审、建设验收、业务指导等。3年建设期满后，由专家委员会进行验收，认定"国家中医药健康旅游示范区（基地、项目）"。国家旅游局和国家中医药管理局将对示范区（基地、项目）建设实施动态监测，规范管理。符合条件的地市级（含）以下的市（区、县）政府可向省级旅游和中医药管理部门提出"示范区"申请。符合条件的独立法人机构，如医院、景区（点）、中药材种养殖基地、中药生产企业等，可通过所在地中医局、旅游局逐级提出"示范基地""示范项目"申请。独立法人机构可联合申报"示范项目"。省级旅游和中医药管理部门联合向国家旅游局和国家中医药管理局推荐，每个省份推荐示范区不超过2个，示范基地不超过10个。示范项目3年内可

以滚动连续申报，不受时间数量限制。

《通知》还要求，申报创建国家中医药健康旅游示范区（基地、项目）的地方政府，要制订明确的工作计划和实施方案，出台具体的政策措施，省级旅游和中医药管理部门应对获得国家中医药健康旅游示范基地、示范项目的单位在专项资金、规划编制、人才培训、宣传推广等方面给予大力支持，并加强业务指导和监督管理，及时总结有效做法、成功经验及推广模式。此次下发的通知是对国务院《中医药发展战略规划纲要（2016～2030年）》《中医药健康服务发展规划（2015～2020年）》等文件精神的贯彻落实，也是对国家旅游局和国家中医药管理局出台的《关于促进中医药健康旅游发展的指导意见》的一次具体任务部署，对打造我国中医药健康旅游品牌，探索中医药健康旅游发展的新理念和新模式，推进我国旅游业转型升级，提升对国民经济和社会发展的贡献率起到积极的促进作用。

（赵维婷）

【中医中药中国行】　2016年12月19日，国家中医药管理局围绕《中医药文化建设"十三五"规划》的落实，制订了《中医中药中国行——中医药健康文化推进行动实施方案（2016～2020）》，推动中医药健康文化的传播。规划到"十三五"末，在全社会形成中医药文化是中国优秀文化代表的普遍共识，传承与弘扬中医药文化的社会氛围更加浓厚；中医药行业文化建设基础更为坚实，行业文化自信明显增强；中医药健康养生文化得到广泛、有序传播，并形成对公众健康生活方式的普遍指导；中医药文化产业快速发展，中医药文化创新成果显著增多；全国中医药健康文化知识普及率明显提高，中国公民中医药健康文化素养水平较"十三五"初期提升10%。

（欧阳波、赵瑶琴）

【中医养生保健素养调查】　2016年3月31日，国家中医药管理局召开全国中医养生保健素养调查新闻发布会，首次对外发布2014年中医养生保健素养调查情况。经调查，2014年中国公民中医养生保健素养为8.55%，摸底中医药科普工作基数。国家中医药管理局联合国家卫生计生委开展中国公民中医药健康文化素养调查情况，调查点由248个增加至336个，调查数据具备分省意义，同时调查内容由中医养生保健素养扩充至中医药健康文化素养，调查结果更加全面。将中医药文化素养纳入《中国公民科学素质基准》，完善中医药文化素养相关题库建设。

（欧阳波、赵瑶琴）

【中医药文化科普巡讲】　2016年，国家中医药管理局中医药文化科普巡讲专家在中央国家机关工委举办10场活动，为机关离退休干部及社区群众讲解中医养生保健知识。在工信部、国家林业局各举办1场巡讲。截至2016年底，国家级中医药文化科普巡讲专家共计276人，各地巡讲专家开展中医药文化科普现场及媒体讲座活动约2500余场。

（欧阳波、赵瑶琴）

【全国中医药文化宣传教育基地建设】　2016年12月8～9日，国家中医药管理局在河南郑州开展全国中医药文化宣传教育基地建设督导工作，各省（区、市）中医药管理部门文化建设工作负责人、各基地和基地建设单位负责人、已验收基地申报单位负责人和基地建设有关专家参与本次督导，共同总结"十二五"期间基地建设成绩，交流各地基地建设工作经验，明确下阶段遴选部分基地打造成为中医药健康文化体验平台的工作目标。2016年，各单位接待参观群众700余万人次，编印科普资料1000种，开展中医药文化科普活动2000余场，新增基地32家。

（欧阳波、赵瑶琴）

【中医药文化传播新媒体平台建设】　2016年，国家中医药管理局加强中医药文化传播新媒体平台建设，启动中医药文化科普手机APP设计工作，国家中医药管理局官方微信"中国中医"影响力日益扩大。

（欧阳波、赵瑶琴）

【中医药文化科普作品】　2016年，国家中医药管理局继续推动对中医药文化科普作品的规范引导，推出一批中医药文化科普精品。以"中医药文化"为主题的大型系列纪录片《本草中国》在江苏卫视周末黄金档开播。第一集播出即受热捧，收视率远超《舌尖上的中国》、同期综艺类节目，在微博成为热议话题，并已被列入中宣部重点外宣项目。中央电视台播出的《大国医》和中国中医药出版社出版的《中医必背红宝书》入选2016年度卫生计生文化优秀推广作品。《让好呼吸随时在身边》入选国家新闻出版广电总局、全国老龄工作委员会2016年向全国老年人推荐优秀出版物。积极支持纪录片《本草中国》、皮影戏《药王孙思邈》、电视专题片《大国医》《千年国医》等中医药文化作品的传播制作，向社会推出一批中医药文化传播精品。

（欧阳波、赵瑶琴）

【中医药展及中医药论坛】　在第九届全球健康大会、第二届中国－中东欧国家卫生部长论坛，举办中医药展及中医药论坛。通过专家演讲、文字介绍、传统功法表演、标本展示、视频播放、现场体验等形式，展示中医药健康养生文化创造性转化创新性发展的案例，传播中医药理念，增进社会各界，尤其是海内外对中医药的理解和认同。让参会代表认识集传统与现代于一身的中医药，感受与百姓生活密切相关的中医药，推动树立中医药底蕴深厚、科学有效的国际形象。借助媒体和大会影响，广泛传播中医药的健康养生理念，进一步增进民众对中医药的认同感。通过对大会采访报道的梳理汇总，大会中医药相关报道均为正面报道，中外参会代表在接受相关采访中，均表达了对中医药的肯定和期待，网友评论也以正面为主。

（欧阳波、赵瑶琴）

【各地健康中国2030规划纲要落实情况】

◆ **天津市**

新形势下天津市积极落实国家中医药管理局和天津市委市政府对中医药工作的部署和要求，主动转变职能，将中医健康旅游、服务贸易、中药和中医文化产业、信息化建设工作纳入工作重点和相应的发展规划中，主动协调各部门共同落实。同时积极争取市政府和各区政府支持，将中医药发展纳入各级政府经济社会发展规划，发挥中医药在医疗、科研、教育、健康服务、康复、养老、旅游、服务贸易、产业、对外交流等领域的优势，全面系统稳步推进中医药工作。

2016年初天津市印发《天津市人民政府办公厅关于转发市卫生计生委拟订的天津市加快推进中医药健康服务发展实施方案（2016～2020年）的通知》（津政办发〔2016〕17号），联合政府相关部门就中医药健康服务工作发展提出具体的意见和措施。同时印发《天津市加快推进中医药健康服务发展实施方案（2016～2020年）任务分工方案》（津卫中〔2016〕269号），初步建立各部门各司其职，协调配合，共同推进中医药健康服务发展的良好工作格局。

2016年10月，天津市卫生计生委召开工作推动会，要求由各区政府牵头，做好区域中医药健康服务发展规划及实施方案，立足区域定位，充分依托现有中医药资源，突出重点，错位发展，共同推动中医药健康服务工作稳步发展。

截至2016年底，天津市16个行政区中10个区先后以政府名义发布中医药健康服务发展实施方案。

2016年10月22～23日，国家中医药管理局、中国保监会调研组一行5人对天津市健康服务工作开展调研，对天津市推动中医药健康服务工作措施和初步成效给予充分肯定。

（马　杰）

◆ **辽宁省**

按照国家卫生计生委办公厅、国家中医药管理局办公室、中央军委后勤保障部卫生局《关于举办2016年"服务百姓健康行动"全国大型义诊活动周的通知》（以下简称《通知》）文件要求，辽宁省中医药管理局联合省卫生计生委组织各市相关医疗机构于9月3～10日举办"服务百姓健康行动"大型义诊活动周。

高度重视，加强领导。以"传承长征精神，义诊服务百姓"为主题，充分发挥辽宁省中医医疗机构中医药优势。依据每个医疗机构中医的不同特点，紧密结合患者需求，有重点、有针对性地开展大型义诊活动。为方便群众在家门口看病就医，推动整个卫生系统深入学习贯彻落实"两学一做"学习教育相关要求，进一步树立中医药系统的良好形象，各医疗机构根据本单位情况分别组织对红军老战士进行慰问、体检和义诊工作，并提供"家庭医生"签约服务，以实际行动纪念红军长征胜利80周年。探索建立中医药文化科普工作长效机制，切实为人民群众提供中医药健康服务。

精心组织，周密安排。各单位根据《通知》要求，结合本单位实际情况制订工作方案，通过举办健康讲座主题活动以及开展义诊、现场咨询、印发宣传手册等多种方式参与义诊行动。并派出群众需求较大的医疗、药学、护理人员，进行常见病、慢性病咨询、初步筛查、诊断和一般治疗，普及常见中医医学常识和健康知识。其中社区医生和护士根据自身能力和患者需求提供本辖区人员的健康评估、康复指导等服务，取得预期效果。

加强宣传，营造氛围。通过义诊活动使群众了解医疗基础发展对于深化医药卫生体制改革、提高人民群众健康水平、弘扬中华文化、促进经济发展和社会和谐的重要意义。发挥中医药特色优势，让群众在家门口就能看上病，缓解看病难，看病排队时间长等情况。通过义诊活动唤起群众对健康的关注，关爱全民健康，提升健康体质，促进健康扶贫。

辽宁省共483家中医医疗机构参加活动，派出专家及医护人员3739人次，义诊人数61000余人次（含红军老战士518人），为红军老战士提供家庭医生签约服务133人次，发放宣传材料近130000份，收住院359人次，住院患者义诊手术72台次，减免患者各种费用80余万元，受到居民群众的一致好评。

（张宏逸）

◆ **吉林省**

吉林省扎实推进中医药特色老年健康中心建设。截至2016年底，中国老年人口正快速增长，80岁以上高龄老人和失能老人以年均100万的速度增长，到2050年，中国老龄人口将达到总人口的1/3，人口金字塔结构的改变意味着既往的医疗服务体系亟须变革。如何更好地发挥传统中医优势，关爱老年人健康，让老年人老有所医，是时下摆在各地政府、卫生计生、中医药管理等部门亟待解决的课题。吉林省委省政府高瞻远瞩，结合供给侧结构性改革，在全国率先将中医药特色服务与养老产业深度融合，组建中医药特色老年健康中心，充分发挥中医药在服务健康吉林建设中的优势作用，探索出一条具有吉林特色和中医特色的医养结合之路。这与全国卫生与健康大会上习近平总书记提出的"加快推进健康中国建设，努力全方位、全周期保障人民健康"及"为老年人提供连续的健康管理服务和医疗服务"的指导思想相合，在全国起到了示范和引领作用。项目运行1年以来，成效显著，做到了群众得实惠、机构得发展、政府得民心。

一、领导重视，精心组织，落实责任

（一）政府高度重视，纳入民生实事

吉林省委省政府高度重视全省中医药特色老年健康中心建设工作，将其纳入2016年全省48项民生实事工作任务，明确2016年在6个县级中医医院建设中医药特色老年健康中心。并下发《吉林省人民政府办公厅关于印发2016年省政府重点工作目标责任制的通知》，明确目标，落实责任，为项目的顺利开展奠定基础。

（二）精心组织实施，确保落实到人

中医药特色老年健康中心建设工作纳入省民生实事以来，吉林省中医药管理局党组高度重视，切实将项目建设工作作为全局的首要任务和拓展中医药健康服务领域的有力抓手，并把实施建设中医药特色老年健康中心作为提升全省医养服务能力的有利契机，进一步推动全省中医药健康服务业发展。先后几次召开局长办公会周密部署项目建设工作任务，提出具体要求并建立工作目标责任制，对工作任务进行细化分解，明确完成工作的时间节点，确保项目建设有人抓、有人干、有成效。

二、科学谋划，多措并举，务求实效

明确时间节点，确保项目有序推进。为切实做好项目建设工作，研究制定"时间表、施工图"，形成目标责任清单，并严格按照计划时间节点推进工作开展，为项目保质保量开展提供保障。

严把建设标准，层层遴选项目单位。根据全省县级中医院老年病科的发展现状，2016年2月在广泛征求意见和建议的基础上，研究制定老年病科建设标准，组织全省35家县级中医院申报，经各市（州）中医药管理局审核，省级复核，遴选确定德惠市中医院、桦甸市中医院、东丰县中医院、延吉市中医院、通化县中医院、前郭县中医院6家中医院为项目建设单位。

财政资金支持，推动项目落地生根。2016年3月向各地区印发实施方案，及时下拨项目经费900万元。其中3家项目建设单位自筹配套金额445万元用于项目建设。

项目目标管理，加强项目运行监管。2016年4月在全省医政会议上与各项目单位签订《项目目标责任书》，5月组织召开项目座谈会，听取各项目建设单位工作汇报。实行"周调度、月报告"项目月报制度，要求各项目单位按时报送项目进展和资金执行情况，加强项目督导管理，确保项目资金专款专用。8月开展项目建设情况的省级督导，并在全省中医药系统工作交流会议上通报项目进展情况。12月开展项目执行情况省级检查评估工作。每月按时向省政府、省改委报送民生实事的进展情况。

项目进展顺利，全部完成并投入使用。截至2016年10月底，6个项目单位（其中德惠市中医院、桦甸市中医院、东丰县中医院是新建中医药老年健康中心，延吉市中医院、通化县中医院、前郭县中医院是在原有老年病科基础上对中医药老年健康中心进行改、扩建）已全部完成老年健康中心基本建设并投入使用。

三、服务大局，惠及民生，彰显成效

围绕服务需求，提高中医药健康服务能力和水平。截至2016年10月底，中医药特色老年健康中心诊疗服务面积累计达10569平方米，同比2015年提高269%；中医特色老年健康中心开放病床数累计达247张，比2015年提高225%；门诊诊疗服务量累计达59250人次，比2015年提高209%；出院病人累计达5693人次，比2015年提高212%；非药中医技术干预诊疗服务量累计达21998人次，比2015年提高396%；门诊处方数累计达35715张，比2015年提高197%。

加强队伍建设，有效缓解中医药人员匮乏问题。随着项目建设的不断推进，各地区普遍加大人才培养力度，主动选派医护人员到上级医疗机构进行专业培训和进修学习。累计送出培养42人，为开展老年人中医药健康服务管理提供人才保障。

拓展服务领域，推动中医院与区域内养老机构合作。扩大服务范围，积极开展中医药健康教育讲座60次，受益人群累计2894人，6家项目单位与区域内18家养老机构建立协作关系，提供中医药健康指导服务，实现中医医院与养老机构合作新模式。

加大资金投入，经济效益和社会效益显著提高。截至2016年10月底，累计采购设备178台，投入423万元，医疗收入累计达4880万元，比2015年提高207%；中药药品收入累计达1356万元，比2015年提高203%；访谈接受诊疗服务患者满意人群246人，满意率达100%。

扩大宣传，营造良好的舆论氛围。加大宣传，在健康报、中国中医药报、吉林电视台、吉林日报、中国吉林网等多家媒体对项目实施成果进行报道，充分营造传统中医药在医养结合健康管理等方面优势舆论氛围，推动中医药健康养老服务理念及知识传播。

（赵一橦）

◆ 江苏省

一、促进基层中医药服务能力有效提升

通过继续实施基层中医药服务能力提升工程和基层中医药项目带动，着力强化基层医疗卫生机构中医药服务内涵建设，切实推进基层中医药防治和适宜技术推广工作，打造中医药特色专科品牌，实现基层医疗卫生机构整体服务能力提升。一是全面总结基层中医药服务能力提升工程实施情况。认真总结基层中医药服务能力提升工程"十二五"实施工作，完成总结评估报告。提升工程实施3年以来，全省基层中医药各项工作取得积极进展，阶段性成效显著，全省基层中医药服务网络已基本建立，基层中医药人才队伍持续壮大，基层中医药医疗、预防、保健、康复等服务能力明显提升，有效增强了人民群众对中医

药的获得感和可及性。截至2016年底，全省99%的社区卫生服务中心和98%的乡镇卫生院具备中医药服务能力。扬州、泰州已实现基层医疗机构中医药服务全覆盖。全省基层医疗卫生机构中医药服务量占基层医疗卫生机构总服务量的25%以上。二是启动"十三五"行动计划。《江苏省基层中医药服务能力提升工程"十三五"行动计划实施方案》将以省卫生计生委、中医药局、发改委、财政厅、人社厅、食药监局的名义联合印发，"十三五"期间将在基层中医药服务范围、服务环境、服务方式、服务水平上下工夫、做文章。力争到2020年，所有乡镇卫生院、社区卫生服务机构和95%以上的村卫生室能够稳定地提供中医药服务，基层医疗卫生机构中医诊疗量占同类机构诊疗总量比例达30%以上。三是强化基层医疗卫生机构中医药科室建设。按照综合医改试点工作要求，启动第二批省基层医疗机构中医特色专科专病建设项目，继续做好省乡镇卫生院示范中医科和中医药特色社区卫生服务中心建设工作，遴选了25个第二批省基层医疗机构中医特色专科专病建设项目、30个省乡镇卫生院示范中医科、22个中医药特色社区卫生服务中心建设项目。完成2015～2016年422个基层中医馆建设项目验收工作，遴选247个2017年基层中医馆建设项目，督促各地抓紧组织实施。四是做好基层中医药工作先进单位创建工作。继续将基层中医药工作先进单位创建工作摆到重要议事日程，不断提高创建质量和水平，通过示范带动，促进全省基层中医药服务水平普遍提高，不断满足基层群众健康需求。徐州市铜山区等17个区（县）获得"全国基层中医药工作先进单位"荣誉称号。常州市、南京市秦淮区等8个地区通过国家级复核，继续保持荣誉称号。组织完成2016年度期满的4个全国基层中医药工作先进单位复核工作。组织完成5个省级基层中医药工作先进单位评估工作。10月底，省政协许津荣副主席率委员专题调

研江苏基层中医药发展，给予充分肯定。五是强化基本公共卫生服务中医药健康管理服务项目。将中医药健康服务项目实施情况纳入对各市重点卫生计生工作考核指标，加强对各地基层中医药各项工作实施督导。配合有关处室完成基本公共卫生项目培训。超额完成全省65岁以上老年人和0～36个月儿童的中医药健康管理服务覆盖率。协助制定全省家庭医生签约服务项目库，将中医药服务纳入其中，并向群众提供服务。

二、大力发展中医药健康服务

积极做好中医治未病工作，拓展中医药健康服务领域。认真贯彻落实国务院和国家中医药管理局有关中医药健康服务业发展的系列文件精神，积极探索实践中医药与健康、养老、康复服务相结合，推动中医养生保健服务业发展。加强中医预防保健服务体系建设，发挥中医药在防治慢性疾病中的作用。制定《省中医药局关于加强中医药健康服务在慢病管理和社区养老等方面工作的意见》，指导各地实施好中医药预防保健及康复服务能力建设项目。

三、进一步推动中医药进乡村、进社区、进家庭

一是连续第6年组织开展"中医药就在你身边"中医药文化科普巡讲活动，组织中医药专家深入基层，来到百姓家门口举办中医药文化科普讲座。全省13个省辖市全面组织开展巡讲活动，市县区覆盖率达100%。第六届巡讲活动共举办中医药健康讲座1469场次，超额完成原定计划的46.9%，派出中医药文化科普工作人员1771人次，发放宣传资料58.02万份，设置宣传展板4725块，媒体报道425篇次，直接受益群众17.1万人次。各地还积极利用新媒介开展中医药健康讲座，共举办网上讲座251期，电视讲座92期，传播覆盖面更加广泛深入。二是组织开展第四届江苏省中医药文化科普宣传周活动。宣传周活动期间，共有562家机构参与活动的组织实施工作，派出医生3038人次

（其中中医医师2005人次），护理人员1058人次，志愿者1600人次，发放宣传资料36.26万份，设置宣传展板2924块，媒体报道288篇次，直接受益群众30.02万人次。三是"中医药就在你身边"中医药文化科普丛书（含学生知识读本、文职工作者健康读本、教育工作者健康读本、户外工作者健康读本）印制完成，免费发放给市民，帮助居民树立健康生活理念，提升居民健康素养。四是推动中医药文化宣传教育基地、中医机构文化建设，下发《省中医药局关于进一步加强江苏省中医药文化宣传教育基地建设管理的通知》，进一步加强中医药文化基地规范管理。开展省级中医药文化基地评审。南通中医药文化博物馆开馆。

（毕　磊）

◆　河南省

一、基层中医药服务能力提升工程

"十二五"期间，按照国家要求，河南省认真贯彻落实基层中医药服务能力提升工程，成立了以副省长为组长的河南省中医药工作领导小组，抓好政策细化和落实，强化指标约束，各项工作取得较好成效。

一是基层中医药服务体系进一步健全。全省119家县级中医院，通过规划布局和落实政策要求，基本实现县县建设有公立中医医院，其中88家县级中医院获得中央预算内投资实施新建和改扩建，总投入46.88亿元，其中中央20.38亿元，建筑面积达174.58万平方米，县级医院规模和诊疗条件得到快速改善。全省乡镇卫生院、城市社区卫生服务中心中医科建设全面推进，郑州、南阳等地乡镇卫生院中医科（中医馆）建设提前完成，周口、安阳等地基层中医馆建设全面推进，已经完成420余家乡镇卫生院中医馆建设。其他地市中医馆建设也稳步推进，全省90%以上的卫生院能够提供中医药服务。加强村卫生室中医诊疗设施配置，结合国家项目和农

村卫生项目支持，为9000余家村卫生室配置必要的中医设备，改善了村卫生室中医诊疗条件。

二是鼓励基层中医药服务的政策环境进一步优化。按照国务院《关于扶持和促进中医药事业发展的若干意见》，结合中医药提升工程要求，河南省中医管理局联合省卫生计生委、省财政厅、省人力资源和社会保障厅发布一系列文件，涉及基层中医医师注册、诊疗范围、新农合、医保鼓励和支撑政策保障、基层人才建设、设备装备配备等方面，河南省人民政府还将基层中医药人才培养全面纳入政府"369"人才培养计划，为基层中药服务提供人才政策支撑。河南省中医管理局积极会同省医改部门协同推进县级中医医院开展医疗联合试点工作，尝试将县级中医药资源延伸至乡镇和村卫生室，探索基层中医药网络建设。

三是基层中医药服务能力快速提升，服务能力进一步增强。2016年底，119家县级中医医院开放床位达33788张，门急诊量突破1701万人次，出院人数突破111万人次，业务收入达79亿元，分别比提升工程实施前提高20%、51%、30%、50%。"十二五"末，全省乡镇卫生院中医药诊疗服务达326万人次，业务收入突破12.2亿元（根据新农合年报整理数据），比提升工程实施前分别提高120%、235%。村卫生室中医适宜技术应用能力不断提升，平均每所村卫生室能够达到1项中医适宜技术应用。

二、中医药文化科普进基层活动

为进一步加强中医药科普宣传，推动中医药文化及科普知识惠及更多基层群众，河南省中医药文化科普进基层活动于2016年4月15日在焦作市武陟县正式启动。活动期间为当地群众送上一场中医题材电影，组织中医养生保健方法表演，举办1场中医科普讲座，为武陟县基层医生开展为期1周的中医药适宜技术培训，向当地捐赠中医药文化科普图书和《社区医药》杂志等中医药

科普读物5336册。来自省、市级中医医疗机构的50位中医名家为当地群众义诊1500余人次。2016年8月6~7日，"健康中国行·河南在行动"河南中医药文化科普进基层活动第二站走进中牟，活动期间1000余人观看了中医电影，聆听中医名家先进事迹报告会和中医健康大讲堂，接受中医专家义诊。河南中医药文化科普进基层活动已经成为科普宣传新载体，为提升人民群众对中医药的知晓率和认可度，不断提高广大群众健康素养水平发挥积极作用。

（宋军伟）

◆ **重庆市**

2016年9月3~10日，按照国家卫生和计划生育委员会、国家中医药管理局《关于举办2016年"服务百姓健康行动"全国大型义诊活动的通知》（国卫办医函〔2016〕911号）要求，重庆市中医管理局积极组织开展此项活动。活动期间，各市各级中医医疗机构深入社区、乡镇开展疾病咨询、疑难病例会诊、义诊手术、教学查房、举办健康大讲堂。全市299家中医医疗机构，累计派出医师1183人，护士854人，药（剂）师122人，义诊群众近4.6万人次，发放宣传资料16万余份，义诊手术58台次，减免患者费用30余万元。活动的开展，增进了群众对医疗卫生工作的理解，提高了群众对医疗卫生工作的满意度。

（刘璐）

◆**四川省**

一、中医药服务能力提升工程

（一）提升基层中医药服务能力

启动四川省基层中医药服务能力提升工程"十三五"行动计划，完成"十二五"基层中医药服务能力提升工程，在40项核心指标中，四川有3项指标排名全国第一，6项指标排名全国第二，4项指标排名全国第三，有50%的指标排名全国前五。

建设基层医疗卫生机构中医药综合服务区。2016年协调省财政专项资金2360万元，争取中央财政资

金4788万元开展乡镇卫生院、社区卫生服务中心中医馆建设和村卫生室、社区卫生服务站中医角建设。对2012~2015年间838个中央和省级财政专项建设项目单位开展评估，制订中医馆项目验收工作方案，对2015年省级财政专项资金支持建设的160个中医馆建设项目进行验收。

加大基层中医药适宜技术推广力度。培训151个县（市、区）县级师资300余人。组织专家前往凉山州普格县开展督导，进行技术扶贫工作。完成《四川省"十二五"基层中医药适宜技术推广项目精选》编写、修订、审稿等工作。做好中医药参与基本公共卫生服务相关工作。

（二）提升医疗机构服务能力

加强中医医院建设。起草《四川省中医医院等级评审准入条件》，调整完善四川省中医医院评审专家库。做好大型中医医院巡查工作。配合国家中医药管理局对四川省骨科医院、四川省第二中医医院的巡查工作，启动四川省30家非省属三级中医医院巡查工作。强化中医医院医疗质量控制，推动中医医疗质量控制中心建设，拟订中医医疗质量控制中心管理办法、设置规划。

加强中医特色优势建设。启动国家中医药管理局中医重点专科2015年中医病案首页监测数据清理和核对，全面完成了对341个省级中医重点专科项目清理检查工作。健全中医护理质量控制体系，成立达州市、内江市、广元市、南充市、攀枝花市中医护理质量控制分中心，对全省196家中医医疗机构进行中医护理工作现状调研。

（三）提升中医药专项行动服务能力

加强中医药防治重大疾病和传染病工作，组建专家团队，成立省重大传染病中医药防治办公室。印发《2016年四川省中医药治疗艾滋病项目任务方案》，安排专项资金120万加强凉山州等6个市（州）12个中医药治疗艾滋试点项目诊疗点能力建设。制订《2016年四川省中医药防治包虫病项目工作方案》，

争取专项资金50万元用于中医药防治包虫病工作，深入甘孜州石渠县调研督导包虫病防治工作。

加强中医骨伤应急救治服务能力。印发《2016年中医药骨伤特色救治能力建设项目工作任务方案》，安排专项资金140万元，支持四川省骨科医院等6个单位提高中医药骨伤特色应急能力和水平。

加强中西医临床协作，开展中西医临床协作试点项目单位筛选推荐，推荐成都中医药大学附属医院牵头，四川大学华西医院协作的开展糖尿病及并发症中西医临床协作试点工作以及四川大学华西医院牵头，绵阳市中医医院、乐山市中医医院和攀枝花市中西医结合医院协作的重症急性胰腺炎中西医临床协作试点工作。

二、中医药健康服务业工作

拟订《四川省中医药健康服务发展规划（2016～2020年）》，并经四川省政府常务会议通过以四川省政府办公厅名义印发。召开2016年四川省中医药健康服务项目推进会议，全面部署中医类健康服务业项目推进工作。深入研究中医药健康服务重点任务、相关政策和发展措施，着力建立中医药健康服务监测制度。

四川省中医药管理局会同省健康服务业推进办安排项目专项资金5200万元，支持23个单位开展中医医养融合等中医药健康服务业项目建设。制订并印发《2016年四川省中医医养结合示范机构建设项目工作任务方案》《2016年四川省互联网＋中医医疗创新试点项目工作任务方案》《2016年四川省中医药养生保健服务示范区建设项目工作任务方案》《四川省2016年度中医药老年病科建设项目工作方案》，协调省财政资金2300万元支持相关工作。对2015～2016年中医药健康服务发展项目进展情况进行督查。

四川省中医药管理局会同省旅游发展委遴选并向国家中医药管理局和国家旅游局推荐创建中医药健康旅游示范区4个，中医药健康旅游示范基地14个，中医药健康旅游示范项目29个。

三、中医药惠民行动

组织开展服务百姓健康行动大型义诊活动，全省各级各类医疗机构共义诊273488人次，义诊患者收住院1673人次，住院患者义诊手术126台次，现场发放各类中医药健康知识宣传材料1081712份，参加大讲堂人次数共计185696人次，减免患者费用111.14万元。其中局注册医疗机构义诊2509人次，收住院75人次，发放宣传资料4501份，减免患者费用64300元。

（张　睿）

◆ 甘肃省

一、建立中医预防保健服务体系

近年来，甘肃省逐步建立中医预防保健服务体系。一是在各级中医医疗机构设置治未病科，并作为一级科室管理，突出中医药特色，开展中医体质辨识、健康功能检测、健康调养咨询等中医治未病服务项目，并应用膏方、针灸、拔罐、推拿、足疗、药浴、熏洗（蒸）、药膳等中医药技术防病养生。二是在综合医院和乡镇、社区医疗机构设立中医科，结合中医医疗，宣传普及中医药预防保健知识，开展中医预防保健、养生康复等服务。三是印发《甘肃省妇幼保健机构中医药服务基本标准（试行）》，要求各级妇幼保健机构设置中医科，市级以上妇幼保健机构门诊至少设置中医妇科、中医儿科，围绕妇女保健、儿童保健，积极探索开展中医治未病服务项目。四是疾控机构设置中医药防病科，结合慢病管理，职业病、传染病、重大疾病防治，突发公共卫生事件，探索性的开展中医治未病工作。五是14个市州全部设置健康教育所，86个县（市、区）设置健康教育所或在当地疾病预防控制中心设置健康教育科，乡（镇）政府确定公共卫生专干，负责健康教育等公共卫生工作，省、市、县、乡四级医疗卫生机构均设置健康教育科，将中医治未病知识纳入健康教育内容。

二、出台中医预防保健服务政策措施

一是在全国率先制定印发《关于将中医治未病内容纳入甘肃省基本公共卫生服务项目的通知》和《中医治未病服务项目甘肃省实施方案（试行）》，以0～6岁儿童、65岁以上老年人、孕产妇、高血压、糖尿病5大人群为重点，积极开展中医治未病服务工作。二是在托幼机构全面开展中医治未病服务。甘肃省中医药管理局与省教育厅联合下发《托幼机构开展中医治未病服务工作指导方案》，采取先行试点、逐步推广的方式，在甘肃省所有托幼机构开展中医治未病服务工作。三是甘肃省中医药管理局联合发改、旅游等7部门下发《甘肃省中医药生态保健旅游规划纲要》《甘肃省中医药养生旅游工作实施方案》，着力打造健康甘肃、养生甘肃、绿色甘肃。各地因地制宜，积极规划中医生态养生旅游区，发展中医药生态保健旅游，努力打造功能齐全、地域特色明显，集中医康复医疗、预防保健、药材两用、蔬菜种植、休闲旅游为一体的中医药预防保健特色的旅游体系。四是积极协调国家卫生计生委，将甘肃大宗道地药材当归列入国家药食同源目录。甘肃省中医药管理局联合省商务厅在全省二级以上医疗机构和部分餐饮服务单位推广药膳，在甘肃省卫校和省中医学校成立药膳培训基地，为全省各级医疗机构培训食疗药膳骨干，甘肃省卫生计生委已举办多期药膳推广培训班。五是甘肃省中医药管理局联合甘肃省农牧厅发展药菜两用蔬菜产业，部分地区把药用价值蔬菜种植纳入当地政府蔬菜产业发展规划。加强科学养殖和中草药防病治病知识及技能的培训和推广，加大中兽医适宜技术的推广应用和兽用中药及饲料添加剂研发，以减少养殖过程中化学物质、药物和激素的使用，有效降低畜禽水产品中的药物残留。指导全省温室大棚蔬菜种植户建设温室大棚缓冲间，村医指导种植户在缓冲间利用中医药适宜技术，防治温室大棚所致关

节炎等疾病。六是甘肃省中医药管理局联合有关部门组织专家进行流行病学调查，对疾病谱排序靠前，群众看病负担较重的高血压、糖尿病、高血脂、白血病、终末期肾病等病，制定中西医预防干预的有效措施，广泛宣传培训，发动群众和社会进行干预。2016年，甘肃省又将骨质疏松、妇女乳腺疾病、慢性阻塞性肺疾病、痛风和青少年近视5种疾病（症）确定为专题研究病种，研究中西医预防干预办法。

三、推进健康促进模式改革

甘肃结合实际，提出以健康管理为基础，公共卫生服务为关键，医疗服务为保障的健康促进模式改革思路。甘肃省中医药管理局联合省人社厅、省财政厅印发《关于健康促进模式改革的指导意见》，并在渭源县、敦煌市等6个县市区开展试点工作。一是整合健康服务资源。县级政府牵头对发改、人社、教育、农牧、环保、水利、林业等部门涉及健康服务的资源进行整合，形成各司其职、各负其责的健康促进工作合力。二是转变健康和医疗服务模式，开展主动健康服务。在县级卫生计生行政部门统一组织下，抽调县乡两级医疗、妇保、疾控、计生工作人员，在全县范围内开展巡回健康体检，将健康信息录入个人动态电子健康档案，并指导分流健康和医疗服务。三是构建健康管理新体系。县、乡、村各级成立健康管理小组，根据健康巡回体检结果，对确需医疗服务的，按照体检建议分流到相应机构接受治疗；对暂不需要医疗服务或医疗服务结束后以及亚健康和健康人群，制订个体化中西医结合健康指导方案。四是推进健康管理信息化建设。建设省级城乡居民健康管理信息服务平台，实行城镇职工医保、城镇居民基本医保、新型农村合作医疗参保（合）居民健康信息"一卡通"管理。五是改革支付方式和分配制度。按照总费用包干、合理奖惩、年度预算与服务量考核相挂钩的原则，改革基本医疗保障支付方式。六是突出中医药特色。充分发挥中医治未病

理念，将中医药纳入健康体检、公共卫生服务、医疗服务、康复保健、健康教育的各个领域和各个环节。大力促进中医药适宜技术推广、中医药科普宣传和健康教育、中医药预防保健等工作，教育并引导城乡居民积极利用中医药适宜技术、中医药预防保健知识，开展家庭保健，提高健康水平。

四、利用多种形式全面开展中医药服务

一是在省、市、县有关媒体开辟"卫生与健康"科普宣传专栏，从北京养生堂购买1000盘中医养生节目在县电视台健康栏目免费播放；甘肃省中医药管理局与《读者》集团联合出版《中医启蒙读物》《中医口袋本》《民间单验方集》等中医读物；甘肃省中医药管理局与省委宣传部等部门合作，先后排演了《皇甫谧》《医祖岐伯》等戏曲节目，在全省巡回演出；二是以"村级三件事"推进群众健康素养提升。首先是健康教育知识、急救知识、中医适宜技术（包括食疗技术）进家庭，发放健康工具包，计划用3年时间，为全省450万城乡居民发放健康工具包（内装体温计、腰围尺、限盐勺、体重指数速查表、刮痧板及刮痧油、拔罐器、艾条、食盐热敷包、《居民保健手册》等健康工具），截至2016年6月底，累计发放健康保健工具包540万个，刷写健康文化墙55.31万平方米，通过健康沙龙为近360万人次进行健康宣讲。通过层层培训，每年让城乡居民学会5～6项防病治病方法进行自我保健和简单治疗，如粗盐、茴香、艾叶、花椒装入布袋加热后热敷治疗咽炎、肩周炎、颈椎病等13种疾病；用蜡疗治疗关节炎；拔火罐治感冒。其次是建设健康文化墙，省卫生计生委组织专家，设计健康文化墙图集，要求以行政村为单位，将民间单验方、中医适宜技术、健康知识、常见病治疗药方、慢性病食疗技术、四季防病歌等中医药健康保健知识刷写在健康文化墙上，方便村民学习和预防治疗，《人民日报》曾发表长篇评论员文章说："健康文化墙犹如医生

站一旁"。第三是在农村由村医定期组织村民开展健康沙龙，让村医讲慢性病管理方法，让农民相互交流健康保健的心得及民间单验方，提高农民健康保健素养，有效推动健康教育知识进入千家万户。三是利用微信、微博等新媒体推进中医药健康教育。动员1万多名医务人员和管理人员在腾讯和新浪开微博，及时向居民普及健康教育、健康咨询、中医药养身保健、卫生计生惠民政策等知识。

五、认真实施老年人、0～36个月儿童中医药健康管理服务项目

国家卫生计生委、财政部、国家中医药管理局《关于做好2013年国家基本公共卫生服务项目工作的通知》（卫计生发〔2013〕26号）指出，2013年公共卫生经费标准由原来的人均25元提高到人均30元。新增经费主要用于扩大现有项目覆盖面（高血压、糖尿病、老年人），提高项目保障水平（预防接种、重性精神病、传染病应急和卫生监督协管），新增中医药健康管理项目（儿童、老年人）。

老年人中医药健康管理服务服务对象。辖区内65岁及以上常住居民，每年为老年人提供1次中医药健康管理服务。内容包括：一是中医体质辨识。按照老年人中医药健康管理服务记录表前33项问题采集信息，根据体质判定标准进行体质辨识，并将辨识结果告知服务对象。二是中医药保健指导。根据不同体质从情志调摄、饮食调养、起居调摄、运动保健、穴位保健等方面进行相应的中医药保健指导。2015年，老年人中医药健康管理服务率为73.5%。

0～36个月儿童中医药健康管理服务服务对象为辖区内居住的0～36个月儿童。在儿童6、12、18、24、30、36月龄时对儿童家长进行儿童中医药健康指导，具体包括：向家长提供儿童中医饮食调养、起居活动指导；在儿童6、12月龄给家长传授摩腹和捏脊方法；在18、24月龄传授按揉迎香穴、足三里穴的方法；在30、36月龄传授按揉四神聪穴的

方法。2015 年，0 ~ 36 个月儿童中医药健康管理服务率 87.0%。

（郭　泰）

◆ 新疆维吾尔自治区

根据国家卫生计生委、国家中医药管理局、中央军委后勤保障部卫生局《关于举办 2016 年"服务百姓健康行动"全国大型义诊活动周的通知》（国卫办医函〔2016〕911 号）要求，自治区中医民族医药管理局组织新疆维吾尔自治区各级中医民族医医疗机构于 2016 年 9 月 3 ~ 10 日开展服务百姓健康行动义诊活动。全区共有 112 所中医民族医医疗机构开展大型义诊活动，参加义诊医师数 555 人次，参加大讲堂 43681 人次，发放宣传材料 43681 份，共义诊 27855 人次，义诊患者收住院数 324 人次，住院患者义诊手术 8 台，共减免患者费用 108697 元。

（殷学静）

四、中医药高等教育 60 周年

【概述】 2016 年是新中国中医药高等教育 60 年，为认真总结 60 年来中医药高等教育的成就与经验，梳理中医药高等教育存在的问题，探索中医药高等教育在新的历史时期改革发展的思路和方法，国家中医药管理局联合教育部、国家卫生计生委组织开展了新中国中医药高等教育 60 年系列活动，制订《新中国中医药高等教育 60 年系列活动工作方案》，组织中医药院校积极参与，推动系列活动有效开展。

（周景玉、陈令轩）

【评选表彰 60 名中医药高等学校教学名师】 经全国评比达标表彰工作协调小组批准，由教育部、国家卫生计生委和国家中医药管理局联合评选表彰 60 名中医药高等学校教学名师。为此，成立中医药高等学校教学名师表彰工作领导小组及办公室，制定中医药高等学校教学名

师评选表彰办法及评选指标体系。经自下而上、逐级推荐、两审三公示和严格的资格审核，确定 138 名符合条件的候选人。为做好评审工作，保证评选公平公正，评选表彰办公室在各省级推荐单位推荐的评审专家中，组成 33 人的评审专家委员会，制定科学的评审工作办法。2016 年 11 月，通过专家评审、无记名投票和评选表彰工作领导小组审议，确定 60 名教学名师拟表彰人选，并进行公示。2016 年 12 月 29 日下午，国家中医药管理局与教育部、国家卫生计生委联合召开中医药高等学校教学名师表彰大会，对 60 名中医药高等学校教学名师进行表彰。

（周景玉、陈令轩）

【召开中医药高等教育改革发展 60 周年座谈会】 上海、广州、成都、南京、安徽中医药大学等高校共同开展中医药高等教育回顾总结研究工作，经过多次实地调研座谈、专题研讨等，系统回顾总结中医药高等教育 60 年成就，提出今后一个时期中医药高等教育改革发展建议。在此基础上，组织召开新中国中医药高等教育改革发展 60 周年座谈会。国务院副总理刘延东会前亲切接见中医药高等学校教学名师，参观新中国中医药高等教育 60 周年回顾与成就展，并主持召开座谈会，发表重要讲话。刘延东强调，要认真贯彻落实习近平总书记关于发展中医药和高等教育改革的重要讲话精神，遵循中医药发展规律，完善人才培养体系，打造知名院校和学科，办好中国特色、世界水平的中医药高等教育学校，为中医药事业发展提供智力支持和人才保障。（刘延东讲话全文见文献篇）

（周景玉、陈令轩）

【新中国中医药高等教育 60 年回顾与成就展】 国家中医药管理局委托全国中医药高等教育学会、成都中医药大学牵头，组织制订新中国中医药高等教育 60 年回顾与成就展工作方案，开展资料收集工作，从

中医药院校收集到 1000 余份图片、影像、文字等珍贵资料。经过多次设计制作和专家论证，形成了回顾与成就展展板，并于 2016 年 12 月 29 日在人民大会堂展出。展板共 30 块，由领导关怀、政策保障、开创篇、改革篇、成就篇及展望未来等部分组成，精选图片、图表 100 多张，集中展示了 60 年来中医药高等教育发展取得的辉煌成就。

（周景玉、陈令轩）

【中医药高等教育 60 年发展大事记】 国家中医药管理局委托上海中医药大学牵头制作中医药高等教育 60 年发展大事记，记述 1956 ~ 2016 年中医药高等教育改革发展过程中有标志性意义的大事要事及各中医药院校前身、成立时间和更名大学时间等，展现了 60 年来中医药高等教育发展的历史脉络。大事记成稿期间，广泛征求各中医药院校、中医药专家意见建议，查阅相关文献史料等。经过多次的研究论证，确保大事记客观真实。

（周景玉、陈令轩）

【新中国中医药高等教育 60 年专题片】 国家中医药管理局委托全国中医药高等教育学会、中国教育网络电视台健康台拍摄制作新中国中医药高等教育 60 年专题片。专题片长 40 分钟，由岐黄薪火、砥砺前行、杏林芬芳、春华秋实、声扬海外、继往开来 6 个部分组成，从不同的视角展现中医药高等教育发展历程。专题片制作期间，制作组采访多位国医大师、中医药院校领导、中医药老专家、老教育家等，深挖中医药高等教育发展的重要历史节点、感人故事和标志性成果，经过多次专家研究论证和审稿，形成新中国中医药高等教育 60 年专题片，并在中国教育电视台、中国教育网络电视台等电视台、网络媒体播出。

（周景玉、陈令轩）

【部分院校开展建校 60 周年校庆活动】 2016 年是上海中医药大学、北京中医药大学、成都中医药大学、广州

中医药大学 4 所院校建校 60 周年。4 所院校分别围绕不同主题，开展 60 周年校庆活动，系统回顾总结学校成立以来取得的成就，展望学校未来发展方向，进一步强化办学宗旨，突出办学特色，凝聚办学力量，推动学校快速发展。

（周景玉、陈令轩）

五、国家中医药综合改革试验区（市、县）建设

【2016 年国家中医药综合改革试验区概述】 布局扩点稳步推进。2016 年初批复 6 个新试验区并于 4 月召开新遴选国家中医药综合改革试验区建设座谈会，明确 6 个试验区建设任务。2016 年底，新遴选 4 个试验区。截至 2016 年底，共有 15 个试验区，试验区层级更加完善，既有全省域地区、副省级城市，也有地级市、基层县；既有西部，也有中部和东部。试验主题不断完善，既有涉及深化医改中医药工作和中医药健康服务，也有涉及中医药产业发展和中医药供给侧改革。

深化建设措施有力。各地把试验区建设摆在突出位置，从加强组织领导、体制机制建设、规划编制等方面切实加以推进。甘肃省委省政府一直把试验区建设任务抓在手上大力推进，出台一系列促进中医药发展的政策措施。江苏泰州成立由市长任组长的试验区建设领导小组，把推进试验区作为本市大健康产业集聚示范城市试点的重要内容。山东威海、青岛分别召开国家中医药综合改革试验区建设推进会，从市政府层面推进试验区建设。上海浦东编制深化试验区建设 5 年行动计划，福建三明制订推进试验区建设 3 年工作方案，石家庄将试验区建设列入政府工作报告。

改革探索不断创新。各试验区立足本地实际，聚焦试验主题，不断进行改革探索和创新实践，形成一批好的经验和做法，得到社会各界高度肯定，发挥了改革探路的作用。北京东城在 7 家试点幼儿园开展中医药文化进校园工作，关注重点人群，呵护儿童健康；上海浦东投入专项资金，支持中医药科研成果向新药、保健品、医疗器械、保健器械等有效转化，强化科技创新驱动作用，催生更多中医药健康服务产品；甘肃中医药发展政策体系逐步完善，中医药在健康甘肃建设中的特色优势更加突出；重庆垫江系统集成改革经验，着力打造中医药发展的"县域样本"；石家庄探索中西医结合公共卫生服务模式，将为发挥中医药发挥在治未病中的主导作用提供生动实践；山东青岛构建了"1 + 2 + X"的政府引导、市场驱动的组织协调运行机制，将从体制创新方面为发展中医药健康服务提供保障；山东威海持续推进支付方式改革，着力打造中医药补偿支付"威海模式"，相关经验列入中办、国办印发的推广医改经验的文件当中；江苏泰州成立中医药健康服务协会，发挥社会组织在行业引领、标准制定、自律监管方面的作用；福建三明构建三级康复服务网络，探索"无缝式"康复服务模式；河南许昌以园区建设为载体，以产业集聚为核心，着力探索中医药产业集群发展的模式；四川成都新都开发中医治未病健康保险产品，着力探索中医药健康保险的实施路径。

（李希贤、陈 锐）

【新遴选国家中医药综合改革试验区建设座谈会】 2016 年 4 月 21 日，国家中医药管理局召开新遴选国家中医药综合改革试验区建设座谈会。国家卫生计生委副主任，国家中医药管理局党组书记、局长，深化改革领导小组组长王国强出席会议并讲话。国家中医药管理局副局长、深化改革领导小组副组长马建中主持会议。江苏省泰州市、福建省三明市、山东省青岛市、山东省威海市、河南省许昌市、四川省成都市新都区等地负责同志汇报了建设方案。部分省中医药管理部门负责同志和国家中医药管理局机关各部门负责同志参加会议。

王国强强调要认真贯彻落实中央领导同志重要指示精神，紧紧围绕健康中国建设和中医药发展战略规划纲要的实施，把深化中医药改革摆在突出位置，加快推进试验区建设，尽快推出一批可推广复制的改革经验。推进国家中医药综合改革试验区建设，必须以习近平总书记关于试点工作的重要论述精神为根本遵循，按照中央加强和规范改革试点的要求，着眼激发和释放中医药"五种资源"活力这个目标，突出制度创新这个核心，以经验可推广、可复制为标尺，为化解中医药事业发展体制机制性障碍提供解决途径和实践依据，从而发挥试验区对中医药深化改革的示范、突破和带动作用。各试验区要紧紧围绕健康中国建设和中医药发展战略规划纲要、中医药健康服务发展规划、中药材保护和发展规划的实施，强化推进深化改革的担当，妥善处理好综合改革与聚焦主题的关系，进一步深化建设方案，细化改革举措，精准发力，加强统筹，完善机制，使改革向增添发展新动力方向前进，向人民群众有更多的健康获得感方向前进，切实做到真改革、真试验、出真效。

（吴潇湘）

【国家中医药综合改革试验区建设经验交流会】 2016 年 12 月 18 日，国家中医药综合改革试验区建设经验交流会在上海召开。国家卫生计生委副主任、国家中医药管理局局长、国家中医药管理局深化改革领导小组组长王国强出席会议并讲话。上海市浦东新区、重庆市垫江县、山东省青岛市、山东省威海市、河南省许昌市 5 个试验区所在地负责人分别围绕中医药科技创新、县域中医药综合发展、中医药健康服务发展、中医药医保支付改革、中医药产业发展等主题交流经验。国家中医药管理局联系部门的负责同志进行一对一点评。国家中医药管理

局副局长马建中、光明日报社原总编辑苟天林出席会议，部分中医药改革发展专家咨询委员会委员、省级中医药管理部门负责同志、国家中医药管理局机关各部门负责同志参加会议。

王国强指出，过去1年试验区建设取得显著成绩，有亮点、有特色、有成效，布局扩点稳步推进，深化建设措施有力，改革探索不断创新。他强调，进一步增强推进试验区建设的责任感和使命感，站在推进健康中国建设和中医药工作全局的高度来把握试验建设工作，确保既定的改革任务落到实处、见到实效。王国强要求，一要坚定改革方向，增强改革定力。聚焦把老祖宗留给我们的中医药宝库保护好、传承好、发展好、利用好这个目标，向构建中医药振兴发展的体制机制发力。二要聚焦试验主题，综合协同发力。牢牢聚焦既定的改革任务，把制度创新作为核心任务，以经验可推广、可复制为标尺，着力为化解中医药事业发展的体制机制性障碍提供解决途径和实践依据。三要注重改革成效，推广复制经验。多推出一些有利于优化中医药服务的改革，有利于发展中医药健康服务的改革，有利于增进人民健康福祉的改革，对中医药有示范效应、突破价值和带动作用的改革，把改革的成效总结好、理清楚。四要完善工作机制，强化评估考核。组织开展更加细致深入的第三方评估，突出问题导向和实践导向，认真查找试验区建设中的突出问题，科学总结创新的机制实施后的实际成效，提出专业化、建设性、切实管用的对策建议，更好地推进试验区建设。

(李希贤、陈　锐)

【北京市东城区国家中医药综合改革试验区 2016 年工作进展】　2016年，北京东城围绕"中医药文化体制机制创新"主题，不断创新发展思路，拓展发展途径，试验区建设取得一定成效。

一是继续打造地坛中医药健康文化节品牌。举办第九届北京中医药文化宣传周暨第八届地坛中医药健康文化节活动，本次活动以弘扬传统文化，促进健康服务——服务、协同、创新为主题，践行"健康北京人""健康北京"理念。活动现场分为北京市中医药"十二五"发展纪实系列展览区、中医精品图书阅览区、中医国际交流体验区、中药传统技艺鉴赏区、中药名店名厂文化区、东城发展改革试验区、中医健康乡村（社区）服务区、中医药主题长廊展示区等几个展览板块。活动期间以"地坛公园"为中心，辐射东城区各社区健康中心、卫生服务站及全市各区卫生计生委、中医医疗机构等同期开展中医药文化走近百姓身边专项行动、中医药科技惠及百姓生活专题巡展、中医药服务促进百姓健康专业咨询等系列相关活动。

二是助力发展中医药健康旅游。充分利用区域中医药文化资源聚集的特点，借助现有资金和市场网络优势，使中医药文化与旅游服务业嫁接发展，以文化特色旅游业带动中医药产业，实现产业互动升级，促进区域经济发展。在原有中国中医科学院古籍特藏部、北京中医药大学中医药博物馆、北京市鼓楼中医医院京城名医馆、地坛公园中医药养生文化园、中国中医科学院中国医史博物馆、北京同仁堂中医医院、北京中医药大学东直门医院和北京正欣堂中医诊所7家"北京市中医药文化旅游示范基地"基础上，2016年新推出2条中医养生旅游线路（药膳体验、健身养生半日体验游），并尝试通过网络在国内外进行售卖，取得较好效果。同时认真做好国家中医药健康旅游示范区（基地、项目）申报和创建工作。东城区人民政府申报了国家中医药健康旅游示范区、东直门医院和鼓楼中医医院申报了国家中医药健康旅游示范基地项目。

三是深入推进中医药进校园工作。将中医药文化知识融入学校课程。辖区帽儿课程资源中心依托园艺课程，将中草药趣味种植融入其中，中草药教育点与媒介素养课程、版画课程相结合，形成课程联动。史家小学引入资源单位北京市中医研究所，联手开设"中医药文化体验课"校本课程，加入课程资源中心的课程菜单由学生选修。学生们在中医研究所中医专家指导下，辨识体质，辨识中草药，对症熬制药茶；以眼保健操为例认识穴位，体验艾灸、埋耳豆等中医疗法。有的学校还开设中医药文化实验班和兴趣小组，在班主任和科学老师的带领下，种植中草药，每个班级根据班级特点制订研究方案，坚持定期观察管理。

开展丰富多彩的中医药文化主题教育活动。加强学校"百草园"建设，通过整合校内资源，积极开展中草药种植活动，把学习了解中医药文化和校园绿化、美化结合起来，同时将民族教育渗入其中，让学生感受中医药文化的同时，提升传承中医药文化的素养。同时，在东城区多所小学内开展"中医启蒙三字经"诵读活动，利用语文、品德与社会、科学等学科的课前3分钟进行诵读活动。

积极与校外机构开展中医药文化互动交流。辖区学校积极开发校外和社会资源，通过在学校范围举办中医药文化讲座、带领学生走进中医医院、引导学生参观中药种植基地等方式，使学生对中医文化、中医诊断流程、如何辨认各种常见的中草药有形象和直观的认识。

四是探索推动中医药文化进幼儿园工作。以传承中华传统文化为主题，在东城区大方家幼儿园、东四五条幼儿园等7家试点幼儿园开展中医药文化进幼儿园工作，将中医药文化知识融入幼儿生活的每一天。根据幼儿生长发育的需要和季节特点，创新了清真食谱、雾霾天气食谱，四季养生食谱等。根据季节变化，为教师和幼儿推出适合于季节的养生饮食，提升教师和幼儿的健康养生品位，同时帮助教师了解季节性养生食品的营养及制作方法。

(李希贤、陈　锐)

【河北省石家庄市国家中医药综合改革试验区2016年工作进展】 2016年，河北省石家庄市围绕"提高基层中医药服务能力建设和充分发挥中医药在公共卫生服务中的作用"主题，统筹规划，积极探索，狠抓落实，全面推进"国家中医药综合改革试验市"建设取得显著成效。

一、探索中西医结合公共卫生服务模式

一是依托疾病预防控制机构开展慢性疾病人群中医药健康宣教与干预指导。印发《石家庄市中西医结合基本公共卫生服务高血压、糖尿病中医健康管理试点工作实施方案》，在桥西区具备中医健康管理能力的所有社区卫生服务机构开展试点工作，制定高血压、糖尿病中医健康管理技术规范，明确服务人群、服务标准、服务流程和考核办法，对400余名社区卫生服务人员进行相关中医药服务培训。二是依托健康指导员团队开展中医药健康宣教与健康生活方式指导。编印《健康指导员中医保健指导手册》，以专业防治机构为龙头、社区卫生服务机构为基地，为桥西区每个社区卫生服务中心培训5名以上健康指导员，每个社区卫生服务站培训2名以上健康指导员，向广大居民传播中医药预防保健知识、提供中医药健康指导。三是依托家庭医生团队为签约家庭提供中医药健康管理服务。印发《石家庄市家庭医生团队中医药签约服务管理办法》，全市549支家庭医生团队中均配备专兼职中医药人员，为群众提供中医常见病和多发病辨证施治、慢病群众中医健康干预、65岁以上老人中医健康指导、中医药健康宣教等8种人性化中医药服务。四是依托医疗机构孕妇学校开展孕产妇中医健康知识宣教和干预指导。在市妇产医院、市妇幼保健院把中医健康知识列入孕妇学校授课计划，运用中医理论为孕产妇进行中医哺乳健康知识宣教。针对人群特点，创新服务形式，采用手机微信或网络服务等形式，为孕产妇提供母婴中医健康知识咨询交流新平台。五是依托妇幼保健服务机构开展中医药妇女儿童健康管理服务。制定《石家庄市妇女保健机构中医药服务基本标准》，开展中医药特色优势妇幼保健机构试点建设，在市妇幼保健院建设高标准的中西医结合妇女健康管理中心。

初步建立起具有石家庄特色的中西医结合公共卫生服务模式，2016年1~10月，全市共签约16.43万户家庭、44.3万人，均能享受到中医药服务，签约服务对象中医体质辨识率达到87.6%。对615名健康指导员进行中医药知识培训，开展中医药进社区、进乡村、进家庭活动162场，受益群众达1.45万人次。桥西区试点的高血压、糖尿病人群中医管理率分别达到51.2%和53.5%（中医健康管理率=中医健康管理人数/辖区已纳入基本公共卫生服务项目管理的总人数）。组织孕产妇中医健康知识讲座342场次，对1.7万名孕产妇给予中医药健康干预指导。

二、探索创建中医药特色优势基层医疗卫生机构

一是制定创建标准。在全市遴选104所乡镇卫生院和社区卫生服务中心作为创建单位，制订实施方案，从国医堂的基础设施和人员配备、基本公共卫生中医药健康管理项目、中医药基本医疗服务、满意度测评4大方面，提出15项具体建设标准，明确时间节点，着力打造基层医疗卫生机构中医药服务标杆。二是强力推进实施。召开全市中医药特色优势基层医疗卫生创建会议，对相关工作进行安排部署，并坚持每季度对创建工作进行1次调度。特别是将创建50所中医药特色优势乡镇卫生院纳入对各县（市）区的年终目标考核，确保创建工作有力、有序推进。三是加强人员培训。深入开展中医药特色优势乡镇卫生院中医药技术骨干培训，选拔50名大（中）专学历以上、年龄45周岁以下的乡镇卫生院中医类别执业医师，到石家庄市中医院进行3个月脱产临床跟师进修。遴选19名人员参加河北省基层中医临床技术骨干培养项目。开展基层中医药人员中医理论和技能全员培训，累计培训4185人次。四是搞好督导验收。为确保创建工作成效，先后抽调20余名专家分2次对各县（市）区创建工作进行指导。在各县（市）区自查的基础上，11月中下旬，再次组织专家对已达到创建要求的机构逐一进行验收。

截至2016年底，全市已有53所乡镇卫生院和18所社区卫生服务中心创建成为中医药特色优势基层医疗卫生机构。已创建成为中医药特色优势基层医疗卫生机构的中医类别人员占到医务人员总数的26.4%，较去年底增长1.3%；均能够开展10种以上的中医药适宜技术，中药饮片配备达到300种以上。据统计，1~10月，71所中医药特色优势基层医疗卫生机构的中医总门诊量达到68.5万人次，中药饮片处方数达到29.6万张，分别较去年同期增长27.4%和31.2%；中医药非药物总量与去年同比增长22.9%，中医药特色优势得到进一步显现。

（李希贤、陈 锐）

【上海市浦东新区国家中医药综合改革试验区2016年工作进展】 2016年，上海浦东围绕"中医药科技协同创新"主题，不断创新发展思路，拓展发展途径，积极推进试验区建设。

一、注重协同创新，各部门联动形成合力

浦东中医药科技创新工作依托中医药事业发展联席会议制度，协调相关单位共同推进，加强政策支撑，落实经费保障，形成"政府主导、各相关委办局协调、专业职能单位密切协作"的运行机制。上海中医药大学牵头组建上海中医健康协同创新中心，联合高校、科研院所、行业企业等优势资源加以推进。

二、推进研发创新，积极探索中医药成果转化并集聚

加强中医药创新能力提升工作。大力推进中医药科技成果创新研发及培育孵化。上海市卫生计生委制订《浦东新区创建国家中医药管理局科技成果转化基地建设方案》，加

强创新项目扶持，立项支持院内制剂和经验方规范化临床验证项目66个、院内制剂药效学研究项目4个、卫生科技项目中医药专项54个，中医药研发创新专项10个；张江管委会下发《张江高科技园区中医药发展扶持办法》，立项支持创新研究专项16个；科委在"中医药科技创新体系"项目中支持中医药技术/服务平台2个、中药及保健食品研发21个，在科技发展基金民生科研专项中重点关注中医药研究，支持中医药项目18个，并通过浦东研发投入补贴资金政策，对多个中医药新药开发费用进行补贴等；中医大整合学校资源建立中医药科技创新中心。浦东中医药科技创新能力整体提升，荣获多项国家级奖项。

推进创新成果有效转化。试验区开展多位中医药创新成果转化服务。开通"浦东中医药科技成果转化服务平台"网站；开展中医药技术资源平台建设工作，梳理相关研发机构、平台、人才等信息，并与20余家机构签署合作协议，建立中医药科技创新资源共享和有序供给机制；开展中医药知识产权外包服务，委托第三方专利事务所在专利挖掘、咨询、注册等领域为浦东中医药工作者提供免费服务，开展专利挖掘培训会4场，完成33项专利申请咨询工作，协助获得31项专利注册申请号，完成专利评估3项，开展专利交易调研工作7项。开展中医药创造发明、专利成果展示与评优活动，对优秀项目给予表彰奖励，激发自主创新能力。

推进中医药科技成果产业化。开展成果推介，实现第七人民医院"一次性痔疮套扎器"等2项成果成功转化为产品，另有6项成果与企业签署合作意向。通过张江基金"中药产业化项目""中医常用诊疗仪器设备研究和开发项目"等，支持中医药科技成果向新药、保健品、医疗器械、保健器械等有效转化，共支持45个项目，累计扶持资金共计4623万元。通过扶持，涌现了"济泰片""四诊仪""注射用丹参多酚酸盐"等系列优秀产品。

支持中医药企业发展与产业集聚。浦东实施张江战略，以张江"药谷"为依托，积极开展中医药产业招商引资工作，引进宛西制药、贵州神奇集团、上药津村制药等知名企业入驻张江和国际医学园区。中医药企事业单位销售额及研发投入逐年递增。

创新中医药研发转化体制机制。试点依托浦东新区公利医院启动中医药产品研发与转化中心建设。推进基础建设，将公利医院中医药综合楼二层打造为"中心"的实体机构，包括科技创新研究区、成果展示发布区、知识产权服务区等多个功能区域，截至2016年底已启动建设。开展组织管理架构建设，包括中心理事会、专家委员会、中心管理团队、研发团队等，其中研发团队分为理论技术、新药与保健品、器械设备、衍生产品4组，在全区医疗机构公开遴选优秀人员组成。开展制度建设，探索建立运行机制。组织首轮中医药研发创新专项启动实施工作。后期将逐步开展全过程的知识产权服务和技术服务、产业化与推广服务等，进一步建成具有完善管理机制、综合服务功能的中医药产品研发与转化平台。

三、坚持科技引领，探索中医药健康服务业发展新模式

浦东注重中医药健康服务业发展模式的创新，推进中医药健康服务跨界融合发展。如上海市康复医学中心建设工作，该中心落户浦东新场，依托上海中医药大学康复医学的学科优势，打造国内领先的康复医学机构，全面促进中医技术与康复医学融合。同时聚焦中医药医疗保健、康复养老、产品开发、文化旅游、教育培训等产业板块，设计推出23个中医药健康服务试点项目，采用先试点再推广的方式，努力创造新的服务形态或服务业态，如"中医医养结合服务试点"，通过公立医院与养老机构的合作，在养老机构中开展中医药服务，并探索养老机构中医药保健服务定价机制与有偿服务机制。再如"中医治未病门诊示范点建设"项目，这个项目主要为亚健康人群服务，开展中医治未病门诊内涵与外延建设的研究与实践，构建治未病服务链。在中医养生旅游方面，浦东试点开展了"中医养生旅游"项目，完成面对常规人群、亲子家庭、外籍人士3条旅游路线的设计并开展试运营；浦东政协对这一领域也高度关注，本年度成立课题组，形成《关于推进浦东新区中医旅游产业发展的调研报告》，为浦东中医旅游产业发展提出建议与对策；2016年9月，浦东开展"国家中医药健康旅游示范区"的申报工作，希望能以此为契机，将浦东打造为具有示范辐射作用和一定影响力的国家中医药健康旅游示范区。

（李希贤、陈　锐）

【江苏省泰州市国家中医药综合改革试验区2016年工作进展】　2016年，江苏省泰州市被国家中医药管理局批复同意成立国家中医药综合改革试验区。1年以来，泰州市围绕"着力推动建立完善社会组织在中医药健康服务业中发挥作用的机制"主题，加快推进市中医药健康服务行业协会各项筹建工作。

一是搭建筹建工作班子。推动成立市中医药健康服务行业协会筹建工作班子，由市卫生计生委主要负责人牵头负责，市民政局、财政局、中医院等部门（单位）相关处室负责人参与，具体负责行业协会筹建的各项工作。同时，对筹建工作班子组成部门职责进行明确，其中卫生计生部门主要负责落实办公场所和安排专人履行职责，财政部门主要负责安排筹建专项经费，民政部门主要负责加强专业工作指导。截至2016年底，行业协会筹建各项工作抓紧有序推进，行业协会成立条件基本具备。

二是酝酿协会组成人选。按照"积极吸纳，自愿加入"的原则，切实做好行业协会会员的组织吸纳工作。会员主要来自全市中医医疗机构、中药生产经营企业、中医药科研机构、中医药教育培训机构、康复医疗机构、社会养老机构、养生保健机构、生态风景区管理机构、中医药历史文化古迹管理单位。截至2016年底，已吸纳近100家会员单位，并初步确定协会法人和领导班子成员。

三是制订协会章程草案。按照行业协会成立条件，组织起草《泰州市中医药健康服务行业协会章程（草案）》，并明确协会会员大会、理事会、常务理事会会议制度和重大事项议事规则及协会年度工作报告制度和年度财务预决算审核制度。截至2016年底，《泰州市中医药健康服务行业协会章程（草案）》正在抓紧修改中，待协会会员大会审议通过。

（李希贤、陈　锐）

【福建省三明市国家中医药综合改革试验区2016年工作进展】　2016年，福建省三明市被国家中医药管理局批复同意成立国家中医药综合改革试验区。1年以来，围绕"中医康复模式及机制探索"主题，积极推动试验区建设。

一、加强三明康复中心核心专科建设

充分依托福建省中医康复技术服务中心技术指导，三明康复中心占地面积1400多平方米，设有门诊和住院部，主要拥有肢体康复训练系统等价值200多万元的仪器设备，拥有床位35张，是市区唯一的结构功能最为完善的康复医学中心，科室床位年使用率达90%以上，在按压透热隔姜灸法、三伏灸治疗支气管哮喘、慢性支气管炎、过敏性鼻炎等疾病，针灸配合中药熏洗治疗骨关节疾病，醒脑开窍针法结合现代康复技术治疗脑卒中，针药结合治疗不孕具有显著的优势和特色。

二、构建三级康复服务网络

市财政专门拨出300万元作为试验区建设引导资金，着力构建三级康复服务网络，初步建成以福建中医药大学附属康复医院为康复技术指导核心，以三明市中西医结合医院为重点，尤溪县中医院及城东社区卫生服务中心、三明市残联康复中心等9家康复机构为基础的康复医疗服务体系，全市有18家二级以上医院设立康复医学科，有7个农村医疗机构针灸理疗康复特色专科（国家级5个，省级2个）。逐步建立以市级中医院为指导，县（市、区）中医院为骨干，社区卫生服务中心、乡镇卫生院和村卫生所为基础的中医康复服务网络。

三、扩大中医康复医保支付范围

逐步将非药物中医治疗项目列入门诊统筹，对于有自付比例的中医诊疗技术项目降低或取消门诊和住院自付比例，放宽康复患者费用控制，对具有治疗特征的中医康复诊疗项目门诊由基金统筹支付30%以上，提高基层就诊个人报销比例，引导患者到基层接受中医康复服务。

四、着力构建"无缝式"康复服务新模式

促进中医康复与养老、护理、心理咨询和治疗的融合，着力建立市、县（区）康复服务技术指导中心–基层医疗机构康复室–家庭的"无缝式"康复服务新模式，使患者可以持续得到专业化指导和康复服务。一是开展医养结合试点，建立健全医养结合机制，鼓励将中医康复、护理、产后康复等服务延伸至家庭，提供专业化、多形式的家庭健康服务，三明市被列为国家级医养结合试点单位，已累计投入822.7万元建成39个试点，规划拟设置社区医养结合卫生服务站92个。二是拟建设市级康养医院，拟依托市中西医结合医院投资建设设置200张床位的三明市康养医院、市中医康复技术培训基地，探索和鼓励医疗机构与养老机构开展康复技术合作，强化利用中医药为养老机构提供医疗、康复、护理、保健等服务的能力。

（李希贤、陈　锐）

【山东省青岛市国家中医药综合改革试验区2016年工作进展】　2016年，山东省青岛市被国家中医药管理局批复同意成立国家中医药综合改革试验区。1年以来，围绕"中医药健康服务发展协调机制探索"主题，取得积极进展。

一是制订实施方案，分解部门责任，落实时间节点。市委、市政府高度重视试验区建设工作，将其纳入市委常委会2016年工作要点和市政府工作报告，明确青岛市试验区建设的指导思想、目标、任务与保障措施。市政府召开专门会议研究建设推进方案，并以市政府名义印发《青岛市推进国家中医药综合改革试验区建设方案》，提出"发挥青岛市海洋、旅游等特色优势，以建立政府引导、市场驱动的中医药健康服务业发展协调机制为主题，预期用5年时间，使全市100%的基层医疗机构能够提供中医药服务，做到'区（市）有中医院、镇（街道）有国医馆、村有中医人'，居民对中医药知识知晓率提升10%；中医药健康服务业成为推动青岛市经济社会转型发展的重要力量，对全市GDP增长的贡献率达到3%；把青岛市建成国际中医健康旅游度假中心，确保青岛市中医药健康服务业发展居国内领先水平。"方案还明确工作任务和时间节点，划分部门职责，已进入全面实施阶段。

二是建立政府统筹引领的组织协调机制。建立由市政府分管领导为总召集人，市编制、发展改革、经济信息化、教育、科技、民政、财政、人力资源社会保障、国土资源房管、农业、海洋与渔业、林业、商务、文广新、卫生计生（中医药）、旅游、食品药品监管、物价、新闻、科协等部门、单位，各区（市）政府共同参与的中医药健康服务业发展联席会议制度，与中医药工作联席会议一并召开，专题研究、协调、统筹、督导中医药健康服务业发展的问题，按照职能分工，各部门、各区市各司其职，密切配合，共同完成试验区创建的各项工作任务。

三是建立卫生计生（中医药）与其他部门的双边协作联动运行机制，以及社会参与、市场驱动的多边多平台协作运行机制。明确强化各政府职能部门在制度建设、政策引导及行业监管等方面的职责，同时积极发挥市场在资源配置中的决定性作用，充分调动社会力量的积极性和创造性，不断增加中医药健康服务供给，提高服务质量和效率。

（李希贤、陈锐）

【山东省威海市国家中医药综合改革试验区 2016 年工作进展】 2016 年，山东省威海市被国家中医药管理局批复同意成立国家中医药综合改革试验区。1 年以来，围绕"深化医保支付方式改革"主题，努力打造中医药补偿支付"威海模式"，取得良好进展。

一是积极实施中医优势病种按病种收费方式改革，实行打包收费。2016 年 3 月，组织专家在前期 7 个中医骨科病种基础上，遴选盖氏骨折等 6 个中医骨科病种以及面瘫、耳眩晕、部分肿瘤等 23 个非骨科优势病种，并制定下发中医优势病种临床路径。4 月，威海市卫生计生委联合市物价局和人社局下发《关于公布威海市中医优势病种按病种收费项目及收费标准的通知》（以下简称《通知》），规定："中医单病种收费标准包括患者整个治疗期间发生的检验、检查、诊疗、手术、床位、护理、注射、药品及医用耗材等各项费用，其中中医骨科病种包括患者首次入院诊断治疗及第二次入院复查治疗发生的费用。单病种收费实行定额包干制度，按规定的单病种收费标准结算。医疗机构不得在单病种收费标准外另行收费。"《通知》共涉及 36 个中医优势病种收费项目，其中对 2014 年公布的第一批 7 个中医骨科病种进行价格调整，新增 29 个第二批中医优势病种。

二是充分发挥中医特色和优势，积极扩大定额结算范围。为充分发挥中医药在基本医疗保障中的作用，彰显中医药特色和优势，进一步扩大中医优势病种的支付范围，以达到"患者就医成本进一步下降、医生的诊疗行为进一步规范、医院的纯利润适当增加、医保支付费用明显下降"的改革目的。2016 年 9 月，威海市社会保险服务中下发《关于公布基本医疗保险定额结算医疗服务项目的通知》，将闭合复位经皮穿针（钉）内固定术治疗盖氏骨折等 6 个中医骨科优势病种纳入定额结算范围，并且不占医院医保总额指标，至此定额结算中医优势病种共 13 个。截至 2016 年底，人社部门对 23 种非骨科中医优势病种筛选部分病种纳入单病种定额结算。截至第三季度，二级以上医疗机构试点的 13 个骨科优势病种运用中医诊疗技术共治疗患者 4100 余例；患者平均节约费用支出 8293 元，节省住院天数 20 天；医院单次医疗服务较西医平均增加纯收入 1800 元左右；采用中医技术每治疗 1 个病例，医保资金平均减少支出约 6406 元，共节约支出 2600 多万元。

三是加大经费投入，为中医药事业可持续发展提供资金保障。加大各级财政对中医药的投入，设立中医药综合改革发展专项资金，吸引社会资本参与，建立多种筹资渠道，切实保障中医药发展资金需求。"十三五"期间，将投入中医药专项经费 1 亿元，用于中医院基础设施建设、基层医疗机构国医堂建设、基层名中医药项目、基层医疗机构示范单位建设、中医适宜技术培训与推广、名老中医工作室建设、中医住院医师和全科医生培养项目、中医重点专科建设、中医药传承与创新人才工程、中医药科普宣传项目以及中医智慧软件开发等项目，推动中医药事业振兴发展。

（李希贤、陈锐）

【河南省许昌市国家中医药综合改革试验区 2016 年工作进展】 2016 年，河南省许昌市被国家中医药管理局批复同意成立国家中医药综合改革试验区。1 年以来，围绕"中医药产业聚集发展探索"主题，取得阶段性成效。

试验区围绕"一基地、一园区"建设为重点，努力实现中医药产业集群发展的总体任务，着力在中医药产业发展方式、发展水平、发展理念、经营模式 4 个方面实行改革创新。

一是改革传统中医药产业的发展方式。试验区定位于集生产、教育、研发、会展、贸易、文化、疗养为一体，引入"互联网＋"、现代服务业等时代元素，引进国内外成熟电子商务、期货交易运营商，坚持电子交易和实体交易并举，促进中药材仓储、物流、电子商务、期货交易、会展一体发展。

二是提升传统中医药产业的发展水平。试验区坚持科技创新，以市场为导向，以企业为主体，以院、校、企合作为主要形式，并与北京中医药、世纪博爱集团签订合作意向协议，与河南中医药大学建立协作机制，筹建药用植物园。建立健全中医药标准化的技术服务支撑体系，研究制定重要中药从生产基地、产品管理、加工流通、营销等全过程的行业标准及中医非药物疗法的行业标准。

三是革新传统中医药产业的发展理念。试验区借助航空、高铁、高速公路便利的交通优势，依托禹州市中医药优势和鄢陵养生养老健康服务业基地的错位互补优势，充分吸收中医药传统文化，整合各县（市、区）生态优势、康复疗养、休闲旅游等资源，主动拉伸产业链条，把中医药产业与健康服务业有机结合起来；申请创建国家中医药健康旅游示范项目，筹建鄢陵药用植物园。城乡一体化示范区中医药产业园紧邻许昌市百万亩花木基地以养生、养老、休闲、度假为重点的健康服务业已初具规模，把传统中医药产业与健康服务业有机结合起来。

四是创新传统园区建设运营模式。试验区采取政府主导、市场运作的模式，积极整合辖区内中医药资源，为试验区的发展提供支撑。试验区由投资主体对其实行整体开发、整体招商、整体运营。

（李希贤、陈锐）

【重庆市垫江县国家中医药综合改革试验区 2016 年工作进展】 2016 年，重庆市垫江县围绕"完善基层中医药服务网络、提高基层中医药服务能力和制定中医药服务补偿政策"主题,取得积极的改革经验。

一、"专家下乡"提升整体水平

一是定人。从 2 所三级甲等医院选派中级以上骨干医师到基层单位担任院长及科主任,其中中医类医师数量占 40% 以上。二是定时。选派医师每逢赶集日下乡巡诊,确保中医药服务覆盖当地大部分人群。三是定责。下乡医师主要提供现场义诊、专技培训、健康指导、疑难评估等服务,其履职情况纳入个人考核目标,确保服务质量。该制度实施以来,累计开展技能培训 300 余次,义诊咨询超过 20 万人次。

二、"医联帮扶"提振基层业务

一是院对院帮扶。县中医院对沙坪镇卫生院开展院间试点帮扶,支持设施建设和技术指导,2 年间沙坪镇卫生院中医药服务量增长 24%。二是科对科帮扶。县中医院中医理疗科对砚台镇卫生院中医科进行科间帮扶,下乡入驻、上派培训两结合,2 年间将 1 个"边缘科室"培养成为业务量占全院 1/3、月收入增长十几倍的"红旗科室"。三是人对人帮扶。结合"专家下乡"促进 65 名基层医疗人员与专家结成帮扶对子,有效提升基层医疗人员中医药技术水平。

三、"宽严相济"推进社会办医

一是从严监管。编制印发《垫江县促进社会办中医医疗机构试点工作实施方案》,突出政策导向,规范执业行为。二是放宽准入。放宽社会办中医医疗机构的限制,同培训、同支持。截至 2016 年底,垫江县社会办中医医疗机构建成 3 家、在建 2 家,累计培训社会办医疗机构人员达 800 余人次,社会办医疗机构诊疗量及中医药服务量逐年增长。

四、"政策让利"提升中医影响力

一是医保倾斜。实行单病种收费政策时对中医病种先行垫付医保基金;县内 2 所三级甲等医院收费及报销比例执行二级医院标准。二是中医控费。县级公立医院药占比 33.83%,连续 2 年逐年递减;乡镇药占比 33.27%,低于全市平均水平;2015～2016 年底,中医药优惠政策总计让利达 1.5 亿余元,中医药服务群众满意率达到 95% 以上。2015 年 12 月 17 日《人民日报》、2016 年 4 月 23 日和 11 月 24 日《新华社国内动态清样》、5 月 24 日《人民日报内参》(第 680 期)、8 月 16 日新华社、11 月 22 日人民网先后对垫江县中医药综合改革经验进行报道。

(李希贤、陈 锐)

【四川省成都市新都区国家中医药综合改革试验区 2016 年工作进展】
2016 年,四川省成都市新都区被国家中医药管理局批复同意成立国家中医药综合改革试验区。1 年以来,围绕"中医治未病政策机制创新"主题,积极推进试验区建设。

一、明确治未病新都模式

在国家、省中医药管理局和市卫生计生委指导下,结合新都区实际工作情况和工作基础,制订《成都市新都区国家中医药综合改革试验区建设实施方案(2016～2020 年)》,以"中医治未病政策机制创新"为试验区建设主题,探索中医治未病新都模式(简称"1233 工程",即建设 1 个中医治未病中心,打造中医治未病供给端联盟、中医健康云平台 2 个平台,创新混合所有制、连锁经营、产学研用一体化 3 个模式,探索中医治未病与基因技术、免疫技术、智能化技术 3 个结合)。建立中医治未病服务支持体系、探索与社会养生保健机构联动机制以及中医治未病服务评价体系,通过 5 年建设周期,论证启动、正式建设、构建服务网络、总结推广 4 个推进阶段,边试验,边总结,形成可复制可推广的中医治未病新型预防保健服务经验。

二、强化建设进度

区政府调配 3000 平方米业务用房用于中医治未病中心建设。2016 年 1 月以来,由区政府牵头,区卫生计生局协调各部门、各单位多次召开专题工作会,主要就中医治未病中心的机构注册、人员准入、中医治未病和预防保健、公共卫生的相互融合,涉及混合所有制工作开展模式等方面存在的困难和问题进行讨论,对于建立全新的中医治未病保健服务体系需要突破的政策瓶颈寻求解决办法。截至 2016 年底,已完成中医治未病中心(区政府调配 3000 平方米业务用房及区中医院相关设备)资产评估、合作伙伴招标、房屋装修设计等工作。

三、强化先期试点

全区 14 家基层医疗机构均设置中医科,打造中医集中诊疗区,其中 10 家设置中医治未病室,配置中医经络检测仪等中医诊疗设备,2 家实施打造成都市示范中医馆,结合公共卫生工作的开展,提供中医体质辨识、"三伏""三九"中药穴位敷贴等中医治未病服务。村(社区)卫生站设置中医综合治疗室,按照市卫生计生委"中医角建设"要求进一步提升完善中医综合治疗室中医文化氛围、设备配置、适宜技术品质和质量。新都区中医院牵头制订中医治未病健康保障服务技术方案和服务流程,先期在城东、城西社区卫生服务中心开展家庭医生中医治未病签约服务试点,并逐步在全区基层医疗机构推广,为建立区域中医治未病供给端联盟打下基础。

四、强化健康保险支持

新都区政府就"健康新都建设合作"框架模式中确定的"中医治未病政策机制创新"项目工作模式进行专题讨论,并于 2016 年 9 月正式与中国人寿保险股份有限公司新都支公司签订合作协议,明确了健康检测与评估、健康指导与监测、健康干预与维护 6 大模块的中医治未病预防保健基础服务和个性化服务新型中医治未病健康保险服务体系,拓展商业健康保险供给,丰富以健康为中心的中医治未病健康保险产品,以及将中医治未病服务纳入健康医疗保险的保后服务内容,建立补给报销一定比例的商业健康保险支持体系。

(李希贤、陈 锐)

【甘肃省国家中医药综合改革试验区 2016 年工作进展】 2016 年,甘肃省围绕"中医药发展政策创新"主题，加强领导，细化措施，狠抓落实，在建设国家中医药综合改革试验区方面取得一定成效。

一是完善在深化医改中充分发挥中医药作用的政策。将符合条件的中医医疗机构纳入基本医疗保险和新农合定点机构范围，在城镇医保对中医医院起付线降低一个档次，报销比例提高10%。新农合对县级以上医疗机构的中医药服务报销比例提高20%，起付线降低30%。对纳入医保和新农合目录的中成药、中药饮片、全省统一调剂使用的院内中药制剂以及以治疗为目的的中医药适宜技术，医保和新农合全额报销。按照《甘肃省分级诊疗工作实施方案》，将县级医疗机构250个分级诊疗病种和乡镇卫生院（社区卫生服务中心）50个分级诊疗病种实行中西医同病同价，在新农合报销中执行定额补偿。

二是完善综合医院中医药政策。各级综合医院门诊设立中医科、中药房、中药煎药室，住院部设立不低于医院总床位数5%的中医床位，各西医临床科室设置中医综合治疗室，推广使用中医适宜技术。建立中医科与西医临床科室协作机制，重症监护室实施中西医联合抢救。制定标准，鼓励有条件的综合医院加挂中西医结合医院的牌子，享受中医医院1.5倍的床位补助待遇。

三是完善基层中医药服务能力提升政策。印发《2016年甘肃省基层医疗卫生机构（中医馆）服务能力建设项目实施方案》，省财政下拨专项经费1000万元、国家支持经费2694万元，在全省134所乡镇卫生院（社区卫生服务中心）开展（中医馆）服务能力建设项目，进行中医药适宜技术服务能力建设。

四是制定促进中医药与相关产业融合发展的政策。制定《甘肃省道地药材认定管理办法（试行）》，联合开发甘肃省道地药材认定系统和甘肃省省内中药制剂调剂使用系统。积极推进中医药服务贸易工作，研究制定《甘肃省国（境）外岐黄中医学院管理办法》《甘肃省国（境）外中医中心管理办法》，建立国（境）外中医药人才专家库，鼓励全省中医药企业和机构积极参与"一带一路"对外交流合作。完成《陇东南国家中医药养生保健旅游创新区建设总体规划》，省内各地发挥各自优势，积极开展中医药养生保健旅游工作。出台《关于进一步做好中医药文化传承和产业发展工作的通知》，努力营造中医药发展的良好氛围，促进中医药文化产业快速发展。印发《关于在全省小学开展"中医药歌诀诵读"活动的通知》，在全省小学广泛开展中医药歌诀诵读活动。

（李希贤、陈　锐）

六、中医药"一带一路"发展

【第二届中国－中东欧国家卫生部长论坛传统医学合作分论坛】　2016年6月19～20日，第二届中国－中东欧国家卫生部长论坛在江苏苏州召开。由国家中医药管理局承办的传统医学合作分论坛是第二届中国－中东欧国家卫生部长论坛5个分论坛之一。国家卫生计生委副主任、国家中医药管理局局长王国强出席分论坛开幕式并讲话，国家中医药管理局国际合作司长王笑频主持。来自中东欧国家、国内各省市的政府官员、专家学者80余人参会。国家中医药管理局科技司司长曹洪欣、江苏省卫生计生委巡视员陈亦江等做主题发言。上海、甘肃等地代表与捷克及匈牙利等国代表就海外中医中心建设展开讨论。

王国强指出，中医药在数千年的医学实践中积累了丰富的经验，形成了系统的理论及多样化的防治手段，这些特色优势彰显了当今时代健康观念和医学模式转型的新趋势，蕴含着解决人类健康新问题的宝贵智慧，是医学科技创新的重要源泉，在国际社会中面临广泛的合作需求和前景。特别是中东欧各国，作为联系亚欧大陆的重要纽带，有着得天独厚的区位优势，随着中国－中东欧国家"16＋1"卫生合作机制的日趋完善，在中医药领域，双方将迎来更加广阔的发展空间。希望双方今后加强信息交流，消除政策壁垒；完善合作机制，强化顶层设计；密切人员往来，促进民心相通。

（丁　洋）

【第九届全球健康促进大会中医药发展论坛】　2016年11月21日，由国家卫生计生委和世界卫生组织共同主办、上海市政府承办的第九届全球健康促进大会在上海开幕，国务院总理李克强出席大会开幕式并致辞。会场专设中医药发展论坛和中医药体验展，介绍中医药基本理念及发展态势。2016年11月23日，第九届全球健康促进大会中医药发展论坛在上海举行。论坛以"中医药促进人类健康"为主题。国家卫生计生委副主任、国家中医药管理局局长王国强出席论坛并作《中医药与健康中国建设》主旨发言，国家卫生计生委副主任崔丽出席论坛。中国中医科学院院长、天津中医药大学校长张伯礼院士，上海市科协主席、中国科学院院士陈凯先，世界卫生组织传统医学与补充医学处处长张奇分别围绕"中医药的健康文化与养生、中西医优势互补维护人类健康、中医药等传统医药在全球健康促进中的作用"做了专题发言。上海市长宁区人民政府区长顾洪辉，甘肃省定西市人民政府市长唐晓明分享当地健康促进案例，并由北京大学教授李玲、复旦大学教授梁鸿进行点评。

王国强就推动传统医学发展与参会嘉宾共同发出倡议：充分发挥传统医学在健康促进方面的作用，努力实现其创造性转化、创新性发展；切实开展传统医学领域的交流与合作，放大中医药和其他传统医学的优势，融合现代先进科学技术，在维护健康、防治疾病方面发挥更大作用；推动国际传统医药领域有关标准的制定，共同促进国际传统医学决议和战略的实施，推动各国制定发展传统医学的国家政策。

（魏 敏）

【2016 年博鳌论坛年会暨中医药分论坛】

2016 年 3 月 23 日，由国家中医药管理局支持，中国民族医药学会国际交流与合作分会主办的 2016 年博鳌论坛年会暨中医药分论坛在海南博鳌举行。国家卫生计生委副主任、国家中医药管理局局长王国强出席 2016 年博鳌论坛年会，并参加以"科技创新：助推中医药国际化"为主题的中医药分论坛活动。分论坛由外交部公共外交咨询委员会委员陈明明主持。外交部前部长、中国民族医药学会国际交流与合作分会名誉会长李肇星、中国驻古巴前大使徐贻聪、国家中医药管理局国际合作司司长王笑频等共同出席论坛。

在中医药分论坛上，王国强向各国代表介绍了中医药对外交流与合作的有关情况。王国强指出，发展中医药已经成为中国实现健康中国、全面实现小康社会目标的重要组成部分，已经成为中国与世界各国开展人文交流、促进中西方互学互鉴的重要内容，构成中国与各国共同推动世界和平，增进人类福祉，建设人类命运共同体的共同目标。王国强就推动中医药海外发展提出意见：一是制订实施中医药"一带一路"发展规划，打造中国与沿线国家中医药合作的亮丽名片；二是回应国际需求，支持在"一带一路"沿线国家建设中医药中心，着力推动实施一批具备基础、有显示度的重大项目；三是完善中医药对外开放布局，统筹协调地方省区市参与"一带一路"建设；四是凝聚沿线国家的科技资源，提供中医药继承创新的新支撑。

（魏春宇）

【中医药"一带一路"发展规划研讨会】

2016 年 1 月 17 日，国家中医药管理局在上海召开中医药"一带一路"发展规划研讨会。国家卫生计生委副主任、国家中医药管理局局长王国强，国家中医药管理局副局长于文明出席会议。外交部、商务部、国务院发展研究中心、中国科学院及国际标准化中医药技术委员会、港澳台地区专家共同参会。

国家中医药管理局国际合作司司长王笑频介绍了《中医药"一带一路"中长期发展规划》（以下简称《规划》）编制情况。国家领导人先后 6 次在国际重大场合发表讲话，提倡开展中医药合作，并 6 次见证中医药双边合作协议，推动中医药走出去。"扩大在传统医药领域的合作"已纳入《推动共建丝绸之路经济带和 21 世纪海上丝绸之路的愿景与行动》。《规划》从现状与趋势、总体要求、主要任务、重点项目、保障措施 5 个方面，系统分析了中医药在沿线国家发展现状、面临的机遇与挑战，明确了 8 大主要任务及 4 大重点项目。与会专家针对中医药参与"一带一路"建设及《规划》初稿进行讨论。中国科学院院士陈凯先表示，要将《规划》上升到国家战略层面，结合"一带一路"沿线各国国情，开展重点项目，同时着力于政策突破，设立专项资金，开展高层次科研引领项目。中国驻新西兰、瑞典原大使陈明明指出，《规划》不但要对中医药行业形成指导，更要注重整合资源，联合外交部、国侨办、科技部、商务部等有关部委一起行动。澳门科技大学校长刘良表示，要着眼于打造标志性合作项目，尤其是围绕海外中医药中心，建设医疗保健、教育培训、科学研究等不同主题的中医药中心，发挥示范引领作用。

王国强在总结讲话中充分肯定与会专家提出的建设性意见，并指出要以问题为导向，针对中医药"一带一路"发展过程中面临的政策、资金、人才等问题，以"先内后外，以外促内；先民后官，官民并举；先文后理，以文带理；先药后医，医药互动；先易后难，循序渐进；先点后面，点面结合"为指导，做好《规划》编制工作，为系统推进中医药"一带一路"建设制定纲领性文件。

（魏春宇）

【中医药"一带一路"发展战略暨国际合作专项座谈会】

2016 年 12 月 19 日，国家中医药管理局在北京召开中医药"一带一路"发展战略暨国际合作专项座谈会。国家卫生计生委副主任、国家中医药管理局局长王国强出席会议并讲话，国家中医药管理局副局长于文明主持会议。国家中医药管理局国际合作司司长王笑频，国务院有关部门负责人，国家中医药管理局相关部门、局直属单位、相关地方中医药管理部门、行业协会和部分企业负责人参加会议。中医药国际合作专项部分执行单位代表就项目建设经验和未来工作思路进行交流。会上宣布第二批 30 个专项及其执行单位名单，其中新增 9 个海外中医药中心，国际合作基地扩大至 11 个。

王国强强调，要坚定信心、讲究策略，坚持"六先六后"工作方针，推动中医药"一带一路"发展。要深入学习习近平总书记关于"一带一路"发展战略的讲话精神，充分认识"一带一路"战略布局的重大意义。要提高认识、主动作为，自觉把中医药走出去纳入国家"一带一路"战略总体布局，把中医药打造成中外人文交流、民心相通的一张亮丽名片。要做好《中医药"一带一路"发展规划》的落实工作，明确时间表、路线图，形成上下联动、部门间协调配合的合力，抓好试点，争取落实、落小、落细。要进一步推进中医药国际合作专项建设工作，鼓励项目执行单位积极探索，突破难点问题，重点谋划解决人才问题。推动中医药"一带一路"发展，一要坚定信心、保持冷静，既认识到中医药"一带一路"发展面临着诸多困难和挑战，又讲究策略，坚持"六先六后"的工作方针，即先内后外、以外促内，先文后理，先非（即非药物疗法）后药，先易后难，先点后面，先民后"官"、以民促"官"。二要进一步梳理清楚中医优势病种和先进诊疗方法。三要巩固和发挥中医治疗常见病、多发病、慢性病、老年病和西医治疗有困难的疾病的优势，同时探索解决世界性医学难题，如肿瘤。创新合作机制，努力实现双赢。四要积极探索政府引领、市场运作的可持续发展机制。采取多种措施，鼓励中医药机构、社会团体、企业及个人积极主动开展全方位、多层次、宽领域的交流与合作，全面推进中医药"走出去"。五要加强政府间合作机制建设，通过国家层面的合作和机制建设为地方落实中医药"一带一路"发展战略创造条件。六要努力突破制约中医药"一带一路"可持续发展的人才瓶颈。七要坚持上下联动、内外统筹，形成错位发展、分工协作、步调一致、共同推进的工作局面。希望各有关部委更加重视、有力指导支持中医药"走出去"。国家中医药管理局各业务司局要主动服务，各地中医药管理部门要主动作为。同时做好宣传工作，营造良好氛围。首批专项实施以来，海外中医药中心、国际合作基地、国际标准体系和国际文化传播等项目在推动中医药国际化方面发挥了引领示范作用。

（魏春宇）

【国家中医药管理局对俄中医药合作协作组第七次会议】　2016年9月23日，国家中医药管理局国际合作司在黑龙江哈尔滨召开对俄中医药合作协作组第七次会议。外交部欧亚司吴颖钦参赞介绍中俄两国双边外交政治形势，分析两国关系未来发展趋势。黑龙江当代中俄区域经济研究院宋魁院长阐述了黑龙江对俄经济、资源、基础设施建设合作的现状和展望。各单位就2014～2015年度对俄合作交流工作进行汇报，讨论下一步合作计划。通过此次会议共享合作经验，整合优势资源，各成员单位的齐心协力，逐步破解难题，推动中医药在俄罗斯持续、健康发展，开创对俄中医药交流合作新局面。

（李亚婵）

【第四届京交会中医药服务主题日启动仪式暨海外华侨华人中医药大会】 2016年5月28日，第四届中国（北京）国际服务贸易交易会在北京开幕，中医药版块仍是本届京交会重点推介的行业版块之一。5月29日，京交会中医药服务主题日暨海外华侨华人中医药大会在国家会议中心举行。商务部副部长房爱卿、国务院侨办副主任郭军、国家中医药管理局副局长于文明、北京市副市长林克庆等领导出席会议并共同开启主题日启动仪式。本届京交会中医药版块围绕"中医药——献给世界的礼物"，以中医药科研创新发展为主题，以中医药五大资源为核心，弘扬中医药传统文化，促进中医知识传承，推动中医药海外发展。上海市、广东省等8个省市自治区的中医项目、同仁堂、康仁堂药业等多个中医机构参展，紧密围绕"一带一路"倡议，凝聚海外华侨华人资源，推动中医药对外交流合作。

房爱卿指出，近年来我国中医药走出去的步伐大大加快。已有超过60家中医药机构在20多个国家和地区开办中医院、中医诊所、中医养生保健机构、中医药研究中心。我国每年派出中医临床医师约2000人，占外派医疗劳务人员总数的60%。中医药文化带动旅游、餐饮、养老、教育培训等相关产业的发展，中医药贸易进入了一个新的发展阶段。于文明强调，中医药连续参加京交会，为京交会做出独特贡献，已成为京交会一张独具特色的名片。本届中医药服务贸易系列活动，在总结以往成绩的基础上，进一步凝练主题、突出创新：一是更加注重资源整合，尤其是与侨务资源相结合，推动中医药服务贸易和侨务工作共同发展，实现互利共赢；二是更加注重促进交易，邀请了云南、广西、吉林等省市的生物科技、健康管理等企业进行对接交流，并促成多个中医药服务贸易签约项目，大力推动中医药服务出口；三是更加注重互联互动，除主题日启动仪式外，还举办中医药体验、博物馆参观、中医院研习、企业洽谈等多种活动，营造中医药"六位一体"联动效应。

北京市人民政府侨务办公室、北京市中医管理局与海外华人中医论坛以及中医药版块重点服务贸易项目举行签约仪式，并同期举办大会交流、中医药论坛等活动。

（魏春宇）

【中新中医药合作委员会会议】 2016年11月8日，第11次中新中医药合作委员会会议在新加坡召开。国家中医药管理局副局长闫树江率团出席会议并会见新加坡卫生部医药总监王建忠等。王建忠代表新加坡卫生部首先回顾了中新在中医药领域所取得的进展和成绩，感谢中方十多批专家协助新方开展中医进修课程设计、中医师、针灸师注册及考试等工作，希望新成立的中医药研究院，继续得到中方在技术、人员等方面的大力支持，促进中医药在新加坡的规范与发展。新加坡卫生部也将积极征求中方意见和建议，进一步办好中医药管理人员短期培训项目。闫树江感谢新加坡卫生部的热情接待，高度赞赏中新两国在中医药领域的合作所取得的成绩，表示国家中医药管理局将继续为新加坡卫生部开展中医师、针灸师注册与考试工作提供技术支持，并衷心感谢新加坡卫生部对中国中医药管理人员短期培训项目的大力帮助。闫树江指出，中医药在新加坡的发展对世界其他国家起到了良好的示范作用，希望未来两国能共同推进世界卫生组织《传统医学决议》的落实，希望新方继续支持和参加中国–东盟传统医药高峰论坛，欢迎新方积极参与中医药"一带一路"合作项目建设，共同推进中医药在全球的传播与发展。本次中新中医药合作委员会会议按照既定议程召开，双方一致同意继续执行2013年签署的中新中医药合作计划书，并探索拓展合作领域，积极推动双方相关机构在中医科研等方面进行交流与合作。代表团在新期间还访问了新加坡卫生科学局、中央医院、同济医院等机构。

（金阿宁）

【第二次中马传统医学双边工作会谈】 2016年11月10日，第二次中马传统医学双边工作会谈在马来西亚吉隆坡召开。国家中医药管理局副局长闫树江与马来西亚卫生部卫生总监诺尔·希沙姆·阿卜杜拉进行会谈，双方就共同落实《中华人民共和国政府和马来西亚政府关于传统医学领域合作的谅解备忘录》，深入开展传统医学合作达成系列共识。

马来西亚卫生部卫生总监诺尔·希沙姆·阿卜杜拉首先回顾了第一次双边工作会谈后中马在传统医学领域开展的合作情况，对中方给予马方的支持表示感谢，同时介绍了马来西亚传统与辅助医药发展概况，表示马方传统与辅助医学法令已经在2016年8月1日起生效，希望在实施过程中得到中方的协助与支持，同时建议落实具体的合作项目。

闫树江首先感谢马来西亚卫生部的热情接待。他表示，中马双方共同推进落实谅解备忘录，尤其是第一次中马传统医学双边工作会谈以来取得了很多成绩；中方对马方已经实施的传统与辅助医学法令表示赞赏，建议马方政府在执行法令过程中多听取中医师的声音，充分发挥中医组织的作用，让法令真正起到规范医师执业行为的作用；中国政府将继续积极支持中马在传统医学领域开展合作，欢迎马方参与中医药"一带一路"规划项目建设，共同造福两国人民福祉。

经过会谈，双方同意将继续加强合作，共同贯彻世界卫生组织传统医学决议，落实好《传统医学战略：2014～2023》；马方支持在中国－东盟平台下开展传统医学领域合作，积极参加中国－东盟传统医药高峰论坛；中方继续支持马方开展中医药政策法规培训、中医师资格认证和针麻师培训等工作；双方将探索在传统医药健康旅游等新领域的交流与合作，进一步细化和落实具体合作内容。

(全阿宁)

【中捷建立中捷战略伙伴关系】
2016年3月29日，国家主席习近平在布拉格同捷克总统泽曼举行会谈。双方同意，加强中国"一带一路"倡议同捷克发展战略对接，共同编制中捷合作规划纲要，作为指导今后一段时期两国务实合作的框架。双方宣布，将在《中华人民共和国国家卫生计生委和捷克共和国卫生部关于医疗卫生战略合作的谅解备忘录》框架下继续加强医疗机构、医疗院校和医药企业间的多层次、宽领域互利务实合作。双方将进一步支持中国传统医学在捷克共和国和中东欧地区的传播、推广和应用，支持中捷中医中心不断建设和发展。习近平主席访问捷克期间，中捷双方举行了一系列医药卫生领域的交流活动，如中医药学术论坛、中国传统气功、太极拳、八段锦教练活动等。捷方出版了1本用捷克文介绍中医药的专著，捷克总理索博特卡为该书撰写了第一篇文章。2015年，位于赫拉德茨－克拉洛韦大学附属医院的中国－捷克中医中心落成，成为两国卫生体系强强联手的最佳典范。

(新华社)

【首届中医药文化和健康产业国际论坛】 2016年8月19～20日，由甘肃省人民政府、国家中医药管理局主办，甘肃省卫生计生委、甘肃省中医药管理局、中国民族医药学会国际交流与合作分会、酒泉市人民政府、敦煌市人民政府共同承办的首届中医药文化和健康产业国际论坛在甘肃敦煌举办。全国30个省区市卫生计生和中医药管理部门负责人近300人参加论坛。

国家中医药管理局副局长闫树江出席开幕式并指出，通过加强中医药领域的国际合作，进一步促进人员交流和友好访问，一定能够不断增进和加深丝绸之路沿线各国对彼此文化的了解。这也将有助于各国民众对中医药有更加全面、深刻、准确、科学的理解和认识。"一带一路"沿线国家和地区大多具有各自不同民族特色和地域特点的传统医学。在推动中医药走向世界的同时，也应当努力实现中医药与当地传统医学的协同发展、互学互鉴、互利共赢。闫树江强调，中医药国际交流与合作的顺利开展，离不开强有力的顶层设计，需要建立多种形式的合作机制，因此加强政策沟通，破解影响中医药融入各国的政策性壁垒和技术性障碍，为开展中医药交流与合作营造良好的政策环境是十分必要的。近年来，各地在中医药对外交流与合作方面进行了大胆、有益的尝试，取得了可喜的成绩，希望不断总结经验，继续加强探索，创新合作模式，致力长远发展。

外交部原部长李肇星发来贺信表示，甘肃省具有中医药资源优势和"一带一路"国家卫生合作的基础，在构建人类健康命运共同体的今天，希望大家携起手来，继承好、维护好、发展好中医药学，并与世界其他医学体系交流借鉴，为增进世界各国人民的福祉作出更大贡献。

此次中医药文化和健康产业国际论坛是首届丝绸之路（敦煌）国际文化博览会的系列分项活动，遵循"传承、共享、创新、发展"宗旨，设中医药国际论坛、中医药文化和健康产业论坛，还安排中医药体验馆，展示甘肃中医药文化、智慧中医、敦煌医学等。

(赵维婷)

业

务

篇

一、政策法规与监督

【概述】 2016 年,政策法规与监督司在国家中医药管理局党组领导下,围绕 2016 年中医药工作要点及任务分工,以推动《中医药法》《中医药发展战略规划纲要 (2016 ~ 2030 年)》的出台和宣传贯彻落实为核心,科学统筹,突出重点,较好地完成年初确定的中医药立法、中医药政策研究、中医药标准化和中医药监督各项任务。

(陈沛沛)

【中医药推荐性标准集中复审工作完成】 2016 年,根据国家标准委《推荐性标准集中复审工作方案》文件要求,制订《中医药标准集中复审工作方案》,召开推荐性标准集中复审部署会,开展已发布的 37 项中医药国家标准、47 项中医药国家标准计划、9 项中医药行业标准的集中复审工作,按照业务领域细化中医、中药、针灸、中药材种子种苗 4 个专业标准化技术委员会的责任分工,确定复审时间表和程序。政策法规与监督司对提交的复审结论进行审核,各专业委员会采用函审或会审形式对各自承担的复审任务进行论证,相关专家对复审结论达成一致。在审查形式方面,采用会审形式的有 45 项,采用函审形式的有 48 项。在 37 项国家标准中,复审结论为继续有效的有 27 项,修订的有 10 项;在 47 项国家标准计划中,复审结论为继续有效的有 46 项,废止的有 1 项;9 项行业标准复审结论均为修订。

(陈沛沛)

【中医药标准化制度建设】 贯彻实施《深化标准化工作改革方案》《〈深化标准化工作改革方案〉行动计划 (2015 ~ 2016 年)》《关于培育和发展团体标准的指导意见》等文件精神,明确中医药标准工作改革思路,改革

中医药标准制修订工作机制,创新中医药团体标准的管理方式,积极支持培育中医药团体标准,加强对中医药团体标准事中事后监管,促进团体标准健康有序规范发展。

(陈沛沛)

【中医药重点领域标准制修订工作】 2016 年,一是开展中医病证分类与代码、中医临床诊疗术语、民族医病证分类与代码和临床诊疗术语、中医病证诊断疗效评价标准、中医医疗技术标准制修订工作;二是完成《针灸技术操作规范制修订技术导则》《针灸异常情况处理》《穴位贴敷用药规范》3 项国家标准上报国家标准委批准工作;三是完成针灸门诊基本服务规范和针灸临床实践指南制定及其评估规范 2 项国家标准报批稿、道地药材标准编制通则及道地药材标准等 35 项国家标准立项局内征求意见工作,送国家中医药管理局标准化专家技术委员会审议;四是对 2014 年中医药部门公共卫生服务补助资金中医药标准制修订项目进行督导。

(陈沛沛)

【中医药标准化支撑体系建设】 2016 年,一是加强中医药标准化研究机构建设,开展中医药标准化研究中心申报工作;二是加强对全国中医药标准化技术委员会的管理,指导推动 5 个全国中医药专业标准化技术委员会换届工作;三是深化中医药标准研究推广基地建设,开展中医药标准研究推广基地 (试点) 的自评工作;四是加强国家中医药管理局中医药标准化专家技术委员会建设,完善国家中医药管理局中医药标准化专家技术委员会章程;五是加快中医药标准化信息平台建设,开展中医药标准制修订网上工作平台和中医药标准化管理信息系统开发工作。

(陈沛沛)

【国家卫生计生委、国家中医药管理局《关于加强中医药监督管理工作的意见》发布】 2016 年 2 月 24

日,国家卫生计生委、国家中医药管理局联合发布《关于加强中医药监督管理工作的意见》(以下简称《意见》),进一步理顺中医药监督管理工作机制,明确中医药监督管理工作的具体内容,提出加强中医药监督能力建设具体措施。各地积极落实《意见》有关要求,多个省份中医药管理部门、卫生计生综合监督行政执法机构成立专门的中医监督处(科)室。

(黄莹)

【中医药监督知识与能力培训】 在中央财政支持下,2016 年各省(区、市)中医药管理部门陆续开展中医药监督知识与能力培训,重点对中医监督执法人员开展中医药相关法律法规和政策措施、中医药基本知识、中医药监督重点难点问题调查分析、中医药监督突发事件应对能力以及中医执法监督典型案例培训。

(黄莹)

【虚假违法中医医疗广告监测查处工作】 2016 年,国家中医药管理局政策法规与监督司继续开展报纸、杂志虚假违法中医医疗广告监测,通过对全国近 200 家平面媒体机构的 4100 余份报刊进行监测,发布 3 批报纸和 2 批杂志虚假违法中医医疗广告监测结果。据统计,2016 年虚假违法中医医疗广告条数与 2015 年相比下降 88.32%,广告监测工作成效显著。

(黄莹)

【《国家中医药管理局、国家认证认可监督管理委员会关于共同推进中医药健康服务完善中医药认证体系的合作协议》签署】 2016 年 1 月 18 日,国家卫生计生委副主任、国家中医药管理局局长王国强和国家质检总局副局长、国家认监委主任孙大伟共同签署《国家中医药管理局、国家认证认可监督管理委员会关于共同推进中医药健康服务完善中医药认证体系的合作协议》。双方商议共同建立健全认证认可工作部门间合作机制,对中医药认证工作

实行统筹规划和管理，共同开发适宜于中医药健康服务领域的认证制度，实行统一的认证标准、技术规范和合格评定程序，推动认证制度实施和结果采信。

（黄　莹）

【重点领域专项检查、治理工作】2016年6月5日，国家中医药管理局与国家卫生计生委联合印发《无证行医查处工作规范》。本规范适用于县级以上地方卫生计生行政部门、中医药管理部门及其监督执法机构依据法律、法规、规章对辖区内未经批准擅自开办医疗机构行医的单位和个人进行检查，依法追究其法律责任的行政执法活动。

2016年4～12月，国家卫生计生委、公安部、国家中医药管理局等多部门联合，以优质医疗资源相对集中的地区为重点，开展集中整治"号贩子"和"网络医托"专项行动，在全国范围内围剿通过互联网散布的"号贩子""医托"等有害信息，坚决遏制"号贩子"和"网络医托"猖獗态势，维护公平就医秩序。

2016年8月～2017年7月，围绕社会关注热点，针对媒体相继曝光的多起医疗服务领域侵害人民群众利益的案件，国家卫生计生委、国家中医药管理局联合开展医疗机构依法执业专项监督检查，重点查处一些医疗机构和医务人员依法执业意识不强，违法违规执业等行为。

（黄　莹）

【中医药"七五"普法】　为进一步深化中医药行业法治宣传教育，增强中医药行业广大干部职工法治观念，根据全国"七五"普法和卫生计生委"七五"普法规划要求，国家中医药管理局制订印发《中医药行业开展法治宣传教育第七个五年规划（2016～2020年）》（国中医药法监发〔2016〕29号）（以下简称《规划》）。《规划》指出中医药行业"七五"普法的指导思想、主要目标和工作原则，明确中医药行业法治宣传教育的主要任务和重点对象，

并提出具体工作措施要求。

为推动中医药行业"七五"普法规划落实，国家中医药管理局成立"七五"普法领导小组，加强中医药行业"七五"普法工作领导。同时，举办中医药行业"七五"普法座谈会暨2016年中医药普法培训班，总结中医药行业"六五"普法工作取得的成绩和存在的问题，对"七五"普法工作进行部署。

2016年，吉林省中医药管理局被评选为2011～2015年全国法治宣传教育先进单位，国家中医药管理局侯卫伟、浙江省中医药管理局徐伟伟被评选为2011～2015年全国法治宣传教育先进个人。

（任　艳）

【法治政府建设】　为深入推进国家中医药管理局法治政府建设，促进依法行政工作，根据中共中央、国务院《法治政府建设实施纲要（2015～2020年）》（中发〔2015〕36号），结合中医药工作实际，国家中医药管理局制订《国家中医药管理局关于贯彻落实〈法治政府建设实施纲要（2015～2020年）〉实施方案》（国中医药法监发〔2016〕30号）（以下简称《实施方案》）。《实施方案》从依法全面履行职能，完善依法行政制度体系，推进行政决策科学化、民主化、法治化，坚持严格规范公正文明执法，强化对行政权力的制约和监督，依法有效化解社会矛盾纠纷，全面提高政府工作人员法治思维和依法行政能力7个方面提出30项具体任务措施。对国家中医药管理局法治政府建设做出全面部署，并要求加强局党组对法治政府建设的领导，落实第一责任人责任，强化考核评价和督促检查，加强理论研究、典型示范和宣传引导。

（任　艳）

【法律顾问制度建设】　为加快推动法治政府建设，深入推进依法行政，国家中医药管理局根据中央办公厅、国务院办公厅《关于推行法律顾问制度和公职律师公司律师制度的意

见》（中办发〔2016〕30号）文件要求，制定印发《国家中医药管理局法律顾问工作规则》（国中医药法监发〔2016〕32号）（以下简称《工作规则》）。《工作规则》一是提出开展法律顾问工作的原则，确定设立法律顾问，建立以国家中医药管理局法制工作部门人员为主，聘请法学专家和律师参加的法律顾问队伍；二是对法律顾问的职责、条件、权利和义务进行规定；三是规定法律顾问的聘用形式和工作方式，鼓励法律顾问发挥咨询建议作用。通过建立法律顾问制度，充分发挥法律顾问在制定重大行政决策、推进依法行政方面的积极作用。

（任　艳）

【其他专项工作】　中医药立法工作、《中医药发展战略规划纲要（2016～2030年）》内容、《认证认可检验检测发展"十三五"规划》内容见专题篇。

二、医政工作

【概述】　2016年，中医医政工作坚定不移地贯彻落实党中央、国务院的决策部署，深入贯彻落实全国卫生与健康大会、全国中医药工作会议和全国中医医政工作会议精神，紧紧把握中医药振兴发展这个主题，扎实推进医改中医药工作和中医医政管理，各项工作取得积极进展。

突出顶层设计，主动沟通协调，在医改中完善中医药发展政策。根据医改总体部署和国家中医药管理局医改总体要求，注重推动重点领域和关键环节改革，让中医发挥好作用、跟得上步伐，并不断提高中医系统改革行动力和政策执行力。一是强化顶层设计。加强沟通协调，医改"十三五"规划较好反映了中医药改革要求，中央办公厅、国务院办公厅推广医改经验的若干意见将"发挥中医药服务优势"作为重要内容进行专章部署，新增综合医改试点省的实施方案充分体现了中

医药内容。二是推动政策落实。国家中医药管理局与国家卫生计生委联合开展医改调研督查，掌握各地中医药政策落实情况，提出加快落实意见。召开会议开展研讨，督促指导综合医改试点省同步推进中医药改革发展。三是推进公立医院综合改革。制订推进公立中医医院综合改革工作方案，指导各地综合推进改革，协调局属管医院积极参加北京市公立医院改革。四是完善分级诊疗政策机制。国家中医药管理局与国家卫生计生委联合扩大试点范围，在考核评价指标中明确中医药考核内容，制订冠心病等 5 个试点病种中医技术方案。国家中医药管理局与国家卫生计生委等部门联合制定推进家庭医生签约服务的指导意见，要求逐步实现每个家庭医生团队都要有 1 名能够提供中医药服务的医师或乡村医生。五是完善医保支付方式改革思路。在人社部文件中明确要求探索符合中医药特点的支付方式，在按病种付费政策中合理确定中医病种付费标准，把中医门诊优势病种门诊诊疗服务纳入按病种付费范围，鼓励中医药服务的提供和使用。

加强医疗管理，改善医疗服务，坚定促进中医药特色优势发挥。促进中医药特色优势和独特作用充分发挥，大力发展中医药服务并逐步规范管理，让人民群众获得感不断增强，是医政工作的永恒主题。一是完善医院评价监管机制。坚持发挥专家作用，强化巡查督导，通过对24省级医院巡查和6家医院巡查整改"回头看"，推动以查促改、以查促建。修订三级中医医院评审标准等文件，努力让医疗机构评价制度更加符合行业特点和地方实际。二是强化中药饮片规范合理使用。国家中医药管理局与国家卫生计生委联合开展医疗机构中药饮片管理专项检查，强化饮片质量安全管理。组织开展中药配方颗粒使用政策研究，推动在相关管理改革中保持中医药特色优势。三是明确重点专科"十三五"建设思路。对重点专科建设提档升级，制订区域中医（专科）

诊疗中心遴选方案和标准，专科建设顶层设计进一步明晰。四是推进诊疗模式创新。将诊疗模式创新融入行业发展规划等顶层制度安排，进一步扩大试点范围，推广成熟试点模式和经验，推动多专业联合诊疗、中医综合治疗模式创新。五是加强中医应急和传染病防控。修订寨卡病毒病、黄热病中医诊疗专家共识，印发《艾滋病（成人）中医诊疗方案》，提出"十三五"期间遏制和防治艾滋病中医药指标任务，推进重大疾病中医药防治。六是持续改善医疗服务。国家中医药管理局与国家卫生计生委深入实施进一步改善医疗服务行动计划，加强中医系统行风建设，妥善处理"中药配方颗粒回扣门"等事件，改进医疗服务，推进"九不准"落实，构建和谐医患关系。

注重强基固本，促进资源下沉，持续提升基层中医药服务能力。坚持以问题和需求为导向，落实医改强基层、补短板要求和分级诊疗制度安排，进一步强化基层中医药服务供给，扩大了医改惠民效果。一是提升工程"十二五"任务圆满完成，"十三五"行动计划正式启动。经过 3 年多的统筹谋划和持续推进，截至 2015 年底，已有 91% 社区卫生服务中心、93% 乡镇卫生院、81% 社区卫生服务站和 60% 村卫生室能够提供中医药服务，越来越多的群众能够就近公平看中医、用中药，提升工程"十二五"目标任务基本完成。国家卫生计生委等 5 部门顺应基层发展需求，联合启动"十三五"行动计划，着手打造提升工程"升级版"。二是基层先进单位建设持续推进。鼓励各地创建基层先进单位，启动 2016～2018 年新一周期创建工作，引导各地政府更加重视中医药发展；委托各省对期满单位组织复审，38 个先进单位获得重新确认。三是抓好基层中医馆项目建设。制定乡镇卫生院、社区卫生服务中心中医综合服务区（中医馆）建设指南，督促各地出台统一标准，国家中医药管理局医政司与规财司共同打造基层中医项目品牌。四是

推进对口帮扶基层工作。国家中医药管理局与国家卫生计生委等部门开展三级医院对口帮扶贫困县县级医院工作，314 家县级中医医院纳入国家重点帮扶范围。国家中医药管理局与国家卫生计生委等部门开展"服务百姓健康行动"全国大型义诊活动周，同步帮扶基层医疗机构提升中医药服务能力，覆盖所有重点贫困县。

顺应健康需求，拓展服务领域，积极推动中医药健康服务和中西医结合发展。着眼医学发展新趋势、社会发展新要求，以满足群众多元化、多层次健康服务为着力点，注重延伸中医服务，促进中西医融合，推动中医药发展。一是发展中医养生保健服务。强化政策研究和经验交流，推动促进中医养生保健服务发展的指导意见等文件贯彻落实。组织创建中医养生保健基地，支持社会力量举办规范的中医养生保健机构。二是实施治未病健康工程。结合医院巡查等工作，推动中医医院治未病科室建设；研究医疗机构治未病功能定位及业务划分，探索分级分类开展治未病服务模式和途径。三是推进中医药健康养老服务。国家中医药管理局会同有关部门制定促进中医药健康养老服务发展的实施意见，推动中医药健康养老服务从医疗与养老结合向养生保健与养老结合延伸和拓展。四是筹备社会办中医试点。制定试点任务清单，完善候选试点地区工作方案，着力在社会办中医政策等方面有所突破。五是推进中西医结合。围绕中医诊疗具有优势的重大疑难疾病及传染性疾病，国家中医药管理局与国家卫生计生委共同启动中西医临床协作试点申报；推广综合医院发展中医药好的做法和经验，继续开展示范单位创建，促进中医药服务在综合医院等医疗机构的发展。

（严华国）

【"十三五"医改规划起草工作】
国家中医药管理局积极参与"十三五"医改规划起草，做好医改中医药工作顶层设计，5 项基本医疗卫生制度注入更多"中医药元素"。"十

三五"医改规划共33处专门部署中医药改革任务。如在"建立科学合理的分级诊疗制度"中明确指出"实施中医药传承与创新工程，推动中医药服务资源与临床科研有机结合，加强中医适宜技术应用，充分发挥中医药在治未病、重大疾病治疗和疾病康复中的重要作用。""实施基层中医药服务能力提升工程'十三五'行动计划"等。在"建立科学有效的现代医院管理制度"中提出"重点提高中医体现医务人员技术劳务价值的项目价格。在公立医院综合改革中统筹考虑中医药特点，建立有利于中医药特色优势发挥的运行新机制。"在"建立高效运行的全民医疗保障制度"中提出"继续落实对中医药服务的支持政策，逐步扩大纳入医保支付的医疗机构中药制剂和针灸、治疗性推拿等中医非药物诊疗技术范围，探索符合中医药服务特点的支付方式，鼓励提供和使用适宜的中医药服务。"在"建立规范有序的药品供应保障制度"中提出"在国家基本药物目录中坚持中西药并重。推动中药生产现代化和标准化，实现药品医疗器械质量达到或接近国际先进水平，打造中国标准和中国品牌。完善中药政策，加强中药材质量管理，鼓励中药饮片、民族药的临床应用。"在"统筹推进相关领域改革"中提出"实施中医药传承与创新人才工程，促进中医药传承与发展，建立健全中医师承教育制度。促进中医药健康服务发展，推进中医药与养老、旅游等融合发展，实现中医药健康养生文化的创造性转化、创新性发展"，更好地发挥中医药特色优势。

（严华国）

【深化医改中医药工作】　制订实施《近期推进公立中医医院综合改革工作方案》，综合采取政策研究、政策培训、试点探索、督导落实、监测通报和经验交流等多种措施，推进公立中医医院综合改革全面深化。国家中医药管理局与国家卫生计生委对31个省（区、市）医改中医药政策落实情况进行联合调研督查，并分别在书面反馈意见中有针对性地提出加快落实公立中医医院综合改革各项政策措施，加快推进中医药改革发展的具体政策要求。印发《医改中医药工作监测方案》（国中医药办医政发〔2016〕29号），启动监测工作，对各地贯彻落实情况进行适时监测。国家中医药管理局与国家卫生计生委联合印发《关于尽快确定医疗费用增长幅度的通知》（国卫办体改函〔2016〕645号），建立医疗费用监测体系，要求各地制定差别化的中医医院控费指标，合理确定中医医院医疗费用增幅。

制订《2016年联系推进国家综合医改试点省中医药改革工作方案》。2016年新增7个局领导联系推进国家综合医改试点省，加强局省沟通协调，在新增综合医改试点省的改革实施方案中体现中医药内容。以推进试点省公立中医医院综合改革为重点，继续开展常态化的联系、指导、协调和研讨、交流工作，在试点省率先探索有利于中医药特色优势发挥的公立中医医院运行新机制。综合医改试点工作对中医药改革发展推动力巨大，各地改革都取得积极进展。

国家中医药管理局与国家卫生计生委继续实施"进一步改善医疗服务行动计划"，实施10次重点任务推动各级各类中医医疗机构围绕群众看病就医反映强烈的问题，进一步优化医疗资源配置，改善医疗服务流程，提高医疗服务质量。将行风建设和纠风工作与大型中医医院巡查紧密结合，将医疗服务、反腐倡廉建设作为重点巡查内容，推动三级中医医院始终把加强医德医风建设、落实医疗卫生行风建设"九不准"等规定和改进医疗服务、保障质量安全放在突出位置。

2016年监测显示，医改中医药工作取得积极进展，绝大多数公立中医医院同步开展综合改革，有利于中医药特色优势发挥的改革运行机制正在建立，中医药惠民效果得到不断放大。一是绝大多数地区落实了国办《关于全面推开县级公立医院综合改革的实施意见》《关于城市公立医院综合改革试点的指导意见》中明确的各项中医药政策措施。在中药饮片政策落实方面，99.0%的地市取消药品加成不含中药饮片，99.0%的地市计算药占比时不含中药饮片，96.4%的地市执行中药饮片采购政策。在中医医疗服务价格方面，63.0%的地市调整中医医疗服务价格。在医保政策落实方面，大多数地市将中药制剂和针灸、治疗性推拿等中医非药物诊疗技术纳入医保基金支付范围，不少地区还采取提高报销比例、降低报销起付线的方式鼓励中医药服务提供和使用。在推动分级诊疗制度建设方面，42.4%的公立中医医院开展纵向、紧密型医疗联合体建设，通过人才、技术、管理等优质资源纵向流动，提升基层中医药服务能力。二是围绕鼓励中医药服务提供和使用探索出不少好的做法和经验。在医保支付政策方面，部分地区积极探索发挥医保支付方式的引导作用促进中医药特色优势发挥，甘肃等地区在单病种付费中实施中西医治疗同病同价；山东、湖南等地区开展中医优势病种付费方式改革，大幅提高中医诊疗优势病种医保支付标准（低于西医诊疗费用）；安徽和山东青岛等地区将中医门诊优势病种纳入门诊大病统筹。在医疗服务价格调整方面，甘肃、江苏等地区专门设置中医辨证论治费（中医诊查费），高于西医诊查费部分由医保支付；山东等地区增设中医辨证论治费和中药饮片调配费，以进一步体现中医药人员技术劳务价值。在落实政府投入政策方面，各地在同步增加财政对中医医院投入、落实6项办医主体责任的基础上，采取提高中医床位补助标准、对中医药门诊人次和中医药住院床日进行财政补助等多种形式对公立中医医院投入予以倾斜。三是中医药惠民效果进一步放大。随着公立医院综合改革的不断深化，中医药临床疗效确切、预防保健作用独特、治疗方式灵活、费用相对低廉的特色优势得到进一步发挥。中医药以较低的投入，提供与资源份额相比较高的服务份额。2015 年，全国中医类医疗卫生机构总诊疗人次达 9.1 亿，全国中医类医疗卫生机构出院人数 2691.5 万人，相比 2009 年，中医类医疗机构诊疗服务量占医疗服务总量由 14.3% 上升到 15.7%。2015 年，公立中医类医院比公立医院门诊次均费用低 11.5%，住院人均费用低 24.0%。中医药除在常见病、多发病、疑难杂症的防治中贡献力量外，在重大疫情防治和突发公共事件医疗救治中也发挥了重要作用。

（严华国）

【医改中医药工作经验推广】 2016 年 11 月，中共中央办公厅、国务院办公厅转发《国务院深化医药卫生体制改革领导小组关于进一步推广深化医药卫生体制改革经验的若干意见》（厅字〔2016〕36 号，以下简称《意见》），将"发挥中医药服务优势。加强基层医疗卫生机构中医馆建设，推行中医药综合服务模式，广泛推广运用中医药适宜技术，充分发挥中医药在常见病、多发病和慢性病防治中的作用。在提高中医医疗服务价格、体现中医药技术劳务价值的基础上，合理确定中医按病种支付标准。对基层中医药服务体系不健全、能力较弱的地区，将中医医院的门诊中医诊疗服务纳入首诊范围，满足人民群众首诊看中医的需求。创新中医诊疗模式"作为第 19 条经验，要求各地推广落实。国家中医药管理局高度重视推广深化医药卫生体制改革经验工作，按照《意见》部署，围绕"发挥中医药服务优势"开展经验推广工作。在 2016 年度联系推进国家综合医改试点省中医药改革工作交流研讨会上，要求各地把落实《意见》作为工作的重要内容，因地制宜地贯彻和推广医改经验，并在此基础上继续大胆探索、努力挖掘和创造更多更好的经验。

（严华国）

【家庭医生签约服务工作】 2016 年 5 月，国务院医改办印发《关于推进家庭医生签约服务指导意见的通知》（国医改办发〔2016〕1 号），明确提出"逐步实现每个家庭医生团队都有能够提供中医药服务的医师或乡村医生"。国家中医药管理局采取综合措施，推动在家庭医生签约服务中发挥中医药作用。

一是将推进家庭医生签约服务纳入《基层中医药服务能力提升工程"十三五"行动计划》（国中医药医政发〔2016〕33 号），要求各地采取多种措施加强家庭医生团队的中医药知识与技能培训。鼓励综合医改试点省率先探索制定适合家庭医生使用的中医基本医疗服务包，推广针对常见病、多发病诊治的中医药适宜技术。二是加强中医类别全科医生培养。截至 2016 年底，经岗位培训和转岗培训，共培训中医类别全科医生 3 万余人；经规范化培训，共培训 3400 余人。在乡村全科执业助理医师资格考试试点中，探索不再区分中医和西医，由 1 个全科医生同时提供中西医两法的培养和考试模式。三是探索提供个性化的中医药治未病服务。制订形成一批针对特定健康状态人群特别是老年人、儿童、孕产妇、亚健康等重点人群的中医治未病调理方案并大力推广应用。借助家庭医生平台开展中医药科普宣传及健康教育活动，向居民推广起居调养、药膳食疗、情志调摄、四时养生和传统医学健康活动等自我保健方法，推动形成具有中医药特色的健康生活方式。

（严华国）

【完善国家综合医改试点省中医药改革工作联系推进机制】 制订《2016 年联系推进国家综合医改试点省中医药改革工作方案》，推动地方同步推进公立中医医院综合改革、中医药协同推进分级诊疗制度建设、探索鼓励使用中医药的医保支付方式改革等作为 2016 年联系推进国家综合医改试点省中医药改革工作的重点内容，明确每位局领导负责联系 2 ~ 3 个国家综合医改试点省，并确定相关司作为联系司，指导 11 个国家综合医改试点省全面推进医改中医药工作。2016 年重点协调新增综合医改试点省完善

工作方案，推动充实中医药改革内容，落实国家相关中医药政策。

2016 年 12 月，组织召开 2016 年度联系推进国家综合医改试点省中医药改革工作交流研讨会。上海等 7 个 2016 年确定的综合医改试点省汇报了中医药改革进展，注重在本地区综合医改顶层设计中完善中医药改革思路和方案，明确改革任务和路径。江苏等 4 个 2015 年确定的综合医改试点省汇报了 2016 年推进中医药改革的新举措和新亮点。国家卫生计生委副主任、国家中医药管理局局长王国强从积极参与分级诊疗制度建设、推进公立中医医院综合改革、探索符合中医药特点的医保支付方式和切实改善群众就医体验等方面明确提出改革任务要求。

（严华国）

【全国医疗机构中药饮片管理专项检查工作】 国家中医药管理局与国家卫生计生委联合印发《全国医疗机构中药饮片管理专项检查方案》（国中医药办医政发〔2016〕23 号），开展全国医疗机构中药饮片管理专项检查工作。全国各级各类医疗机构认真落实各项工作措施，通过自查自纠摸清医疗机构中药饮片管理情况，梳理中药饮片管理各个环节，发现问题及时整改。除西藏自治区外，全国 30 个省（区、市）共检查 119007 家医疗机构中药饮片管理工作，国家中医药管理局对 10 个省份 51 家医疗机构的中药饮片管理工作进行抽查。

（董云龙）

【大型中医医院巡查工作】 按照 2015 ~ 2017 年大型中医医院巡查工作总体安排，继续坚持问题导向，突出发挥专家作用，强化巡查督导检查，国家中医药管理局组织完成 24 家省级中医医院巡查任务，对 6 家中医医院进行巡查整改"回头看"。

（邸媛媛）

【中医诊疗模式创新工作】 将中医诊疗模式创新融入深化医改、行业

发展规划等顶层制度安排，统筹推进中医诊疗模式创新试点工作，确定第二批全国中医诊疗模式创新试点单位名单，第一、二批40家试点单位围绕多专业联合诊疗、中医综合治疗大胆创新，积极实践，探索符合中医学术特点、有利于中医特色优势发挥、方便人民群众看病就医的诊疗模式。截至2016年6月底，40个试点单位建有多专业联合诊疗平台80余个，门诊均建有中医综合治疗区，82%的临床科室设有中医综合治疗室，较好地落实"以病人为中心"的服务宗旨，提高诊疗效率和医疗服务质量。

（邝媛媛）

【中医药应急和传染病防控工作】
认真落实新发突发重大传染病联防联控工作机制部署，组织修订寨卡病毒病、黄热病等疾病中医诊疗专家共识，并纳入国家卫生计生委相关诊疗方案。印发洪涝灾害疾病防治中充分发挥中医药作用的通知，指导各地做好中医药防治。国家中医药管理局与国家卫生计生委联合印发《艾滋病（成人）中医诊疗方案》，加强临床骨干培训，提高中医药防治艾滋病能力水平；继续开展调研督导，提出"十三五"期间国家遏制和防治艾滋病中医药指标任务，推进中医药防治艾滋病工作。

（孟庆彬）

【"服务百姓健康行动"义诊周活动和"慈善医疗济困行动"】　一是以"传承长征精神，义诊服务百姓"为主题，国家中医药管理局与国家卫生计生委、中央军委后勤保障部卫生局联合开展"服务百姓健康行动"全国大型义诊周活动。义诊周期间，全国中医系统共有7450个中医医疗机构（含中医医院、中医门诊部等）的7.16万名医务人员参加活动，义诊群众151.3万人次，收住院1.92万人次，为患者减免医药费1144.5万元，覆盖所有国家级和省级重点贫困县，受到人民群众和社会好评。二是与中华慈善总会联合开展第十期"慈善医疗济困行动"，向全国中

医医院尤其是中西部地区捐助捐赠磁共振、彩超、监护仪等大型医疗设备和中医诊疗设备，总价值达2.5亿元。

（李　素）

【中西医结合工作】　国家中医药管理局与国家卫生计生委、中央军委后勤保障部卫生局联合召开全国综合医院中医药工作经验交流视频会议，总结综合医院中医药工作，交流经验，部署重点任务，提出卫生计生和中医药工作者践行五大发展理念以及围绕服务健康中国建设需要努力推进的6个方面重点工作。深入开展综合医院中医药工作专项推进行动，推进综合医院、专科医院和妇幼保健院中医药基础条件和业务建设，进一步落实各项及中医药政策措施落实。新增一批全国综合医院、专科医院妇幼保健机构中医药工作示范单位，全国已有609所医疗机构成为示范单位。国家中医药管理局联合国家卫生计生委继续举办妇幼保健机构中医医疗技术推广及中成药合理应用培训班，培训数百名妇科儿科中医药骨干专家。国家中医药管理局与国家卫生计生委等5部门印发的《关于加强生育全程基本医疗保健服务的若干意见》中，将"中西医并重，促进妇幼保健与中医药融合服务"作为重点内容独立列出。在全国爱卫办印发的《关于开展健康城市健康村镇建设的指导意见》中体现中医药内容。围绕中医诊疗具有优势的重大疑难疾病及传染性疾病，开展中西医临床协作试点申报工作。完成4所大型中西医结合医院巡查工作。修订三级中西医结合医院评审标准，进一步完善中西医结合医院评审评价指标体系。全国中西医结合医院共510所，床位达89074张，比2015年度增长13.3%，门诊服务年总诊疗人次为5927.3万，比2015年度增长9.7%，出院人次227.5万人，比2015年度增长12.6%。（数据来自2017年中医药季度统计资料）

（李　素）

【少数民族医药工作】　起草《关于加强少数民族医药事业发展的若干意见》，对国家规划促进少数民族医药发展内容进行细化和延伸，提出新时期少数民族医药事业发展的任务和要求。指导民族医医疗机构和民族医特色专科提升服务能力，完成2所大型民族医医院巡查工作。修订三级民族医医院评审标准，进一步完善民族医医院评审评价指标体系。截至2016年底，全国民族医医院共266所，其中，蒙医医院72所，藏医医院99所，维医医院45所，其他民族医医院50所；民族医医院床位达26484张，比2015年度增长4.23%；门诊服务年总诊疗人次为968.7万，比2015年度增长0.20%，出院人次58.8万，比2015年度增长5.40%。（数据来自2017年中医药季度统计资料）

（李　素）

【中医医师管理制度改革】　完成2016年中医类别医师资格考试。全国共有15.8万人通过中医类别医师资格考试审核，涉及23个专业。哈萨克医医师资格考试试点继续开展。中医类别医师资格考试雷同率稳步下降。截至2016年底，全国通过考试和认定取得中医类别医师资格的共108.2万人，其中，中医专业83.3万余人，中西医结合专业22.6万余人，民族医专业2.3万余人，共有72.8万人经注册取得执业资格。

中医类别医师资格准入及管理制度改革稳步推进。浙江、福建、广西、重庆、四川、贵州、云南、甘肃和宁夏9个考区试点实施乡村全科执业助理医师资格考试试点，共2万人参加考试，通过人数为7282人，充实了基层医疗服务人员队伍。中医类别中医、中西医结合专业医师资格考试首次实施固定合格分数线。《国家医师资格考试实践技能考试基地管理办法（试行）》出台，同步规范中医实践技能考试基地管理。广西、内蒙古考区在中医执业助理综合笔试中进行计算机化考试试点，降低考试雷同率。《计算

机化考试考场设置标准（试行）》出台，进一步明确包括中医系统开展机考的相关要求。分阶段考试第一阶段考试实证研究在北京、南京、上海、天津、黑龙江、陕西、成都、广州8所中医药大学开展，共2276人报名考试，促进教育和考试协同发展。充分考虑少数民族医医师资格考试的特殊性和面临的困难，调研论证少数民族医医考改革各项任务的可行性及工作思路。开展中医类别医师资格准入及执业管理制度改革调研，形成《中医药法》中医医师管理制度相关条款建议。

（李 素）

【2015年全国综合医院、妇幼保健院中医药工作示范单位名单】

一、2015年全国综合医院、妇幼保健院中医药工作示范单位名单（复审单位）

北京市

　中国医学科学院北京协和医院

　北京大学人民医院

　首都医科大学附属北京朝阳医院

　首都医科大学附属北京儿童医院

天津市

　天津市第二人民医院

　天津市第四中心医院

河北省

　石家庄市第五医院

　承德医学院附属医院

　邢台市人民医院

山西省

　山西省人民医院

　山西省肿瘤医院

　长治市第二人民医院

辽宁省

　沈阳市第六人民医院

　沈阳市精神卫生中心

　大连市中心医院

吉林省

　吉林省肿瘤医院

　长春市儿童医院

黑龙江省

　黑龙江省医院

　大庆油田总医院

　鹤岗矿业集团总医院

上海市

　复旦大学附属中山医院

　复旦大学附属华山医院

　上海市普陀区中心医院

江苏省

　南京鼓楼医院

　连云港市第一人民医院

浙江省

　杭州市萧山区第一人民医院

　丽水市人民医院

安徽省

　安徽省立医院

　蚌埠市第三人民医院

　阜阳市颍泉人民医院

江西省

　南昌大学第一附属医院

　九江市第一人民医院

　江西省妇幼保健院

山东省

　临沂市人民医院

湖北省

　湖北民族学院附属民大医院

　荆州市中心医院

　武汉市妇女儿童医疗保健中心

湖南省

　中南大学湘雅医院

　湘潭市中心医院

　安化县人民医院

广东省

　广东省人民医院

　中山大学附属肿瘤医院

　南方医科大学附属南方医院

　广州市第一人民医院

广西壮族自治区

　广西壮族自治区人民医院

　广西医科大学第一附属医院

　桂林医学院附属医院

四川省

　四川大学华西医院

　成都市第七人民医院

　泸州市人民医院

　宜宾市第二人民医院

重庆市

　重庆医科大学附属第一医院

　重庆三峡中心医院

　重庆市垫江县人民医院

贵州省

　贵州医科大学附属医院

云南省

　云南省第二人民医院

　丽江市人民医院

甘肃省

　兰州市第二人民医院

　张掖市人民医院

　武山县人民医院

宁夏回族自治区

　平罗县人民医院

军队系统

　沈阳军区总医院

　沈阳军区第210医院

　北京军区白求恩国际和平医院

　兰州军区乌鲁木齐总医院

　济南军区总医院

　南京军区福州总医院

　广州军区广州总医院

　成都军区昆明总医院

　空军总医院

　第二军医大学第一附属医院

　第三军医大学第一附属医院

　第四军医大学第一附属医院

　解放军总医院

　第302医院

　武警总医院

二、2015年全国综合医院、妇幼保健院中医药工作示范单位名单（新申报单位）

北京市

　北京大学第三医院

天津市

　天津市第一医院

　天津市西青医院

　天津市北辰医院

河北省

　邯郸市中心医院

　玉田县医院

　故城县医院

　石家庄市妇幼保健院

山西省

　临汾市人民医院

　清徐县人民医院

吉林省

　吉林大学第一医院

黑龙江省

　牡丹江医学院红旗医院

上海市

　上海交通大学医学院附属瑞金医院

　复旦大学附属金山医院

　上海市闸北区中心医院

　上海市虹口区江湾医院

江苏省

　南通市第三人民医院

淮安市第二人民医院
新沂市人民医院
浙江省
　湖州市中心医院
　台州市立医院
　奉化市溪口医院
安徽省
　宿州市立医院
　亳州市人民医院
福建省
　厦门市第五医院
　晋江市医院晋南分院
　宁德市医院
　连城县医院
江西省
　赣州市立医院
　景德镇市皮肤病医院
　都昌县人民医院
山东省
　青岛经济技术开发区第一人民医院
　菏泽市牡丹人民医院
河南省
　郑州市第二人民医院
　焦作市第二人民医院
　温县人民医院
广东省
　深圳市宝安区松岗人民医院
　深圳市儿童医院
　佛山市禅城区中心医院
　佛山市顺德区桂洲医院
　东莞市大岭山医院
　云浮市人民医院
广西壮族自治区
　资源县人民医院
　鹿寨县妇幼保健院
　梧州市妇幼保健院
四川省
　四川省科学城医院
　西充县人民医院
　珙县人民医院
　渠县人民医院
重庆市
　重庆市黔江中心医院
　重庆市沙坪坝区青木关医院
贵州省
　遵义市第四人民医院
　安顺市人民医院
　德江县人民医院
　贵阳市妇幼保健院

云南省
　云南省第一人民医院
　昆明医科大学第二附属医院
　玉溪市人民医院
　楚雄州人民医院
　文山州广南县人民医院
陕西省
　汉阴县人民医院
　宝鸡市妇幼保健院
甘肃省
　酒泉市人民医院
　灵台县人民医院
　金川公司医院
　平凉市妇幼保健院
新疆维吾尔自治区
　新疆维吾尔自治区职业病医院
　昌吉回族自治州人民医院
　克孜勒苏柯尔克孜自治州人民医院
　新疆维吾尔自治区妇幼保健院
军队系统
　济南军区第401医院
　南京军区第174医院
　武警后勤学院附属医院

（胡　楠）

【其他专项工作】　基层中医药服务能力提升工程、中医养生保健服务见专题篇。

三、人才培养工作

【概述】　2016年中医药教育管理工作认真贯彻落实党的十八大、十八届三中、四中、五中、六中全会、全国卫生与健康大会精神和习近平总书记等中央领导关于中医药工作的重要指示精神，严格按照2016年全国中医药工作会议的统一部署，坚持医教协同、传承创新，强化中医药人才培养顶层设计，深化中医药教育综合改革，扎实推进中医住院医师规范化培训工作，健全完善中医药师承教育制度，强化中医药继续教育过程管理，切实加强中医药人才队伍建设，提升中医药人才队伍整体素质，为中医药事业振兴发展提供人

才保障。

（张欣霞、周景玉、曾兴水、陈令轩）

【省部局共建中医药院校工作】
2016年5月，国家中医药管理局与江西省人民政府签署共建江西中医药大学协议。2016年6月，国家中医药管理局与西藏自治区人民政府签署共建西藏藏医学院协议。2016年7月，国家中医药管理局与云南省人民政府、贵州省人民政府分别签署共建云南中医学院、贵阳中医学院协议。2016年10月，国家中医药管理局与甘肃省人民政府签署共建甘肃中医药大学协议。省局共建中医药院校已达13所。

（周景玉、陈令轩）

【农村订单定向医学生免费培养工作】　国家中医药管理局会同教育部等相关部门，联合印发《教育部等6部门关于进一步做好农村订单定向医学生免费培养工作的意见》，完成2016年农村订单定向免费医学生招生培养计划制订工作，招收中医、民族医类专业本科生1200人。

（周景玉、陈令轩）

【职业院校专业改革与实践项目】
由全国中医药职业教育教学指导委员会、全国中医药职业技术教育学会牵头，部分中医药职业院校承担的职业院校中药学专业顶岗实习标准、中医医疗服务行业人才需求与专业设置指导报告等2项职业院校专业改革与实践项目结项，并通过教育部组织的专家验收。

（周景玉、陈令轩）

【中等职业学校中医类专业招生管理工作】　总结梳理"十二五"期间中等职业学校中医药专业招生就业情况，国家中医药管理局联合教育部制定《关于加强中等职业学校中医类专业招生管理和人才培养的意见》，继续保留30所中等职业学校中医类专业招生，公布2016年招生备案计划9112名。

（周景玉、陈令轩）

【中医药传承与创新"百千万"人才工程】 2016年，在原中医药传承与创新人才工程方案基础上，进一步突出高层次人才培养，组织制订中医药传承与创新"百千万"人才工程实施方案，得到中组部人才工作局的充分肯定和财政部的大力支持。

（张欣霞、曾兴水）

【全国中药特色技术传承人才培训】 2016年组织630名全国中药特色技术传承人才培训项目培养对象进行游学轮转学习，并开展年度考核工作。

（张欣霞、曾兴水）

【健康服务示范专业点遴选工作】 国家中医药管理局联合教育部、国家卫生计生委、国家食品药品监管总局确定并公布中医、针灸推拿、中医康复、中药等15个中医药类专业点作为健康服务示范专业点，积极推动中医药职业学校加强示范专业点建设。

（周景玉、陈令轩）

【全国中医药传承博士后出站考核】 国家中医药管理局委托中国中医科学院开展全国中医药传承博士后出站考核工作，94名传承博士后通过出站考核。

（张欣霞、曾兴水）

【2016年度国家级中医药继续教育项目】 实施2016年度国家级中医药继续教育项目1181项，培训中医药专业技术人员近15万人次，并对项目执行情况进行公示。组织举办人力资源社会保障部专业技术人才知识更新工程2016年高级研修项目2项，免费培训150名中医儿科紧缺人才及中医、中西医结合防治呼吸病高级人才。

（张欣霞、曾兴水）

【国家中医药优势特色教育培训基地建设】 对国家中医药优势特色教育培训基地（中药）2015年培训情况进行公示，加强培训基地培训质量管理，每季度定期公布培训计划。

（张欣霞、曾兴水）

【中医住院医师规范化培训工作】 国家中医药管理局委托中国医师协会承担中医住院医师规范化培训日常管理工作，成立中国医师协会中医住院医师规范化培训专家委员会，规范和加强培训管理。2016年下达中医住院医师规范化培训计划8000名，组织制订中医住院医师规范化培训评估方案、指标体系，对全国30个省级中医药管理部门、36家基地进行评估，促进培训质量提升。国家中医药管理局会同国家卫生计生委等相关部门，继续做好中医类别助理全科医生培养及全科医生特岗计划，2016年下达中医类别助理全科医生培养计划1375名。国家中医药管理局联合教育部、国家卫生计生委印发实施《关于加强医教协同做好临床医学硕士专业学位研究生培养与住院医师规范化培训衔接工作的通知》。组织专家研究论证中医医师专科规范化培训相关工作。

（周景玉、陈令轩）

【第三批全国优秀中医临床人才研修项目结业考核】 完成第三批全国优秀中医临床人才研修项目结业考核工作，公布500名第三批全国优秀中医临床人才名单。

（张欣霞、曾兴水）

【传承工作室建设】 完成210个2012年全国名老中医药专家传承工作室及64个全国中医学术流派传承工作室建设项目验收工作。新增建设122个2016年全国名老中医药专家传承工作室及102个2016年全国基层名老中医药专家传承工作室。

（张欣霞、曾兴水）

【全国老中医药专家学术经验继承工作】 完成第五批全国老中医药专家学术经验继承工作结业考核及专业学位授予，1435名继承人出师，出师率97.22%，其中700名继承人获得临床医学（中医师承）专业学位。启动第六批继承工作，明确第六批继承人以同等学力申请中医专

业学位。

（张欣霞、曾兴水）

【全国中医护理骨干人才培训】 完成2015年全国中医护理骨干人才培训项目结业考核，培养556名全国中医护理骨干人才。遴选确定478名2016年项目培养对象。

（张欣霞、曾兴水）

【2016年全国职业院校技能大赛——中药传统技能大赛（高职组）】 2016年全国职业院校技能大赛——中药传统技能赛项于2016年5月在江苏连云港举办。来自25个省（区、市）的101名选手通过中药性状鉴别、中药真伪鉴别、中药调剂（含审方）、中药炮制4个项目展开个人赛。竞赛评选出一等奖10名、二等奖20名、三等奖30名和10名优秀指导老师。

（周景玉、陈令轩）

【全国中医药职业院校技能大赛——2016′针灸推拿技能大赛】 全国中医药职业教育技能大赛——2016′针灸推拿技能大赛于2016年10月在湖北荆州举办。来自全国25所学校的26支代表队104名选手参加大赛，分高职组和中职组，通过画经点穴、针灸操作技术、常用推拿手法（成人推拿手法）、保健按摩和健身功法技术5个大项目进行竞赛。大赛共颁发个人单项奖132个，集体奖18个，个人全能奖32名，团体奖18名。

（周景玉、陈令轩）

【人力资源社会保障部、国家卫生计生委、国家中医药管理局启动国医大师、全国名中医评选表彰】 经中央批准，人力资源社会保障部、国家卫生计生委、国家中医药管理局印发《关于评选国医大师、全国名中医的通知》（人社部函〔2016〕282号），拟评选国医大师荣誉称号获得者30名，全国名中医荣誉称号获得者100名，国医大师享受省部级先进工作者和劳动模范待遇。

（宋丽娟、陶赟）

【中医药管理干部提升治理能力培训班】　2016年10月17～19日，国家中医药管理局举办《中医药发展战略规划纲要（2016～2030年）》专题培训暨中医药管理干部提升治理能力培训班。各省（区、市）中医药工作协调机制召集人，中医药管理局有关负责人，副省级市中医药管理部门负责人，国家中医药综合改革试验区有关负责人，国家中医药管理局机关处级以上干部、直属单位班子成员、中国中医科学院二级院所局管干部等180余人参加培训。培训课程围绕习近平总书记在全国卫生与健康大会的重要讲话精神，中医药发展战略规划纲要，中医药在健康中国建设中的重要意义，中医药振兴发展的路径、方法4个模块进行设计，坚持需求导向、目标导向和问题导向，突出经济社会发展的新形势、新要求和当前中医药重点工作。国家卫生计生委副主任、国家中医药管理局局长王国强出席开班式并作专题辅导报告。国家中医药管理局副局长于文明、马建中、王志勇、闫树江通过不同形式分别做专题辅导报告，中央人才工作协调小组办公室主任、中组部人才工作局局长孙学玉围绕深化人才体制机制改革做专题报告。

（宋丽娟、陶　赞）

【第四期中医医院职业化管理高级研修班】　2016年5月，由国家中医药管理局举办、中国中医科学院承办的第四期中医医院职业化管理高级研修班开班，共招收来自全国三级中医院的院长81人。研修班历时7个月，共进行4次集中学习。2016年12月，研修班结业式在北京举行，国家中医药管理局副局长马建中作重要讲话。

（宋丽娟、陶　赞）

【其他专项工作】　《中医药人才发展"十三五"规划》、新中国中医药高等教育60年系列活动见专题篇。第十三届全国中医药高等院校传统保健体育运动会见会议活动篇。

四、科技工作

【概述】

一、围绕科技体制改革，加强顶层设计，落实中医药科技发展任务

紧紧围绕《中华人民共和国国民经济和社会发展第十三个五年规划纲要》《中医药发展战略规划纲要（2016～2030年）》和《中医药发展"十三五"规划》，科学规划部署"十三五"中医药科技工作，组织编制中医药科技规划。印发《关于加强中医理论传承创新的若干意见》《关于加快中医药科技创新体系建设的若干意见》。国家中医药管理局会同国家民委印发《民族医药"十三五"科技发展规划纲要》，会同科技部等部门共同编制《"十三五"中医药科技发展规划》，拟与科技部共同发布。组织编制《中医药健康服务科技专项规划（暂定名）》和《中医医疗器械研发专项规划（暂定名）》，已完成初稿。

积极协调推进重点研发计划"中医药现代化研究专项"实施，实施方案已通过科技部咨评委审查，项目指南编制工作已开展，2017年专项已开展。大力推进中医药科技管理专业机构建设工作。积极指导中国中医药国际合作中心进行专业管理机构改建，多次沟通科技部推进中医药专业机构建设启动工作，国家中医药管理局会同国家卫生计生委致函科技部建议专门设立中医药专项管理机构。

二、围绕重点工作，加强中医药科研平台与能力建设

继续加强国家中医临床研究基地业务建设，深化国家中医临床研究基地重点病种研究。启动第二批基地临床科研专项，完成国家中医临床研究基地中医医疗与临床科研信息共享系统、重点病种研究验收和综合验收。

配合推进中医药传承与创新工程建设试点工作，国家中医药管理局科技司、规财司、医政司共同做好省级科研院所能力建设和地市级以上中医医院科研能力建设指导意见的编制，推进地方中医药科研基本条件建设工作。

国家中医药管理局积极协调科技部，推进中医药国家实验室、国家重点实验室和国家医学研究中心筹建工作，组织中国中医科学院和北京中医药大学积极筹备申报国家重点实验室。完成科技部与中国中医科学院共建重点实验室培育基地验收工作。

推进国家中医药管理局中医康复研究中心建设，完善中医康复临床研究协作网络，启动公卫项目"中医康复服务能力规范化建设"专项。加强国家中医药管理局重点研究室布局与内涵建设，组织布置重点研究室建设阶段评估工作。

三、落实规划，推进科技支撑中药材保护发展

加强中药资源保护、开发与合理利用。通过多种渠道进一步扩大中药资源普查试点范围，已在946个县开展中药资源调查。继续强化基础设施建设，完善中药资源保护保存体系，布局建设31个药用植物保存圃、28个珍稀濒危药材种子种苗进行繁育基地，可对100种珍稀、道地、常用中药材种子种苗繁育生产，2个中药材种质资源库已保存5000余份种质。强化中药资源监测体系运行机制，布局建设的28个省级中心和65个监测站基础条件建设基本完成，搭建监测体系运行服务平台，已监测190种中药材价格、流通量等信息。

积极筹备第四次全国中药资源普查。研究形成《第四次全国中药资源普查工作方案》，并征求国家卫生计生委、财政部及国务院中医药工作部际联席会议成员单位意见，向国务院递交申请开展第四次全国中药资源普查报告。国家中医药管理局与环保部沟通，将第四次全国中药资源普查纳入生物多样性保护重大工程；与财政部沟通，争取普查专项经费。

国家中医药管理局继续推进中药标准化项目实施，完成中药标准

化支撑体系建设项目的评审、立项并协调国家发展改革委、财政部落实第一批项目经费，启动实施中药重点产品项目和中药饮片重点产品项目。国家中医药管理局协调发改委联合下发加强中药标准化项目管理通知，强化项目过程管理，成立项目专家指导组，研究制定《中药标准化项目过程实施细则》，加强项目实施的技术指导。

四、转变职能，立足服务，做好古籍整理、传统知识保护研究、在研科研项目组织管理

加强中医药古籍文献整理研究工作。加强国家中医药管理局与文化部沟通协调，推进《中华医藏》编撰；做好《中国古医籍丛书》研究和出版，所有书稿均已完成校注整理和组内审察工作。

深入开展名老中医经验传承工作。依托支撑计划项目，重点围绕名老中医在辨证特色、治则治法、有效方药和特色技术等方面的共性特点系统总结、研究。借助名老中医经验传承平台，积极宣传、推广"十五"以来传承研究成果。

继续开展中医药传统知识调查工作。已累计登记中医药传统知识保护项目5900余项，完成隋唐前古医籍方剂库的整理，建立中医药传统知识保护名录和数据库，第一批名录待进一步论证后发布。

开展中药炮制基地建设工作，推进中药炮制技术传承。新增西藏、内蒙古等6个民族药炮制技术传承中心，建设民族药炮制传统知识保护体系；新增北京、天津等9个省级中药炮制技术传承平台，扩大中药炮制技术传承基地建设规模。截至2016年底，全国各级炮制技术传承基地建设单位总计已达54家，基本实现炮制传承三级体系的全国网络覆盖。

加强在研项目过程管理和质量管理，统筹做好"973"计划、支撑计划、中医药行业科研专项、公卫项目等在研项目的过程管理，凝练科研成果，提高成果转化率。组织完成"973"计划课题验收工作，完成支撑计划治未病项目课题验收，

组织支撑计划名老中医经验传承项目和针灸项目年度考核工作，完成支撑计划"诊疗仪器设备研究"项目验收。组织2012、2013年度行业科研专项验收，2014、2015年度行业科研专项的实施工作和年度总结工作。

五、围绕治理能力现代化建设，提高中医药科研管理能力

协同组织召开3期国家中医药发展会议（珠江会议），组织第五届中医药现代化国际科技大会七分会"中医伦理和疗效评价"和十一分会"中医药防治重大疾病临床研究国际化协作"等。

持续推进中医药伦理平台认证工作。已有27家医疗机构通过中医药伦理认证，覆盖全部国家中医临床研究基地建设单位。

组织开展2期科技管理人员培训班。共培训近400人次，国家中医药管理局邀请科技部、商务部、食品药品监管总局、中国科学院、国家标准委及部分行业内有关领导和专家进行专题报告，组织开展经验交流。

（王　庆）

【国家中医临床研究基地验收工作】
2008年底，国家中医药管理局发布国家中医临床研究基地（简称基地）建设单位的公告，确定16家基地建设单位（局直属直管医院和上海中医药大学附属曙光医院纳入建设范围，按相关要求同步建设）。基地建设启动实施以来，23家建设单位（其中基地建设单位16家，参与建设单位7家）坚持"打基础、建机制、谋长远、见成效"的基本思路，按照基地建设总体规划，依据基地业务建设方案和阶段性目标要求稳步开展基地建设工作。

2016年，国家中医药管理局按照基地建设总体部署，制订验收工作方案及《国家中医临床研究基地建设验收指标体系》，分4个阶段从基本建设和业务建设2方面对建设单位进行督查验收。

2016年9月前，23家建设单位相继完成中医药研究伦理审查体系

（CAP）认证和自评估，全面总结建设任务完成情况，梳理建设成果与亮点。

2016年9月26～27日，国家中医药管理局在北京召开中医医疗与临床科研信息共享系统验收工作会议，专家组肯定了23家建设单位信息共享系统建设工作取得的阶段性进展，总结存在问题，提出改进措施，并部署下一步建设工作。

2016年11月22～23日，国家中医药管理局在北京组织专家分2组对23家建设单位共37个重点病种进行集中评估验收，专家组在审阅验收材料、听取汇报答辩的基础上，按照《国家中医临床研究基地建设验收指标体系》进行考核评分，并对下一步研究工作提出建议。通过重点病种研究验收，确认部分重点病种疗效水平有较大提高，一些重点病种研究结果已取得高级别证据，提出重点病种研究面临的困难和挑战，明确下一步重点病种研究的思路和方向。

2016年12月28～30日，国家中医药管理局和相关省级中医药管理部门组织专家分6组对22家建设单位建设总体情况进行集中评估验收（西藏基地建设单位进行书面验收）。评估组听取省级中医药管理部门和建设单位汇报，进行部分实地考察，按照《国家中医临床研究基地建设验收指标体系》，主要从组织领导、能力建设、运行模式和机制、综合成效以及基本建设等方面进行综合评定，并现场反馈评估意见和建议。

经过专家组评估，23家建设单位已基本完成建设任务，取得阶段性成果，建议通过验收。专家组和省级中医药管理部门普遍认为，一是国家中医药管理局将基地建设作为中医药继承创新的重要战略抓手，顶层设计，统筹规划，建立相对完善的组织领导体系，形成国家中医药管理局、省级中医药主管部门、专家组和各建设单位之间良好的联动互动运行机制；二是通过国家和地方的共同投入和管理，基地建设实现预期目标，夯实临床科研的基

本条件和设施，整合完善科研平台资源，显著提高重点病种临床疗效水平，探索创新临床科研模式和机制，大幅提升医院综合服务能力；三是基地建设很好体现和推进中医药国家战略，探索开拓出一条遵循中医药自身规律、符合中医药自身特点、符合中医药行业需求、符合各地实际情况的中医临床科研道路，基地建设组织模式值得进一步推广。

（邱　岳、胡　翔）

【2015年度国家中医临床研究基地业务建设第二批科研专项立项计划】根据国家中医临床研究基地（简称基地）业务建设统一部署，按照《国家中医临床研究基地业务建设科研专项管理办法》要求，在第一批基地业务建设科研专项（简称基地科研专项）实施基础上，国家中医药管理局于2015年启动第二批基地科研专项，面向行业内外有关单位公开申报。各省级中医药主管部门（含中国中医科学院、北京中医药大学，下同）初审后，正式报送课题575项。2015年10月，国家中医药管理局委托各省级中医药主管部门按统一制订的评审方案开展课题评审工作。2015年12月，各省级中医药管理部门上报评审情况和立项建议。

2016年1月28日，国家中医药管理局正式下达2015年度基地业务建设第二批科研专项立项计划，共立项314项课题，其中基地建设单位和参与建设单位牵头154项，外单位牵头160项；资助总经费7030万元，其中基地建设单位和参与建设单位资助经费4030万元，外单位牵头项目经费3000万元。

基地科研专项引导基地建设单位和参与建设单位投入一定科研经费，解决病种研究的重点和难点问题，同时吸引全国有关优势团队参与基地业务建设，共同解决制约重点病种临床疗效提高的关键问题。

（邱　岳、胡　翔）

【全国中药资源普查试点工作】2016年9～12月，国家中医药管理局科技司组织相关专家对全国中药资源普查试点工作的28个省进行实地调研督导。通过调研督导了解掌握试点工作进展，总结经验，发现和解决存在的问题，全面推进试点工作。各省试点工作有序推进，基本掌握试点区域中药资源家底，初步建成中药资源保存体系，部分珍稀濒危药用资源得到保护，为实施第四次全国中药资源普查奠定扎实的工作和技术基础。

试点工作有序推进，基本掌握试点区域中药资源家底。共在全国31个省（区、市）922个县开展中药资源调查与中药资源相关传统知识调查工作，调查范围覆盖全国县级行政区划单元的1/3。截至2016年底，93.6%的试点县已完成外业调查，近40.0%的县已完成标本实物整理。共获得全国近1.4万种野生药用资源、500多种栽培药材、1600多种市场流通药材、563种《中国药典》收载药材的种类、分布、蕴藏量信息。已整理发现2个新属，56个新物种，丰富了我国生物多样性；各省区域内均有药用资源新分布、新纪录种的发现，反映出中药资源生态和种群结构的动态变化。同时，收集整理中药资源相关传统知识近万条。形成300余种中药材生产适宜技术。

初步建成中药资源保存体系，部分珍稀濒危药用资源得到保护。中药资源保存体系由中药材种子种苗繁育基地（简称"繁育基地"）、中药材种质资源库、药用植物种质资源保存圃组成。截至2016年底，在20个省（区）建设28个繁育基地，其中16个省已完成基础条件建设任务，已实现对120种中药材的种子种苗进行繁育生产（含珍稀濒危28种、道地药材34种、大宗常用药材58种）；在四川、海南建成2个中药材种质资源库，累计建筑面积6385平方米，保存普查中收集的种子种苗1.2万多份；2016年新建设的31个药用植物种质资源保存圃对普查过程中发现的珍稀濒危药用植物种子种苗、发现的新物种、区域性民族药等，进行有效收集和保护。

基本建成中药资源动态监测体系，实时掌握大宗常用药材产销情况。已基本完成建设由1个中心平台、28个省级中药原料监测和技术服务中心（简称省级中心）和65个监测站组成的我国中药资源动态监测信息和技术服务体系，监测并获取190种大宗常用药材品种的产地生产情况及价格与流通量信息；开通"中药资源动态监测网络平台"视频系统，实现10个省级中心、2个监测站的视频会议系统与中心及时互联互通。

（关　瑜、孙丽英）

【中药重点产品标准化项目启动实施】2016年6月，为贯彻落实《国务院关于加快培育和发展战略性新兴产业的决定》《"十二五"国家战略性新兴产业发展规划》和《"十二五"生物产业发展规划》，国家中医药管理局、国家发展改革委通过中药标准化项目立项支持59家企业的59个中成药大品种标准化建设，支持46家企业开展101种中药饮片标准化建设。项目的实施周期为3年。通过项目的实施将建立一批中成药全产业链优质产品生产规范和优质产品标准，建成一批优质中药饮片生产规范和等级标准，同时建立优质中药产品质量可追溯体系，培育一批生产优质产品的企业，进一步提升中药产业整体竞争力。

（黄　媛、孙丽英）

【《国家中医药管理局关于加强中医理论传承创新的若干意见》发布】中医理论是中医养生保健、防病治病和产业研发的指导思想和实践指南，是中医药学的核心和基础。为加强中医（民族医）理论传承创新，更好地指导中医药临床和产业实践，提升中医药服务和创新能力，推动中医药学术进步和事业发展，2016年2月18日国家中医药管理局印发《关于加强中医理论传承创新的若干意见》（以下简称《意见》）。《意见》针对中医理论研究基础薄弱的现状和国家深化科技体制改革的新形势，强调中医理论传承创新的重要性和紧迫性,提出未来一段时期中医理论传承创新的指导思想、基本原则和发展目标。争取到2030年,通过实施相关专项工程与计划,系统深入发掘一批古代医家学术思想与理论精华,基本阐明一批中医核心理论的现代科学内涵,全面提升一批中医药防治有优势疾病的理论认识,建设一批中医理论重点研究室,培养一批中医理论学术带头人,形成传承、创新、丰富、发展中医理论新格局,全面提高中医理论水平和防病治病能力。

《意见》明确了中医理论传承创新的主要任务:一是加强中医药古籍文献整理研究;二是加强中医理论传承研究;三是加强中医理论实践创新;四是加强中医理论内涵诠释;五是加强中医理论重点领域研究;六是加强中医理论传承创新方法探索。

(贺晓路、胡 翔)

【《关于加快中医药科技创新体系建设的若干意见》印发】 2016年12月23日,为进一步加强中医药(民族医药)科技创新能力建设,提升科技创新对中医药事业发展的支撑引领作用和对经济社会发展的贡献率,国家中医药管理局印发《关于加快中医药科技创新体系建设的若干意见》(下面简称《意见》)。《意见》提出,科技创新体系建设要坚持政府支持、需求导向,坚持遵循规律、继承创新,坚持主体发展、协同开放,坚持人才为先、集成创新,坚持深化改革、统筹协调5项基本原则,要遵循中医药科技发展规律和特点,立足中医药发展现状,面向"健康中国"建设与中医药事业发展重大需求,争取2030年建成符合中医药自身发展规律和特点、适应我国经济社会发展和中医药事业发展需求、科技创新关键要素完备、运行协调高效的中医药科技创新体系。

《意见》将为未来一段时期内开展中医药科技创新体系建设工作提供依据,提出多项改革措施:提出中医药科技创新体系的概念、组成、建设内涵与创新关键要素,明确中医药科技创新主体并给予分类指导;突出继承和中医理论创新的重要性,强调要促进协同创新和集成创新,推进中医药特色科技资源和数据信息开放共享,加强市场导向与政府统筹协调,强化企业在中医药技术创新的主体作用;必须改进中医药科技评价机制,进一步完善人才机制和区域创新发展机制;既突出举国体制,又兼顾地区平衡与行业特点和需求。

(贺晓路、孔勇杰)

【道地药材国家重点实验室培育基地通过验收】 2016年7月5日,国家中医药管理局科技司对道地药材国家重点实验室培育基地(下面简称实验室)进行验收。科技部基础司原巡视员彭以祺、平台处处长周平、验收专家、中国中医科学院有关负责人、实验室学术委员会部分成员及实验室共建单位有关同志参加验收。

实验室以道地药材可持续利用与发展为主题,逐渐形成了道地药材鉴别与评价、生态遗传规律及形成机制研究、保护模式研究3个研究方向,开展相关应用基础理论与关键技术研究。研究方向明确,目标集中,重点突出,优势明显,在中药材生产土地条件与土壤微生态环境修复技术研究、丹参酮合成途径解析与合成生物学研究、道地药材生态种植等方面取得重要创新成果,较好地完成建设计划任务书规定的任务,实现建设目标。经专家组评议,同意通过验收。下一步,实验室将继续深化内涵建设,争取将道地药材方向纳入国家重点实验室申报指南;进一步整合资源、凝练需求,在前瞻性基础研究方面发挥领军作用,学术研究争取达到国际一流水平。

(贺晓路、孔勇杰)

【"中医康复服务能力规范化建设"公共卫生专项启动】 本项目是为贯彻落实《国务院关于印发中医药发展战略规划纲要(2016~2030年)的通知》《国务院关于促进健康服务业发展的若干意见》和《国务院办公厅关于印发中医药健康服务发展规划(2015~2020年)的通知》有关任务,切实提高中医康复服务和创新能力而设立,于2016年9月正式启动。项目建设周期计划为3年,主要目标是在每省建设省级中医康复示范中心,通过省级中医医院康复服务和研究能力建设,为中医康复临床服务提供硬件设施、技术方法、人才队伍、质量控制和平台建设等方面保障,丰富中医康复临床服务技术和方法,加强中医康复服务流程优化和质量管理,大力推进中医康复医疗服务信息化及规范化建设,形成有利于中医药传承、知识和技术创新的中医康复服务体系。

(邱 岳)

【"973"计划中医理论专项2012年度项目通过项目验收】 "治疗心血管疾病有效方剂组分配伍""经穴效应循经特异性规律及关键影响因素"和"基于心脑血管病变的脉络学说理论研究"3项2012年度"973"计划中医理论专项项目在2016年10月,通过科技部组织的项目验收。"治疗心血管疾病有效方剂组分配伍"项目围绕方剂组分配伍的关键科学问题开展组分配伍优化设计方法、组分配伍减毒增效机制、组分配伍体内药代动力学等系统研究,取得具有创新性的研究成果。"经穴效应循经特异性规律及关键影响因素"项目采用临床疗效评价研究"金标准",进一步验证经穴效应的特异性,系统深入地揭示针刺经穴信息启动、传递以及经穴效应循经特异性靶器官的响应模式。项目研究具有显著的创新性。"基于心脑血管病变的脉络学说理论研究"项目提出脉络学说的营卫"由络以通、交汇生化"理论,形成指导微血管变性重大疾病防治新理论,产生重大国际影响,是中医药学术研究的原创成果。

(邱 岳)

【"十二五"科技支撑计划"中医诊疗与康复设备示范研究"项目通过验收】　2016年6月，由国家中医药管理局组织实施的"十二五"科技支撑计划"中医诊疗与康复设备示范研究"项目通过科技部验收。该项目针对中医诊疗与康复设备技术含量低，品种单一，同质化、低水平重复，缺乏中医医理等问题，围绕中医"诊断、治疗、康复"等主要环节，紧密结合中医理论，突出其实用性和创新性，对现代中医诊疗与康复设备的关键技术进行科研攻关，经过4年努力，取得预期成果。项目共研制中医诊断、治疗及康复设备（系统）20种。获得医疗器械注册证5项，生产许可证3项，取得新产品检验报告12项。申请国内专利68项（发明专利43项，实用新型25项），获得国内专利授权共39项（发明专利授权18项，实用新型21项），申请国外发明专利1项。申请软件著作权13项，制定国际标准5项，行业标准8项。制定临床操作规范2项，培养学术骨干、学术传承人和专业技术人才等31名。取得博士学位26人，硕士学位55人，培养博士后2名。发表学术论文176篇，其中国外发表18篇。出版科技著作3部，解决"舌象3D采集与显示、聚焦超声针灸"等8项关键技术问题。产生"脉象信息采集体质辨识系统、数字多路电热敷灸疗仪"等一系列科技成果，建成产品试验基地3个、中试线2条和生产线5条。培养一批具有交叉知识背景的中医诊疗与康复设备的技术人才队伍，建立产、学、研、医相结合中医诊疗与康复设备研发平台，提升中医医疗设备的科技含量和核心竞争力，提高中医临床诊疗水平，实现中医诊疗与康复设备示范性研究的总目标，满足广大人民群众的健康服务需求。

立足于中医教学、科研与临床的实际需要，项目各个课题组积极借鉴并利用现代科学技术，实现自主创新，通过探索产、学、研相结合的机制，在成果转化、产业化等方面取得显著成绩。研制的中医宗气指数测量仪、中医汗出量动态检测仪、蓝牙电针治疗仪、复合激光穴位治疗仪和音乐耳鸣电针治疗仪等，在试制成功的基础上正逐步开展临床验证和申报医疗器械注册证工作。研制的低频旋转磁场治疗康复设备、聚焦超声针刺系统等已获批生产许可证并进行推广应用。研制的数字多路电热敷灸疗仪已取得医疗器械注册证和生产许可证并投入生产。研制的脉象信息采集体质辨识系统系列产品在获得医疗器械产品注册证后，借助企业的产业化平台服务于全国20余个省市自治区。基于三部多维脉象检测技术开发的脉象仪获得医疗器械注册证书并取得一定经济效益。中医诊疗设备在中医药科研、教学和临床等领域的广泛应用，已凸显出良好的产业化前景。根据市场应用及需求预测，未来将获得更显著的经济与社会效益。

在项目实施过程中，不仅研制新的中医诊疗与康复设备、积累具有自主知识产权的技术和成果，培养一批结构合理、层次分明的人才团队，同时也制定《中医脉诊仪》《耳穴探测仪》和《半导体激光灸疗仪》等一批团体标准，推进中医诊疗设备标准化进程，团体标准的制定也为今后制定国家标准奠定基础。此外，还制定《红外仿灸仪标准》《电针治疗仪标准》《脉象仪触力传感器》《舌象仪光照环境》和《穴位阻抗检测仪》等国际标准，对提高产品的核心竞争力，推动国内中医诊疗设备企业走向国际化具有重要作用和意义。

（关　瑜、孙丽英）

【中药炮制传承体系建设】　为加强传统炮制技术传承，大力推动对我国非物质炮制文化遗产的抢救、保护与传承，国家中医药管理局科技司通过公共卫生专项，在2015年基础上，对辽宁、吉林、江苏等17省滚动支持24家中药炮制传承基地建设，优化中药炮制技术传承平台。在西藏、内蒙古、广西、云南、宁夏、海南省（自治区）新增6个民族药炮制技术传承基地，建设民族药炮制传统知识保护体系。在北京、天津、河北、山西、上海、浙江、广东、陕西、河南及新疆新增9个省级中药炮制技术传承平台，扩大中药炮制技术传承基地建设规模。截至2016年底，全国各级炮制技术传承基地建设单位总计54家，其中国家级2家，省级50家，市级2家，基本实现炮制传承体系全国网络覆盖。

（黄　媛、陈榕虎）

【科技管理人员培训班】　国家中医药管理局科技司分别于2016年9月、12月在江苏南京开展2期科技管理人员培训班。第一期主要面向省级中医药管理部门、高校、科研院所人员，第二期主要面向省级中医药管理部门、中药标准化项目承担单位项目负责人或技术骨干及相关科研院所研究人员，2期培训近400人次。分别邀请国家科技部、商务部、食品药品监管总局、中国科学院、国家标准委及部分行业内有关领导和专家进行专题报告，组织开展经验交流。

（王　庆）

【2016年国家科学技术奖励推荐工作】　国家中医药管理局科技司组织推荐中国中医科学院中药研究所屠呦呦研究员申报并获得2016年度国家最高科技奖，这是中医药行业首次获得国家最高科技奖。推荐的"国际化导向的中药整体质量标准体系创建与应用""益气活血法治疗糖尿病肾病显性蛋白尿的临床与基础研究""中医治疗非小细胞肺癌体系的创建与应用"3个项目获得2016年国家科学技术进步二等奖。

（王　庆）

【国家中医药发展会议（珠江会议）】　2016年7月16日，由科技部、国家中医药管理局和广东省政府主办，广东省科学技术厅、广东省中医药局、广东省中医药科学院、广东省中医院承办的国家中医药发展会议（珠江会议）第二十届学术研讨会在广州举办。全国中医院校、医院、中医机构的专家学者在会上围绕"十三五"中医药科技发展规划的思路与重点任务、中医药现代化研究重点专项的目标与重点任务进行讨论。

2016年8月26日，国家中医药发展会议（珠江会议）第二十一届学术研讨会在广州召开。会议认为，2016年召开的全国科技创新大会和全国卫生与健康大会，对中医药科技国际发展提出新要求，中医药行业有责任和义务支撑健康中国建设，应以科技为核心，推出标准规范、质量可靠、机理明确的中医药产品，推动中医药产品和中医药服务走向世界。会议建议，提升战略层级，组织实施中医药大科学计划；构建中医药国际科技合作平台和创新网络；推进中药国际注册，促进中医药产品进入国际医药主流市场；系统加强中医药国际标准制定，把握好中医药走向世界的主导权；抓住"一带一路"倡议机遇，推动中医药在沿线各国的广泛采纳和应用；搭建好中医药国际科技合作交流平台，建立长效机制。

2016年10月19日，国家中医药发展会议（珠江会议）第二十二届学术研讨会在广州召开。会议由科技部、国家中医药管理局、广东省人民政府主办，广东省科学技术厅、广东省中医药局、广东省中医药科学院、广东省中医院承办。学术研讨会上，专家们重点围绕中医理论传承创新的形式与需求、重点领域与模式策略进行研讨。会议旨在落实《关于加强中医理论传承创新的若干意见》。与会专家认为，要把传统中医理论研究模式与现代科学创新性结合，建立适合现代中医理论研究的新模式，中医理论研究应服务临床。

（胡 楠）

【其他专项工作】 《民族医药"十三五"科技发展规划纲要》见专题篇。

五、国际交流与合作

【概述】 编制出台中医药"一带一路"发展规划，中医药海外发展上升为国家战略。将中医药"一带一路"发展规划纳入国家推进"一带一路"建设工作领导小组工作计划，充分征求包括国家中医药工作部际联席会议成员单位在内的36家部委意见与建议，完成《中医药"一带一路"发展规划（2016～2020年）（送审稿）》，于2016年9月13日提交国务院副总理张高丽主持的国家推进"一带一路"建设工作领导小组第四次全会审议原则通过，并于12月26日，国家中医药管理局与国家发展改革委联合印发《中医药"一带一路"发展规划（2016～2020年）》，中医药海外发展正式上升为国家战略。

实施第二批中医药国际合作专项。在财政部支持下，2015年国家设立首批中医药国际合作专项。2016年，持续获得财政部资助3000万元，较2015年增长50%。重点围绕"一带一路"海外中医药中心、"一带一路"中医药国际合作基地、中医药国际标准体系、中医药国际文化传播4大领域，遴选并启动实施35个国际合作项目。在原有9家海外中医药中心基础上，在捷克、尼泊尔、黑山、俄罗斯等国家新成立8家海外中医药中心，同时新增5家中医药国际合作基地。在政府引导下，实现社会各界参与，凝聚业内资源，发挥示范效应作用，产生积极的国际影响。

深化中医药多边合作。一是继续发挥国际标准化组织中医药技术委员会（ISO/TC 249）的平台作用。在意大利召开ISO/TC 249第七次全体会议，会议讨论28项新提案，其中中方提案22项。中方取得本次年会副主席和秘书长席位，进一步巩固在ISO/TC 249的主导地位。二是稳步推进ICTM（传统医学国际分类代码）项目。启动ICD-11传统医学章节Beta版的审评程序，召开ICTM工作汇报会，国家中医药管理局副局长于文明出席并讲话。成立ICTM项目建设协调工作组。三是继续加强与世界卫生组织合作。推进实施《世卫组织传统医学战略（2014～2023年）》，执行国家中医药管理局与WHO《项目合作协议》。四是加强在"16+1"合作机制下与中东欧国家合作。举办第二届中国-中东欧国家卫生部长论坛中医药分论坛，来自中东欧各国、国内各省市的政府官员、专家学者等80余名中外代表参加会议。国家卫生计生委副主任、国家中医药管理局局长王国强出席分论坛开幕式并致辞。分论坛得到国内外与会代表高度肯定，产生良好反响。五是推动金砖国家框架传统医药领域交流合作。通过金砖国家机制加强合作，赴印度参加金

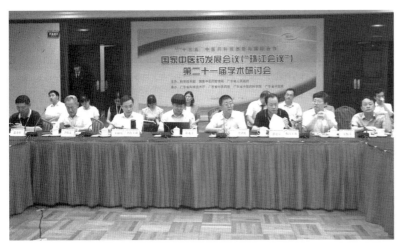

2016年8月26日，国家中医药发展会议（"珠江会议"）第二十一届学术研讨会在广东广州召开

砖国家健康论坛、第六次金砖国家卫生部长会议及金砖国家高级别传统医学会议。

务实推进双边合作。一是巩固高层交流机制，促进实质性合作。将中医药领域合作内容成功纳入第八轮中美战略与经济对话成果，继续支持中国中医科学院广安门医院与美国国立卫生研究院的国家癌症研究所开展合作，支持西苑医院与加拿大阿尔伯塔省卫生代表团开展交流，见证双方合作备忘录签署；赴意大利出席中意政府委员会第七次联席会议，中医药作为其中重要内容，为构建中意双边政府委员会合作机制、整合资源、促进具体合作项目发挥重要作用；召开对俄中医药合作协作组第七次会议和对澳中医药合作协作组第二次会议，出席中俄卫生合作分委会第十六次会议，介绍中俄在加深中医药学术交流、推动中医中心建设所取得的成果；筹备中法中医药合作委员会第八次会议，继续加强在中英经济财金对话、中法高级别经济财金对话、中德经济技术论坛等高级别合作框架下中医药领域的合作。二是落实高级别代表团组出访。2016 年 5 月，国家卫生计生委副主任、国家中医药管理局局长王国强率团访问奥地利、匈牙利和捷克，与匈牙利人力资源部签订中匈中医药合作谅解备忘录；6 月，国家中医药管理局副局长王志勇率团访问英国、德国和克罗地亚；9 月，国家中医药管理局副局长马建中率团访问卢森堡、冰岛和瑞典；11 月，国家中医药管理局副局长闫树江率团访问新加坡、马来西亚，出席第十一次中新中医药合作委员会会议、第二次中马传统医学双边工作会谈。三是接待重要团组，拓展合作领域。王国强与韩国保健福祉部次官方文圭于 5 月 12 日在陕西共同出席第十五次中韩传统医学协调委员会会议，并签署中韩传统医学协调委员会会议备忘录；于文明于 6 月接待德国海德堡市代表团，就中医药引入海德堡市的合作进行深入探讨。配合国家外交需要，与缅甸等国家加强在传统医学领域交流与合作，分别于 9 月和 11 月接待缅甸高级别卫生代表团。

推动中医药健康旅游工作。一是国家中医药管理局与国家旅游局共同召开中医药健康旅游工作座谈会，邀请专家共同研讨中医药旅游建设的前景、模式、措施和政策等问题，对创建工作的重点内容达成共识。二是到北京、上海、海南、广西、山东等地进行中医药健康旅游专题调研，开展问卷调查和深入访谈，形成调研报告，为中医药健康旅游发展试点示范工作奠定基础。三是国家中医药管理局与国家旅游局共同推荐中医药及旅游行业专家，组成核心专家团队，为中医药健康旅游工作提供技术指导。四是国家中医药管理局与国家旅游局正式下发《国家旅游局国家中医药管理局关于开展国家中医药健康旅游示范区（基地、项目）创建工作的通知》（旅发〔2016〕87 号）。五是完成国家中医药健康旅游示范区（基地、项目）申报材料初步整理，形成创建工作实施方案。

发展中医药服务贸易。一是国家中医药管理局会同商务部共同研究制定《关于加快发展中医药服务贸易的意见》。二是支持举办第四届京交会中医药服务板块活动，来自 69 个国家及地区的 200 多名侨胞参加交流洽商，中医药展区被评为第四届京交会最佳专业展区。三是国家中医药管理局联合商务部共同举办中医药"一带一路"国际研讨会暨中医药服务贸易工作座谈会，研判发展形势，明确中医药服务贸易下一步工作计划。四是将中医药服务贸易纳入国家服务贸易创新试点和自由贸易区试点建设内容，支持天津、上海、海南、深圳、广州、威海、哈尔滨、江北新区、贵安新区、西咸新区等 11 个试点地区开展中医药服务贸易工作，支持将中医药服务贸易纳入中国（陕西）、（四川）、（河南）自由贸易试验区建设总体方案，推动创新发展，开展先行先试。五是参与人民银行《金融支持服务贸易发展的指导意见（征求意见稿）》修订工作，积极为中医药服务贸易争取细化的财税政策。六是积极参与中美投资协定，区域全面经济伙伴关系，中国与海合会、格鲁吉亚、马尔代夫、斐济、斯里兰卡等国自贸区谈判，为中医药海外市场准入降低壁垒。

推进中医药文化海外传播。一是在高级别国际会议上推介中医药合作。王国强出席 2016 年博鳌论坛年会，面向国际重要嘉宾介绍中医药工作进展，提出中医药"一带一路"合作倡议。举办第五届中医药现代化国际科技大会政府论坛、2016 中国－东盟传统医药高峰论坛，并配合第九届全球健康促进大会传统医药高峰论坛相关工作。出席在第十六届国际传统药物学大会和第八届中国（玉林）中医药博览会、首届世界旅游发展大会、首届中国（河北）国际康养旅游大会等活动。二是国家中医药管理局落实与国务院侨办合作协议，借助侨务资源推广中医药文件。支持举办 2016 海外华人华侨中医药大会、"中医关怀"亚洲中医药组织负责人研习班、"为侨服务日——中医关怀健康咨询"等活动，并组织中医药专家赴尼日利亚、科特迪瓦和莫桑比克三国开展健康讲座及大型义诊活动，收到良好效果。三是于文明带队就借助孔子学院平台推广中医药文化与汉办进行沟通，并借助海外中国文化中心等多种平台，遴选中医药专家赴布鲁塞尔、首尔、莫斯科等中国文化中心举办发现中国活动，推动中医药文化海外传播。

规范因公出国（境）管理。严格实行计划管理。要求各直属单位按照"因事定人""人事相符"的原则，统筹规划本单位出访计划，将国家中医药管理局因公出访人次总量控制在合理范围内。2016 年共办理团组 128 个，313 人次，其中国家中医药管理局团组 36 个，68 人次，包括局领导重点出访团组 7 个。办理因公赴台团组 3 个，15 人次，赴港澳团组 32 个，71 人次，其中局机关台湾团组 0 个，港澳团组 11 个，23 人次，双跨团组 22 个，73 人次。

局机关整体出访团组数持平，出访人次下降17%。2016年度整体出访团组小幅增长的主要原因，是由于中央出台一系列加强和改进科研类人员因公出国政策的调整所致。

（王笑频）

【王国强率团访问捷克、匈牙利和奥地利】　应捷克卫生部、匈牙利人力资源部和奥地利欧亚太平洋学术网邀请，国家卫生计生委副主任、国家中医药管理局局长王国强于2016年5月24日至6月2日率团访问捷克、匈牙利和奥地利，与捷克卫生部、药品监督局及相关各方分别就如何进一步深化中捷中医药合作、中捷中医中心的后续发展建设等事宜举行工作会谈并深入探讨。国家中医药管理局代表团与匈牙利人力资源部等机构就中匈中医药领域交流与合作、中医中心未来发展以及中医人员执业和药品准入等问题进行工作会谈，签署中匈中医药合作谅解备忘录；在匈牙利外交事务与贸易研究所发表演讲，分享中国中医药发展和国际交流合作的思路和经验，与奥地利联邦卫生和妇女部负责医疗外事的总司长帕梅拉女士举行工作会谈。

（王笑频）

【王国强率团出席第十五次中韩传统医学协调委员会会议】　2016年5月12日，第十五次中韩传统医学协调委员会会议在陕西西安召开，国家卫生计生委副主任、国家中医药管理局局长王国强率团出席。会上，王国强与韩国保健福祉部次官方文圭进行工作会谈，共同签署第十五次中韩传统医学协调委员会会议备忘录。

王国强高度评价两国过去20年来在传统医学领域取得的成绩，双方合作层次不断提升，合作领域不断拓展，合作项目不断夯实，尤其第十四次中韩传统医学协调委员会会议以来，中韩传统医学在发展政策法规、行业发展规划、国际标准化建设和相关科研机构间合作等方面取得显著成效。中韩两国一衣带水，地缘相近、文缘相通、人缘相亲，友好往来历史源远流长。此次中韩传统医学协调委员会会议是落实李克强总理访韩成果的重要举措。中韩两国同为传统医学大国，未来两国更应实现更高水平的互利共赢，打造中韩传统医学命运共同体。

王国强对未来两国传统医学合作提出3点倡议：一是坚持政府共商，充分发挥协调委员会机制作用，进一步保障中韩传统医学健康发展；二是坚持机构共建，积极鼓励医、教、研、产等机构搭建合作平台，进一步实现中韩传统医学合作共赢；三是坚持成果共享，双方要主动参与卫生体系建设，促进传统医学国际传播，进一步推动更多国家民众共享传统医药发展成果。

韩国保健福祉部次官方文圭发表致辞，赞同王国强提出的共商、共建、共享3点倡议，表示韩国政府将加大支持力度，积极鼓励中韩两国相关机构加强合作，推动传统医学快速发展。

会议同意2017年在韩国召开第十六次中韩传统医学协调委员会会议。中国中医科学院与韩国韩医药研究院在会议期间共同签署国际合作研究备忘录。国家中医药管理局国际合作司、中国中医科学院、中华中医药学会、陕西省中医药管理局及韩国驻中国大使馆、韩国韩医药研究院、韩国韩医师协会、韩国韩药振兴财团、韩国健康增进开发院等40余人参加会议。

（全阿宁）

【于文明会见毛里求斯卫生部代表团】　2016年4月11日，国家中医药管理局副局长于文明会见来访的毛里求斯卫生部代表团。双方就中医药在毛里求斯的发展交换意见并达成共识。毛里求斯卫生部长表示会积极支持中医药在毛里求斯推广，认为这有助于中医药在其他非洲国家的发展。于文明提议双方通过加强援外机制、利用市场机制、建立联络人机制来进一步推动双方交流与合作，并希望针灸能成为中毛两国在中医药合作方面的重要内容之一。

（肇　红）

【于文明会见新加坡中医管理委员会代表团】　2016年1月12日，新加坡中医管理委员会主席符喜泉女士率团访问国家中医药管理局。国家中医药管理局副局长于文明会见代表团一行。于文明首先对新加坡中医管理委员会代表团的来访表示热烈欢迎，他回顾肯定了中新在中医药领域多年来富有成效的合作，并衷心感谢新方对中国中医药管理人员短期培训项目的大力支持。于文明表示，中方愿意继续为新加坡中

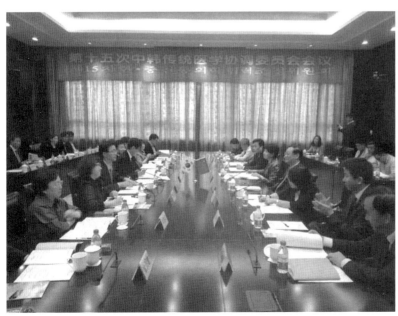

2016年5月12日，国家卫生计生委副主任、国家中医药管理局局长王国强率团出席第十五次中韩传统医学协调委员会会议

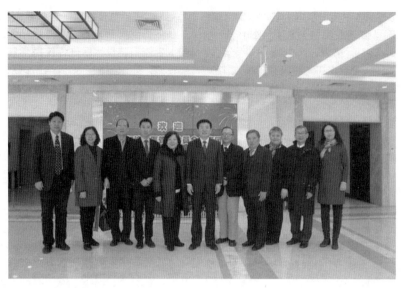

2016年1月12日，国家中医药管理局副局长于文明会见新加坡中医管理委员会代表团

医师/针灸师注册与考试工作提供技术支持和保障。符喜泉认为中新中医药领域合作成效显著，期待在中医药人才培养、科学研究以及临床医疗等方面继续得到中方支持和帮助。代表团在华期间，还走访了中国中医科学院、北京中医药大学及广州中医药大学等机构。

（金阿宁）

【于文明会见德国海德堡市代表团】

2016年4月5日，国家中医药管理局副局长于文明会见来访的德国海德堡市代表团，就中德传统医学交流合作，特别是将中医药引入海德堡市等合作议题进行深入探讨与交流。

于文明首先代表国家中医药管理局欢迎代表团来访，并对海德堡市为促进两国传统医学合作做出的努力表示赞赏。海德堡市市长吴子那介绍海德堡市作为医学生物科技重镇的基本情况，表达希望与国家中医药管理局开展合作并将中医药引入海德堡市的一些初步想法。在听取代表团介绍后，于文明表示双方开展中医药领域的交流与合作有着非常好的基础，各自特色及优势比较突出，相信双方合作一定会取得丰硕成果。最后，双方约定建立长效沟通机制，互相指定联络人，会谈圆满结束。国际合作司司长王笑频等陪同参加会谈。

（刘文龙）

【马建中率团访问卢森堡、冰岛和瑞典】

应卢森堡国立健康研究院、冰岛卫生福利部和瑞典卡罗林斯卡学院邀请，国家中医药管理局副局长马建中率代表团于2016年9月1～10日对上述三国进行工作访问。代表团与卢森堡国立健康研究院就中医药中心建设和未来发展与合作进行座谈，访问了欧洲中医药文化促进会；与冰岛卫生福利部进行会谈，

就中冰双方中医药领域合作可能性进行探讨，参观格伦萨斯国家医院康复中心。访问瑞典卡罗林斯卡学院和乌普萨拉大学，就中医药法规、政策以及现阶段和未来中医药国际科研领域的交流合作交换意见。

（李亚婵）

【王志勇率团访问英国、德国和克罗地亚】

应英国伦敦国王学院、德国魁茨汀中医院、克罗地亚卫生部邀请，国家中医药管理局副局长王志勇率代表团于2016年6月20～29日对上述3国进行工作访问。代表团与伦敦国王学院就建立中西医结合中心进行座谈，与英国药管局就促进中医药在英国以及欧盟的安全合理应用及推动中成药在英注册事宜进行会谈。出席德国魁茨汀中医院25周年院庆系列活动，并与魁茨汀中医院就打造具有中医特色多元化综合服务模式医院进行商谈。访问克罗地亚卫生部，就中医师资格认证、中药产品器械准入、中医医疗服务纳入克罗地亚国民医保体系进行会谈；访问萨格勒布大学药学院及孔子学院。

（李亚婵）

【闫树江率团访问日本、新加坡、马来西亚】

应世界针灸学会联合会、新加坡卫生部和马来西亚卫生部邀

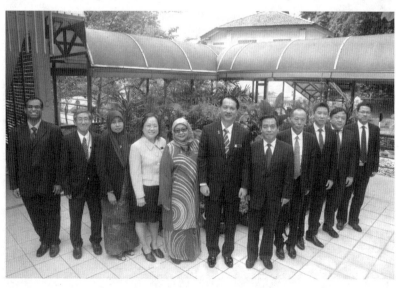

2016年11月10日，国家中医药管理局副局长闫树江率团赴马来西亚出席第二次中马传统医学双边工作会谈

请，国家中医药管理局副局长闫树江率代表团于 2016 年 11 月 5～13 日赴日本、新加坡和马来西亚进行工作访问。访问日本期间，闫树江出席世界针灸学会联合会 2016 年国际针灸学术研讨会并代表国家中医药管理局在大会开幕式致辞，会后会见日本针灸学术团体，访问日本筑波技术大学。访问新加坡期间，闫树江出席第十一次中新中医药合作委员会会议并会见新加坡卫生部医药总监王建忠等，访问新加坡卫生科学局、新加坡中央医院、新加坡同济医院等机构。访问马来西亚期间，闫树江出席第二次中马传统医学双边工作会谈，与马来西亚卫生部卫生总监诺尔·希沙姆·阿卜杜拉进行会谈，访问马来西亚华人医药总会、马来西亚中医总会（马来西亚中医师公会）、槟榔屿中医中药联合会、马六甲杨伟雄堂中医养生中心等中医药机构。

(金阿宁)

【中医药国际化发展研究中心在上海成立】 为适应中医药对外交流与合作新形势，打造中医药国际化研究高级智库，国家中医药管理局在上海成立中医药国际化发展研究中心，以期进一步加强战略研究，推动中医药海外发展。

2016 年 1 月 17 日，国家卫生计生委副主任、国家中医药管理局局长王国强和上海中医药大学校党委书记张智强共同为中心揭牌。上海中医药大学副校长施建蓉汇报中心筹建情况，国家中医药管理局副局长于文明宣读国家中医药管理局文件，同意依托上海中医药大学成立中医药国际化发展研究中心，并明确中心的定位和发展方向。王国强要求中心整合多专业力量，努力探索运行模式，重点围绕中医药"一带一路"倡议、中医药标准化、传统医学发展战略、传统医学教育以及中医药服务贸易等领域打造中医药国际化研究高级智库，为中医药对外交流与合作提供技术及人才支持。

国家中医药管理局国际合作司司长王笑频主持成立仪式，国家中

医药管理局领导、相关业务司室负责人、上海中医药大学及有关机构专家 30 余人参加成立仪式。

(魏春宇)

【同仁堂中医博物馆在圣马力诺开馆】 2016 年 7 月 22 日，同仁堂中医博物馆在圣马力诺孔子学院举行揭幕仪式。圣马力诺前执政官泰伦齐、教育和文化部长莫尔甘蒂、中国驻意大利大使馆教育参赞罗平、北京同仁堂有限责任公司党委书记陆建国等共同为博物馆揭幕。

博物馆以红色为基调，有 50 余种常见中药材标本、针灸铜人、中药材制作过程图解、陈列治疗和制药工具的展柜等。北京同仁堂无偿捐建这座博物馆。博物馆所在的圣马力诺孔子学院成立于 2015 年 3 月。孔子学院的独特之处在于，对中医药传统文化与技艺的传播，除汉语教学课程，学院还开设中医特色课程，主要传授点穴推拿、中医诊断、经络穴位等知识，受到外国学生欢迎。

(新华网)

【ISO/TC 249 中方工作总结会暨ISO 中医药国际标准化战略研讨会】 2016 年 2 月 17 日，由国家中医药管理局主办，ISO/TC 249 国内技术对口单位承办的 ISO/TC 249 中方工作总结会暨 ISO 中医药国际标准化战略研讨会在北京召开。国家中医药管理局副局长于文明、国家标准化管理委员会副主任郭辉参加会议并讲话。会议由国家中医药管理局国际合作司司长王笑频主持。会议总结了 ISO/TC 249 中方工作成果，为下一步 ISO 中医药国际标准化工作提供指导。与会专家听取 ISO/TC 249 国内技术对口单位、各工作组中方依托单位、中医药专业标准化委员会等相关单位的工作汇报，对 ISO/TC 249 中方工作给予充分肯定。于文明首先肯定中方取得的 6 方面成绩，成功解决 ISO/TC 249 的名称问题，发布 8 项由我国主导制定的 ISO 中医药国际标准，明确对标准化工作的正确认识，收获一支复合型专家队伍，创造积累了丰富的实践

经验和策略，形成有效的工作模式和机制平台。关于下一步工作，于文明提出 5 方面要求：一是进一步研判形势，抓住机遇，乘势而上；二是进一步围绕需求，抓住重点；三是进一步加强战略研究；四是进一步加强官、产、学、研工作机制深化和提高；五是进一步强化分工与合作，形成沟通机制和工作模式。中国工程院院士黄璐琦、国家中医药管理局中医药标准化国际咨询委员会主任委员李振吉、中国中药协会会长房书亭、国家中医药管理局及国家标准化管理委员会相关司办负责人、有关专家共 50 余人参会。

(魏春宇)

【其他专项工作】 中医药健康旅游工作见专题篇。

六、港澳台地区交流与合作

【概述】 支持香港中医药发展。一是接待香港卫生署署长陈汉仪来访，支持香港卫生署和中国中医科学院中药所签署合作协议，为香港建设中药检测中心提供技术支撑。二是支持香港举办医院管理局 2016 年年会、两岸四地中医中药发展论坛、香港创新科技署中药研发研讨会、国际现代化中医药及健康产品展览会、国医大师刘敏如教授经验分享及妇科病中西医研讨会等大型会议活动。三是接待香港东华三院董事局代表团、香港博爱医院董事局代表团等重要团组，密切内地与香港业界联系。

全方位推动对澳门中医药合作。一是配合李克强总理访问澳门，将中医药纳入《中葡论坛第五届部长级会议经贸合作行动纲领（2017～2019）》和对葡语国家新举措。二是支持澳门举办大型中医药国际会议。国家卫生计生委副主任、国家中医药管理局局长王国强率团赴澳门参加世界卫生组织传统医药合作中心（澳门）首届区域间培训工作坊暨传统

医药合作中心联席会议。支持在澳门举办太湖世界文化论坛第四届年会。三是以粤澳合作中医药科技产业园为平台，促进澳门经济适度多元发展。与粤澳合作中医药科技产业园签署合作协议；支持产业园在澳门召开 2016 中国（澳门）传统医药国际合作论坛；赴葡萄牙参加产业园海外推介会，见证产业园与葡萄牙食品补充剂协会、葡萄牙食畜总局分别签署合作备忘录，在食品补充剂的注册和贸易以及健康产业方面展开交流合作。

妥善推进对台中医药合作。一是主办第八届海峡论坛——2016 海峡两岸中医药发展与合作研讨会。王国强出席开幕式并致辞。以"创新医养结合模式，共谋两岸民众福祉"为主题，邀请 600 余名两岸知名专家学者就健康养老发展模式进行探讨。二是主办第三届中医中药台湾行暨 2016 年两岸中医中药学术交流会，以"弘扬中华文化，传承中医中药，共享健康和谐"为主题，通过中医药文化展览、养生讲座大课堂、赠送科普图书等多种形式，使中医药走进台湾基层民众。三是支持"海峡两岸青年中医药文化研习营"等 6 项活动纳入国台办 2016 年重点对台合作项目。

（王笑频）

【王国强赴港出席香港医院管理局研讨大会】   2016 年 5 月 3～5 日，国家卫生计生委副主任、国家中医药管理局局长王国强应邀出席 2016 年度香港医院管理局研讨大会并考察香港妇幼卫生、疫苗管理、传染病防治等情况。2016 年度香港医院管理局研讨大会主题是"以人为先、专业为本、群策群力、敬业乐业"，来自内地、港澳及国际的医疗卫生界同行 5000 多人参会。王国强代表国家卫生计生委在开幕式上致辞，向大会介绍 2016 年内地医药卫生体制改革重点工作、进展情况和工作目标，以及中央政府推动两地医疗卫生合作的相关政策。在香港期间，王国强会见香港食物及卫生局局长高永文、香港医院管理局董事局主

席梁智仁，并访问香港卫生署母婴保健院、香港医院管理局总部、香港浸会大学，了解妇女婴儿卫生保健、疫苗管理、传染病通报及应变机制、中医发展近况等，就今后加强两地卫生计生交流交换意见。

（魏春宇）

【王国强会见香港博爱医院董事局代表团】   2016 年 10 月 12 日，国家卫生计生委副主任、国家中医药管理局局长王国强会见陈李妮率领的香港博爱医院董事局代表团一行。王国强首先代表国家中医药管理局对香港博爱医院董事局代表团来访表示热烈欢迎，对香港博爱医院长期以来推动内地与香港中医药交流所做的工作表示赞赏。陈李妮介绍香港博爱医院近期医疗卫生服务最新工作进展。双方特别就博爱医院建设综合养老院以及针灸戒烟项目等议题深入交换意见。国家中医药管理局医政司司长蒋健、国际合作司副司长吴振斗、局台港澳中心主任杨金生等陪同会见。

（魏春宇）

【王国强率团赴澳门出席世卫组织传统医药合作中心（澳门）"首届区域间培训工作坊"暨"传统医药合作中心联席会议"】   2016 年 11 月 25 日，"世界卫生组织传统医药合作中心首届区域间培训工作坊""西太平洋区世界卫生组织传统医药合作中心联席会议"在澳门开幕。国家卫生计生委副主任、国家中医药管理局局长王国强率团赴澳门参会。本次区域间工作坊暨会议是澳门作为世界卫生组织传统医学中心在 2015 年成功举办世界传统医学大会后又一次举办的重要活动，来自 24 个国家和地区的世界卫生组织传统医学中心主任和传统医学工作者参加会议。澳门特区行政长官崔世安、世界卫生组织总干事陈冯富珍、澳门特区政府社会文化司司长谭俊荣、外交部驻澳门特派员公署特派员叶大波、香港食物及卫生局局长高永文等出席开幕礼。

王国强在开幕致辞中对陈冯富

珍总干事对推动世界传统医学领域发展所做的卓越贡献表示感谢，高度肯定澳门近年来在中医药发展领域取得的丰硕成果，并就落实《世界卫生组织传统医学战略（2014～2023）》提出充分发挥世界卫生组织传统医药合作中心的平台作用、推动传统医药成为世界民众共建共享的卫生资源和促进传统医学与现代医学实现共融发展等倡议。王国强在澳门期间，访问湖畔嘉模卫生中心、粤澳中医药科技产业园和澳门科技大学等机构，并与中央人民政府驻澳门联络办公室主任王志民、外交部驻澳门特派员公署叶大波举行工作会谈。国家中医药管理局国际合作司司长王笑频、人事教育司司长卢国慧等陪同出访。

（马宁慧）

【于文明会见香港东华三院董事局代表团】   2016 年 9 月 26 日，国家中医药管理局副局长于文明会见马陈家欢女士率领的香港东华三院董事局代表团一行。于文明代表国家中医药管理局对香港东华三院董事局代表团来访表示热烈欢迎，对东华三院长期以来推动内地与香港中医药交流所做的工作表示赞赏。马陈家欢介绍了东华三院近期医疗卫生服务最新工作进展。双方就香港设立首家中医医院、东华三院利用中医远程医疗以扩大名老中医及国医大师传承工作等议题深入交换意见。国家中医药管理局港澳台办公室主任王笑频、人事教育司副司长金二澄等陪同会见。

（魏春宇）

【马建中出席 2016 中国（澳门）传统医药国际合作论坛】   2016 年 7 月 28～29 日，2016 中国（澳门）传统医药国际合作论坛在澳门召开。论坛以"交融、创新、共享，促进人类健康"为主题，共邀请中国内地、澳门、欧盟、东盟及葡语系国家传统医药相关政府部门、机构及企业代表近 600 人参加，围绕中医药国际注册的技术与政策、管理法规、国际市场分析、中医药健康旅游等

议题展开深入讨论。国家中医药管理局副局长马建中、澳门特别行政区政府经济财政司司长梁维特等出席开幕式。

马建中在开幕式上致辞，充分肯定澳门作为中葡文化交汇地的重要作用，表示国家中医药管理局将围绕澳门"世界旅游休闲中心"和"中国与葡语国家商贸合作服务平台"的发展定位，支持澳门将中医药纳入会展服务、中葡商贸平台等工作内容，促进澳门经济适度多元发展。国家中医药管理局港澳台办公室主任王笑频陪同出席上述活动，并做中医药"一带一路"发展规划主旨报告。

（魏春宇）

【国家中医药管理局和粤澳中医药科技产业园签署合作备忘录】 2016年1月14日，国家中医药管理局与粤澳中医药科技产业园在北京签署合作备忘录。国家卫生计生委副主任、国家中医药管理局局长王国强，国家中医药管理局副局长于文明，澳门经济财政司司长梁维特等出席见证。

王国强会见梁维特率领的澳门经济财政司和粤澳中医药科技产业园代表团一行。王国强表示，此次合作备忘录签署，是落实2015年初澳门特区行政长官崔世安访问和会谈成果的重要举措。澳门作为国家实施"一带一路"倡议的重要节点，希望以粤澳中医药产业园为平台，推动澳门不断加强人才培养、优化服务和产品发展，充分结合内地的产业优势及澳门的国际化平台优势，促进澳门经济适度多元化发展，并为协助中医药走出去发挥示范作用。国家中医药管理局国际合作司司长王笑频和粤澳中医药科技产业园董事长吕红代表双方共同签署备忘录。国家中医药管理局人事教育司司长卢国慧、医政司司长蒋健、办公室副主任赵明以及国际合作司副司长吴振斗等有关人员陪同会见。

（魏春宇）

【2016海峡两岸中医药发展与合作研讨会】 2016年6月11日，由国家中医药管理局和厦门市政府主办的2016海峡两岸中医药发展与合作研讨会在厦门市召开。此次活动作为第八届海峡论坛的配套活动，以"创新医养结合模式，共谋两岸民众福祉"为主题，邀请600余名海峡两岸知名专家学者、协会代表、企业负责人，共同就两岸健康养老发展模式及产业合作进行交流探讨。

国家卫生计生委副主任、国家中医药管理局局长王国强，福建省政协副主席、党组副书记刘可清，国台办交流局副局长李京文，中华两岸医疗健康发展协会理事长廖国栋，福建省卫生计生委主任朱淑芳，厦门市人民政府副市长黄文辉等出席研讨会开幕式。研讨会由国家中医药管理局港澳台办公室主任王笑频主持。会议期间，举办中医医院职业化管理高级研修班、李可中医药学术思想治疗急危重症疑难病高级研修班和中医临床实用推广技术/技能及特色手法演示交流等相关活动。

（魏春宇）

【香港与内地加强中药检测及标准合作】 2016年6月15日，香港特别行政区政府卫生署与国家食品药品监管总局港澳台办公室在北京签署有关中药检测及标准研究的合作协议。双方通过专家会议、研讨会及培训等，加强中药材标准化技术领域交流，包括中药材及中药饮片品质与安全相关标准的研究、制定，以及中药品质与安全检测和风险控制等。香港特别行政区政府卫生署在国家食品药品监管总局直属中国食品药品检定研究院的支持与参与下，已完成21种香港常用中药材标准的制定工作，其中7种中药材标准已于2015年在《香港中药材标准》内发布，余下14种中药材标准2017年发表。

（魏春宇）

【第三届中医中药台湾行暨2016年两岸中医中药学术交流会】 第三届中医中药台湾行暨2016年两岸中医中药学术交流会于2016年7月9~10日在台湾新北、彰化市召开，其中新北为第一站，彰化为第二站。活动以"弘扬中华文化，传承中医中药，共享健康和谐"为主题，通过中医药文化展览、养生讲座大课堂、赠送《中医养生保健指南》科普图书等多种形式，让台湾民众了解中医药悠久历史，感受中医药璀璨文化，增进两岸中医药共识，深化两岸中医药交流，促进落实《海峡两岸医药卫生合作协议》相关内容。在两场养生讲座大课堂上，中国中医科学院营养专家王宜、彰化基督教医院医师黄颂俨等从中医药食疗与生活应用、药食同源、中医药养生保健等方面进行讲座。活动由国家中医药管理局对台港澳中医药交流合作中心、中华中医药学会、中国针灸学会联合台湾中药商业同业公会全联会、新北市中药商业同业公会、彰化县中药商业同业公会等单位共同主办。台湾各地民众600余人参加活动。

（魏春宇）

【第三届"大江论坛"两岸中医药合作发展分论坛】 2016年9月26日，由台盟中央主办的第三届大江论坛在北京台湾会馆举行两岸中医药合作发展分论坛。台盟中央近年来持续关注和推动两岸中医药交流合作，自2013年开始持续组织两岸医师赴云南、贵州、江西、四川、陕西等地开展两岸医疗咨询活动。2016年，台盟中央又针对藏药种植情况、藏医药现状及未来发展规划等方面深入青海进行专题调研，不断为两岸中医药交流拓展新领域。

（新华社）

【国家中医药管理局对澳中医药合作协作组召开第二次会议】 2016年11月2日，国家中医药管理局国际合作司在南京组织召开对澳中医药合作协作组第二次会议。北京中医药大学东直门医院康复科张勇博士根据其在澳成功注册中医师的经验，详细介绍在澳中医执业医师注册的步骤、流程和所需文件。各成员单位介绍本单位对澳合作交流的成果和情况，讨论下一步合作计划。在协作组成员单位中，南京中医药大学和北京中医药大学的澳大利亚中医药中心都纳入国家中医药管理局2016年国际合作项目，两校分别介绍中心合作模式、内容和进展情况。国家中医药管理局国际合作司副司长吴振斗对会议进行总结，肯定各单位对澳合作工作，指出由于文化差异、法律、技术和市场等方面壁垒，希望通过经验分享、政策扶持和各单位共同努力，解决当前出现的问题，推进中医药在澳持续、健康发展。

（肇　红）

七、新闻宣传

【概述】　在新闻宣传方面，国家中医药管理局紧扣中医药事业发展主题，正确把握新闻舆论导向，坚持主动出击引导舆论，宣传中医药事业的新发展、新面貌、新成就，营造良好舆论氛围。

（欧阳波、彭　艳）

【重点宣传中医药"五重"工作】
围绕国家中医药管理局机关各部门的重点工作、重大政策、重要会议、重大活动、重大项目和社会关注的重大事件进行宣传报道。如围绕全国中医药工作会议、国务院中医药工作部际联席会第一次会议、中医药改革发展论坛等重要会议，《中医药发展战略规划纲要（2016～2030年）》《"健康中国2030"规划纲要》《中医药发展"十三五"规划》《中国的中医药》白皮书、《中华人民共和国中医药法》等重要文件及政策法规，全国大型义诊活动周等重要活动做精心策划和宣传。在第二届中国-中东欧国家卫生部长论坛、里约奥运会、G20杭州峰会、第九届全球健康促进大会等世界性重要活动期间，组织媒体对中医药展览、论坛等中医药特色优势进行网络直播、在线访谈等，扩大中医药的文化凝聚力，着力打造中医药已成为中国优秀传统文化走出去的特色名片相关重点报道。挖掘中国外文局第四次中国国家形象全球调查结果，宣传报道海外受访者认为中医是最具代表性的中国元素，中医药排名较2012年首次调查的10名之外迅速上升。

（欧阳波、彭　艳）

【《中国的中医药》白皮书发布】
借助全国卫生与健康大会、第九届全球健康促进大会等振兴中医药发展大势，进一步攻坚克难，加强国家中医药管理局与中宣部、国家卫生计生委等部门沟通，完成《中国的中医药》白皮书的编制及发布工作。组织全媒体重点策划，相关报道及转载2000余篇次，《墙内开花墙外也香习近平带领中医药走向世界》《习近平谈中医药》《中医药是慢病时代的"中国方案"》等报道引发全社会广泛关注和热烈讨论。

（欧阳波、彭　艳）

【新闻发布会及专题采访工作】　全年累计召开中医药十大新闻、《中医药发展战略规划纲要》解读、全国中医养生保健素养调查、共同推进中医药体系认证协议、《中国的中医药》白皮书及中医药发展有关情况、《中华人民共和国中医药法》颁布等6场新闻发布会。其中，局领导出席5场发布会，占83%。在中医药医疗、保健、科研、教育、产业、文化、对外交流与合作等专题采访中，国家中医药管理局局级领导发表署名文章、接受媒体专访及网络在线访谈等重点采访共20件，平均每月2件。国家中医药管理局科技司、国合司等领导累计接受采访8件。

（欧阳波、彭　艳）

【新闻媒体中医药素养培训班】
2016年，以记者兴趣和需要为切入点，以理论讲座和现场体验相结合为方法，精心挑选易学易懂易坚持练习内容，共组织2期专门面向全媒体相关负责人、跑口记者的中医药素养培训班。先后开设《中医的价值观和方法论》《中医导引的治未病思想》等课程，指导媒体朋友学习站桩、按摩、艾灸等复古中医传统技法，以及古本易筋经十二势导引等知识要点。部分媒体领导全程参与，调查结果显示，97%以上的媒体朋友认为培训对增进中医药理解和认识有很大帮助，有助于提升其报道中医药相关内容的能力。

（欧阳波、彭　艳）

【2016年中医药十大新闻】
1. 全国卫生与健康大会明确新形势下卫生与健康工作方针，坚持

2016年12月6日，国务院新闻办公室发布《中国的中医药》白皮书。图为发布会现场

中西医并重，对新时期推动中医药振兴发展做出部署。

以习近平同志为核心的党中央高度重视中医药事业发展。2016年8月19～20日召开的全国卫生与健康大会明确了新形势下卫生与健康工作方针"以基层为重点，以改革创新为动力，预防为主，中西医并重，将健康融入所有政策，人民共建共享"，重申坚持中西医并重。习近平总书记强调，要着力推动中医药振兴发展，坚持中西医并重，推动中医药和西医药相互补充、协调发展，努力实现中医药健康养生文化的创造性转化、创新性发展。2016年2月，习近平总书记在江中药谷制造基地考察时指出，中医药是中华民族的瑰宝，一定要保护好、发掘好、发展好、传承好。

2.《中华人民共和国中医药法》出台，发展中医药有国法保障

2016年12月25日，十二届全国人大常委会第二十五次会议表决通过我国首部中医药专门法律《中华人民共和国中医药法》，并于2017年7月1日起施行。中医药法以法律方式将党和国家发展中医药的方针政策固定下来，对于继承和弘扬中医药、保障和促进中医药事业发展、维护人民健康，具有十分重要的意义。

3.《中医药发展战略规划纲要（2016～2030年）》颁布，推动中医药纳入健康中国建设

2016年2月，国务院印发《中医药发展战略规划纲要（2016～2030年）》，明确未来15年我国中医药发展目标和工作重点，把中医药发展上升为国家战略。同时，推动中医药纳入《"健康中国2030"规划纲要》，并专设一章对振兴发展中医药服务健康中国建设进行系统部署，要求充分发挥中医药独特优势，提高中医药服务能力，发展中医养生保健治未病服务，推进中医药继承创新，明确中医药在健康中国建设中的任务。落实好上述2个规划纲要，国家中医药管理局印发《中医药发展"十三五"规划》，以及《中医药信息化发展"十三五"规划》《中医药文化建设"十三五"规划》《民族医药"十三五"科技发展规划纲要》等系列专项规划。

4. 国家首次表彰60名中医药高等学校教学名师，刘延东副总理与教学名师座谈

2016年是新中国中医药高等教育60周年。2016年12月29日，国家中医药管理局、教育部、国家卫生计生委共同表彰60名中医药高等学校教学名师，这是新中国成立以来首次专门面向中医药高等学校开展此类评选表彰。同日，刘延东副总理参观了新中国中医药高等教育60周年回顾与成就展，与中医药高等学校教学名师座谈，提出遵循中医药发展规律，完善人才培养体系，打造知名院校和学科，办好中国特色、世界水平的中医药高等教育，为中医药事业发展提供智力支持和人才保障。

5. 国务院中医药工作部际联席会议制度建立，加强对中医药工作的组织领导

2016年8月，国务院同意建立国务院中医药工作部际联席会议制度，旨在进一步加强对中医药工作的组织领导，强化部门间协调配合，统筹做好中医药工作。联席会议由36个部门和单位组成，国务院分管中医药工作的领导同志担任联席会议召集人。联席会议在国务院领导下，对全国中医药工作进行宏观指导，研究促进中医药事业改革发展的方针政策，指导、督促、检查有关政策措施的落实，协调解决中医药事业改革发展中的重大问题。

6.《中国的中医药》白皮书发表，向世界宣告中国坚定发展中医药的决心

2016年12月6日，我国首次就中医药发展发表《中国的中医药》白皮书。白皮书回顾中医药发展历史脉络，介绍我国发展中医药的政策措施及成效，展示中医药文化内涵和科学价值，体现国家对中医药作为国家战略的高度重视，向世界宣告中国坚定发展中医药的信心和决心。

7. 中医药科技创新多点开花，"人工麝香研制及其产业化"获国家科技进步一等奖

中医药科技创新成果丰硕。"人工麝香研制及其产业化"获国家科技进步一等奖，首次系统阐明天然麝香的主要化学成分，为人工麝香研制提供坚实的科学依据，解决麝香长期供应不足的历史性难题，保证含麝香中成药品种正常生产，满足国家重大需求，惠及民生。上海交通大学医学院附属瑞金医院血液学研究所陈竺教授等获美国血液学会（ASH）颁发的欧尼斯特·博特勒奖。获奖项目受中医药在白血病治疗理念和实践方面的启迪，是中医药学和西方医学结合的典范，使急性早幼粒细胞白血病的5年无病生存率跃升至90%以上，达到基本"治愈"标准。《针刺治疗慢性严重功能性便秘的随机对照试验》在国际知名医学期刊《内科学年鉴》上发表，证实电针治疗对慢性严重功能性便秘的有效性和安全性。经中科院国家天文台提议和国际天文学联合会批准，第31230号小行星被永久命名为"屠呦呦星"，这是对为人类健康作出贡献的科学家的肯定和褒奖。

8. 多措并举增加中医药健康服务供给，引领健康需求

中医药服务供给侧改革持续推进，中医药健康服务供给增加。《关于促进中医养生保健服务发展的指导意见》《中医师在养生保健机构提供保健咨询和调理等服务的暂行规定》《关于开展国家中医药健康旅游示范区（基地、项目）创建工作的通知》和《关于加强健康促进与教育工作的指导意见》等先后印发实施，以促进中医药健康服务业蓬勃发展，释放服务供给，引领健康需求。2016年3月，全国中医养生保健素养调查结果发布，根据调查结果，上述政策文件提出了针对性举措，为精准推动中医药健康服务供给提供依据。

9. 基层中医药服务能力提升工程成效显著，城乡居民获得感增强

"十二五"期间，国家中医药管理局等5部局共同实施基层中医药

服务能力提升工程。截至 2016 年底，97% 的社区卫生服务中心、93% 的乡镇卫生院、81% 的社区卫生服务站和 61% 的村卫生室能够提供中医药服务。每年有超过 6300 万的 65 岁以上老年人和 2700 万的 0～3 岁婴幼儿接受中医药健康管理服务。全国建设 2.6 万多个基层中医馆，实现门诊量、业务总收入、医务人员收入、服务满意度的上升和药占比、次均费用、病人药品费用、医患纠纷发生率的下降。中医药服务已成为基层卫生工作最大的特色和亮点之一。城乡居民看中医、用中药更便捷，群众维护健康的选择更多样，就医负担有效减轻。城乡居民中医药获得感显著增强。其中，云南省绥江县推行"中医入户"，县政府提供组织保障、机制保障和培训保障，将中医推广责任到人、应用入户，探索贫困地区推进健康中国建设的新路子。

10. 中医药走向世界提速发力，成为里约奥运、G20 峰会等重大国际活动热点

中国领导人积极推动中医药海外发展，中医药对外合作交流步伐进一步加快。2016 年 3 月，习近平主席访问捷克，双方支持中医药在捷克共和国和中东欧地区的推广应用，以及中捷中医中心建设。2016 年 7 月，刘延东副总理出席并见证北京中医药大学圣彼得堡中医中心揭牌，这也是俄罗斯第一所获得俄法律认可的中医院。匈牙利岐黄中医药中心揭牌。2016 年 8 月，德国首家以中医为特色的孔子学院——德国施特拉尔松德应用科学大学孔子学院成立。德国总理默克尔出席揭牌仪式。国际社会对中医药关注度显著上升，在一系列重大国际活动中，中医药频频亮相、屡成焦点。里约奥运会上，菲尔普斯等国外运动员身上的拔罐印风靡网络，引发"中医热"。G20 峰会、中国－中东欧国家卫生部长论坛和第九届全球健康促进大会等国际重大会议上，中医药文化备受关注，中医体验馆内外宾客络绎不绝。在中国外文局对外传播研究中心开展的第四次中国

国家形象全球调查中，中医药首次被认为是最具代表性的中国元素。

（欧阳波、彭 艳）

【出版管理工作】　在做好图书、报纸、期刊年度核验及年度出版计划审核报送等日常管理工作的同时，对国家中医药管理局出版单位出版的图书、报纸、期刊进行质量综合评估和年度审读。组织开展第二批学术期刊认定工作，在第一批确定的 18 种学术期刊基础上，增加《世界中医药杂志》英文刊为学术期刊，进一步扩充国家中医药管理局主管学术期刊范围，促进中医药学术期刊健康发展。做好国家出版基金资助项目、主题出版项目、普及类古籍整理图书专项资助项目、2017 年度新闻出版改革发展项目库申报和协议书填写工作。组织所属出版单位申报向全国老年人推荐优秀出版物、第四届中国出版政府奖及国家卫生计生委优秀文化作品。

（欧阳波、赵瑶琴）

八、中医药投入与预算管理

【概述】　2016 年中医药规划财务工作紧紧围绕全国中医药工作会议精神，坚持服务大局，强化规划引领，发挥财政经费支撑作用，取得明显成效。中央对中医药事业经费投入再创历史新高，预算管理和绩效评价工作稳步推进，中医药信息化建设取得新进展，各项重点工作任务稳步推进。

（刘群峰）

【贯彻落实《中医药健康服务发展规划（2015～2020 年）》】　2016 年，国家中医药管理局积极推动《中医药健康服务发展规划（2015～2020 年）》（以下简称《规划》）各项工作任务组织落实，充分发挥中医药健康服务在稳增长、调结构、促就业、惠民生中的积极作用。

按照国务院统一部署，2016 年 5～10 月，由国家中医药管理局牵头对各部门、各地贯彻落实《规划》情况进行专项督查。各部门采取自查形式，就落实《规划》情况提交自查报告。各地采取自查和重点抽查相结合的方式，一方面，就制订相关规划（实施方案）、贯彻落实《规划》情况等提交自查报告；另一方面，国家中医药管理局会同国家发展改革委、工信部、国家民委、民政部、农业部、商务部、国家卫生计生委、国家旅游局、中国保监会 9 个部门赴江西、湖南等 16 个省（区、市）开展现场督察，共召开 25 场座谈会，实地考察近 170 家单位。根据督察情况，国家中医药管理局起草专题报告上报国务院。

（刘群峰）

【中医药传承创新工程启动】　2016 年 11 月，国家发展改革委、国家卫生计生委、国家中医药管理局联合印发实施《全民健康保障工程建设规划》（以下简称《规划》）。《规划》包括健康扶贫工程、妇幼健康保障工程、公共卫生服务能力提升工程、疑难病症诊治能力提升工程、中医药传承创新工程、人口健康信息平台 6 项建设任务。根据《规划》安排，国家中医药管理局正式启动中医药传承创新工程，制订工程实施工作方案，召开《规划》解读和推进实施会议，积极推动开展建设单位遴选工作。

（刘群峰）

【中央部门预算和转移支付中医药项目经费下达】　在财政部大力支持下，中医药部门预算和转移支付经费持续增长。2016 年国家中医药管理局部门预算 115664.03 万元，同比 2015 年增长 5.69%。医疗卫生类新增 2 个重大增支项目，中医药国际合作专项增幅明显。2016 年中央转移支付中医药项目预算 15.84 亿元，同比 2015 年增长 2.12%。财政资金对中医药发展的引导效应、规模效应显著增强。

根据财政部要求，2016 年转移

支付资金全部改用因素法进行分配。国家中医药管理局根据《中医药发展"十三五"规划》、年度工作计划，对人才培养、能力建设、技术支持做出总体安排，提出目标和考核指标；各省根据省情作出合理安排，在确保完成国家中医药管理局确定的重点任务和绩效考核目标前提下，各地区可以在适当范围内合理调配使用转移支付资金；充分调动各方积极性，强化各方责任和项目实施效果。

（王振宇）

【财务管理制度建设】　为贯彻落实中央第15巡视组对国家中医药管理局巡视反馈意见整改的工作要求，进一步加强局直属（管）机关财务资产规范管理，国家中医药管理局规划财务司认真研究、强化制度建设。一是制定10项财务规范性要求，共涉及国有资产、会计从业资格、医院财务职能、国库集中支付、公务卡、银行账户、内部控制、机关财务8个方面；二是印发《国家中医药管理局机关财务管理制度汇编（手册）》。共收录涉及差旅费、会议费、委托办事、出国费、接待费、培训费、劳务费、公务卡、财务报销、资产管理、财务资本监管11个方面30个制度文件。

为推进预算管理科学化、精细化，规范加快部门预算执行进度，国家中医药管理局规划财务司以信息化为抓手积极采取有效措施。一是建立中央对地方转移支付中医药项目预算精细化监控管理系统，加强对转移支付财政资金监管；二是建立局预算动态监控与精细化管理系统，加强对局机关部门预算资金监管；三是继续采取各单位定期报送预算执行情况、预算执行通报、预算执行目标责任制、预算执行与预算统筹安排相挂钩、预算执行约谈制度、年末预算执行考评6项有力措施，加快预算执行。

（王振宇）

【预算管理和绩效考评工作】　根据

新《预算法》有关内容，结合财政部全面推进预算管理制度改革工作要求，国家中医药管理局规划财务司围绕项目预算执行和绩效管理，采取有力措施推进绩效管理工作。一是开展部门预算重点项目绩效评价试点工作。委托第三方中介机构对国家中医药管理局管理的6个直属（管）预算单位所承担的6个项目进行绩效评价试点，涉及财政资金9707.53万元；对局本级中医药全国性专款10个子项目进行绩效考评试点，涉及财政资金1136.73万元。二是开展整体支出绩效评价工作。对6家直属（管）医院和2家科研院所进行整体支出绩效评价，涉及财政资金48181.20万元。

（王振宇）

【中医医院基础设施建设】　2016年国家中医药管理局通过国家发展改革委安排中央预算内专项资金68.57亿元，支持全国247所各级各类中医医院（含中西医结合医院、民族医院）项目建设，投资规模较上年增长27.15%。为加强项目管理，国家中医药管理局与国家发展改革委、国家卫生计生委联合编制印发《中央预算内投资补助地方医疗卫生领域建设项目管理办法》，进一步加强中央预算内投资补助地方项目管理。

（刘群峰）

【中医药信息化】　2016年中央财政投入3.4亿元专项资金在21个省（区、市）开展实施基层医疗卫生机构中医诊疗区（中医馆）健康信息平台建设项目，加上首批试点10个省份，项目覆盖全国31个省（区、市）。国家中医药管理局积极推动项目进展，多数省级中医药数据中心已完成建设方案编制并备案，平台软件已完成系统开发、集成和试运行等工作通过专家验收。

2016年，国家中医药管理局在国家卫生计生委的统一领导下继续推进全民健康保障信息化工程一期项目，国家中医药管理局负责中医药项目实施，具体牵头构建中医药综合管理信息系统、中药品种基础

数据服务信息子系统、中医临床业务基本信息共享服务信息子系统、中医预防保健监管与服务信息子系统、中医药专科专病信息服务信息子系统、中医药经验传承服务信息子系统、中医药标准服务信息子系统7个业务系统。已编制完成全民健康保障信息化工程一期项目初步设计方案和投资概算并报送国家发展改革委审批。

深入推进中医药信息标准研究与制定工作，2016年1月国家中医药管理局下发通知，正式启动101项中医药信息标准研究与制定项目，积极指导中国中医药信息研究会开展项目培训及中期评估工作，编制形成《中医药信息标准研究与制定项目中期评估工作报告》。

（刘群峰）

【国家中医药管理局直属（管）单位基建工作】　规范和加强国家中医药管理局直属（管）单位基本建设管理，规范建设程序和行为，确保建设质量和安全，提高投资效益，促进直属（管）单位科学发展，2016年9月，国家中医药管理局印发实施《国家中医药管理局直属管单位基本建设管理办法》。

在国家发展改革委支持下，2016年，国家中医药管理局中央部门预算内投资力度进一步加大，中央财政共安排专项资金3543万元，支持中国中医科学院综合管网可视化工程等4个局本级建设项目，有效改善局直属管单位硬件条件。国家中医药管理局加强与国家发展改革委沟通，推进中国中医科学院中药科技园项目、眼科医院改扩建项目、东直门医院改扩建项目立项。

（刘群峰）

【内部审计工作】　根据《党政主要领导干部和国有企业领导人员经济责任审计规定》及其他有关法律法规对干部管理监督的要求，为了健全完善内部审计制度，加强对直属（管）单位的管理监督，国家中医药管理局制定印发《领导干部经济责任审计规定》，调整局领导干部

经济责任审计工作领导小组成员，开展对传统医药国际交流中心黄振辉的离任经济责任审计工作，指导中国中医科学院对何军、程爱华、潘桂娟、焦久、张丽、朱兵、吕爱平、柳长华、崔蒙9名二级院所主要负责同志的离任经济责任审计工作。

为不断强化审计监督职能，努力发挥审计监督作用，国家中医药管理局制订《审计整改工作暂行办法》等制度文件，并根据有关规定采取系列措施，加强审计结果运用。

（孙晓明）

【行业财务人员培养】　一是继续开展中医药行业会计领军后备人才（一期、二期）培养工作，74名学员已完成集中培训，很多学员担任医院总会计师。二是继续开展全国中医院财务骨干人员培训，提升全国中医院会计队伍整体素质，提高医院财务管理水平。截至2016年底，已对全国31个省（市、区）开展中医医院财务骨干培训，累计培训28986人次。三是开展直属（管）单位主要负责人、分管财务负责人和所有财务人员的财经法规和财务管理培训，2016年共培训352人次。

（王振宇）

【预决算信息公开工作】　2016年，根据政府信息公开条例和财政部关于部门预决算信息主动公开的各项具体要求，结合国家中医药管理局实际情况，国家中医药管理局规划财务司拟订2016年部门预算信息和2015年部门决算主动公开相关方案。经局机关有关部门审核后，分别于4月15日和7月22日在局政府网站上向全社会公开。

（王振宇）

【中医药定点扶贫和对口支援工作】　2016年，根据国务院扶贫开发领导小组关于开展定点扶贫工作的各项部署和要求，在调研基础上，国家中医药管理局编制《"十三五"定点扶贫工作方案》，拟订《2016～2018年五寨县定点扶贫工作计划》，就定

点扶贫工作的领导责任、组织保障进行明确分工，内容包括选派干部到扶贫一线挂职、发展中药材产业实施精准扶贫、发挥中医药优势推进健康扶贫、协助培训护工支持就业扶贫、探索创新帮扶方式等具体举措，涉及五寨县经济社会发展多个方面。2016年5月，国家中医药管理局选派科技司综合处陈丽娜挂职五寨县副县长、12月选派局办公室肖国栋挂职任五寨县砚城镇中所村第一书记，负责做好国家中医药管理局与五寨县定点扶贫工作的协调与衔接，协助落实国家中医药管理局安排的定点扶贫资金项目，推动五寨县经济和社会发展。2016年安排20万元开展五寨县中药材规范化种植与产业精准扶贫，安排19.8万元支持乡镇卫生院开展中医馆建设，安排5万元支持五寨县中医院人才培养工作。同时，积极协调局直属管医院做好对五寨县中医院的业务指导。

根据中央第六次西藏工作座谈会及第二次新疆工作座谈会精神，2016年国家中医药管理局深入开展援藏、援疆工作，选派人事教育司干部处闫冰挂职西藏自治区卫生计生委政工人事处处长。在中央转移支付中医药项目安排中对西藏、新疆重点倾斜，专门拨付20万元开展藏医药干部人才现状调查。

（孙晓明）

【国家中医药管理局人防工作】　2016年，国家中医药管理局认真贯彻落实《中华人民共和国人民防空法》和国务院、中央军委《关于进一步推进人民防空事业发展的若干意见》以及中央国家机关人防办有关工作部署和要求，积极做好局直属管单位人防工程建设、日常监督检查以及组织管理工作。2016年国家中医药管理局与各直属管单位签订人防工作责任书；按照中央国家机关人防办要求，深入推进地下空间综合整治工作；加大检查、巡查力度，针对春节、全国"两会"期间等重要节日、重大活动，与有关部门开展地下空间专项检查，确保

活动期间安全无事故；2016年较好完成年度目标管理和责任制评议考核等工作，并在年度目标管理和责任制评议考核活动中评为达标单位。

（刘群峰）

【国有资产清查工作】　2016年，国家中医药管理局规划财务司完成包括局本级、直属（管）事业单位、社会团体在内的行政事业单位资产清查工作。截至2015年12月31日，国有资产总计840411.56万元，其中：行政单位国有资产总计7986.52万元；事业单位国有资产总计832425.04万元。针对在资产清查过程中发现的问题，不断完善资产管理制度，逐步建立和完善适应国家治理体系和治理能力现代化建设的行政事业单位国有资产管理体制机制。

（王振宇）

【财务检查】　2016年，国家中医药管理局规划财务司组织开展局直属（管）单位财务规范性和预算执行情况督查，对24家单位2013～2015年财务收支情况，重点项目预算执行、结转和结余，资金规范使用，基建项目竣工财务决算报备等情况进行专项检查；专项检查报告经局长会审议后正式反馈各有关单位，限期整改。

（王振宇）

【国家中医药管理局2015年度预算绩效管理工作获财政部二等奖】　国家中医药管理局依据财政部绩效管理工作要求，研究设计中医药特性考评指标体系，量化项目考评指标及评价标准，2016年被财政部评为2015年度预算绩效管理工作二等奖。

（王振宇）

【国家中医药管理局2015年度中央部门决算管理工作获财政部二等奖】　国家中医药管理局按照财政部决算管理工作要求，认真组织各预算单位开展决算报表编制工作，科学分析决算数据。2016年被财政部评为2015年度中央部门决算管理工作二等奖。

（王振宇）

【其他专项工作】　《中医药发展"十三五"规划》《中医药信息化发展"十三五"规划》见专题篇。

九、干部人事工作

【概述】　2016 年中医药干部人事工作继续深入贯彻党的十八届三中、四中、五中、六中全会精神和全国卫生与健康大会精神，落实中央巡视整改要求，以加强干部队伍建设、推进人才培养机制改革为重点，以提升中医药治理体系和治理能力现代化为切入点，坚持党管干部要求，完善干部人事管理体系，加强机关干部队伍和直属单位领导班子建设，深化干部教育培训和日常监督管理，建立健全党管人才工作机制，成立国家中医药管理局人才工作领导小组，构建完善中医药人才褒奖机制，启动国医大师、全国名中医评选表彰。多措并举，改革创新，不断推动干部人事工作取得新进展和新成效。

（曲慧勇、宋丽娟、陶 赟）

【干部队伍建设】　2016 年，国家中医药管理局党组深入落实中央巡视整改要求，坚持党管干部原则和好干部标准，从严管理监督干部，机关干部队伍建设成效明显，直属单位领导班子逐步配齐配强，干部人事管理体系更加完善，为中医药事业发展提供坚强的组织保障。

（曲慧勇）

【其他专项工作】　国家中医药管理局中医药管理干部提升治理能力培训班、国医大师和全国名中医评选表彰见业务篇人才培养。

十、党建与群团工作

【2016 年思想教育工作概况】　2016 年，组织全面学习贯彻落实党的十八大和十八届三中、四中、五中、六中全会精神，深入学习贯彻习近平总书记系列重要讲话精神，进一步强化理论学习，不断加强直属机关思想理论建设。一是做好国家中医药管理局党组理论学习中心组集体学习。全年共举行 7 次集体学习，主要传达学习全国"两会"精神、专题学习国务院印发《中医药发展战略规划纲要（2016～2030年)》、学习交流习近平总书记"七一"重要讲话精神、学习交流六中全会精神、学习《中国共产党问责条例》、贯彻落实全国科技创新大会精神，以及全国卫生与健康大会精神等。国家中医药管理局党组书记王国强撰写的《着力推动中医药振兴发展、全方位全周期保障人民健康》发表在中央国家机关工委《紫光阁》杂志，就学习贯彻全国卫生与健康大会精神撰写《推动中医药振兴发展、服务健康中国建设》发表在中共中央宣传部《时事报告》党委中心组学习（刊物）。协助国家中医药管理局党组起草《贯彻落实全面从严治党要求、扎实推进直属机关党建工作》，被中央国家机关工委选为贯彻落实全面从严治党要求党组（党委）书记座谈会书面发言。二是集中培训国家中医药管理局直属机关党务骨干。2016 年 7 月19～20 日对国家中医药管理局机关和直属单位 180 多名基层党组织书记进行全员集中培训，基本实现党支部书记培训全覆盖。副局长、机关党委书记闫树江作开班动员并参加座谈会，常务副书记张为佳讲如何当好党支部书记，培训班邀请国防大学专家授课，组织观看中纪委教育录像，有关党组织书记进行发言交流和介绍经验。三是学习贯彻党的十八届六中全会精神。印发《关于深入学习宣传贯彻党的十八届六中全会精神的通知》，及时向国家中医药管理局机关和直属单位党员干部发放《关于新形势下党内政治生活的若干准则》《中国共产党党内监督条例》450 余本及相关辅导读本，组织党员干部观看辅导报告光盘。2016 年 12 月 5～6 日，举办十八届六中全会精神学习培训班，对六中全会精神进行专题解读。国家中医药管理局副局长、机关党委书记闫树江做开班动员，邀请中央纪委、中国纪检监察学院专家做专题辅导报告。国家中医药管理局机关、直属（直管）单位处级以上干部近 250人参加培训并进行分组讨论，各组召集人会上进行交流发言。2016 年12 月 6 日，举办国家中医药管理局直属机关学习六中全会精神交流座谈会，局机关和直属单位 10 位代表做交流发言，副局长、机关党委书记闫树江参加会议并讲话，直属机关各级党组织近 60 人参加。局直属机关党委将各部门各单位发言汇编成册发放给参会人员。四是认真落实好局机关和直属单位干部脱产培训工作，组织 9 名同志参加 2016 年春季及秋季国家卫生计生委司处级干部进修班，11 名同志参加中央国家机关工委司局级干部专题研修班，9 名司局级领导干部参加中央党校、国家行政学院等培训。五是多种方式组织深入学习。组织国家中医药管理局直属机关党员干部观看工委学习贯彻全国"两会"精神光盘，为局机关全体公务员和直属单位党员发放《政府工作报告》及辅导读本、《习近平总书记系列重要讲话读本（2016 年）》《胡锦涛文集》《中国共产党问责条例》等学习资料，不断提高党员干部的理论素养、政策水平和综合能力。

（刘 灿）

【2016 年组织工作概况】　一是按规定程序完成党组织换届选举。严格按照《党章》要求，指导国家中医药管理局直属机关各级基层党组织做好换届选举工作，截至 2016 年11 月底，国家中医药管理局机关和直属单位到期应换届的党委、党总支、党支部已全部换届完成。二是开展基层党组织"固本培元"工程。收集整理直属机关基层党组织、党员情况简介和党建工作亮点报告，梳理汇总基层党组织现存问题、面临困惑，将党组织基本情况编印成册，着力夯实基层党组织基础，提高直属机关各级党组织凝聚力战斗力。这项工作在中央国家机关工委

《信息交流》第 26 期（5 月 25 日）通报刊登。三是认真推进失联党员管理和处置工作。按照中央要求，认真开展党员组织关系集中排查，摸清"口袋"党员、长期与党组织失去联系的党员情况，努力使每名党员都纳入党组织的有效管理。截至 2016 年 12 月底，全局经查找后仍无联系的党员共计 82 人，除督促有关单位继续采取多种方式进一步查找，还结合评议党员工作，根据失联党员实际情况，分类梳理，并按中组部相关要求进行处理。四是认真开展党费收缴工作专项检查。印发《关于进一步加强国家中医药管理局直属机关党费收缴管理工作的通知》，梳理党费收缴管理标准，制定党费管理使用流程图，再次强调和明确党费收缴的标准、程序和时限要求。结合"两学一做"学习教育和落实中央巡视整改任务，准确把握政策，在国家中医药管理局机关和直属单位认真做好党费收缴专项检查，特别是细致做好离退休党员党费补缴工作，并如期提交检查情况报告。制作国家中医药管理局直属机关党员《党费证》，于 2017 年 1 月启用。五是评选表彰国家中医药管理局直属机关"两优一先"。结合国家中医药管理局"两学一做"学习教育，开展 2013～2015 年度局直属机关"两优一先"评选表彰活动，肖国栋等 80 名优秀共产党员、贾忠武等 30 名优秀党务工作者、国家中医药管理局办公室党支部等 30 个先进基层党组织获得表彰，进一步弘扬正气、树立标杆，引导局机关和直属单位广大共产党员、党务工作者和基层党组织在推动中医药振兴发展、深化医药卫生体制改革和推进"四个全面"战略布局中走在前、作表率。六是开展向全国优秀共产党员屠呦呦学习活动。印发《关于在局直属机关开展向全国优秀共产党员屠呦呦同志学习的决定》，召开座谈交流会，大力宣传学习全国优秀共产党员屠呦呦的先进模范事迹。七是开展 2016 年度国家中医药管理局直属机关党建述职评议考核工作。围绕 4 方面重点内容，通

过现场述职和自行评议考核 2 种形式，在国家中医药管理局机关和直属单位部署开展党建述评考核工作，局直属机关各级党组织书记、党员均纳入考核范围。2017 年 1 月 19 日，召开 2016 年度国家中医药管理局直属机关党组织书记党建现场述职会议，张为佳常务副书记做点评，闫树江副局长出席会议并讲话，局人事教育司、医政司、机关服务中心和局科技开发交流中心、局中医师资格认证中心、中医药国际合作中心等部门和单位的党总支（支部）书记分别述职，会议现场对述职人员进行测评投票。八是做好出席党的十九大代表候选人初步人选推荐提名工作。按照工委分配国家中医药管理局 1 名代表名额的有关要求，在党组领导下制订完善选举工作方案，部署开展选举推荐工作。八是认真做好业务主管的社会组织党建工作。摸清国家中医药管理局业务主管的 19 个社会组织的党组织和党员情况，根据中央《关于加强社会组织党的建设的工作意见（试行）》有关规定和中央国家机关工委部署要求，中国民间中医医药研究开发协会作为第一批脱钩试点单位，党组织隶属关系转移至中央国家机关工委。按照"谁主管、谁负责"原则和工委要求，指导第一批次 11 个社会组织建立党组织或派驻党建指导员，研究筹备建立国家中医药管理局业务主管社会组织党委，在十九大召开之前全部实现社会组织党建"两个全覆盖"目标。

（刘　灿）

【2016 年统战和群团工作概况】
一是组织召开 2016 年国家中医药管理局直属机关全国人大代表、政协委员及民主人士和侨台代表迎新春座谈会，进一步宣传政策、征求意见。参加中央统战部到国家卫生计生委统战工作的调研汇报会议。完成并上报国家卫生计生委直属机关党委党外干部统计工作。二是认真做好工会各项工作。组织开展国家中医药管理局机关职工迎新春联欢会、义务植树、职工春季趣味漫步

走等活动。开展国家中医药管理局直属机关工会"当好主力军、践行新理念、建功十三五"公文写作技能比赛，共收到 8 大类 151 篇参赛作品，评选出一等奖 8 篇、二等奖 32 篇、三等奖 47 篇，激发广大干部职工立足岗位勤勉履职、创先争优的积极性。推荐优秀作品参加"当好主力军、践行新理念、建功十三五"第三届中央国家机关公文写作技能活动，7 篇公文作品获奖，其中一等奖 1 篇、二等奖 3 篇、三等奖 3 篇，国家卫生计生委副主任、国家中医药管理局局长王国强批示"全局同志向他们学习，不断提高公文写作水平与质量"。承办"庆祝中国共产党成立 95 周年暨纪念红军长征胜利 80 周年'七一'文艺汇演"，王国强出席并讲话，活动以合唱、情景剧、歌伴舞等节目形式，通过长征篇和复兴篇两大篇章，大力弘扬伟大的长征精神，深情回顾党领导革命、建设和改革开放的奋斗历史，热情讴歌党的光辉业绩。组织国家中医药管理局机关干部职工组队参加国家卫生计生委"纪念红军长征胜利 80 周年文艺汇演"取得好成绩，加强局直属机关和谐团队建设。三是搭建青年成长成才平台。继续开展"根在基层"2016 年直属机关青年调研实践活动。向中央国家机关团工委推荐甘肃中医学院、重庆市垫江县中医院和山西省五寨县中医院等 3 个中医药行业调研点，国家中医药管理局直属机关和中央国家机关青年干部 40 余人参加调研，切实改进青年工作作风，密切干群关系，提高履职能力。组织调研小组赴山西五寨走访调研驻村第一书记徐治，深入了解驻村干部的所感所思所悟和对扶贫工作的意见建议，调研报告得到国家中医药管理局领导肯定并在中国中医药报发表，同时上报中央国家机关团工委。组织开展 2013～2015 年度国家中医药管理局直属机关优秀青年评选活动，优秀青年 32 名申报。推荐 2013～2015 年度中央国家机关"两优一红"，2 名团员获得中央国家机关优秀共青团员、3 名团干部获得中央国

家机关优秀共青团干部、2 个团组织获得中央国家机关五四红旗团委（团支部），引导青年干部立足岗位创新争优，充分发挥先进示范带动作用。组织参加中央国家机关篮球赛、青春之梦参观活动等，丰富青年文体生活。四是认真做好妇女工作。直属机关妇工委联合机关纪委开展"家庭助廉"行动，评选出 30 篇国家中医药管理局"最美家风故事"优秀作品、3 个优秀组织奖项，把家庭作为廉政文化建设的重要阵地，以家庭建设促进廉政建设。"三八"妇女节前夕，举办"清风铭远志，正气当归来"庆祝三八妇女节故事会，通过播放视频短片、故事讲述和访谈的形式展示女性风采、弘扬女性榜样、培育良好家风。国家中医药管理局副局长闫树江出席会议并为国家中医药管理局 2015 年度巾帼建功先进集体、个人，"最美家风故事"优秀作品和优秀组织获奖者颁奖，来自医院和科研院所的 6 位女性专家、科研人员结合自身经历，用生动的故事讲述良好家风家教传承的教育意义。推荐西苑医院王秀芳家庭获得全国文明家庭荣誉称号。组织评选国家中医药管理局巾帼建功先进集体 2 个、先进个人 5 名，评选张庆谦等 23 个家庭为国家中医药管理局直属机关五好文明家庭，推荐陈梦生等 4 个家庭参加全国第十届"全国五好文明家庭"评选，进一步引导广大干部职工弘扬家庭美德、传承优良家风、践行社会主义核心价值观。

（刘　灿）

【"两学一做"学习教育概况】　一是国家中医药管理局党组高度重视，以上率下。国家中医药管理局党组专门召开会议听取汇报，并成立国家中医药管理局"两学一做"学习教育工作领导小组和办公室，办公室设在机关党委，协助党组制订实施方案和派出 2 个指导组，对学习教育作出具体安排。协助党组书记王国强分别以学党章、学系列讲话为主题做 2 次党课。二是严格要求开展专题学习研讨。指导各级党组

织充分运用党日活动、"三会一课"等基本形式，广泛采取个人自学、集体讨论、联读联学、知识竞赛、微党课比赛等方式，组织党员深入学习党章党规和习近平总书记系列重要讲话精神，突出常态化教育特点。三是加强督促推进。2016 年 7 月 13 日、8 月 24 日和 10 月 14 日召开 3 次国家中医药管理局直属机关"两学一做"学习教育推进工作会，及时传达学习中央领导有关讲话精神，部署开展下一步工作，检查督促各级党组织学习教育进展，为国家中医药管理局直属机关学习教育推进提供有力保障。四是切实解决基层党建存在的突出问题。结合中央专项巡视和国家中医药管理局党组对直属单位巡视整改，坚持问题导向，针对党的建设缺失、党员管理不规范、不按规定缴纳党费、党组织不按时换届等问题进行专项整治，强化党员意识，夯实基层基础。五是推进基层党组织"固本培元"工程。在国家中医药管理局机关和直属单位开展基层党组织"固本培元"工程，运用中医理念，通过找准突出问题，列出问题清单，制定整改台账，有针对性、多层面、多角度提出措施办法。六是加大宣传力度，营造良好氛围。通过国家中医药管理局政府网、中国中医药报以及微信、微博、手机客户端等新媒体，打造党员手边课堂。国家中医药管理局直属机关党委编发简报 34 期（专刊 26 期），并按要求上报工委党课材料 7 份、党员感言体会 20 份、内部通讯稿 14 份，扩大学习教育覆盖面和影响力。七是部署开好专题民主生活会和组织生活会。以学习贯彻党的十八届六中全会精神为主题，围绕"两学一做"学习教育要求，协助国家中医药管理局党组筹备开好 2016 年度民主生活会。部署国家中医药管理局机关和直属单位处级以上党员领导干部认真开好民主生活会，每个基层党支部要结合组织生活会民主评议党员。自"两学一做"学习教育开展至 2016 年 10 月底，直属机关基层党组织"支部生活质量自评"方面，

28.87% 的支部自评"好"，66.82% 自评"较好"；党日活动累计 357 次，其中党支部书记参加的超过 90.00%；党课学习累计 432 次。分别受到中央国家机关"两学一做"学习教育第十督导组和中组部"两学一做"督导二组督导检查的认可。

（刘　灿）

【国家中医药管理局直属机关"两优一先"表彰大会及庆祝中国共产党建党 95 周年暨红军长征胜利 80 周年"七一"文艺汇演】　2016 年 6 月 15 日，国家中医药管理局举办庆祝中国共产党成立 95 周年暨纪念红军长征胜利 80 周年文艺汇演暨"两优一先"表彰活动。文艺汇演围绕"歌颂党、歌颂祖国，伟大长征，民族复兴"主题，国家中医药管理局机关及各直属单位干部职工以合唱、舞蹈、情景剧等形式，展现中医药行业新气象和干部职工精神风貌，庆祝建党 95 周年、纪念红军长征胜利 80 周年。国家中医药管理局直属机关 80 名优秀共产党员、30 名优秀党务工作者和 30 个先进基层党组织受到表彰。国家卫生计生委党组成员、副主任，国家中医药管理局党组书记、局长王国强出席活动并讲话，国家中医药管理局副局长于文明、王志勇、闫树江，国家卫生计生委直属机关党委常务副书记杨建立，直属机关工会常务副主席杨志媛，机关党委办公室主任王凯，局机关各部门、各直属单位主要负责人，获得局直属机关"两优一先"表彰人员以及局机关、各直属单位干部职工代表近 900 人出席。

王国强指出，希望局机关和直属单位各级党组织和全体党员向受表彰的同志和基层组织学习，在工作中继承好、发展好、利用好中医药宝贵财富，推动中医药事业振兴发展，在推进"四个全面"战略布局中走在前、作表率，在建设健康中国、实现中国梦的伟大征程中谱写新篇章。王国强强调，2016 年是全面建成小康社会决胜阶段开局之年，是实施"十三五"规划启动之年，是推进全面从严治党深化之年，

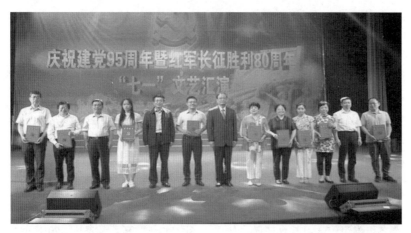

2016 年 6 月 5 日，国家中医药管理局庆祝建党 95 周年暨红军长征胜利 80 周年"七一"文艺汇演在北京举行

也是中央领导同志对中医药工作重要指示精神贯彻落实之年。希望各级党组织和广大共产党员坚定理想信念，不忘党的历史，要有行业"排头兵"意识，把自己的理想追求、人生价值融入党的事业和振兴发展中医药事业中；强化宗旨意识，不忘长征精神，坚定"救死扶伤"职业信念，弘扬"大医精诚"核心价值观；铭记历史使命，不忘责任担当，努力把中央领导同志为中医药勾画的美好蓝图变为现实；增强民族自信，不忘继承创新，深入发掘中医药宝库中的精华，充分发挥好中医药的独特优势，推进中医药现代化，推动中医药走向世界；继续开拓进取，不忘求真务实，努力把中医药各项工作做得更好。王国强表示，局机关和直属单位各级党组织一定要进一步发挥好中医药行业"排头兵"的示范引领作用，按照中央第十五巡视组对本局提出的整改要求，以饱满的政治热情、良好的精神状态和务实的工作作风，深入开展"两学一做"学习教育，努力做"四讲四有"的合格党员，把激发出来的工作热情和干劲，转化为实现"十三五"宏伟蓝图和推动中医药事业振兴发展的实际行动，为促进中医药事业持续健康发展，为建设健康中国、实现中华民族伟大复兴的中国梦提供坚强的政治动力和组织保证。

（胡　彬）

【党建方面巡视整改工作】　按照中央第十五巡视组在对党组专项巡视中发现国家中医药管理局党建方面存在的问题，直属机关党委按照党组要求强化思想认识，认真落实整改。一是专门研究，分工合作，认真整改。召开各部门各直属单位党组织负责人会议，强调各领任务、专人负责，完善整改台账，逐一检查核实，明确具体举措，做到即知即改、立行立改。二是深入分析，整改完成，积极销号。针对发现的"党费 1 年缴费 1 次，标准不够"的问题，制定完善党费收缴制度，规范党费缴纳基数的有关项目，梳理制定党费收缴管理流程，规范党费管理制度和审批流程，及时公开党费收缴情况，各级党组织也制定具体操作办法，切实加强党费管理工作。针对发现的"有的基层组织长期不换届"问题，已全部完成换届。三是针对问题，细化措施，扎实推进。针对增强基层党组织凝聚力问题，结合基层党组织"固本培元"工程增强党组织吸引力，开展"两学一做"强化党员意识，宣传行业先进典型特别是屠呦呦研究员的先进事迹和评选"两优一先"，鼓励党员创先争优，增强基层党组织凝聚力战斗力。针对发展党员问题，严格按照发展党员程序和国家卫生计生委分配指标，采取增加培训班次培训积极分子，有计划地在一线骨干专家、高级知识分子、优秀团员

以及各级各类人员中发展党员。结合"两学一做"学习教育，突出党员干部对党章和党的知识培训，突出学习习近平总书记系列重要讲话，强化理论武装，提高政治理论水平。针对民主生活会存在的问题，认真贯彻党内政治生活的若干准则，突出生活会主题，真正运用批评和自我批评有力武器，确保有针对性地解决问题。通过"两学一做"教育党员干部增强党员角色意识，做到在党言党、在党忧党、在党为党。针对部分直属单位党建工作薄弱、如何落实完善制度的问题，不断强化党建意识，充分发挥党组织的政治核心作用和领导核心作用，切实履行"一岗双责"职责。党委全委会议专门学习毛泽东同志《党委会的工作方法》，局党组中心组（扩大）第二次集体学习再次集中学习，进一步强化民主集中制，严肃党内政治生活，完善党建工作格局。印发《国家中医药管理局直属机关第三届党委会工作职责》，在机关设立"党员活动室"，制定有关工作制度。针对完善制度和强化督查问题，党委通过建立完善系列制度、不定期抽查和每半年对各级党组织落实"三会一课"检查，对执行不力的限期改正，对不符合要求的进行通报。针对党务和纪检干部队伍力量薄弱，人员少，兼职的问题，按照中央国家机关工委要求，研究对基层党组织分类指导，推进直属单位专职党务干部应按 2% 进行配备。四是压实党建主体责任。党组把加强党的建设摆上重要日程，召开会议专题研究党建工作。在《中共国家中医药管理局党组会议制度》中明确党组会"讨论和决定党组自身建设工作，以及基层党组织和党员队伍建设方面的重要事项"，把加强基层党建工作制度化。印发《中共国家中医药管理局党组关于进一步加强和改进直属机关党的建设工作的意见》，对直属机关各级党组织落实党建工作责任、严肃党内政治生活、严格党员日常管理提出明确要求，着力推动直属机关各级党组织坚持党建工作和业务工作目标同向、部署同步、

工作同力、同频共振。建立局党建工作领导小组办公室会议制度，通过定期例会和督促检查，进一步推动局直属机关党建工作落实。印发《国家中医药管理局党建工作领导小组2016年党建工作要点》，建立党建述职评议考核机制，推动各级党组织书记抓基层党建的主体责任。

（刘 灿）

【2016年国家中医药管理局直属机关党的工作会议】 2016年2月23日，国家中医药管理局直属机关党委召开2016年党的工作会议，回顾总结2015年党的建设各项工作，研究部署2016年工作任务。国家中医药管理局党组成员、副局长，局直属机关党委书记闫树江，中央纪委驻国家卫生计生委组员副局长马群出席会议。国家中医药管理局直属机关党委副书记、纪委书记卢国慧传达中央国家机关第三十次党的工作会议暨第二十八次纪检工作会议精神；国家中医药管理局直属机关党委常务副书记张为佳主持会议。局机关各司室党支部书记，局直属单位党组织书记、纪检委员等70余人参会。

闫树江充分肯定2015年国家中医药管理局直属机关党建工作，并就做好2016年党建工作提出3点要求。一要系统学习和深入领会全面从严治党新思想。要花足够多的时间、下足够大的气力认认真真、原原本本地学习习近平总书记系列重要讲话，并在学习中深入思考、深切领会、深刻把握其内涵要义、逻辑关系和精神实质。二要深刻理解和充分认识全面从严治党新特点。新特点包括3方面：一是更加全面。党建内容的全覆盖，包括党的思想建设、组织建设、作风建设、反腐倡廉建设和制度建设等，要从严设计、从严推进、从严考核；党的各级组织必须认真贯彻从严治党要求，将管党治党的主体责任落到实处。二是更加从严。要求严字当头、严到份上、从严从实，对党员的要求比对普通民众的要求更严格；措施更严，强调党纪严于国法，实现纪

法分开，用更严明的纪律管住全体党员；查处更严，强调要形成监督执纪"四种形态"等。三是更加强调治党。坚持建党与治党相辅相成；坚持治标与治本相互结合，努力实现从不敢腐到不能腐、不想腐。三要牢牢把握和严格遵循全面从严治党新要求。十八大以来，中央对全面从严治党有一系列要求，并且越来越多、越来越细、越来越严、越来越高，要不断地学习了解，掌握落实。

（栗 征）

【国家中医药管理局向屠呦呦学习座谈会】 2016年7月22日，国家中医药管理局召开向全国优秀共产党员屠呦呦学习座谈会。国家中医药管理局党组成员、副局长、直属机关党委书记闫树江出席会议并讲话。国家中医药管理局直属机关党委常务副书记张为佳主持座谈会并宣读《关于在局直属机关开展向全国优秀共产党员屠呦呦同志学习的决定》，屠呦呦团队代表袁亚男介绍屠呦呦先进事迹。局机关各党支部代表、局直属单位党政班子代表、中国中医科学院二级院所主要负责人参加会议。

闫树江表示，屠呦呦是党和人民培养出来的卓越科技人才，也是在党组织的伟大熔炉中锤炼出来的优秀共产党员。向屠呦呦学习，要学习她淡泊名利、潜心求索、勇于担当的敬业精神；学习她追求科学、锲而不舍、知难而进的献身精神；学习她守住清贫、耐住寂寞、甘于奉献的求实精神；学习她勤求古训、博极医源、独辟蹊径的创新精神；学习她紧密协作、严谨治学、精益求精的团队精神。闫树江就落实好向屠呦呦学习活动提出3点要求。一要在"两学一做"中充分发挥好屠呦呦作为全国优秀共产党员的先进典型引领作用，增强广大党员做合格党员、做优秀党员的意识。二要深入挖掘、大力宣传屠呦呦的先进事迹和崇高精神，在局直属机关形成学先进、赶先进的良好氛围。三要把活动成果转化为推动中医药

振兴发展的动力，落实《中医药发展战略规划纲要（2016～2030年）》，在继承中创新发展，在发展中服务人民。

（栗 征）

【国家中医药管理局直属机关优秀共产党员、优秀党务工作者和先进基层党组织表彰名单】

一、国家中医药管理局直属机关优秀共产党员名单（80名）

肖国栋	周景玉	全洪松
程 强	王 庆	王笑频
朱 桂	房书亭	赵 瑞
曹鑫和	杨 森	温艳东
徐 浩	苏根元	李秋艳
孙林娟	杨 明	苗 青
杨志旭	文 杰	安效先
李培红	乔晏明	王 阶
李 军	冯兴华	刘 震
丁 旭	姚魁武	李 杰
魏军平	石风祥	吴 烈
李 辉	倪 青	张素秋
朱建贵	林洪生	樊俊芝
夏玉清	高景华	曹艳霞
高 云	魏 玮	吴增安
陈志强	刘晓丽	陈 枫
李 静	巢国俊	马怀安
屠呦呦	郭 伟	廖福龙
张 东	石 宏	杨 峰
王京京	杨 威	刘治中
亢 力	符永驰	章轶立
张延硕	闫孝成	秦 秋
白文静	周智豪	肖永芝
代金刚	贾雪晴	孟昭艳
高新军	周艳杰	罗会斌
冯新刚	马晓琳	黄宁宇
黄建银	王 明	

二、国家中医药管理局直属机关优秀党务工作者名单（30名）

贾忠武	曲慧勇	麻 颖
严华国	吴振斗	张为佳
朱夜明	段 玲	刘小英
殷海波	王秀英	严 京
常鹏飞	陈淑萍	李景远
高宏杰	吴 芳	王 红
王燕平	杨 健	朱佳卿
胡晓峰	袁霭凤	刘金花
康 宁	濮传文	张冬梅
赵 莉	高 靖	秦树坤

三、国家中医药管理局直属机关先进基层党组织名单（30个）

局办公室党支部

局机关党委党支部

局离退休干部党支部

中国中医科学院西苑医院门诊一党支部

中国中医科学院西苑医院院办党支部

中国中医科学院西苑医院血液科党支部

中国中医科学院西苑医院药剂科党支部

中国中医科学院广安门医院药剂科党支部

中国中医科学院广安门医院党群党支部

中国中医科学院广安门医院检验科党支部

中国中医科学院广安门医院内科第三党支部

中国中医科学院望京医院药学部党支部

中国中医科学院望京医院放射科党支部

中国中医科学院望京医院行政二党支部

中国中医科学院望京医院行政三党支部

中国中医科学院眼科医院第五党支部

中国中医科学院青蒿素研究中心党支部（中国中医科学院中药研究所第四党支部）

中国中医科学院针灸研究所基础党支部

中国中医科学院中医基础理论研究所第一党支部

中国中医科学院中医药信息研究所文献临床党支部

中国中医科学院研究生院职工党支部

中国中医科学院离退休干部党总支

中国中医科学院临基所党总支（原中国中医科学院临基所党支部）

中国中医科学院院直机关第四党支部

中国中医科学院中国医史文献研究所党支部

中国中医科学院医学实验中心党支部

中国中医科学院院直机关第六党支部

中国中医药报社第二党支部

中国中医药出版社第二党支部

局对台港澳中医药交流合作中心党支部

（刘　灿）

十一、党风廉政建设与反腐倡廉工作

【纪检工作概述】

一、深入开展"两学一做"学习教育，扎实推进机关思想建设

国家中医药管理局直属机关及时召开"两学一做"学习教育动员部署会，要求各部门各单位认真组织学习党内法规，提高党员干部政治觉悟、规则意识和制度意识，自觉把权力放在制度的笼子里。局党组印发《国家中医药管理局关于学习贯彻十八届中央纪委六次全会精神的实施意见》，组织所属党员干部参加"党章党规在我心中——中央国家机关党章知识测试及竞赛活动"及问卷答题活动。邀请中纪委有关起草文件专家就《中国共产党问责条例》在局党组学习中心组（扩大）2016年第五次集体学习会议上进行解读介绍，起草印发《国家中医药管理局贯彻〈中国共产党问责条例〉实施办法》。

二、狠抓"两个责任"落实，扎实推进党风廉政建设

把党风廉政建设纳入党组中心工作之中，落实到党组履职尽责全过程，党组成员认真落实"一岗双责"，在抓好业务工作同时，加强对分管单位落实主体责任的督促指导。制定执行《国家中医药管理局党风廉政建设责任制实施办法》《国家中医药管理局党风廉政建设责任追究实施办法》及《国家中医药管理局

2016年党风廉政建设和反腐败工作分工意见表》，修订"权力明晰表""权力运行流程图"，组织对局机关和直属单位执行党风廉政建设责任制暨惩防体系建设情况进行检查，通报检查结果，推动各级党组织层层分解责任，推动"两个责任"落实。

三、贯彻执行中央八项规定精神，坚持不懈改进作风

贯彻落实中央八项规定精神和"约法三章"有关要求，修订国家中医药管理局实施办法。开展中医药服务百姓健康推进行动，制订年度调研计划，建立局领导联系群众制度，畅通群众诉求渠道。抓好整改落实，党组带头示范，机关作风明显改善。

四、坚持党员干部原则，严格把好选人用人关

坚持按照习近平总书记提出的"信念坚定、为民服务、勤政务实、敢于担当、清正廉洁"新时期好干部的标准和"三严三实"要求，建制度立规矩，严格选任程序，严防"带病提拔"和"带病上岗"，强化在岗综合培养和日常监督管理。

五、持续用力正风肃纪，旗帜鲜明惩治腐败

完善纪检工作联系、日常谈话提醒等常规化监督制度，启动党风廉政信息季度报送工作，加强对部门纪检委员和直属单位纪检部门工作的日常指导、检查。践行监督执纪"四种形态"，坚持高标准和守底线相结合，严格执行廉洁自律准则和党纪处分条例。看住重要节点，聚焦"关键少数"，紧盯享乐奢靡和隐形变异的不正之风，对巡视、信访和执纪审查中发现的"四风"问题线索专项处置，对规避组织监督、顶风违纪的，不论职务高低一律从严查处、通报曝光。

六、聚焦坚持党的领导，深化政治巡视

积极配合中央专项巡视，全力推进巡视整改落实，坚决做到真改、实改、限期改，在规定时限内保质保量完成各项整改任务，确保每项整改工作都达到中央规定要求。积

极推进局党组巡视工作，起草制定《国家中医药管理局党组贯彻〈中国共产党巡视工作条例〉的实施办法（试行）》《国家中医药管理局党组2016年巡视工作计划》《国家中医药管理局2016年第一轮、第二轮巡视工作方案》，完成对直属单位的巡视全覆盖。

（孙　瑛）

【反腐倡廉建设】　一是创新方式方法，加强党员意识教育。在国家中医药管理局直属机关党员中开展党章知识答题活动，组织参与"党章党规知识竞赛"并实现参与率和及格率"双百分百"；大力推广使用"支部工作"APP党建云平台，"两学一做"学习教育、"三会一课"，通过积分量化的方式推动党员干部更加主动参与党组织生活，提高党务工作信息化水平。二是组织开展廉政教育参观学习。2016年7月19日组织国家中医药管理局全体公务员和直属单位领导干部赴天津廉政教育基地，参观新中国反腐败第一大案展览，开展廉政警示教育。三是组织学习《中国共产党问责条例》。通过党组学习中心组（扩大）2016年第五次集体学习会议进行专题学习，邀请中央纪委法规室副主任谭焕民做报告，国家卫生计生委副主任、国家中医药管理局局长王国强主持会议并讲话。四是完成2016年直属单位巡视工作。修订《国家中医药管理局党组贯彻〈中国共产党巡视工作条例〉的实施办法（试行）》，制订《国家中医药管理局党组2016年巡视工作计划》和工作方案。2016年上半年派出2个巡视组对国家中医药管理局机关服务中心、中国中医药报社、对台港澳中医药交流合作中心和中医师资格认证中心进行专项巡视，并督促以上4个单位针对巡视反馈意见进行积极整改；2016年10月对中国中医科学院专项巡视。五是制定保障制度。出台《国家中医药管理局党组关于监督执纪"四种形态"实践运用规则》《国家中医药管理局2016年党风廉政建设和反腐败工作分工意见

表》和《国家中医药管理局关于纪检部门对党员领导干部进行约谈的暂行办法》等一系列规章办法，修订《信访举报线索分级处理工作办法》。按照国家中医药管理局党组要求，起草印发学习《问责条例》通知，突出具体要求。

（孙　瑛）

【党风廉政建设责任制暨惩治和预防腐败体系建设检查考核情况通报会】　2016年3月25日下午，国家中医药管理局召开2016年党风廉政建设责任制暨惩治和预防腐败体系建设检查考核情况通报会，局机关各部门、直属（直管）各单位党组织负责同志和纪检工作负责同志参加会议。会议由局直属机关纪委书记朱桂主持。

国家中医药管理局党组成员、副局长闫树江通报局检查考核小组对局机关服务中心、中国中医药报社、对台港澳中医药交流合作中心和中医师资格认证中心4家直属单位2015年执行党风廉政建设责任制暨惩防体系建设重点抽查情况，以及局机关8个部门、直属（直管）9家单位自查情况，他在肯定成绩的同时明确提出存在的问题和不足，并就下一步工作从4个方面提出建议：第一，层层传导责任和压力，确保主体责任落到实处；第二，把纪律和规矩挺在前面，驰而不息纠正"四风"；第三，继续深化"三转"，推动纪检机构切实履行监督责任；第四，抓深抓细抓实，确保检查考核取得实效。闫树江强调，各级纪检机构要强化监督执纪问责，对落实党风廉政建设主体责任不力、造成不良影响的，严肃追究领导责任，促进本单位党风廉政建设和反腐败工作全面发展。

（孙　瑛）

【2016年党风廉政建设工作会议】　2016年4月7日，国家中医药管理局2016年党风廉政建设工作会议在北京召开。中纪委驻国家卫生计生委纪检组副组长马群传达了习近平、李克强、王岐山在十八届中央纪委

六次全会和国务院第四次廉政工作会议上的重要讲话精神，国家中医药管理局副局长闫树江通报了国家卫生计生委2015年以来5起违法违纪案件和近期查处的4个违反中央八项规定精神问题情况，以及国家中医药管理局2015年以来查处的3起违纪案件情况。

国家卫生计生委副主任、国家中医药管理局党组书记、局长王国强主持会议，并就做好2016年局直属机关党风廉政建设和反腐败工作提出3点意见：一要深刻领会十八届中央纪委六次全会和国务院第四次廉政工作会议精神，切实把思想和行动统一到党中央国务院重大决策部署上来。要尊崇党章，严格执行党规党纪；推动全面从严治党向基层延伸，标本兼治，净化政治生态。二要聚焦突出问题，保持高压态势，坚定不移推进党风廉政建设和反腐败工作。要充分认识强化党内监督执纪的极端重要性，切实增强推进党风廉政建设和反腐败斗争的信心和决心，坚决遏制腐败现象滋生蔓延势头。结合"两学一做"学习教育的开展，深入学习贯彻习近平总书记系列重要讲话精神，牢固树立"四个意识"；突出抓好《中国共产党廉洁自律准则》和《中国共产党纪律处分条例》的贯彻落实；落实局党组《关于落实主体责任的实施意见》《党风廉政建设责任制实施办法》《党风廉政建设责任追究实施办法》。贯彻全面从严治党，持续抓好党风廉政建设主体责任和监督责任的落实。强化立规执纪和责任追究，科学处置信访举报线索，坚决查处违反中央八项规定精神的违纪违规问题，坚决查处违反行风建设"九不准"行为，健全作风建设长效机制；强化巡视监督，2016年完成局党组对直属单位巡视的全覆盖；依法管好权用好权，从源头上预防腐败；加强纪检机构组织和人员能力建设，打造忠诚、干净、担当的纪检干部队伍；创新廉政教育内容和方式，增强反腐倡廉教育效果，加大预防腐败工作力度。三要加强领导，落实责任，确保党风廉

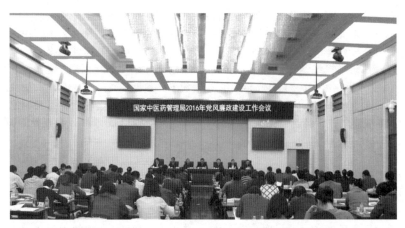

2016年4月7日，国家中医药管理局2016年党风廉政建设工作会议在北京召开

政建设和反腐败工作取得实效，促进中医药事业持续健康发展。要把抓党风廉政建设作为最大的政绩，加强监督执纪，强化责任追究，对党风廉政建设"两个责任"不落实、工作不得力、发生突出问题的领导班子、领导干部，要依规依纪进行问责。完善激励机制。要把推进党风廉政建设与落实2016年局重点工作结合起来，两手抓、两促进。要强化正向激励机制，进一步完善干部考核和选拔任用制度，让真抓实干、勇于担当、廉洁自律的好干部有更多的干事创业机会，更大的发展空间，强化有为才有位、有位更有为、不为要问责的意识，消除庸政懒政怠政行为，大力营造积极向上、奋发有为的良好氛围。

中央第十五巡视组正处级巡视专员杨树谋，国家中医药管理局副局长于文明、马建中、王志勇，局机关全体公务员，局直属（直管）单位党政主要负责人及纪检工作负责人，局直属机关纪委委员，局机关服务中心处级以上干部参会。

（孙　瑛）

【落实国家中医药管理局2016年党风廉政建设和反腐败工作分工意见】
印发《国家中医药管理局2016年党风廉政建设和反腐败工作分工意见表》，明确6个方面59条分工意见，着力把党风廉政建设和反腐败工作融入各部门各单位业务工作之中，强化领导干部"一岗双责"意识，做到党风廉政建设与业务工作同部

署、同落实、同检查、同考核。2016年2月组织开展对局机关和直属单位2015年执行党风廉政建设责任制暨惩治和预防腐败体系建设情况进行检查，12月启动2016年检查考核工作，使各部门各单位进一步明确惩防体系建设的工作内容、职责分工，对存在的薄弱环节有更清醒的认识，为建立健全惩治和预防腐败体系打下基础；8月，组织对各部门各单位贯彻执行"三重一大"集体讨论决定制度进行监督检查，以自查自纠为主在查问题、促整改、求实效上下工夫。紧紧抓住元旦、春节、五一、十一等重要节点，以正式文件形式提出加强廉洁自律的要求；及时通报顶风违反八项规定精神典型案例；建立落实中央八项规定精神情况月报制度，加强监督检查，坚决防止"四风"问题反弹回潮。

（孙　瑛）

【强化监督执纪问责】　全面深化"三转"。为敦促国家中医药管理局直属各单位真正实现转职能转方式转作风，机关纪委印发《关于推进"三转"不断深化局直属机关纪检工作的通知》，要求局直属（直管）各单位认真学习，切实强化政治意识，深刻认识"三转"的重大意义，制订落实"三转"的工作方案，从事前事中过程监督向事后监督、履职监督转变，突出对"关键环节"的监督；明确要求专兼职纪检干部不得兼任财务、人事、采购以及其他经济往

来的相关业务。

抓好举报信访工作。为加强对受理信访举报工作的管理，提高执纪水平，机关纪委制定印发《国家中医药管理局信访举报线索分级处理工作办法》，受理信访举报情况按月上报中央国家机关纪工委；印发《关于报送纪律审查工作有关情况的通知》，建立执纪工作情况定期报告机制；在局官网首页显著位置和《中国中医药报》上公布中央国家机关举报网站网址，方便群众监督。

强化监督执纪工作。机关纪委始终坚持挺纪在前、抓早抓小，不断改进纪律审查工作，加强案件审理。印发《关于监督执纪"四种形态"实践运用规则》《关于纪检监察部门对党员领导干部进行约谈的暂行办法》，发现问题及时谈话提醒、警示诫勉，正确运用"四种形态"，准确判断问题线索。2016年，国家中医药管理局通报2批9起违反中央八项规定精神案例，点名道姓，公开曝光，以身边事教育身边人，强化教育，形成震慑。

2016年1月1日至2016年12月31日，机关纪委共收到群众信访举报及上级转办信件116件（其中重复信件48件，非我系统问题13件），直接办理78件（其中重复信件38件），向有关部门和单位转办25件（其中重复信件10件）。严肃查处一批严重违反中央八项规定精神的案件，给予4人党纪处分，对5人进行诫勉谈话。

（孙　瑛）

【纪检方面巡视整改工作】　积极配合中央专项巡视。按照国家中医药管理局党组要求积极做好中央巡视组进驻国家中医药管理局开展专项巡视的各项工作及对反馈意见的整改，认真核查中央巡视移交问题线索。对移交国家中医药管理局的29件问题线索（71封举报信件）逐一登记，建立台账，分类处置，其中26件问题线索做了结处理，对1人进行诫勉谈话。

大力推进局党组巡视工作。2016年是国家中医药管理局开展党

组巡视第二年，在局党组的强力推动和各部门各单位的积极配合下，完成对直属单位巡视全覆盖。根据《中国共产党巡视工作条例》，修订印发《国家中医药管理局党组贯彻〈中国共产党巡视工作条例〉的实施办法（试行）》，并制订年度巡视工作计划和工作方案。2016年共开展2轮巡视工作，对5个直属单位的巡视以习近平总书记系列重要讲话精神为镜子、以"四个意识"为标杆、以党章党规党纪为尺子，突出坚持党的领导，聚焦全面从严治党，紧扣"六项纪律"，紧盯"党的领导弱化、党的建设缺失、全面从严治党不力"等问题，紧抓重点人、重点事、重点问题，从严从实开展巡视监督。通过广泛开展个别谈话，认真受理群众来信来访，调阅有关文件资料，深入了解情况，发现问题、形成震慑，完成巡视任务，并向被巡视单位进行意见反馈。第一轮4家被巡视单位根据巡视组反馈意见认真制订整改方案及台账，积极组织推进落实，并按要求报送整改报告和党政主要负责同志组织落实整改工作的履职情况报告。

（孙 瑛）

【国家中医药管理局直属机关党员干部廉政教育活动】 2016年7月19日，国家中医药管理局直属机关纪委举办直属机关党员干部廉政教育活动，组织局机关及直属单位党员干部参观天津反腐倡廉教育基地新中国反腐败第一大案展览。此次活动由国家中医药管理局党组成员、副局长闫树江带队，局机关党委、医政司等8个机关部门、15家直属（直管）单位百余名党员干部参加了此次活动。通过参观使大家认识到，作为一名党的领导干部要时刻反思自己，认识自身存在的问题和不足；要廉洁自律，以身作则，遵守党的纪律和规矩；要正确行使手中权力，始终保持清正廉洁；工作中要牢固树立正确的权力观，认真执行制度规定，自觉加强对权力的运行监督。

2016年11月14日，局直属机关纪委在局机关举办观看反腐题材影片《决不饶恕》活动。国家中医药管理局党组成员、副局长闫树江和局机关全体公务员、直属（直管）单位领导班子成员及专（兼）职纪检干部130余人观看了影片。《决不饶恕》给党员干部上了生动的警示教育课，使大家更加深刻地认识到作为一名党员干部，加强党性修养，明确党的纪律，坚守党的政治规矩，时刻保持清醒的头脑，坚守廉洁自律底线的重要性，时刻敲响廉洁从政、廉洁从业的警钟。正如影片中所说"党风廉政建设和反腐败斗争永远在路上。"

（孙 瑛）

【专题学习《中国共产党问责条例》】 2016年8月18日，国家中医药管理局召开党组学习中心组（扩大）2016年第五次集体学习会议，专题学习《中国共产党问责条例》（以下简称《问责条例》）。国家卫生计生委副主任、国家中医药管理局党组书记、局长王国强主持会议并讲话，要求局直属机关各级党组织和党员领导干部进一步增强全面从严治党的责任意识，要以问责倒逼责任的落实。

中央纪委法规室副主任谭焕民以党的十八大以来从严治党的实践成果为依据，结合当前从严治党的形势和任务，阐述《问责条例》的起草背景、基本原则、主要内容、需要重点把握的关键点等，运用鲜活的案例详细解读《问责条例》出台的重要意义和科学内涵。

王国强指出，《问责条例》是加强党的建设的必然要求，是全面从严治党的利器，是落实全面从严治党主体责任、监督责任和领导责任，加强党内法规制度建设的重要举措。王国强要求局直属机关各部门各单位党组织和党的领导干部牢固树立政治意识、大局意识、核心意识、看齐意识，并提出3点意见：一是要认真学习习近平总书记系列重要讲话精神，充分认识《问责条例》的重要意义，增强学习贯彻《问责条例》的思想自觉和行动自觉。局直属机关各级党组织要结合本部门

本单位实际，制订学习宣传教育工作方案，坚持率先垂范，明确学习目标，促使广大党员干部进一步牢固树立规矩意识。二是要密切联系实际，认真贯彻落实好《问责条例》，促使中医药事业持续健康发展。从坚持有责必问、问责必严，让失责必问成为常态；健全问责机制、层层追究责任，把失责必问落到实处；抓住关键少数，解决主要矛盾，把问责同其他监督形式结合，让失责必问倒逼履职到位。推动《中医药发展战略规划纲要（2016～2030年）》和《中医药健康服务发展规划（2015～2020年）》的实施，充分激发和释放中医药"五种资源"的潜力和活力，为实施创新驱动发展和"一带一路"等国家倡议增添新动力。三是要加强日常监督和专项检查，督促《问责条例》的切实执行。学习成果要融会贯通到实际工作中，充分发挥问责的震慑、警示作用。王国强指出，认真贯彻执行《问责条例》，才能落实好习近平总书记提出的"继承好、发展好、利用好"中医药宝贵财富的重要指示精神，提升人民群众对中医药服务的获得感，让全面从严治党的丰硕成果成为推动中医药振兴发展的强大动力。国家机关工委宣传部，局直属单位领导班子成员，中国中医科学院二级院所主要负责人，局机关及机关服务中心党员处级以上干部参加会议。

（孙 瑛）

十二、综合性工作及其他

【落实中央巡视组反馈意见整改工作】 2016年3月2日～4月20日，中央第十五巡视组对国家中医药管理局党组进行专项巡视。6月3日，中央第十五巡视组向国家中医药管理局党组反馈意见。8月2日，国家中医药管理局党组向中央巡视办报送整改报告。

一、切实提高认识，加强领导，把巡视整改作为严肃的政治任务抓紧抓好

一是深化思想认识，严肃整改要求。要求局直属机关各级党组织严肃对待巡视反馈的问题和建议，切实做好整改工作。二是强化组织领导，层层传导压力。中央巡视组反馈意见后，局党组立即召开会议，研究部署巡视整改工作，成立由党组书记任组长的巡视整改工作领导小组。三是制订整改方案，细化整改举措。制订整改工作方案和实施方案，将整改任务细化为2大部分、7个方面、26个具体问题、126项具体整改举措。四是领导率先垂范，推动整改落实。党组书记统筹推进整改落实工作，研究部署相关整改落实举措，督促指导整改举措落实到位。五是强化成果运用，完善制度机制。巡视整改过程中，共修订和新制定28项规章制度，强化制度执行，做到用制度管权管事管人。六是持续整改落实，认真组织"回头看"。局党组围绕贯彻落实党的十八届六中全会精神和《关于新形势下党内政治生活的若干准则》《中国共产党党内监督条例》要求，继续推动巡视整改工作取得新的进展和成效，并组织开展巡视整改"回头看"。

二、坚持问题导向，逐条逐项抓整改，突出成效抓落实

关于"党的领导弱化"问题的整改。一是切实增强"四个意识"。在思想上政治上行动上同以习近平同志为核心的党中央保持高度一致。二是充分发挥党组领导核心作用。印发《中共国家中医药管理局党组关于进一步加强党的领导的若干意见》，修订《国家中医药管理局工作规则》，突出局党组总揽全局、协调各方的领导核心地位。制定《中共国家中医药管理局党组会议制度》，进一步明确议事内容和决策程序。三是加强人才队伍建设。坚持党管人才，认真贯彻落实《中共中央关于深化人才发展体制机制改革的意见》，成立人才工作领导小组，印发《中共国家中医药管理局党组关于进

一步加强中医药人才工作的意见》，编制《中医药人才发展"十三五"规划》，实施中医药传承与创新"百千万"人才工程，启动第三届"国医大师""全国名中医"评选。四是深化医改强基层。参与制定"十三五"医改规划等重要医改文件，启动基层中医药服务能力提升工程"十三五"行动计划，推进中医诊疗模式创新，明确中医重点专科"十三五"建设思路。五是完善局领导深化改革联系点机制。建立局领导联系医改综合试点省、国家中医药综合改革试验区等制度，深入基层开展调研督导，帮助基层解决困难问题，推动工作落实。

关于"党的建设缺失"问题的整改。一是压实党建主体责任。召开党组会专题研究党建工作。印发《中共国家中医药管理局党组关于进一步加强和改进直属机关党的建设工作的意见》，建立局党建工作领导小组办公室会议制度，推动工作落实。二是深入开展"两学一做"学习教育。制订局党组开展"两学一做"学习教育实施方案，成立领导小组及办公室，指导学习教育活动有序开展。三是加强基层组织建设。指导任期届满党组织按要求全部换届，实施基层党组织"固本培元"工程，提升基层组织党建活力。四是加强党务干部队伍建设。选好配齐配强基层党组织书记和委员，举办基层党组织书记党建专题培训班，增强党支部书记抓党建的能力。

关于"全面从严治党不力"问题的整改。一是严格落实主体责任。召开2016年党风廉政建设工作会议，贯彻落实十八届中央纪委六次全会及国务院第四次廉政工作会议精神。学习中央纪委七次全会精神，推动局直属机关各级党组织全面落实从严治党的主体责任。成立局党风廉政建设和反腐败工作领导小组，推动全面从严治党向纵深发展。二是加大监督执纪力度。对中央纪委驻国家卫生计生委纪检组移交国家中医药管理局的问题，依纪依规进行全面、客观、及时处理。制定《中共国家中医药管理局党组关于监督

执纪"四种形态"实践运用规则》《国家中医药管理局关于纪检部门对党员领导干部进行约谈的暂行办法》，修订《国家中医药管理局信访举报线索分级处理工作办法》。坚持把纪律和规矩挺在前面，对违反中央八项规定精神和违纪的有关同志进行严肃处理。三是强化经济责任审计工作。制定《国家中医药管理局领导干部经济责任审计规定》。加强审计工作力量，做到应审尽审、审而即改，不留盲区。针对审计反映的问题，开展财务规范性检查和预算执行督查。四是规范权力运行。健全权力监管机制，修订局机关各部门《权力明晰表》《权力运行流程图》，确保权力规范运行。五是加强和改进巡视工作。印发《国家中医药管理局党组贯彻〈中国共产党巡视工作条例〉的实施办法（试行）》。制订实施国家中医药管理局党组2016年巡视工作计划。六是推进作风建设。修订《贯彻落实〈十八届中央政治局关于改进工作作风、密切联系群众的八项规定〉实施办法》，严格局领导外出出席活动制度，控制发文数量。开展"四风"整治"回头看"。组织开展行政法规、部门规章和政策性文件清理工作，共清理政策性文件233件。七是强化警示教育。组织学习《中国共产党廉洁自律准则》和《中国共产党纪律处分条例》，赴反腐倡廉教育基地开展警示教育活动，对违纪领导干部点名道姓进行通报。

关于"干部管理问题突出"问题的整改。一是加强干部选任工作。修订《国家中医药管理局领导干部选拔任用工作规定》。修订《国家中医药管理局直属单位领导班子报告干部选拔任用工作并接受民主评议试行办法》，开展选人用人专项整治。二是加强干部监督管理。印发《关于进一步规范现职领导干部社会团体兼职的通知》，制定《国家中医药管理局承担教学科研职能直属单位的领导人员兼职管理暂行规定》，分类规范直属各单位领导干部兼职管理。强化对直属单位人事部门主要负责同志的任职考察。积极推进

干部平时考核制度和信息系统建设，强化干部日常监督管理。三是从严执行干部退休制度。指导中国中医科学院制定高层次专家延迟退休管理办法，规范高层次专家延迟退休的条件、程序与管理。

关于"对直属单位管理不力"问题的整改。一是加强对直属单位的指导。党组书记亲自带队，深入直属各单位调研，查找问题。引导各单位进一步理清发展思路，科学制订本单位"十三五"发展规划，找准工作定位，明确工作举措。二是督促中国中医科学院解决突出问题。指导其明确定位、补齐短板、整合资源，编制实施好"十三五"规划。三是健全制度建设加强规范管理。健全直属单位重大事项请示报告制度，修订直属单位基本建设管理办法，建立局直属（管）单位内部控制基础性评价等制度。四是开展财务专项督查和工作纪律专项整治。对21个预算单位和3个实施文化产业发展专项的企业开展财务规范性检查和预算执行情况督查，开展财务管理培训，强化财经纪律意识。督促直属各单位严明工作纪律，劳动纪律和精神风貌明显改善。

三、以巡视整改为契机，狠抓中央决策部署的贯彻落实，推动中医药振兴发展

一是贯彻落实全国卫生与健康大会精神和《中医药发展战略规划纲要（2016~2030年）》。编制印发中医药发展"十三五"规划及文化建设、信息化建设、人才发展、科技创新、"一带一路"5个专项规划。二是推动颁布《中华人民共和国中医药法》。全力配合和协调做好全国人大常委会审议的各项工作。三是推动发表《中国的中医药》白皮书。四是推动建立国务院中医药工作部际联席会议制度。五是推动召开中医药高等教育改革与发展座谈会。

四、持续推进整改落实，着力构建管党治党长效机制

一是牢固树立"四个意识"。坚决做到向党中央看齐、向习近平总书记看齐、向党的理论路线方针看

齐，坚决维护党中央权威和集中统一领导，更加自觉地在思想上政治上行动上同以习近平同志为核心的党中央保持高度一致。

二是全面落实主体责任。深刻领会党中央关于全面从严治党新形势的判断分析，严肃党内政治生活，强化党内监督，不断深化"全面从严治党永远在路上、只有进行时"的认识，牢固树立"抓党建是最大政绩"的意识，坚决落实全面从严治党主体责任。

三是全力抓好持续整改。对于需要长期整改的事项，坚持一抓到底，不定时组织"回头看"，巩固和深化巡视整改成果，检查问题是否得到彻底解决、制度是否得到执行、成效是否得到群众认可，从而把整改工作落到实处。

四是建立完善长效机制。坚持问题导向，聚焦"不贰过"，认真落实党的各项规定要求，不断完善制度，并确保制度行得通、管得住、用得好、可持续，形成解决问题的长效机制。

五是加快推动事业发展。始终以习近平总书记发展中医药的新思想新论断新要求为根本遵循，全力推动《中华人民共和国中医药法》的实施和中医药发展战略规划纲要落地见效，不断激发和释放中医药"五种资源"的活力与潜力。努力为人民群众提供全方位全周期的中医药服务，为健康中国建设作出应有贡献。

（国家中医药管理局办公室）

【2016年"两会"建议提案答复办理工作】 国家中医药管理局认真贯彻落实李克强总理在国务院常务会议上的重要指示精神，按照全国人大常委会办公厅、政协全国委员会办公厅要求，明确责任、规范程序、狠抓落实，完成十二届全国人大四次会议代表建议和全国政协十二届四次会议政协委员提案答复办理工作。

2016年国家中医药管理局承办十二届全国人大四次会议代表建议84件，其中主办42件、分办1件、

协办39件、参阅2件。办理数量与2015年同比增加11件，增幅为15.06%；承办政协十二届全国委员会第四次会议提案134件，其中主办55件、分办2件、会办59件、参阅18件。办理数量与2015年同比增加61件，增幅为83.56%。建议提案的内容主要集中在中医药人才培养、医疗管理、事业发展、中药材饮片和中成药、文化宣传、民族医药、政策法规与标准化、国际合作、健康服务等方面。

2016年4月27日召开局长办公会议，专题研究2016年"两会"建议提案办理工作，总结2015年"两会"代表委员建议提案办理情况，对2015年"两会"建议提案办理先进集体、先进个人及优秀复文予以表彰，研究部署2016年"两会"代表委员建议提案办理工作，印发《国家中医药管理局办公室关于2016年"两会"建议提案办理工作实施方案》，建立办理工作台账和督办机制，落实责任部门和责任人，实行主管领导和具体承办人员分级负责制。在内部OA办公系统中，专门开发建议提案办理系统，进一步增强办理工作的规范性、准确性，有效保证办理工作的开展。

认真组织对重点建议提案的答复办理。2016年全国人大常委会确定的重点建议之一，《关于支持宁夏枸杞产业绿色发展的建议》（第3116号）由国家质检总局主办，国家中医药管理局和商务部协办。通过召开专题会议、参与国家质检总局组织的赴宁夏重点建议调研活动等方式，对重点建议提案深入研究，主动与相关部门沟通，组织专门力量对重点建议提案进行答复。国家中医药管理局进一步贯彻落实《中药材保护与发展规划（2015~2020年）》及《国务院办公厅关于加快推进重要产品追溯体系建设的意见》，配合商务部、国家食品药品监管总局等部门共同加快包括枸杞等中药材产品的追溯体系建设，全面提升中药材质量，确保中医药惠及广大群众。

密切与代表委员之间的沟通联系。各承办部门在办复之前，主动

与代表委员进行交流互动，采取当面沟通、电话沟通或信函等形式，充分听取代表委员意见，认真研究代表委员提出的问题，积极采纳代表委员提出的建议，对代表委员提出的问题，进行深入细致地分析，做好沟通协调工作，努力提高办理质量，力求使代表委员们满意。未收到代表委员们对复文不满意的意见反馈。

认真做好建议提案答复的主动公开工作。在局政府网站开设"建议提案办理公开"专栏，将符合公开条件的主办复文予以公开。

（李尚青）

【国家中医药管理局2016年度政府信息公开工作报告】　根据《中华人民共和国政府信息公开条例》有关规定，向社会公布国家中医药管理局2016年度信息公开工作报告。报告内容由概述、政府信息主动公开情况、依申请公开情况、信息公开收费及减免情况、因信息公开申请行政复议或提起行政诉讼情况5个部分组成。2016年度报告数据统计期限自2016年1月1日起至2016年12月31日止。

一、概述

2016年，国家中医药管理局认真贯彻落实《中华人民共和国政府信息公开条例》《2016年政务公开工作要点》，坚持以公开为常态、不公开为例外的原则，及时做好局政务服务平台建设筹备工作，健全相关工作制度和规范，明确政府信息公开工作职责、落实责任。截至2016年底，国家中医药管理局政府信息公开工作运转正常，政府信息咨询、申请及答复工作开展顺利。

加强领导，明确责任。进一步完善政府信息公开工作领导小组－办公室－各部门三级工作体系。进一步强化，分管领导具体负责，各部门负责人具体实施，办公室组织、协调、督查的工作模式。2016年，国家中医药管理局进一步推进完善政府信息公开工作责任制，明确机关各部门信息公开工作职责，将责任明确落实到人，指定专人负责信息公开工作，及时准确发布相关信息。

完善制度，规范流程。认真贯彻执行《中华人民共和国政府信息公开条例》《关于全面推进政务公开工作的意见》等有关文件要求，结合工作实际，进一步完善局政府信息公开实施细则，按照公文类信息公开属性的认定程序、信息发布的协调机制、保密审核信息发布程序以及责任追究等规定，依法依规按程序公开政府信息。主动公开年度部门预算、"三公经费"拨款情况以及年度部门决算。及时向社会公开中医和民族医医师资格认定、中医执业范围、中医药治未病、寻医问药等社会所关注、关系群众切身利益的重要事项，保障人民群众的知情权、参与权和监督权。

二、政府信息主动公开情况

2016年1月1日至12月31日，国家中医药管理局累计主动公开政府信息1673条，政府信息公开专栏主动公开信息204条，其中各司办局发文件109条，主要公开国家中医药管理局人事任免、党委工作、财务信息以及中医药政策法规文件、信息化建设、新闻宣传、医政管理、科技管理、教育管理等信息。

政府网站建设。一是按照中办、国办《关于全面推进政务公开工作的意见》要求，制订网站改版方案并启动政府网站改版工作，对网站栏目进行梳理优化，并新增若干专栏加强重点领域信息公开，增加三公经费、医疗机构查询、医疗广告审批查询、在线办事等老百姓关注的栏目。为切实发挥好政府网站作用，2016年11月，在政府网站增加"意见建议"功能，广泛征求网民对网站建设提出的意见、建议，半年来收到网民来信82件，对做好下一步网站建设改版工作奠定基础。二是进一步提升政务公开能力，主动公开各类规章制度、人事变动、规范性文件，以及各机关单位的职责、内设机构、办事流程等内容，最大限度地保障群众知情权，方便社会群众查阅、知悉中医药相关政策、法规及行业重要新闻、活动。2016

年，按照党和政府方针政策以及局机关各部门的工作重点、热点，制作"《中国的中医药》白皮书""国医大师全国老中医评选表彰""第九届全球健康促进大会""学习宣传贯彻党的十八届六中全会精神""中医医院职业化管理高级研修班"5个网站专题。三是进一步加强网站运维队伍建设，为网站运行提供强有力的保障。通过加强人员配备，明确分工，使网站管理走上规范化、制度化轨道。通过建立日常监测、巡检制度，网站管理人员每天检查各栏目、各系统有效性，及时发现并解决网站运行中出现的各类问题。

信息发布和政策解读。一是围绕重要会议，做好全国卫生与健康大会、中医药工作会议等的宣传。二是围绕重要文件出台，做好《中华人民共和国中医药法》《"健康中国2030"规划纲要》《中医药发展战略规划纲要（2016～2030年）》以及《中国的中医药》白皮书等的宣传与解读。三是围绕重大活动，做好第二届中国－中东欧国家卫生部长论坛、G20杭州峰会、第九届全球健康促进大会等的报道。四是做好信息发布，组织6场新闻发布会，局领导发表署名文章、接受媒体专访及网络在线访谈等共20件，科技、国合等司领导接受采访8件。接待媒体采访500余人次，媒体报道有关中医药信息42万余篇。五是深化与主流媒体合作，组织赴上海、河南等省市实地采访，组织4期新闻媒体中医药专题知识讲座。

年鉴出版。编印《中国中医药年鉴（2015卷）》，加大中医药宣传的深度和广度，使更多人通过《年鉴》认识中医药政务工作。

传播平台建设。一是组织全国中医药文化宣传教育基地建设督导，总结"十二五"建设成绩。二是加强新媒体平台建设，局官方微信"中国中医"影响力日益扩大，启动科普手机APP设计。三是支持纪录片《本草中国》、皮影戏《药王孙思邈》、电视专题片《大国医》《千年国医》等的制作传播。四是打造中医药出版物品牌，组织第二批学术期刊认定，中国中医药出版社《让好呼吸随时在身边》入选向全国老年人推荐优秀出版物。国家中医药管理局巡讲专家赵勇、蓝韶清荣获科技部、中宣部、中国科协"全国科普工作先进工作者"称号。

三、依申请公开信息情况

2016年1月1日~12月31日，国家中医药管理局共受理政务信息依申请公开14件，主要为信息查询和业务咨询，已全部按时答复。

四、信息公开收费及减免情况

2016年，国家中医药管理局主动公开、依申请公开政府信息均未收取任何检索、复制、邮寄等费用。

五、行政复议和行政诉讼情况

2016年，国家中医药管理局未出现因政府信息公开而引起申请行政复议和提起行政诉讼的情况。

（黄　铮）

【国家中医药管理局2016年档案管理工作】　2016年，国家中医药管理局档案部门认真学习贯彻中共中央办公厅、国务院办公厅《关于加强和改进新形势下档案工作的意见》，以配合各部门开展中央巡视组检查工作为重点，以整理档案统计年报为契机，以培训局直属单位档案管理人员为途径，全面加强档案业务和基础建设，提高档案服务能力水平。

加强局机关档案管理。全面贯彻落实中办、国办《关于加强和改进新形势下档案工作的意见》和《国家中医药管理局关于进一步加强和改善局及直属单位档案工作的意见》，着重加强"三大体系"建设。一是开展《局机关文件文书档案保管期限表》修订，加强业务指导和培训，开展档案系统维护等工作；二是以中央巡视来国家中医药管理局巡视为契机，强化归档重要性，督促各部门及时归档，重点做好历年来中央领导同志重要指示批示精神贯彻落实工作、局党组重点工作、各部门"三重一大"与建设项目等归档工作，为巡视、审计工作提供详实、完整、准确的文件材料凭证打下良好基础；三是将局机关2015

年度档案移交工作列入年度工作目标考核，公布各部门发文归档情况通报，以强化档案收集、整理、审核、移交等工作。

推进局直属各单位档案建设。根据国家档案局《关于加强中央和国家机关所属机构档案工作的意见》和《国家中医药管理局关于进一步做好直属单位档案工作的通知》要求，推进局直属各单位档案信息化和管理制度建设。一是以《国家中医药管理局档案管理系统操作手册》为依据，对直属单位档案工作人员进行培训，提高档案工作水平；二是定期开展督导检查，加强服务和指导；三是印发《国家中医药管理局办公室关于开展直属单位档案目录报送备案工作的通知》，组织开展自各单位成立至2015年底期间所有档案目录备案工作。

配合各部门开展巡视工作材料收集整理。2016年中央第十五巡视工作领导小组巡视国家中医药管理局党组工作，办公室配合局各部门查阅档案，收集、整理相关巡视材料，并形成《关于巡视工作中档案利用情况的报告》（简称《报告》），《报告》中指出了配合巡视工作中档案存在的问题，并从开展业务培训、完善管理制度、强化档案信息化建设和建立通报机制4个方面提出具体改进意见。

（肖国栋、张东亮）

【国家中医药管理局2016年信访工作】　国家中医药管理局认真贯彻落实习近平总书记系列重要讲话、重要批示精神，紧密围绕中医药工作大局，加强信访法治化建设，全力打造"阳光信访"和"责任信访"，运用法治思维和法治方式推动解决中医药领域信访突出问题，切实维护群众合理合法利益，及时反映社情民意，不断提高信访工作水平。2016年国家中医药管理局信访总量为1202件（批次）。其中接待群众来访83批次，处理群众来信705件，答复局长信箱414件。信访反映主要事项为：民间中医执业资质、中医类别执业医师执业范围和

职称晋升、民间科研成果鉴定转化、中医师规范化培训等问题。

一是进一步完善阳光信访。2016年群众来信全部纳入全国信访信息系统，国家中医药管理局与国家信访局实现网上对接，与北京、湖北、河南等省份的信访部门、中医药管理部门实现互联互通，通过网络直接查询信访件办理进展与结果。

二是进一步强化法治信访。完善中医药信访工作制度，印发《国家中医药管理局信访工作细则》，明确职责、明确责任、明确环节、明确标准。信访受理、办理工作全部按照细则要求执行。同时严格按照《信访条例》《信访事项网上办理工作规程（试行）》《信访事项简易办理办法（试行）》等规定处理信访事项。

三是进一步落实中央巡视组信访工作整改措施。2016年5月，国家中医药管理局召开局党组会议，专题传达学习近平总书记和李克强总理关于信访工作的重要指示批示精神，并对贯彻落实中央巡视组信访工作整改意见进行研究部署。

（肖国栋）

【国家中医药管理局2016年安全保卫工作】　2016年，国家中医药管理局在中央国家机关综治办和北京市公安局的指导下，深入贯彻落实党的十八大、十八届三中、四中、五中、六中全会和习近平总书记系列重要讲话精神，坚持日常巡查和重点检查相结合，狠抓宣传教育、消防安全、危险化学品和易燃易爆物品管理，开展安全检查"回头看"等工作，认真履职，敢于担当，确保局机关及直属各单位的安全稳定。

一是组织开展安全生产大检查"回头看"。对局直属各单位和下属医疗机构开展安全生产大检查"回头看"活动。认真听取各单位安全生产自查整改工作情况汇报，查阅安全生产的组织领导、规章制度、检查方案、安全隐患整改台账和日常管理工作记录，现场检查建筑工地、地下空间、集体宿舍、中控室、

锅炉房、氧气站、毒麻药品仓库等重点部门部位和消防安全、危险化学品及易燃易爆物品的管理工作，重点对安全隐患整改落实情况进行复查。

二是举办安全培训班。为进一步贯彻落实习近平总书记、李克强总理关于安全生产重要指示批示精神，国家中医药管理局邀请北京市公安局有关专家就安全工作进行专题授课。相关专家详细讲解当前首都防恐防暴、社会治安和维稳形势，结合工作实践经验指出安全保卫工作面临的主要问题和解决方法，就做好春节和"两会"期间安全保卫工作提出具体建议。会议传达习近平总书记、李克强总理关于安全生产的重要指示批示精神，充分肯定局机关及直属各单位、医疗机构2015年安全工作成绩，总结大落实、大整治、大教育、大防控等好的工作经验，通报了在安全检查"回头看"工作中发现的一些重点问题，强调要坚持问题导向，扎实做好2016年安全工作，并从抓责任落地、隐患排查和专项整治、安全基础建设、应急演练4个方面提出具体要求。

三是做好重要节假日值班值守工作。协调局直属各单位完成元旦、春节、"两会"、清明节、劳动节、端午节、中秋节、国庆节等节日期间的值班值守工作，严格落实零报告制度。

四是签订社会治安综合治理责任书。根据党中央、国务院关于健全落实社会治安综合治理领导责任制有关规定和首都社会治安综合治理委员会的要求，国家中医药管理局与局机关各部门、直属各单位主要负责同志签订社会治安综合治理责任书，落实综治领导责任制，逐级压实工作责任，明确工作目标和任务，提出工作要求，确保综治工作有计划、有部署、有检查、有落实，完成全年目标任务。

五是开展技防检查。根据北京市公安局有关要求，组织局机关及直属各单位开展技防系统自查活动，对照技防系统自查表逐项检查工作

开展情况，发现问题及时整改，一时不能整改到位的制定应急措施，建立技防系统隐患台账，确保各单位技防系统正常运行，维护单位的安全稳定。

六是开展信息系统安全等级保护测评。根据公安部有关要求，制订工作方案，多次召开协调会，集中组织开展局信息系统安全等级保护测评工作。认真查排测评中发现的问题，分析原因，制订整改方案，最大程度消除隐患，确保各信息系统安全。

七是开展关键信息基础设施网络安全检查。根据中央网信办有关要求，开展关键信息基础设施网络安全检查自查工作，制订工作方案，落实工作机构和责任，对照工作要求，逐项开展自查工作。

八是开展政府网站安全专项整治行动。根据公安部有关要求，结合信息安全等级保护测评工作，认真开展政府网站安全专项检查，针对检查中发现的薄弱环节和问题，制定改进措施，切实加强局网络与信息系统的安全防护能力和水平提升，有效保障政府网站安全运行。

（肖国栋、张东亮）

【国家中医药管理局2016年保密工作】　国家中医药管理局保密委员会深入贯彻落实党的十八届三中、四中、五中、六中全会精神和习近平总书记系列重要讲话精神，全面推进中共中央决策部署贯彻落实，强化党对保密工作的领导，强化领导干部保密工作责任制落实，聚焦重点任务，巩固工作基础，提升保密依法行政水平，保密防线进一步巩固，各项保密工作稳步开展。

贯彻落实中央决策部署，强化组织领导。一是结合实际，制订贯彻落实中央决策部署工作方案，编制《"十三五"时期国家中医药管理局保密工作计划》。二是将保密工作列入局党组会议重要内容，定期专题研究部署保密工作。三是召开国家中医药管理局保密委员会全体会议，总结2015年工作，研究部署

2016年保密工作。四是制定《2016年国家中医药管理局保密委员会工作要点》，各部门、各直属单位签订领导保密工作责任书，落实工作职责。

扎实推进定密管理。推进定密责任人确定和定密授权工作，落实《关于加强定密管理工作的通知》《关于确定定密责任人和定密授权单位的通知》要求，进一步规范授权范围、定密权限和定密程序。在局机关办公自动化系统建设中，注重落实定密权限和定密程序，为规范定密提供技术保障和支撑。

着重加强网络保密管理。一是落实各项技术防护措施，着力健全网络保密管理体系，加强涉密办公网信息传输和存储管理。二是加强非涉密网络管控和防范，对非涉密网络严格控制互联网接入口数量和接入终端数量，严禁在非涉密网络进行涉密操作。集中开展局机关涉密网络保密自查和非涉密网络保密专项检查，确保信息系统安全运行。

强化涉密人员管理。一是开展局机关和直属单位涉密岗位和涉密人员确定审查工作。二是实行分类管理，强化对核心涉密人员和保密要害部门的管理，增强保密意识，提高保密技能。三是完善管理措施，从涉密人员分类确定、资格审查、日常监管、脱密期管理等方面，全面覆盖岗前、在岗、离岗等节点，落实涉密人员调整与变动备案制度。四是紧盯"关键少数"，以领导干部保密工作责任制贯彻落实为抓手，切实提升各级领导干部自身保密能力和保密管理能力。五是扎实做好保密教育，组织观看警示教育宣传片，发放保密工作杂志，组织涉密人员参加统一保密轮训。六是加强对履行保密工作责任制情况的考核，将履行保密工作领导责任情况纳入领导干部民主生活会和领导干部绩效考核内容，强化监督制约机制和领导干部抓保密的责任意识。

将保密自查自评工作纳入常态化、规范化。制订自查自评工作方案，成立自查自评工作领导小组，针对自查中发现的问题和隐患，制

订整改措施，完善规章制度，认真整改。通过保密自查自评，强化机关保密主体责任，落实保密工作责任制，及时发现隐患，堵塞漏洞，加强日常保密管理，推进局机关保密工作长效机制建设，切实筑牢保密防线。

(李尚青)

【2016年暑期办公会议暨第二次局务（扩大）会议】 2016年7月18日，国家中医药管理局召开2016年暑期办公会议暨第二次局务（扩大）会议，对中医药文化、科技、信息化、人才、"一带一路"等重点专项规划和民族医药中长期规划纲要进行讨论，并部署下半年重点工作任务。国家卫生计生委副主任、国家中医药管理局局长王国强，国家中医药管理局副局长马建中、王志勇、闫树江，局机关各部门和局直属单位主要负责人参会。局机关各部门和直属单位围绕上半年工作进展情况和下半年工作重点进行汇报。

王国强指出，深入贯彻习近平总书记等中央领导同志对中医药工作的重要指示精神，以"两学一做"学习教育和巡视整改为强大动力，以贯彻实施《中医药发展战略规划纲要（2016～2030年）》（以下简称《规划纲要》）为主线，以继承好、发展好、利用好中医药为根本，统筹推进各项工作，努力实现全年既定的目标任务。要做好"十三五"重点专项规划的编制，用新发展理念引领专项规划编制工作，把党中央、国务院的重要决策部署，特别是习近平总书记等中央领导对中医药工作的重要指示精神作为专项规划编制的重要遵循，把国家出台的《规划纲要》和中医药健康服务、中药材保护和发展2个专项规划作为重要依据。把继承好、发展好、利用好中医药这个根本任务贯穿始终，着眼于准确把握《规划纲要》提出的目标任务要求，着眼于激发和释放中医药"五种资源"的潜力与活力，着眼于解决中央巡视组反馈意见指出的主要问题。

为全面落实2016年工作任务，王国强强调6项具体任务：一要加快推动《规划纲要》落地落实。加强与国办等有关部门的沟通协调，尽快召开国务院中医药工作部际联席会议，抓紧启动一批有标志性、引领性的重大工程。尽快出台中医药发展"十三五"规划，启动中医药传承与创新工程，加快出台中医药文化、科技、信息化、人才、"一带一路"等重点专项规划和民族医药中长期规划纲要，形成支撑《规划纲要》落地的规划体系。二要做好《中华人民共和国中医药法》（以下简称《中医药法》）出台相关工作。全力配合全国人大有关部门，做好《中医药法（草案）》的审议工作。及早谋划，配合有关部门做好《中医药法》的宣传、释义工作。三要推进深化中医药改革重点工作。同步推进公立中医院改革，加快建立符合中医药行业特点的薪酬制度，推进中医药参与分级诊疗制度建设。启动中医药传承与创新工程、基层中医药服务能力提升工程"十三五"行动计划、中医药健康旅游示范区创建等重点工程，尽快出台深化中医药教育教学改革、中医药健康养老、加快中医药科技创新体系建设等文件。四要贯彻落实全国科技创新大会精神。把实施中医药创新驱动摆在更加重要的位置，召开中医药科技工作会议，深化国家中医临床研究基地建设，提升省级中医药科研院所能力，深化科技体制机制改革，加速促进中医药科技成果转化。五要统筹推进各项重点工作。推动国务院出台促进中医药服务贸易发展的意见。办好新中国中医药高等教育60周年系列活动，启动第三届国医大师和全国名中医评选工作。开展"中医中药中国行——中医药健康文化推进行动"。深化国家中医药综合改革试验区建设。六要深入抓好"两学一做"学习教育。紧密结合实际，把学习贯彻习总书记"七一"重要讲话精神贯穿"两学一做"全过程，向全体党员拓展、向基层组织延伸。

(魏 敏)

中药篇（选编）

【国家食品药品监督管理总局取消中药材生产质量管理规范认证】

根据《国务院关于取消和调整一批行政审批项目等事项的决定》（国发〔2016〕10号），国家食品药品监督管理总局取消中药材生产质量管理规范（以下简称中药材GAP）认证行政许可事项。为进一步做好中药材GAP监督实施工作，国家食品药品监督管理总局发布有关事宜公告：一是自公告发布之日起，国家食品药品监督管理总局不再开展中药材GAP认证工作，不再受理相关申请。二是国家食品药品监督管理总局将继续做好取消认证后中药材GAP的监督实施工作，对中药材GAP实施备案管理，具体办法另行制定。三是已经通过认证的中药材生产企业应继续按照中药材GAP规定，切实加强全过程质量管理，保证持续合规。食品药品监督管理部门要加强中药材GAP的监督检查，发现问题依法依规处理，保证中药材质量。四是国家食品药品监督管理总局将会同有关部门积极推进实施中药材GAP制度，制定完善相关配套政策措施，促进中药材规范化、规模化、产业化发展。

（国家食品药品监督管理总局）

【ISO发布中药编码规则国际标准】

2016年3月23日，国际标准化组织（ISO）发布《中药编码系统——第一部分：中药编码规则》，全球中医药和各国传统医药将由此进入"互联网＋"发展新阶段。《中药编码系统——第一部分：中药编码规则》以17位阿拉伯数字，分类表达中药的品种来源、药用部位、品种类别及其规格、炮制方法等特定编码技术分类及其含义，主要包括4个部分：国际编码、中国编码规则、药品标准、校验码。中药编码规则适用于中药材、中药饮片、中药配方颗粒的编码。该项国际标准成为2016年我国主导完成的第一项中医药ISO国际标准，同时也是国际标准化组织（ISO）内部两个委员会联合承担的首个国际标准，是深圳地方标准转化上升为国家标准和国际标准的1个成功案例。该国际标准衔接的项目"《中药编码规则及编码》国家标准的研究与制定"获2015年度中华中医药学会李时珍医药创新奖，这是我国国家标准项目第一次获此殊荣。

（任　壮、丁　洋、吴培凯、李　静）

【屠呦呦双氢青蒿素治疗红斑狼疮获批临床试验】

2016年，屠呦呦终身研究员负责的"双氢青蒿素治疗红斑狼疮"研究通过国家食品药品监督管理总局审批，获得药物临床试验批件。红斑狼疮是一种难治愈的自身免疫性疾病，我国患者达数百万人，临床长期缺乏新型治疗药物。该类药物研发是国际药学界公认最具挑战性的研究领域之一。屠呦呦研究团队经过数十年的研究发现，双氢青蒿素具有免疫调节作用，经过药效和临床预试验证实其对红斑狼疮疗效显著，并按照《药品注册管理办法》，完成双氢青蒿素治疗红斑狼疮的临床前研究及临床试验申请。经北京市食品药品监督管理局和国家食品药品监督管理总局审查，符合药品注册有关规定，同意进行双氢青蒿素治疗红斑狼疮的临床试验。

（赵维婷）

【中药连花清瘟胶囊启动美国Ⅱ期临床研究】

2016年，我国治感冒、抗流感药物连花清瘟胶囊美国Ⅱ期临床研究在美国弗吉尼亚州启动。这是我国第一个进入美国食品药品监督管理局（FDA）临床研究的治疗流行性感冒的中药，也是全球第一个进入FDA临床研究的大复方中药。连花清瘟胶囊是中国工程院院士吴以岭带领团队汲取我国汉代、明代、清代三朝名医治疗外感病的用药经验，在中医络病理论指导下，结合现代抗病毒、抑菌、提高免疫等研究成果创制而成的用于治疗普通感冒和流感的专利新药，2011年获得国家科技进步奖二等奖。该药的FDAⅡ期临床试验将在美国加利福尼亚州、佛罗里达州、得克萨斯州等6个州共30家临床研究中心进行，依据国际规范化临床设计，筛选420名流感患者，展开为期6个月的随机、双盲、安慰剂对照研究。

（高长安、杨叁平）

【复方丹参滴丸完成美国FDAⅢ期临床试验】

2016年12月23日，上海证券交易所官方网站发布《天士力制药集团股份有限公司关于复方丹参滴丸美国FDA国际多中心Ⅲ期临床试验结果的公告》。这是全球首个完成美国FDAⅢ期临床试验的复方中药。复方丹参滴丸1998年以药品身份正式通过美国FDA的临床研究申请，完成美国FDAⅢ期临床试验，取得良好临床试验结果，成为全球首例完成美国FDAⅢ期试验的复方中药制剂。

（朱蕗鋆）

【2015年中药材重点品种流通分析报告发布】

2016年8月5日，商务部发布《2015年中药材重点品种流通分析报告》，汇总2015年中药材重点品种市场销售情况、中药材价格、走势预测、出口情况等。报告显示，2015年中药材可采收面积持续增加，纳入统计的35个品种中，有27个可采收面积增加。中药材重点品种市场价格方面，附子、连翘等7个品种价格同比上涨；三七、白芷等28个品种价格同比下跌。2015年中药材出口价格多数下降。35个品种中有单独海关编码的34个，其中，23个品种价格出现下滑。下滑幅度超过30%的品种有党参、黄芩和白芍。中药材电子商务近年来不断发展。35个重点品种在电子商务经营流通中，网店数量和商品销售数量呈现持续增长，2012～2015年，网店数量增长130%，商品销售数量增长210%。

（刘　甦）

直属单位篇

【国家中医药管理局机关服务中心2016年工作概况】

一、加强中心党支部建设，不断提高党员干部队伍素质

一是强化政治理论学习，建设学习型党组织。国家中医药管理局机关服务中心（以下简称中心）党支部严格按照局直属机关党委关于"两学一做"学习教育统一安排部署，成立领导小组，制订具体方案，采取多种形式，积极组织全体党员干部集中学习《中国共产党党章》《中国共产党党内监督条例》《关于新形势下党内政治生活的若干准则》和习近平总书记系列重要讲话精神，并结合自身岗位工作实际情况，领导带头讲党课、谈心得体会，同时组织大家观看《长征》《李林森》等教育片，不断强化大家党性修养，坚定理想信念。

二是完善各项规章制度，规范党员组织生活。中心党支部按照最新文件要求，重新修订完善中心党支部"三会一课"制度、组织生活会制度、民主生活会制度、学习制度等相关规章制度，并要求严格按照制度规定开展各项工作，用制度来促进党支部的各项工作规范化开展。新班子调整以来，严格按照制度定期召开支部党员大会、支部委员会，2016年组织召开支部委员会14次，全体党员大会10次。

三是加强党风廉政建设，全面落实从严治党。中心党支部结合中心后勤工作实际，把党风廉政建设和反腐败工作融入中心各项工作中来，坚定不移推进全面从严治党，切实加强和规范党内政治生活，全面落实党内监督责任，在抓具体、抓深入上下工夫、见成效。并严格落实中央八项规定，认真贯彻执行民主集中制，主动接受上级和下级监督。如中心党支部严格按照局直属机关党委要求，做好党费收缴工作、专项检查工作，按时足额补交党费。

二、认真做好巡视服务保障工作，确保整改取得实效

一是积极做好中央专项巡视有关保障工作。2016年3月，中央巡视组进驻国家中医药管理局以来，中心在局党组的指导下，全力配合做好中央巡视有关工作。加强文印室人员配置，加班加点，全力配合各司（办）做好文件材料的印刷工作，保障各司（办）提交中央巡视组材料的时效性和印刷质量，受到各司（办）一致好评。

二是认真做好国家中医药管理局巡视配合保障工作。2016年5月，国家中医药管理局第一巡视组对中心开展巡视工作以来，中心按照局第一巡视组的要求，对照"四个全面"和"四个意识"，紧扣"六项纪律"，紧盯"三大问题"，紧抓"三个重点"，坚持日常工作服从于巡视工作，畅通巡视组与中心干部群众的联系渠道，实事求是地汇报有关情况，不隐瞒、不回避、不夸大成绩，不掩饰问题，及时、如实、完整地提供材料，全力配合局巡视工作，让局第一巡视组充分了解和掌握真实情况，确保巡视工作的顺利开展。

三是扎实做好巡视整改工作，促进中心各项工作规范化开展。中心党支部严格按照局党组第一巡视组《关于对局机关服务中心巡视情况的反馈意见》和局党组、局领导关于巡视整改工作的指示要求，专门召开支委会、全体党员大会，研究部署整改工作，并成立整改工作领导小组和办公室，制订整改方案、建立整改台账、细化整改措施、明确整改工作分工、落实整改责任时限等，并将整改方案和进展情况及时向局巡视领导小组办公室报告，把整改落实过程置于群众监督之下。坚持做到整改不到位不"销账"，问题不解决不"停歇"，切实把责任扛起来、担子担起来，不断推进整改工作落实，切实做到对整改内容要条条有回声、件件有着落，高质量高标准地完成中心整改工作，促进中心各项工作规范化开展。

三、转变中心发展思路，推进后勤保障工作的改革与发展

一是2016年7月新班子调整后，针对中心发展现状和后勤保障工作实际情况，面对后勤改革发展新的形势和要求，对中心工作的职能定位、工作分工、岗位职责、人事管理、制度建设、经费保障、委托服务和对外经营项目等进行全面梳理，提出以人为本，转变中心发展思路，逐步由过去的"创收保障型向服务保障型"转型，把为局机关提供坚强的后勤服务保障作为当前及今后的重点工作来抓，全身心地投入后勤服务中去，为中医药事业全面振兴发展提供坚强有力的后勤保障。

二是以委托项目为牵引，加强与国家中医药管理局机关各部门和中心各处（室）之间的沟通协调，厘清机关委托的事务性工作和政府购买的服务性工作，明确双方各自任务和责权利，不断提升各项保障工作规范化水平，增强发展内生动力。

三是进一步规范委托保障项目和对外经营创收管理工作，加强与供暖托管单位的协调，做好供暖项目安全运行托管工作，完善供暖项目部各项管理规章制度，提升供暖管理水平；加强中心三里屯物业管理，规范对外出租房屋的合同管理，建立健全中心对外经营管理的各项规章制度，不断提升经营管理水平。

四是明确岗位职责，规范工作流程，推进后勤服务保障工作科学发展。新班子调整以来，紧密结合中心工作实际，先后对中心领导班子、办公室、财务处、物业处、节能处、资产管理处、监督与信息处的工作职能和岗位职责重新进行调整和规范，并对刘伯尧、关树华、张印生、曹鑫和等12名同志工作分工与岗位职责进行调整和轮岗，调整和轮岗比例占中心在职在岗人员的40%。同时，按照上级有关要求，结合中心工作实际，不断完善和建立中心各项工作制度，积极推进中心内控管理机制建设，使各项工作和每个岗位都有章可循，有据可依，从根本上建立起科学的管理机制，提高中心业务水平和服务质量，促进中心各项工作规范化、科学化、制度化发展。

五是强化大局和服务意识，提升服务保障能力。中心坚持把后勤工作与中医药事业发展大局紧密结合起来，不断提高大局意识、服务意识，主动适应新形势、新情况和新变化，在大局中谋支持、求发展。一方面，加强物业、文印室等对外窗口的服务意识，规范工作流程，调整人员结构，完善制度建设，不断提高工作效率和管理水平。另一方面，加强节能处、车队、供暖项目等部门的安全防控力度，完善各项安全规章制度，夯实安全基础，不断提高安全防范意识和应急处置能力。在国家中医药管理局办公室指导下，认真做好计划生育、爱国卫生、义务献血、绿化等五委工作；在国家中医药管理局直属机关党委指导下，协助工会组织开展各项活动，不断丰富大家的业余文化生活，提升服务保障能力。

（朱夜明）

【中国中医科学院2016年工作概况】

一、做好"贯彻落实年"的各项重点工作

（一）加快青蒿素研究中心建设

成立"中国中医科学院屠呦呦研究员保障工作领导小组"，设立"屠呦呦中药创新奖励基金"。2016年2月6日，在原有"青蒿素研发中心"基础上，更名成立"中国中医科学院青蒿素研究中心"，中心成功申报国家重大新药创制专项青蒿素及其衍生物创新药物研究项目，

双氢青蒿素片作为治疗红斑狼疮药物获临床试验批件，与昆药集团签署转让协议。

（二）完善顶层设计编制完成发展"十三五"规划

按照"推倒围墙、整合资源、优势互补、和合共进"的发展思路，围绕国家重大需求，把推进中医药事业发展的"三好工程"作为"十三五"规划的核心内容，将中央领导同志重要指示精神贯彻落实在规划中，2016年9月规划经局党组会议审定后正式印发，着手对"十三五"规划提出的任务要求进行分解。各二级单位根据全院的整体安排，结合各自功能定位，完成本单位"十三五"规划的编制工作。

（三）落实《中医药健康服务发展规划》和《中药材保护和发展规划》

以项目为驱动，开展中医药健康服务推进情况深入调研，形成政策建议。参与组织广东省、山东省、甘肃省、云南省、西藏自治区和江西抚州市等省市中医药管理部门专项研究，指导并承担部分省市开展中医药健康服务发展规划及中医药健康产业规划的编制与实施工作。

落实《中药材保护和发展规划》相关任务。建设中药资源普查标本实物库，升级中药资源普查信息管理系统，落实野生中药材资源保护工程任务。制定《中药材种子种苗

管理办法》，启动中药材种子种苗标准制定工作和实物信息数据库建设工作，落实优质中药材生产工程任务。启动监测系统2.0升级项目和监测站加盟工作，落实中药材生产服务体系任务。积极探索开展中药材检验检测实验室建设，进行常用中药材商品规格等级标准的制定，落实中药材质量保障体系、组织创新、现代流通体系建设等工作任务。

（四）完善中医药创新平台建设

全面贯彻落实全国科技创新大会精神。制定《中国中医科学院科技改革若干措施》，广泛征求意见。2016年12月1日召开2016科技创新大会，大会以"深化改革激活力创新驱动促发展"为主题，全面总结"十二五"科技工作，部署"十三五"科技发展任务。

开展抗生素的中药替代研究。面向国家重大需求，积极发挥中医药作用，凝练策划"抗生素的中医药替代研究"重大项目，截至2016年底，该项目已基本完成前期设计，进入实施方案论证完善阶段。以项目实施为抓手，创新科研管理机制，整合调动全院优势资源，建立项目为牵引的院内所间联动机制，探索建立协同攻关、协同创新的新时期科技管理体制。

启动以"继承好、发展好、利用好"为核心的一系列重点工作。

一是国家重点实验室筹建工作取得新进展。"中药临床疗效和安全性评价国家工程实验室"项目正式启动，是国家发展改革委批准的唯一一家在医院设立的中药临床疗效和安全性评价相关的国家工程实验室。道地药材国家重点实验室培育基地通过科技部与国家中医药管理局组织的验收。

二是国家中医肿瘤中心、国家中医康复中心、国际针灸研究中心筹建工作稳步推进。推进国家中医肿瘤中心建设，扩大望京医院康复科规模，增设康复二科，编纂中医康复特色病历。策划整合针灸研究所和天津中医药大学第一附属医院的科研力量，启动筹建国际针灸研究中心。

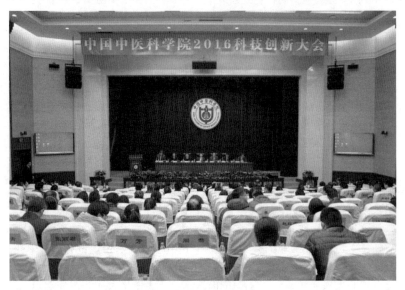

2016年12月1日，中国中医科学院2016科技创新大会在北京召开

三是中药资源中心建设稳步推进第四次全国中药资源普查，加快成果整理和转化。开通中药资源动态监测网络视频系统。升级改造中药资源标本馆，新增整理标本实物5.5万份。开展中药动态监测2.0的研制，获得软件著作权4项，研究成果获中国中西医结合学会科学技术一等奖。加强谢宗万、胡世林等传承工作室和金世元名医工作室建设，开展金氏道地药材标本库建设。

四是中医药数据中心强化临床数据资源与技术平台建设。完成"全国中医医疗与临床科研信息共享关键技术及应用研究"项目验收，汇交存储了国家中医临床研究基地及局属直管医院等20家14个重点病种10余万临床科研病历。指导578家单位1496个重点专科完成季度数据直报。申报国家发展改革委"中医医疗大数据应用技术研究室"重点工程实验室。

五是分院建设持续推进。江苏分院通过与总院联合开展国家科研项目申报工作，中标国家自然基金20项（其中优青1项），省自然科学基金9项，中标率39.10%，同比增长10.00%。广东分院发表SCI论文122篇，获批成为国家卫生计生委备案的干细胞临床研究机构，与全球最大基因组学研究机构合作挂牌"生物芯片上海国家工程研究中心生物样本库分中心"。举办首届传统医学（中医药）指南与标准国际研讨会，促进中医药临床实践指南的质量提升与国际传播。

六是院内外合作初见成效。医学实验中心与中药研究所、中医基础理论研究所等院内单位建立科研伙伴关系，实现资源共享；中医基础理论研究所与医学实验中心、西苑医院探讨共建研究室，心血管病、消化病、老年病等有望成为基础－临床协同创新合作点；院内多家科研机构和医疗机构强强联合，协同申报重大科研项目和奖项。中医基础理论研究所深化与北京市第一中西医结合医院、丰台区中西医结合医院、江苏分院的合作，设立院所协同创新科研专项，提升医院科研

立项能力。眼科医院继续推进中医眼科技术协作网络工程建设向京津冀区域及"一带一路"沿线地区延伸，已挂牌技术协作医院50余家，通过技术帮扶带动协作医院眼科发展。中医药信息研究所拓展信息服务模式和服务水平，为国内20余家科研院所和研究机构提供信息支撑与服务。医史文献研究所与北京康益德中西医结合肺科医院开展战略合作。中医临床基础医学研究所与中科院微电子所签订中医智能设备研发合作战略协议，与北京师范大学脑与认知科学研究院共同建设北京脑健康联合实验室。

七是中药科技园区建设提速。中药科技园区建设获得《北京市规划委员会建设项目规划条件》批件，明确建设用地性质为科研设计用地。可行性研究报告（代项目建议书）、环境影响报告已编制完成。

二、全面落实从严治党的各项工作

（一）强化党风廉政建设，扎实推进"两学一做"专题教育

充分发挥党的领导核心作用，全面落实从严治党的战略任务，全面落实党风廉政建设主体责任和监督责任。学习贯彻《中国共产党廉洁自律准则》《中国共产党纪律处分条例》，严肃党内政治监督，增强拒腐防变和抵御风险能力。加强制度建设，修订执行中央八项规定的实施细则等规章制度，开展领导干部个人事项报告和清理领导干部社会兼职的专项检查工作，进一步健全纪检监察体系，配齐纪检监察干部。创新研究方法，提高党建课题研究质量，推进党建研究工作科学化、制度化、规范化。

组织召开"两学一做"启动会，制订并印发《中共中国中医科学院党委关于在全体党员中开展"学党章党规、学系列讲话，做合格党员"学习教育的实施方案》，持续做好"两学一做"专题教育。35个先进基层党组织、100名优秀共产党员和35名优秀党务工作者受到中国中医科学院表彰。其中，23个先进基层党组织、60名优秀共产党员和16名

优秀党务工作者受到国家中医药管理局表彰。

（二）做好中央巡视组配合工作和局党组巡视整改落实工作

配合中央第十五巡视组做好对局党组专题巡视相关工作，制订实施整改工作方案、整改台账。对中央巡视组反馈的问题和配合巡视开展专项检查中发现的问题进行整改，按照时限要求完成整改任务。不断加强基层党组织建设、认真落实"三会一课"制度、支部书记集中培训等，深入查找在体制机制方面存在的漏洞和薄弱环节，做到既整改解决具体问题，同时建立健全长效机制。

（三）加强党的组织建设，完成党代会和基层党组织换届选举有关工作

2016年4月组织召开中共中国中医科学院第一次代表大会，选举产生新一届党委委员、纪委委员。组织院属12家基层党组织相继完成换届选举工作，实施基层党组织"固本培元"工程，对各基层党组织基本情况和有效的工作方法制度进行调查摸底、总结交流、整章建制、推广共享，充分发挥基层党组织的战斗堡垒作用。

（四）发挥院工会、共青团组带作用，做好统战、离退休干部工作

做好青年职工和学生思想工作。举办第二届运动会，搭建丰富多彩的文体活动平台。加大帮扶力度，走访慰问困难职工及全国先进工作者88人，发放三级慰问金57.2万元。创新统战工作机制，注重党外优秀人才培养。坚持老干部走访慰问制度，创新关怀、帮扶困难老同志机制，继续做好离退休老干部工作，充分发挥离退休老干部的积极作用。

三、科研、医疗、人才培养、国际合作、保障等工作

（一）系统梳理"十二五"重点科研成果，全面部署"十三五"重点科研任务

遴选确定"十三五"首批重点领域和研究方向20个，基本科研业务费中拨付1270万元，全面启动

"十三五"重点领域重大项目研究工作。

（二）项目申报、科技奖励与成果产出取得新突破

屠呦呦终身研究员获得2016年国家最高科学技术奖，是中医药行业首次获得此项殊荣。截至2016年底，全院获得省部级以上科技奖励38项，其他各级各类奖励70项。其中，广安门医院牵头完成的"中医治疗非小细胞肺癌体系的创建与应用"、中药所"中草药DNA条形码物种鉴定体系"2项成果获得2016年度国家科技进步二等奖。

新药研发工作取得显著成效。双氢青蒿素片、舒咽片、黄连解毒丸、金草片和金草提取物5个新药获得临床研究批件。

科技服务能力明显增强。中药研究所年内签署技术服务合同89项、技术转让协议2份，合同总额达1.48亿元，到位经费6834万元。

科技论文质量与成果产出明显提升。全院共发表学术论文2819篇，其中SCI收录428篇，影响因子大于5者65篇，最高影响因子16.59，创历史新高。出版专著166部。申请/获得专利47/62项。

全院共组织申报各级各类科技项目755项，中标285项，获资助合同总额13788万元。申报国家自然科学基金项目349项，中标91项（含重点项目和特别资助项目各1项），

经费3952万元，中标数量为历年最高。在研课题1323项，其中国家级课题488项，部局级课题369项，合同总额12.13亿元。

西苑医院、广安门医院、望京医院、眼科医院4家基地建设单位通过国家中医临床研究基地综合验收。

（三）科研重点项目实施进展良好，取得阶段性重要成果

重大新药创制项目取得重要突破。"基于中医临床转化的中药创新品种研发"项目通过验收，获得新药证书1项，申请新药证书和临床批件各3项。"中药新药安全性检测技术与标准研究"完成全部研究工作，建立有毒中药限量标准131项；完成58种中药、中药提取物、中成药及其粉末的中药国际质量标准研究，其中7项已被美国药典正式采纳；3项已递交至美国药典并通过形式审查；5项已进入美国药典审核程序；5项质量标准草案已撰写完成，待提交至欧盟药典委员会；38项质量标准草案已撰写完成，待提交至美国药典委员会；已建立DNA分子鉴定标准共计209项。

重大传染病防治专项"中医药延缓HIV感染者发病、促进免疫重建及降低耐药的临床研究"通过技术验收。项目形成安全有效的中医药优化治疗方案，证实中药防治艾滋病，能有效降低"两率"和HIV

耐药率，促进免疫重建，提高生存质量。

国家科技支撑计划针灸临床评价研究项目，证实针灸治疗严重功能性便秘、围绝经综合征和女性压力性尿失禁等病的有效性和安全性。其中由国内15家医院共同完成的1075例"针刺治疗慢性难治性功能性便秘随机对照试验"，研究结果首登国际权威医学期刊《内科学年鉴》。

国家出版基金重大项目、国家重点图书出版规划项目《海外中医珍善本古籍丛刊》由中华书局出版，全书403册，收录散佚海外的珍稀中医古籍427种，多为国内已经失传或存藏极少的珍稀版本。

自主选题重点项目"百年中医史研究"成果，《百年中医史》正式出版。全书共计250余万字，首次全面、系统地论述了1912～2015年国内外中医药各个领域的事业发展和学术进步。

中医药传统知识保护技术研究，在全国31个省、市、自治区累计登记5917项，其中3323项已通过片区分中心专家组筛选确认。首批收录方剂类古籍4万余首已进入中医药传统知识保护名录数据库。老官山汉墓出土医简及医药文物整理研究，完成出土全部700余枚汉代竹简的释文工作，总字数约2.5万字。

中医药国际标准工作取得新进展。牵头的"中药材商品规格等级通则"获ISO中医药国际标准正式立项，进入研制阶段。"中药材农药残留量的测定""中药材二氧化硫残留量的测定""针刺安全使用风险控制通则"3项提案，进入国际标准立项阶段。"中医临床术语分类框架"进入国际标准出版阶段。

（四）围绕中医医改主动作为，中医院的公益性与内涵建设更加突出

院属医疗机构医疗服务稳步增长，全院门（急）诊总量达到938万人次，同比增长4.33%；出院人数超过7.47万人次，同比增长8.49%；医疗业务总收入57.30亿元，同比增长12.48%。医疗收入结

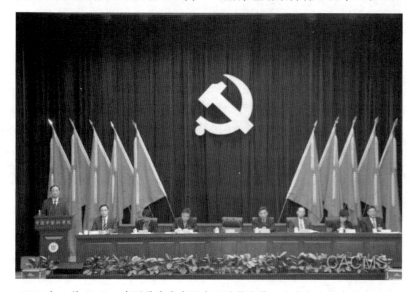

2016年4月20日，中国共产党中国中医科学院第一次代表大会在北京召开

构日趋优化，药占比（不含饮片）同比下降3.98%，饮片占药品收入比同比增长6.55%。

率先立项开展疾病诊断相关分类（DGRs）优势病种及付费模式研究，建立适合中医院的病种付费数据模型，开展推行约100个DGRs病组的试点工作。推动各医疗机构开展医疗联合体建设，分级诊疗与双向转诊，促进优质医疗资源下沉。推动探索中医诊疗模式创新，西苑医院、望京医院入选国家中医药管理局第二批中医诊疗模式创新试点单位。

进一步落实改善医疗服务行动计划，通过目标责任制考核、学术讲座交流经验、专项检查督导落实，使医疗机构不断改善医疗服务流程，深化优质护理服务，构建和谐医患关系。医疗机构全部开辟手机APP、诊间预约等至少3种以上挂号预约渠道，使预约服务比率明显提高；推进分时段预约，使患者在医院等候时间明显缩短，患者就医感受明显提升，初步缓解"三长一短"和挂号难的就医难题。

加强医德医风建设，组织开展首届"大医精诚"医德医风先进个人和标兵推选活动，授予麻柔等12位同志"医德医风标兵"称号，授予巢国俊等29名同志"医德医风先进个人"称号。推选3名"首都十大健康卫士"、3名中华中医药学会"最美中医"候选人。

扎实推进援疆、援藏、卫生扶贫等对口支援工作。制定《中国中医科学院2016年对口支援工作要点》，承办新疆中医、民族医医院医师规范化培训师资培训班，为新疆"一带一路"科技项目选派专家指导。落实健康扶贫，4家医院分别与山西省忻州市五寨县人民医院、中医院签订对口帮扶协议。

（五）深化干部人事制度改革，中医药人才队伍建设进一步完善

完善干部选拔任用、考核评优、岗位评审、高层次人员推荐等工作流程和人事管理制度。强化干部队伍建设，举办"严实讲堂"12期，推进院直机关干部深入基层学习锻炼。创新人才引进机制，引进和调入人才32人，其中留学归国人员5人，具有高级职称7人，博士后17人。推荐第三届国医大师候选人2人、全国名中医候选人4人。推荐16位同志为2016年度享受政府特殊津贴候选人。推荐9位同志作为留学人员科技活动项目择优资助候选人。王永炎、仝小林、许家松获得高等中医药教育60年60名教学名师表彰。青蒿素研究中心荣获全国总工会授予的"全国工人先锋号"荣誉称号、广安门医院王阶荣获全国总工会授予的"全国五一劳动奖章"荣誉称号、中医临床基础医学研究所谢雁鸣荣获全国妇联授予的"全国三八红旗手"称号。离退休干部管理处王红荣获中组部、人力资源和社会保障部授予的"全国先进老干部工作者"称号。院新闻宣传中心荣获"全国科普工作先进集体"称号、望京医院赵勇荣获"全国科普工作先进工作者"称号。中国中医科学院入选科技部"创新人才培养示范基地"，入选单位中唯一的中医药科研院所。

探索中药临床药师培养模式，启动"名医工程"遴选工作，推进全院人才培养和梯队建设。举办中国医院协会中医分会年会暨2016年中医院长论坛、第四期中医医院职业化管理高级研修班，不断提升全国中医医院职业化管理水平。

系统总结名医名家传承项目工作经验和研究成果，完成第二、三批项目的结题组织工作，促进中国中医科学院知名专家学术思想薪火相传。完成8个"全国名老中医药专家传承工作室"和清宫正骨流派、沈氏女科学术流派2个"全国中医学术流派传承工作室"验收工作。稳步推进全院护理人员护理专业专升本工作和全国中药特色技术传承人才培训项目。

（六）加强内涵建设，继续教育和研究生教育质量显著提升

持续推进中国中医科学院继续教育工作。继续教育基地入选中医药行业唯一的"国家级专业技术人员继续教育基地"。通过国家级继续教育项目68项；开展院级继续教育项目406项。加强对院11个国家优势学科继续教育基地、国家中医药优势特色教育培训基地和中医住院医师、全科医生规范化培训（培养）基地的指导监督和过程管理。举办12期全国中药特色技术传承人才游学轮转培训工作。

深化研究生教育改革。争取教育部支持增加50名研究生招生指标，增幅近30.00%。优化招生选拔机制，完善推免生选拔机制，探索尝试博士生申请审核制度。以《中医药学方法论》《中国传统文化》课程为切入点，开展教学内容与课程体系改革。实施"春蕾计划"，开展研究生海外访学交流，落实"园丁计划"，举办中青年教师授课竞赛，组织研究生教育管理干部培训。建立长期、稳健的国际人才培养机制，落实研究生国际双学位制度，已与东京药科大学联合培养研究生。

（七）加强国际合作与交流，中医药国际影响力显著提升

开展国际大项目科技合作，探索建设一批中医药海外中心，不断拓展合作领域。中国中医科学院与奥地利、荷兰、澳大利亚等10余个国家签署合作协议28项，与荷兰莱顿大学共建欧中中医药与天然产物研究中心、荷兰中药园；与奥地利欧亚太平洋大学学术网共建中奥中医药合作中心；与德国汉诺威医科大学共建临床研究中心；与瑞典卡洛琳斯卡大学共建联合实验室等。接待来访外宾（含港澳台）800余人次，其中副部级及以上代表团3批。主办/承办国际会议22次。邀请12名海外学者来院讲学及开展合作，派出18名科研人员赴美国、日本、挪威等国接受培训。

申请科技部、外交部等部委国际合作项目60项，承担6项商务部、科技部援外培训项目150余人，其他短期培训人员60余人。

（八）各项保障工作取得积极进展

弘扬青蒿素精神，大力宣传全国优秀共产党员屠呦呦先进事迹，扩大社会影响力。人民日报、新华

社、中央电视台、健康报等主流媒体加大报道频次，中国中医药报平均每期刊发稿件一篇以上，微信推送稿件 141 篇次。通过网站、院报、微信、短信等平台积极服务于中国中医科学院党政工作，网站发稿 200 余篇，出版院报 24 期，更新党建工作栏目 6 期，微信推送稿件 141 篇次。

推进事业单位内部控制建设工作，开展内控建设基础性评价。持续推进预算执行，盘活存量资金，推进公务卡结算。完善科研经费管理。加强财务监督，开展财经纪律重点检查。加强对二级院所财务及内部控制审计工作，充分发挥内部审计的监督和服务职能。完成研究生院宿舍改造等 4 项工程项目的结算审计工作，送审总金额 2760 余万元。

加强对产业单位的监督和管理，推进实验药厂和华神公司的整合重组。中国中医科学院与北京航天产业投资基金（有限合伙）签署《产学研战略框架协议》和《合作协议》。2016 年 12 月华神公司股东已变更为中国中医科学院，解决了自 1995 年以来一直存在的股东缺位问题。

院协同办公系统二期、科研项目管理系统、财务内控系统和博士后管理系统正式上线运行，院协同办公系统三期和院本级内控系统的建设工作启动，有效促进管理水平和服务能力的提升。

（李爱军）

【中华中医药学会 2016 年工作概况】

一、加强思想作风建设，推进学会组织建设

学习并贯彻落实党的十八大和十八届三中、四中、五中、六中全会精神及中央经济工作会议、全国卫生与健康大会精神，深入贯彻习近平总书记系列重要讲话精神和发展中医药的新思想新论断新要求，统一思想，凝聚共识，改进作风，推进工作。

加强党组织自身建设，以党的建设推动学会事业不断向前发展。

从工作实际出发，通过专题学习、征文演讲、参观教育基地、观看爱国影片等多种形式扎实开展"两学一做"学习教育。认真落实中央第十五巡视组及国家中医药管理局第一巡视组反馈意见的整改工作，成立巡视整改工作领导小组；建立台账，销号管理，2 次公开整改情况。截至 2016 年底，整改任务已基本完成，正在对照新要求认真做好"回头看"工作，进一步巩固巡视整改成果。

重视组织建设，健全机关功能。一是按期召开常务理事会和秘书长工作会议，传达上级部门文件精神和要求，研究、部署、落实学会重点工作。二是加强学科建设，完善学术交流平台运行机制，完成中成药分会等 15 个分支机构的换届及乳腺病分会等 8 个分支机构的成立工作，学科布局更加合理。三是完成网站改版的相关工作，开通学会微信官方服务号，建立学会会议管理系统微平台，并在第四届岐黄论坛等会议中投入使用。四是开发学术会议质量评价机制及体系，通过学术会议质量评价引导学术会议规范，引领学术发展。五是建设学术管理规范，形成《中华中医药学会学术行为规范》及《中华中医药学会学风道德建设委员会工作规则（草案）》。

推进办事机构职业化建设，完善学会文化建设。制定《中华中医药学会廉洁阳光行为准则》《中华中医药学会部门理念》；建立健全学习培训制度，以专题讲述的形式交流工作经验，启发工作思路，学会职工综合素质得到提升。

二、创新学会工作模式，全面推进业务新进展

（一）创新学术交流模式，提升学术品牌影响

年内组织召开学术会议 152 场，参会人数约 43000 余人。通过抓住热点领域，不断推动医教产学研交流与合作，成功打造学会品牌会议。

2016 年 7 月 23 日，第四届岐黄论坛在北京召开。国家卫生计生委副主任、国家中医药管理局局长、中华中医药学会会长王国强，中国科协学会学术部副部长刘兴平出席大会并作重要讲话。来自中医药医疗、保健、教育、科研、管理、文化、产业相关专家学者 1000 余人参加论坛，并设立 8 个分论坛和会后微信论坛。本次论坛联合"中医在线"对本次大会实况进行在线全程直播，截至 7 月 23 日中午 12：00，现场在线收看直播的中医界人士达到 9897 人，其中 90.0% 为中医医师，线上观看人群分布全国及海外（截至 7 月 23 日 14：30，直播观看人数 11108 人）。

2016 年 8 月 27 日，中国长白山健康养生产业论坛在长白山召开，中华中医药学会、吉林省科协、省

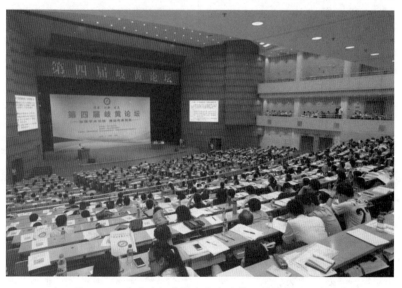

2016 年 7 月 23 日，中华中医药学会主办的第四届岐黄论坛在北京召开

中医药管理局、省新闻办、长白山管委会、长春中医药大学、省中医药学会等单位相关部门负责人，国内部分中医药行业、养生堂馆和健康养生企业负责人和从业人员，媒体记者500多人参加活动。探讨中医药健康服务新模式，同期发布《东北家庭养生指南》。

2016年9月1～3日，2016·诺贝尔奖获得者医学峰会暨中美院士论坛在四川成都举办。中华中医药学会联合中央电视台《对话》栏目组举行中外嘉宾巅峰对话，4位诺贝尔奖得主与国内院士、专家及现场参会人员交流与互动，场内场外共计参加人数达3000余人。会后媒体报道90余次，网络潜在受众1400余万人。

2016年1月15～17日，国医名师大讲堂（湖南）暨全国名老中医传承工作室建设经验交流会在湖南举办。为传承国医大师及全国名老中医药专家学术特色与经验，推动中医药传承创新，总结交流全国名老中医传承工作室建设成果，来自全国各地300余人参加会议。2016年开展国医名师大讲堂系列培训活动5场，现场受益人数1500余人，学习名老中医做人、育人、医人的高尚品德和理论思想，提高科技工作者的综合素养。

（二）探索继教科普新模式，服务社会与公众健康

2016年审核通过继续教育项目41项，截至2016年底，已经完成继续教育项目36项，共计4万余人参加培训。依托健康中国·区域行系列科普活动的支持，以"中医之声"微信公众号为展示窗口，打造学会纵深多向的科普服务模式，致力于打造"健康中国"。

2016年，共组织10位专家于北京、四川等27个省市举办健康中国·区域行系列科普及义诊公益活动800余场。系列活动直接受益人数4万余人，并尝试将线下活动视频转化为线上活动资源，以扩大受益人群，满足大众需求。

2016年9月17～23日，在中国科技馆设立了"健康伴我行"中华中医药展示区，采取科普讲座、专家义诊、适宜技术体验和中医药展示等形式为大众传播科学的中医药养生常识，活动现场受益2000余人，活动后媒体报道30余次。

"中医之声"微信公众号已成功上传35期内容，每期内容从热点话题、生活知识、名医讲堂等多方面为关注者提供中医药科普知识和保健常识。截至2016年底，关注人数1200余人，资源量119Mb，浏览量23000余次。

（三）推动主办期刊协同创新，提高整体学术质量

开展期刊集群化建设与"蒲公英"人才培育项目，资助4位编辑开展中医药期刊集群化、评价体系理论等研究；《中医杂志》英文版入选SCI来源期刊并于2016年6月实现SCI影响因子首次破1；与中国知网文献计量评价研究中心共同制定"中医药期刊评价体系"，截至2016年底，已对学会主办系列期刊进行初步评价。

（四）加强标准研制，引领中医药产业发展

一是完成5项推荐性国家标准、31项推荐性国家标准项目和9项推荐性行业标准的复审工作；完成24项推荐性国家标准送审，2项推荐性国家标准公开征求意见；完成第二届全国中医标准化技术委员会换届筹备工作。二是受国家中医药管理局委托，完成90项中医临床诊疗指南公开征求意见工作；完成4项治未病标准送审，48项治未病标准公开征求意见；按照中国科协承办项目要求，完成团体标准立项50项，发布团体标准10项。

（五）表彰举荐优秀人才，提升服务中医药工作者能力

完成科技成果和优秀人才奖励评审表彰工作，共选出科学技术奖48项，政策研究奖3项，学术著作奖43部，中青年创新人才5名，优秀管理人才5名，岐黄国际奖3名。推荐3位专家荣获中国科协"全国优秀科技工作者"奖；推荐中国青年女科学家奖候选人和科技部中青年领军人才候选人。完成第十八届中国科协年会咨询服务活动——协同创新驱动陕西中药资源产业发展专题调研。

三、围绕中心服务大局，学会协同创新发展再上新台阶

（一）服务中心工作，做好献言建策

一是组织召开深入学习中央领导同志重要指示精神，推动中医药事业创新发展专家座谈会，140余位与会人员深入学习中央领导同志对中医药事业发展的重要指示精神，结合屠呦呦获诺贝尔奖等，围绕中医药事业振兴发展中的重大问题进行深入研讨。二是组织召开《中医药法（草案）》征求意见座谈会，听取专家和有关单位意见，积极反映中医药行业呼声，为进一步丰富和完善法律草案提出建议，报送国家中医药管理局参阅。三是受国家食品药品监管总局邀请，参与《中药品种保护条例》修订专家研讨。

（二）助力地方经济发展和产业驱动创新

一是在河南建立首个创新驱动生殖服务基地，并举办中医生殖医学创新服务国家两孩政策暨少林道地安全药材种植研究论坛。二是合作建立中华中医药学会肝肾疾病研究中心、中华中医药学会内分泌疾病研究中心、两岸四地中医药国际交流中心，合作成立珠三角中医药创新联盟；先后成立中华中医药学会治未病服务基地、中华中医药学会（郑州）扶阳医学传承基地。

（三）建设"一带一路"中医药创新服务平台

2016年4月23～24日，京津冀基层中医人才培训班在易水学派发源地河北易县召开。来自邢台、廊坊和保定等地基层中医从业人员约100人参加会议。中华中医药学会与保定市科协继续围绕京津冀基层中医人才培训，以"岐轩医学"团队专家为依托，聘请更多专家，切实加强中医技术推广和应用，促进京津冀中医药事业发展。

2016年7月9～10日，"一带一路"中医药国际联盟成立大会暨首届中医药服务贸易经验交流会在安

徽黄山召开。来自全国各地的政府机关、高校、医疗机构、企事业单位等共计 100 余位代表参加会议。会上"联盟"正式成立。联盟是由国内外中医药团体、中医药企事业单位等自愿结成的国际性联络平台，由中华中医药学会统一领导，旨在团结"带路国家"中医药界人士，推动中医药造福人类健康，搭建中医药国际学术交流平台，促进中医药国际服务贸易发展，推动中医药走向世界，促进中国文化在"一带一路"沿线国家传播，服务于国家"一带一路"倡议。

2016 年 9 月 4 日，第二届海上丝绸之路国际中医药论坛暨中欧中医皮肤科高峰论坛在英国伦敦举办。来自中国、英国、德国、爱尔兰和澳大利亚等国的中西医皮肤科专家和知名中药企业家代表在内的 130 多位代表出席峰会，中国驻英国大使馆商务参赞金旭代表驻英大使馆发表致辞并写下"海纳百川"以示祝贺和鼓励，并与英国中医学会签署友好合作协议。

"一带一路"中医整脊行义诊活动在古丝绸之路举办。来自全国中医重点学科及整脊专业的 160 多名专家齐聚呼图壁县，就颈椎病、腰椎间盘突出、骨盆移位、退变性腰椎滑脱症等中医整脊常见病例进行现场交流，并传授各自经验。专家团在昌吉州呼图壁县、阜康市、伊犁州等地各大中医院进行免费义诊，使新疆呼图壁县及其周边地区的脊柱疾病患者"足不出县、足不出疆"就能享受到国内知名脊柱专家的诊疗。

（四）发挥学会优势，服务基层中医药

开展春播行动、本草心动力、苗医苗药神奇之旅、五行工程、卓越医生计划、精耕华韵等基层培训活动。其中春播行动全国基层巡诊 22 场、基层巡讲 17 场、中医传承活动 2 场；召开北大高级培训班 22 场，受训学员 1760 人；召开北京中医药大学专业技术培训班 16 场，受训学员 898 人。

2016 年 7 月 17 日，由中华中医药学会主办、亚宝药业承办的春播行动论坛在北京人民大会堂万人礼堂举行。国家卫生计生委副主任、国家中医药管理局局长、中华中医药学会会长王国强，中国工程院院士肖培根，中国科协学会服务中心副主任徐强等相关领导以及来自北京各大医疗、教育、科研机构近百名专家出席论坛。参加论坛的还有来自全国各地 5000 余名基层医生代表。论坛主题是"梦想·飞翔"。传承活动在传统的"一师带多徒"基础上进行改进，建立"集体带、带集体"的传承模式，指导老师和学员都分为若干组，每个组的指导老师由 6 名不同研究方向的专家共同组成 1 个小组，共同对该组学员进行指导，以确保基层医生综合能力能够得到全面提升，进一步提高其运用中医药进行服务的能力和水平。

2016 年 10 月 30 日，中华中医药学会联合北京藏象职业技能培训学校共同召开全国中医药养生产业发展论坛，来自全国养老、母婴护理、中医药调理等领域的代表 1300 余人参加大会。论坛设立 8 个展区，将各个专项以成果展示的方式，介绍中医药在亚健康领域的研究成果。会上成立中华中医药学会中医健康产学研联盟，联合药企、执业培训机构、养老、母婴护理等各个领域，联盟将孵化更多技能项目，以大众创新为目标，让更多的研究转化为成果，让更多的成果成为创业者的抓手。

鼓励中医师创新创业，提升基层中医药服务能力。先后于成都、北京、天津召开基层中医药发展与中医药人才传承培养研讨会。

2016 年 9 月 20 日，中华中医药学会与中医在线建立新媒体战略合作伙伴关系，并启动以"未来名医 1+1 成长计划"为主题的基石行动。面向地市级及基层医院开展线上与线下的各种培训活动、中医药健康教育活动，帮助全国更多基层医生提高学术水平、临床诊疗能力和健康服务能力。截至 2016 年底，已建立 200 余人的基石行动专家库。

挖掘临床一线及基层中医药服务能力建设中的先进典型，弘扬"大医精诚"精神，传播中医药正能量，在全国范围内开展最美中医宣传活动。活动由国家中医药管理局和军委后勤保障部卫生局作为指导单位，中华中医药学会、人民网作为主办单位。截止到 2016 年 11 月 9 日，经逐级推荐和形式审查，共产生符合条件的候选人 221 名。

（五）创新机制模式，强化会员服务

截至 2016 年底，发展个人会员 4072 人，同比增长 26.1%。单位会员发展共计 7 家。

完善会员发展渠道。在中国科协项目支持下，开发会员微信综合服务平台。其中，2645 人通过平台完成注册、缴费。实现与专科分会、地方学会间的会员信息共享与管理，探索上下联动的会员发展、服务与管理新模式。

加强会员联络站信息化建设，增设 3 家会员联络站。利用新媒体优势，充分发挥联络站的专家优势、资源优势，为联络站设立微信公众号，使其更好地为该领域的会员提供精准服务，及时展示学术成果。已为肺系病分会率先开通"中华中医药学会肺系病分会"公众号，共推送文章 80 余篇。

起草的《中华中医药学会会员管理办法（试行）》经过论证，于中华中医药学会第六届常务理事会第四次会议审议通过。

2016 年 3 月 26 日，中华中医药学会第六届常务理事会第四次会议上，经与会 81 位常务理事充分审议讨论，中华中医药学会学术自律与维权委员会正式成立，中华中医药学会副会长、中国科学院院士陈凯先担任主任委员，中华中医药学会副会长屠志涛等 4 人担任副主任委员。学术自律与维权委员会的成立将对进一步加强中医药领域诚信体系建设，推进中医药行业学术自律，切实维护学会和会员的合法权益，营造良好的学术风气和社会信誉具有重要意义。

（六）开展厂会合作，提升企业创新能力

加强与科研产业医院等机构合作，服务创新创业，通过成立四大怀药产学研协同创新等联盟，开展与药企合作以服务中医药产业发展，开展全民健康养生指数研究，指导群众更加正确科学地进行养生，促进建设健康中国。

（厍 宇）

【中国中医药报社 2016 年工作概况】

一、新闻宣传和文化科普工作

（一）高屋建瓴，服务大局，传播中医药事业发展之声

2016 年是"十三五"规划的启动之年，也是中央领导同志对中医药工作重要指示的贯彻落实之年。中国中医药报社牢牢把握核心，在全国卫生计生工作会、全国中医药工作会、两会、全国卫生与健康大会、全球健康促进大会以及《中医药发展战略规划纲要（2016～2030年）》《中医药发展"十三五"规划》《中国的中医药》白皮书发布时，主动出击，积极应对，创新报道形式，提升报道高度，运用消息、评论、通讯、图解等多种形式，建立起中医药事业宣传报道大格局，开始编辑刊发《中医药改革发展》内刊。

（二）加强策划，深耕评论，解读中医药行业发展脉络

一是中国中医药报社围绕 2016年中医药事业发展重点、中医药行业改革态势，在《中国中医药报》新闻宣传方面首先重点发力系列报道和专栏，以深度报道为主要形式探寻中医药行业改革与发展脉络，推出"综合医改试点省·中医药改革"系列报道、"走进中医新增职业"系列报道，开设"社会资本办医走进中医堂馆""改革探路""走进传统医药非遗""地方政务发布厅"等栏目，深耕中医院改革发展的中医医院周刊聚力打造"聚焦县级中医医院系列""今日话题"2 个重点栏目，撰写深度报道 10 余篇，话题涉及广泛。二是全面加强评论能力建设，以言论策划为亮点，围

绕国家局中医药管理重点工作和行业重大事件刊发社论和相关评论员文章，数量大、质量高，形成言论影响力。新闻报道与评论既能深入基层，踏实探寻中医药改革、中医药职业发展、中医药健康服务等的新思路、新经验，也能提纲挈领、升华高度，做到重大事件发生时不失声，重大政策发布时不缺位，专业水平不断提升。

（三）改革文风，转变思维，创新中医药新闻报道形式

报社顺应受众对新媒体的应用需求和时代发展，在采写技能、写作理念、文风、选题及采编评专业素养各个层面进行改革创新，一方面加强记者全媒体素质培训，鼓励以漫画、解读、故事等多种形式灵活报道行业新闻，另一方面紧跟社会热点、焦点，从受众身边的问题出发做调查报道、监督报道等，在《中国中医药报》及微信上推出"大局观澜"栏目和《2030 年，看看征哥中医生活方式》《小婷一家中医人，事业发展步步高》《子虚乌有国字头学会骗到国际》等一批独具特色、可读性强、行业影响力大的创新报道。

（四）精做栏目，深挖内容，发掘中医药垂直细分领域

进一步加强《中国中医药报》学术与临床、农村与社区、健康关注、养生保健和中医文化版的选题策划，做到既有精品内容，为中医药行业细分人群提供高质量文化养料，也有热点聚焦、行业交流，为中医药行业文化科普、专业传承提供平台与渠道。

2016 年报纸发行量年度首月实现突破 4 万份，其中 12 月发行数达44487 份，创历年新高，报纸影响力持续提升。

二、全媒体建设工作

（一）新媒体矩阵影响力强势增长，全媒体布局日趋完善

中国中医药报社 2016 年继续完善新媒体矩阵和报、刊、网四位一体布局，加强报纸、杂志与微信、网站、微博的多向互动，整合资源，增强全媒体传播链的影响力。

微信方面，已有"中国中医（国家中医药管理局官方微信）""中国中医药报""养生中国"，截至 2016 年12 月 7 日，订户数分别达到 16.4 万、15.4 万、41 万，相比 2015 年底分别增长 72.6%、35.0%、141.0%。各微信公众号各有侧重，定位清晰，内容精选报纸和行业精品，辅以新媒体原创与专家约稿，独家策划常有耳目一新之作，同报纸内容既相辅相成，又有差异性，互动共赢行业影响力。

网站方面，中国中医药网通过文字、视频、图片等多媒体形式立体化呈现中医药发展图景，策划"两会E中医""第六届中医药发展大会"等 8 个专题，尤其首开视频访谈形式，成传播亮点。日均访问量近 6 万人次，最高日访问量近 20万，已成为中医药新闻资讯第一网络平台。

报社主办的《中医健康养生》杂志重点发力全媒体布局，现已实现"1 次印刷，N 次传播"。官方网站、微信、微博、头条号客户端、电子刊等十几个平台的对外传播全媒体系统初步建成，杂志微信"中医健康养生官方号"粉丝已超 6 万，用户以月均 20.0% 的速度增长，每日头条号累计阅读量 225 万人次。《中医健康养生》有效发行 18000 余份，已成为报社服务社会的重要平台和介入中医药养生健康产业的依托。

（二）继续发挥报社平台资源优势，"互联网＋"思维拓展报社文化产业服务功能

遵循"互联网＋中医药"思路，成立全国中医药新媒体联盟，借助新媒体指数平台，每周发布全国中医医院榜单、全国中医药院校榜单、全国知名中药企业榜单，提升行业影响力，并以此为依托，尝试开发满足行业需求的新媒体产品，建立报社的文化产业品牌。利用报社平台和资源优势，2016 年举办 3 期新闻媒体中医药素养培训班和 1 期全国中医药新闻宣传骨干培训班。报社与北京中医管理局签订新媒体托管服务协议，利用报社新媒体势力助推北京中医药新闻宣传工作和事

业发展。

三、推进转企，完善制度建设

报社以《关于推动国有文化企业把社会效益放在首位、实现社会效益和经济效益相统一的指导意见》精神为指导，加紧推进转企改制工作，截至2016年底，已完成报社章程审定、企业名称预核准、事业单位法人注销登记及产权登记等相关事宜，正在稳步推进办理工商登记工作。

以转企改制为契机，依据新形势和发展新要求，报社进一步完善制度建设，1年来共制定印发近30个规章制度，涉及报社日常管理、人事干部管理、采编发行业务、党务纪检、后勤保障等多个方面，努力实现全社依制度管理，按规矩办事，为今后的企业化发展铺好道路。

四、人事制度建设工作

面临转企改制、媒体转型的双重挑战，报社高度重视干部人才队伍和人事制度建设。一方面建章立制，规范细化干部选拔任用流程、因公出国（境）工作流程，健全完善报社领导干部社会兼职、离京审批、因私出国（境）、个人有关事项报告等制度，系统化的薪酬福利体系改革也正在研究拟订中；另一方面坚持推荐选拔与人才引进相结合，1年来共启动中层干部选拔程序3次共计4人，包括办公室主任、办公

室副主任（分管党纪检）、新闻部主任和新媒体部主任各1名，已按照程序完成任命。

五、落实巡视整改，党风廉政建设工作

密切配合中央和局党组巡视工作，积极整改。报社积极配合中央第十五巡视组和国家中医药管理局党组巡视组的巡视工作，成立报社巡视整改工作领导小组，根据局巡视组巡视整改反馈意见，制订报社落实巡视整改工作方案、实施方案及工作台账，明确整改举措和期限。截至2016年底，整改工作台账中7个方面、26大项共45小项整改任务已按照规定时间完成34项，未完成的整改任务也在全力整改落实中，确保在期限内完成。

以巡视整改为契机，加强政治领导和党建工作。以巡视整改为契机，报社进一步加强党的建设和纪检监察工作，充分发挥党总支的政治核心、战斗堡垒作用和党员的先锋模范作用，强化执纪问责力度，切实把纪律和规矩挺在前面。一是加强党的组织建设，3个党支部的换届改选工作圆满完成，党员发展工作按程序规范进行；二是积极开展"两学一做"学习教育，成立"两学一做"学习教育领导小组，印发《中国中医药报社在全体党员中开展"学党章党规、学系列讲话，做合格

党员"学习教育的实施方案》，召开全社"两学一做"学习教育动员会，并尝试建立报社"两学一做"学习教育专题微信群、领导干部带头讲党课等各种形式的自我学习和集体学习；三是加强党员管理，严格党费收缴，下发《中国中医药报社关于进一步加强党费收缴管理工作的通知》，发放《中国共产党党员党费证》，报社全体党员按照要求，补交2013～2015年党费43208.5元。

（闫　锐）

【中国中医药出版社2016年工作概况】

一、以巡视工作为中心，抓好各项整改任务的完成

按照《中共国家中医药管理局党组关于落实中央第十五巡视组反馈意见的整改工作方案》，中国中医药出版社进行认真对照检查，制订中国中医药出版社整改方案。虽然在局整改台账中针对中国中医药出版社提出的个性化问题较少，但是中国中医药出版社对于整改工作高度重视，对照巡视发现的问题进行认真反思，主动认领相关共性问题，主动查找反思个性问题或不足，并且立即行动起来，全面开展整改工作，中国中医药出版社上下做到"真认""真改"，重在实效。通过整改，中国中医药出版社职工尤其是党员领导干部进一步提高认识，自觉落实党要管党、从严治党的要求，坚决贯彻执行中央和上级领导指示精神。特别是本次整改重点进行的制度建设，对于中国中医药出版社规范各项经营行为、提高管理水平、防范经营风险具有明显实效，是一次推动改革、提升能力、促进发展的整改。

二、围绕中心，服务大局，以发展为中心任务，扎实完成各项工作任务

（一）认真开展"两学一做"学习教育，抓牢党建工作和反腐倡廉建设

在国家中医药管理局党组领导下，中国中医药出版社深入学习贯彻党的十八大及十八届三中、四中、

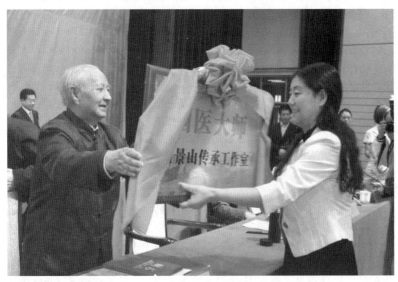

2016年9月12日，第六届中国中医药发展大会在甘肃庆阳举办。图为开幕式上为国医大师吕景山传承工作室授牌

五中、六中全会和习近平总书记系列讲话精神，社领导班子带头讲党课，全体党员认真学习并进行主题发言。通过学习教育，引导全体党员进一步坚定理想信念，提高党性觉悟，进一步增强政治意识、大局意识，坚定正确政治方向。党总支每月召开会议讨论研究党建工作，按照党员发展计划做好组织发展工作。严格执行定期部署反腐工作及督查制度，及时进行廉政提醒，并通过制度建设筑牢预防腐败的防线。通过抓牢党建工作和反腐倡廉建设，充分发挥党组织的政治核心作用。

（二）全年各项业务指标顺利完成

全社职工积极向上，共同努力，围绕中医药事业发展大局，认真做好各项出版业务工作，2016年出版新书959种，重印图书852种，实现发货码洋2.17亿元，回款9952万元，各项主要业务指标均较2015年同期实现预期增长。

（三）各部门工作情况

1. 编辑部工作

教材中心加紧进行全国中医药行业高等教育"十二五"第二批64种规划教材收尾工作，未出版的25门已经转为"十三五"第二批规划教材。完成全国中医药行业高等教育"十三五"规划（第一批）5个专业97门教材出版工作。启动全国中医药行业高等教育"十三五"规划（第二批）共计6个专业85门教材编写工作，其中56门已经召开编写会议启动编撰工作。在中国中医药出版社中医药教育云平台框架下，教材中心积极组织落实全国中医药行业高等教育"十三五"规划（第一批）的数字化工作。在国家中医药管理局人教司支持下，其中105门教材的数字化工作被列为国家中医药管理局教育教学改革项目。出版社投入202万，资助其中100门教材的数字化工作。

学术图书编辑室积极为中医药学术的发展和繁荣出版相关图书，重点加快400种古医籍项目的推进速度，提高项目完成质量，做好各项统筹管理工作，2016年已完成155

个品种的印制任务。学术图书编辑室克服任务繁重、编辑人手紧张的困难，按时完成成都中医药大学成立六十周年校庆《巴蜀名医遗珍系列丛书》20个品种出版任务；按照中国中医科学院基础所项目要求，精心安排《中医历代名家学术研究丛书》第一批52个品种的编辑加工任务，及时收集、反馈稿件加工中的问题，并尽力协助解决出版过程中遇到的各种困难，进展顺利。

考试图书编辑室与国家中医药管理局中医师资格认证中心密切合作，做好执业医师资格考试实践技能考试大纲细则出版的准备工作，组织加工执业医师资格实践技能考试大纲细则5种以及传统医学师承人员和确有专长人员考核指导图书，做好中药专业技术资格考试大纲及细则的修订工作。协助国家中医药管理局中医师资格认证中心做好全国中医药专业技术资格考试、医师资格考试大纲、命题等图书的准备工作。进一步加强与培训机构的沟通，充分了解考试类图书市场，积极开拓其他考试类图书市场，组织加工药师资格考试（中药师）、执业医师实践技能考试类辅助图书。中国中医药出版社积极加强与国家中医药管理局中医师资格认证中心沟通，推进考试类图书出版协议的签署，确保双方的长期紧密合作。

文化科普编辑室着力于策划出版文化科普类图书，并配合其他部门完成重大社选题的稿件管理与加工任务。通过对科普图书进行市场调研，与全媒体部、发行部合作开展营销推广活动，包括网店促销、微信转发、地面店专题讲座、主流媒体新书推介会等，全年文化科普图书出版工作取得明显成效，当当网医学类图书2016年12月新书畅销榜前4位中有2个品种是文化科普编辑室策划。《心乃大药》一书连续数月在开卷数据、当当网新书排行榜、北京发行集团销售排行榜均位居畅销书榜单前列，《让好呼吸随时在身边》一书入选国家新闻出版广电总局"2016年向全国老年人推荐优秀出版物"书目。

师承编辑室坚持将蓄意策划作为各项工作的"制高点"，积极维护和跟进大品牌作者，将开发新领域的产品线与作者群作为工作重心，在经方著作和畅销专著领域收获颇丰。全年策划并通过选题50多种，编辑加工本室图书40多种以及其他编辑室图书多种，完成社领导部署的全年任务。

上海分中心成功协助世界中联教指委组织召开世界中医学专业核心课程教材2次定稿会和1次翻译会议，获得与会领导与专家的好评。完成国家中医药管理局国合司中医药国际合作专项"世界中医学专业核心课程教材"的申请并获得100万元资金支持；编制中国中医药出版社英文版图书编写指南和英文翻译术语词表，为英文版图书的出版工作奠定坚实基础。编辑出版的《中药注射剂临床合理使用手册》发行量较大，创造较好的经济效益。策划的《中国中医药重大理论传承创新典藏》入选"十三五"国家中长期重点出版物出版规划。

总编室认真落实图书出版任务，把好质量关，全年安排质检书稿790种，2.48亿字，超额完成品种任务。组织落实国家新闻出版广电总局开展的2016年出版物质量专项自查工作，安排质检图书79种，撰写自查总结报告并上报国家中医药管理局新闻办公室。制订年度出版计划，申报2016年度图书选题695种、电子出版物25种，撰写2016年度出版计划的可行性分析报告，严把选题质量关，杜绝有政治、宗教、民族、学术、科学性方面问题的选题。2016年及时申请追加书号136个，保证出版社正常出版业务。组织申报国家新闻出版广电总局出版基金项目3项，《中药饮片图鉴》《承淡安医集》入选，共获得87万元资助，进一步提升出版社影响力，补充出版资金，增强员工对出版社实力及发展前景的信心。

2. 出版部工作

出版部全年安排图书排版608种，设计封面693种，安排校对字数4亿字，出版图书1811种，其中新书 959 种，较 2015 年增长 50.00%；重印书 852 种，较 2015 年增长 7.80%；出版码洋 2.84 亿元，较 2015 年增长 58.80%。

出版部将"全程管理""全程质控"的工作理念融入部门每个工作环节中，逐步完善生产质量管理制度，调整管理模式，建立健全三级监督管理制度；对"十三五"规划教材等重点图书的生产实施精细化管理，细化对印刷、装订厂的管理，不断提高图书印装质量；不断调整图书排版流程，注重校对质量，建立三校制，稳步推进排版新流程；通过年度纸张招投标的严格程序科学采购纸张，细化纸张使用的管理工作，共节约资金 200 多万元。

出版部按照"保证质量，缩短周期，降低成本"的总要求，不断加强管理，严格责任落实，明确岗位分工，充分发挥每个员工的主观能动性，保证质量，较好完成生产任务。

3. 发行部工作

在各部门的大力配合下，发行部全体员工共同努力，全年实现发货码洋 2.05 亿元，较 2015 年增长 27.62%；回款 9253 万元，较 2015 年增长 9.62%，超额完成预定目标。

发行部在科学分配各区域全年任务基础上，以账期考核为中心，以精细化管理为抓手，制定发行部分类考核管理办法。在发货分类管理上以过程管理为主，对各大书城门市的季度上架品种、动销品种、销售情况建立季度汇报制度，要求尽最大努力保增长；对于有具体用户的教材除单独报订、单独制单外，还要求单独回款和单独销账，有效保证精细化管理落到实处。通过全力支持网络专题营销、支持实体店做大做强、支持教材区域拓展和支持考试书区域代理，大力进行重点图书的市场宣传，精心安排全年的馆配会，并通过打击盗版来维护市场，全年发行工作取得明显成效。

4. 全媒体事业部工作

全媒体事业部在 2016 年大胆创新，小心求证，各项工作稳步推进。宣传中心认真组织进行第三届悦读中医活动，从规模、形式、内容多方面进行创新和拓展；进行教育部中医学教指委和中药学教指委主办的中医药社杯高等学校青年教师教学设计大赛活动的冠名，在现场、会议资料、颁奖等多环节进行中国中医药出版社宣传资料展示，进一步巩固和增强了中国中医药出版社在高等中医药院校的品牌影响力；举办中医治未病高峰论坛暨《中医未病学》《中医治未病发展报告》首发式、2016 国际调味品及食品配料展览会活动以及山西五寨 2016"百社千校"赠书现场活动，对图书宣传销售发挥积极作用；中国中医药出版社官方微信粉丝总数已突破 34 万，年度增长超过 20 万，获得"2014 年度最受欢迎的科普微信公众号""首届大众喜爱的 50 个阅读微信公众号""全国书业 2016 年度最受欢迎公众号"多项殊荣。

数字出版中心与教材出版中心合作，完成包括平台选型、教材数字化方案、激活码印制、内容录入等工作，并实现教材数字化平台上线工作；独立提出并完成中国中医药出版社自有教育平台"医开讲"的搭建和上线工作。新官网及期刊平台建设工作取得进展，实现新老官网并行工作，完成官网手机版建设签约工作；完成中国中医药出版社存量图书核查以及图书数字化加工项目招标工作，实现数字资源销售收益 28.6 万元。

5. 管理部门工作

计财处通过与相关部门密切沟通，在纸张管理和账目处理、固定资产管理、稿费发放等方面取得显著进展；在会计核算上加强内部沟通，按照会计基础工作规范，保证会计核算的准确性、规范性；通过加强财务工作人员培训，提高会计人员综合素质，加深对制度的理解和认识，并根据工作需要及时进行制度修订，保证财务制度切实可行，不断提高出版社财务风险防控能力。

社长办公室认真履行全年各项服务、协调和管理职能，为社内各项业务工作的顺利开展提供坚实保障。在做好各项日常服务和行政管理工作的同时，社长办公室积极配合国家中医药管理局巡视组工作，为巡视工作的顺利开展提供必要保障；严格按照规定程序，完成各项人事招聘任务；依据中国中医药出版社转制后制定的薪酬管理制度，组织进行全社定期考核，完成全社人员薪酬计算，推动中国中医药出版社薪酬制度的全面规范实施；按照上级机关要求，社长办公室认真做好各项安全保卫工作，确保全年无安保事故发生，在全社营造和谐稳定的良好氛围，为出版社的发展奠定坚实的基础。

三、积极推动各项改革，推进出版社持续高速发展

在各项工作顺利推进的同时，中国中医药出版社紧紧抓住巡视整

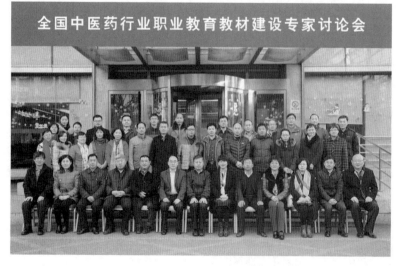

2016 年 12 月 23 日，全国中医药行业职业教育教材建设专家讨论会在北京召开

改工作的契机，深入分析以往工作的不足，以问题为导向，积极推动各项改革，全年在教材建设、出版与财务统管工作和数字化转型升级等方面取得明显成效。尤其是新一届领导班子成立后，中国中医药出版社在以下 9 个方面的改革取得积极进展。①在原来已有工作的基础上重新制订出版社跨越式发展的"十三五"规划。②调整会议制度，每周召开社务会，加快决策进度和执行力度。同时积极推进出版社新购业务用房，以适应未来发展的需要。③制订 2017 年重点工作，明确责任人、主管部门、主管领导、完成时限，为下一步的工作推进奠定基础。④重视职工呼声，解决长期制约出版社发展的体制机制问题，包括完善绩效考核，印制招标，清理 2 年以上挂账，改善出版社经济效益，重视企业的社会责任等。⑤加强出版社文化建设，包括加强宣传、制定出版社的发展定位和核心价值观、设计出版社 CI 标识等。⑥全面加强学习，每周 1 次邀请社外专家、领导进行经验交流，同时动员社内人员进行学习互动及管理知识的培训，以提高认识，改进工作。⑦广泛征求职工意见，实行民主管理。转变工作作风，强化服务理念，提倡上至社领导、下至全体员工的全员服务理念，提倡社长就是最大的服务员的理念。同时将责权下放，充分发挥副职和中层干部的作用。⑧实行信息全面公开，除了列入国家秘密、机密、绝密的信息，以及出版社的核心资源外，将出版社各种信息全面向职工开放，便于职工监督，也便于干部自律。⑨确定出版社的定位是：立足中医药内容产业，关注健康与文化传播。核心价值观是：服务、开放、共享，即四个服务（服务读者、服务作者、服务关联机构、服务员工），三个开放（开放观念、开放信息、开放平台），两个共享（与员工共享发展成果、与关联机构利益共享）。

（杨正夫）

【中国中医药科技开发交流中心 2016 年工作概况】

一、加强学习，全力部署整改工作

中国中医药科技开发交流中心（以下简称中心）班子和党支部将学习习近平总书记系列重要讲话作为长期政治任务，并根据国家中医药管理局党组关于落实中央第十五巡视组反馈意见的整改工作方案和要求，在前期整改基础上，进一步开展巡视整改工作。一是加强党的领导，强化支部建设，增强"四个意识"，深入推进"两学一做"学习教育，继续抓好学习研讨、专题党课、组织生活会、民主评议党员等"规定动作"，不断增强和切实提高班子的凝聚力、战斗力和决策力。二是开展《中国共产党廉洁自律准则》《关于新形势下党内政治生活的若干准则》《中国共产党纪律处分条例》《中国共产党巡视工作条例》《中国共产党问责条例》《中国共产党党内监督条例》等党纪法规的学习。三是认真学习贯彻党中央关于党风廉政建设的相关要求，加强财务管理整改，深入开展制度建设，制订和完善《中国中医药科技开发交流中心廉政风险防控工作方案》《财务内部控制制度》等管理规章制度，全面梳理 2014 年、2015 年财务账目，并建立和完善财务电算化工作，严格规范事业收支核算，强化财务风险防控。四是深化改革，清理干部社会兼职，完善"三重一大"集体决策制度，推进公车改革，严明工作纪律，修订考勤管理办法，完善相关配套制度。

二、强化服务意识和能力建设

在国家中医药管理局各部门领导下，继续推动中医药科技成果推广、重点专科建设、重点学科建设等工作。

一是围绕中医药科技成果推广和相关课题研究。历时 3 年，协调 9 家协作研究单位完成行业专项《面向农村的 5 种常见病中医药成果集成转化研究与平台建设》课题的研究工作，并通过验收；完成科技部火炬计划"国家级中医药创新技术产业化服务平台的构建"课题的研究工作，并通过验收；参与完成国家"十二五"科技支撑计划课题"基层医疗机构中西医适宜技术集成与规范研究"中的中风疾病和肛肠疾病的部分研究工作，并通过验收；基本完成国家中医药管理局规划财务司委托的中医专款动态监测系统开发的组织协调工作；继续实施国家中医药管理局"中医药名词术语成果转化与规范"项目，已编辑词条约 2 万条。

二是围绕国家中医药管理局重点专科建设工作，组织开展中医优势病种临床路径和诊疗方案的修订工作。配合医政司从已发布的 304 个中医临床路径和诊疗方案中，组织专家和各病种相关专家修订审核 100 个路径和方案；配合国家卫生计生委及国家中医药管理局医政司于 2016 年 9 月开展 2 期妇幼中医医疗技术及中成药应用培训班，培训 60 多家省级妇幼医院的 150 多名技术人员；协助国家中医药管理局医政司制订县级中医医院服务能力调查方案、重点专科"十三五"规划，继续完善重点专科建设目标与要求，开展项目建设视频会等。

三是配合国家中医药管理局人事教育司参与重点学科建设的验收工作。

三、加强科技创新服务平台建设

以《中医药发展战略规划纲要》为引领，围绕科技创新转化和成果推广应用，聚焦"物、人、财、法、规、策"6 大迫切需求，采取多种形式构建"科技成果项目展示与合作、信息服务、专家讲座"等智慧中医信息化服务平台，促进资源整合与衔接。一是围绕科技创新转化和成果推广应用，组织"中医药科技成果项目展示与合作平台建设"，完成网站中医药科技成果专区的建设并上线试运行。二是依据《中医健康服务业发展规划》，与铜川市政府签订战略合作框架协议，共建中医药创新创业公共服务平台，指导中医药健康服务示范基地和中医肾病康复医院建设。三是在国家中医药管理局京津冀中医药协同发展工作中，中心与望京医院协同，提出"精准扶技"的指导思想，为河北省衡水中医院提供骨科、肿瘤科、肛肠科的技术支持。

四、开展中医适宜技术职业化培训

为发挥中医适宜技术在健康服务中的作用，促进中医适宜技术"三进"，建设健康中国，实施中医健康扶贫。一是在原有收集整理中医适宜技术工作的基础上，进行职业化规范设计和培训体系建设，以发挥中医药健康服务在健康管理、社区服务等领域的广泛应用，提升中医药的显示度和影响度。二是组织整理制定中医适宜技术职业化培训标准和培训课件、中医药健康服务中医适宜技术遴选管理办法（草稿）、中医适宜技术目录等文件，并面向基层中医服务机构累计培训12000余人次。三是在《乡村医药杂志》等媒体连续刊载中医药诊疗技术，2016年共连载24期，详细介绍24项中医疗技术的适应证、禁忌证、操作方法和注意事项，在培养人才的同时也对中医药诊疗技术进行有效宣传。

五、指导中医健康服务样板建设

为进一步推进治未病健康服务模式，中国中医药科技开发交流中心整合专家资源和继续教育平台，一是举办名老中医讲习班、学术交流会，提供中医药继承与创新"顶层设计"咨询顾问服务；二是聚焦中医药技术成果、服务标准等需求，深度遴选有"标准化潜力"和"推广输出价值"的技术成果，通过服务模式的设计与实施，推广健康维护、疾病预防为一体的中医治未病养生模式，指导广州、福建等地中医健康服务样板和运作模式建设；三是筹备中医健康服务认证专家队伍，制定中医健康服务专项评价体系；四是参与国家中医药管理局国际合作司"一带一路"发展倡议课题，中心联合国内中医药大学、俄罗斯医科大学建立中医药国际交流合作，指导俄罗斯中国传统医学实践发展中心服务贸易建设工作。

（冯新刚）

【国家中医药管理局传统医药国际交流中心2016年工作概况】

一、立足党支部本职工作，认真完成各项任务

"两学一做"学习教育。国家中医药管理局传统医药国际交流中心（以下简称中心）全体党员深刻认识"两学一做"学习教育的重大意义，明确学习教育的总体目标、基本要求和主要任务，严格遵守《中国共产党廉洁自律准则》《中国共产党纪律处分条例》《关于新形势下党内政治生活的若干准则》和《中国共产党党内监督条例》，学习党章党规、学习习总书记系列重要讲话，特别是有关中医药领域的讲话精神和知识，把学习教育与中医药国际交流工作紧密结合；借助"支部工作APP"平台进行学习，进一步增强政治意识、大局意识、核心意识和看齐意识，坚定正确的政治方向，践行"四讲四有"，做合格党员。

纪检监察工作。2016年中心坚持"标本兼治、综合治理、惩防并举、注重预防"的工作方针，按照"严格要求、严格教育、严格管理、严格监督"的目标，把构建惩治和预防腐败体系建设贯穿于中心工作始终，认真落实党风廉政建设责任制，扎实开展党风廉政建设和反腐败工作，确保和促进中心各项工作顺利开展。

中心党支部组织建设工作。2016年12月1名预备党员转为中共正式党员，为中心党支部增添新鲜血液，对进一步发挥中心党支部战斗堡垒作用和全体党员先锋模范作用起到积极推动作用。

二、建章立制加强中医药国际交流管理工作

配合、落实政治巡视各项工作。中心成立整改领导小组，坚决落实中央第十五巡视组和国家中医药管理局巡视组政治巡视要求，全面履行党章赋予的职责，以习近平总书记系列重要讲话精神为镜子、以"四个意识"为标杆、以党章党规党纪为尺子，紧扣"六项纪律"，紧抓"三个重点"，始终坚持"对号入座、层层整改、销号管理、公开整改"

的原则，做到发现问题、即知即改、立行立改、促进发展。

人事、财务、办公室、工会、妇女、共青团工作。一是建立健全中心会议制度、人事管理制度、财务管理制度以及考勤制度等各项规章制度，制订公务用车制度改革实施方案及中心"十三五"发展规划纲要等。二是做好各项财务工作和局规划财务司组织的财务大检查工作，按期上报各种报表、完成各类年检，积极配合局党组巡视组工作，及时、准确、全面地提供巡视所需各种材料。三是严格按照局办公室的要求，第一时间收取文件，按质按量完成登记、传达任务。进行保密工作宣传，明确保密责任，签署保密承诺书。报送节假日值班表、关键信息基础设施网络安全检查报告表。及时报送中心办公会会议纪要、中国中医药年鉴（行政卷）。认真做好安全保卫、公务用车管理、办公用品购置等工作，保证中心工作运转正常。四是能够及时、足额缴纳工会会费、按时上报各种工会报表，积极参加局直属机关工会组织的活动。

三、把握大势，将中心中医药民间国际交流与合作融入国家"一带一路"倡议大局

认真学习国家实施"丝绸之路经济带和21世纪海上丝绸之路"倡议，深刻领会中央统筹国际国内两个大局，创新发展思路，提高开放水平，把握中医药国际交流合作的基础和重点，探索符合"一带一路"国家国情的合作模式，充分发挥中医药优势，更好地融入国家"一带一路"规划大局和国家中医药管理局"一带一路"规划。

开展境外医疗合作。继续保持与瑞士mediqi公司、俄国国立圣彼得堡第四十医院、俄罗斯DR. WANG公司的医疗合作；中心与瑞典碧云中医大学开展学术交流，申报国家中医药管理局国际合作北欧中医药中心（瑞典）专项项目，组织瑞典北欧中医药中心工作人员来华接受江西中医药大学第一附属医院热敏灸培训；中心与突尼斯代表团就中

草药的种植、推广与销售、中医药文化培训等内容进行会谈；中心与塞尔维亚中国中医诊疗中心就合作事宜进行会谈。

中医药适宜技术推广工作。制定《国家中医药管理局传统医药国际交流中心高新适宜技术推广项目管理办法实施细则》，2016 年中心与多家单位签订合作协议，共同搭建适宜技术推广平台。

第四届中国（北京）国际服务贸易交易会中医药服务版块活动。第四届中国（北京）国际服务贸易交易会中医药展区获评第四届京交会最佳专业展区奖。共组织 3 场中医药服务贸易专题会议，标装展区共组织34 家单位参加43 个展位的展览展示，特装展区组织 9 家外省市单位参加"一带一路"专题展览展示。推荐 2 项签约项目纳入大会服务贸易签约仪式，分别为：中国中医科学院广安门医院与全球医生联盟就共同开拓中美国际医疗、健康市场签署战略合作协议。日照市中医医院与加拿大温尼伯市七橡树医院就开展中医药文化推广、技术应用、人才培训等多种交流签署合作协议。日照中医医院的中加国际健康管理中心项目入选本届京交会创新示范案例并获奖。组织蒙古族医师参与中医药互动体验环节，为参加京交会的国内外参会代表义诊，积极宣传民族医正骨、推拿等诊疗方法。本届京交会中医药服务板块活动共接待国际友人、来宾和市民数万人次，较前 3 届国际化更明显，活动形式更丰富，互联互动更突出，显现出更强的融合度与活跃度，获得北京市政府和组委会的高度肯定。

继续推动国际服务贸易先行示范（常熟）基地项目。中心与波恩项目投资有限公司、富凯鸿（苏州）股份有限公司多次进行沟通，经过努力，三方取得如下共识：①波恩项目投资有限公司与富凯鸿（苏州）股份有限公司将尽早完成股权重组，完善投资结构，尽快与常熟市委、市政府进行深入沟通，落实"项目开发投资协议"，实现土地摘牌或协议转让；②波恩项目投资有限公司

将现有的塞尔维亚和马其顿项目与"中医药国际服务贸易先行示范（常熟）基地"嫁接；③由中心提供"一带一路"沿线国家中医药服务贸易的相关政策、法律汇编，为波恩项目投资有限公司和富凯鸿（苏州）股份有限公司与相关行业协会、权威药检单位、科研单位、高等院校合作牵线搭桥。

中医药特色技能培训工作。2016 年 10 月，中心与山东曲阜岐黄职业培训学校达成合作意向，联合开展传统医药养生保健领域的培训工作。分别于 12 月举办中医非药物疗法系列课程中医木针疗法和中医非药物疗法系列课程中医特色疗法 2 期培训班。

中医药健康服务产品和道地中药材质量可追溯工作。2016 年 7 月，中心与中关村可追溯商品质量服务联盟、杰出华企（北京）咨询服务有限公司建立合作关系，建设中医药健康服务产品和道地中药材生产者、消费者双向可追溯体系查询平台。

探索建立中小型中医药养老养生旅游基地。2016 年 6 月，中心与北京中鸿创展投资管理有限公司建立合作，选取中小型旅游特色区域，整合中医药医疗、文化、草药种植、健康产品等资源，尝试建立以中医药文化传播和健康服务体验为主题的中小型中医药养老养生旅游基地。

基层中医院国际交流工作。中心与深圳中医院签订《合作协议书》，为基层中医院国际交流和临床提升贡献力量。

中医药国际教育与文化传播基地。中心与北京语言大学、文化部译研社共建"中医药国际教育与文化传播基地"，于 2016 年 6 月 28 日揭牌。组织开展名医名家义诊、中医药泰山行和尼泊尔中医药预科生赴以岭健康城中医药冬令营等活动。

改革创新开辟新的工作领域。一是中心与凯泰资本管理有限公司开展"中医药产业基金"项目；二是中心与李时珍药业合作，以纪念李时珍诞辰 500 周年活动为契机，开

展广泛合作；三是中心与国家汉办合作，参与国际孔子学院融入传统中医药元素的各项工作；四是积极推进海南博鳌乐城国际医疗旅游先行区医疗旅游项目；五是中心继续与北京联合卓越健康科技有限公司开展"疼痛疾病诊疗技术"项目推广；六是中心继续与北京中科亿康科技有限公司合作，共同组织落实高新适宜技术项目推广方案的策划、编报及组织落实和技术支持；七是中心继续与北京中医药大学东直门医院职业技能培训学校合作，探索并建立中医药国际交流新平台，构建涵盖科研、培训、医疗、康复和养生的中医药服务产业链，建立境外中医药服务贸易示范机构，建设成为优势互补、资源共享、互惠双赢的产、学、研联盟；八是继续开展麦克欧根益生菌保健养生科普活动，中心与 3040 健康教育公益活动共同开展健康形象推广大使的培训工作，为健康教育普及服务。

（万楚楚）

【国家中医药管理局对台港澳中医药交流合作中心 2016 年工作概况】

2016 年是"十三五"规划的启动之年，是中医药发展上升为国家战略的机遇之年，也是科学谋划对台港澳地区中医药发展战略的关键之年。国家中医药管理局对台港澳中医药交流合作中心（以下简称中心）在国家中医药管理局领导及局有关部门的正确领导下，以"加强顶层设计、完善总体规划、实现合理布局、推动加快发展"的要求为引领，以"一体两翼工程"为抓手，以中心自查、中央巡视和局巡视整改为动力，创新党建工作格局，强化中心内部建设，加强所属机构日常监管，进一步推动海峡两岸暨香港、澳门中医药交流合作，促进中心事业和谐发展，现综述如下。

一、全面落实"一岗双责"，扎实推进党建工作

（一）开展学习教育，全面提高干部素质

一是坚持集中学习与个人自学相结合。中心党支部充分利用"两

学一做"学习教育的有利契机，通过上党课、座谈讨论、组织活动、公众信息网宣传教育及"三个一"工程等多种形式，组织干部认真学习贯彻党的十八大、十八届三中、四中、五中、六中全会精神和习近平总书记系列重要讲话等精神，学习贯彻党和国家关于中医药事业发展的政策和两个重要规划等，进一步推动党建学习长效机制的建立。全年每位干部有针对性地撰写心得体会 2～3 篇，达到学习教育的目的。

二是坚持廉政教育与普法教育相结合。中心党支部以"党风廉政建设月"为抓手，组织参观北京市检察院及天津杨柳青石家大院等反腐倡廉警示教育基地。建立健全中心学法用法工作方案，充分利用微信、网络新模式，不断拓宽中心工作人员学法用法的渠道和空间，进一步建立健全中心工作人员学法用法监督机制。

（二）加强自身建设，全面提高服务水平

一是强化组织领导，抓好责任落实。中心党支部细化工作任务，总结完成党支部"五结合"工作法，层层传导压力，级级落实责任，形成"党支部书记带头抓、班子成员全力抓、处室部门具体抓"的党建责任体系。把党建工作责任制落实情况作为年度考核管理的重要内容，与业务工作同安排、同部署、同考核。

二是强化工作职责，履职尽心尽力。中心党支部根据发展党员工作计划，严格按照发展党员程序开展工作，加强预备党员和入党积极分子的考察培养工作；深化局基层党组织"固本培元"工程相关工作，将组织生活、党员活动、学习培训、党费收缴、党风廉政建设等各项制度落到实处。

三是强化基层调研，认真做好服务。中心领导班子坚持每年慰问退休职工和身患重病职工，对关系群众切身利益、群众反映强烈的实际问题进行妥善解决，对历史遗留和无法解决的问题，向群众做出说

明，积极创造条件逐步加以解决，进一步增强党组织凝聚力。

（三）完善体制机制，全面提高管理能力

一是提高中心规范管理程度。中心严格执行"三重一大"决策制度，坚持重大事项经会议集体研究决策，形成会议纪要，向职工公开。完善财务等内控管理机制，制定内控管理及相关财务制度，进一步规范权力运行。

二是建立健全中心工作机制。完善中心绩效工资分配方案，落实编制内人员养老保险、职业年金的计提及缴纳工作，及时调整住房公积金、医疗保险月缴比例，提高新聘职工"五险一金"缴纳基数，完成商业补充医疗保险的测算与缴纳，探索干部轮岗交流新模式。

三是推进中心干部人事管理。加大处级以上党员领导干部的学习培训，2016 年完成中心副主任及办公室副主任转正考核工作；研究并制订中心人员岗位聘用方案，全面开展干部人事档案专项审核，积极落实处级以上干部个人有关事项报告及因私出国（境）证件管理工作，完成 1 名高校应届毕业生的接收。

四是加强中心网络信息建设。建立中心网络信息预审机制，提升中心党建、业务等相关信息的及时性、准确性，加强对所属机构网络信息的监管。

（四）加大巡视整改力度，全面提高履职能力

一是积极配合巡视，全面开展自查自纠工作。在巡视意见反馈前，领导班子根据中央及局党组政治巡视要求，对部分自查自纠的问题即知即改、立行立改。

二是统一思想认识，增强巡视整改政治意识。中心领导班子深刻认识到，落实全面从严治党政治责任是推动中心创新发展的重要举措。先后召开 5 次支委会，3 次党员大会，9 次领导班子会，6 次主任办公扩大会，2 次全体会议。根据两级巡视组反馈意见要求，认真组织开展"回头看"工作，制订整改方案，突出工作重点，建立整改工作台账，

从严从实落实整改任务。

三是加强组织领导，增强巡视整改责任担当。中心成立巡视整改工作领导小组，强化督导检查，围绕巡视整改工作台账，对执行中央八项规定精神、单位职责定位、财务领域等方面的整改问题，通过专题会，有针对性地推进巡视整改。

四是深刻对照检查，推进巡视整改任务落实。中心按照"一一对应、举一反三、不留死角"的工作原则，细化整改任务，整改工作取得阶段性成效。44 项整改措施中已完成 36 项（其中中央巡视整改措施中 13 项已全部完成）；计划 2016 年度完成的 8 项有序推进。清退职工补充医疗报销、电话费和降温费等超标准发放的津补贴共计 4.23 万元。

五是立足长远发展，建立巡视整改长效机制。中心把巡视整改与加强党的建设相结合，与解决问题相结合，与促进事业长远发展相结合，坚持一手抓整改、抓落实，一手定规矩、定制度。建立完善制度 3 项，把建章立制贯穿整改全过程，坚持从根本上解决问题，着力构建起管长远、治根本的长效机制。

二、搭建交流合作平台，稳步促进业务开展

（一）及时研判台湾形势，促进中医药民间交流的创新发展

中心认真学习对台大政方针，促进中医药民间交流。2016 年成功举办第三届中医中药台湾行、第十一届海峡论坛、首届海峡两岸中西医结合血液净化高级研讨会；协办纪念 2016 年世界传统医药日活动－中国（深圳）两岸四地中医药国际学术交流高峰论坛；完成国家级中医药教育项目的培训班 3 个；组织赴台医管培训班 3 个，为推动两岸关系和平发展具有重要意义。

（二）发挥港澳各自优势，加快中医药学术交流的深度融合

中心成功举办第二届两岸四地中医中药发展（香港）论坛、2016 中国（澳门）中医药国际合作高峰会，协办第二十一届澳门国际展览会中医药健康展，统筹各方资源，为奇正集团和澳门珠海中医药实验

区牵线搭桥，实现中医药学术交流与合作的深度融合。

（三）加深相互理解认同，做好中医药同仁的来访接待

截至2016年底，中心已接待参访团体8家，接待人次50余人。通过热情接待，深入沟通，广交朋友，为海峡两岸暨香港、澳门中医药交流合作工作打下坚实基础。

三、加强所属机构监管，推动事业和谐发展

（一）加强广安中医门诊部特色化经营，拓展医疗服务

一是成立党小组，推进中心基层党建工作的深入；二是建设首批国家级著名中医药学术流派——沈绍功传承工作室；三是加强业务监管，进一步规范专家资质，加强网站和微信公众信息服务平台的对外宣传，增设微信预约挂号系统；四是加强台籍专家定期出诊及台籍学生就业服务的管理。

（二）加强广安医药联合中心经营管理，创新发展模式

一是按程序将北京广安医药联合中心委托给江苏康缘药业集团承包经营，既解决了药批流动资金不足的实际困难，又确保中心的基本经济收益；二是加强北京广安医药联合中心国有资产合作进程中的日常管理，实现双赢。

（张 博）

【国家中医药管理局中医师资格认证中心2016年工作概况】

一、党建工作

2016年，国家中医药管理局中医师资格认证中心（以下简称中心）按照国家中医药管理局党组部署，深入开展"两学一做"学习教育。强化"四个意识"特别是核心意识和看齐意识，通过建立支部APP管理系统，为党员建立账户，提高党员教育水平，并及时发布支部活动信息。制订党支部工作计划并建立党支部工作台账。进一步完善党建制度，在2006年党建制度基础上修订并新增党费收缴制度、中心关于加强廉政和惩治预防腐败体系、关于贯彻落实党风廉政建设责任制规

定的实施方案及关于落实局纪检"三转"工作方案5个制度，形成2016年党建工作制度。加强组织发展工作，落实局党建固本培元工程相关工作，对党员基本信息进行登记上报管理。组织中心支部党员违纪违法情况排查。开展"灯下黑"专项整治工作，完成局机关党委布置任务。

二、安全保密教育工作

坚持安全保密教育不松懈。在国家中医药管理局保密办协助下，中心组织全体员工参加中央国家机关保密教育基地进行的保密警示教育。中心与各部门及员工签订年度保密承诺书，确保考试工作安全保密不出问题。

不断提高保密技防建设水平。对中心视频监控系统进行数字化升级改造，加强保密监控与安全检查，提高考试命审题工作的安全保密管理与技术控制水平。

严格执行安全保密管理制度。中心重新修订印发针对医师资格认证中心、职业技能鉴定指导中心的2个保密管理规定。严格执行保密室、审题室进出审核登记，加强对监控与报警系统管理。认真做好在重大考试前、考试期间及节假日安全保密的自查工作，做到分级负责，责任到人，确保中心全年安全保密工作不出问题。

三、巡视整改工作

积极完成中央巡视整改。印发中心"十三五"发展规划，理清中心发展思路。加强对鉴定站的保密管理，进行职业资格清理、制定职业技能鉴定培训基地管理办法，对已有的鉴定站进行清理和重新申报认定，规范职业技能鉴定培训基地的建立。修订鉴定工作制度，重点对"考培区分""资格复审"做出明确规定，维护技能鉴定考核的社会公信力和权威性。整改鉴定收费问题，申请中医药行业行政事业性收费立项，将鉴定工作经费纳入国家财政管理。中心在国家中医药管理局党组和有关部门的支持协助下，致力于解决医师考试工作经费不足等问题。完善中心已有的考勤请假工作制度，严明工作纪律。对提拔任用不满意率较高的有关干部组织再次考评，并根据考核结果进行处理。实行中心处级以上干部轮岗，加强中心干部多岗位锻炼，营造良好工作氛围。

配合抓好国家中医药管理局巡视整改。中心在局党组、巡视办、第二巡视组、人教司、规财司指导下，推进网上银行发放专家劳务费及使用员工公务卡。中心对违反中央八项规定精神，违规发放的过节费、健身费以及没有政策规定依据报销的职工医药费个人自付部分进

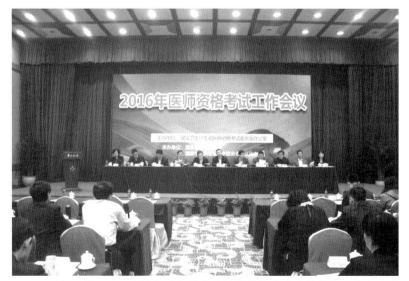

2016年4月7日，由国家卫生计生委医师资格考试委员会办公室主办的2016年医师资格考试工作会议在北京召开

行坚决整改。

四、医师资格考试工作

报名和通过情况。2016年全国医师资格考试中医类别（中医、中西医结合、民族医）开考23个子别，现场报名人数为190623人，资格审核合格人数158129人。其中实践技能考试通过100694人，通过率为69.91%。综合笔试实考人数99681人，通过人数60713人，总通过率为42.15%。

命审题工作。2016年中心首次启用中医中西医结合实践技能考试新大纲，并首次组织专家编写实践技能考试指导用书。在国家中医药管理局医政司的支持下完成2016年度实践技能考试、综合笔试2类试卷的命题组卷任务，按照中心与国家医学考试中心关于研究固定合格分数线的实施方案，严格专家遴选程序、要求专家比照往年试题难度，通过多学科专家互审奠定了固定合格分数线实施的关键环节。完成藏、蒙、维、哈、中医（壮）专业5个民族医试卷的形式审核。

考务情况。中心联合国家医考中心，实现考务信息共享，共同接送卷，共同组织考务及考官培训工作。2016年对240余个考点的700余名考官及考务人员进行中医类别实践技能考试考官培训，培训规模为历年之最。加强考风考纪管理，坚持在全国医师资格考试工作会议上通报全国各考区考点雷同率情况，中医类医考笔试雷同率逐年下降，2016年为2.21%。加强考试督导，2016年医师资格考试期间中心联合国家医考中心共派出31个督导组分赴全国各考区进行督导，首次实现巡考督导全国考区考点全覆盖，确保考试顺利实施。2016年全国医师资格考试中医类别（中医、中西医结合、民族医）处理作弊人数222人，比2015年271人下降18.10%。

五、中医药专业技术资格考试工作

2016年中医药专业技术资格考试实际考试人数69306人，通过32971人，通过率47.57%。在国家中医药管理局人教司的支持下，中心顺利完成中医、中西医结合、中药、中医护理4类20个专业的审题、组卷、审卷相关工作，进一步调整命审题工作模式和环节管理，加强考试安全保密，提高试题质量。

六、职业技能鉴定工作

在解决职业鉴定遗留问题的基础上，中心在国家中医药管理局人教司支持下，组织专家开展保健调理师、保健按摩师2个职业的行业标准编写和审定。完成职业技能证书管理系统更新、鉴定密级申报等工作。

七、中心信息化建设工作

中心对门户网站进行改版升级，增加证书查询功能。完成中心微信公众平台的申请建设，使中心考试动态信息及时发布，促进中心政务公开。完成中医师资格考试、医考改革、职称考试数据统计分析，为下一步改进考试设计、提高命审题质量提供数据支持，提供2016年实施固定合格分数线的依据。完成为各地中医药卫生行政管理部门提供专项信息统计数据服务，积极开展为有关院校提供学科成绩报告有偿服务和针对中医类别考生提供学科成绩报告有偿服务的工作。

八、考试培训技术服务

拓展国内考试培训技术服务。2016年中心继续开展中医药一技之长人员纳入乡村医生管理工作，组织专家编写《乡村医生（中医药一技之长人员）中等中医学专业水平考试指南》和《传统医学师承人员出师和确有专长人员考核指导》，完成吉林、广西、甘肃等省师承出师和确有专长考核考试技术服务工作。2016年中心与中国中药协会联合举办全国临床中药专业技术人员中药材、中药饮片鉴定与质量控制高级研修班，提升进修人员的中医药服务能力并促进就业。

加强国际考试培训技术交流。中心进一步加强与新加坡中医管理委员会的合作，2016年10月与新加坡中医管理委员会首次成功签署合作协议，继续为新加坡提供中医师/针灸师注册资格考试的考试命题组卷、考试顾问、外来考官派遣以及协助开展在新加坡就职的中医药专业技术人员职称考核评定工作等方面技术服务。10月中心选派考试顾问赴新加坡，完成协助执行新加坡中医师注册资格考试的考场督导、巡考任务。

九、医师资格考试改革

中心在国家卫生计生委医考委、医考办和国家中医药管理局的领导下，在国家医学考试中心和各有关单位的支持下，成立医教考协同发展与改革专家委员会，加强医考改革的顶层设计，大力推进中医类别医师资格考试改革。

开展乡村全科执业助理医师资格考试试点。中心联合国家医学考试中心，在2015年摸底的基础上，进一步完善乡村全科执业助理医师资格考试的考试大纲、考试指导用书，争取中医在乡村助理医师考试中的比例和特色，在考试标准上实现全国层面上的统一。组织专家进行试点考试命审题，2016年在浙江、福建等9个考区开展乡村全科执业助理医师资格考试试点工作，考试网上报名审核通过20866人，实践技能考试通过14236人，综合笔试通过7282人，总体考试结果基本符合预期。考试结束后成立专家委员会（单设中医组），对考试指导用书进行修订，布置基础试题的命制任务。

试行综合笔试固定合格分数线。中心多次与国家医学考试中心沟通，探索固定合格分数线方案及模型。在保证考试试题安全前提下，统计分析了2011～2015年医师资格考试140、240、340、440、150、250类别笔试情况，分析试卷平均难度，确定2016年中医、中西医结合类别执业医师资格固定合格分数线、执业助理医师资格固定合格分数线。2016年中医医师资格考试和西医同步实现固定合格线，争取实现中医医师资格考试通过率与西医持平，走出中医通过率比西医低的怪圈。经统计，2014～2016年医师资格考试中医西医考试通过率差距逐渐缩小，2016年中医师资格考试总体通过率首次高于西医。

探索综合笔试"一年两试"。按

照考试改革方案相关要求，2017 年将实施医学综合笔试"一年两试"。为保证考试的顺利进行，中心对承担命题的单位进行命审题规则与要求培训，委托中医药考试基地命制并回收 10800 道试题。2017 年 11 月将在天津、海南、云南进行试点考试。

开展中医类别医师资格实践技能考试国家基地评审。2016 年 7 月实践技能考试期间，中心组织专家评审组赴北京、山西、河南、内蒙古、黑龙江、吉林、辽宁、四川、重庆、江苏、上海、浙江、安徽、湖南、广西、海南 16 个考区，对申报的 21 家基地开展评审工作。根据评审结果，分别授予浙江中医药大学、成都中医药大学附属医院等 18 家单位为第二批国家医师资格考试实践技能考试与考官培训基地（中医类别），至此全国共授予全国 18 个考区 29 家"国家技能考试基地"称号。中心开展中医类别国家实践技能考试基地建设标准研究，联合医考中心出台《国家医师资格考试实践技能考试基地管理办法（试行）》，在对国家技能考试基地进行授牌的同时，组织开展工作经验交流，不断加强基地间的沟通与合作。

启动计算机化考试试点。中心选取内蒙古呼和浩特、赤峰，广西南宁、玉林 4 个考点，对中医助理类别 645 名考生开展计算机化考试试点工作。统计结果显示，机考全国总体雷同率为 1.85%，比该类别全国纸笔考试雷同率低 0.35 个百分点。试点考试工作结束后，中心会同医考中心召开医考总结会，与部分考区、考点对计算机考试考场标准进行论证研究，出台《计算机化考试考场设置标准（试行）》，为 2017 年的全面机考奠定基础。

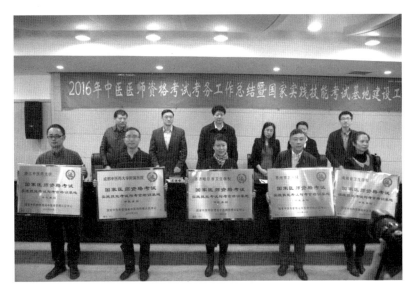

2016 年 11 月 24～25 日，由国家中医药管理局中医师资格认证中心主办、苏州市立医院承办的 2016 年中医医师资格考试考务工作总结暨国家实践技能考试基地建设工作部署会在浙江苏州召开

开展分阶段考试实证研究。2016 年中心组织专家编写考试大纲，组织北京、天津、上海、广州、南京、成都、陕西、黑龙江 8 所中医药大学实施分阶段考试实证研究（第一阶段）考试，8 所院校共有 2276 人报名参加考试。根据 2016 年考试结果，中心召开总结会，推进进一步调整考试设计、修订考试大纲、布置试题命制。2016 年底，中心对新申请参加 2017 年实证研究的 14 所院校开展实地调研，2017 年参与实证研究工作的院校将达到 22 家。

开展民族医医师资格考试改革调研论证。中心在 2016 年 10 月和 11 月对蒙医、藏医、维医、傣医、朝医、壮医、哈萨克医所涉及的内蒙古、西藏、新疆、云南、吉林、广西等 6 个民族医地区开展实地调研，掌握民族地区乡村医生基本现状、民族医专业设置与教学情况、

民族医考官等情况，收集民族医地区卫生主管部门、医学院校、医疗机构、考生群体对医考改革工作的意见与建议，完成相关调研报告并提交国家中医药管理局领导审阅。

启动中医类别考试标准化研究。一是启动中医师岗位胜任力研究。主持公开招标和专家论证，依托高等中医药院校，对中医师操作技能规范和岗位胜任能力进行标准化立项研究。研究以医学生"5＋3 模式"的第 8 年末为目标构建中国中医医生岗位胜任能力模型，根据中医师岗位能力需求研究医学教育、医师准入考试及质量评价体系，建立行业准入标准，确保医师资格考试通过率的稳定性和延续性。二是启动医师操作规范化研究。2016 年中心启动技能考试操作规范工作，通过申请立项、公开招标、评标、定标，由成都中医药大学承担各操作模块视频拍摄工作任务。

（吴 桐）

地 方 篇

【北京市2016年中医药工作概况】

一、政策法规

研究制定《北京市人民政府关于支持中医药振兴发展的意见》。牢固树立和落实创新、协调、绿色、开放、共享的发展理念，牢牢把握首都城市战略定位，以增进和维护人民群众健康为目标，以提高中医药发展水平为中心，以深化中医药供给侧结构性改革为主线，以建立符合首都中医药特点的法规体系、政策体系、标准体系、评价体系、监管体系为重点，推进北京中医药"卫生资源、文化资源、科技资源、经济资源、生态资源"转化和行业治理能力的提升，做好首都中医药发展顶层设计。

二、医政工作

（一）营造中医药发展政策机制环境

统筹谋划首都中医药发展，研究制订《北京中医药发展"十三五"规划》，科学制订未来5年中医药发展目标、任务和保障措施；组织推进《北京中医医疗服务体系规划（2016～2020）》的制订工作。积极参与《北京卫生"十三五"发展规划》《北京市医疗卫生服务体系规划（2016～2020年)》《"健康北京2030"实施纲要》《关于加快首都卫生与健康事业改革发展的决定》等编制，收集相关数据，提出首都中医药发展目标和路径，在首都卫生与健康发展的大局中谋划中医药发展。

（二）优化中医药资源合理布局

推进京津冀中医药协同发展。制订完善《京津冀中医药协同发展框架协议》，征求津冀两地意见。启动京廊中医药协同发展"8·10"工程，开展包括北京6家三级甲等中医院10个重点专科到廊坊开设300张病床、北京10家三级甲等中医院与廊坊10家中医院建立医联体、北京12位名老中医药专家学术经验传承到廊坊、北京10项优势传统技术传播到廊坊等8类共80余个项目，在医疗、保健、科研、教育、产业、文化等方面与廊坊开展全方位合作，推动双方中医药协同发展。

充分发挥中医药在医改中的作用。一是规范中医药非药物疗法和社区中医药服务的使用，加强中药饮片处方管理，完善中医药服务流程，强化对新增中医类医疗服务项目的管理。二是加强城市公立中医医院改革顶层设计，组织开展二级以上公立中医医院医药分开、医事服务费用改革相关测算工作，为推进公立中医医院做好医药分开工作奠定良好基础。三是积极推进分级诊疗体系建设，北京市中医管理局与北京市卫生计生委联合出台北京市分级诊疗整体制度建设工作，出台糖尿病、高血压分级诊疗服务技术规范的实施方案。

（三）全力提升基层中医药服务能力

提升中医药服务覆盖面。启动北京市妇幼保健机构中医药服务全覆盖工程试点工作，将规范化的中医妇幼保健服务包纳入妇女孕前、孕中和产后以及儿童保健各个环节中，创建中医药妇幼保健信息化平台，形成妇幼保健中医药健康服务新模式，并在其他各区妇幼保健机构建立中医药体验区，创建中西医结合妇幼保健体系。

继续推进中医健康乡村（社区）试点建设工作。完成试点示范区遴选和领军人才团队增补工作，并遴选石景山区作为项目示范区，项目共涉及8家医院37支领军人才团队，服务16区45个村、53个社区、9个街道，服务人群超百万。

开展中医药健康养老服务体系建设。一是积极推进中医健康养老社区示范工程，在东城、西城、丰台、石景山、大兴、通州6个试点区遴选一批社区卫生服务中心作为中医健康养老示范社区。二是设立中医药健康养老服务专区，遴选医院、社区卫生服务机构、养老服务机构等105个试点单位。三是组建中医药健康养老联合体，按照医院、社区卫生服务机构、养老服务机构的组合原则，建立54个中医养老联合体。四是推进"卡包岗"服务模式试点，市民政局和市老龄办在北京通－老人助残卡中开通了中医药健康养老服务功能。五是开通北京中医药健康养老咨询服务热线"96189"，方便老年人了解咨询中医药健康养老服务。

（四）抓好中医药服务提质增效升级

探索中医药服务模式改革。初步拟订"十三五"中医药重点专科建设规划框架，分层分级分档制订各重点专科建设规划。

推进中西医结合协同机制建设。组织专家制订《北京军地综合医院

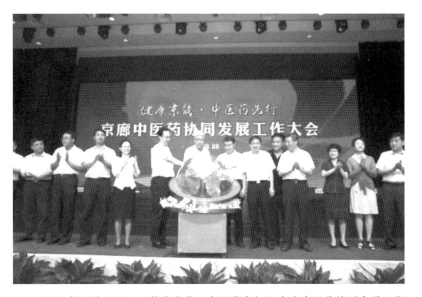

2016年8月11日，"健康京畿·中医药先行"京廊中医药协同发展工作大会在河北廊坊举行。京廊双方签署中医药协同发展框架协议，启动京廊中医药协同发展"8·10"工程

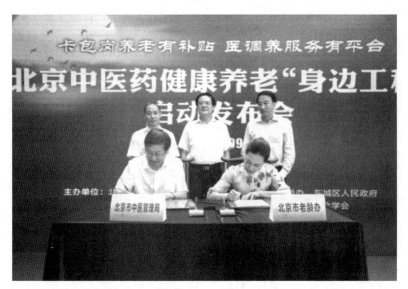

2016年9月7日，北京中医药健康养老"身边工程"启动发布会在北京召开。北京市中医管理局、北京市老龄办签署合作协议

重大疑难疾病中西医协同攻关机制建设工作方案》。遴选友谊医院等10家综合医院，结合各医院学科优势，在疑难疾病中开展中西医结合协同攻关。

积极推进中医护理工作。编制"十三五"中医护理规划（征求意见稿），启动中医护理传承工作室，举办护理科研能力提升培训，推进中医护理国际化，编辑常用中医护理中英文手册。

加强中药质控管理。开展全市医疗机构中药饮片专项检查，启动中药饮片处方点评工作，试点开展中医医院中药饮片处方"双限"管理，建立中药饮片处方质量指标监测平台。

（五）开展中医药行业治理整顿

开展大型中医医院巡查工作。完成14家中医（中西医结合）医院的巡查工作。

强化医疗质量控制管理。各质控中心分别开展中医病案标准化、中药饮片应用规范化、中医护理质量提升、中医药质控精细化管理、中医医疗核心制度落实、"合理检查、合理治疗、合理用药"三合理等专项行动，制定工作标准规范，加强督导评估，促进持续改进。

落实审批制度改革。根据国家卫生计生委取消诊疗技术服务准入的要求，统一将中医医院诊疗技术服务准入审批改为备案制。按北京市政府审改办要求，对本单位"9＋X"职权进行梳理，确定责任清单。依法审批中医医疗广告270个，完成中医医疗机构设置、变更执业登记、校验等行政许可审批事项48项，完成中医类别执业（助理）医师执业证书发放及变更注册事项共630份。

加强事中事后监管。建立日常监管的长效机制，全年中医类医疗机构行政处罚案件共63件。开展2016年专项清扫行动，清理各类虚假宣传、违法销售、非法行医等行为，全市16个区卫生、公安、工商、食药、城管等部门共立案43件，处罚24件。

三、科研工作

完善科研评价制度和监管措施。完善北京中医医疗机构、科研团队科技能力和成果的第三方评价体系。委托第三方北京中联中医药项目管理与评价中心组织对2016年到期的116个北京市中医药科技项目进行结题验收，并汇总专家验收意见，集中反馈给各项目承担单位。

强化科研协同创新和辐射。召开首都中医药创新驱动联盟启动大会。在汇龙森科技园建立汇龙森中医药创新驱动示范园，建立中医药成果转化公共平台，促进科技成果的转化和孵化。组织相关专家，召

开国家中医药重点研究室建设项目评审会，完成年度考核工作。

加强基层中医药学科建设。设立以专业为主题"一带N"科技指导模式，发挥三级中医医院专业特色优势，对基层中医药科技工作进行精准指导和帮扶，探索基层学科团队建设新模式，并建立长效联动机制和平台。

组织开展中西医结合研究所与廊坊市中医医疗机构合作。组织10个北京市中西医结合研究所与廊坊市中医医疗机构"1对1"地开展科研、人才培养、学术交流等深度合作，以期达到提升廊坊基层中医药科研能力和服务能力，促进北京优质学术资源与廊坊对接。

做好年度课题立项。在390个申报课题中共遴选出符合推荐比例和预算要求的107个课题，含学术创新项目25项，推广应用项目24项，青年研究项目24项，自筹资金项目20项，护理专项14项。

四、教育工作

（一）中医药人才培养工作

在举办三届西学中高级研究班的基础上，筹备推出西医临床或科研领军学者学习中医高级研修项目，以培养西医领军学者同时兼备中医临床或科研能力。完成北京首批中药骨干人才培养项目结业考核工作。根据集中授课、专题讲座、跟师学习以及现场答辩，专家对30名学员2年学习情况进行综合评判，最终30名学员全部通过结业考核。启动北京市第一批中医护理骨干人才培养项目，来自全市各医院的53名学员入选。完成北京地区全国护理骨干人才结业考核工作。

（二）提高住院医师规范化培养质量

召开各专科委员会负责人及命题专家会议，对2016年各专业理论考核试卷进行命题、组卷、考试相关事务进行部署，最终形成8个专业ABC 3套共计24份试卷。制定《2016年北京市中医住院医师规范化培训结业考核临床实践能力考试工作手册》，所有完成培训并通过考核的考官，颁发《北京市中医住院医师规范化培训

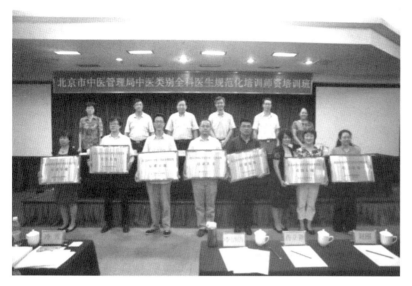

2016 年 4 月 12 日，7 家单位通过北京市中医类别全科医生规范化培训基地验收评估

结业考核考官证》。组织专家对第二批北京市中医类别全科医生规范化培训基地建设单位进行验收评估工作，共有 7 家单位通过验收评估。完成中医住院医师规范化培训招录工作，此次招录的 399 名学员于 2016 年 9 月底进入相应基地开始培训。

（三）开展薪火传承"3＋3"工程

2016 年新增两室一站 11 个，完善中医药传承体系。已为 5 名老中医在河北、宁夏、天津建立分站；12 位中医药知名专家在廊坊市 8 家中医医院建立学术传承推广基地，采用远程会诊、老中医专家或主要继承人到异地出诊带教、学员来京进修、跟师学习、举办学术讲座等方式进行学术传承和推广。

召开北京中医药薪火传承"3＋3"工程名医传承教育研讨会暨名医传承教育联合体启动工作会，建立名医室站横向交流机制。首次开展中医药传统技能传承工作室建设工作，年度新增全国名老中医药专家传承工作室 5 个、全国基层名老中医药专家传承工作室 1 个。

（四）北京中医药传承"双百工程"

针对"双百工程"创新培养模式，精心安排课程设置，举办 14 场公开课，完成年度考核及总结。为更好地促进跟师工作，组建项目管理工作群和学员交流群，交流数据累计达 100M，群中工作人员回答各学员问题累计 2 万余条。

完成第五批全国老中医药专家学术经验继承工作结业考核和学位授予工作。专家组对继承人进行结业资格审核、日常继承表现考核、继承实绩考核、门诊技能考核、病房技能考核、结业论文答辩和学位论文答辩，参加结业考核的 102 名继承人中有 101 人通过考核。经北京中医药大学学位委员会讨论通过，获得硕士学位 18 人，获得博士学位 25 人。

（五）京豫宛三地合作创办"仲景书院"

仲景书院整合北京地区乃至全国优质中医药资源，依托河南南阳医圣故里得天独厚的人文地理优势，搭建中医药传承创新学术交流平台，开展三地"经方"学习研究，建立"仲景国医三师"专家智库，培养"仲景国医传人"，开设经方服务基地。

五、文化建设

编写北京中医药"十三五"文化发展规划。组织多次调研和座谈，研究北京中医药文化发展环境、主要目标、重点任务等，拟制订《"十三五"北京中医药文化发展规划》，已形成北京中医药"十三五"文化发展规划初稿，待进一步修改完善。

加强中医药文化研究和传播。编撰和发布《2016 中国中医药文化传播发展报告》（中医药文化蓝皮书），2016 年度报告发布了中医药文化传播方面的最新数据，预测中医药文化发展新趋势，分析中医药文化传播发展中存在的问题，提出权威性行业评论和解决方案，为政府和企业决策提供科学依据。

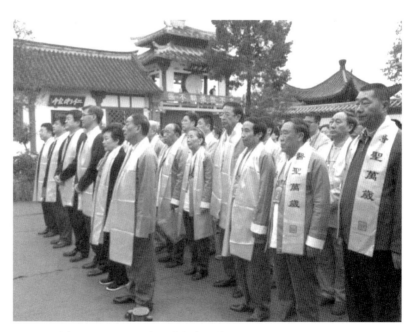

2016 年 10 月 22 日，由北京市中医管理局、河南省中医管理局、南阳市中医药事业发展工作委员会共同创建的仲景书院启动仪式在河南南阳举行

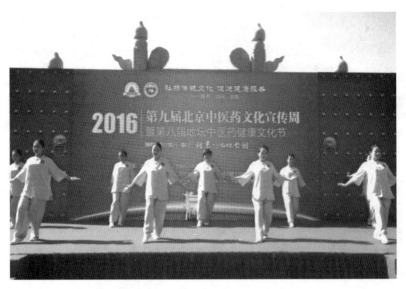

2016年5月13~15日，第九届北京中医药文化宣传周暨第八届地坛中医药健康文化节在北京举行

举办第九届北京中医药文化宣传周暨第八届地坛中医药健康文化节。本届活动以弘扬传统文化，促进健康服务——服务、协同、创新为主题，普及中医药文化、健康知识和保健技法，提升市民健康素养。3天活动接待健康咨询近万人，发放2016版中医养生保健口袋书3万套近10万余册。

举办第四届京交会中医药服务主题日暨海外华侨华人中医药大会。本届大会以展览展示、主题推介、分项论坛等表现形式，力促中医药服务贸易发展，助推中医药事业走向世界。北京市政府侨务办公室、北京市中医管理局和海外华人中医论坛就海内外中医药领域合作事宜，共同签署三方战略合作协议。北京地区7家中医医院获得中医药发展服务基地授牌，会上宣读《海外中医药发展华侨华人共同倡议书》。

中医药文化旅游工作。为促进中医药跨界融合新业态发展，培养一批中医药养生文化旅游专门人才，组织首届北京市中医养生文化旅游从业人员基础培训班，中医医疗机构、导游、销售等各个行业近140名学员参加培训。

中医药健康旅游示范区。北京市中医管理局联合北京市旅游委，积极组织本市各区县单位准备申报材料，并邀请中医药及旅游等相关领域专家对各单位申报材料进行严格审核，同时对优秀申报单位进行实地考察。在综合各专家对材料审核及现场考评意见后，推选出3个示范区、10个示范基地、15个示范项目，并将申报材料送交国家中医药管理局。

六、中药普查

建立组织体系。组织成立市级普查工作领导小组、普查办公室及普查专家技术委员会，成员由相关委办局主管领导、行业专家等担任。

整合北京优势中医药资源，协调北京中医药大学、中国医学科学院药用植物研究所、首都医科大学等单位与各区卫生计生委一对一联合组建普查工作队伍，签署项目委托协议，明确各自职责分工，相互配合，积极落实普查工作。

开展技术培训。为确保普查工作人员对技术的掌握和操作的一致性，开展外业调查、内业整理、数据库使用等多场技术培训，提升普查工作人员作业能力。

组织实地踏查。在部分具备工作条件的区，组织开展野外踏查，踏查活动邀请平谷普查队长给队员们讲解普查知识方法，分享普查经验故事，提高队员外业调查能力。各区加紧编制普查工作方案，开展普查筹备工作，确保2017年普查工作顺利完成。

七、党风廉政建设

2016年，中共北京市中医管理局支部委员会按照北京市委及北京市卫生计生委党委工作部署与要求，以"讲规矩、强党性、驱邪气、治未病"为原则，不断强化思想教育，大力加强惩防体系建设，不断健全和完善制度机制，认真履行主体责任，认真开展党风廉政建设工作，有效提高预防腐败工作的能力和水平，党风廉政建设主体责任建设上了新台阶、有了新

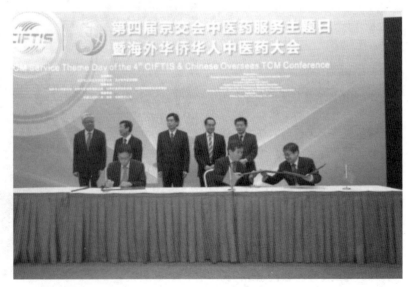

2016年5月29日，第四届京交会中医药服务主题日暨海外华侨华人中医药大会在北京举行

成效，为北京中医药事业健康发展提供坚强的政治保证。

（高　彬）

【天津市 2016 年中医药工作概况】
2016 年，印发《天津市加快推进中医药健康服务发展实施方案（2016～2020 年）》；对 3 家中医医院开展巡查工作；天津市中医药健康管理项目目标人群覆盖率达 40%；南开区通过全国基层中医药工作先进单位复核验收；武清区中医医院成为天津市第三家全国中医药文化宣传教育基地；12 项中医药项目获科技奖励；张伯礼院士获 2016 年吴阶平医学奖。开展中医药健康巡讲 564 场，义诊宣传 232 场，发放中医科普宣传材料 17 万余份。

一、政策法规
印发《天津市人民政府办公厅关于转发市卫生计生委拟订的天津市加快推进中医药健康服务发展实施方案（2016～2020 年）的通知》（津政办发〔2016〕17 号），初步建立部门各司其职、协调配合，共同推进中医药健康服务发展良好工作格局。已有 10 个区政府出台中医药健康服务发展实施方案。2016 年 9 月，接受国家中医健康服务发展规划落实情况专题督导调研，得到充分肯定。

二、医政工作
中医医院内涵建设。为落实国家中医药管理局对大型中医医院巡查工作要求，天津市卫生计生委配合国家中医药管理局对天津市中医药研究院附属医院、天津市中西医结合医院开展巡查工作，对天津市武清区中医医院进行市级巡查。

中医治未病工作。为贯彻《天津市加快推进中医药健康服务发展实施方案（2016～2020 年）》，开展中医治未病服务能力建设项目遴选工作，最终确定天津市中医药研究院附属医院等 5 家医疗机构为建设单位。组织专家对 2014 年度公共卫生服务项目（中医治未病）开展绩效评价。

中药饮片质量管理。开展医疗机构中药饮片管理专项检查，共抽查包括民营医疗机构在内各级医疗机构 64 家。内容涉及饮片采购、验收、保管等质量管理；处方调剂和操作规范落实；饮片处方点评工作开展；饮片煎煮质量管理等。组织煎药人员 750 人、调剂人员 112 人进行岗前培训。组织专家对全市医疗机构使用的中药饮片进行摸底，完成 1603 种中药饮片编码工作。

对口支援工作。启动三级中医医院对口帮扶涉农区二级中医医院工作，2 批共 30 名高级职称医师完成为期 1 年的帮扶工作。

"十二五"提升工程评估。印发《天津市卫生计生委关于开展基层中医药服务能力提升工程"十二五"总结评估工作的通知》（津卫中〔2016〕68 号），在全市"十二五"期间提升工程评估材料汇总基础上，形成天津市提升工程"十二五"总结评估报告，并报国家中医药管理局。

基层医疗机构中医综合诊疗区建设。对 2015 年基层医疗机构中医综合诊疗区（国医堂）项目单位进行考核，印发《天津市卫生计生委关于报送天津市 2015 年基层医疗机构中医综合服务区（中医馆）建设项目工作总结的函》（津卫中函〔2016〕330 号）向国家中医药管理局报告天津市完成情况。印发《市卫生计生委关于印发 2016 年基层卫生医疗机构国医堂服务能力建设项目工作方案的通知》（津卫中〔2016〕331 号），确定 93 个项目建设单位。参与国家中医药管理局基层医疗机构中医综合诊疗区项目建设标准制定。

中医药健康管理项目。完成 2015 年中医药健康管理服务项目考核工作。组织开展 2016 年中医药健康管理项目实施，依托基层中医药管理质控和治未病质控技术力量，做好服务团队培训工作，开展 3 期培训，共培训从业人员 353 人。各区县已完成年度 40% 目标人群覆盖率。

全国基层中医药工作先进单位复审。2016 年 6 月 1 日组成专家组对南开区全国基层中医药工作先进单位期满复核工作进行省级验收，6 月 30 日通过国家级考核验收。

基层中医药适宜技术推广。进一步强化区中医医院基层指导科及基层适宜技术推广培训中心能力建设，按照 2016 年中央转移支付项目建设要求，遴选 3 个区中医医院为建设项目单位，印发《2016 年基层中医药适宜技术服务能力建设项目工作方案》（津卫中〔2016〕332 号）。

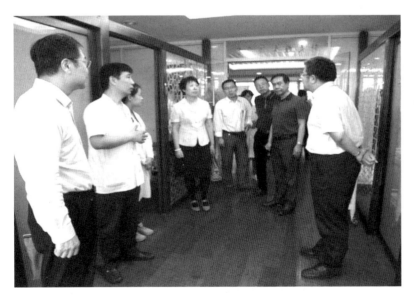

2016 年 9 月 23 日，国家中医药管理局、中国保监会组成调研组，对天津市中医药健康服务开展情况进行调研

综合医院中医药工作。开展创建全国综合医院中医药工作示范单位工作，天津市第一医院、天津市北辰医院和天津市西青医院被确定为全国示范单位，天津市肿瘤医院被确定为天津市示范单位；对天津市第一中心医院期满复核和天津市肿瘤医院申报全国综合医院中医药工作示范单位进行检查评估，上报国家中医药管理局予以确认。开展综合医院中西医结合重点专科培育项目工作，确定天津市肿瘤医院等7家医疗机构为建设单位。

三、科研工作

科研支撑平台建设。有序推进中医临床研究基地验收工作，基地通过综合验收。组织专家对天津市22个科研实验室开展现场评估。组织专家对天津市6家中医药重点研究室进行年度评估和阶段总结。

科技项目管理。2016年，天津市中医药项目共获得科技奖励项目12项，其中天津市科技进步三等奖7项。张伯礼院士获2016年吴阶平医学奖。"复方丹参滴丸标准化建设"（天士力）和"黄芩等6种饮片标准化建设"（盛实百草）获批国家中医药标准化项目立项，获国家新兴产业重大工程包中央预算内投资2000万元。对2013年度中医中西医结合科研课题开展验收工作。全年共完成70项中医、中西医结合科技成果认定。组织中医康复服务能力规范化建设项目、中药炮制技术传承基地建设项目、中药药用植物重点物种保存圃项目遴选，指导承担单位制订细化实施方案，并签订项目任务书，强化项目管理。

四、教育工作

（一）传承工作室项目管理

落实京津冀协同发展战略，天津市卫生计生委与北京市中医管理局合作设立王孝涛名中医工作室天津分站。完善天津市4个国医大师工作室建设项目任务书，并组织开展工作室建设。通过对天津市33个全国名老中医传承工作室建设日常管理，进一步提升人才培养能力。督促天津市哈氏妇科学术流派传承工作室建设，使其完成建设周

期任务，做好项目验收准备工作。修改4个全国基层名老中医药专家传承工作室建设项目任务，合理安排建设周期内各项工作。组织2012年度8个全国名老中医药专家传承工作室建设项目验收。8个工作室建设周期内共整理优势病种诊疗方案43种，发表名老中医药专家学术经验相关论文293篇，出版专著16部，整理总结专家医案3988篇，承担省部级研究课题35项，获得省部级以上奖励15项，获发明专利5项，开发院内制剂14种、新药1种。经过3年研修，天津市17人获得"第三批全国优秀中医临床人才"荣誉称号。完成第五批师承人员考核，49人参加考核，26人成绩优秀，19人获得硕士学位，9人获得博士学位。

中医药人员培训。举办全国中药特色技术传承人才培训班、全国中医护理骨干人才培训班。组织中医医院财务管理骨干参加国家级培训班。举办第四届中医、中药专业天津市"岗位练兵、技术比武"活动。

按照《天津市名中医评选管理办法》，评选14名天津市名中医。按照国家《关于评选国医大师、全国名中医的通知》要求，推荐上报2名国医大师和3名全国名中医候选人。

（二）夯实基层人才基础

在天津10个区开展针对基层医疗卫生机构中医类别全科医师岗位培训，共500学时，479人参加培训，464人通过考核。

组织召开中医住院医师规范化培训基地评估和指标体系征求意见会。开展中医全科医师规范化培训实训和住院医师规范化培训管理信息系统应用培训。加强医教协同，认真落实硕士专业学位研究生培养与住院医师规范化培训衔接要求。

五、文化建设

开展天津市中医药健康文化推进行动，印发《天津市中医药健康文化推进行动实施方案》。天津市卫生计生委联合市健康教育中心共同推进中医药健康巡讲工作，2016年共开展中医药健康巡讲564场、义诊宣传232场，发放中医科普宣传材料17万份。以中医药科普知识讲座、中医药文化主题展览、专家义诊咨询、发放中医药知识宣传手册为主要内容，举办中医药健康文化惠民月活动。共开展义诊、科普讲座16场，参与医务人员229人，印制并发放科普宣传资料4万余册，受益群众超过2.5万人。武清区中医医院通过国家中医药管理局验收，成为天津市第三家全国中医药文化宣传教育基地。发挥中医药科普巡讲专家

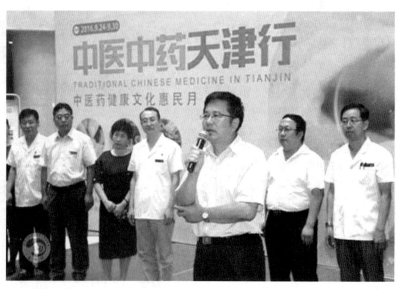

2016年10月17日，中医中药天津行暨中医药健康文化惠民月活动在天津启动

作用，利用健康教育微信平台设立中医药专栏，2016年11月1日起每周一期发布中医药健康科普内容，2016年共发布9期。

（马 杰）

【河北省2016年中医药工作概况】

一、政策机制

河北省委、省政府召开全省卫生与健康大会，提出以中医药强省建设助推健康河北建设新思路。出台《河北省贯彻〈中医药发展战略规划纲要（2016~2030年）〉实施方案》《河北省中医药发展"十三五"规划》，对今后一个时期中医药工作进行系统部署。将中医药工作纳入全省卫生与健康、医疗卫生服务体系、深化医改等重点规划。成立由河北省政府副省长许宁任召集人、省政府副秘书长李靖和省卫生计生委主任张绍廉任副召集人、38个省直部门相关负责人为成员的河北省中医药工作厅际联席会议制度，联席会议制度办公室主任由省卫生计生委党组成员、省中医药管理局分党组书记、局长姜建明兼任，形成共同推进中医药工作强大合力。河北省委、省政府印发《关于进一步深化公立医院综合改革的指导意见》，提出落实政府对中医药投入倾斜政策、改革医疗机构中药制剂管理政策、实施差别化医保补偿政策等中医药倾斜政策。

二、法制工作

河北省人大常委会组织有关委员、代表，赴石家庄、唐山、沧州、张家口等市以及河北中医学院、河北省中医院、以岭健康城等单位，就全省中医药工作进行专题调研，并前往黑龙江、吉林两省考察学习。2016年5月23日，河北省十二届人大常委会第二十一次会议专门听取《河北省发展中医条例》贯彻实施情况的报告，提出5条审议意见。省政府对此高度重视，要求省直有关部门对审议意见逐条分析研究，坚持问题导向，全面贯彻落实。制定《河北省发展中医条例贯彻实施情况审议意见工作分工表》，将审议意见分解成20项工作任务，明确牵头和

配合部门以及完成时限。11月30日，省人大常委会第二十四次会议对审议意见办理情况进一步审议。

三、医政工作

河北省中医院5年规划顺利推进，3年倍增计划基本完成，综合实力大幅提升。衡水市中医院、邢台市中医院跨入三级中医医院行列。中央投资27560万元，支持11个县级中医医院基建项目。对100所二级中医医院进行持续改进检查评估，开展9家大型中医医院巡查，进一步促使中医医院完善功能定位、端正办院方向。新建国医堂436个、中医药特色示范社区卫生服务站和村卫生室2215个。实施中医馆健康信息平台建设项目，完成硬件、软件招标。

四、科研工作

中央投资2650万元，支持神威、以岭、楚凤、圣山等企业开展中药标准化研究。完成2012年全国名老中医药专家传承工作室及省人民医院庞氏眼科流派传承工作室建设项目验收评估，新建4个全国名老中医药专家传承工作室和5个基层名老中医药专家传承工作室，对4个国家级中医药重点研究室进行建设期满后第一个年度考核。12项中医药科研课题列入省科技计划项目，309项课题列入河北省中医药管理局2016年度科研计划项目。346项课题获得省中医药学会科学技术奖，其中一等奖76项，二等奖134项，三等奖136项。

五、教育工作

河北省卫生计生委、省人力资源社会保障厅、省中医药管理局评选表彰50名第二届河北省名中医（名单见第332页专题工作延伸）。李佃贵、方朝义教授荣膺全国中医药高等学校教学名师。完成国家和省级老中医药专家学术经验继承、优秀中医临床人才项目考核，217名项目学员结业，其中38名学员被授予博士或硕士学位。举办全省中医护理专题培训班。继续推进优秀中药人才研修项目。启动基层名老中医药专家学术经验继承、基层中医临床技术骨干培养项目，开展师承和确有专长人员医师资格考核考试

工作，做好"3+3"乡村中医师培训，不断充实基层中医药人才队伍。省中医药管理局会同省教育厅、省学位办，做好中医住院医师规范化培训，并实现与中医学硕士学位研究生培养有机衔接。22个项目被列入国家级中医药继续教育项目、231个项目被列入省级中医药继续教育项目。河北中医学院本科专业和学科门类进一步健全，首次独立招生，并被河北省政府确定为"双一流"建设高校。

六、文化建设

河北中医学院建成全国中医药文化宣传教育基地，新建中医药文化建设示范医院13所，成为宣传中医药文化重要窗口。专题召开中医药文化建设示范医院推进会，组织创建单位观摩学习、交流经验。进一步深化百院千场健康大讲堂活动，考核遴选第二批省级中医药文化科普巡讲专家27名，在全省14个点开展中医药健康文化素养调查，全年共开展中医药科普知识讲座或义诊服务1500余场、发放宣传材料近40万份、受益群众超过100万人。出台加强中医药宣传工作意见。河北省中医药管理局会同省新闻办首次进行中医药新闻发布，重点对中医药发展"十三五"规划进行解读。加强与主流媒体合作，在河北日报开设"聚焦中医药"专栏，在河北广播电视台、河北电台多次刊播中医药内容。"河北中医药"微信公众号正式上线。强化中国中医药报驻河北记者站管理，新发展69名通讯员，河北记者站被评为全国优秀记者站。

七、健康服务

将中医医疗服务能力建设、中医药健康养老和健康旅游、中药产业等作为重点打造的主导产业，纳入全省"大健康、新医疗"产业发展规划。省旅游委、省中医药管理局、石家庄市政府联合举办中国（河北）康养旅游大会，集中展示河北省中医药健康旅游资源。省旅游委、省中医药管理局，组织申报63项国家中医药健康旅游示范区（基地、项目）。首次组团参加第四届中国（北京）国际服务贸易交易会、

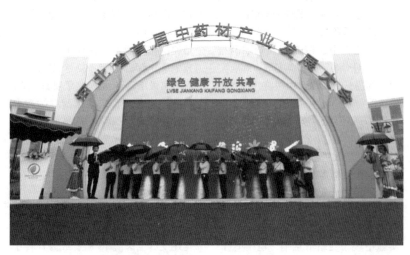

2016年8月18日，河北省农业厅、工业和信息化厅、食品药品监管局中医药管理局等部门联合举办河北省首届中药材产业发展大会

京冀服务贸易和商务服务业合作洽谈会、生态贵阳绿博会，有力推出河北省中医药健康服务品牌。

八、中药产业

推动安国中药都建设，安国数字中药都中心交易大厅即将投入使用，公共服务平台正式上线运营。河北省农业厅、工业和信息化厅、食品药品监管局、中医药管理局等部门在滦平县召开全省首届中药材产业发展大会，搭建中药产业一二三产交流合作平台。组织专家对3个全国中药材种子种苗繁育基地建设进行专项督导，安国基地通过国家验收。

九、监督管理

在全国率先出台全面放开只提供传统中医药服务的中医门诊部和中医诊所审批相关政策，鼓励社会力量发展中医药服务。落实河北省政府简政放权要求，将72所100张床位以上、三级以下中医医院的执业、变更等权力下放到各市。出台加强中医类别医师执业管理文件，进一步明确中医类别医师执业范围。在省卫生计生委综合监督执法局专门设立中医药监督处。对全省130名执法监督人员进行中医药监督知识与能力培训。

十、京津冀中医药协同发展

进一步加强与京津地区中医药单位的对接合作，共有55所中医药单位与京津地区知名中医医院签订合作协议98项。廊坊市作为京津冀中医药协同发展试点，市政府联合北京市中医管理局启动实施"健康京畿·中医药先行8·10工程"，推动京津冀中医药协同向深、细、实发展。

专题工作延伸

2016年11月2日，省卫生计生委、省人力资源社会保障厅、省中医药管理局决定，授予于慧卿等50名同志"河北省名中医"称号。第二届河北省名中医名单（按姓氏笔画排序）如下：

于慧卿　石家庄市中医院
马玉琛　保定市名人堂医院
马秀文　哈励逊国际和平医院
王九一　廊坊市广阳区人民医院
王元松　河北省沧州中西医结合医院
王云凯　唐山市丰南区中医医院
王仁平　石家庄长城中西医结合医院
王永利　张家口市中医院
王延丰　保定市中医院
王志丹　保定市第一中医院
王丽璞　保定市第一中医院
王彦田　河北省中医院
王韶军　张家口市中医院
石慧君　河北省眼科医院

吕士君　石家庄市中医院
任慧雅　保定市第一医院
刘启泉　河北省中医院
刘建平　河北省中医院
刘保和　河北中医学院门诊部
杜惠兰　河北中医学院门诊部
李延芳　邯郸市中医院
李丽萍　保定市中医院
李国臣　保定市第一中医院
吴维海　石家庄平安医院
张玉璞　保定市第一中医院
张国恩　河北省中医药科学院附属医院
张学新　秦皇岛市中医医院
张树峰　承德医学院附属医院
张秋才　北京同仁堂石家庄药店有限责任公司广安街药店中医坐堂医诊所
张洪洲　馆陶县中医院
张恒云　邯郸市中医院
张惠利　秦皇岛市中医院
张照琪　石家庄市第五医院
武小妮　井陉县中医院
林　静　邯郸市中医院
赵立新　唐山市中医医院
赵振兴　石家庄市中医院
段光堂　唐山市中医医院
徐　因　邯郸明仁医院
徐湘江　河北省沧州中西医结合医院
高长玉　河北医科大学第二医院
梅建强　河北省中医院
曹春生　承德市中医院
葛建立　河北省中医院
董燕平　河北省中医院
谢景龙　河北中医骨病医院
解庆凡　邢台市人民医院
裴　林　河北省中医药科学院附属医院
檀金川　河北省中医院
魏勇军　邯郸市中医院

（王艳波）

【山西省2016年中医药工作概况】

一、政策法规

山西省政府印发《山西省贯彻落实中医药战略规划纲要（2016～2030年）实施方案》（晋政发〔2016〕71号）。山西省政府办公厅印发《山西省中医药健康服务发展规划（2016～2020年）》（晋政办发〔2016〕55号）。山西省卫生计生委印发《中医药发展"十三五"规划》（晋卫中医药发〔2016〕6号）。大同、阳泉、长治、朔州、忻州、晋中、临汾、运城相继出台本地中医药健康服务发展规划，进一步完善中医药政策体系。

二、医改试点

推进省级中医药综合改革试验区创建工作，确定运城市、静乐县、平遥县、万荣县（1市3县）为省级中医药综合改革试验区，明确每个试验区的试验主题，引导试验区聚焦主题，探索形成可复制、可推广的经验。开展县级公立中医医院"中药饮片不取消药品加成"调查工作，推进县级公立中医院综合改革政策落地。组织修订山西省《公立中医医院、中西医结合医院绩效评价指标体系（试行）》指标。协调省发改委，将火龙药灸等8项中医诊疗技术纳入中医收费治疗项目。

三、健康服务

提升中医医院服务能力。山西省卫生计生委办公室印发《关于公布全省三级中医医院医疗联合体名单的通知》和《关于在三级中医医院和县乡医联体内开展巡回医疗工作的通知》，全省所有县级中医院全部加入三级中医医院医联体，开展巡回医疗工作。规范中医医联体建设和对口支援工作的日常管理和考核，强化扶贫攻坚力度。继续执行全国中医医疗管理统计报表制度，完成15个样本县（市、区）和省市级中医院监测数据上报工作。完成全省44个国家中医重点专科建设监测数据和病案首页监测数据填报工作。对山西中医学院附属医院、山西省中西医结合医院等6所大型中医医院进行巡查。

启动基层中医药服务能力提升工程"十三五"行动计划。祁县、隰县、洪洞县创建成为省级基层中医药工作先进单位。207个乡镇卫生院、社区卫生服务机构创建成为山西省中医药特色基层医疗机构。加强330个中医馆建设，完成环境改善、设备购置，启动中医馆健康信息云平台建设工作。加强中医药适宜技术推广工作。建设13个中医药适宜技术视频推广基地。100%的县（市、区）完成一轮中医药适宜技术推广培训。2016年6月1日起，中医药适宜技术视频推广省级平台正式运行，每周三下午安排课程，已完成30期远程培训，600多个基层医疗卫生机构入网听课，中医药适宜技术推广长效机制逐渐形成。着力提升基层机构中医药骨干人员技术水平，委托山西中医学院、山西省中医学校开展4期中医药基础理论提高班，委托山西省针灸医院、山西省肛肠医院等11所三级和省直中医医院举办15期中医药特色疗法培训班，培训基层医疗卫生机构中医药适宜技术人员5495名。

四、养生保健

落实国家中医药管理局《中医师在养生保健机构提供保健咨询和调理等服务的暂行规定》，鼓励各级各类中医医疗机构加强与社会性中医养生保健机构的联系，指导其规范开展中医养生保健服务。完成中医养生保健机构调查摸底工作，鼓励发挥行业协会作用，探索制定中医养生保健机构管理办法和服务标准。落实《国家中医药管理局关于促进中医养生保健服务发展的指导意见》，研究制定具体工作措施。落实《国家旅游局与国家中医药管理局关于推进中医药旅游健康发展的合作协议》，山西省中医药管理局会同省旅游局将平遥县命名为省级中医药文化养生旅游示范基地。开展旅游养生示范区（基地、项目）遴选工作。山西省中医药管理局会同省老龄工作委员会办公室联合转发《国家中医药管理局和全国老龄工作委员会办公室关于推进中医药健康养老服务发展的合作协议的通知》，通过落实系列文件精神，不断拓展中医药新业态服务领域。

五、人才队伍

完善人才激励机制。评选表彰首批省级名老中医74名。山西省中医药管理局协同省人社厅完成国医大师、全国名中医评选推荐工作。推动完成"市级名中医"评选工作。山西中医学院李晶教授获全国中医药高等院校教学名师表彰。启动首批省级老中医药专家学术经验师带徒工作。通过表彰先进典型，激励广大中医药工作者敬业奉献，追求卓越。

推进中医药传承工作。加大对吕景山国医大师学术思想经验总结的支持力度，开展国医大师研究型继承和宣传工作。完成6个建设期满的国家级名老中医传承工作室评审验收和2013～2014年国家级传承工作室年度考核工作。新增2个国家级名老中医传承工作室、3个基层名老中医传承工作室。完成2个国家级中医学术流派传承工作室实地评估。

加大人才培养力度。10名专业技术人员被命名为"第三批全国优秀中医临床人才"。30名第五批全国老中医药专家学术经验继承人通过国家中医药管理局出师考核。完成27名中药特色技术人才年度培训和考核任务。完成20名中医特色护理人才年度培训任务和考核，举办山西省全国中医护理骨干人才培训项目专题报告会，同时对各中医院70余名中医护理人员进行培训。新增15名护理骨干进入护理培训基地实训。组织三级中医院院长参加第四批中医医院职业化管理高级研修培训项目。培训中医药监督执法人员200名。培训中医医院财务骨干220名。全面推开传统医学师承和确有专长人员考核评价工作，共有500余人通过考核。解决师承和确有专长认定工作遗留问题，为3000余人核发执业医师资格证书。山西省中医院被评为国家中医实践技能考试基地。

中医住院（全科）医师规范化培训工作。完成2016～2020年度中医住培需求调查工作，完成2016年中医规培招录工作，招收130人。完成2016年中医助理全科医生规范化培训招录工作，招收50人，确定4所培训基地。山西省中医药管理局协同省教育厅完成中等中医专业招生学校（山西省中医学校、晋中卫校）备案工作。

设立专项经费启动贫困县中医

特色专病诊疗技术水平提高项目，依托山西省中医院等4所省级三级甲等中医医院为贫困县免费培训80名中医技术人员。

六、继承创新

中药资源普查工作进展顺利。做好40个中药资源普查试点县验收准备工作。组织开展中药资源普查数据采集工作，并填报至"全国中药资源普查信息管理系统"。继续推进3个中药资源动态监测和信息服务站建设工作，面向政府和行业开展服务，初步建立有效运行机制。襄汾监测站召开襄汾县2016年中药材发展研讨会；绛县监测站应运城市有关部门之约，起草和编写《运城市中药材保护与发展规划（2016~2020年）》。加强五寨县迷迭香等10个中药材种子种苗繁育基地建设，并协调山西农业大学提供技术支持。启动中药药用植物重点物种保存圃建设，确认太原侯丽萍风湿骨病医院为中药炮制技术传承基地。

中医药科技平台与能力建设。参照国家中医药管理局重点研究室布局与内涵建设，确定4个省级中医药重点研究室。山西振东药业1个中成药和9个中药饮片、华卫药业1个中成药被纳入国家中药标准化项目。创新中医药科研项目管理，完成2016年中医药科研专项课题申报及评审工作。山西中医学院第三中医院被确认为国家中医康复服务能力规范化建设项目单位。启动民间医药调查和集书成册工作。

七、传播交流

山西中医学院被确定为"全国中医药文化宣传教育基地"，成功举办"振东杯"全国中医药院校第十三届传统保健体育运动会。在10个县启动中医药健康素养调查。委托省级中医院组织大型义诊活动。利用山西中医治未病微信平台等新媒体开展"互联网+中医药"科普宣传活动。启动中医药文化巡讲专家培训工作。参与"一带一路"工作，山西省针灸医院与俄罗斯圣彼得堡中医院签订"一带一路"合作协议，与荷兰康复医疗中心签订合作协议。山西三通摄生中医医疗队赴克罗地

亚里耶卡市与里耶卡大学医学院和相关部门签订合作项目议定书。推动山西中医药走出国门。

（赵红娟）

【内蒙古自治区2016年蒙医药中医药工作概况】

一、政策法规

贯彻落实国务院《中医药战略发展规划纲要（2016~2030年）》《国家中医药管理局"十三五"中医药发展规划（2016~2020年）》，开展蒙医药中医药发展政策研究，分析蒙医药中医药事业发展状况及面临的机遇与挑战，出台《内蒙古自治区蒙医药中医药发展战略规划纲要（2016~2030年）》《内蒙古自治区蒙医药中医药健康服务发展规划（2016~2020年）》和《内蒙古自治区蒙医药中医药"十三五"发展规划》，进一步完善蒙医药中医药发展的政策机制、发展方向及发展任务。

二、医政医管

推进蒙医中医医院基础设施建设。2016年有18所旗县级蒙医中医医院列入中央投资计划、20所列入自治区投资计划。印发《关于推进自治区70年大庆重大献礼工程旗县级蒙医中医医院建设的通知》，建立献礼项目推进数据库，制订推进方案，完善推进机制。截至2016年底，有4所投入使用，23所完成主体工程，15所开工建设。自治区中医医院病房综合楼开始内装修。

自治区投入专项，支持39所贫困旗县蒙医中医医院服务能力建设，配备必要诊疗设备，提升服务能力；支持10所蒙医中医医院制剂能力建设，改善制剂条件，提高制剂水平。支持10所蒙医中医医院特色优势重点专科建设及第二批236名名老蒙医药中医药专家学术经验继承。

出台《关于推进全面提升旗县级蒙医中医医院综合能力工作的通知》，部署旗县蒙医中医医院综合服务能力提升。强化蒙医中医医院管理评价，完成对5所三级蒙医中医医院的巡查，协调国家中医药管理局，完成对兴安盟蒙医医院、巴彦淖尔市中医医院的三级乙等等级

评审。

出台《关于推进蒙医中医医院进一步改善医疗服务行动计划的通知》，从加强内部管理，推进预约诊疗、加大信息公开，提升蒙医中医治未病能力、推行蒙医中医综合治疗模式、建立上下对口帮扶关系、提升基层蒙医药中医药服务能力等方面，改进医疗服务，改善就医体验。

启动京蒙三级蒙医中医医院对口帮扶贫困旗县蒙医中医医院工作。内蒙古自治区蒙中医药管理局与北京市中医管理局签订蒙医药中医药对口帮扶协议，北京10所三级中医医院、自治区11所三级蒙医中医医院与58个贫困旗县建立帮扶关系，明确帮扶任务。

完成基层蒙医中医药服务能力提升工程"十二五"总结评估，启动实施"十三五"行动计划。"十二五"期间，有2所旗县级蒙医中医医院晋升三级甲等、5所晋升三级乙等，二级甲等医院从21所增加到47所。全区91.9%的苏木乡镇卫生院和95.4%社区卫生服务中心设置蒙医中医科，69.9%嘎查村卫生室和74.2%社区卫生服务站能提供蒙医药中医药服务。投入2399万元，加强199个基层医疗机构蒙医中医综合服务区（蒙医馆、中医馆）建设，配置常用的蒙医中医诊疗设备，营造传统医药服务氛围。

全国基层中医民族医药工作先进单位赤峰市和通辽市制订《全国基层蒙医药中医药工作三年规划（2016~2018年）》及实施方案，推进基层蒙医药中医药服务能力提升，提高蒙医药中医药服务的可及性。

规范蒙医药中医药综合监管，开展执法监督人员蒙医药中医药知识培训。制定《关于加强蒙医药中医药监督管理工作的实施意见》，完善监管体系和监管机制、加强医疗和养生保健服务监管。开展蒙医中医医院临床科室清理整顿，清理规范各级蒙医中医医院二类、三类医疗技术临床应用。

开展蒙药中药饮片管理专项检查，制订《全区医疗机构蒙药中药

饮片管理专项检查方案》和评估细则，盟市、旗县对蒙药中药饮片的采购、验收、储存、调剂、煎煮、加工、配送和处方管理进行专项检查。

落实国家《公立中医医院、中西医结合医院绩效评价指标体系（试行）》，制定《公立蒙医医院绩效评价指标体系（试行）》，加强蒙医药中医药绩效管理。开展项目经费绩效评估，加强重点项目监督管理。推动蒙医药中医药项目执行，提高资金使用效益。持续开展蒙医中医项目经费预算执行动态监控，加强蒙医中医项目执行进度管理。开展贫困旗县蒙医中医医院服务能力建设项目督查，实地查看项目实施进度。

三、医改工作

按照《全国医疗卫生服务体系规划纲要（2015～2020年）》，在《内蒙古自治区卫生资源配置标准》中明确蒙医中医医院设置标准。在城市和县级公立医院综合改革中同步推进公立蒙医中医医院改革，出台《关于加快公立蒙医中医医院改革发展的意见》，强化落实已有蒙医药中医药政策措施，明确对蒙医中医医院在投入上给予倾斜。

组织实施国家《高血压、糖尿病分级诊疗服务中医药技术方案》，同时制订试行《高血压、糖尿病分级诊疗服务蒙医药技术方案》。印发《关于推进2016年蒙医药中医药基本公共卫生服务的通知》，从完善服务体系、提高服务能力、加强旗县蒙医中医医院对基层指导作用、推进蒙医中医医师与全科医师团队签约服务、提高群众知晓率、加强督导考核等方面做了明确，推进全区蒙医药中医药基本公共卫生服务工作的提质扩面。

推进联合体上下帮扶、协同发展的工作机制，成立内蒙古自治区眼科会诊中心，组建以内蒙古国际蒙医医院、内蒙古中医医院和内蒙古民族大学附属医院为龙头的蒙医中医医院联合体眼科会诊体系。筛选29个旗县开展蒙医药中医药县乡村一体化试点，推进机构、管理、服务、人才、药械"五统一"，促进上下联动。

四、健康服务

贯彻落实国务院《中医药健康服务发展规划（2015～2020年）》和《自治区蒙医药中医药健康服务发展规划（2016～2020年）》的重点任务，制定《关于促进蒙医中医养生保健服务发展的实施意见》《关于促进蒙医药中医药健康旅游发展的实施意见》，促进蒙医药中医药特色优势发挥，推进蒙医中医养生、保健、旅游服务可持续发展。鼓励蒙医中医医院与民政联系，将蒙医中医医疗与养老相结合，探索蒙医中医医养结合模式；鼓励蒙医中医医院与残联合作，建立医疗康复相结合的服务模式，推进蒙医中医医疗康复服务；鼓励蒙医中医医院与自治区旅游局合作，结合当地生态特点，创新蒙医药中医药健康旅游发展模式，打造蒙医药中医药健康旅游精品线路和特色品牌。

五、科技教育

加强蒙医药中医药学科建设，开展蒙医中医重点专科学科考核督查。2个国家级重点研究室、4个全国名老蒙医药中医药专家传承工作室和1个全国蒙医学术流派传承工作室建设项目通过年度考核。5个国家级重点专科和12个国家

"十二五"重点学科通过实地核查督查。

组织实施自治区蒙医中医特色优势重点专科建设，制订印发《内蒙古自治区蒙医中医特色优势重点专科建设项目实施方案》《建设标准》和《项目任务书》，遴选确定132个全区蒙医中医特色优势重点专科，明确自治区蒙医中医特色优势重点专科建设项目、建设目标和建设任务。自治区领先学科重点学科建设中，对44个蒙医学科、26个中医学科进行现场评审。

开展蒙药材中药材资源普查。制订年度蒙药中药材资源普查工作方案，重点对一般品种、腊叶标本、样方调查、重点品种、药材、数据管理、调查记录、照片等方面进行完善和补充，促进普查成果转化。自治区1个中心2个监测站，按时报送内蒙古蒙药中药原料资源的产量、流通量、质量、价格等监测信息。内蒙古自治区中医药研究所牵头开展种子种苗基地建设。截至2016年底，已开展5个旗县8个基地8个品种的种植研究，完成部分种子种苗生产技术规范及标准，项目合作单位包头医学院已具备种质资源库等种子种苗存储条件。研究制定稀缺种子种苗质量检验、检疫项目。自治区中医药研究所获得国家级中药

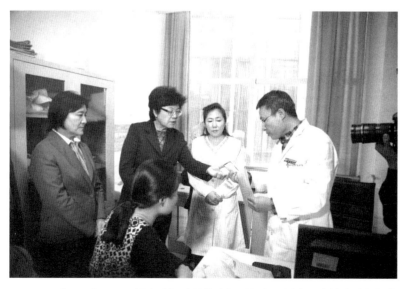

2016年11月5日，国务院医改领导小组副组长、国家卫生计生委主任李斌一行在内蒙古国际蒙医医院视察蒙医药事业改革发展情况

炮制技术传承基地和中药药用植物重点物种保存圃建设项目支持。

推进蒙医药标准化项目。《萨病临床诊疗指南》《心刺痛临床诊疗指南》《乌和日伊力都（牛皮癣）临床诊疗指南》及《紫斑血症临床诊疗指南》4部标准通过论证。《蒙医护理技术操作规范》《蒙医传统整骨技术操作规范》标准化初稿已形成。《中华医学百科全书》蒙医学卷完成初稿进行审稿。完成20个文献整理的审核论证。20项蒙医药适宜技术项目结题。

六、人才培养

开展蒙医中医传承技术骨干培养。建设2个全国名老蒙医药中医药专家传承工作室，3个全国基层名老蒙医药中医药专家传承工作室。25名第五批全国老中医药专家学术经验继承人通过结业考核，19名获得北京中医药大学博士或硕士学位。20名蒙医中医护理骨干通过结业考核，又有15名护理骨干纳入培养对象。国家级中医药优势特色教育培训基地建设进展顺利，5名中药特色技术传承人才培养对象通过年度考核。10个国家级中医药民族医药继续教育项目获得批准，并完成执行。对自治区第二批名老蒙医药中医药专家学术经验继承项目进行中期考核。

推进蒙医中医住院医师规范化培训工作，组织3所国家级基地和14所自治区培训基地联合体召开协调会议，部署全区蒙医中医住院医师规范化培训工作。修订《内蒙古自治区蒙医住院医师规范化培训标准》，完成基地验收。2016年招收蒙医中医住院医师357名，其中蒙医215名，中医142名。

七、文化交流

参加第十三届中国·内蒙古草原文化节，举办蒙医药学术论坛，蒙医药学会12个专业委员会分别开展学术活动，举办4次学术研讨及座谈。内蒙古自治区蒙医药学会护理分会承办内蒙古自治区和八省区蒙医医院护理技能大赛和护士长培训班，全国150余名蒙医护理选手参加竞赛。

中国民族医药学会、内蒙古蒙医药学会在锡林浩特市举办全国首届蒙医药大会。来自内蒙古、辽宁、新疆、西藏、广西、广东、台湾等全国各地的570余名蒙医药代表出席会议。

经中国蒙古学会组织相关专家实地考察、论证和评审，内蒙古通辽市获得"中国蒙医药之都"称号，并正式揭牌。

加强与俄蒙等邻国交流与合作。内蒙古国际蒙医医院先后派出25名专家赴蒙古国开展义诊活动，分3期培训60名蒙古国中蒙青格尔泰区儿童医院医护人员。内蒙古自治区蒙中医药管理局与蒙古国合作发展边境地区蒙医药中医药健康旅游，筹划拍摄蒙医药对外宣传专题片《生命的长调——神奇的蒙医药》。推进与蒙古国、俄罗斯将蒙医药联合申报为世界级人类非物质文化遗产。

（岳红娟）

【辽宁省2016年中医药工作概况】

一、政策法规

中医药管理体制、政策体系建设取得新突破。一是在全省机关普遍压缩编制的情况下，新成立中医药综合处，人员增加，管理力量明显加强，为下一步全省中医药发展奠定基础。二是以省政府名义出台《辽宁省促进中医药发展实施方案（2016～2020年）》《辽宁省贯彻实施〈中药材保护和发展规划（2015～2020年）〉工作方案》。加强部门联动，辽宁省中医药管理局联合相关厅局在全国首家出台《辽宁省发展中医养生保健服务工作方案》文件。三是制定《辽宁省中医类别医师执业范围暂行规定》，对中医类别医师的执业范围进行界定。辽宁省卫生计生监督局成立中医监督科，加大中医药监管执法力度。四是各地区积极出台扶持中医药的政策措施，沈阳市召开中医药发展暨卫生健康大会。

二、医政工作

稳步推进公立中医医院改革。一是开展市县两级公立中医医院中医药服务价格测算及调整工作，印发《关于加强城市和县级公立中医院综合改革中医药服务价格测算及调整工作的通知》；二是辽宁省中医药管理局协助省物价局放开针刺、推拿疗法、中医特殊疗法、中医综合4类22项医疗服务项目的价格，实行市场调节，鼓励提供中医药服务；三是制订《辽宁省医疗机构中药饮片管理专项检查实施方案》和

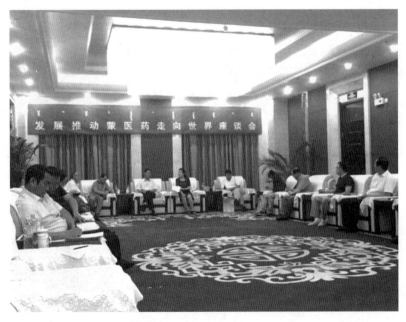

2016年8月8日，在全国蒙医药大会期间，内蒙古自治区卫生计生委组织召开发展推动蒙医药走向世界座谈会

《检查评估细则》，对全省56家中医类医疗机构进行抽检；四是辽宁省中医药管理局与省食品药品监管局联合印发《关于对调剂使用医疗机构中药制剂进行临床需求评估的通知》，13家医疗机构的146种中药制剂通过专家评估，经批准后可以在医联体内调剂使用。

进一步提升基层中医药服务能力。一是开展"十二五"基层中医药服务能力提升工程总结评估。全省共有36个"全国基层中医药工作先进单位"，沈阳、大连市被评为"地市级以上地区全国基层中医药工作先进单位"，创建省级基层中医药工作先进单位62个，省级中医药服务示范乡镇卫生院（社区卫生服务中心）83个。二是超额完成年度国医堂建设任务，全省国医堂数量增加到66个。三是完成186个基层医疗卫生机构中医馆建设工作，盘锦市为中医馆建设投入配套资金，为启动"十三五"基层中医药服务能力建设工作夯实基础。四是建设11个县中医医院特色专科，提升专科诊疗能力，加强基层中医药适宜技术服务能力建设，建设推广基地12个，基层中医药适宜技术推广培训340人。

医院内涵建设得到加强。一是组织6个专家组共48位专家，对全省12家三级大型中医医院进行巡查。指导辽宁中医药大学附属第二、三医院迎接国家中医药管理局巡查。二是抚顺市中医院通过三级甲等中医院评审，沈阳马应龙中医院等8家中医院通过二级中医院评审，圆满完成本周期的医院评审工作。三是推荐3名中医医院院长参加国家中医药管理局举办的第四期中医医院职业化管理高级研修班。四是在"辽宁省名中医"范围内评选10人为"辽宁中医大师"，并从中推荐2人为国医大师人选，3人为国家名中医人选。大连市开展"名医、名科、名院"评审。五是加强国家中医临床重点专科建设，项目建设和督导工作在国家中医药管理局视频会上做经验交流。开展辽宁省"十三五"中医重点专科及中医特色专科申报

工作，制定相应建设标准及验收细则。六是批准沈阳市中西医结合医院增挂辽宁省中西医结合皮肤病医院牌子，并成立辽宁省中西医结合皮肤病专科联合体，助推中西医综合诊治皮肤病水平的提高。七是启动新一轮对口支援工作，组织省内三级中医医院开展对青海省和本省15个贫困县中医院的对口帮扶工作，共派驻人员68人，诊疗1.48万人次，进一步提高受援中医院服务能力，助力农村贫困人口医疗脱贫。

加强综合医院及民族医院工作。一是召开贯彻落实2016年全国综合医院中医药工作经验交流视频会精神的专题会议，部署全年工作任务。二是制定省级综合医院中医药工作示范单位评审标准，评定大连医科大学附属第一医院等4家医疗机构为省级示范单位，推荐大连医科大学附属第二医院和大连市皮肤病医院参加全国综合医院中医药工作示范单位国家评审。三是以省蒙医院和喀左县蒙医院为基础，支持蒙医药事业发展，喀左县蒙医院成为二级甲等医院。

三、科研工作

稳步提升中医药科研能力。一是开展省级中医药重点学（专）科能力建设项目库遴选工作，87个项目入选。先期开展的7个建设项目

进展顺利。二是组织开展国家重大疑难疾病中西医临床协作试点项目申报，遴选"中西医结合治疗胃癌的新模式的建立"等3个项目报送国家中医药管理局。批准辽宁中医药大学附属医院成立辽宁省中西医结合肿瘤治疗中心，加强中西医结合治疗肿瘤的临床研究。三是推荐5个国家中医药管理局"十一五"中医药重点学科为优秀等次学科参加国家答辩，为争创国家中医药管理局区域诊疗中心做准备。

四、教育工作

有序推进中医药人才队伍建设。一是加强中医住院医师规范化培训工作，全面实施三级医院中医住院医师规范化培训，全年共招生450人。组织召开辽宁省中医住院医师规范化培训基地管理人员交流会议。筹建省级中医住院医师规范化培训信息管理平台。二是对辽宁省6个建设期满的全国第四批名老中医药专家传承工作室开展省级评估验收。建设4个全国名老中医药专家传承工作室、3个全国基层名老中医药专家传承工作室。对辽宁省全国中药特色技术传承人才和全国中医护理骨干人才进行现场考核。三是开展2家全国中医学术流派传承工作室建设项目实地验收和集中答辩工作。四是加强专门人才培养，组织2期中

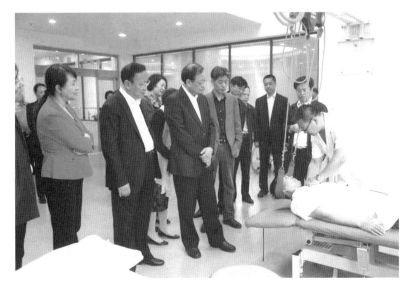

2016年9月23日，国家卫生计生委副主任、国家中医药管理局局长王国强调研辽宁省中医药工作

医医院财务管理骨干人才培训班，培训268人；中医药监督知识与能力培训班，培训240人；中医医院院长治理能力提升培训班，培训100人。五是辽宁省中医药管理局会同省教育厅推荐5名全国首批中医药高等学校教学名师，2人当选并受到表彰。

五、文化建设

中医药对外交流和文化影响力逐渐加强。一是辽宁中医药大学附属二院、大连神谷医院、汤岗子温泉疗养院、营口御景山中医院对外中医药服务贸易工作有序进行，辽宁中医药大学附属医院正在建设世界传统疗法治疗中心，辽宁省蒙医院正在探索与蒙古国开展蒙医药合作。全省共在境内为外国人提供中医药服务6万多人次，在境外为外国人提供中医药服务1万多人次。举办辽宁省中医药系统参与"一带一路"建设培训班，推广工作经验。二是开展全媒体宣传工作，共在省级主流媒体开展中医药健康服务宣传报道200多次，其中"辽宁省出台《中医药健康服务发展规划》""九大措施推动辽宁省中医药健康服务快速发展"等题目被各种媒体转载50余次。"辽宁设处发展中医药健康服务"在《中国中医药报》头版头条予以报道。三是开展"中医中药中国行——三进活动"100多次，开展中医药科普知识巡讲、中医药健康服务政策巡讲30多次，居民中医药健康素养逐渐提升。四是继续开展"服务百姓健康行动"大型义诊周活动，全省483家中医医疗机构共派出医护人员3739人次，义诊6.1万余人次，减免各种费用80余万元。五是清原"龙胆节"和桓仁"人参节"等辽宁地域中医药文化品牌和影响力初步显现。

六、党风廉政建设

深入开展党建和党风廉政建设工作。在辽宁省卫生计生委统一安排下，将学习贯彻十八届六中全会精神作为最重要的政治任务，深刻领会确立习近平总书记核心地位对于党和国家事业发展的重要意义。深刻领会出台《关于新形势下党内政治生活的若干准则》与《中国共产党党内监督条例》对于推进全面从严治党的重要意义。深刻领会推进全面从严治党对于完善"四个全面"战略布局的重要意义，增强"四个意识"。强化"两学一做"学习教育，按照省委省政府工作部署，做好"关键动作"。把学习教育与整改落实中央和省委巡视反馈的问题相结合，与深入推进党风廉政建设相结合，深刻吸取辽宁拉票贿选案沉痛教训。

七、健康服务

中医药健康服务呈现良好态势。一是落实《辽宁省中医药健康服务发展规划（2015～2020年）》，按照各地地缘优势和产业特点集中规划5个中医药健康服务功能区。二是80%的二级以上中医医疗机构成立治未病科。500多家社会办保健机构正在按中医养生保健机构标准进行建设，治未病与社会养生保健相结合的中医养生保健服务体系正在形成。三是100多家中医医疗机构与养老机构建立协作关系。已经建设12家中医养老机构，开放中医药养老床位1400张。四是申报全国中医药健康旅游示范区2个、示范基地10个、示范项目16个，全省中医药健康旅游示范单位51家。五是中药产业的贡献份额正在提高，产业基地初具规模，名牌产品正在形成。全省中药材种植面积近375万亩，中药生产企业年总产值178亿元，各类中药销售企业年销售额195亿元。清原龙胆、宽甸石柱参、西丰鹿茸已经获得注册商标和国家地理标识，中药资源普查发现新物种——岩生白头翁。沈阳、本溪、大连、丹东等产业基地初具规模，沈阳红药、气滞胃痛冲剂等中药名牌产品正在形成，中药材种植日趋规范科学、产学研对接平台正在搭建，中药材信息服务和质量监测工作已经起步。集中药材种植业、生产加工业、大专院校科研院所、销售和医疗机构5个行业于一体的中药协会正在筹建之中。

八、其他工作

统筹推进信息化建设及日常工作。一是依托辽宁中医药大学附属医院成立辽宁省中医药数据中心，建设"中医馆健康服务平台"。二是建立"中医药项目预算执行动态监控平台"和"中医药绩效管理信息系统平台"，接入105家中医医院机构，基本实现全省中医医疗机构全覆盖。三是推动中医药标准化研究，向国家中医药管理局推荐申报4项中医药标准化研究中心建设项目。成立辽宁省针灸推拿标准化技术委员会，这也是辽宁省成立的首个中医药标准化技术委员会。四是受理

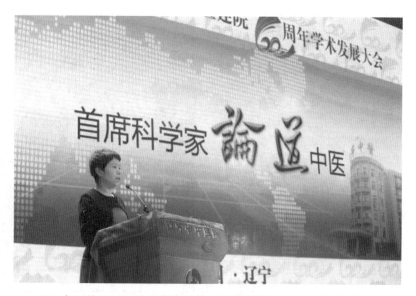

2016年9月23日，由辽宁中医药大学附属医院主办的辽宁中医甲子论坛暨建院60周年学术发展大会在辽宁举行。图为辽宁省卫生计生委副主任、辽宁省中医药管理局局长陈金玉论道中医院发展

师承人员备案 202 人，完成对确有专长人员的认定和师承人员出师考核。完成 2016 年中医类别医师资格考试工作，辽宁中医药大学成为中医类别国家医师资格考试实践技能考试与考官培训基地，并作为第二批试点高校参与中医类别医师资格考试分阶段考试。完成卫生系列中医高级职称评审工作。

高质量做好中药资源普查。一是截至 2016 年底，共完成样地调查 588 个，样方套 2905 个，样方 17430 个。普查野生植物资源 1300 余种，栽培基地及品种调查 130 余种、份。有蕴藏量的重点品种 130 余种、380 余份。采集腊叶标本材料 21900 余份；药材 350 余种、1130 份；收集种质资源 190 余种、560 份；市场调查 220 余种、650 份。对 60 余种重点药用植物种质资源以及生态型进行收集归圃。拍摄照片约 198300 张，录像 3380 分钟。二是通过多方走访调查，收集 146 条民间验方等传统知识及相关信息。三是完成省级中药原料质量监测技术服务中心、2 个监测站的基本建设。四是调查发现白头翁属 1 新种已经专家鉴定，另有 2 种和一些新分布种等还在整理中。出版教材及著作 3 部。发表研究论文 16 篇。

国家中医临床研究基地建设成效显著。辽宁中医药大学附属医院获批国家中医临床研究基地以来，辽宁省委、省政府高度重视，将其建设工作 2 次纳入省政府规划，3 次纳入省卫生计生委规划，建立"省－校－院"三级联动机制，各部门在人财物以及科研立项等方面倾力支持，截至 2016 年底，累计投入 7589 万元支持基地建设，省编办批复 80 个专职科研编制；省卫生计生委批复增加编制床位共 770 张；省卫生计生委、科技厅、教育厅累计立项 183 项，支持基地发展。基地建设单位搭建符合中医药特点的科技创新体系，中医药临床服务能力得到大幅度提升，带动全院临床科研工作飞跃式发展。基地建设以来，获得国家自然科学基金"973""863"各级科研项目 315 项，累计科研项目经费 7598 万元。获省部级科技奖励 34

项，其中省科技进步一等奖 6 项；授权专利 41 项，13 项专利成功转让；发表科技论文 4341 篇，其中 SCI 收录论文 127 篇。新增国家临床重点专科 6 个，国家中医药管理局重点学科由 5 个增加到 14 个，重点专科由 6 个增加到 11 个。现拥有"973"首席科学家 1 人、国家卫生计生委有突出贡献中青年专家 3 人，国务院特殊津贴 17 人；担任国家级学会主委、副主委 12 人，担任省级学会主委、副主委 40 人。科研队伍由 123 人扩增至 205 人。

（张宏逊）

【吉林省 2016 年中医药工作概况】
2016 年，吉林省中医药工作取得新进展。吉林省中医药管理局代省政府起草《关于加快推进全省中医药发展的意见》，形成吉林省中医药发展纲领性意见。推动建立中医药工作联席会议制度，为中医药发展提供保障。加强中医药健康养老服务能力和中医药健康服务体系建设。抓好中医药科技平台、中医药科技能力、中药资源保护与利用工作。加强人才队伍建设，住院医师规范化培训、中医药传承和人才培养、中医药人才培训项目管理有效提升。开展多项活动，推动中医药文化宣传普及。提升治理体系和治理能力，抓好中医药标准化、中医药法治建设、行业准入管理等工作。积极配合省委巡视组圆满完成专项巡视，扎实开展"两学一做"学习教育，提升机关党建科学化规范化水平。

2016 年，继续强化中医药行政管理体系建设，全省 9 个市州、60 个县（市、区）全部成立中医药管理局，设置科（处）室，配备专人管理。拥有县级以上公立中医医院（中西医结合医院、民族医院）70 所，共开放床位 1.2 万张，中医药从业人员已达 1.6 万余人，每万人口公立中医医院床位数增加到 5.1 张。持续强化科研能力建设，国家级重点专科增至 45 个，建设省级重点专科 234 个。中医药服务能力得到进一步提升，在社区卫生服务中心（乡镇卫生院）建设中医药综合服务区、

便民中医馆增至 646 个。全省 95% 的社区卫生服务中心、91.0% 的乡镇卫生院、79.0% 的社区卫生服务站、65.0% 的村卫生室能够提供中医药服务。全省 62.0% 的县（市、区）已创建为全国基层中医药工作先进单位。群众对中医药服务的认可度进一步提高，中医医院总诊疗人次占医院总诊疗人次的 17.7%。

一、政策和机制建设
一是制定并印发《关于加快推进全省中医药发展的意见》（以下简称《意见》）。2016 年，吉林省委、省政府领导高度重视中医药工作，在 2016 年全省中医药工作会议上，省委书记巴音朝鲁做重要批示，李晋修副省长对下一步工作提出具体要求。国务院《中医药发展战略规划纲要（2016～2030 年）》发布之后，时任吉林省省长蒋超良主持召开专题会议，听取中医药工作汇报，要求尽快出台相关文件，加快推动中医药快速发展。吉林省中医药管理局代省政府起草《意见》，并征求 28 个厅局、各地市（州）、相关单位意见。最终《意见》在省政府常务会议上获得通过，并在 4 月 8 日以省政府文件形式印发执行。这是继 2010 年出台《关于扶持和促进中医药事业发展的实施意见》后，吉林省又一推动中医药发展的纲领性文件。吉林市、通化市、白城市、松原市也相继出台本地区实施意见。

二是建立中医药联席会议制度。为落实《意见》要求，建立吉林省中医药工作联席会议制度，由吉林省副省长李晋修担任召集人，成员单位包括全省 32 个相关厅局和部门。领导小组办公室设在吉林省中医药管理局，并拟订联席会议工作机制。

二、医政工作
中医药特色老年健康中心。遴选确定通化县中医院等 6 家中医医院为中医药特色老年健康中心项目建设单位，纳入省政府民生实事，投入项目经费 900 万元。经过 1 年的建设，中医药特色老年健康中心诊疗服务面积 10569 平方米，比 2015 年提高 269.0%；开放病床数 247 张，同比提高 225.0%；门诊诊疗服务量 59250

人次，同比提高209.0%；出院病人5693人次，同比提高212.0%；非药中医技术干预诊疗服务量21998人次，同比提高396.0%；医疗收入4880万元，同比提高207.0%；中药药品收入1356万元，同比提高203.0%；访谈接受诊疗服务患者满意人群246人，满意率达到100.0%。累计送出培养42人，为开展老年人中医药健康服务管理提供人才保障。扩大服务范围，开展中医药健康教育讲座60次，受益人群累计2894人，6家项目单位与区域内18家养老机构建立协作关系，提供中医药健康指导服务，实现中医医院与养老机构合作新模式。

中医药健康服务体系建设。完善中医药健康服务体系，是2016年吉林省政府重点工作之一。一是加强中医药康复服务能力建设。确定5家中医医院为中医医院中医康复科建设项目单位，投入专项经费160万元。5家医院门诊诊疗人次累计达到23400人次，出院病人累计达到942人次。二是开展中医特色健康管理综合服务区建设。在长春市双阳区等5家中医医院开展中医特色健康管理综合服务区建设试点工作。公主岭市"健康岭城"建设中，将中医药健康服务融入群众生活之中。三是积极开展中医药健康旅游工作。吉林省中医药管理局与吉林省旅游委员会联合开展中医药健康旅游示范区（基地、项目）申报工作。长春市积极推进中医药特色小镇（双阳区鹿乡镇）和中医药一条街（汽开区）建设。松原市积极探索中医药健康养生文化园区（一条街）建设。四是开展吉林省中医药数据中心建设项目。确定长春中医药大学为依托单位。成立项目建设领导小组，组织省内外专家对全省中医药数据中心方案可行性进行论证，并报国家中医药管理局备案，完成硬件招标。五是建设10个省级基层名老中医药专家传承工作室。印发实施方案，遴选确定农安县中医院等10个项目单位，召开培训会，拨付专项资金50万元，推进项目建设。

中医药参与医改。推动医改工作任务落实。开展分级诊疗制度建设工作，以慢病管理为突破口，以医联体为载体，以"基层首诊、双向转诊、急慢分治、上下联动"为目标，加快推进分级诊疗服务模式。实施家庭医生签约诊疗服务，促进中医全科医生与专科医生的资源共享和业务协同，面向区域群众共同提供中医药服务。支持基层医疗机构开展中医药健康管理服务。65岁以上老年人中医体质辨识服务人数及0～3岁儿童中医调养人数占比达到国家要求。开展县级公立中医院综合改革"回头看"，赴10个县级公立中医院进行现场督导。推动基层出台中医药扶持政策。通化市政府制订并落实《通化市省级中医药发展综合改革试验区建设工作方案》，大力推动综合改革试验区建设。吉林市、辽源市积极构建医疗联合体。四平市提高医保中医药报销比例，乙类诊疗项目院内中药制剂和中医诊疗项目个人自付比例由个人承担10.0%调整为2.0%。

基层中医药服务能力建设。2016年，争取国家专项经费2211万元，在全省177所基层医疗卫生机构开展中医药综合服务区（中医馆）服务能力建设项目。总结基层中医药服务能力提升工程"十二五"实施经验，启动全省"十三五"行动计划。组织珲春市、汪清县、集安市、辉南县、梨树县、磐石市6个市县开展全国基层中医药工作先进单位创建工作。以支援贫困县为重点，开展城乡中医医院对口支援工作，5家三级甲等中医医院支援9家县级中医医院，取得良好成效。

中医院内涵建设。开展中医医院持续改进活动和省级"十二五"重点专科评估工作。启动省内大型中医医院巡查工作，组织专家对3家大型中医医院进行巡查。组织吉林省肝胆病医院、汪清县人民医院、龙井市人民医院、长白山保护开发区中心医院开展综合医院中医药工作示范单位创建申报及检查评估工作。推动延边朝医院、伊通满族自治县民族医院、前郭县中医院开展民族医药发展工作。梅河口市成立中医药医疗质量控制中心，进一步规范中医药医疗质量管理工作，确保医疗安全。

三、科研管理

一是中医药科技平台建设。长春中医药大学附属医院国家中医临床研究基地建设通过国家阶段验收，启动10个第二批国家科研专项课题研究工作，获资助经费300万元。国家中药质量第三方检测机构（北方）建设项

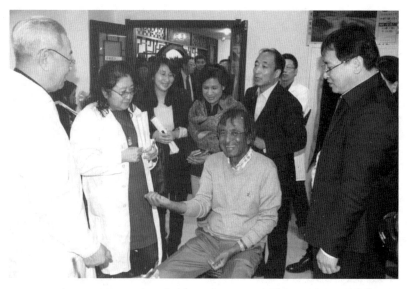

2016年11月24日，毛里求斯卫生和生活质量部部长阿尼尔·库马尔辛格·加扬一行到吉林省访问交流，并在长春中医药大学附属医院体验中医针灸疗法

目落户长春中医药大学，中风病、冠心病2个重点研究病种处于全国先进水平。清代医疗保健经验等6个国家中医药管理局重点研究室通过年度考核。召开省中医药管理局重点研究室建设工作研讨会、中医药科技平台交流培训会，将全省213个中医药研究室、实验室分为8个协作组，开展学习交流，组织科研协作。

二是中医药科技能力建设。创新中医药科技项目立项模式，设立重点项目、普通项目、自筹项目及委托项目等多种形式，向基层、青年进行立项倾斜。由吉林省中医药管理局确立的中医药科技项目课题229项，投入经费213万元。吉林市中西医结合医院自筹经费100万元、延吉市中医院自筹经费60万元用于鼓励开展中医药科学研究，以科研促进临床医疗水平的提升。开展中医药科技项目结题验收及科技成果鉴定工作，通过结题验收308项，鉴定为科技成果110项。遴选"十二五"期间中医药适宜技术21项、优秀中医药科技成果9项编印成教材。2016年度，全省中医药行业共获得省科技进步一等奖2项、二等奖7项，获省级医药健康产业发展专项资金支持计划项目3项。出版发行《中国朝医特殊疗法》等10部民族医药文献。

三是中药资源保护与利用。开展资源普查数据分析及成果转化工作。完善中药资源动态监测体系建设，开展信息监测，提供社会技术服务。开展种子种苗繁育、保存等相关技术研究和社会服务工作。中药药用植物重点物种保存圃建设进展顺利。中药资源普查成果丰硕，组织长春中医药大学等单位编写《吉林省中药资源志要》等7部中药资源著作，为省政府和52个试点县（市、区）提供中药资源普查报告和发展规划建议。组织全省中药企业申报国家中药材标准化项目，8家中药企业获得16项国家中药标准化项目，获得国家支持经费5600万元。启动长春中医药大学国家中药炮制传承基地建设项目。成功举办全省第一届中药知识技能大赛，在全行业营造加强中药质量管理、关注中药人才培养的良好氛围，提高中药从业人员专业水平。

四、人才培养

一是住院医师规范化培训工作。组建全省中医住培专家委员会，完善中医住院医师、全科医师规范化培训制度，强化过程管理。269名学员通过结业考核取得中医住院医师规范化培训合格证书。2016年全省共招录180名学员，其中首批农村订单定向免费医学生47人，全部参加全科规范化培训。

二是中医药传承和人才培养。长春中医药大学王之虹教授、苏颖教授获国家中医药管理局、教育部、国家卫生计生委授予的中医药高等学校教学名师称号。完成第三届国医大师、全国名中医评选推荐工作。继续推进中医药专家学术经验传承和人才培养工作，新建国家和省级基层名老中医药专家工作室13个。吉林省第一批全国中医护理骨干培训项目20位学员通过结业考核。启动"吉林省青年优秀中医临床人才培训项目"，遴选52名项目学员。

三是中医药人才培训项目管理工作。召开全省中医药教育管理工作会议，调整吉林省中医药继续教育委员会和中医药毕业后教育委员会。吉林省中医药管理局与吉林省卫生计生委、教育厅、财政厅联合启动省级农村订单定向医学生培养和乡村医生学历教育工作。

五、文化建设

长春中医药大学、吉林中西医结合医院被确定为全国中医药文化宣传教育基地。持续推进中医院和中医馆文化建设。发挥中医药学会等社会团体作用，举办6场中医大讲堂，受益1700余人，举办20场中医科普惠民走基层活动，受益近2000人。在10个县市区开展中医健康素养调查工作。举办第四期吉林省中医药文化科普巡讲专家培训班。举办中国长白山健康养生论坛，宣传区域中医药资源，倡导健康养生文化理念。中医药新闻宣传工作取得新成绩，仅在中国中医药报发稿就达145篇，比2015年增长17.00%，成功策划并完成《关于加快推进全省中医药发展的意见》新闻发布会、长白山健康养生论坛、中药知识技能大赛、中医药特色老年健康中心等重大工作宣传任务。

六、法制建设

一是中医药标准化工作。中医药标准化工作得到吉林省质监局大力支持，组织申报2017年吉林省地方标准制修订项目，5项课题中标，共资助经费25万元，完成地方性推荐标准《中医药调剂管理规范》的

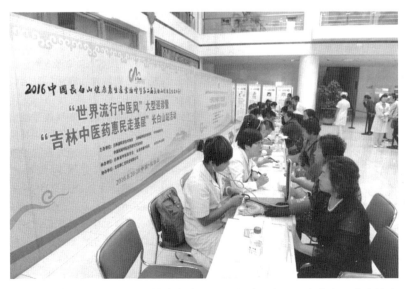

2016年8月27日，"世界流行中国风"大型巡诊暨"吉林中医药惠民走基层"长白山站活动在吉林省长白山举行

复审工作，向吉林省质监局推荐中医药标准化专家51名和朝医药专家18名。注重中药材质量标准研究，评定25项中医药特色药材炮制规范课题。注重朝医药标准化建设，举办朝医药标准化培训班，培训朝医药标准化人才160余人次，完成2015年朝医药标准化课题项目结题验收，评定2016年朝医药标准化中标课题10项。

二是中医药法治建设工作。普法工作取得新成效。"六五"普法期间，吉林省各级中医药管理部门及中医医疗机构创新普法方式，注重普法效果，将普法与业务有机结合，分层次、抓重点开展中医药法制宣传。吉林省中医药管理局获全国中医药系统唯一一个"六五"普法表彰先进单位。成立普法领导小组，制订《"七五"普法规划》，为普法工作提供组织和制度保障。加强中医药监督管理。举办中医药监督知识与能力培训班，对全省370余名中医监督执法人员做专项培训。开展中医药监督检查，全省共检查中医医疗机构988家。

三是行业准入管理工作。批准设置长春中医药大学附属第三临床医院。吉林省中医药管理局会同吉林省卫生计生委联合将省管中医医疗机构执业医师注册权限下放至医疗机构所在市（州）及省管市、县属地化管理。组织开展中医执业医师考试工作，中医医考工作取得新成绩。全省实践技能通过率55.35%，比2015年下降近10个百分点，3个考试基地中医类别实践技能考试通过率最高与最低之间仅相差1.70%，基本避免考试基地之间的地域差异，维护考试公平、公正。综合笔试通过率64.98%，比2015年提高13.30个百分点，高于全国综合笔试通过率4个百分点；综合笔试雷同率1.38%，低于全国平均水平0.80个百分点。四平市考点成功创建国家级中医类别医师资格考试实践技能与考官培训基地，在全国率先完成中医类别考生全部在国家级考试基地考试的工作目标。安排10万元专项经费，完成中医（朝医）医师资格考试大纲修订工作。

七、脱贫攻坚工作

按照吉林省委省政府部署，吉林省中医药管理局负责包保大安市烧锅镇乡富强村51家贫困户、102名贫困人口的脱贫攻坚工作。通过全局上下齐心协力，落实责任，通过与吉林省中医药科学院、大安市中医药管理局以及相关医疗机构密切配合，有效实现年度精准脱贫目标。2016年，局包保村实现脱贫38户79人，分别占贫困户和贫困人口的75%和78%，经吉林省委组织部和省扶贫办专项考核，获优秀等次。在双辽市、大安市2个贫困县进行中医药适宜技术转化推广试点，纳入全省脱贫攻坚卫生计生支持计划中，为贫困地区培养中医药人才。

八、党建工作

积极配合省委巡视组圆满完成专项巡视，把巡视整改作为重大政治任务紧紧抓在手上，制订方案、明确分工、压实责任，逐项列出问题清单、任务清单、责任清单，在"条条要整改、件件有着落"上集中发力，切实做到组织到位、措施到位、整改到位。扎实开展"两学一做"学习教育，机关党建科学化规范化水平有了新提升。落实"九不准"要求，中医药行风建设持续推进。

（孟　姝）

【黑龙江省2016年中医药工作概况】

一、概述

截至2016年底，全省拥有县级以上公立中医医疗机构84所，其中省直中医医院4所，地市级中医医院13所，县级中医医院67所。其中三级甲等中医医院11所，二级甲等中医医院56所。全省县级以上中医医疗机构编制床位数为18030张，比"十二五"初期增加7182张，增长66.20%；实际开放床位20965张，比"十二五"初期增加8842张，增长72.90%。卫生技术人员25843人，比"十二五"初期增加14609人，增长130.04%。2013年以来，共有29个县级中医医院得到国家发展改革委支持，规划建设投资87175万元，其中中央投资49500万元，地方配套投资37675万元，规划房屋建筑面积272281平方米，包括新建225506平方米，改造46775平方米。截至2016年底全省县级以上中医医疗机构建筑面积为1378968平方米，比2013年的658277平方米增加109.48%；全省县级以上中医医疗机构固定资产总额475072.1万元，比2013年的194948万元增加143.69%。

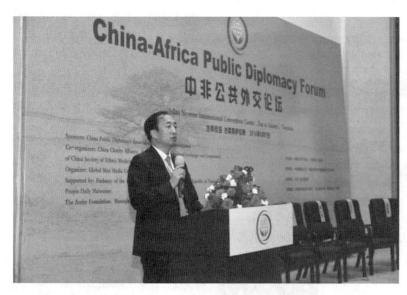

2016年8月9日，由中国公共外交协会主办的中非公共外交论坛在坦桑尼亚达累斯萨拉姆开幕。吉林省卫生计生委副主任、吉林省中医药管理局局长邱德亮率团赴坦桑尼亚进行民族医药交流

伴随服务资源快速增长，中医药服务能力明显提升。2016年，黑龙江省县级以上中医医疗机构业务总收入56.23亿元，比"十二五"初期增长146.62%；门诊量达到899.91万人次，比"十一五"期末同比增长73.00%；出院人次达到50.24万人，比"十一五"期末同比增长89.2%。

二、政策法规建设

2016年，黑龙江省出台一系列扶持促进中医药事业发展的政策措施。一是省政府出台《黑龙江省人民政府办公厅关于促进中医药健康服务发展的实施意见》《省卫生计生委、中医药管理局、旅游发展委、民政厅关于在中医药健康服务、旅游、养老等产业推进"南病北治，北药南用"工作的实施意见》和《中医药发展"十三五"规划》3个文件；二是黑龙江省中医药管理局与省旅游发展委、商务厅等部门联合制定《关于发展中医药健康旅游的指导意见》、与省人社厅联合开展省名中医评选、与省食药监局等部门联合制订《中医药基层服务能力提升工程"十三五"行动方案》。这些政策措施涉及中医医疗、教学、科研以及中医药健康旅游、养老、康复、文化、服务贸易、中药等众多领域，对"十三五"期间中医药事业发展进行全方位规划。随着中医药政策体系不断完善，中医药服务领域不断拓展，服务范围不断扩大，服务内容不断丰富，中医药服务已深度融合到全省经济社会发展之中，并且形成省卫生计生委和中医药管理局牵头，有关部门密切配合，协同推进的良好工作格局。

三、医政工作

（一）中医药基层服务能力稳步提升，服务惠及面不断扩大

黑龙江省中医药基层服务能力提升工程自2013年启动以来，被省政府列入目标考核，大力推进，经过3年建设，在2016年完成全部总结验收工作。截至2016年底，全省有798所乡镇卫生院和414个社区卫生服务中心设置中医科或中医药综合服务区，分别占总数的84.50%和93.20%。已有97.70%的社区卫生服务中心、90.90%的乡镇卫生院、78.00%的社区卫生服务站、69.40%的村卫生室能够为基层群众提供中医药服务。分别比2012年提升工程启动前提升工程39.60、39.00、44.10和36.30个百分点，完成预定的重点指标。

在推进中医药基层服务提升工程同时，采取多种措施进一步巩固提升工程成果。2013年以来，共争取国家中医药专项资金24923万元用于基层中医药服务能力建设。其中为全省3430个村卫生室配备中医诊疗设备；为615个乡镇卫生院和社区卫生服务中心进行基层医疗卫生机构中医诊疗区（中医馆）服务能力建设；为55个县级中医医院开展人才培养、设备装备等业务建设；32个中医医院进行中医治未病服务能力建设；15个中医医院开展中医药防治重大疑难疾病能力建设。2014年以来，黑龙江省实施乡镇卫生院大学生补充计划，总计为全省899个乡镇补充医学院校毕业生3000名，其中中医药专业大学生1067名。开展县级中医医院业务骨干培训工作，近3年已累计培训县级中医医院骨干执业医师1500余人。2016年开展基层中医适宜技术培训工作，全省30余个乡镇卫生院、村卫生室、社区卫生服务中心（站）的850余名卫生技术人员接受中医药适宜技术理论和操作培训。

（二）进一步加强中医治未病工作，为发展中医药养生保健服务奠定良好基础

为发挥公立中医医院在提供中医药养生保健服务方面的示范带动作用，2014年以来，加快中医治未病服务体系建设，截至2016年底，全省县级以上中医医院已有81所建立治未病科（治未病中心），其中10所三级甲等医院已全部建立治未病中心。全省中医治未病系统，共有医师349人（省级48人、市级72人、县级229人），副高职以上143人（省级14人、市级47人、县级82人），护士168人。日均门诊人次省级中医医疗机构70人次，市级中医医疗机构35人次，县级中医医疗机构16人次。治未病科平均使用面积257.75平方米，平均应用中医干预技术10～12项，走在全国前列。

四、科教工作

（一）中医药继承创新能力得到进一步加强

在中医药学术传承方面，近年来新增全国名老中医药专家传承工作室25个，使全国名老中医学术传承工作室达30个。建设全国学术流派传承工作室2个，全国基层名老中医工作室12个，省级基层名老中医学术传承工作室36个。黑龙江省中医药科学院被世界针灸学会联合会确定为人类非物质文化遗产中医针灸传承基地。完成第五批全国名老中医药专家学术经验继承人工作，为30名指导教师配备60名学术经验继承人，2016年已有57名继承人通过出徒考核，其中有6人获得硕士学位，有23人获得博士学位。启动全省县级中医临床技术传承骨干培训，遴选70名指导教师并为其配备70名传承人。开展中医药传统知识调查，有70个项目通过国家中医药管理局审核，被列入中医药传统知识数据库。

在科技创新方面，黑龙江省中医药科技创新能力不断增强，近年来黑龙江省中医药系统获国家科技进步二等奖2项，获中国医药界最高荣誉的"吴阶平－保罗·杨森医学药学奖"1项，获省部级科技奖励项目149项，其中一等奖14项，二等奖79项，三等奖56项。承担省部级以上科研项目326项，其中国家级项目79项（包括国家"973"项目1项，国家自然科学基金75项，科技部重大新药创制专项3项），省部级项目247项。

在中医药科研支撑条件建设方面，黑龙江省设置在黑龙江中医药大学附属第一医院的国家中医临床研究基地自2013年建成投入使用以来，运行状况良好，相继通过国家中医药管理局组织的基地业务建设阶段评估、重点研究病种阶段性评估、中医药伦理审查平台CMAHRPS评估、临床科研信息共享平台验收、临床检验

中心 ISO15189 认可, 制剂中心 GPP 验收。近年来基地重点病种研究取得重大进展。组织全球妇科权威学者, 制定不孕症临床试验报告的国际规范——哈尔滨共识, 获欧美生殖理事会授权全球发表, 产生广泛影响, 成为我国医学界主导制定的唯一国际标准规范, 被国家中医药管理局确定为重大疑难病 (多囊卵巢综合征) 临床防治中心。

（二）进一步加强人才队伍建设工作

近年来, 黑龙江省大力培养中医药人才, 不断提升中医药人才队伍素质, 新增国医大师 1 名, 使黑龙江省国医大师达到 2 人。新增第三批全国优秀中医临床人才 20 人, 国家中医药管理局重点学科带头人 11 名, 国家临床中医药重点专科学术带头人 4 名, 国家中医药管理局重点专科学术带头人 28 名, 省级中医药重点学科学术带头人 35 名。开展第四、第五批省级名中医评选工作, 使省级名中医达到 327 名。在开展高层次中医药人才培养的同时, 进一步充实基层中医药专业技术队伍, 2013～2016 年底, 开展县级中医医院专业技术骨干、中医类别全科医师转岗培训、乡村医生中医药知识技能培训等基层中医药专业技术人员培训项目, 累计培训 2400 余人。2016 年黑龙江省根据实际需要加强中医药特色人才培养。开展治未病知识技能培训, 全省治未病科 (中心) 业务骨干 100 余人参加学习; 组织全省中医护理质控中心暨中医护理管理培训, 培训护理部主任、护理骨干 300 余人; 开展基层医疗机构中医适宜技术培训, 培训乡镇卫生院、社区卫生服务机构中医业务骨干 350 余人; 继续开展全国中医护理骨干培训, 有 20 名学员通过考核, 另新增项目学员 15 名; 举办 2 期全省财务骨干培训班, 培训全省中医药机构财务管理人员近 500 人。

五、中医药健康服务

为探索中医药健康服务与旅游、养老产业融合发展新模式、新业态, 开展"南病北治, 北药南用"工作。黑龙江省中医药管理局与省旅游发展委、商务厅以省政府名义联合制定《关于在旅游、健康养老、中医药健康服务等领域推进"南病北治, 北药南用"工作的意见》和《"南病北治, 北药南用"工作指南》, 并与省民政厅、旅游发展委联合召开"南病北治, 北药南用"工作推进会议。开展"南病北治, 北药南用"食药兼用产品的研究。为宣传推介黑龙江省"南病北治, 北药南用"相关服务, 黑龙江省中医药管理局举办新闻发布会 1 次, 在省政府香港招商推介会上进行介绍, 并在浙江桐庐举办的全国中医药健康产业大会上进行专题推介。2016 年, 黑龙江省进入养老机构养老的外地老人已达 18 万人, 来黑龙江省避暑旅游养老的外地老人已超 100 万人。为 2017 年深入推进此项工作打下良好基础。

积极推进中医药健康旅游发展。一是黑龙江省中医药管理局联合省旅游发展委在全省开展国家中医药健康旅游示范区 (基地、项目) 创建工作, 向国家中医药管理局和国家旅游局推荐伊春市和五大连池风景区 2 个国家级中医药健康旅游示范区; 13 个中医药与旅游结合比较紧密, 发展较好的单位, 作为国家中医药健康旅游示范基地; 推荐国家中医药健康旅游示范项目 40 项。二是黑龙江省中医药管理局与省旅游发展委、省商务厅联合制定《关于促进中医药健康旅游发展的指导意见》, 提出打造示范基地、培育优势中医药项目、实施南病北治北药南用战略、发展食疗药膳产业、加快中医药健康产品研发、发展中医药文化产业、推进服务贸易发展、建立分工协作机制等 9 项工作任务。

六、中医药文化建设

一是开展中医药健康素养调查, 在 6 个地市 10 县区中抽选 30 个村屯和街道的 2700 户家庭作为抽样调查点, 开展中医药健康素养知晓率入户调查, 并以此为开端进行动态监测, 作为今后中医药健康文化知识宣传普及工作质量的评价依据。二是加强中医药文化知识宣传普及队伍建设, 2016 年全省共有 8 名国家级中医药文化知识宣传普及专家通

过考核, 续签聘约; 三是组织开展中医药大型义诊周, 全省 151 所各级各类中医医疗机构共 1670 名中医药专业技术人员参与义诊, 活动期间, 有 38710 名患者接受义诊服务, 有 14072 名群众参加中医药知识科普讲座, 发放宣传材料 7.3 万份。

七、中药资源普查

黑龙江省于 2013 年承担国家第四次全国中药资源普查试点任务, 克服黑龙江省野外作业时间短, 起步晚, 普查地点分散等不利因素, 于 2016 年 10 月, 基本完成 40 个试点县的野外调查工作。截至 2016 年底, 全省共采集种子 130 余份, 制作标本 3000 份, 初步查明黑龙江省有野生中药材 1120 种, 其中 378 种有一定蕴藏量, 有市场主流品种 131 种。按照 1 次普查多种收获的设计, 黑龙江省与中药资源普查同步开展种子种苗繁育基地建设, 截至 2016 年底, 已建设 5 个国家级稀缺中药材种子种苗基地, 从源头上为黑龙江省稀缺中药材质量提供保障, 促进稀缺中药材种植的可持续发展; 开展中药材动态监测体系建设。截至 2016 年底, 已建设 1 个省级中药原料质量检测技术服务中心和 3 个中药资源动态监测站, 在收集上报中药资源动态信息的同时, 还面向社会提供中药材质量检验检测服务。

2016 年初, 为掌握黑龙江省中药材种植产业发展基本情况和中药材种植品种分布, 对 2015 年全省中药材种植情况进行调查。结果表明, 到 2015 年底, 黑龙江省中药材种植面积达 102.81 万亩。其中种植面积在 10 万亩以上的有水飞蓟、人参、紫苏 3 个品种; 种植面积在 5～10 万亩的有沙棘、五味子、刺五加、板蓝根、万寿菊、黄芪 6 个品种; 种植面积在 1～5 万亩的有防风、平贝、苍术、红豆杉 4 个品种。其他实现规模化种植的还有桔梗、菟丝子、白芍、返魂草、赤芍、月见草、西洋参、黄芩、覆盆子、菊苣、甜叶菊、蓝靛果、甘草、北沙参、苦参、灵芝、龙胆草、金莲花、黄柏、党参、柴胡、山芝麻等。全省种植面积在 500 亩以上的品种有 40 个, 13

个地市和大部分县区均有中药材种植。在此基础上，广泛征求相关领域专家意见，起草《关于发展我省中药材种植产业的报告》，分析黑龙江省各地适宜种植的中药材品种，建议开展中药材种植基地建设、构建中药材种植服务体系等7项重点工作，建议黑龙江省人民政府把中药材种植产业列入全省发展战略，选定牵头单位，会同有关部门尽快制定发展黑龙江省中药材种植产业的实施意见，出台相关政策措施，进一步推动黑龙江省中药材种植产业发展。建议书已由黑龙江省副省长吕维峰批转给农委，由其牵头办理。

八、中医药对外合作交流

2016年，黑龙江省举办中医药国际学术会议9个，新增世界中医药学会联合会分会主任委员5人，世界针灸学会联合会副主任委员1人，争取国际合作交流项目49项，其中由黑龙江中医药大学和俄罗斯联合举办的中俄生物医药论坛已是第13年举办。由黑龙江中医药大学附属第一医院主办的中西医结合治疗多囊卵巢综合征国际学术会议已举办4届，成为具有一定国际影响力的中医药学术活动。2012年《商务部等十四部门关于促进中医药服务贸易发展的若干意见》发布以来，中医药服务贸易快速发展，截至2016年底，已建设国家中医药管理局中医药服务贸易骨干机构1个，国际中医药文化研修与体验基地（黑龙江）1个。哈尔滨市中医医院运用针灸推拿治疗小儿脑瘫，成为对俄中医服务的品牌项目，成立专门的俄罗斯患者诊疗区，日均诊疗俄罗斯患儿近20人。

2016年，黑龙江中医药大学中国-中东欧国际医疗培训中心建设项目被国家中医药管理局列为首批中医药国际合作专项。成为东三省唯一一个中医药对中东欧中医药政府合作项目。成立中俄中医药创新发展联盟，中俄双方高等院校、科研院所、医疗机构共70个单位加入联盟，建立起更紧密的学术合作交流关系。同时，组织有关中医药机

构分批出访俄罗斯的伊尔库斯科和滨海边区，取得丰硕成果。黑龙江省中医药科学院与伊尔库茨克州科学院确立合作关系，将在省（州）双方卫生行政部门帮助下在俄建立中医诊所。黑龙江中医药大学与滨海边疆区卫生部门签署合作框架协议。由中俄影视创意制作团队共同打造主要介绍中医文化和治疗理念，展现中医药发展成就的大型医疗节目《健康源》在哈巴罗夫斯克市《6TV》电视频道和边区《洲际》电视频道播出，是我国首档在俄罗斯境内现实落地的固定电视栏目，收视率居当地电视节目排行榜前3位，得到当地政府高度重视，当地俄罗斯民众也十分关注并踊跃参与，节目组每天接听热线咨询电话超百个。

（曲 峰）

【上海市2016年中医药工作概况】

一、政策规划

上海市中医药发展办公室贯彻落实《"健康中国2030"规划纲要》和国家《中医药健康服务发展规划（2015～2020年）》，结合上海经济社会发展需要和城市功能定位，编制《上海市中医药健康服务发展规划（2016～2020）》（以下简称《规划》），并以市政府名义正式印发。《规划》分为总体要求、主要任务、完善政策保障3个部分，明确7项重点任务，提出到2020年，基本形成与上海城市功能定位和"健康上海"要求相匹配的中医药健康服务体系，提高中医药在促进健康服务业发展中的作用，进一步增强全体市民获得感，为提升中医药健康服务对社会经济发展的贡献度奠定基础。

聚焦本市深化医改综合试点工作关键环节，对医疗机构医疗服务产出评价、家庭医生制度建设、分级诊疗制度、医疗服务价格调整等实施中的中医相关问题进行专题研究，完成《提升基层中医药服务能力研究》《上海市公立中医医院补偿机制研究》《上海市中医药服务综合评价对中医医院运行的影响分析》《中西医结合基本公共卫生服务工作规范标准化研究》《上海市中医服务

价格项目体系研究》等，进一步完善相关改革措施，促进中医药倾斜政策落到实处。

二、医政工作

（一）基层中医药工作

基层中医药服务能力提升工程各项任务全面完成。全市100%的社区卫生服务中心能够提供6种以上中医药服务项目，99.58%的社区卫生服务中心设置相对独立的中医综合服务区。中医药工作融入基本公共卫生服务进行一体化管理模式探索工作取得新进展，完善重点人群、重点慢性疾病健康管理等相应规范，制定包括体质辨识、重点人群（0～6岁儿童、孕产妇、65岁以上老年人）和重点慢性疾病（高血压、2型糖尿病、脑卒中、肿瘤）中医健康管理、中医健康教育等中医药服务项目在内的基本公共卫生服务包。治未病服务体系初具雏形，中医药干预儿童哮喘等措施受到居民普遍欢迎。全市所有社区卫生服务中心非中医医师全部接受中医药相关知识与技能系统培训。进一步凝练和推广中医药特色服务社区建设经验，大力推广中医适宜技术并探索建立相应工作机制。组织编撰《常见病证中西医结合诊疗指南》，开展社区中医药知识与技能竞赛，基层卫生人员中医药服务能力得到进一步提升。

（二）中医内涵建设

加强行业监管工作。强化中医医院评价及结果利用，修订出台2016版中医医院中医药服务综合评价指标体系，实施中医综合评价工作情况定期通报制度，每月向办医主体和中医医院等通报各医院中医药服务情况，持续加强中医内涵建设。增设中医妇科、儿科、针灸3个质控组，组织开展中医质控调研、质控标准制定、修订及专项培训，完善中医质控考核机制，推进中医质控精细化、规范化管理。开展2016年全市卫生计生监督机构骨干卫生监督员暨中医药监督知识与能力培训班，组织市、区两级骨干监督员接受中医药法律法规、中医药基础知识、医政管理、药事管理等内容的培训。

加强中医临床基地项目和专科专病建设。组织开展中医肝病、中医骨伤等中医临床基地建设项目的中期评估，对项目建设相关优势病种的临床研究、技术辐射和工作机制进行全面督导。面向中医急诊、儿科等中医发展薄弱的专业领域开展专科建设，促进本市中医药临床诊疗能力均衡发展。启动制定《上海市中医临床重点专科建设管理办法》，强化中医临床重点专科建设管理。

推广应用特色诊疗技术，扶持薄弱领域专科。遴选30项中医特色诊疗技术，总结临床诊疗经验、制定诊疗技术操作规范、开展疗效评价、提高诊疗技术应用。围绕针灸在内科、外科、妇科、儿科、眼耳鼻喉科等专业领域中常见病、多发病和疑难病症的临床诊疗，遴选30个针灸特色诊疗项目，着眼提高针灸临床服务能力、形成优势病种针灸技术操作规范、开展优势病种针灸临床诊疗的疗效分析工作，强化临床病例资料的收集、总结和分析，建立并不断优化优势病种临床诊疗规范。加强对民间传统诊疗技术的挖掘、评估和应用。开展中医优势病种护理示范项目建设。面向中医急诊、儿科、推拿、皮肤、耳鼻喉、眼科等中医薄弱领域开展20个专科建设，支持改善专科设施设备，帮助提高临床诊疗水平、专科人才队伍培养和学术能力建设。

强化综合医院中医药工作和中西医临床协同。以全国中医药工作先进单位创建促进全市整体综合医院中医药工作。启动实施中西医临床协作试点，在25个二级以上综合医院开展中西医结合专项建设，将中医药技术和方法融入现代医学诊疗体系，提升综合医院中西医结合诊疗水平。

加强中药药事管理工作。继续强化中药饮片服务安全管理，在全市范围开展医疗机构中药饮片管理检查。推进中医医院中药制剂能力提升建设项目，加强医院中药制剂室建设，提高医疗机构中药制剂研制能力与水平。

（三）中医药健康服务业

"上海中医药国际服务贸易平台"（"海上中医"）是上海与商务部合作的重点项目之一，以医联网技术创新中医健康服务模式，打造中医药跨境服务大平台。上海市依托"海上中医"平台，建立数字化健康识别技术和数据管理平台，将中医理念与现代生物信息采集、分析技术相结合，探索中医适宜技术向服务产品转化和中医健康服务模式创新的技术路径。完成境外合作中心服务基地第一轮服务产品项目的人力资源培训课件，并在上海开展"海上中医"第一期人力资源培训工作，培训拟输出人才和海外基地当地从业人员10人。

加强中医药健康服务业国际合作。在"上海中医药国际服务贸易促进中心"增设"上海中医药健康服务国际合作中心"，在德国汉堡成立中医药海外服务中心，在阿联酋迪拜筹备成立"海上中医迪拜中心"的中医药国际合作和推广试点。开展以国际市场为导向的中医药服务贸易促进体系建设工作，建立中医药服务贸易统计系统。开展中医药健康旅游示范区（基地、项目）申报工作，首批15个单位参加申报。

参与上海市第四轮公共卫生体系建设行动计划，启动实施"中医药特色医养结合示范项目"建设，探索中医药参与、中西医结合，整合机构养老、社区养老和居家养老的有效途径。完善中医治未病养生保健服务技术与产品转化、应用与推广机制，开展治未病养生保健技术转化平台评估。实施"中医药参与临终关怀（舒缓疗护）"试点项目，推广耳穴、食疗、情志调摄、穴位注射等一批适用于临终关怀（舒缓疗护）的中医药适宜技术。

三、教育工作

继续探索不同层次、不同类型的师承教育模式和人才评价模式；开展各级各类中医药人才培养计划，进一步健全中医药人才培养和使用机制。

中医药高层次人才工作。开展第四届上海市名中医评选工作，评出29名中医临床专家为上海市名中医。新增选3名全国名老中医药专家传承工作室建设项目专家，1名全国基层名老中医药专家传承工作室建设项目专家。本市22名第三批全国优秀中医临床人才研修项目培养对象、8名中医药传承博士后结业。

加强中医药领军人才队伍建设。第一期海上名医经验传承高级研修班通过验收，来自上海市10家医院的30名医师结业。继续开展中医药学术共同体建设，打造一批高层次后备中医药青年人才，形成名老中医领衔，领军人才为主，后备中医药青年人才为继的上海中医药人才梯队。

完善中医住院医师规范化培训工作。2016年新招录中医规培生520名（其中中医全科62名），通过结业考核253名（其中中医全科82名）。加强规培师资建设，开设中医住院医师规培师资培训和中医全科医生师资培训各一期。完成2016年毕业中医临床专业硕士学习经历认定。接受国家中医药管理局组织的对本市规培工作的评估。

严格各类市级中医药人才培养项目。上海市杏林新星计划58名培养对象和上海市高级中西医结合人才培养项目20名培养对象结业，打造一支新的中医人才骨干队伍。

加强西医人员在职学习中医工作，新开西医学习中医在职培训班2期，结业2期，161名医生取得西学中证书。

推进中医药专业技术人员开展继续教育工作。加强本市中医药继续教育工作，2016年立项国家级中医药继续教育项目112项，比2015年增长21项；首次设立上海市级中医药继续教育项目，共立项52项。完成2016年度中医药人员年度学分审验和职称晋升审验工作。

四、中医药现代化创新

建立完善上海中医药创新发展体系。发挥上海市中医药研究院和龙华国家中医临床研究基地的作用，搭建面向全市全行业的中医药研究创新平台和第三方管理平台。进一步推进"智慧中医"建设。在加强龙华国家中医临床研究基地、曙光研究型中医院、浦东中医药综合改革试验区和中医药服务协同创新工作的基础上，发挥上海市中医药研究院作用，积极搭建面向全市全行业的中医药研究创新平台。龙华医院国家中医临床研究基地建设项目通过验收。

实施中医药科技创新专项，打造"智慧中医"。立项中医药信息化科技项目50项，充分发挥互联网技术、信息技术优势，切实惠及百姓健康，为打造"智慧中医"和创新中医药健康服务模式创造条件。开展市卫生计生委中医药科研课题招标，加强中医药基础研究，确定104项课题列入本次中医药科研计划。设立国家中医药管理局科技项目上海专项。针对中医药预防保健、临床、科研和产业、学术发展中具有鲜明行业特点、亟须解决的实际问题，经国家中医药管理局同意，设立国家中医药管理局科技项目上海专项19项，以吸引和组织更多优势资源，集中攻关，形成落地成果，为全国做出示范。推进海派中医流派基地建设，第一轮建设任务通过项目验收。完成本市承担的4个全国中医学术流派传承工作室建设任务。组织开展对中医药创新内涵建设项目的中期评估，对项目建设进展、工作成效进行全面督导。

五、中医药文化建设和对口合作

承办第二届中国－中东欧国家卫生部长论坛和第九届全球健康大会的中医药展览，展示中医药文化，受到来自世界各国与会代表的高度肯定。上海市中医药发展办公室联合文汇报，先后举办2期文汇中医文化讲堂，邀请施杞、徐建光等11位中医药专家举行专题讲座，讲堂内容在文汇报、央广网等十余家媒体播出。上海市崔松等4名专家被国家中医药管理局续聘为中医药文化巡讲专家。开展中医药旅游示范区（基地、项目）申报推荐工作，推荐本市浦东新区、徐汇区等参加申报。

积极开展对口支援，承办遵义市卫生计生委中医药管理人员培训班和云南省中医住院医师规范化培训师资培训班，顺利完成对口帮扶任务。

六、中医药国际化

继续推进"中国捷克中医中心"建设工作。习近平主席访问捷克期间，"支持中捷'中医中心'的不断建设和发展"被写入《中华人民共和国和捷克共和国关于建立战略伙伴关系的联合声明》，"中医中心"正式纳入中捷战略合作框架，成为我国卫生领域落实"一带一路"倡议的首个重点项目。在第二届中国－中东欧国家卫生部长论坛上，曙光医院与赫拉德茨·克拉洛韦大学医院、Aequa科学平台和剑桥大学签署《中医药研究合作备忘录》，开启"中医中心"在科研方面的合作。

开展中泰合作。根据上海市卫生计生委、泰国传统医学和替代医学发展部、补充和替代医学局共同签订的《中医发展研究合作备忘录》要求，2016年5月在上海举办第九届泰中国际学术研讨会，进一步增强双方在传统医学方面的合作。落实科技部国际合作司关于执行中泰政府间科技合作联委会第二十一次会议项目，由曙光医院接受泰国卫生部泰医和替代医学司派人来沪学习针刺麻醉相关工作，2016年接收泰国学生6名。

推进世界卫生组织国际疾病分类项目工作。承办世界卫生组织ICD－11传统医学章节编辑工作会议。继续加强中医药标准化工作，发挥上海在中医药标准化、国际化工作的优势，并围绕WHO传统医学战略规划，积极支持和推进"传统医学国际疾病分类研究与服务评价中心"工作，为在上海形成传统医学与WHO合作建设示范基地创造条件。

积极承担国家中医药合作专项任务。承担《中药标准国际化战略及关键技术研究项目》《中医药国际标准研制WHO ICD－11 Beta版传统医学章节测试数据衔接研究项目》《"海上中医"医疗健康跨境服务平台》《中医"一带一路"发展战略研究项目》等4项2015年度国家中医药管理局中医药合作专项结题。

七、党风廉政建设

认真学习贯彻党的十八届五中全会和习近平总书记系列重要讲话精神，深入开展"两学一做"专题教育活动，集中开展党风廉政教育专题学习和讨论。在2016年"两学一做"教育实践活动中，开展"六个一"系列活动，包括集中学习、红色参观、拜访前辈、联系基层、社区和医院志愿服务等多种形式。积极开展补缴党费工作，所有党员

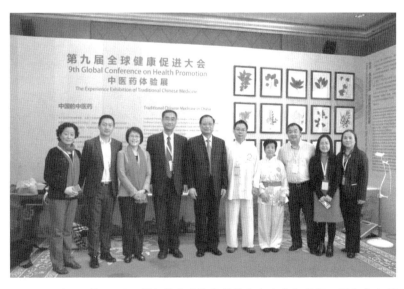

2016年11月20日，第九届全球健康促进大会在上海举行。图为参会领导与中医药非物质文化遗产传承人在中医药体验展区合影

主动核算和补缴。坚持将党的要求贯穿行政工作和推进事业发展全过程，谋实事、求实效、下基层、广纳言、重监管、严自律，努力以党建工作推进上海市中医药事业不断发展。

八、国家中医临床研究基地建设工作

（一）上海中医药大学附属龙华医院

1. 工作总结和规划

完成基地工作"十二五"规划总结评估和与基地"十三五"规划编制，建立骨退行性病变和恶性肿瘤两大重点病种的"十三五"研究规划，并将基地建设纳入上海市政府"十三五"发展规划和上海市中医药"十三五"发展规划。2016年9月，医院通过上海市组织的国家中医临床研究基地自评估验收，临床科研信息共享系统通过验收。11月，重点病种通过国家中医药管理局科技司验收。12月，医学伦理审查委员会通过验收，通过国家中医药管理局国家中医临床研究基地验收挂牌工作及2016年督导。

2. 管理机制

上海市国家中医临床研究基地领导小组坚持常态化管理。推进 JCI 评审筹备工作，改革质量绩效考核机制，推进多专科一体化诊疗，完善质控体系，调整医疗技术准入管理，加强信息化管理，优化医疗服务流程，扩大临床路径病种。截至2016年底，全院实施临床路径病种36个，入径人数共计2259例，较2015年同期，新增病种7个，入径人数增长31.87%。

完善基地科研评价考核奖励机制，修订"专职科研人员岗级考核制度""专职科研人员岗级工资标准"，对专职科研人员奖金分配设倾斜政策。设立特殊岗位专职科研人员岗位津贴制。设立专职科研人员专项奖励项目。

健全创新激励机制。实现预算执行全电子化监控，结合经济合同管理流程，加强医院内控管理。完善医院内部绩效考核方案。深化推进职代会制度建设，开展提案工作，2016年4月、12月分别召开2次职代会。

深化基地开放协作机制，引进技术及方案重点病种组9项，其他重点专科15项。收集并规范民间传统诊疗技术方法重点病种组8项，其他重点专科16项。推广中医诊疗技术和成果重点病种组7项，其他重点专科专病9项。

3. 主要成果

2016年获局级以上科研立项91项，立项资助总金额2626.05万元。其中国家级项目25项，其中国家自然科学基金项目立项24项，包括国际合作重点项目1项、面上项目7项、青年基金16项，科技部创新人才推进计划（重点领域创新团队）1项。省部级项目26项，局级项目37项。上海中医药大学附属龙华医院承担的2014～2016年上海市3年行动计划中医传承创新平台建设被列为国家中医药管理局项目。获得如下奖项：上海市科技进步奖一等奖1项（陈以平等）、上海市科技进步奖二等奖1项（邢练军等）；中华医学科技奖一等奖答辩1项（王拥军等）；华夏医学科技奖三等奖1项（胡兵等）；中国中西医结合学会科学技术奖二等奖1项（刘萍等）。

基地与境外31家单位签订长期合作协议，与马耳他中医诊疗中心搭建中医诊疗平台，获得国家科技部中美非政府间国际合作、国家自然科学基金重大国际合作、中央千人计划、上海市科委非政府间国际合作、上海市白玉兰科技人才基金等10项国际合作项目支持。

中标重点病种相关重大项目包括：上海申康医院发展中心临床科技创新项目任务《基于 CTC 检测中西医结合精准干预非小细胞肺癌术后的预后研究》；骨退行性病变重点病种相关基础及临床研究等。

承担国家中医药管理局中医信息化标准制修订工作5项：《名老中医典型病案共享数据库建设指南》《基于医学术语集的中医临床搜索引擎建设指南》《中医特色治疗项目信息分类与代码》《中医药综合统计信息基本数据集》《中医医院综合统计网络直报接口技术规范》。

发表学术论文400余篇，其中核心期刊200余篇；SCI 收录30余篇；参加学术会议交流150余篇；出版专著20余部。组织申请专利20项。其中申请国家发明专利15项，获得专利授权4项。

上海市中医药发展办公室与上海和黄药业有限公司签订战略合作框架协议，共同成为国家发明专利（专利号 ZL201110098128.2、ZL200910004167.4）的所有权人。继续关注已转让项目脑心多泰胶囊、双轻

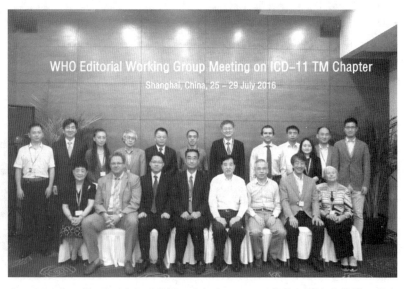

2016年7月25～29日，世界卫生组织 ICD–11 传统医学章节编辑工作会议在上海召开

颗粒、复方仙蓉颗粒等的审评和研发进展。推进复黄片项目Ⅱ期临床研究及质量标准提高等后续研发事宜。完成与常熟雷允上制药有限公司共同注册申请临床研究批文项目"双黄升白口服液"（受理号：CXZL 1500049）的答辩工作。

上海市"重中之重"临床医学中心 - 中医慢病（恶性肿瘤、骨退行性病变）防治中心和"重中之重"临床重点学科 - 中医脾胃病通过验收。2016 年 8 月 20 日，成立"顾氏外科流派"7 个优势病种诊治中心和首批全国中医学术流派传承工作室顾氏外科二级工作站。

肿瘤免疫实验室实现对循环肿瘤细胞平台（"CTC 平台"）的构建，形成针对 CTC 和免疫细胞的分子检测和二代测序，进而建设龙华医院的精准肿瘤中心。

4. 基地平台建设

临床科研信息共享系统数据软件、分析技术、端口建设。开展中医药研究伦理审查体系认证（CAP 认证），完成近百项临床试验初次审查，并完成既往项目复审、跟踪审查和结题工作。

研究型门诊、病房建设。优化临床科研流程，实行研究型门诊排班制度，每位研究者配备 12 名科研助理（由高年级研究生、科研护士担任）。研究者根据不同病种的纳入标准和排除标准，选择合适受试者进行临床科研随访。科研助理主要负责建立研究日志，填写病例观察表，预约受试者随访，指导受试者按时服药和接受检查，并针对不同病种进行保健宣教。

生物样本库和中心实验室建设。生物样本库总面积 120 平方米，其中 100 平方米为样本室，共放置 -86℃超低温冰箱 7 台、-20℃冰箱 2 台、4℃双门医用冷藏冰箱 1 台。室内安装大功率空调，冰箱 CO_2 紧急制冷装置、海尔冷链无线监控系统，对冰箱温度实时监测，实现温度异常时的电话报警；20 平方米为专用的体液标本处置室，用于样本信息录入、血液、尿液及其他体液标本处理、分装、核酸（DNA/RNA）提取、分子生物学及蛋白组学试验等。为确保样本处理工作顺利进行，特配置台式高速低温离心机、生物安全柜、纯水仪、高压灭菌器、电恒温仪、全自动核酸提取仪、荧光定量 PCR 仪、Luminex 液相芯片仪等，并安装海尔生物样本库资源管理信息系统，采用低温条形码标签技术，以确保动态储存、取用样本的准确性及样本二次加工的完成。中心实验室为每个进驻课题组提供通用实验室中央实验台，学生可以在专用实验台进行实验准备。2016 年度累计共有 31 个课题组进驻，其中 14 项课题为国家自然科学基金课题，3 项为省部级课题。形成实验室相关制度 18 项。开展系列实验教学培训与实训，2016 年共开展各类讲座 47 次。

提升创新人才和团队科研能力建设。建立基地与重点病种"十三五"发展规划；启动第一批龙医学者（育苗计划），立项 19 项，A 类 7 项，B 类 12 项，资助经费共计 130 万元。推进国家中医临床研究基地业务建设科研专项课题，对第一批 10 项课题，600 万元经费，进行结题材料的督查与经费执行查验。对第二批 20 项课题（基地内 16 项，外基地 4 项），进行项目启动、经费划拨（600 万元）和匹配（48 万元）。完成对基地龙医团队、龙医学者第三、四、五批的中期及结题验收工作，予通过项目颁发验收证书。第一批龙医创新团队经流程设立项目 1 支，资助经费 120 万元。对各级各类人才培养计划人员积极做好过程管理工作，定期督查，促进计划有效落实，推进青年人才快速成长。截至 2016 年底，培养各级各类人才培养对象 253 名，培养团队 2 个。培养国家级人才 27 名，省市级人才 119 名，校级人才 20 名，校级团队 3 个，院级人才 58 名；培养项目分别有全国中医护理骨干人才培训项目（国家中医药管理局），上海"千人计划"，上海市卫生计生委第二期西医学习中医在职培训班，上海市中医药领军人才建设项目学术共同体，第二、三批上海市青年医师资助计划，首批及第二批上海市青年护理

人才培养资助计划，龙华医院第三批中青年名中医培养，龙华医院首批后备学科（学术）带头人等。

高水平基地协作平台。上海市中医药发展办公室与中国中医科学院合作开展中医临床科研信息共享系统，通过对原有平台的引进、吸收及不断完善，已完成与医院系统对接，同时更新及优化数据模板、术语规范、质量控制模块，且嵌入相关量表。在肿瘤科、骨伤科上线运行临床科研信息共享系统，采集临床病历信息。

质量管理平台。成立质量与安全管理委员会，依托质量控制办公室与 GCP 两部门，形成完备的临床医疗质量与安全管理制度、安全生产可控性实施方案及药物临床试验质量控制制度，并对医疗临床、科学研究、生产安全形成实时监控。截至 2016 年底，临床检验科质控已获得 ISO15189 认证，GCP 已获得 ISO17025 认证。

重点实验室平台。截至 2016 年底，拥有省部共建教育部重点实验室 1 个，国家中医药管理局重点研究室 2 个，国家中医药管理局三级实验室 5 个，上海市中医老年病医学研究所、上海中医药大学研究所 4 个。不断促进建筑设施、仪器设备、技术队伍与科学管理的协调发展，实行资源共享，提高运作效率和建设成效，使之成为高水平基础研究和应用基础研究、聚集和培养优秀科技人才、开展高水平学术交流、科研装备先进的重要基地。

医院制剂、中药新药研发平台。截至 2016 年底，龙华医院制剂与中药新药研发平台面积 3500 平方米，符合国家卫生计生委、国家中医药管理局联合颁布的《医院中药房基本标准》，医院制剂共计 103 种。配制品种包括颗粒剂、片剂、栓剂、胶囊剂、溶液剂、滴鼻剂、滴耳剂、合剂、洗剂、涂剂、软膏剂、乳剂、搽剂等。

国家药物临床试验平台。基地是国家卫生计生委首批中药临床药理基地，通过国家食品药品监管总局国家药物临床试验机构资格认

定，截至 2016 年底，共有包括中医肿瘤、中医骨伤、中医外科、中医肾病、中医泌尿、中医风湿、中医肛肠、中医呼吸、中医神经内科、中医内分泌（糖尿病）、中医消化、中医心血管在内的 12 个专业及 I 期临床研究室开展 I～Ⅳ期药物临床试验工作，形成一支包括医学伦理、临床试验管理、临床评价、统计分析在内的高水平临床研究团队。

临床理化检验中心平台。检验科通过 ISO15189 认证，2016 年完成检验仪器和检验项目的量值溯源和性能验证。

继续做好名中医传承研究平台、知识产权保护平台、动物实验平台、I 期临床试验研究室平台建设。

（二）上海中医药大学附属曙光医院

1. 体制机制建设

一是完善组织管理构架。进一步完善科研、人才、绩效等配套制度，主要包括：建立首席专家制；科研人员管理、保障和激励机制；科研人员绩效考核机制；科研项目管理制度；科研经费管理制度等完善的科研管理制度。举行一系列调研论证会，广泛听取专家意见和建议。

二是设立研究型中医医院体制机制研究子课题。通过公开招标方式，由各个职能部门针对研究型医院建设过程中需要完善、改进和突破的体制制度进行研究探讨，共设立 45 项体制机制子课题。截至 2016年已发表相关体制论文 32 篇。

三是申报中华中医药学会政策技术奖。总结 6 大方面体制机制经验，成功申报中华中医药学会政策技术奖，包括体制机制建设——建立与研究型医院相适应的管理机制；平台建设——创建和完善中医信息学、GCP、伦理等平台；学科建设——提升重点学科影响力，以点带面共发展；特色学科建设——抓特色诊疗技术促进中医国际化；中医传统建设——建立中医流派传承基地；标准化建设——加强中医药标准化平台。

2. 综合服务平台建设

中医药抗脏器纤维化国家级重点实验室（筹）结合上海市中医临床实验室建设，成立 2 个专家咨询组；依托"十二五"重大专项，重点推进在研重大项目工作。

中医临床实验室开展中医学特征的生物样本库和数据平台建设。截至 2016 年底，已初步完成生物标本采集技术规范（SOP）及数据库建立指南建立，购置生物样本专用超低温冰箱、冷链监控、标签打印及样本库信息管理系统，建立生物样本信息库整体解决方案和耗材解决方案，并通过伦理审核。截至 2016年底，在库样本 7000 余份，其中慢性肝病血清 2000 份，组织 700 份，尿液 1500 份，粪便 1000 份。样本库运行将按照协会相关规定，规范管理生物样本出入库，完善取材、处理、运输、储藏及质量控制标准，完善生物样本信息库相关制度建设。

研究型中医医院标准化智能信息平台建设。已出版国家标准《电子病历基本数据集》WS445.11—2014；共享系统已在全院临床科室应用；已建立规范，开展慢性乙型肝炎病种的信息采集分析、数据挖掘工作；新建成抗生素管理、处方点评、合理用药系统；建立移动医疗服务；重点病种专家临床辅助决策系统全面应用。信息平台获 2015年度上海市科技进步二等奖。

产学研一体化平台建设入选上海知识产权局"上海市专利试点单位"，计划申报 2017 年度上海市专利示范单位。2016 年已授权专利 21项，培养专利工程师 1 名。上海市中医药发展办公室与扬子江药业、江西济民药业、鲁南制药签订产学研战略合作。2014 年完成鹿红颗粒成果转化，2015 年健脾解毒颗粒技术转让。梳理医院院内制剂 20 项，对企业进行重点宣传、推广、研发。

中医医疗服务评估平台建设。搭建国家中医重点专科建设监测指标直报系统，组织开展国家中医重点专科建设监测直报工作培训，运用直报系统采集全国 27 个专业重点专科数据，通过统计分析，评估重点专科建设情况。建立中医药数据申报网站，专用网址在国家互联网备案管理支撑中心备案。该网站整合原有基层医疗卫生机构中医医疗管理监测网络直报系统、中医类医院中医医疗管理网络直报系统和新建的国家中医重点专科建设监测指标直报系统。申请软件著作权 1 项。

3. 创新性研究团队和领军人才建设

以高层次研究型人才为研究型医院发展的第一资源和主要支撑，推进领军人才和学术人才梯队建设。一是曙光领军人才培养。在支持原有 PI 的基础上，新培养一批高学历、高知识、高技术、会管理的学科带头人 8 名，最终培养标志性人才 12名。二是曙光高级技术人才培养。培养具有一技之长的实用人才，包括实验技术人才 20 名，临床技术人才 10 名，教学人才 10 名。三是曙光创新研究团队。培养优势学科创新团队，带领学科团队完成重大项目、重大科学问题研究解决、引领学科发展，主要支持内分泌团队、肾内科团队、心血管团队、肛肠科团队及影像医学团队。四是针对高层次人才、新兴学科人才、医院紧缺人才、学科断层人才予以引进。

4. 综合成效

形成长效运行机制。继续发挥"研究型中医医院建设领导小组"作用，在上海市中医药发展办公室和医院配套经费支持下，顺利推进相关工作。医院修订并实施《各级职称岗位人员年度考核标准》《科研人员考核条例》《人才培养发展基金管理条例》《高层次人才专项培训实施细则》等。2016 年医院引进专家 2名。2016 年，《上海中医药杂志》设立研究型中医医院建设增刊，刊登研究型医院机制体制建设文章。《在中国中医药报》《健康报》《中国医院管理》等多家专业媒体发表相关文章 350 余篇，有效扩大社会影响力。

综合实力持续提高。2016 年，出院病人 6.8 万人次（2015 年 6.5 万人次），年门诊量 340 万人次（2015 年321 万人次）。患者来自全国及世界各地，自费病人占40%以上。依托本院承担的国家"863"课题"中医药信息化平台建设"，截至2016年底，该平台已推广至全院临床科室应用。全院有正高职称123人，博士学位156人，硕士学位276人，医院科研专业水平显著提高。医院外派出国123人，从国外著名大学及研究机构留学归国者20人，知识结构和研发能力显著提升。核心期刊发表论文644篇，SCI收录58篇，SCI 211.342分，最高分为14.95。2016年获科研项目255项，其中国家级科研项目30项，省部级37项，局级166项，总经费10117.76元。获科技奖15项，其中省部级科技奖励8项。加强院内制剂及经典方的开发与研究，如当归止痒合剂和茵陈蒿片开始投入临床研究。

重点病种建设情况。2016年，上海中医药大学附属曙光医院国家中医临床基地重点病种完成国家中医药管理局验收。基地长期坚持以"中医药防治肝纤维化与肝硬化""中医药防治慢性病毒性肝炎"为主攻方向。肝病学科顺利推进承担的5项科技重大专项，以及在研国家自然科学基金。新中标国家自然科学基金12项，其中新中标重点项目1项。获得省部级科技成果奖2项。新药研发（过程中）3项。肝病重点病种新发表SCI论文25篇。在国内核心期刊发表论文72篇。重点病种负责人获各级科技进步奖3项，其中省部级2项。上海市中医药发展办公室与扬子江药业集团合作开展茵陈蒿片新药临床前研究，现已开展进入药理、药效、毒理等研究，预期目标为获得该新药临床批件。

（曹莉）

【江苏省2016年中医药工作概况】
一、概述

2016年，江苏省委、省政府高度重视中医药事业发展，将中医药纳入经济社会发展战略全局，统筹规划，重点部署，积极研究出台有利于中医药发展的政策措施，为充分发挥中医药特色优势、提升中医药综合服务能力，创造良好的发展环境。一是认真贯彻落实全国卫生与健康大会重要精神。2016年8月22日，江苏省委召开领导干部会议，传达学习全国卫生与健康大会精神，省委书记李强主持会议并讲话，副省长张雷传达习近平总书记、李克强总理在全国卫生与健康大会上的重要讲话精神和大会精神。省长石泰峰、省政协主席张连珍出席会议。省委书记李强对江苏省卫生与健康事业发展、中医药事业发展提出明确要求。二是认真贯彻落实《中医药发展战略规划纲要（2016～2030年)》《中医药健康服务发展规划（2015～2020年)》。结合实际，研究制订《江苏省中医药发展战略规划（2016～2030年)》《江苏省中医药健康服务发展规划（2016～2020年)》，省政府原则同意以省政府名义印发上述2个规划。三是省政府连续多年将中医药工作列入为民办实事重点任务，列入省政府"十大主要任务、百项重点工作"，进一步加大中医药工作推进力度，有力促进中医药事业健康发展。

二、医改中医药工作

认真贯彻国家中医药管理局医改决策部署，积极推动综合医改试点各项政策措施落实，印发《关于切实加强医改中医药工作的意见》，实施医改中医药工作监测制度，医改中医药工作取得阶段性成效。一是完善医改推进机制。江苏省委省政府将2016年确定为推进医改突破年和落实年，2位主要领导亲自召开省深化医改领导小组会议，多次召开专题会议研究部署重点工作。江苏省人民政府与各市人民政府签订年度医改目标管理责任书。江苏省中医药局主要领导任省医改领导小组成员，同时分管医改工作，出台《关于切实加强医改中医药工作的意见》。13个设区市均召开2016年医改工作部署推进会，签订医改工作目标责任书。加大财政投入，2015年省级一般公共预算医疗卫生支出比2014年增长22.1%，2016年比2015年增长22.3%，大大超过省级一般公共预算收入增幅。城市公立中医院医药价格改革因药品零差率销售减少的收入，由各级政府财政补偿。南京、无锡等10个设区市将公立中医院债务纳入政府化债平台。二是加大体系建设力度。提高基层中医药服务能力。组织实施422个国家级基层医疗卫生机构中医综合诊疗区（中医馆）项目，建成124个中医药特色社区卫生服务中心、156个乡镇卫生院示范中医科，60个基层医疗卫生机构中医特色专科，培养一批"下得去、留得住、用得上"的基层中医药人才。所有县级中医院全部达到二级甲等标准，其中有17家达到三级乙等标准。全省97.0%的基层医疗卫生机构能够提供中医药服务，各基层医疗机构中医诊疗区全部实现信息化管理和应用。强化医联体建设。全省共建有医联体180个，其中城市区域性中医医联体39个，以中医医院为主的县乡村一体化医联体45个，所有基层机构均与上级医院建立双向转诊绿色通道，基层诊疗人次占诊疗总数的60.0%。创新中医药服务模式。2016年7月，江苏省人民政府在淮安召开全省分级诊疗制度建设暨家庭医生签约服务推进会，江苏省中医药局出台《关于加强中医药健康服务在慢病管理和健康养老等方面工作的意见》，加大中医签约服务力度，将基层中医药服务与居家养老结合起来，推动各地做好中医分级诊疗试点，近半数地区对分级服务项目给予医保支付政策倾斜。三是落实好人事编制和薪酬改革试点。积极推进公立中医院人员编制备案管理，苏州和新沂、启东、建湖等1个设区市、3个县（市）启动编制备案管理。镇江市中医院建立绩效考核评价制度，完善院长年薪制，根据考核结果，医院在年初核定的绩效工资总量基础上适当上浮或下降不超过15.0%的绩效工资总量内考核发放。2016年，国家卫生计生委副主任、国家中医药管理局局长王国强率队分别于6月、9月来江苏专题调研医改中医药工作，国家中医药管理局医改办、医政司先后3次来江苏调研综合医改试点工作、基层中医药工作，对江苏医改中医药工作给予高度评价。

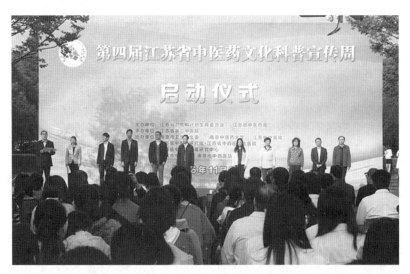

2016 年 11 月 6 日，第四届江苏省中医药文化科普宣传周启动仪式在江苏南京举行

三、中医药事业发展规划

一是积极推动中医药融入"大健康"。将中医药事业发展融入卫生与健康事业发展大局，研究拟订《江苏省"十三五"卫生与健康暨现代医疗卫生体系建设规划》及其他相关专项规划中医药部分内容，在"大健康"背景下，努力发挥中医药特色优势，推动中医药全面协调可持续发展。二是做好《江苏省中医药事业发展"十三五"规划》编制工作。在全面总结江苏省中医药事业发展"十二五"规划执行情况基础上，积极开展调查研究，研究制订《江苏省中医药事业发展"十三五"规划》，并与江苏省发展改革委联合印发。

四、中医药综合服务能力

一是推动中医医疗机构建设发展。江苏省中医药局配合江苏省发展改革委建立"十三五"医疗卫生计生领域（中医部分）建设项目储备库及做好 2016 年和 2017 年卫生计生中央投资建设项目申报工作。有 1 家县级中医院列入 2016 年第一批中央预算内投资计划，获中央预算内投资 1800 万元。加强省直中医单位基本建设指导。二是提升中医药服务能力。继续实施全省三级中医院医疗设备标准化建设项目、国医大师学术经验传承研究室建设、中医药科技能力建设、省中医药数据中心建设项目。继续推动中医院信息系统基础设施建设。三是做好基层中医药工作先进单位创建工作。徐州市铜山区等 17 个区（县）获得"全国基层中医药工作先进单位"荣誉称号。常州市等 4 个地区通过国家级复核，继续保持荣誉称号。组织完成 2016 年度期满的 4 个全国基层中医药工作先进单位复核工作。组织完成 5 个省级基层中医药工作先进单位评估工作。

五、中医医疗机构内涵建设

一是开展大型中医医院巡查。按照年度计划完成对南京市中医院等 6 所中医（中西医结合）医院的巡查工作。二是加强中医重点专科建设管理。完成"十二五"75 个省级中医重点专科验收评估工作。加强国家级中医重点专科建设，按要求完成年度病案首页监测工作。三是积极应对突发公共卫生事件。中医药系统积极救治阜宁县、射阳县特大灾害伤员，盐城市中医医疗机构共收治 160 名伤员，占全省收治伤员的 19.0%。制定印发《关于在防治重大疑难疾病和传染病中进一步发挥中医药作用的意见》。四是建立健全中医药服务监管机制。强化中医药机构和人员监管。对全省各级各类医疗机构开展中药饮片管理专项检查工作，并接受国家中医药管理局督查。江苏省中医药局与省卫生计生委医政医管处共同开展医疗机构高值耗材专项检查，进一步强化依法执业环境。下放部分中医类行政许可事项。完成 2016 年传统医学师承人员考核工作。协助做好年度中医类别执业医师资格实践技能和理论考试，完成国家中医类别执业医师考试基地（苏州市）初评工作。严格中医机构医疗技术管理。五是加强综合医院中医药工作。组织完成 2016 年度全国综合医院中

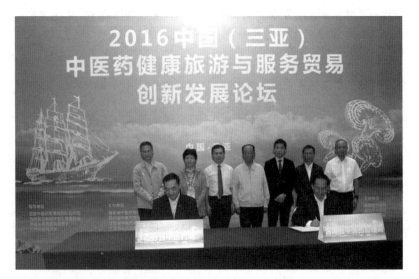

2016 年 12 月 9 日，2016 中国（三亚）中医药健康旅游与服务贸易创新发展论坛在海南三亚召开。江苏省卫生计生委巡视员陈亦江与海南省卫生计生委副主任、海南省中医药管理局局长吴明签署《江苏省中医药局、海南省中医药管理局加强中医药战略合作框架协议》

医药示范单位评估工作。

六、中医药人才队伍建设

根据国家中医药管理局文件要求，江苏省中医药局联合省人力资源社会保障厅、省卫生计生委，认真做好国医大师、全国名中医省级评选推荐工作。2016年，评选确定10名国医名师、29名全国中医优秀临床人才、21名全国中医护理骨干人才、57名省优秀中青年中医临床人才、100名省基层优秀中医临床人才完成培养计划，顺利结业。配合做好农村订单定向医学生免费培养工作，完成第五批全国老中医药专家学术经验继承工作结业考核和继承人临床医学（中医师承）专业学位授予工作，80位继承人通过考核，其中14人获得博士学位、30人获得硕士学位。5个全国中医学术流派传承工作室、8个全国和30个省级名老中医药专家传承工作室通过验收，新建名老中医药专家传承工作室40个。加强中医院高层次管理干部和中医药文化建设与信息宣传人才培训，举办2016年中医院院长培训班、中医药文化建设和信息宣传工作培训班，提高医院管理者领导能力和中医药文化宣传工作水平。

七、中医药科研创新

扎实推进中医药科技创新。完成11个国家中医药管理局中医药重点研究室年度考核工作，指导研究室制订"十三五"工作规划。新增国家中医药管理局中医药重点研究室1个、省级中医康复示范中心1个。国家中医临床研究基地通过阶段性建设验收，中药特色炮制基地建设进展顺利。组织实施中医药重点科研专项。推进中医药古籍整理、中医药传统知识调查和中药资源普查试点工作，编制江苏省中医药传统知识保护名录。获国家中药标准化建设项目10个，总经费5000万元。加强中医药教协同工作。建立中医住院医师规范化培训政策和制度，强化过程管理，探索改进考试考核方式，完善激励与约束机制。受国家中医药管理局委托，牵头制订《中医住院医师规范化培训基地评估标准和评估实施方案》。江苏省

中医药局联合省相关部门制定《住院医师规范化培训学员人事管理办法（试行）》，印发《中医住院医师规范化培训跟师学习暂行规定》。江苏省中医药局会同省教育厅和有关高校，研究制定专业学位研究生教育与住院医师规范化培训相衔接的政策，妥善解决政策实施过程中各种矛盾和问题。完成1714人中医住院医师规范化培训结业考试工作，新招录学员1636人。支持南京中医药大学落实省局共建协议，试点开展"5+3"为主体的中医临床人才培养模式改革，指导高等职业院校中医药相关专业建设与改革。

八、中医药文化发展

一是连续第6年组织开展"中医药就在你身边"中医药文化科普巡讲活动，组织中医药专家深入基层，来到百姓家门口举办中医药文化科普讲座。全省13个省辖市全面组织开展巡讲活动，市县区覆盖率达到100%。第六届巡讲活动共举办中医药健康讲座1469场次，超额完成原定计划的46.9%，派出中医药文化科普工作人员1771人次，发放宣传资料58.02万份，设置宣传展板4725块，媒体报道425篇次，直接受益群众17.1万人次。各地还积极利用新媒介开展中医药健康讲座，共举办网上讲座251期，电视讲座92期，传播覆盖面更加广泛深入。二是组织开展第四届江苏省中医药文化科普宣传周活动。宣传周活动期间，共有562家机构参与活动的组织实施工作，派出医生3038人次（其中中医医师2005人次）、护理人员1058人次、志愿者1600人次，发放宣传资料36.26万份，设置宣传展板2924块，媒体报道288篇次，直接受益群众30.02万人次。三是"中医药就在你身边"中医药文化科普丛书（含学生知识读本、文职工作者健康读本、教育工作者健康读本、户外工作者健康读本）印制完成，免费发放给市民，帮助居民树立健康生活理念，提升居民健康素养。该套丛书被评为第二十九届华东地区科技出版社优秀科技图书二等奖、2016年江苏省优秀科普作品。

四是推动中医药文化宣传教育基地、中医机构文化建设，印发《省中医药局关于进一步加强江苏省中医药文化宣传教育基地建设管理的通知》，进一步加强中医药文化基地规范管理。开展省级中医药文化基地评审。南通中医药文化博物馆开馆。五是积极组织申报国家级中医药健康旅游示范区、基地（项目）。

九、中医药落实"一带一路"倡议

2016年6月，第二届中国–中东欧国家卫生部长论坛在江苏苏州举办。江苏省卫生计生委巡视员陈亦江在会上发表题为《江苏中医药——传统医学的一颗明珠》演讲，向与会代表介绍江苏中医药的发展成就与特色亮点。为促进中医药在泰国的发展，2016年，陈亦江连续2次会见来访的泰国传统医药协会代表团，双方就加强传统医药健康服务合作进行交流，并就落实相关合作初步达成一致意见。陈亦江与来访的香港中药业协会理事长黄光辉一行举行会谈。认真做好国家中医药管理局中医药国际合作专项项目验收工作。组织专家对由江苏省中医院承建的"中国–法国巴黎中医中心"和由南京中医药大学承建的"中国–澳大利亚中医中心"进行评审，2个建设项目均完成建设任务并通过验收。推动中法、中澳中医中心建设，是江苏中医药落实"一带一路"倡议、推动中医药在欧洲、大洋洲等地区传播发展的重要举措，对提升江苏中医药国际影响力具有积极的促进作用。

（张小凡）

【浙江省2016年中医药工作概况】

一、政策机制

认真贯彻国务院《中医药发展战略规划纲要（2016～2030年）》精神，制订浙江省贯彻落实《中医药发展战略规划纲要（2016～2030年）》实施方案，编制《浙江省中医药事业发展"十三五"规划》。贯彻落实国务院文件精神，成立由省政府主导的中医药工作部门联席会议制度。整合中医药信息监测、成果

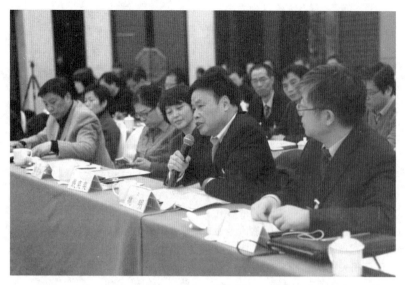

2016 年 1 月 26 日，浙江省政协在十一届四次全体会议期间举行第十八次"浙江政协·民生论坛"，代表们围绕"发展浙江省中医药产业"协商建言

推广、新闻宣传的人力资源，组建浙江省中医药发展研究中心。

二、中医改革

优质中医医疗资源下沉力度加大，17 家省、市级中医院与 71 家县级医院建立双下沉长效机制，呈现出全面托管或重点托管、学科帮扶的局面。鼓励医师多点执业，推动人才双向交流。全省中医医疗自助服务系统、网上中医院 APP 和预约诊疗服务平台等应用普遍推广，省中医院构建"中医云"，实现联合体内医疗资源优势共享。宁波市中医院创新中医医疗服务模式，设立中医综合治疗室，成为全国中医诊疗模式创新试点单位。继续开展中药饮片帖均费用控制和监测，全省公立医院中药饮片每帖费用保持在 30 元左右。开展中医药项目督查评估，对 30 个中央和省级中医药资金项目开展实地检查，以查促建，确保项目如期完成。

三、综合能力

大型中医医院巡查常态化，先后对省立同德医院、省新华医院以及温州、嘉兴、金华、台州等地 16 家三级中医医院开展巡查，提高医院制度化、规范化、标准化水平，促进中医药特色优势发挥。加强中医院标准化建设，温州市中西医结合医院、安吉县中医院、常山县中

医院列入 2016 年中央投资项目，争取建设资金 6650 万元。成立国家中医医疗救治应急医疗分队，开展应急救治模拟演练和培训。组织中医护理管理质量检查，举办全省中医护理综合技能竞赛。强化综合医院、妇幼保健机构中医药工作，3 家单位通过全国综合医院、妇幼保健机构中医药工作示范单位验收，综合医院、妇幼保健机构中医药工作走在全国前列。

坚持"中医基层化、基层中医化"，开展基层医疗卫生机构中医馆建设，146 家纳入国家资金支持的基层中医馆已建设完工；在基层中医馆开展健康信息平台项目试点，构建中医馆健康信息云平台，方便居民中医药需求；开展全国基层中医药工作先进单位复审工作，杭州市上城区、江干区、慈溪市、温岭市通过全国基层中医药工作先进单位复审。加强基层医疗卫生机构中医药健康管理工作，0～3 岁儿童和 65 岁以上老年人中医药健康管理率超过国家规定 50% 的目标值。

四、科技创新

中医药科技创新和成果转化成效明显，参麦注射液、康莱特注射液 2 个品种获批国家发展改革委、国家中医药管理局开展的国家中药标准化建设项目；新增省部级以上

课题 20 余项，争取科研资金 3000 余万元；2016 年省中医药科技计划立项 333 项，18 项中医药成果获省科学技术奖，77 项成果获省中医药科学技术奖。中医临床研究基地建设能力增强，浙江省中医院国家中医临床研究基地（血液病基地）通过专家组评估，伦理委员会通过国家 GAP 认证；巩固发展肾病中西医结合领域优势，在浙江省人民医院建立省中西医结合肾脏病重点实验室；6 个中医药重点研究室建设进展顺利，其中铁皮石斛研究室新品繁殖选育相关成果有效促进铁皮石斛产业发展，企业产值超亿元。

五、人才队伍

着眼中医药治理体系和治理能力现代化，在省委党校组织全省 96 家公立中医医院院长为期 1 个月的脱产培训，举办医疗质量管理培训班，提高医院管理人员职业化管理素养和能力水平。浙江中医药大学范永升、浙江省中山医院范炳华 2 位教授获"全国中医药高等学校教学名师"荣誉称号。就中医药事业发展听取名中医意见建议，汇编《名中医谈发展中医》。对省内 12 个全国名中医工作室、4 个全国中医流派工作室、43 个省级名中医工作室进行验收，培养一大批高层次中医药人才；新增全国名中医工作室 9 个、全国基层名中医工作室 4 个。全省现有全国名中医工作室 49 个、全国基层名中医工作室 14 个，数量位居全国前列。举办全省中医儿科培训班。重视中医住院医师规范化培训工作，抽查 2 家国家中医住院医师规范化培训基地通过国家检查组检查和考核。

六、健康服务业

向国家旅游局、国家中医药管理局推选桐庐县、磐安县、遂昌县 3 个县创建中医药健康旅游示范区，慈溪鸣鹤古镇等 10 个单位创建旅游示范基地，桐庐中医药健康养生产业园等 10 个单位创建旅游示范项目，评审确定 17 家单位为省中医药文化养生旅游示范基地。推进中医药特色小镇和特色街区建设，培育药膳产业，打造磐安药膳特色品牌。推

动浙江省中药院内制剂发展，出台《促进中药院内制剂发展的意见》。支持中药配方颗粒研究、生产和使用，开展中药配方颗粒科研专项年度评估，启动后备单位复评；有序推进第四次中药资源普查试点工作。浙江省中医药健康服务工作与中医基层化，分别在 2016 年全国中医药管理局局长会议及年中中医药工作会议上做典型经验介绍。推动中医药海外发展，组织相关单位参加首届中国－南非高技术展示交流会，浙江中医药大学在葡萄牙设立中医孔子学院。

七、文化建设

将中医药文化知识纳入浙江省小学义务教育课程，组织专家编写《中医药与健康》（上、下册）小学教材。创新中医药文化传播方式，开通官方微信公众号"浙江中医药"，继续开设《养生大国医》栏目；开展远教专家基层行活动，组织省级中医院党员专家赴磐安、开化、景宁进行红心义诊、红心讲座、红心帮扶活动。

（陈良敏）

【安徽省 2016 年中医药工作概况】

一、完善中医药发展的政策机制

建立健全中医药领导协调机制。安徽省人民政府办公厅发文建立由省政府领导同志担任召集人、省直 35 个部门和单位负责人为成员的安徽省中医药工作联席会议制度，统筹协调解决中医药改革发展的重大政策和关键问题。同时，推动各地建立相应的工作协调机制，完善中医药管理体系。

贯彻落实国务院《中医药发展战略规划纲要（2016～2030 年）》（以下简称《纲要》）。部署全省卫生及中医药系统学习贯彻《纲要》的工作；举办全省中医医院院长培训班，邀请国家中医药管理局有关负责人对《纲要》进行权威解读；在充分调研和论证的基础上，组织起草《安徽省贯彻〈中医药发展战略规划纲要（2016～2030 年）〉实施意见》，并由省政府办公厅印发实施。根据国家《中医药发展

"十三五"规划》和《安徽省"十三五"卫生和计划生育事业发展规划》，完成《安徽省中医药发展"十三五"规划》编制工作。

二、积极推进中医药重点领域改革

开展中医药适宜技术和优势病种支付方式改革试点。2016 年 5 月，安徽省印发《安徽省中医药适宜技术和优势病种支付方式改革试点工作实施方案》，在多轮比对筛选、专家多次论证基础上，遴选出 13 项中医药适宜技术及其对应的 15 个门诊病种、10 个中医住院优势病种在 38 个县于 8 月正式启动改革试点。据统计，截至 2016 年 11 月底，试点县中医医院腰疼、项痹等 5 个门诊病种有 1023 例患者受益，医疗费用总额 173.4 万元，基金支付 118 万元，平均基金支付比例 68.0%；个人支付 69 万元，个人支付比例 39.7%。住院 10 个优势病种，共有 5892 人受益，医疗费用总额 2210.7 万元，基金支付 1816.7 万元，平均基金支付比例 82.2%；个人支付 583.5 万元，个人支付比例 26.4%。

创新中医优势病种健康管理模式。推进安徽省糖尿病中医药健康管理联盟建设，截至 2016 年底，糖尿病中医药健康管理云平台纳入病例 101582 例，有效管理糖尿病患者

近 10 万人次。2016 年主要开展 3 方面工作。一是通过开展义诊、专家讲座及糖尿病教育活动，共筛查基层群众 136840 人次。对筛查人群开展具有中医特色的糖尿病健康教育 300 余场。二是开展糖尿病健康管理联盟成员单位培训。培养 200 名糖尿病专业人才、1000 名社区医生，并培养一批糖尿病专科护士。三是自主研发中医糖尿病自助监测健康管理系统、糖尿病风险中医预测系统、糖尿病中医养生音乐疗法仪。获得"眼部雾化"等 7 项专利并在联盟内部推广。编印《糖尿病社区健康教育》《糖尿病饮食与运动疗法》等资料 12 本，在联盟内部推广学习。

开展"县中医院医疗服务共同体"试点。支持各试点县县级中医医院参与县域医共体组建工作，在医共体建设中重视发挥中医药简便验廉的优势。在 2015 年 13 个县中医院医共体的基础上，2016 年新增 25 个县中医医院医共体，合计 38 个县中医医院医共体，覆盖参合人口 1156.5 万，占新农合总人数的 22.5%。2016 年，医共体试点县县外住院病人数分别同比减少 11.9% 和 8.2%（2015 年 15 个，2016 年 25 个），县内住院病人数分别同比提高 11.1% 和 12.1%。40 个试点县住院总费用减少 6.38 亿元，新农合资金

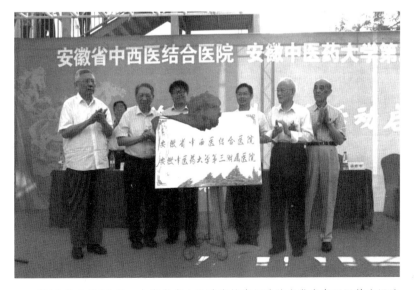

2016 年 6 月 26 日，由安徽省人民政府批准组建的安徽省中西医结合医院暨安徽中医药大学第三附属医院正式开诊

支出减少4.02亿元，农民个人负担减轻2.36亿元。

推进基于中医临床路径管理的单病种付费改革。在天长市、庐江县、太和县3所中医院开展实施性临床路径管理试点基础上，筛选中医优势病种制定100个病种的实施性临床路径在县级中医医院施行，实行单病种付费，单病种付费高于正常报销比例。2016年1～11月，3个示范县入径病例43011例，完成病例28630例，完成率达66.7%。持续推进中医重点专科临床路径管理，截至2016年11月，全省21个专科97个病种，入径病例数15820例，完成病例数11289例，完成率71.4%。

创新中医药服务模式。安徽省各级公立中医医院在同步推进公立医院管理体制和运行机制改革同时，积极探索公立中医医院运行机制和服务模式改革。安徽省泰和中医药集团总投资2.6亿元、建筑面积10.5万平方米、设置床位1000张的界首中医院已经投入使用，颍上县中医院也纳入该集团管理。该集团已形成"四院四公司"格局。安徽省中医院与亳州市华佗中医院、长丰县中医院建立紧密型医联体，并与有关单位合作开展新安国医馆项目。芜湖市中医医院被列入国家中医药管理局创新中医诊疗模式试点单位，并于2016年3月成立芜湖市中医药集团，有效整合医疗资源，发挥中医药特色优势。铜陵市成立公共中药房，推进基层中药"三保"工程（保证中药材质量、保证中药饮片与炮制质量、保证中药产品与制剂质量）。安徽省针灸医院、马鞍山市中医院与英国、德国等有关机构合作，探索中西医结合康复医疗服务新模式。

三、提升中医药服务能力

加强省级重点中医专科专病建设。制定"十二五"省级重点中医专科专病评估验收细则，完成省"十二五"198省级重点中医专科专病评估验收工作；制订安徽省"十三五"省级中医重点专科专病建设项目评审方案，组织申报和评审工作，全省共申报229个重点专科专病，根据专家评审结果，经研究，确定"十三五"期间重点建设110个省级重点专科专病，其中重点专科65个，专病22个，特色专科23个。

推进基层中医药服务能力提升工程。根据国家中医药管理局等5部门统一部署，启动基层中医药服务能力提升工程"十三五"行动计划，出台《安徽省基层中医药服务能力提升工程"十三五"行动计划》。切实加强基层中医馆建设，2016年国家项目重点支持197个、省级专项经费重点支持50个基层中医馆建设，并对贫困县倾斜。在城市中医医院对口支援基层中医药工作的基础上，启动三级中医院百名专家和基层中医药骨干1对1结对帮扶活动，制订实施方案。积极开展全国基层中医药工作先进单位创建工作，有10多个县区要求申报创建。

开展综合医院中医药工作推进行动。对全国综合医院中医药工作示范单位组织评审验收。完成7所综合医院申报全国示范单位的评审验收和3所全国示范单位的复审，皖南医学院弋矶山医院、宿州市第一人民医院、合肥滨湖医院、铜陵市立医院4所医院作为申报全国示范候选单位上报。

加强民间医药工作。批准在安徽省中西医结合医院组建成立安徽省民间医药特色诊疗中心。组织民间中医药一技之长人员被纳入乡村医生管理全省统一考试工作，672名中医药一技之长人员被纳入乡村医生管理。

四、加强中医医疗服务监督管理

加强中医医疗机构规范化管理。制定《公立中医医院、中西医结合医院绩效评价细则》及《针灸专科医院绩效评价细则》。出台《安徽省基层中医馆建设标准（试行）》，对基层中医馆的设置标准、人员配备标准、服务能力标准、基本公共卫生服务中医药服务项目标准、中医药知识宣传及管理标准等均作出明确规定。印发《关于进一步加强以师承方式学习传统医学工作的通知》，对中医师承的学习形式、学习内容、日常考核等做出明确规定。举办全省中医医院医务管理培训班，对相关人员进行专题培训。举办全省中医药监督知识与能力培训班，对全省150名卫生计生委中医医政人员及监督部门人员进行中医相关培训。开展消毒供应室、血透室、内镜等院感重点部门的卫生学审核及现场检查验收工作。按照《大型中医医院巡查方案》要求，完成8所非省直三级中医医院大型巡查工作。加强中医医疗质量监督管理，开展中医处方点评工作。切实加强中医药系统行风建设，在第三方机构开展的病人满意度调查工作中，中医医院满意度总体高于综合医院。

完成医疗机构中药饮片及中成药督查工作。根据国家中医药管理局和国家卫生计生委共同印发的《全国医疗机构中药饮片管理专项检查方案》要求，制订本省专项督查方案及督查细则，并将中成药使用列入督查范围。全省各医疗机构于2016年9月10日前完成自查自纠工作；市级、县级卫生计生委于10月10日前完成对本辖区医疗机构中药饮片管理及中成药使用专项检查工作；安徽省卫生计生委组织专家对全省三级医疗机构开展中药饮片管理及中成药合理使用专项检查，同时对各市二级医疗机构按照30%的比例进行抽查。

五、推动中医药科技创新

组织开展2016年度中医药科研课题申报和评审工作。综合评定立项中医药科研课题110项，其中重点资助项目10项，一般资助项目50项，立项自筹50项。完成2014年度中医药科研课题结题工作。

加强安徽省中医院国家中医临床研究基地建设。在国家开展督导的同时，安徽省中医药管理局多次督导基地建设，通过国家验收。重点病种研究在中医药防治糖尿病血管并发症方面取得重大进展，提出具有新安医学特色的"从脾（胰）论治"新观点；降低糖尿病血管病变患者IMT≥0.02cm，超过40%糖尿病前期病人的血糖恢复正常水平。组织开展国家中医临床研究基地第二批科研项目申报、评审、立项工作；抓好糖尿病、肝豆状核变性、慢性阻塞性肺病等重点病种研究，对慢性阻塞性肺病和新发疫病2个国家重点研究室进行年度考核。

开展重大疑难疾病中西医临床协作试点工作。芜湖市中医医院被国家中医药管理局批准为安徽省唯一重大疑难疾病中西医临床协作试点单位。

推进中医药标准化和信息化建设。安徽省7家中药企业中标15项新兴产业重大工程包中药标准化项目；省中医院开展5项全国中医药信息标准研究与制定项目建设；对中医馆信息化建设基本情况调查摸底，构建中医馆健康信息云平台。

六、发展中医药健康服务

推动《安徽省中医药健康服务发展规划（2015～2020年）》（以下简称《规划》）的落实。《规划》发布后，安徽省积极组织各地认真贯彻落实。安庆、亳州、阜阳、淮南、宿州5市政府出台《规划》实施方案，合肥、六安、黄山、滁州、池州、芜湖、蚌埠7市已经完成征求意见报请市政府印发。

制订《安徽省中药产业发展"十三五"规划》。根据安徽省人民政府要求，牵头组织起草《安徽省中药产业发展"十三五"规划》，已经上报省政府印发。在规划制订过程中，开展中医药发展规划相关课题研究。组织专家组赴亳州、宣城、安庆等重点市县进行中医药健康服务和中药产业调研考察，为规划的制订提供科学依据。安徽省中医药管理局联合省经信委、省农委、省商务厅、省林业厅等部门共同组织开展"十大皖药"产业示范基地遴选建设工作。经组织申报、第三方专业机构初审、专家集中评审、多部门研究审定，最终遴选确定10个道地皖药品种、12个"十大皖药"产业示范基地和28家建设单位，并在2016年12月15日举行的2016年安徽省养老发展及中医药健康养生高峰论坛暨博览会上向社会正式发布。

开展中医药医养结合试点。太和县中医院全面托管县民政局老年公寓，成立全市第一家医养结合机构——太和医养院；界首中医院与界首市民政局合作建设300张床位医养大楼基建项目已完工；颍上县中医院筹备在八里河风景区建设一所医养院；东至县中医院开办具有中医药特色的医养结合机构——老年养护中心，开放120张各种护理级的养老床位；石台县依托县中医院整体搬迁项目，建设石台县中医院医疗养老服务中心等。

开展中医药健康旅游基地建设。安徽省中医药管理局会同省旅游局组织国家级中医药健康旅游示范区（基地、项目）的推荐工作，安徽省共推荐国家级中医药健康旅游示范区4个，国家级中医药健康旅游示范基地16个，国家级中医药健康旅游示范项目23个。批准首批安徽省中医药健康旅游基地6个，并组织第二批安徽省中医药健康旅游基地的申报和评审工作。

加强中药资源监测和服务。做好新增12个试点县的中药资源普查工作。推进省级中药原料质量监测技术服务中心建设，完善中药动态监测与预警系统。开展中药种子苗基地建设，基本完成霍山石斛、白芍、菊花、茯苓、天麻、灵芝、桔梗等品种的种子种苗繁育基地建设，建成标准种苗种子保存标准库1000平方米，完成霍山石斛、白芍、菊花的种苗繁育及质量标准规程6项，天麻栽培技术的地方标准通过审定，编写茯苓和灵芝的菌种生产标准和规范。

七、进一步加快中医药人才培养

开展中医住院医师规范化培训工作。一是对安徽省中医院和芜湖市中医院2个中医住院医师规范化培训基地进行督导，推动住院医师规培制度的落实。二是满足全省不断增加的中医类住院医师规范化培训需求，增加协同基地，提高基地容量。三是开展2016年中医规培招录工作，向国家中医药管理局上报2016年招录计划，完成网上报名、现场审核、考试组织、网上录取等相关工作，圆满完成国家下达的200名中央财政招录指标任务。

推进全科医生培养工作的落实。一是开展2015年全科医学师资培训及结业考试工作，全省53名中医类别参训人员获得全科医学师资合格证。二是开展基层全科医生转岗培训及结业考试工作，完成2015年全省72名基层中医类别全科医生转岗

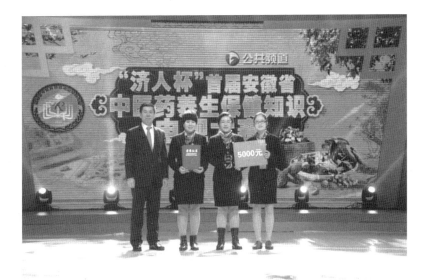

2016年12月18日，安徽省卫生计生委、安徽省中医药管理局举行"济人杯"首届安徽省中医药养生保健知识电视大赛。图为安徽省卫生计生委主任、安徽省中医药管理局局长于德志为获奖选手颁奖

的集中理论培训和临床轮转安排，以及2016年首次全科医生培训综合考试，全省13名中医类全科医师通过考试。三是开展全省全科医生培养工作督导。

完成全国中医特色人才培养培训项目。一是推进国家中药优势特色教育培训基地（安徽）建设，完成20名全国中药特色技术传承人才的培养考核工作和全国学员的游学轮转任务。二是对本省20名全国中医护理骨干人才进行结业考核和综合评分，完成考核情况的汇总、项目总结、信息报送等相关工作。

开展全国名老中医药专家经验传承建设（健康扶贫）项目。在亳州和六安市国家级贫困县选拔培养16名基层中医临床骨干，跟师安徽省名老中医马骏和张杰教授，为中医药健康扶贫提供人才支撑。

组织开展中医药继续教育。2016年度安徽省获批国家中医药继续教育项目14项，省级中医药继续教育项目105项，组织开展中医类继续教育项目抽查考核工作。

八、积极开展中医药宣传工作

加大社会宣传，提高中医药文化传播力度。一是中央电视台《焦点访谈》栏目专题报道安徽省国医大师李济仁及夫人、子女传道授业、悬壶济世的事迹。二是安徽电视台科教频道《天天健康》栏目，策划制作东至县中医院医养结合、谯城区基层国医堂建设情况等电视片，宣传推介基层中医药工作。三是《中国中医药报》刊发"安徽医改向中医药倾斜"等多篇重点稿件，宣传安徽中医药医改推进情况。四是编辑刊印12期《中医药工作动态》简报，对全省中医药重点工作的推进情况、基层工作经验等进行宣传。

加强中医药对外宣传，推进安徽中医药的国际交流和合作。一是积极协助中国医师协会、中国红十字基金会在合肥举办以弘扬传统养生文化，推动健康产业发展为主旨的第八届世界养生大会，来自世界各地数10个国家和地区的200多名专家学者、2000多名企业家参会。安徽省百名中西名医专家在展会现

场为广大参观者免费义诊，并提供健康养生免费咨询服务，安徽中医药大学组织千人五禽戏表演。二是组织赴俄罗斯圣彼得堡举办"安徽中医药走进俄罗斯"展览，策划制作宣传片、展板和宣传册，推荐安徽中医药特色优势。三是安徽省中医药管理局会同池州市人民政府举办《首届健康中国（池州）论坛》，会同省民政厅举办2016年安徽省养老发展及中医药健康养生高峰论坛暨博览会，大力宣荐安徽中医药健康产业。

举办"济人杯"首届安徽省中医药养生保健知识电视大赛。大赛分专业组和业余组，2016年12月18日，来自全省各地的21支代表队进入专业组决赛，经过激烈角逐，决出一、二、三等奖。决赛录像在12月28日安徽电视台公共频道黄金时段播出。业余组比赛在报纸和网络面向社会公众举行答题竞赛。

开展2016年中国公民中医养生保健素养调查。合肥、黄山、淮北、阜阳、宿州、六安、亳州7个市8个区（县）为现场调查点，入户调查640人。

九、加强中医药项目监督管理

加快中医药项目执行进度。安徽省中医药管理局协助省财政厅下

拨2016年度中央和省级中医药专项资金4878万元和1680万元，并组织制订项目具体实施方案，督促各地各单位加强项目建设。做好2017年度中央和省级中医药专项资金的年度预算和资金预拨。安徽省中医药管理局联合省发改委组织对《全民健康保障工程建设规划》项目和"十三五"项目库的规划和编报。

强化项目绩效考核。组织开展2014年和2015年全省中医药财政补助资金项目执行情况的督导评估工作，通过经费预算监控执行平台信息系统，加强中医药项目资金的监督管理，有效发挥中医药项目资金的使用效率和社会效益。

（王继学）

【福建省2016年中医药工作概况】

一、概况

截至2016年底，福建省有各级中医类医院91所，其中中医医院80所、中西医结合医院10所、民族医院1所。在63所二级以上中医院中，三级医院14所、二级医院48所。中医门诊部49所、诊所1160所，综合医院中医科285个，专科医院中医科9个。全省各级中医类医疗机构床位数20247张，中医执业（含助理）医师13786人，其中大学本科以上学

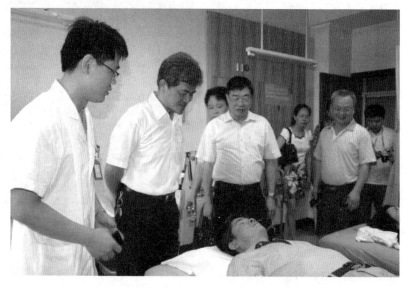

2016年5月28～29日，福建省卫生计生委副主任阮诗玮赴龙岩市调研基层中医药工作。图为阮诗玮副主任参观龙岩中医院针灸科

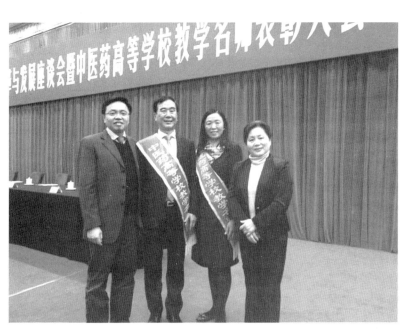

福建省张喜奎教授、陈锦秀教授获得全国中医药高校教学名师称号

历占 57.72%，门急诊达 2528 万人次。全国基层中医药工作先进单位 12 个。

二、政策法规

根据福建省政府要求，福建省中医药管理局负责牵头起草多份中医药政策文件，其中《福建省中医药健康服务发展规划（2016～2020 年）》已由省政府办公厅于 2016 年 9 月 20 日印发，《福建省贯彻国家中医药发展战略规划纲要（2016～2020 年）实施方案》《福建省中医药事业发展"十三五"规划》等文件正在进一步修改完善。

参与国家或其他部门、处室牵头起草的相关文件出台，如《中华人民共和国中医药法（草案）》《福建省医疗卫生服务体系规划（2016～2020 年）》《福建省"十三五"康复产业发展规划》《提升福建优势特色中医药发展规划（2016～2020 年）》等。协助做好《药师法》的起草工作，福建省中医药管理局联合福建省食品药品监督管理局对全省中药师、民族药师相关情况进行调查摸底。

参与多个医改政策文件的制定，落实《关于同步推进公立中医医院综合改革的实施意见》，推动所有公立中医医院纳入公立医院改革范围。组织专家讨论审定 71 项中医诊疗服务项目价格调整建议，推动新一轮价格调整。

三、医政工作

2016 年 4 月 6 日，在全省中医药工作会议上，福建省卫生计生委副主任阮诗玮回顾自"十五"规划以来，福建省中医药临床工作分"三块阵地"建设，各块阵地承担不同的功能，并协调发展，祖国医学宝库得到全面继承和发扬提高。"十二五"以来，福建省按照"人才为本，抓好两块（中医类医院和中医科），放开一片（诊所、门诊部）"的原则，按照疗效好、副作用少、医源性创伤小、康复时间快、生存质量高、经济费用低的临床医学追求目标，不断优化临床诊疗方案，中医药临床工作蓬勃发展。强调县级以上中医类医院承担着全面继承和发扬祖国医学宝库精华的责任，要突出中医在"急危重疑特"等重大疾病的协调作用。每位中医、中西医结合医师都要珍惜党和国家为我们提供的弘扬和发展中医药事业的阵地平台，担负起振兴中医的历史使命。

继续推动基层中医药服务能力提升。开展 134 个基层医疗卫生机构中医馆建设，加强中医药人员、设备和中药的配备。安排 1250 万元省

级专项经费，推进 15 所县级公立中医医院综合服务能力提升，争取更多的县级中医医院达到二级甲等水平。完成漳州市芗城区、龙海市、厦门市翔安区、泉州市丰泽区全国基层中医药工作先进单位的省级评审工作。支持晋江市磁灶中心卫生院加挂晋江市中西医结合医院牌子，并成为福建省人民医院晋江分院，形成紧密的协作支援关系。完成第五批省级农村医疗机构中医特色专科建设项目申报工作。福建省 15 家三级中医院遴选出 15 名中医临床护理骨干开展全国中医护理骨干人才培训，提升能力。推广尤溪县中医院县乡中医药互联服务经验，在尤溪县中医院召开县乡中医药互联服务试点工作现场会，组织来自 19 个县、市、区的卫生计生行政部门领导和县级中医院院长参加会议。

推进中医药信息化建设。根据国家中医药管理局在河南郑州召开的基层医疗卫生机构中医诊疗区（中医馆）健康信息平台建设项目工作部署会议要求，召开福建省中医药数据中心论证会议，从福建省中医药专家（考官）库中抽调 7 名信息管理专业专家对泉州市正骨医院的申报条件进行论证评审，通过听取申报单位汇报、专家提问、专家讨论和专家投票评分，确定泉州市正骨医院为省级中医院数据中心依托单位，省级中医药数据中心硬件部署在福建省卫生计生信息中心，泉州市正骨医院负责中心业务系统软件建设。

加强中医医院管理和综合医院中医药工作。继续完成 5 家三级中医医院 2015 年度医院评价工作，汇总 2015 年度三级中医医院医院评价结果，分析存在的问题，并反馈给各医院，督促其整改提高。遴选推荐福建中医药大学附属第二人民医院脾胃病多专业联合诊疗模式申报国家中医药管理局第二批中医诊疗模式创新试点，并获得批准。组织开展重大疑难疾病中西医临床协作试点申报工作，遴选推荐 4 个项目进行申报。继续组织开展全国综合医院中医药工作示范单位申报

评审工作，2015年推荐上报的4家医院被国家正式确认为示范单位，2016年完成2家示范单位期满复审、2家新申报医院的评审工作。完成4家三级中医医院大型医院巡查任务。组织开展全省中医医院违规出租承包科室情况自查和整改。调研了解部分中医医院中药饮片、中药配方颗粒采购程序及购销价格等情况，研究提出加强各级医疗机构中药采购规范的措施和建议。组织开展全省医疗机构中药饮片专项检查，完成7家省属医院专项检查工作，省级复核检查由设区市中医药管理部门交叉检查的形式完成，完成国家中医药管理局对福建省医疗机构中药饮片管理的抽查迎检工作。协助督促中医医院完成省政府"立项挂牌办理"的自助机配备等任务。

四、科研工作

组织开展2016～2019年度省中医药科研课题申报工作，完成对上报课题申报材料的形式审查。推荐福建中医药大学向国家中医药管理局申请设立中医康复科技专项，面向全国中医药院校、科研院所、医疗单位、相关企业等机构选立康复领域课题得到批准，经组织专家论证，提出17个项目建议。组织专家对福建省5个国家中医药管理局重点研究室建设项目开展2015年度考核工作。组织专家对2013～2015年度福建省中医科研项目课题中期执行情况进行检查，对《福建省中医药科研课题合同书》开展审核并签订印发。向国家中医药管理局推荐3个项目申报2016年中医药政策研究课题。2016年7月，福建承天药业有限公司的泽泻、重楼和福建西岸生物科技有限公司的太子参共3个中药品种标准化研究获得国家发展改革委同意立项。组织中医药标准化研究中心申报工作。修订《福建省人感染H7N9禽流感中医药防治方案》，中医药防控人感染H7N9禽流感工作成效位居全国前列。

五、教育工作

深入开展规范化培训。做好日常中医住院医师规范化培训管理工作，

及时报送月报表，审核公布第一批26人、第二批13人退出规培。开展2013年及以前中医住院医师规范化培训对象考试和补考报名工作。公布16个省中医类别全科医生规范化培养基地（基层培养基地）。举办中医住院医师规范化培训师资培训班，培训共计247人。完成2016年度中医住院医师规范化培训招录工作，共招收306人，其中中医类266人，全科医学40人。接收2016级中医类研究生367人参加住院医师规范化培训。向国家中医药管理局报送2016年中医住院医师规范化培训学员招收情况和2017年招录计划。成立"福建省中医住院医师规范化培训专家委员会"，承担福建省中医住院医师规范化培训的咨询和指导工作。配合国家中医药管理局开展2016年度中医住院医师规范化培训评估工作。

推进中医药学术经验传承工作。福建省人力资源和社会保障厅、省卫生计生委联合开展国医大师、全国名中医推荐工作。建立福建省中医药专家（考官）库。组织专家对全省7个2012年全国名老中医药专家传承工作室建设项目进行实地验收，全部通过验收，其中5个工作室为优，2个工作室为良。19人通过结业考核，被国家中医药管理局确定为全国优秀中医临床人才。开展名中医访问学者项目，选派20人以国内访问学者的身份到各省内外名中医、国医大师所在单位跟师学习1年。组织专家对福建黄氏蛇伤学术流派传承工作室和南少林骨伤流派传承工作室建设项目进行实地验收，验收均为优。组织专家对全省10个2014年、9个2015年全国中药特色技术传承人才培训项目培养对象进行年度考核，考核结果均为合格。对20个全国中医护理骨干人才培训项目培养对象进行年度考核，经考核，全部合格。推荐全国中医药传承博士后出站考核专家5人。组织开展中医药"四大经典"培训班，对省级老中医药学术经验传承工作继承人和优秀中医临床人才共120人进行培训。

继续培养基层中医药人才。福

建省中医药管理局联合福建省教育厅转发国家有关文件，规范福建省中等职业学校中医学专业招生管理，鼓励大专及以上层次中医人才培养。为2014年起进入省中医全科医生转岗培训期满完成培训任务并考核合格的61名学员办理《基层医疗卫生机构全科医生转岗培训合格证书》。协调将基层中医药适宜技术推广项目列入乡村医生培训课程。开展2016年基层中医药适宜技术推广师资班授课，2期共培训基层师资390人。组织开展中医药师承带徒理论提高班，2期共培训160人。完成第一批（2014年度）传统医学师承人员第三次集中理论培训工作和第二批（2015～2016年度）传统医学师承人员备案及第一次集中理论培训工作。组织开展2016年全省中医院院长及综合医院中医药工作培训班。做好中医类别执业医师资格考试报名审核、实践技能考试和笔试工作。

推荐中医药继续教育项目。经组织申报推荐，福建省2016年有11个新项目、2个备案项目列入2016年度国家级中医药继续教育项目，全部完成，培训1598人。组织开展2017年度国家级中医药继续教育项目的申报工作。福建省中医药管理局联合教育厅向国家中医药管理局确认并报送中医药高等学校教学名师评选推荐人选5人，最终福建中医药大学附属第二人民医院张喜奎教授、福建中医药大学护理学院陈锦秀教授获得全国中医药高校教学名师称号。

六、文化建设

做好中医药文化宣传工作。召开《福建省中医院志》编撰工作会议，编撰委员会成员及各地各单位主撰人员89人参会，讨论修订印发编写要求。向国家中医药管理局推荐2011～2015年全国法治宣传教育先进单位和先进个人。向中华中医药学会推荐9名"最美中医"宣传活动候选人。

开展中医药对台和海外交流。2016年1月3～4日，福建省卫生计生委副主任阮诗玮参加在北京召开的第二届中医药国际化论坛，在中

医药健康城市与世界健康战略分论坛上，阮诗玮就福建中医药发展和国际化发表演讲。3月15～20日以农工党福建省委中医药专家为主的学术交流团一行13人，参加在台湾举办的第八届台北国际中医药学术论坛。4月，经组织选派，共15名相关单位医护管理人员分别参加第二届两岸四地中医中药发展（香港）论坛会议和海峡两岸医疗机构医护管理模式高级研修班（台湾）。6月11日，由国家中医药管理局和厦门市政府主办的2016海峡两岸中医药发展与合作研讨会在厦门召开。此次活动以"创新医养结合模式，共谋两岸民众福祉"为主题，邀请600余名海峡两岸知名专家学者、协会代表、企业负责人，共同就两岸健康养老发展模式及产业合作进行交流探讨。9月9日，以"传统医药与海丝之路"为主题的第十二届中国泉州－东南亚中医药学术研讨会在福建石狮市开幕，共有来自中国内地、港澳台等地区以及马来西亚、新加坡、菲律宾、美国等国家医药界的500多名专家学者参加此次会议。9月13日，在甘肃省庆城县举办的第六届中国中医药发展大会高峰论坛上，阮诗玮做了题为《闽派中医药与"一带一路"》的主旨报告。10月15日，第十二届海峡两岸中医药学术交流论坛在平潭综合实验区举行，共有300余位来自海峡两岸的中医药专家参加。

推动中医药健康旅游事业发展。根据国家旅游局和国家中医药管理局联合出台的文件要求，福建省中医药管理局协同省旅游局组织全省各地开展申报国家中医药健康旅游示范区（基地、项目）的工作，累计收到全省66家单位申报创建。经筛选，向国家旅游局和中医药管理局推荐宁德柘荣县、厦门海沧区、南平邵武市3家单位为示范区，厦门青礁慈济宫景区、漳州片仔癀等14家单位申报创建示范基地，闽清七叠温泉景区等39家单位申报创建示范项目。

七、党风廉政建设

福建省卫生计生委成立以委主任为组长，委副主任为副组长，委副主任、（副）巡视员等为成员的工作小组，进一步明确工作小组各成员及其各个处室的工作职责，其中福建省中医药管理部门负责加强中医医疗机构的行业管理，重点查处中医医疗机构行风问题，进一步保障全省中医药系统行风建设顺利开展。

组织福建省中医药管理部门、中医医院系统相关领导干部观看《知心法官》教育片，将《福建省卫生计生委关于25起医务人员收受患者及家属"红包"典型案例的通报》（闽卫医政函〔2016〕469号）（其中涉及4家中医院的4名医务人员收受"红包"案件的处理）作为医院领导干部廉政教育教材，通过各种学习方式切实加强廉洁从政、廉洁行医氛围。

八、其他

中药资源普查试点工作。截至2016年底，已完成各试点县普查实施方案；完成15县582个样地、571个样线调查，并采集一定数量的腊叶标本、样品及种质资源等；发表新种1个（条纹马铃苣苔）；完成福建省重点药材资源调查；完成沿海沙生耐盐中药资源初步调查；完成省级中心建设规划，2个县级监测站人员配备及硬件建设；完成2种药

材编写任务；完成9种药材商品规格等级标准制定；初步建立泽泻、华重楼、马蓝、薏苡等品种种苗繁育基地。

开展区域交流合作。为深入贯彻落实《中医药发展战略规划纲要（2016～2030年）》和《中药材保护和发展规划（2015～2020年）》精神，及泛珠区域"合作创新、资源互补、开放共享"发展方针，2016年12月福建省中医药管理局召集云南、贵州、四川、广西壮族自治区中医药管理部门会同福建省卫生计生委召开泛珠三角区域道地药材合作开发筹备会议，促进区域间道地药材产业的经验交流和合作开发。

（姚　鹏）

【江西省2016年中医药工作概况】

一、深化改革工作

一是签署中医药省局共建协议。江西省人民政府和国家中医药管理局于2016年5月7日召开共同推进中医药发展座谈会，签订《共同推进中医药发展合作框架协议》，在推动中医药综合改革、促进中医药产业绿色发展、提升中医医疗服务能力、加强中医药继承创新、打造中医药文化品牌5个方面进一步深化战略合作。

二是完善中医药发展政策机制。

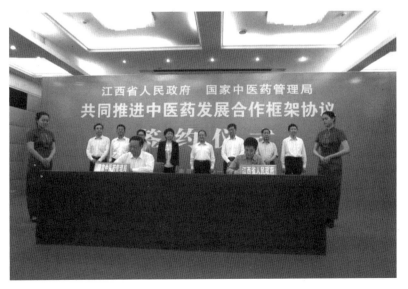

2016年5月7日，江西省人民政府与国家中医药管理局在江西南昌召开共同推进中医药发展座谈会，并签署《共同推进中医药发展合作框架协议》

江西省人民政府成立由常务副省长担任组长的省推进中医药发展领导小组，下设2个由分管副省长担任组长的事业和产业推进小组，并出台《关于加快中医药发展的若干意见》和《江西省中医药健康服务发展规划（2016～2020年）》，提出打造中医药强省战略。印发《加快中医药发展2016～2017年工作要点》和《〈省局合作框架协议〉2016～2017年工作要点》，进一步推动工作落实。

三是积极推动中医药综合改革。2016年12月1日，国家中医药管理局正式批复同意江西省为国家中医药综合改革试验区。贯彻《关于同步推进公立中医医院综合改革的实施意见》，在公立中医医院综合改革中积极落实中医药各项倾斜政策。推进社会办中医，南昌市积极申报国家社会办中医试点地区。推进中医诊疗模式创新试点，组织江西省三级中医医院申报中医诊疗模式创新试点工作。

四是做大中医康复（热敏灸）联盟。制定《江西省中医康复（热敏灸）联盟管理办法》，第二批3家江西热敏灸医院分院相继挂牌运行，新确定第三批4家联盟成员单位。2016年10月26日，江西热敏灸医院与湖北蕲春中医院合作，开办省外第二家分院。

二、中医服务能力

一是推进优势病种治疗中心建设。遴选确定10个优势病种治疗中心和10个优势病种治疗中心培育项目。

二是加强中医重点（特色）专科建设。完成2个国家中医药管理局中医重点专科整改复核工作和33个国家中医重点专科建设项目验收自评工作。全省共评选出20个省级临床重点专科和50个基层特色专科，并在全国综合医院中医药工作示范单位中确定10个专科作为省级临床重点专科建设项目名单。

三是促进中西医优势互补与发展。开展全国综合医院、专科医院、妇幼保健院中医药工作示范单位申报评估工作，完成南昌市第九医院等5家单位复评和江西省皮肤病专科医院等5家新申报单位初评工作。推进中西医临床协作，做好江西省中医院和江西省人民医院重大疑难疾病中西医临床协作试点工作。加强江西省国家中医应急队伍建设，做好中医药应急和传染病防控工作。推广中医药防治慢性病适宜技术和方法，继续做好中医药治疗艾滋病试点工作。

四是扎实推进基层中医药工作。完成南昌市青云谱区、赣州市龙南县全省基层中医药工作先进单位评审工作和新余市渝水区、鹰潭市月湖区、赣州市上犹县全国基层中医药工作先进单位评审工作。遴选2016年基层医疗卫生机构中医馆项目单位279个，推进中医综合服务区（中医馆）建设。

三、中医医院管理

一是加强医疗机构中药监督管理。开展医疗机构中药饮片管理专项行动，组织12个督查组分赴11个地市和省直省管医疗机构开展实地督查，共计督查中医类医院65家，综合（专科）医院99家，基层医疗卫生机构178家。开展全省中医医院中药制剂生产使用情况调查。

二是积极实施改进医疗服务行动。启动大型中医医院巡查工作，完成江西省中医院巡查工作。深入实施"进一步改进医疗服务行动计划"，开展"服务百姓健康行动"大型义诊活动，推进三级中医医院对口帮扶贫困县中医医院工作，完善中医医院便民惠民措施，改善群众看病就医感受。

三是开展中医综合监督执法检查。对省、设区市卫生计生委发证的所有中医医疗机构进行逐一监督检查。每个设区市抽查2～3个县（市、区），每个县（市、区）抽查2家中医医疗机构。重点监督检查中医医疗机构及人员依法执业情况。

四、中医科教工作

一是推进住院医师规培工作。完成中医住院医师规范化培训基地能力建设专项督导。举办中医住院医师规范化培训骨干师资培训班和管理人员培训班，完成230名住院医师规培招录工作。

二是完成中医药科教考核工作。完成第五批42名全国老中医药专家学术经验继承工作继承人临床医学（中医师承）结业考核、第三批19名全国优秀中医临床人才研修项目结业考核和2012年10个全国名老中医药专家传承工作室、旴江中医学术流派传承工作室建设项目验收。

三是加强中医药人才队伍建设。启动"国医大师"和"全国名中医"省级评选推荐工作，同时做好江西省"国医名师"评选表彰项目的申报和筹备工作。完成2期中医药优势特色教育培训班和2期中药炮制技术推广培训班。新增建设3个基层名老中医药专家传承工作室和3个全国名老中医药专家传承工作室。完成20名中药特色技术传承人才培养对象的考核工作和44名农村订单定向免费医学生培养工作。

四是推进中医药科研管理创新。2016年省级中医药科研课题首次实行网上申报，累计申报课题522项、重点37项，为往年申报数量最高。完成江西省中医药传统知识调查研究项目验收。《荷叶降脂颗粒剂对脂肪肝影响的随机双盲对照临床研究》通过鉴定达到国内领先水平。

五、中医药健康产业

一是开展食疗科技创新和法规试点。组织召开食疗科技创新和法规试点工作推进会，协调5家省级医院支持江中集团开展食疗产品和保健食品临床研究，探索建立中医食疗产品评价体系。

二是深入推进中药资源普查工作。召开中药资源普查联络员会议，对玉山等5个自行普查县进行预验收。同时积极研讨推动铁皮石斛、德兴覆盆子产业发展。

三是推进中医药健康旅游示范创建。江西省中医药管理局会同省旅发委评审推荐上饶市、樟树市申报国家中医药健康旅游示范区，推荐江中博览园等10家单位申报国家中医药健康旅游示范基地，推荐万安红豆杉养生谷等42家单位申报国家中医药健康旅游示范项目。

四是加强中医药协同创新平台建设。依托江西中医药大学组建江西省中医药文化旅游协同创新中心，依托江西省中医药研究院组建江西省中药资源协同创新中心和"生态平糖"协同创新中心，深入开展"生态平糖"综合疗法等方面研究。启动建设集理疗、康复、休闲、娱乐、药膳为一体的"平糖八法"体验馆，占地面积3000平方米。

（郑林华）

【山东省2016年中医药工作概况】

一、中医药事业发展的政策机制

一是认真贯彻落实全国卫生与健康大会精神及中央领导关于中医药事业发展的指示精神，印发山东省贯彻落实意见，各级政府和部门对中医药工作支持力度明显增强。二是加强政策研究，组织起草《山东省关于贯彻落实国家〈中医药发展战略规划纲要（2016～2030年）〉的实施方案》，出台《山东省中医药发展"十三五"规划》。三是推动建立全省中医药工作联席会议制度，山东省副省长王随莲亲自担任召集人、主任袭燕和副秘书长卢杰担任副召集人，36个省直单位分管领导为成员，为中医药事业发展提供组织保障。

二、中医药文化建设与传播

一是抓好《全省中医药文化建设的指导意见》的贯彻落实。召开中医药文化建设工作推进会和科普宣传培训班，出台《全省中医药文化建设评估标准体系》，在全省中医药人才培训项目和继续教育项目中设置中医药文化专题，初步建立中医药文化建设长效机制。二是加强中医药科普宣传。开展中医中药齐鲁行活动60余场，培训基层医生6000余人次，义诊群众20000余人次。实施2016年中医药健康文化素养调查项目。山东中医药大学加强省中医药博物馆建设，聊城市投入专项资金大力开发建设"成无己国医楼"，广泛传播中医药文化。

三、中医药领域综合改革

一是推动公立中医院综合改革。在省属公立医院改革方案中，保留中药饮片加成，增设中医辨证论治费和中药饮片调配费，推动全省所有公立中医院全面启动综合改革。二是深化中医优势病种收费方式改革。组织150余名技术骨干参加理论培训，将第一批改革试点病种在全省推开，17市均已出台改革文件。三是推进社会力量举办中医。明确社会资本发展中医药服务的倾斜政策，将济南和临沂市作为社会办中医试点市。四是抓好威海和青岛市国家中医药综合改革试验区建设。威海市着力打造中医药补偿支付"威海模式"，青岛市创新中医药扶持政策，有效改善群众就医感受。

四、基层中医药服务能力建设

一是认真开展基层中医药服务能力提升工程总结评估工作。山东省社区卫生服务中心和乡镇卫生院中医科设置率分别达到97.70%和97.00%，能够提供中医药服务的社区卫生服务站和村卫生室分别达到83.37%和71.04%，均较提升工程实施前有大幅提高。二是继续实施国医堂和中医馆项目。对2016年度项目进行考核评估，科学确定2017年项目单位，制定项目支出绩效目标，确保项目顺利实施。日照、德州、菏泽等市不断加强国医堂建设，基层中医药服务明显提升。三是加大适宜技术推广力度。确定17个县级中医院为基层中医药适宜技术服务能力建设项目单位，对每个项目单位给予50万元资金支持。四是加强全国基层中医药工作先进单位建设。宁阳县通过复核检查，山东省获得全国基层中医药工作先进单位称号的设区市达到5个，县（市、区）达到67个。

五、中医药服务优势培育

对14家三级中医院开展大型中医院巡查，蓬莱市中医院通过国家中医药管理局三级中医院评审。完成省级第四批155个中医药重点专科建设单位评审验收，确定150个"十三五"中医药重点专科建设单位。在全省各级各类医疗机构开展中药饮片管理专项检查，对全省中医类别医院急诊科建设情况开展全面调研，举办全省中医院急诊培训班。莱芜市人民医院等4家机构通过全国综合医院和妇幼保健机构中医药工作示范单位现场评估。

六、中医医疗保健服务能力和体系建设

组织开展全省中医药膏方推广活动，举办膏方应用培训班。在山东中医药大学第二附属医院以及枣庄、泰安和临沂市中医院开展诊疗模式创新试点。组织完成2016年全省中医类别执业医师资格考试和全省传统医学师承人员出师考核工作，指导各市完成确有专长人员考试。

七、中医药人才队伍

启动实施中医药"三经传承"（经典、经方和经验）战略，在全行业开展学经典、用经方、传经验系列活动。一是对中医药院校临床教学基地和中医住院医师规范化培训基地进行督导评估。举办带教师资培训班，基地临床教学能力和质量明显提升。山东中医药大学获批为山东省人民政府和国家中医药管理局共建中医药院校，中医学、中药学2个一级学科成功立项山东省一流学科，首期获批经费5000万元。山东中医药高等专科学校圆满完成省级技能型人才培养特色名校建设，整体办学水平全面提升。二是加强高层次中医药人才培养。新建全国名老中医药专家传承工作室7个、基层工作室4个，大力开展中医药传承人才培养。继续实施全省五级中医药师承教育项目，启动第二批名中医药专家评选工作。三是扎实开展中医药继续教育。全面启动中医药继续教育信息化管理工作，开展国家级中医药继续教育项目40项、省级197项，举办财务骨干、临床骨干、乡村医生培训班等50余期，扎实做好第二批西医学习中医项目，累计培养中医药骨干5万余人次。淄博市大力实施三经传承战略，青岛、济宁市加强五运六气理论的推广和应用，潍坊、莱芜等市开展市级名中医评选工作，东营、滨州等市加强乡村医生培训，都取得很好成效。

八、中医药科研创新和信息化

山东省中医院高血压国家中医临床研究基地经过8年建设，通过重点病种和基地建设综合验收，取得新药转让和省科技进步一等奖等重要成果。持续加强重点学科、重点实验室等科研平台建设，6个国家中医药重点研究室通过中期评估。继续强化科研课题管理，全年鉴定课题66项、结题14项，推荐43项课题申报省科学技术奖，省中医药研究院承担的一项课题获得省科技进步一等奖。认真组织实施全省中医馆信息云平台建设，专享政务云建设方案通过省经信委组织的专家论证并报送国家备案。

九、中药和健康服务发展

一是做好中医药健康旅游工作。山东省中医药管理局联合省旅游发展委申报国家中医药健康旅游示范区2个、基地15个、项目57个，开展山东省中医药健康旅游示范基地评选工作。二是强化中药质量管理。山东省中药资源普查试点工作通过国家中医药管理局综合调研督导。完成山东省第二次中药饮片质量检测工作，召开山东省中药饮片质量安全工作座谈会，启动第三次中药饮片质量检测工作，检查合格率达到90.00%以上。山东省中医药管理局会同商务厅开展省中药材流通追溯体系建设，进一步从溯源上加强中药材管理。枣庄、烟台等市强化中药饮片质量管理，中药饮片质量明显提升。

(陈高潮)

【河南省2016年中医药工作概况】

2016年河南省围绕中医药强省目标，强力推进中医药优先发展战略，弘扬张仲景文化，实施"五大提升工程"。截至2016年底，河南省共有中医医院495家，开放床位66481张，从业人员9.2万人。中医机构门急诊总量3497万人次，出院病人188万人次，较2015年分别增加6.00%和3.00%；中药占药品收入比重、饮片占中药收入比重分别为44.77%和51.51%。

一、中医药发展环境

一是《河南省"十三五"医疗卫生服务体系规划》提出充分发挥中医特色优势，不断完善中医医疗机构、基层卫生机构和其他卫生机构共同组成的中医医疗服务体系。

二是起草《河南省中医药发展战略规划（2016~2030年）（代拟稿）》，立足健康中原建设全局，明确提出实施中医药优先发展战略，弘扬张仲景文化，建设中医药强省，发展目标、思路、措施更加清晰。三是河南省人民政府办公厅转发《河南省中药材保护和发展规划（2016~2020年）》，提出加强中药材资源保护和综合开发利用，推动中药产业持续健康发展，实现由中药材资源大省向产业强省转变。四是河南中医药大学第一附属医院儿科、河南省洛阳正骨医院骨伤科入选全省重点建设的6个国家级区域医疗中心规划。五是争取中央和省级财政投入10.13亿元，较2015年增长12.50%；2017年省级财政中医专项预算1.37亿元，较2016年增长40.00%。六是中医医院建设得到各级党委政府的高度重视和大力支持。河南省中西医结合儿童医院被列为省政府领导分包推进项目。中牟、夏邑、渑池、卢氏、确山等地落实政府举办公立中医医院责任，或无偿划拨土地，或以政府购买服务模式融资，或落实建设配套资金，实施"交钥匙"工程，有力保障当地中医院建设发展。

二、行业管理水平和服务能力

一是全面加强管理制度和行业规范建设，制定中医病历书写基本规范实施细则和评估标准，印发《河南省中药饮片处方用名目录（2016年版）》，全面启动医疗机构中药饮片管理检查督导。二是继续开展管理能力建设。开展行政服务能力、院长职业化和财务骨干等专项培训，不断提升中医管理人员素质及能力。开展全省卫生监督人员中医药执法专题培训。郑州市中医院等10家医院通过大型中医医院巡查。执业医师考试、中医师承和确有专长考核考试工作稳步推进。三是全面加强专科建设管理和指导。完成26个省级重点专科项目验收，遴选确定98个省级特色专科和强化建设项目，启动河南省区域医疗中心遴选及建设方案编制工作。四是持续推进基层中医药服务能力建设。完成"十二五"基层中医药服务能力提升工程评估总结，制定《河南省中医综合服务区（中医馆）建设基本标准》，稳步推进中医药数据中心和中医馆信息云平台建设。全省新安排中医馆项目185个，投入财政资金2775万元。南阳、安阳、信阳、周口、邓州等地通过中医馆建设项目，基层中医药服务能力得到较大提升。安阳市基层医疗机构中医药服务收入占业务总收入比例达到27.00%。

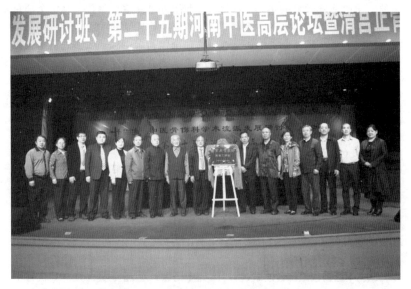

2016年4月23日，中医骨伤学术流派传承发展研讨班、第二十五期河南中医高层论坛暨清宫正骨流派河南工作站揭版仪式在河南郑州举行

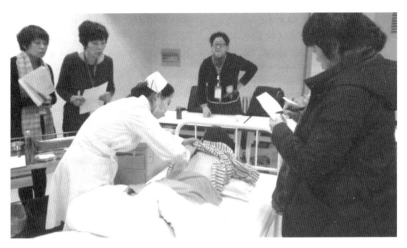

2016 年 12 月 24～25 日，2016 年河南省中医药岗位技能竞赛决赛在河南中医药大学举行

五是积极推进健康扶贫工作。争取中央投资贫困县中医院建设项目 5 个，总投资达 3.98 亿元，规划建筑面积 12 万平方米。组织 13 家三级中医医院分别与兰考等 13 个国家级贫困县县级中医医院建立对口帮扶关系，落实帮扶责任。

三、人才培养和科技创新

一是举办全省中医医院院长培训班，围绕中医药人才队伍建设和科技创新，总结经验，凝聚共识，明确目标措施，推动中医药学术发展。二是积极做好中医药传承和高层次人才培养。丁樱、赵文霞被国家三部委评为中医药高等学校教学名师。启动第三批国医大师、全国名中医遴选推荐工作。11 个名老中医工作室、2 个流派传承工作室通过验收。三是有序推进基层中医药人才培养。继续开展县级中医医院骨干医师和专科带头人培养、在职学历提升、农村订单定向医学生免费培养等项目。承担国家级中医药继续教育项目 136 项，实施省级项目 316 项。开展中医药岗位技能竞赛，2 人获得省"五一劳动奖章"。四是中医住院医师规范化培训工作通过国家督导评估。成立全省中医住院医师规范化培训领导小组、专家委员会和培训中心，举办师资培训和专职管理干部培训，认定一批省级基地和国家级基地协同单位。五是全面提升科研管理水平。在全国中医药

科技创新经验交流会上作典型发言，举办中医药科研能力提升培训班，印发《河南省中医药科技成果奖评审办法（试行）》，组建河南省中医药学术咨询与评审专家库，完成年度中医药科学研究专项课题立项、验收工作。六是科技工作取得新突破。河南中医药大学一附院国家中医临床研究基地项目通过验收，完成国家中医药管理局重点研究室建设项目阶段评估，获得省部级以上课题立项 97 项、科技奖励 28 项，李建生、徐立然两位教授主持的 3 项课题分别获得中华中医药学会和中国中西医结合学会科学技术奖一等奖。

四、文化建设

一是积极弘扬张仲景文化。支持南阳市创办仲景书院和仲景论坛，连续举办 12 届张仲景医药科技文化节，支持邓州市开展仲景国医堂建设，张仲景文化品牌效应不断凸显。南阳市分别在全国中医药工作会议和全省卫生与健康大会上围绕打造仲景品牌作典型发言。二是持续推进中医药文化科普进基层。拍摄完成河南中医药形象宣传片，编辑出版河南省中医药文化科普进基层系列丛书，组织河南省中医名家先进事迹报告会，完成中医药文化科普进基层启动仪式和走进中牟活动。三是继续做好中医药文化宣传教育基地工作。承办 2016 年全国中医药文化宣传教育基地建设督导工作会议，河南省在大会上作经验介绍。命名河南省中医院等 4 家单位为省级中医药文化宣传教育基地建设单位。四是有计划地推进中医药文化科普活动。定期组织省级专家进行中医药知识科普、中医疗法体验、中医养生保健指导等宣传普及活动。各级中医机构对健康科普教育更加重视，举办不同形式的健康大讲堂，向居民提供健康素养培训服务，受到广泛欢迎。

五、中医药参与医改目标任务和政策措施

积极参与深化医改，维护中医药发展权益，为医改协同推进提供支撑。一是积极细化落实中医药医改政策。参与制定《河南省人民政

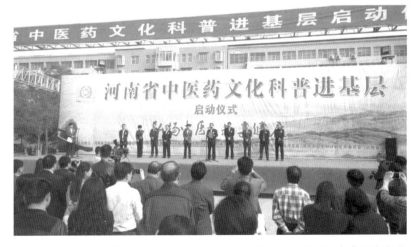

2016 年 4 月 15 日，河南省中医药文化科普进基层启动仪式在河南焦作举办

府办公厅关于推进分级诊疗制度建设的实施意见》，明确中医药在分级诊疗中的定位、作用和具体要求。河南省中医管理局配合省医改办完成《关于开展县域综合医改试点的指导意见》，强化政府办好公立中医院的主体责任，明确中医机构在综合医改中的目标任务和改革内容。河南省中医管理局联合省卫生计生委转发《关于同步推进公立中医院综合改革的实施意见》。通过以上文件的出台，将中医药相关政策系统化、具体化，融入全省医改政策，提高可操作性。二是探索开展中医药政策改革试点。许昌市、南阳市获批建设国家中医药综合改革试验区，分别从中医药产业发展、中医药健康服务的制度创新和机制创新等方面开展试点。指导信阳市开展中医药支付制度改革，协调落实新农合政策改革。召开全省中医临床路径推进会，推广宜阳县中医临床路径管理模式。郑州、南阳成为国家社会资本举办中医机构政策改革试点城市。

六、中医药立法

根据河南省人大常委会2016年工作安排，省人大常委会执法检查组于2016年4～7月对全省贯彻实施《河南省中医条例》情况进行执法检查。2016年4月上旬成立以省人大常委会副主任、党组副书记蒋笃运为组长，教科文卫委员会主任委员、教科文卫工委主任詹玉荣为副组长的执法检查组，印发实施方案和执法检查资料汇编。6月12日，执法检查组召开会议，听取省政府及省卫生计生委、中医局、发改委、财政厅、编办、人社厅、食药监局、教育厅、文化厅、旅游局、科技厅、工信委等有关部门贯彻实施中医条例情况的汇报，常委会副主任、党组副书记蒋笃运出席会议并讲话，就组织好执法检查、进一步做好中医药工作提出要求。6月13日～24日，检查组分成2个小组，分别对开封、焦作、长垣和许昌、南阳、邓州进行实地检查。检查组每到一地，听取当地政府及其有关部门贯彻实施中医条例情况汇报，与当地

中医医疗服务机构负责人、名老中医专家座谈，认真听取他们长期从事中医工作的感受和建议，实地查看市、县中医医院，综合医院中医科，乡镇卫生院、村卫生室的中医基础设施建设和中医药服务能力建设情况。同时，还委托其他各省辖市和省直管县（市）人大常委会对本地贯彻实施中医条例情况进行执法检查，并将检查情况向省人大常委会报告。检查结束后，检查组汇总全省情况，形成执法检查报告，并于7月27日在河南省十二届人大常委会第二十三次会议上做汇报。

（宋军伟）

【湖北省2016年中医药工作概况】

2016年，湖北省出台《省人民政府关于全面推进中医药发展的实施意见》，把发展中医药列为省级发展战略，确立建设中医药强省的目标任务。

一、2016年湖北中医药资源和服务情况

截至2016年底，全省县级以上公立中医院95家，实际开放床位40667张，固定资产95.6亿元，中医药人员总数42566人，中医药诊疗人次2135万人次，出院人数130万人，业务收入119.5亿元。2016年全省新审批设置民营中医机构168

家，其中中医院（含中西医结合医院、中医专科医院）11家，中医门诊部53家，中医诊所104家。截至2016年底，全省有民营中医院53家，开放床位3000张，个体中医诊所2300余个。

2016年全省有11家县级中医医院获得国家基础设施建设项目，其中新增8家，二次安排3家，共获得国家投资3.58亿元。截至2016年底，全省共有75家公立中医医院安排国家建设项目，占总数的81%，项目建设总投资39.2亿元（其中中央投资16.6亿元，地方配套和单位自筹22.6亿元）。

二、中医药参与医改情况

全省64个县级中医院和鄂州、武汉、襄阳市中医医院纳入医改试点范围，与综合医院改革同步推进，严格落实各项医改政策，取消药品加成率，调整医疗服务收费结构和标准，积极探索适合中医医院特点的支付方式和薪酬改革制度。积极探索建立中医分级诊疗制度，宜昌市中医医院积极参与"互联网＋分级诊疗"模式，建立双向转诊制度。襄阳市中医医院托管市第二人民医院，更名为"襄阳市中医医院惠民院区"，为社区患者转诊开设绿色通道。由湖北省中医院牵头成立湖北省中医联盟，全省25家三级甲等中

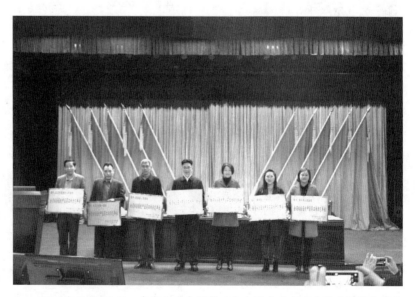

2016年3月28日，在湖北省中医药工作会议上表彰全省综合医院中医药工作示范单位

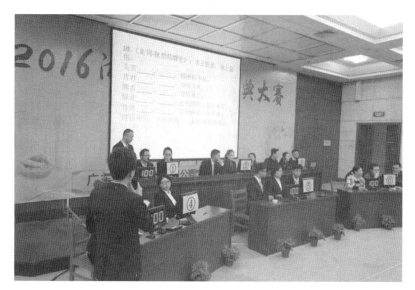

2016 年 11 月 13～14 日，湖北省中医经典大赛在湖北中医药大学举行。图为决赛现场

医医院作为首批联盟成员单位，在人才培养、技术支持、科研协作等方面资源共享，优势互补，抱团取暖，促进成员单位良性发展。组织专家对全省 65 岁以上老人和 0～3 岁儿童中医药预防保健项目进行督导检查。在武汉市黄陂区积极开展中医药健康管理工作试点，取得显著成效。

三、中医医政工作

各级中医医院按照湖北省卫生计生委"两控四改"总体要求，对照十大重点问题开展专项整改，进一步规范医疗行为和收费标准，促进医院健康有序发展。武汉市中医医院开展专项整治督查 35 次，发现的 229 项问题全部整改落实到位；十堰市中医医院成立整治过度医疗、违规收费等 8 个专班，认真开展自查自纠。

完成对宜昌、荆门等 6 家大型公立中医医院巡查工作，武汉市、荆州市卫生计生委分别完成对黄陂区和公安县中医医院巡查，截至 2016 年底，省市两级共完成 11 家大型公立中医院巡查。

组织开展国家"十二五"中医重点专科和国家临床重点专科（中医类别）评审验收工作，全省 61 个重点专科完成建设任务。组织开展湖北省县级医院中医重点专科评审验收工作，77 个专科被授予"湖北省县级医院中医重点专科"称号。

成立湖北省中药饮片质量控制中心和湖北省中医护理质量控制中心，依托湖北省中医院开展全省中药饮片和中医护理质控工作。通过单位自查、市州检查和省级抽查的方式，对全省 950 家医疗机构的中药房、制剂室、煎药室使用和储存中药饮片进行督导检查。

十堰市太和医院、十堰市人民医院和随州市中心医院通过评审复核，宜昌市第二人民医院通过现场评审，截至 2016 年底，湖北省已创建全省综合医院中医药工作示范单位 35 家，全国综合医院中医药工作示范单位 23 家。

四、基层中医药工作

湖北省卫生计生委联合省人社厅和省食药监局制订出台《湖北省基层中医药服务能力提升工程"十三五"行动计划实施方案》，印发全省实施。通过实施基层中医药服务能力提升工程，全省 96% 的社区卫生服务中心、91% 的乡镇卫生院、72% 的社区卫生服务站、65% 的村卫生室能够提供中医药服务。

建设 208 个国医堂、7 个中医养生堂、6 个名医堂和 45 个知名中医工作室，评选公布 100 个"湖北省示范国医堂"。截至 2016 年底，全省共建设 1238 个国医堂、93 个中医养生堂、91 个名医堂和 284 个知名中医工作室。荆门市和仙桃市实现国医堂创建 100% 全覆盖。十堰市房县和竹山县成功创建湖北省基层中医药工作先进单位，武汉市硚口区国家基层中医药工作先进单位通过

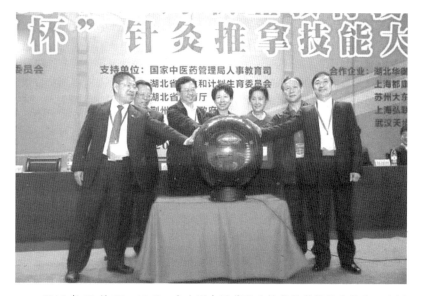

2016 年 10 月 15～16 日，由全国中医药职业教育教学指导委员会、全国中医药职业技术教育学会主办的 2016 年全国中医药职业教育技能大赛"华御杯"针灸推拿技能大赛在湖北开赛。湖北中医药高等专科学校、湖南中医药高等专科学校获高职组团体一等奖，成都中医药大学附属医院针灸学校获中职组团体一等奖

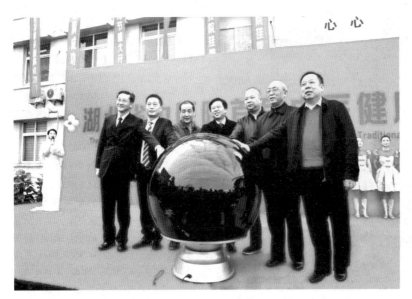

2016 年 11 月 12 日，湖北省中医院首届中医健康文化节开幕。图为湖北省卫生计生委副主任姚云与医院领导共同参加启动仪式

国家专家组复核评审，截至 2016 年底，湖北省全国基层中医药工作先进单位达到 26 个县市区。

五、中医药教育工作

湖北中医药大学的王华和陈科力 2 名教授被教育部和国家中医药管理局授予"全国中医药高等学校教学名师"称号。湖北省中医药管理局会同省人社厅评选推荐第三届国医大师人选 2 名，全国知名中医人选 3 名。十堰市开展首届十堰民间好中医评选活动，评选表彰 30 名民间好中医，并与新闻媒体开展系列宣传活动。

落实省级中医住院医师规范化培训配套经费 940 万元，制订印发《湖北省中医住院医师规范化培训实施方案》，2016 年新招录学员 723 人，全省 40 个省级中医基地（含 16 个协同基地）共有在培学员 2052 人。落实中医类别临床医学硕士专业学位研究生培养与住院医师规范化培训衔接工作。湖北省中医药管理局会同湖北中医药大学落实首批 43 名中医农村订单定向医学生就业安置工作，已全部安排参加住院医师规培。

湖北中医药大学在校生总数达到 16190 人，以优异成绩通过国家中医学专业认证，并获得 1 项国家科技进步二等奖。湖北中医药高等专科学校在校生总数达到 10271 人，成功举办 2016 年全国中医药职业教育技能大赛——"华御杯"针灸推拿技能大赛，取得高职团体组冠军。

完成第五批全国老中医药专家学术经验继承工作结业考核工作，50 人完成为期 3 年的师承学业并通过结业考核，培养临床医学（中医师承）专业博士学位 11 人、硕士学位 9 人。获批全国名老中医药专家传承工作室建设项目 5 个，全省累计达到 39 个。获批全国基层名老中医药专家传承工作室建设项目 4 个，全省累计达到 10 个。获批全国中医护理骨干人才培训项目培养对象 15 人，全省累计 32 人。完成 25 名全国中药特色传承人才年度考核，举办全国中药特色传承培训班 9 次，培训中药高层次人才 500 人次。

六、中医药科研工作

湖北省中医院国家中医临床研究基地通过国家中医药管理局综合验收，进一步完善基地常态化管理机制，深化中医肝病等重点病种和拓展病种研究。《茯苓规范化种植基地优化升级及系列产品综合开发研究》等 12 项中医药科研成果获省政府科技进步二、三等奖，湖北省卫生计生委推荐的马应龙麝香痔疮膏、健民小金胶囊、湖北金贵白及等中

药饮片标准化建设 3 个项目获得国家立项并资助经费 2100 万元。继续在 4 个试点地区开展中医药防治艾滋病试点工作。

启动第一批中药资源普查试点地区验收工作，完成《中国中药资源大典》（神农架专题卷）等编写和专家审稿工作。开展第二批和第三批中药资源普查试点地区评估检查。依托湖北中医药大学建立省级中药质量监测技术服务中心，在利川市和罗田县建立 2 个监测站，截至 2016 年底，已开展 30 种中药材栽培生产实用技术编写，开展 100 多种中药材价格监测和茯苓、玄参等 10 个重点品种的日常动态信息监测工作。建立省级稀缺中药材种苗基地，已确定茯苓、天麻等 9 个中药材品种进行种苗繁育生产研究，建设主基地 2 个，分基地 9 个，基地总体建设规模达到 2250 亩。

七、中医药健康服务

全省县级以上中医医院结合中医养生堂建设，普遍设立治未病中心和治未病科，积极开展体质辨识、健康教育、养生保健等中医特色健康管理服务。仙桃市中医医院治未病中心将中医药优势与健康管理结合，服务人次较 2015 年提升 20%。大悟县作为全省医养结合试点县市之一，县中医医院在福利中心建立中医特色老年康复中心，开展老年病、慢性病、突发病的治疗和康复工作，全年收治住院 1115 人次，免费实施基本公共卫生服务 1000 余人次。黄陂区中医医院尝试医养结合新方式，全年为 315 名公寓老人提供中医特色义诊、体检、干预服务，开展健康知识讲座 10 次，发放健康宣传资料 800 余份。

开展国家中医药健康旅游示范区（基地、项目）创建工作，遴选上报 59 个国家中医药健康旅游示范区（基地、项目），其中申报示范区 2 个、示范基地 10 个、示范项目 47 个。

八、中医药文化建设

在炎帝神农故里随州举办世界华人寻根节期间，湖北省中医药管理局协助世界中医药学会联合会举办第三届中华中医药文化大典，来

自全世界30多个国家3000多位中医药人士齐聚湖北随州，以"传承文化，创新发展"为主题，共商中医药文化发展大计。蕲春县举办中国湖北第二十六届李时珍中药材交易会，开展李时珍蕲艾健康文化节系列活动，全国500余家中医药企业参会，协议投资53亿元，着力打造"中国艾都"名片。

湖北省中医药管理局会同省中医药学会和省中医管理学会在全省范围内举办首届中医经典大赛，共计2000余人参与此项活动。

各级中医医院普遍开展"冬病夏治""敷贴节""膏方节"等活动，同时开展中医药科普知识宣传，倡导健康生活方式。湖北省中医院举办首届中医健康文化节，通过中医绝活展示、现场制作膏方等方式宣传中医药知识。仙桃市中医医院选派业务骨干赴15个乡镇医疗机构同步开展冬病夏治三伏贴活动。全省多地同步开展中医中药荆楚行，举办义诊、培训、讲座等系列中医药科普知识宣传活动。

九、"文明中医医院"创建工作

开展湖北省首届文明中医医院创建活动，全省各级公立中医医院高度重视，在创建活动中严格落实医疗行业"九不准"，开展医疗质量和医疗安全持续改进活动，优化就医流程，改善就医环境和医患关系，努力创建文明中医医院。通过创建和评审考核，武汉市中医医院等28家中医院获得湖北省首届"文明中医医院"称号。

（芦　好）

【湖南省2016年中医药工作概况】

一、中医药政策法规

以顶层思维谋划制订"五名"工程实施方案，推动省政府办公厅印发《湖南省中医药发展五名工程实施方案（2016～2020）》（湘政办发〔2016〕79号）。贯彻实施国务院《中医药发展战略规划纲要（2016～2030）年》，起草《湖南省贯彻落实〈中医药发展战略规划纲要（2016～2030）年〉实施方案》草稿，报省政府审定印发。组建专

门工作班子，在深入调查研究基础上编制《湖南省中医药事业"十三五"发展规划》，并以省卫生计生委文件印发，作为"十三五"中医药工作行动指南。

二、中医医政工作

分层级实施中医医院巡查制度。配合国家中医药管理局巡查湖南中医药大学第二附属医院，组织完成对永州、湘西、张家界和邵阳市中医医院4家市级三级中医医院巡查工作。指导二级中医医院参与市州组织医院巡查的自查、约谈和点评制度。开展二、三级中医医院评审。制定县级三级中医医院评审标准，遴选醴陵市、宁乡县开展县级三级中医医院评审试点。组织市州中医药管理部门完成本周期全省二级中医医院评审。规范中医医疗机构管理。湖南省中医药管理局与省卫生计生委联合印发《关于开展医疗机构依法执业专项督查的通知》，全面规范科室管理，依法执业。加强中医医院感染管理。成立省级中医医院感染管理质控中心，印发《关于开展全省中医医院感染管理专项督查的通知》和《中医医院感染管理督查评价细则》，举办全省医院感染管理培训班，在全省二级及以上中医医院开展感染管理专项评估和督查。

三、中医药科研工作

组织实施2017年度中医药科研课题申报及评选，共批准2016年度中医药科研计划项目157项，其中重

点课题44项、一般课题98项、立项不资助课题14项。对湖南中医药大学完成的"湖南道地药材玉竹种质评价与规范化种植SOP优化升级研究"、省中医药研究院完成的"中药肺复方治疗老年非小细胞肺癌的临床研究"等31个湖南省中医药管理局中医药科研课题进行成果鉴定。组织6个中药饮片重点品种入围国家中药标准化建设项目，共获得项目建设经费2100万元。

四、中医药教育工作

推进各类中医人才培训，印发《湖南省中医药管理局关于切实做好中医住院医师规范化培训有关工作的通知》，开展中医住院医师规范化培训专项评估督导检查，组建中医住院医师规范化培训专家委员会，年内招录中医类学员达280人，超国家计划40人，新入学387名专业学位硕士研究生同步进入住院医师规范化培训；继续抓好全科医师培训工作，完成国家下达的50名中医助理全科医生培训招录任务；20名国家第三批优秀中医临床人才及50名全国第五批老中医药专家学术经验继承人通过国家中医药管理局组织的结业考核，顺利结业。举办风湿病、老年病及中医康复特色疗法3个省级高级研修班，参加培训的中医药专业技术骨干来自湖南省各级中医医疗机构，培训总人数达350余名。培训中药特色技术传承人才330名、中医护理骨干20名；完成50名

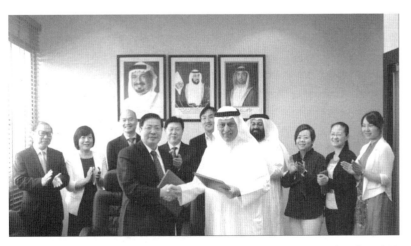

2016年，湖南省卫生计生委与阿联酋阿治曼酋长国签署《关于在阿治曼开展中医合作项目的谅解备忘》

农村免费订单定向大学本科招生任务。对120名中西医结合培训学员进行考试考核，为110名合格学员颁发证书；培训中医特色技术传承人学员150余人。

五、中医药对外合作

全力推进中医药"一带一路"倡议，湖南省中医药管理局与来访的阿联酋阿治曼政府代表团一行就在阿治曼酋长国建设中医院以及有关医疗卫生合作事宜进行洽谈，达成初步合作意向。组织专家团开展中医药"一带一路"合作考察洽谈，通过在德国、阿联酋、巴基斯坦等国的交流访问，中医药合作方面取得重要成果：一是通过与德国丁克斯堡市政府洽谈，初步拟订先在德国丁克斯堡市医院内开设有独立病区的中医诊疗服务部，在条件成熟时，以商业合作方式建设一家完全独立的中医院；二是与阿联酋阿治曼酋长国初步商定，在当地合作建设一家较高水平，能辐射中东地区的中医院；三是与巴基斯坦卡拉奇大学达成协议，组建专门团队，共同开展天然药物研究开发，建设药物生产企业。截至2016年底，湖南省中医药管理局已对访问中达成的意向进行认真研究，并启动合作前期工作，在政策支持，资金安排，人员选派，合作模式等方面都在进行认真研究和准备，各项具体工作正在积极推进中。

六、党风廉政建设

全力加强行风建设。深刻认识到行业风气反映行业形象，影响社会舆论，关系民生民利，具有极端重要性，坚持一以贯之地狠抓行风建设。继续深入落实医疗卫生行业建设"九不准"要求，坚决打击遏制医药购销领域和医疗服务中不正之风，大力弘扬以"大医精诚"为核心的职业精神，选树先进典型，弘扬行业正能量。深入开展"两学一做"学习教育，领导示范带头，精心组织实施，创新学习载体，强化培训督导，推动党内教育向广大党员拓展、向经常性教育延伸。以省委巡视为契机，全面推进从严治党，坚持以问题为导向，加强对巡视发现问题的整改落实，强化重点领域、关键环节的风险防范，强化监督执纪力度，全面落实党风廉政建设主体责任和监督责任，全力营造风清气正的行业风向。

（徐火红）

【广东省2016年中医药工作概况】

一、概况

2016年末，广东省中医类医院、门诊部、诊所达3395间，比2006年中医药强省建设初期增长47.5%；全省各级中医医院共有床位4.95万张，比2006年增长132.0%；全省中医医疗机构（不含村卫生室）诊疗人次7480万人次，比2006年增长133.0%；全省中医医疗机构住院人次153.9万人次，比2006年增长224.0%。全省中医治未病年服务人次超过1000万，全省65岁以上老年人和0~36个月儿童中医药健康管理服务率分别达到40.8%和42.4%，处于全国领先水平。全省规模以上中药生产企业303家，其中中药饮片加工企业163家，中成药生产企业140家。2016年中药工业总产值460亿元，其中年产值10亿元以上的企业10家，超亿元的品种30个。

二、政策法规

广东省深入开展中医药政策研究，省委政策研究室联合省中医药局开展中医药工作调研，全面系统地总结中医药强省建设10年来的成效与经验，为2020年全面建成中医药强省提供决策参考。广东省出台中医药"一条例两规划两方案"：广东省人大推进保护岭南道地中药材地方立法工作，《广东省岭南中药材保护条例》经广东省人大常委会审议通过并正式颁布，于2017年3月1日起实施；《广东省中医药健康服务发展规划（2016~2020年）》《广东省推动中药材保护和发展实施方案（2016~2020年）》和《广东省贯彻〈中医药发展战略规划纲要（2016~2030年）〉实施方案》以省政府名义相继出台；《广东省中医药发展"十三五"规划》正式印发。中医药发展指标纳入广东省卫生强省建设考核指标体系，基层中医药服务能力相关内容列入基层领导班子绩效考核内容。253项中医及民族医诊疗类服务项目纳入《广东省基本医疗服务项目（2016年版）》（第二版）。

三、医政工作

广东省卫生计生委与省中医药局联合出台《广东省医师多点执业管理办法》，建立中医师多点执业规范。中医药服务列入《广东省家庭医生签约服务绩效考核指导意见（试行）》，制定家庭医生签约服务中医药适宜技术服务包，为基层家庭医生签约服务提供多样选择。大型中医医院巡查成效明显，医院内

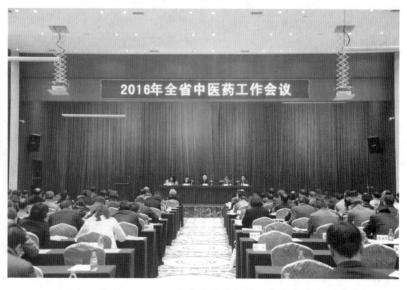

2016年1月22日，2016年广东省中医药工作会议在广州召开

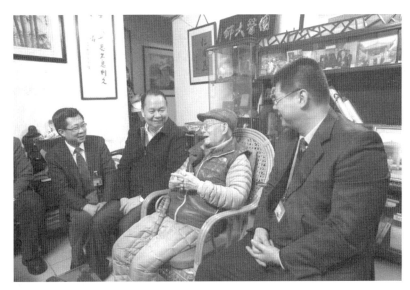

2016 年 2 月 1 日，广东省卫生计生委党组成员、广东省中医药局局长徐庆锋看望慰问国医大师邓铁涛

涵建设不断强化，医院综合服务能力和管理水平稳步提升。2016 年新增 2 家三级甲等中医医院，1 家三级甲等中医专科医院，1 家二级甲等中医医院和 2 家全国综合医院中医药工作示范单位。建成 3 个省级基地、97 个县级基地互联互通的中医药适宜技术视频网络平台。实施 814 个乡镇卫生院与社区卫生服务中心中医综合服务区（中医馆）建设项目，粤东西北地区覆盖率达 60.79%。制定《广东省中医名院和名科建设标准及评审细则》，中医名院名科建设得到进一步规范。开展传统医学确有专长人员医师资格考核考试工作，全省 1434 人报名。

四、科研工作

广州王老吉药业股份有限公司获得 2016 年度国家科技进步二等奖。广东省中医药系统获得 2015 年度省科技进步奖 9 项，其中一等奖 1 项、二等奖 6 项、三等奖 2 项。国家中医临床研究基地建设有效推进。省级中医药专项资金"中成药二次开发项目"研究启动，投入专项经费 3000 万元资助板蓝根颗粒等 10 个广东省名优中医药二次开发项目研究。"中医优势病种突破项目"达到预期效果，制订 12 个单病种中医、中西医诊疗方案，相关病种的诊疗服务

能力得到有效提升。2016 年广东省中医药局课题立项 331 项，资助经费 570 万元。中药资源普查试点工作进展顺利，完成 22 个试点县的 794 个样地、23820 个样方调查，调查药用植物资源物种约 1600 多种。中药标准化研究不断强化，8 家单位获得国家级中药标准化项目立项支持，项目资助经费达 7600 万元。深圳市卫生计生委组织研究的中药饮片、中药材和中药配方颗粒编码标准获国际标准化组织（ISO）通过，标志着中药饮片、中药材和中药配方颗粒等中药产品有了国家通行的数字化"身份证"。

五、教育工作

吕志平、罗颂平获国家"中医药高等学校教学名师"荣誉称号。开展

2 批广东省名中医师承项目年度考核和中期检查。新增 10 个全国名老中医药专家传承工作室和 5 个基层名老中医药专家传承工作室。培训 409 名基层中医药人员，培养 420 名县级中医临床技术骨干。推进中医医院医师规范化培训工作，住院医师规范化培训基地补助纳入 2016 年广东省 10 件民生实事中同步推进。开展国家级中医药继续教育项目，广东省中医药继续教育项目 398 项，共培训专业技术人员 44802 人次。

六、文化建设与对外交流

中医药文化传播平台不断加强。"广东中医药"微信公众号总体传播实力在广东省直机关政务类公众号中排名第五。2016 年末，广东省创建 8 个国家级中医药文化宣传教育基地，数量居全国首位，累计接待 30 个国家逾 100 万人次参观。广东省中医药局联合省旅游局向国家推荐中医药健康旅游示范区 3 个，中医药健康旅游基地 13 个，中医药健康旅游项目 40 个。打造一批中医药文化精品。《本草药灵》首批 26 集动画片正式对外发布，开启中医药文化儿童启蒙的新形式。《药王之王》手机游戏已和腾讯签约，开辟向青少年传播中医药文化的新途径。大型纪录片《悬壶岭南》的开机拍摄，发出岭南中医药好声音。借助粤港澳合作平台，广东省大力推动中医药对外交流和服务贸易发展，推动岭南中医药走向葡语系国家乃至世界，推动中医治未病、中药产业、中医药服务贸易向"一带一路"

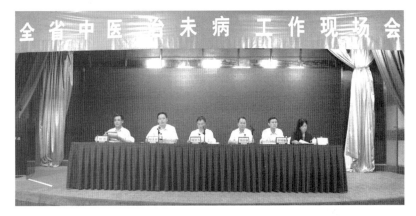

2016 年 8 月 12 日，广东省中医治未病工作现场会在中山召开

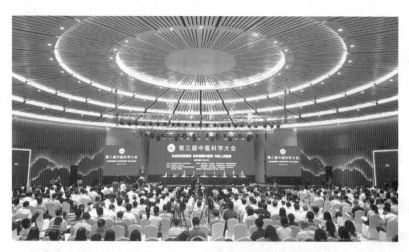

2016年9月4~6日，第三届中医科学大会在广东惠州举行

沿线国家传播。第三届中医科学大会在广东省惠州市罗浮山举办，会议签署16个项目协议，贸易金额近584.55亿元。2016广州国际中医药大健康博览会暨高峰论坛成功举办，采购订单和对接交易额达20亿元。

七、党风廉政建设

广东省中医药局直属机关党委扎实开展"两学一做"学习教育，强化党员干部政治意识、大局意识、核心意识和看齐意识。进一步加强机关基层党组织建设坚决执行中央八项规定，持续反对"四风"，落实行风建设"九不准"，自觉做到"五不准、五严守"，切实做到党风廉政建设抓常、抓细、抓长。

八、弘扬大医精诚主题活动

2016年1月4日，广东省中医药局印发《关于开展弘扬大医精诚精神，提升中医药服务能力主题活动的通知》，广东省中医药系统掀起学习《大医精诚》、践行大医精诚、宣传大医精诚的热潮，在全国及海外中医药工作者中引起强烈反响。广东省卫生计委党组成员、省中医药局局长徐庆锋先后受邀到16个地市、各省属中医医院及部分综合性医院、高等医学院校做弘扬大医精诚专题讲座共计超过30场，现场听众超过1万人。各级中医院围绕主题，通过召开学习会、举办经典研修班、义诊和送医下乡、科普巡讲、中医文化节、诵读经典表演、演讲比赛、技术比武等活动，生动演绎中医药人对精湛医技的追求，对维

护百姓健康的热忱。全省中医药系统涌现出一批有血有肉、贴近群众、可学可敬的先进人物及事迹。广东省委宣传部给予高度关注并纳入专项宣传，由广东省委宣传部指导，省卫生计生委、省文明办、省中医药局分别在省委珠岛会堂和深圳市民中心举办2场"弘扬大医精诚践行核心价值"中医药先进典型人物事迹大型报告会，组织社会各界代表共约2500人现场聆听，并进行网络媒体实况转播，向社会传播中医药正能量，受到社会广泛好评。活动中，1人获广东省第七批"南粤楷模"称号，并被广东省委宣传部推荐为"时代楷模"候选人，评选出首届"南粤最美中医"50人。

九、广东省治未病工作现场会

2016年8月12日，广东省中医治未病工作现场会在中山召开。广东省卫生计生委主任、党组书记段宇飞出席会议并讲话，广东省卫生计生委党组成员、省中医药局局长徐庆锋做工作报告。会议全面总结广东省实施中医治未病健康工程成效与经验，部署"十三五"时期全省中医治未病重点工作。广东省是全国首个中医治未病健康工程试点省。2014年以来，省级中医药专项资金共投入8100多万元发展治未病服务。全省建立2个省级中医治未病指导中心，二级甲等以上中医院均成立治未病科。全省治未病科（中心）服务总人次超过1000万，建立中医健康管理电子档案总人数

达1200多万，全省65岁以上老年人中医药健康管理服务率和0~36个月儿童中医药健康管理服务率分别达到40.8%和42.4%。东莞、中山市中医三级预防保健服务体系基本建立。中医体质辨识、健康咨询调养、中医经络检测等12个项目已列入《广东省定价目录（2015年版）》的医疗机构基本医疗服务项目。大部分地区将中医干预技术项目纳入当地医保，部分地区医保报销范围包含中医体质辨识服务和膏方调配服务。会议部署在"十三五"进一步加大对中医治未病健康工程投入，力争到2018年实现各级医疗机构治未病科（中心）服务总量较2015年翻一番。到2020年，全省二级以上中医医院都要设立中医治未病科，全省初步建成治未病预防保健服务体系。

十、第三届中医科学大会

2016年9月5日，由中国农工民主党中央委员会和国家中医药管理局共同主办，中共惠州市委、惠州市人民政府承办、广东省中医药局等协办的第三届中医科学大会在被誉为"岭南第一山"的罗浮山召开，大会以"弘扬青蒿素精神、传承创新中医药、共促人类健康"为主题。全国人大常委会副委员长、农工党中央主席、中国科学院院士陈竺，国家卫生计生委副主任、国家中医药管理局局长王国强，全国人大常委会委员、全国人大环资委副主任委员、农工党中央专职副主席龚建明，国家中医药管理局副局长闫树江，广东省副省长蓝佛安，广东省卫生计生委主任段宇飞，广东省卫生计生委党组成员、广东省中医药局局长徐庆锋，世界卫生组织驻华代表施贺德，惠州市委书记、市人大常委会主任陈奕威出席大会。阿龙·切哈诺沃、克雷格·梅洛、马丁·查尔菲、哈拉尔德·楚尔·豪森4位诺贝尔奖获得者，中国科学院院士陈国强，中国工程院院士陈香美，屠呦呦团队代表廖福龙等海内外科技工作者共1000多人参加大会。大会举行合作项目集中签约仪式，16个项目协议金额近584.55亿元。

（汪洪滨）

【广西壮族自治区2016年中医药壮瑶医药工作概况】

一、中医药事业发展政策法规

2016年，根据国家中医药管理局相关文件要求，结合广西实际及科学规划思路，广西壮族自治区中医药管理局编制《广西中医药壮瑶医药发展"十三五"规划》（桂发改规划〔2016〕1415号）、《广西中医药壮瑶医药健康服务发展规划（2015~2020）》（桂政办发〔2016〕59号）、《中医药发展战略规划纲要（2016~2030年）广西实施方案》（桂中医药发办函〔2016〕5号），规划的快速出台，进一步推动全区中医药壮瑶医药事业快速发展。

二、重大民生项目建设

2015年，自治区党委、政府做出重大决策，将广西国际壮医医院列为自治区成立60周年重大公益性建设项目，自治区政府一期投入12亿元，建设以壮瑶等民族医药为特色，以中医药为基础，现代诊疗技术为支撑，集医疗、预防、保健、康复、教学、科研、制剂、民族文化传承和国际交流为一体的，壮族文化特色浓郁的综合性现代化国际化医院。这是新中国成立以来自治区政府对单个医院建设项目最大的一次投入。截至2016年12月31日，各项建设工作推进顺利，项目推进已超前2个月完成计划任务，预计2018年建成投入使用。广西国际壮医医院的建成将为东盟国家提供更加优良的传统医药服务。

三、中医药参与医药卫生体制改革

全区69家县级中医医院全部与辖区综合医院同步开展县级公立医院综合改革，实行药品零差率销售（中药饮片除外），实现"一取消两同步"。积极推进落实分级诊疗制度中医药相关政策，广西中医药大学第一附属医院先后与来宾市、防城港市辖中医医院组建区域医院联合体，有力促进优质医疗资源下沉基层。组织开展三批12家大型中医医院巡查工作，促进三级中医医院管理水平和医疗服务水平进一步提升。积极对12个少数民族聚居区市县级中医医院进行综合服务能力建设，进一步提高中医民族医药诊疗水平。组织10所三级中医医院对口帮扶18所贫困县县级中医医院，培养技术骨干，提高贫困县县级中医医院临床专科服务能力。

四、中医医疗服务能力建设

持续开展名医名家走基层行动计划（2015~2016年）。广西从2015年开始实施行动以来，2年计划培训14370名村医，共投入经费1437万元。全区组织专家4069人下基层（覆盖所有县），开展1070场培训，累计完成特色培训15481人，超额完成培训任务。政府办村卫生室具备中医民族医占比从2014年的68.85%提高到2016年的77.60%，2年提高12.75个百分点。宣传中医药文化，推广适宜技术，使最基层的老百姓享受到更高水平的中医药民族医药服务。

探索创新中医医院办院模式和服务模式。组织开展自治区级中医诊疗模式创新试点工作，加强中医医院管理和建设。对16所三级中医医院、56所二级中医医院进行持续改进评估，实施22所县级中医医院综合服务能力提升建设。完成122个自治区第二批基层中医民族医重点（扶持）专科评估验收，结合进一步改善医疗服务行动计划，对南宁市中医院等12所中医医院开展大型中医医院巡查工作。

五、中医药人才队伍建设

多层次培养人才。启动第三批国医大师后备人选培养，韦贵康等5名老专家纳入项目。开展第五批全国老中医药专家学术经验继承的结业考核工作，8名未申报学位的继承人通过结业论文答辩。2012年建设的董少龙、方显明、蓝青强全国名老中医药专家传承工作室通过验收。20名全国中医护理骨干人才、10名第三批全国中医临床优秀人才研修学员通过结业考核。举办2016年全区中医药管理干部、中医医院院长高级研修班，共培训中医药管理干部和中医医院院长233人。加强中医住院医师规范化培训，举办第二期全区中医住院医师规范化培训师资培训班。依托广西中医药大学第一附属医院、广西中医药大学附属瑞康医院，在基础较弱的市（县）建设20个广西名老中医工作站，培训基层中医民族医骨干。启动西医学习中医高级研修项目。桂林市中医医院获批为第二批中医类别国家医师资格考试实践技能考试与考官培训基地。壮医医师资格考试的命题和考试工作顺利完成。

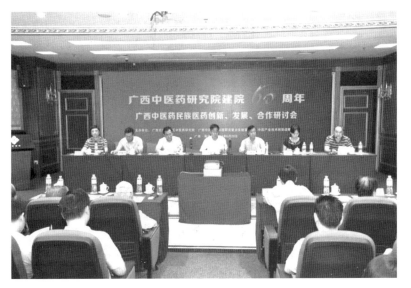

2016年6月28日，广西中医药研究院建院60周年暨广西中医药民族医药创新、发展、合作研讨会在广西南宁召开

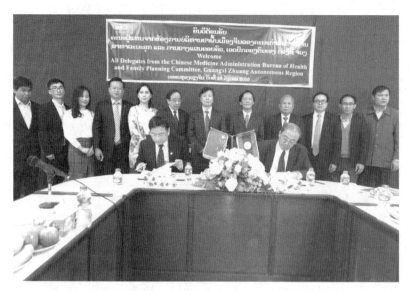

2016 年 1 月 28 日，在广西壮族自治区卫生计生委副巡视员、自治区中医药管理局副局长彭跃钢和老挝卫生部食品药品司司长见证下，两国签署传统医药交流合作备忘录

六、中医药健康服务

2016 年 10 月，广西壮族自治区人民政府与国家卫生计生委、国家中医药管理局、国家民族事务委员会共同举办中国－东盟传统医药高峰论坛，以"传统药物资源保护、发展与合作"为主题，由主旨演讲、合作项目签约和 2016 中国－东盟传统医药交流成果展组成。本次论坛旨在积极推动国家"一带一路"倡议，深化中国和东盟国家医药卫生合作交流，拓展合作领域，提升合作空间。以此为平台，中国与东盟正在共同努力，建设传统医药合作中心，中国与东盟各成员国之间的双边传统医学合作也取得长足发展。中国和东盟各国等国家卫生行政部门官员、中国－东盟中心等国际组织官员、专家学者、企业家、青年医学人才参加此次盛会。中国－中盟传统医药高峰论坛已在广西成功举办 3 届，为推动传统医药在中国和东盟国家的发展做出积极贡献，继 2009 年首届中国－东盟传统医药高峰论坛发表《南宁宣言》后，本届高峰论坛主办方向东盟各国发出《中国－东盟传统医药交流与合作倡议书》，倡议进一步加强中国与东盟国家在传统医药资源保护、科学研究、人才培养和国际交流合作等领域的交流与合作。

七、中医药壮瑶医药传承创新

推进中医药传承与创新。从 30 个初选的中医壮瑶医优势病种中遴选腰椎间盘突出症、小儿反复呼吸道感染、慢性胃炎等 9 个中医壮瑶医优势病种，进一步完善形成规范化的诊疗方案，并在全区范围进行推广应用。截至 2016 年底，全区 100 多家市、县级中医民族医医院、人民医院、乡镇卫生院和村卫生室

近千人参加培训。实施广西中医药壮瑶医药院内制剂提升工程，遴选出 12 个中药壮瑶药院内制剂项目进行立项研究。

八、世界级植物园项目建设

截至 2016 年 12 月，广西药用植物园已完成园区房屋征收工作，园区建设、科研工作、交流合作等方面取得积极进展。继续推进中药资源普查，广西普查队已累计发表植物新物种 22 种、中国新纪录属 2 个、中国新纪录种 4 种、广西新纪录属 2 个、广西新纪录种 10 个。通过广西中药资源普查获得的植物新分类群整理的成果再创新高，远远超过全国其他试点省区。

九、中医药文化建设

2016 年，积极服务国家"一带一路"倡议。桂林市中医医院等 3 家医院申报国家中医药管理局中医药文化宣传教育基地，已经通过专家组现场评估。借助"壮族三月三"节日期间，4 月，全区开展为期 1 个月以"弘扬中医药壮瑶医药文化"为主题的中医药壮瑶医药宣传活动。据不完全统计，全区举行近 700 次义诊活动，义诊接待群众约 10 万人，举办科普讲座 120 余场次，制作板报或横幅近 6000 张，发放宣传资料约 20 万份。6 月，桂林市"崇华中医街"正式开街，打造中医药文化与

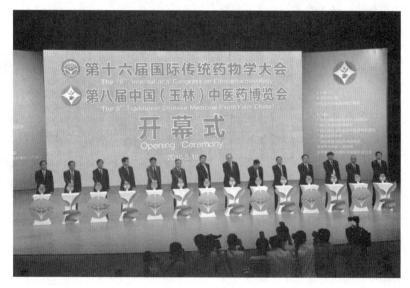

2016 年 5 月 16～18 日，第十六届国际传统药物学大会暨第八届中国（玉林）中医药博览会在广西玉林举行

健康旅游文化相结合的典范。继续建设中国－东盟传统医药交流合作中心（广西），成功举办 2016 中国－东盟传统医药高峰论坛、第十六届国际传统药物学大会和第八届中国（玉林）中医药博览会"南方药都论坛"。

十、全国壮医药大会

由中国民族医药学会、广西民族医药协会共同主办，广西国际壮医医院、广西民族医药研究院、民族医药报社承办的全国壮医药大会暨壮医理论技法培训班于 2016 年 8 月 9～12 日在广西南宁召开。广西壮族自治区中医药管理局、区科协等部门有关负责人出席开幕式，来自区内外近 200 名专家和民族医药工作者参加系列活动。大会围绕"加快壮医药发展，推动壮医药国际化"主题，12 位专家就壮医湿毒病研究进展、壮医经筋疗法治疗中风偏瘫、小儿脑瘫康复治疗、小针刀与民族传统疗法结合治疗骨伤疾病临床应用等方面进行学术交流。期望加强学科建设、理论深化、人才培养、推广提高。通过这个平台，促进全国壮医药工作者的协作交流和学术水平的提高，推动壮医药事业在新的历史条件下加快发展。会议期间，召开中国民族医药学会壮医药分会理事会会议，决定增补理事会成员和设立壮医经筋疗法防治痛症、壮医治疗骨伤与康复、壮医诊治风湿病等 3 个技术研究与推广应用学组。广西民族医药协会表彰 30 篇优秀论文，组织与会代表参观广西国际壮医医院明秀分院。

（蒋志敏）

【海南省 2016 年中医药工作概况】

一、规划引领、合作推进，谋划好海南中医药"十三五"开局

多项规划共同引领海南中医药事业发展。根据国家卫生计生委副主任、国家中医药管理局局长王国强在 2016 年全国中医药工作会议上关于要"编制好'十三五'规划和健康中国、深化医改等相关规划"要求，海南省编制《海南省中医药事业发展"十三五"规划》。在卫生计生事业发展规划中将"加快发展中医药行动计划"作为重点行动计划单独章节进行谋划，提出海南省中医药事业的发展目标和重点项目。制订《海南省促进中医药健康服务发展"十三五"规划》和《海南省贯彻〈中医药发展战略规划纲要（2016～2030）〉的实施意见》，较好地描绘海南省中医药事业发展蓝图。

局省合作进一步促进海南中医事业发展。2016 年 3 月，国家中医药管理局与海南省人民政府在三亚市签署《进一步促进海南省中医药事业发展合作协议》。根据协议要求，局省双方将从完善海南城乡中医药服务体系等 6 个方面进一步深化战略合作。协议签订后海南省中医药管理局积极制订落实协议的工作方案，并由省政府办公厅印发《海南省落实〈国家中医药管理局海南省人民政府进一步促进海南省中医药事业发展合作协议〉工作方案》。

开展横向合作，促进中医药资源互补。海南省中医药管理局分别于江苏、四川、广东等省开展中医工作学习交流，并先后与四川省中医药管理局、江苏省中医药局签订中医药发展合作协议，在两省合作平台上，两省中医药机构与海南省中医药机构已经逐渐形成紧密结对的合作趋势。海南省将通过一系列具体合作，实现特色优势资源优化配置和互补，进一步推动海南省中医药事业更好更快发展。

二、加强监管、突出特色，推进中医医疗服务能力建设

2016 年，全省范围内开展"加强中医医疗机构内涵建设行动"，全面推进中医医疗机构医疗服务能力建设。

开展中医院等级评审工作。经过 1 年的评审工作，澄迈县、定安县中医院 2 所中医院被评为海南省第二批二级甲等中医医院。海南省二级甲等中医医院也由 6 家增加到 8 家，二级甲等以上中医院占全省中医医院比例达到 70% 以上。

加强中医重点专科建设。在全省县级中医（中西医）医院、综合医院和专科医院广泛开展重点专科规划建设调查，建立覆盖全省 32 家医院 72 个专科的海南省中医药重点专科规划储备库。2016 年，

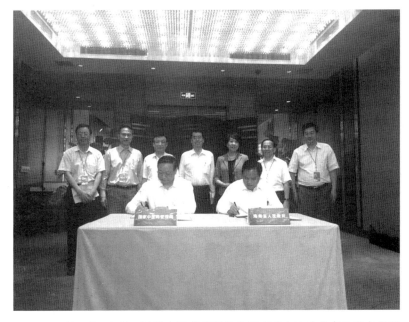

2016 年 3 月 23 日，国家中医药管理局与海南省人民政府在三亚市签署《进一步促进海南省中医药事业发展合作协议》。国家卫生计生委副主任、国家中医药管理局局长王国强，时任海南省委副书记、省长刘赐贵代表双方签约

全省首次启动省级中医药重点专科建设项目，评选出 23 个海南省中医重点专科名单，其中省级 I 类中医重点专科 13 个、省级 III 类中医重点专科 10 个，省财政分别按每个 50 万元和 15 万元的标准予以支持建设。

开展大型医院巡查和持续改进活动。根据国家中医药管理局部署，完成省中医院、海口市中医院、三亚市中医院现场巡查工作。继续在全省公立中医医院开展"以病人为中心，发挥中医药特色优势，提高中医临床疗效"为主题的持续改进活动，完成所有二级中医类医院的持续改进工作检查评估，同时结合持续改进检查完成医疗机构中药饮片管理专项检查。在国家统一部署下创建综合医院中医药工作示范单位，2016 年，海口市人民医院、三亚市人民医院和白沙县人民医院参加全国综合医院中医药工作示范单位创建工作，完成现场评审。

三、创新体制，发挥优势，助推中医药健康服务发展

进一步创新中医药健康服务发展体制机制。2016 年，海南成为国家开展服务贸易创新发展试点地区之一，中医药服务作为试点重点领域，抓住机遇、解放思想、先行先试、实现体制机制和政策障碍的突破，海南省创新提出：海南省公立中医医院在保障基本医疗服务前提下，允许出资设立独立法人、独立运营的营利性中医药实体机构；或者与社会资本合作成立混合所有制的营利性中医药机构，提供中医药健康服务。营利性中医药机构进行市场化经营，不受服务项目、价格政策、特需医疗比例等限制，并放开医生多点执业等方面限制，让公立医院放开手脚大力发展中医药健康服务。

中医药服务贸易发展进入新阶段。《海南省中医药服务贸易创新试点方案》经过省政府发布 1 年来，在卫生、财政及国资管理部门指导下在三亚尝试和探索，2016 年 3 月 26 日，三亚国际友好中医疗养院正式开业，该院由三亚中医院全资注册三亚友好国际中医疗养院有限责任公司，实现公立医院与疗养院之间的优势互补、协同发展。探索作为独立法人、独立运营的提供中医药健康服务的中医药实体机构。截至 2016 年底，三亚中医疗养院的"中医药疗养游" 1 个健康旅游项目就已经接待外宾 4 万余人次，其中包括国家元首 13 位，外国大使级以上人员 84 位。

中医药健康旅游不断推进。2016 年，由海南、四川、江苏三省中医药管理部门联合三亚市人民政府主办的 2016 中国（三亚）中医药健康旅游与服务贸易创新发展论坛在三亚举办，论坛邀请国内外专家共同讨论中医药健康旅游与服务贸易产品服务标准和机构认证体系，理清行业发展思路，促进海南省进一步打造中医药健康旅游与中医药服务贸易发展高地。

四、夯实基础，提升内涵，继续推进基层中医药能力提升

完成提升工程"十二五"总结评估。按照国家提升工程领导小组办公室要求，海南省开展提升工程"十二五"总结评估工作，总结评估显示，海南省提升工程总体目标基本完成。全省 37 家社区卫生服务中心中 34 家能够提供中医药服务，占同类机构总数的 92%，增幅 70%；244 家乡镇卫生院中，有 175 家能够提供中医药服务，占同类机构总数的 72%，增幅 300%；148 家社区卫生服务站中有 118 家能够提供中医药服务，占同类机构总数的 80%，增幅 63%；2200 家村卫生室中，有 1473 家能够提供中医药服务，占同类机构总数的 67%，增幅 737%。村卫生室、乡镇卫生院门诊就诊人次同比有了很大提升，提升工程的实施有效推进基层患者回归。

继续推进基层中医药服务体系建设。继续加大对县级中医院基础设施建设。2016 年，五指山市中医院住院综合楼建设项目、澄迈县中医院搬迁工程项目新被纳入 2016 年第一批中央预算内投资计划。至此海南省 14 家县级中医医院中有 11 家县级中医院已纳入中央预算内投资。开展第四批中医药综合服务区建设项目和第二、三批基层国医馆建设项目，分别在社区卫生服务中心、乡镇卫生院新建 65 个中医药综合服务区和 44 个基层国医馆。这些项目实施将进一步完善海南省基层中医药工作服务网络。

五、全面覆盖、注重传承，着力提升中医药人才队伍素质

健全中医药终身教育体系。一是全面实施中医住院医师规范化培训，探索开展中医医师专科规范化培训，健全中医药毕业后教育制度。招录 70 名中医师进行中医住院医师规范化培训培养基地。二是强化中医药继续教育，2016 年共举办继续教育项目 54 项，培训人员 10513 人次，其中国家级 3 项，省级 I 类 25 项，II 类 26 项；中医药专业技术人员接受继续教育获取学分达标率达到 92% 较 2015 年提高 2 个百分点。

发扬中医药师承教育优势。海南省中医院开设符文彬工作室和吴山工作室，以师带徒方式，培养全省针灸和推拿人才。三亚市中医院成立国内名医三亚工作站，工作站现共有 2 位院士工作室、5 位国医大师工作室、9 位国内知名专家工作室。海南省 2012 年全国名老中医药专家传承工作室建设项目全国通过验收。

夯实基层中医药人才队伍。一是强化以全科医生为重点的基层中医药人才队伍建设。二是组织开展基层常见病多发病中医药适宜技术推广培训。委托海南省中医药适宜技术推广基地，在 5 个市县培训近 400 名临床医师，使中医药适宜技术覆盖率达 100%。

推进高层次中医药人才培养。一是推进中医药领军人才和青年人才培养，着力培养中医药传承人才。海南省林天东和刘巧名老中医药专家传承工作室获验收合格，至今已建成罗凌介、辜孔进、杨世忠等 10 家名老中医药专家工作室（含在建傅汝梅和杨华）。海南省第三批全国优秀中医临床人才研修项目4名研修人员和第五批全国老中医药专家学术经验继承工作16名继承人参加结业考核，考核结果均合格，并获得国家颁发的证书。

加强中医管理人才培养。委托成都中医药大学举办为期7天的全省中医医院院长培训班，组织全省中医医院院长参加四川、江苏两省举办的中医医院院长培训班，大力提升全省中医医院院长和卫生行政部门中医药管理人员的中医药治理能力和治理水平。

（杨春晓）

【重庆市2016年中医药工作概况】

一、突出战略布局，以规划引领中医事业发展

以重庆市人民政府名义印发《贯彻落实国家中医药发展战略规划纲要的实施意见》，明确未来15年全市中医药事业发展方向和工作重点。出台的《"健康重庆2030"规划》和《重庆市卫生计生发展"十三五"规划》都把发挥中医药特色优势摆在重要位置。市政府印发《贯彻落实国家中医药健康服务发展规划（2015～2020年）的实施意见》，对全市"十三五"中医药服务业发展作出总体安排。重庆市卫生计生委与市发展改革委联合印发《重庆市中医事业发展"十三五"规划》，明确完善中医医疗服务体系等10项重点任务，实施中医药人才提升等8大工程，绘制"十三五"期间中医药事业发展最新蓝图。

二、深化改革，中医服务能力不断增强

一是中医药改革各项工作有序有效推进。出台《重庆市深化医药卫生体制综合改革试点方案》，明确中医药改革发展专项任务。公立中医医院改革稳步推进，新增市中医院和11所区级公立中医医院纳入改革范围，区县公立中医院除中药饮片外，全面执行药品零差率政策，积极推行临床路径和单病种付费。继续深化垫江中医综合改革试验县建设，中医骨干"县管乡用"经验被全国医改办纳入典型经验推广。

中医系统积极参与分级诊疗改革试点，推进中医药纳入家庭医生签约服务，丰都、沙坪坝、渝北、九龙坡等区县均建立起以中医院为核心的医联体，积极探索中医分级诊疗新模式。市中医院开展重大疑难疾病中西医临床协作试点，探索建立中医诊疗新模式。

二是中医内涵建设进一步加强。开展等级医院评审和大型医院巡查工作，新增三级甲等中医医院2所、新增和复评二级甲等中医医院5所，督导医院坚持中医办院方向、优化医疗服务流程、改善群众就医感受。开展中药饮片管理专项检查和处方点评，共检查医疗机构1237家，加强中药饮片购进、保管、使用、配送等环节管理，促进中药饮片合理使用。提升基础护理质量，规范全市中医护理文书的格式和书写。

三是中医特色优势进一步发挥。印发《重庆市中医专科建设管理办法》，28个国家中医重点专科门诊人次和出院人数同比增长23.3%和20.8%。新增市级中医重点专科建设项目42个。持续开展中医医院中医药特色优势监测，分析总结44家公立中医医院监测结果，针对存在的问题制定整改措施。加强综合医院和妇幼保健机构中医药工作，6所区县人民医院通过全国综合医院中医药工作示范单位评审和复评。继

续开展中医药治疗艾滋病工作，在改善症状方面取得较明显成效。

四是基层中医药工作扎实推进。开展基层中医药服务能力提升工程评估工作，全市98.3%的社区卫生服务中心、97.9%的乡镇卫生院、78.4%的社区卫生服务站、83.3%的村卫生室能提供中医药服务，全市建成基层"中医馆"833个。建设基层中医药工作先进单位，改善中医馆设施设备，提升公共卫生服务质量，永川、垫江和云阳3个区县通过先进单位复审。实施中医药健康管理，65岁以上老年人和0～36个月儿童中医药健康管理服务目标人群覆盖率达到50.0%以上。启动"十三五"提升工程，推进中医馆健康信息平台建设。

三、顺应形势，中医服务范围不断拓展

一是社会办中医更加规范有序。印发《关于推进社会办医发展中医药服务的实施意见》，有针对性地出台17条措施，开展工作试点，进一步鼓励社会办中医。2016年，全市新批准设置民营中医医疗机构46个，全市在册民营中医医疗机构达2191个。

二是中医药健康服务持续推进。重庆市卫生计生委会同旅游局向国家推荐重庆市国家中医药健康旅游示范区2个、示范基地10个、示

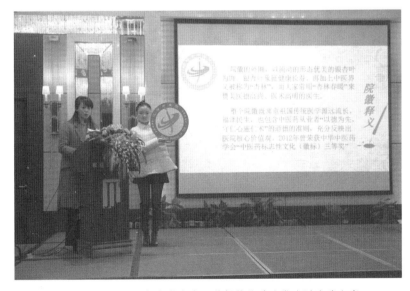

2016年2月，重庆市举办中医药机构优秀院徽院训院歌比赛

范项目 16 个。创新中医医养结合服务模式，垫江县中医院等单位开展中医医养结合试点。中医治未病建设项目试点顺利推进，全年开展中医健康干预 22.9 万人次，中医讲座 1150 场次。积极引导、规范、支持社会办中医养生保健机构，开展现状调查，培训从业人员 2812 人次。南川区政府印发中医药产业等专项规划，打造中医药科技产业园和金佛山中医旅游精品。武隆区制订《中医健康养生旅游规划》，提升中医健康旅游形象。

四、传承创新，科教支撑更加有力

一是中医药科教平台建设成效显著。新增中医规培基地、国家级中药炮制基地、省级中药原料质量监测中心、省级中药标本馆和全国中医药学术流派传承工作室各 1 个，全国名老中医药专家传承工作室 6 个。湿疹中医外治法等 2 个重点研究室建设持续推进。4 个国家级和 6 个市级重点学科完成阶段性建设任务。全市初步建立起临床医师培养、中医学术传承、传统现代中药等多个科教平台，在相关领域继续保持开发应用与研究优势。

二是中医住培质量进一步提升。开展住培基地督导，不断完善培训质量。强化学员岗前培训和师资培训，学员集中岗前培训和带教师资培训率分别达 100% 和 72%。招录 2016 年度住培学员 235 名。建立住培结业考核题库和专家库，开展 2016 年度结业考核，考核合格率 76%。

三是中医师承教育进一步推进。28 名第五批全国老中医药专家学术经验继承人出师，13 人获博士或硕士学位。首批 614 名区县级中青年医师完成跟师任务，372 名老中医药专家的学术经验得到继承和发扬。重庆医高专与 6 家中医院联合建立名中医导师工作室，开展在校大学生师承培训，探索将师承教育引入高职中医药教学全过程。

四是各个专项培训取得实效。首批 20 名全国中医护理骨干结业，33 名全国中药传承人才和第二批市级中医高级人才通过年度考核。组织实施管理、财务、护理、科研、专科建设等各类专项培训。举办"国医名师大讲堂"，完成 12 个国家级和 139 个市级中医药继续医学教育任务，培训学员近万人次，多学科多层次中医药人才梯队逐步形成。

五是中医药科技创新富有成果。修订完善重庆市中医药科技项目管理办法，建立科研管理评审专家库，加大科技创新力度。据不完全统计，全市公立中医医院共获得国家级科研项目 3 项，省部级科研项目 31 项，厅局级科研项目近百项，获科技进步奖 20 余项。在中医药特色技术防治痔病等方面取得研究成果。争取国家中药标准化项目 2 项，获中央资金补助 1500 万元。

五、扩大宣传，文化建设亮点纷呈

一是中医药对外宣传持续加强。2015 年《中国中医药报》头版头条刊发"龙头带动重庆中医药跑出新速度"等 3 篇稿件，《人民日报》内参刊登"以中医满足群众就诊需求，重庆市垫江县 92% 患者看病不出县"，宣传介绍重庆市中医药工作经验。全年《中国中医药报》刊发重庆市稿件 212 篇，位列全国前列，重庆记者站连续 6 年获得"先进记者站"荣誉称号。

二是中医药文化不断普及。推进中医药文化进校园，新增试点区县 2 个，北碚区建设经验在《光明日报》刊发。开展中医药健康文化素养调查和特色中医巴渝行等活动，组织大型宣传义诊活动 40 余次，服务群众近 10 万人次。

六、加强监管，行业管理更加规范

开展医疗机构依法执业专项检查、打击民营医疗机构骗保骗助专项行动，清理中医医院出租承包科室，有效净化中医医疗市场环境。加强中医医疗广告管理，下放中医医疗广告审批权，规范中医医疗市场环境。根据国家中医药管理局医疗广告监测通报，全市无一例中医违法违规广告。完成中医类别执业医师考试工作。共审核报名 4789 人，4154 人参加中医类别实践技能考试，2727 人参加中医类别医学综合笔试，圆满完成考试组织。

（刘　璐）

【四川省 2016 年中医药工作概况】

一、党建工作

完善组织制度，加强自身建设。按规定对局机关党委（纪委）和直属单位党委（纪委）进行换届选举。经省直机关工委批复成立中医药管理局直属机关党委办公室（纪检监

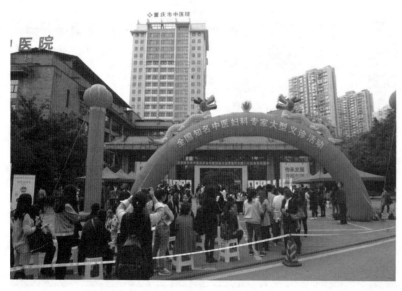

2016 年 11 月，重庆市中医院开展全国知名中医妇科专家大型义诊活动

察室），党的组织更加健全。进行党支部改选工作，局机关由 4 个支部改成 9 个支部，更加有利于支部组织工作开展。严格落实中心组学习制度，局机关组织中心组（扩大）学习 10 次，各党小组累计学习 90 余次。

强化理想信念，扎实开展"两学一做"教育活动。按照中央和省委要求，深入组织学习《宪法》《党章》以及习主席系列讲话。2016 年 4 月 26 日，召开"两学一做"学习教育动员会，对局机关全体党员干部开展"两学一做"学习教育提出明确要求。结合纪念建党 95 周年，围绕"两学一做"学习教育，开展"抄党章·铸党魂""重温入党志愿、入党誓词"、纪念红军长征胜利 80 周年红色教育活动等。充分利用网站、官方微信等媒体平台，营造"两学一做"学习教育良好氛围。

二、医改工作

政策法规进一步健全。坚持"保基本、强基层、建机制"原则，以完善政策措施为抓手，以健全中医药服务体系为重点，以发挥中医药特色服务作用为核心，根据省政府《四川省贯彻〈中医药发展战略规划纲要（2016～2030）〉实施方案》《关于充分发挥中医药特色服务作用实施方案》，发布《四川省中医药发展"十三五"规划》，出台《关于推进社会办医发展中医药服务的实施意见》《四川省关于同步推进公立中医医院综合改革的实施意见》。

引导政策得以进一步完善。在四川省新增医疗服务价格管理机制改革中，确定差异化区别对待中医新增项目的机制，明确由四川省中医药管理局负责全省中医项目的评审组织工作。推动省政府明确"合理提高中医医疗服务价格，充分体现中医和中医药人员技术劳务价值"要求，积极参与《四川省推进医疗服务价格改革实施方案》和《四川省城市公立医院取消药品加成补偿办法》等政策文件制订，年内推动约 42 项中医医疗服务项目价格提

高。全面取消药品加成的同时，保留中药饮片加成，引导在医改中发挥中医药作用。

促进机制进一步建立。2016 年省政府常务会议审议通过的《关于巩固完善分级诊疗制度建设的实施意见》明确"城市三级中医医院充分利用中医药（含民族医药，下同）特色优势，提供急危重症和疑难复杂疾病的中医诊疗服务和中医优势病种的中医门诊诊疗服务"。在《关于巩固完善县级公立医院综合改革的意见》和《关于城市公立医院综合改革试点的实施意见》中全面落实国家对中医医院的综合改革政策。积极探索县乡中医药一体化管理试点。研究制定推进中医分级诊疗的工作措施，配合卫生计生委完成《关于完成分级诊疗试点工作考核评价标准部分内容的工作方案》。制订方案，指导绵阳市中医医院开展第二批中医诊疗模式创新试点。

三、中医药服务能力

提升基层中医药服务能力。做好"十二五"提升工程总结评估，形成评估报告和分析报告。加强与提升工程厅际协调小组成员单位联系，起草《关于提升基层中医药服务能力的指导意见》。以基层中医药服务能力提升工程为抓手，实施基层医疗卫生机构中医药服务能力建设项目，增投入、抓建设、创先进，2016 年以来，争取中央和省级财政资金 7148 万元支持 413 个乡镇卫生院、社区卫生服务中心建设中医馆，2000 个村卫生室建设中医角，基层

中医药服务能力提升明显。为"十二五"期间 44 个基层中医药工作先进单位授牌，督促 3 个单位完成创建后续工作，完成 2 个单位创建复审工作。

加大基层中医药适宜技术推广力度。设置阿坝、甘孜 2 个基层藏医药适宜技术推广点，加强省中医院适宜技术基地建设。争取中央财政资金 20 万元，支持 2 个中医医院开展相关建设。编印四川省基层中医药适宜技术"十二五"手册，培训中医药、藏医药适宜技术师资 400余人。

推动优质中医资源下基层。按照国家卫生计生委和四川省委、省政府的统一部署，大力实施城市三级医院对口支援县级中医（民族医）医院工作，安排全省 39 家中医医院对口支援 88 个贫困县和 67 个民族地区县的县级中医（民族医）医院，实现全覆盖。大力提升基层中医医疗机构，尤其是民族地区中医医疗机构综合服务能力。

开展便民利民活动。组织开展服务百姓健康行动大型义诊活动，共义诊 273488 人次、收住院 1673 人次、手术 126 台次、发放宣传材料 1081712 份、参加大讲堂 185696 人次、减免费用 111.14 万元。

四、中医药产业发展

做好顶层设计，构建兴医兴药的产业发展架构。充分发挥四川省中医药产业发展推进小组作用，坚持兴医兴药并举、一二三产联动的中医药产业发展思路。规划全省中

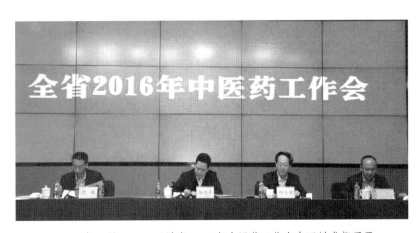

2016 年 4 月 8 日，四川省 2016 年中医药工作会在四川成都召开

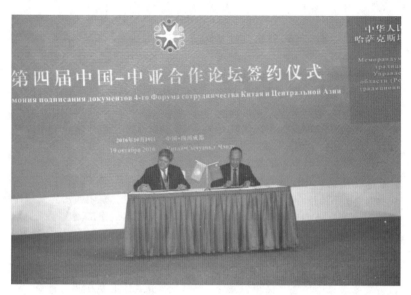

2016年10月，四川省中医药管理局与哈萨克斯坦阿拉木图州卫生管理局在第四届中国－中亚合作论坛上签署中医药领域合作备忘录

医药产业发展"四区一带"，四川省中医药管理局与省经信委、科技厅、农业厅、食药监局等部门加强协调推进中医药产业工作。充分调动地方政府中医药产业发展积极性，四川省中医药管理局与10个市（州）签订推进中医药产业发展合作协议，指导中医药产业发展。主办首届羌医药政产学研用产业发展推进会。四川省中医药管理局分别与四川农业大学、成都体育学院签订局校合作协议，在中药材种植、中药产品研发与中医药运动健身保健开展合作，与海南省中医药管理局合作共建中医药健康旅游产业互动机制。

围绕产业链，推动中医药产品建设。通过调研49种川产道地药材产量、种植面积、市场所占份额等情况，经专家论证，确定麦冬、川芎、黄连和丹参4个中药材为四川省中药材大品种，进行全产业链开发。启动"川产道地药材综合开发与区域发展项目"，9月首批启动附子、厚朴等8个川产道地药材的综合开发，推动布拖、壤塘、洪雅等13个川产道地中药材保护和发展示范县建设。开展贫困、民族地区中医药特色优势资源开发暨中药资源普查成果转化项目，启动中江丹参、凉山虫草、川黄连等7个项目。四川省4个中成药大品种和13个中药

饮片品种分别获得国家立项支持，项目经费6100万元。推动食药同源产品开发，大力支持中医药保健食品、养生食品（药膳）、日化产品等健康衍生品发展。研究"中医阴阳五行人"项目，作为在中医药健康服务中推出运用中医理论的服务产品。建设"互联网＋道地药材"电子商务服务基地。

提升中医药产业发展保障。搭建中医药成果转化平台、政产学研用协作平台，第五届中医药现代化国际科技大会共有41项中医药成果转化和科技金融类项目成功签约，签约总金额达83.6亿元。推动省中医药科学院在经开区科技产业孵化园建设省中医药科学院中医药转化医学中心。推动省中医药科学院与安徽太和经济开发区签订"共建四川省中医药科学院华东产业技术研究院合作协议"。按照服务健康、助推产业的总要求，开展中医药科研专项和首批青年中医药科研专项项目，共立项189项，投入经费600多万元，重点向中医药产业倾斜。

推动中医药健康服务全域发展。四川省中医药管理局会同省健康服务业推进办安排项目专项资金5200万元，支持23个单位开展中医医养融合、中医药健康旅游、中医药养生保健等方面建设。四川省中医药管理局

联合省旅发委，打造中医药旅游产业，向国家旅游局、国家中医药管理局推荐在中医药健康旅游发展方面有较好工作基础的4个示范区、14个示范基地及29个示范项目。

五、中医药和民族医药特色优势

推进中医药防治重大疾病工作。安排资金140万元支持省骨科医院等6个单位开展中医药骨伤特色应急能力建设；安排资金120万元加强凉山等6个市（州）12个中医药治疗艾滋病试点项目诊疗点能力建设；争取中央资金50万用于中医药防治包虫病工作。推荐糖尿病及并发症、重症急性胰腺炎2个课题的中西医临床协作试点单位。

推进民族医药工作。完成《"十二五"期间民族地区中医、民族医事业发展总结》和《关于我省三州藏区寺庙行医情况的报告》，制订《民族医药中长期发展规划纲要（2015~2030）》、"民族医药标准体系"。开展民族地区10年行动计划相关工作，加强藏区重点寺庙县级中（藏）医医疗机构建设，提升寺庙周边乡镇卫生院中（藏）医药服务能力，增强僧尼以及农牧民自我保护意识和能力。承办中国民族医药学会"一带一路"藏羌彝走廊民族医药文化高峰论坛、全国民族医药传承与创新研究生论坛，协助筹办2016年民族医重点专科建设项目验收标准及区域民族医诊疗中心遴选原则研讨会。

开展中医药、民族医药学术思想及临床经验整理研究。出版《川派中医药源流与发展》，完成龚志贤、叶心清等23个川派中医名家系列丛书分册的书稿统稿任务。完成第一批10部少数民族医药文献整理出版工作，另有2部文献即将出版、3部文献即将完成整理、2部文献的编撰工作正式启动。德格藏医药研究所还参与西藏藏医药文献研究所文献整理工作。

六、中医药对外交流

搭建国际交流合作平台。承办第五届中医药现代化国际科技大会，完成2个专题活动和4个主题分会的

组织工作，四川省中医药管理局与省科技厅联合发布投融资项目汇编。依托农博会、欧盟投资贸易科技合作洽谈会等国际化交流平台，承办中医药推介会、中医义诊团等活动。

积极融入"一带一路"国际合作交流。四川中医药在四川省对外交流的重要作用初显。王东明书记等省委领导在外交出访活动中见证四川省中医药国际合作成果，尹力省长在接见外宾时主动介绍四川省中医药情况并表达合作意愿。全面加强与"一带一路"国家的交流合作。先后与15个国家的政府和相关机构开展中医药合作。建成一批海外中医中心。黑山中国中医院、捷克克劳迪安医院中医中心、马其顿什提普大学中医中心等已经建成，马来西亚糖尿病防治中心、捷克布拉格西南医科大学附属中医医院中医中心等重点项目相继落成。

加强川琼、川渝、市局区域合作。四川省中医药管理局与海南省中医药管理局、重庆潼南县人民政府和内江市人民政府等省内外机构签署中医药战略合作框架协议。

七、人才队伍建设

注重高层次人才培养。启动编制《四川省中医药人才"十三五"发展规划》工作，完成《省中医药管理局学术和技术带头人及后备人选管理办法》初稿，拟制《中医药高层次人才培养方案》。对20个国家中医药管理局"十二五"中医药重点学科加强指导，6个"十一五"中医药重点学科获得优秀等次，第三批全国优秀中医临床人才研修项目20名学员结业。拟评审10名中医药领域"四川省医疗卫生终身成就奖"，推荐5人入选享受政府特殊津贴人员建议名单，完成对135名第四批省拔尖中医师的培养资助，做好第五批局学术技术带头人及后备人选申报评审工作。四川省中医药科学院研究员赵军宁被四川省委、省政府授予首届"四川杰出人才奖"。

充实基层中医药人才队伍。一是举办各类别、多层次、全方位的培训班。开设寺庙僧尼藏医班等10余个培训班，培训2000余人次。二

是开展中医住院医师规范化培训和全科医生培养工作。实现住院医师规培中西医同步进行，完成中医住院医师规范化培训年度招生1200余名，456名学员完成上年度结业考核。省级培训中医类别全科医生400名；市州培训120名。

开展师承教育工作。组织国家级第五批师承13名继承人结业考核，给省级第四批师承30名指导老师、178名继承人颁发证书，完成省级第五批师承730名继承人集中培训。组织全省统一考核，46名传统医学师承人员出师，312名确有专长人员考试合格。组织对10个全国名老中医药专家传承工作室和3个全国中医学术流派传承工作室建设项目进行评估验收，完成4个全国名老中医药专家传承工作室和5个全国基层名老中医药专家传承工作室建设项目的老中医药专家遴选工作。协调刘敏如国医大师传承工作室在四川建设的相关事宜。

开展职业教育和继续教育。2016年国家中医药管理局下达四川省中等中医类专业招生指标为1300名，居全国第一。成都中医药大学附属医院针灸学校和四川省食品药品学校完成中医药专业订单定向招生178人。遴选四川省中医药职业教育精品课程建设项目8门，完成四川卫生康复学院增设针灸推拿（高

职）专业的前置审批工作。成功申报国家级继续教育项目29项，审核省级中医药继续教育项目128项，各市州自筹经费组织150余人进行临床类别医师系统学习中医药知识与技能培训。四川省中医药管理局联合4家中高职学校研讨促进中高职学校之间、专业与临床之间、培养与用人之间的对接问题，构建中高职教育立交桥。

八、中医药信息化建设

编制《四川省中医药信息化"十三五"发展规划（草案）》。根据《国家中医药信息化发展"十三五"规划（草案）》《四川省中医药"十三五"发展规划（送审稿）》《四川省卫生信息化发展"十三五"规划（送审稿）》及信息化建设情况调查结果，编制《四川省中医药信息化"十三五"发展规划（草案）》。

开展省级中医药数据中心建设。编制建设方案，完成中心机房建设和数据中心配套硬件招投标工作，年内实施软件部署。组织研发"全省中医基建项目监控平台"，实时监管建设单位项目进展。

开展末端配套设施建设。下达绵阳市中医医院等8家信息集成平台和移动医疗试点建设任务，组织申报2017年省级中医药信息化建设项目。安排资金10万元支持成都中

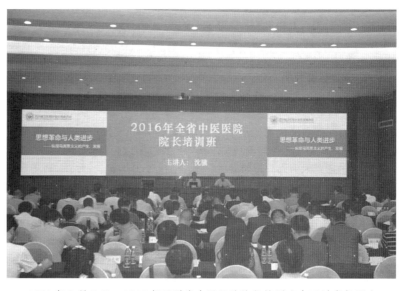

2016年8月9日，2016年四川省中医医院院长培训班在四川成都开班

医药大学附属医院开展"互联网+中医医疗"相关试点工作。

九、行业监督管理

规范中医医疗机构审批。拟订《四川省民族医医疗机构基本标准(试行)》,完成四川洲际胃肠肛门病医院登记注册审批工作,继续支持重庆太极实业有限公司筹建"四川藏医医院"。

规范中医医疗机构行为。严格执行《加强医疗卫生行风建设"九不准"》规定。组织"严厉打击'号贩子'维护正常医疗秩序"和出租承包科室等清理整顿工作,规范医疗技术临床应用、医疗广告等管理。完成2015年全省中医类医疗机构限制临床应用的医疗技术登记备案工作,调整医疗技术登记备案项目和权限。组织大型中医医院巡查和省级重点中医专科(专病)项目清理,启动中药饮片管理专项检查。

加强财务资金监管。建立立足预算管理平台的专项资金绩效考评系统,建立全覆盖的中医药专项资金管理系统。组织对2012~2015年期间中央和省级财政13485万元支持的838个项目单位开展自评。组织对2014年中央财政和2015年省级财政安排的中医药项目资金开展绩效考评,涉及21个市(州)近500个项目单位共计2.7亿元资金。制定《四川省中医药管理局内部审计规定》和《中医药管理局领导干部经济责任审计规定》。对局机关及局属8个单位2015年度1.64亿中央和省财政专项资金进行内部审计。

十、精准扶贫工作

按照四川省委省政府精准扶贫工作要求,积极组织局属5家医疗单位到普格开展精准扶贫工作。四川省中医药党组书记、局长田兴军,机关党委书记张大鸣先后带领处室负责人及相关专家赴普格县调研精准扶贫工作。组织捐赠268册书籍,向22位学生赠予助学款。根据"四进"工作安排,机关和各直属单位累计面向"社区、机关、军营、困难家庭"开展义诊巡诊和送医送药活动10余次,为基层群众提供优质中医药服务。

(张 睿)

【贵州省2016年中医药工作概况】
2016年,贵州省深入贯彻落实国家和省支持中医药事业发展系列政策精神,编制贵州省中医药事业发展"十三五"规划,争取国家投入6.46亿元支持17家市、县级中医类医院建设和134个基层中医馆建设;组织开展大型中医医院巡查工作,51个公立中医医院改革纳入同步推进城市和县级公立医院改革,中医药服务内涵建设逐步推进,基层中医药服务能力稳步提升;省人民政府与国家中医药管理局签订共建贵阳中医学院协议,中国中医科学院、天津中医药大学、贵阳中医学院签署共建贵州省苗医药研究院协议;中医住院医师规范化培训、乡村医生学历教育、中医药继续教育等有序推进;协调东部7个发达省区三级中医院帮扶贵州省各级中医院达成初步意向,深化与江苏省中医药合作;省中医医院成功创建国家中医药文化宣传基地,中药资源普查、中医中药中国行活动、大健康医疗产业等全面推进。

一、政策法规

起草《贵州省中医药发展"十三五"规划》(黔卫计发〔2016〕85号),经贵州省人民政府同意,于2016年12月印发执行。

贵州省中医药管理局联合省发改委、民政厅等9家单位制定印发《关于加快发展中医药健康服务的实施意见》(黔卫计发〔2016〕61号),推进贵州省中医药健康服务发展。国家中医药管理局、国家民委于9月18~20日对贵州省中医药健康服务推进落实进行专项调研指导。

推进中医药法制建设。向省人大汇报《贵州省发展中医药条例》执行情况,提出《贵州省发展中医药条例》修订草案。省人大领导亲自带队,省卫生计生委、省中医药管理局参加,赴遵义市、黔南州对《贵州省发展中医药条例》贯彻落实情况进行重点调研。

贵州省委、省政府印发《中共

贵州省委贵州省人民政府关于加快推进卫生与健康事业改革发展的意见》(黔党发〔2016〕27号),专项明确"十三五"期间推动中医药、民族医药振兴发展。

贵州省人民政府办公厅印发《贵州省基层医疗卫生服务能力三年提升计划(2016~2018)》(黔府办函〔2016〕210号),明确到2018年,实现80%以上的乡镇卫生院(社区卫生服务中心)设立中医综合服务区(中医馆)。

二、医政工作

公立中医医院综合改革。认真贯彻国家、省有关扶持和促进中医药事业发展的意见精神,将51个公立中医医院改革纳入同步推进城市和县级公立医院改革。积极参与制订《贵州省控制公立医院医疗费用不合理增长的实施方案》,确定并量化全省各地各公立医院门急诊人次平均医药费用、出院患者平均医药费用年均增幅不超过10.7%。配合制订分级诊疗、家庭医生签约服务实施方案;协同推进县级以上公立中医院远程医疗全覆盖;加强中医医疗行业监管工作,开展中医医疗机构依法执业专项监督检查工作。推动各市州切实将中医医疗服务价格项目纳入收费项目并及时上调中医医疗服务价格,引导医疗机构开展成本相对较低的中医药诊疗服务。组织做好全省医改中医药指标监测工作。

中医药服务内涵建设。推进省、市级6家三级中医医院开展大型中医医院巡查自查工作,组织专家组对遵义市、黔南州、毕节市3个三级中医医院开展现场巡查工作。制订细化的工作方案,推动贵阳中医学院第二附属医院纳入全国第二批中医诊疗模式创新试点单位。开展2016年度省级中医重点专科(专病)建设项目申报评审工作,新增加20个省级中医重点专科(专病)建设项目。截至2016年底,全省已经建成和正在建设的省级中医(民族医)重点专科(专病)达159个。推进国家中医重点专科建设,提升中医重点专科建设水平,协调组织贵州

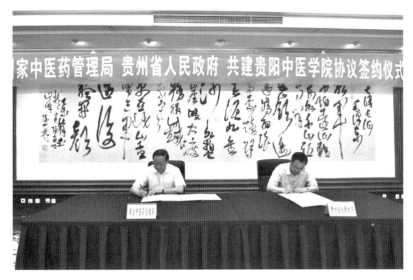

2016 年 7 月 13 日，贵州省委副书记、贵州省长孙志刚在贵阳会见国家卫生计生委副主任、国家中医药管理局局长王国强，并签约国家中医药管理局、贵州省人民政府《共建贵阳中医学院协议》

省 6 个国家中医重点专科医疗机构学习中医病案首页监测直报系统，做好专科建设项目中 27 个医疗专业及国家重点专科中医病案首页监测填报相关工作。加强全国基层中医药先进单位动态管理，组织专家对获得先进单位荣誉称号期满 5 年的赤水市开展复审工作；对创建全国基层中医药工作先进单位的务川县进行省级检查评审并通过国家组织的现场评审。开展仁怀市、德江县等县级公立中医医院创建三级中医医院协调规划和指导工作。开展贵州省中药师、民族药师摸底调查工作。开展全省中药饮片专项检查工作，省级专项检查覆盖省、市直医疗机构、县级中医（中西医结合）医院及提供中药饮片的县人民医院、乡镇、社区、村级基层医疗卫生机构已设置中医饮片药房机构，检查比例为总数的 30.0%。贵阳市、遵义市的 5 家医疗机构代表贵州省接受国家组织的重点抽查。黔东南苗族侗族自治州民族医药研究所附属苗医医院 2015 年底项目建设期满，经国家中医药管理局组织专家评估验收合格。

基层中医药服务能力提升。组织全省 6 家三级中医医院分别与 20 家县级中医医院签订对口帮扶协议。支援医院即将从医院管理、人才培养、技术支持、硬件援助等方面全面对受援医院进行帮扶。开展"十二五"基层中医药服务能力提升工程终期评估。组织举办全省基层中医药服务能力提升工程"十二五"终期评估培训班，各市、州卫生计生委中医处（科）长及 88 个县卫生计生局中医科（股）长等 100 余人参加培训，培训后完成《基层中医药服务能力提升工程"十二五"实施情况填报表》的填报。全省 164 家社区卫生服务中心有 148 家能够提供中医药服务，占比达到 90.2%；全省 1392 家乡镇卫生院有 1040 家能够提供中医药服务，占比达到 74.7%；全省 588 家社区服务站有 417 家能够提供中医药服务，占比达到 70.9%；全省 20305 家村卫生室有 11652 家能够提供中医药服务，占比达到 57.4%。

三、科研工作

加强中药标准化项目建设。贵州省国药集团同济堂（贵州）制药有限公司仙灵骨葆胶囊标准化项目建设获批国家中药标准化建设项目。项目建设 3 年期规划，国药集团同济堂（贵州）制药有限公司仙灵骨葆胶囊标准化项目申请中央财政资金 2000 万元、企业配套资金 35000

万元。2016 年 3 月 2 日，贵州省中医药管理局对获批项目建设情况进行首次督导，并专报贵州省副省长何力，得到肯定。

2016 年 11 月 2 日，中国中医科学院、天津中医药大学、贵阳中医学院签署共建贵州省苗医药研究院协议。贵州省委副书记、省长孙志刚在贵阳会见中国中医科学院院长、天津中医药大学校长、中国工程院院士张伯礼一行，副省长陈鸣明参加会见和签约。

制发《关于做好 2016 年度中医药、民族医药科学技术研究专项课题申报工作的通知》，组织全省中医药科研课题申报工作。全省 9 个市（州）及各级中医医院和综合医院共申报 225 项课题，经组织专家网上评审，共评出立项课题 102 项，其中立项资助课题 68 项，立项不资助课题 34 项，资助经费 120 万元。

四、教育工作

贵州省人民政府与国家中医药管理局共建贵阳中医学院。2016 年 7 月 13 日，贵州省人民政府和国家中医药管理局签署共建贵阳中医学院协议，贵州省委副书记、省人民政府省长孙志刚，国家卫生计生委副主任、中医药管理局局长王国强分别代表双方在协议上签字。根据协议，贵州省人民政府将全面支持贵阳中医学院的建设和发展，国家中医药管理局将把贵阳中医学院列为重点支持高校，推进该校全面协调发展。

人员培训培养。2016 年共招录中医住院医师规范化培训人员 176 人，其中中医专业 125 人，中医全科 51 人，超额完成国家下达 150 人招录计划。2016 年研究生纳入中医住院医师规范化培训人员 170 人。2016 届订单定向医学生（中医学）49 名毕业生全部参加中医住院医师规范化培训。完成全国中医护理骨干培训项目考核和总结工作。组织专家对贵州省 20 名全国中医护理骨干人才进行考核，遴选符合条件的 15 名中医护理骨干上报国家中医药管理局。全科医师转岗培训共培训 139 人，考核合格 134 人。制订印发

《2015 年以前入学的在读临床医学硕士专业学位研究生培养与住院医师规范化培训衔接实施方案》，对 87 名 2013 级临床医学硕士专业学位研究生在读期间临床认定，并下达学生临床经历和培养内容认定函。启动省级 3 年制专科农村订单定向免费医学生培养项目（中医学），分别由遵义医专和毕节医专负责培训工作，已完成 100 名招录任务。开展中医类别助理全科医生培训项目，分别由黔东南州中医医院、毕节市中医院负责培训工作，招录学员 34 名。举办基层中医疗机构中医类执业（助理）医师资格考试综合笔试考前培训班。由贵阳中医学院承担培训任务，共培训 228 人。继续推进中医药传承工作。完成第五批全国名老中医药专家学术经验继承工作的考核，20 名继承人全部通过国家中医药管理局的考核获得出师，其中 10 名获得师承博士学位，4 名获得硕士学位；持续抓好全国名老中医药专家传承工作室建设项目工作，完成 2012 年全国名老中医药专家传承工作室验收，贵州省 4 个工作室获通过；持续抓好中药特色技术传承人才第一、二批项目管理；开展 3 个全国基层名老中医药专家传承工作室建设。开展继续教育培训 1 万余人次。

启动第三届国医大师、全国名中医评选推荐工作。推进第三届贵州省名中医评选工作，完成个人申报、所在单位初评、贵州省名中医评选工作领导小组办公室初审等程序，提出第三批贵州省名中医建议人选 20 名。做好全国教学名师评选推荐工作，推荐 5 名人选参加评选，冯泳、彭玉 2 人当选中医药高等学校教学名师。

五、文化建设

组织专家赴石阡县、三穗县、贞丰县等地开展座谈、培训、义诊活动；各地积极开展各类宣传活动，共举办 1674 场中医药科普知识讲座，21.33 万余名城镇和农村居民、基层医务工作者、机关干部接受中医药知识和方法培训，中医药科普宣传覆盖面进一步扩大。贵州省中医医院成功创建国家中医药文化宣传基地。

六、其他

服务体系建设。中医医院基础设施建设。争取国家共支持贵州省市、县两级共 17 家中医类医院建设，共计投入资金 61998 万元。着力提升基层中医药服务能力。推进基层中医药适宜技术服务能力建设项目，推进乡镇卫生院中医馆标准化建设，新建标准化中医馆 134 个，投入资金 2680 万元。

争取发达地区三级中医院帮扶支持贵州省各级中医医院。积极争取上海、大连、杭州、青岛、深圳、苏州、宁波、广州 8 城市和江苏、浙江、山东、福建、广东等发达地区三级中医院对口帮扶贵州省、市、县中医医院。国家中医药管理局医政司印发《关于请支持贵州中医药对口帮扶工作的函》，商请相关省区支持贵州省对口帮扶工作。贵州赴各省联系对口帮扶工作，初步达成各省对口帮扶贵州各级中医医院意向。江苏省为贵州省中医药系统管理人员及医技业务骨干分期分批举办中医黄埔培训班，已开展第一批 64 人为期 3 个月的培训。

中医药资源普查。完成乌当区等 33 个中药资源普查试点县的省级验收工作，全省 23 个试点县基本完成国家项目任务，通过省级验收。完成省级中药材质量监测和技术服务中心建设，并已开展相关工作；施秉监测站、大方监测站的建设工作已完成，通过省级验收。国家基本药物所需中药材种子种苗繁育基地工作正常推进，大方天麻等 7 个品种种植面积已完成；相关技术标准和规范已经初拟，正在逐步完善之中；资源保存基地和中药材种子种苗检测实验室已建成；其他整体工作都在按计划推进。

召开贵州省基层中医药工作现场推进会。2016 年 9 月 28 日，在遵义市播州区召开全省基层中医药工作现场推进会，加强基层中医药服务能力建设。部分市、县党政领导，各市（自治州）卫生计生委（局）分管负责人、中医科负责人，各县（市、区、特区）卫生计生局分管负责人，各级中医医院院长，省卫生计生委、省中医药管理局相关负责人，贵阳中医学院及贵阳中医学院第一、二附属医院负责人等参加会议。与会代表分别参观播州区中医院、鸭溪镇卫生院和杨柳村卫生室，实地感受基层群众对优质中医药服务的广泛迫切需求以及中医药在基层服务群众、诊治疾病的特色优势和发挥的重要作用。遵义市卫生计生委、播州区人民政府、大方县人民政府、思南县卫生计生局、仁怀市三合镇卫生院分别从公立中医医院综合改革、县域中医药服务能力建设、县乡中医

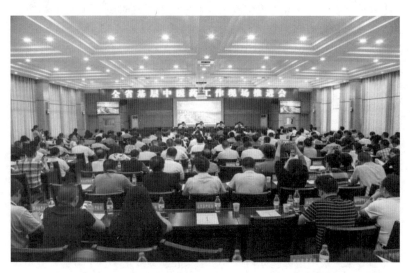

2016 年 9 月 28 日，贵州省基层中医药工作现场推进会在贵州遵义召开

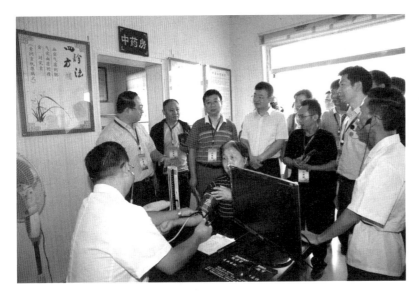

2016年9月28日，贵州省基层中医药工作推进会在遵义市播州区召开。图为与会代表现场考察鸭溪镇杨柳村时，医生为群众提供中医药服务

药服务一体化、基层中医馆标准化建设、乡镇卫生院中医药服务能力提升5个方面做交流发言。

大健康医疗产业。贵州省中医药管理局配合省政府、省发改委组织筹备7月生态文明贵阳国际论坛，期间在贵阳配套举办贵州绿色博览会·大健康产业博览会，会议配套论坛活动23项，展出面积9万平方米，参展企业2500多家。牵头举办2016贵州省第二届苗医药发展论坛，邀请到国内外相关政府部门领导、院士级专家、知名专家、省内外著名苗医药专家、企业家等50余名代表到会开展研讨、交流。根据《贵州省大健康医药产业"6个50"重点工程》等相关要求，2016年重点调度项目50个，计划推动投资45.02亿，完成投资50.52亿元。贵州省中医药管理局联合省旅游委转发《国家旅游局国家中医药管理局关于开展国家中医药健康旅游示范区（基地、项目）创建工作的通知》（黔旅发改办〔2016〕33号），开展创建工作。全省各地共申报国家中医药健康旅游示范区、示范基地、示范项目67个，其中示范基区9个，示范基地41个，示范项目17个。

（吕兴政）

【云南省2016年中医药工作概况】

一、中医药政策措施

一是印发《云南省卫生计生委关于认真学习贯彻中央领导同志在中国中医科学院成立60周年时重要指示精神的意见》等文件，在云南省卫生计生委委内及全省中医系统深入学习贯彻中央领导同志对中医药发展的重要指示精神及全国卫生与健康大会精神。二是云南省人民政府相继出台《云南省中医药健康服务发展规划（2015~2020年）》《云南省人民政府关于贯彻落实中医药发展战略规划纲要（2016~2030年）的实施意见》，对"十三五"乃至更长一段时期内全省中医药事业发展做了谋划布局。三是成立省领导任总召集人、31个部门负责人为成员的省级中医药工作联席会议制度，负责统筹协调和推进全省中医药工作。四是深入贯彻落实全省发展中医药大会精神，按照《云南省政府办公厅关于印发全省发展中医药大会重点任务分解方案的通知》要求，督促指导各地召开发展中医药大会、出台扶持中医药事业发展政策措施。曲靖等8个州市积极筹备召开发展中医药大会，红河州人大常委会组织开展《云南省发展中医药条例》执法检查，从党委、政府高层推动中医药民族医药发展。

各地不同程度地加大中医药民族医药事业发展的财政投入，曲靖、保山、楚雄把创建全国基层中医药工作先进州市作为重点工作任务，提上议事日程，全省中医药发展环境明显优化。

二、中医药医改工作

按照全省统一部署，所有县级中医医院全部启动综合改革工作，全面取消除中药饮片以外的药品加成，认真贯彻执行中药饮片收入不纳入药占比等中医药扶持政策，在建立现代医院管理制度、人事薪酬制度改革、支付方式改革等方面进行积极探索实践。参与分级诊疗体系建设更加积极主动，曲靖、红河、楚雄等地积极组建中医（民族医）医疗集团等"医联体"，进一步探索实践分工协作的联合发展模式。中医（民族医）诊疗项目收费标准制修订工作稳步推进。中医医院对口支援、县乡一体化管理工作有效推进。基本公共卫生中医药健康管理项目有效实施，截至2016年11月，全省完成65岁以上老年人中医药健康指导2213722人，管理率达58.50%；完成0~3岁儿童中医药健康管理1185407人，管理率达71.08%，健康管理质量明显提高。

三、中医医政工作

一是进一步健全中医医疗服务网络。《云南省人民政府关于贯彻落实中医药发展战略规划纲要（2016~2030年）的实施意见》提出"全面建成以中医类医院为主体、综合医院等其他类别医院中医药科室为骨干、基层医疗卫生机构为基础、中医门诊部和诊所为补充、覆盖城乡的中医医疗服务网络"的目标。2016年下达13个县级中医院基本建设项目纳入中央预算内投资计划，建设规模13.6万平方米，总投资51136万元，截至2016年底，全省已有72所县级中医医院纳入国家县级医院标准化改扩建项目；昭通市、曲靖市中医医院新院建设项目顺利推进，临沧市、丽江市中医医院新建项目土地已落实；省中医医院新院区一期运行平稳、二期建设正在加紧推进，皮肤病专科医院正式投入运行；彝良县、泸西县等一批搬迁新建的县级中医医院竣工投入使用，各级中医医院就医环境得到明显改善。

二是中医药综合服务能力不断提升。2016 年中央和省级共安排中医药发展专项资金 9580 万元，支持 32 所县级中医院启动急诊科能力建设、支持 5 所县级中医院重点专科建设以及 273 个基层中医馆建设等项目。对 2013 年以来省级财政支持的 30 个中医重点专科项目建设进行考核评估和跟踪问效。积极推进中西医协同协作试点工作，启动中西医协同协作防治艾滋病试点项目，开展其他病种协作基地的推荐申报，超额完成中医药治疗艾滋病工作任务。组织开展城市医院对口支援县级医院活动，积极争取上海市、江苏省支持，进一步扩大对口支援帮扶覆盖面，深入实施进一步改善医疗服务行动计划。制订印发《云南省中医药数据中心建设方案》，成立省级中医药数据中心，在保山市启动实施基层医疗机构中医馆健康云平台试点工作。在楚雄州南华县召开云南省"十三五"基层中医药服务能力提升工程启动暨现场经验交流会，总结提升工程第一阶段取得的成效，分析当前存在的问题，安排部署"十三五"重点工作。云南省中医药管理局会同省发展改革委、财政厅、人力资源和社会保障厅、食药监局联合印发《云南省基层中医药服务能力提升工程"十三五"行动计划实施方案》，基层中医药工作成效明显，97.75% 的社区卫生服务中心、94.14% 的乡镇卫生院和84.92% 的社区卫生服务站、71.90% 的村卫生室能够提供中医药服务，乡镇卫生院、社区卫生服务中心中医（民族医）馆建设成效明显，形成"腾冲经验""南华经验""绥江经验"，并在全省深入推广，中医药服务可及性进一步提高。

三是加大对中医药监管力度。印发《云南省 2016 年大型中医医院巡查方案》，制定巡查指标体系，完成 10 所三级中医医院巡查工作和 23 家二级中医医院持续改进评估；制订《全省医疗机构中药饮片管理专项检查方案》，召开全省医疗机构中药饮片管理专项检查实施细则培训视频会议，全面部署全省医疗机构的中药饮片质量专项检查，并组织专家对省直医疗机构和三级中医医院开展重点抽查工作；委托云南省医院协会医院感染管理委员会对云南省 16 个州市的部分县级中医医院进行医院感染管理专项督导带教检查；委托云南省中医医疗集团对全省 119 所中医医疗机构 1016 名管理干部进行轮训，全面加强中医医院的科学、规范管理。

四是规范中医药从业人员准入管理。印发《云南省卫生计生委关于做好中医药一技之长人员规范管理有关工作的通知》，启动实施开展中医药一技之长人员规范管理工作，允许经综合考核合格取得乡村医生执业证书的中医药一技之长人员在乡镇和村开办提供经考核合格的传统中医药一技之长诊所，全省共有658 名一技之长人员通过考核认定。继续组织实施传统医学师承出师考核和确有专长人员认定工作，2016年共有 24 名师承人员和 57 名确有专长人员通过认定。

五是推进中医药融入卫生各领域工作。落实《关于进一步加强综合医院中医药工作的通知》，推进全省县级以上综合医院中医科、中药房建设。云南省第二人民医院、丽江市人民医院通过全国综合医院中医药工作示范单位复审，云南省第一人民医院、昆明医科大学第二附属医院、玉溪市人民医院、楚雄州人民医院和广南县人民医院获全国综合医院中医药工作示范单位称号。深入省级综合医院调研综合医院中医药工作，开展2016 年综合医院、专科医院、妇幼保健院中医药工作示范单位申报评估工作，结合 2016 年全国综合医院中医药工作经验交流视频会议和委领导的指示精神，印发《云南省卫生计生委关于开展中西医协同协作试点工作的通知》和《关于加强妇幼保健机构中医药工作的通知》。中医药综合预防保健体系建设即中医药进家入户的"绥江经验"得到国家中医药管理局高度赞扬并在 2016 年全国中医药工作会议上做交流，国家中医药管理局对云南中医药发展的关注度持续提高。

四、中医药人才培养和科研工作

积极推动云南省人民政府与国家中医药管理局签署共建云南中医学院协议，继续推动中医学院升大工作。云南省中医药管理局联合省人力资源社会保障厅印发云南省名中医、基层名中医评选管理办法，分类指导、规范名中医评审工作，启动实施第三次省级名中医评选工作，评选出云南省国医名师、名中医、基层名中医 188 名。在全省范围内遴选培养 3 名优秀中青年中医药领军人才和 21 名优秀中青年中医药学科带头人，20 名全国第五批老中医药专家学术经验继承人获得硕士学位、5 名获得博士学位。启动云南省第四批中医药师带徒工作及 5 个全国名老中医药专家传承工作室建设项目、4 个全国基层名老中医药专家传承工作室建设项目。完成 6908名乡村医生中医药适宜技术培训。招收培养中医住院医师规范化培训学员 357 名、订单定向生 333 名、中专中医类学生 442 名。启动省级中医康复示范中心建设和中药炮制技术传承基地建设工作。云南省中医药管理局联合省总工会举办第二届全省中医药传统技能大赛，进一步激发全省中医药队伍活力，营造中医药人员钻研业务、提高技术水平的良好氛围。

五、中医药文化建设和对外交流工作

持续加强云南省中医药（民族医药）博物馆建设，争取 4 个全国中医药文化宣传教育基地落户云南。坚持推进中医中药中国行暨"中医药日"科普宣传和中医药服务百姓健康大型义诊活动，继续支持"云南中医"公众微信平台建设，总订阅人数突破 16 万，总受众阅读量突破 1800 万人次，持续加强中医药科普知识宣传教育。推动第四届南博会设立中医药（民族医药）专题展区，签约项目合作金额达 2.35 亿元。成功举办首届澜沧江－湄公河传统医药学术交流会暨首届国际佤医药发展交流会，共同促进传统医药、佤医药传承与发展；配合组织首届中国云南－南亚东南亚国家医院院长论坛、第五届云台会、活力澳门推广周等活动，积极介绍云南中医药民族医药，洽谈寻求合作。

六、民族医药工作

开展全省民族医药基本现状调查，为促进云南省民族医药事业发展提供依据。启动彝族医药古籍文献整理和彝医本科教材编写工作，为彝医执业医师资格考试开考做了大量积极有效的基础性工作。配合相关部门开展藏医药等民族医药申遗工作。云南省彝医医院、西双版纳州傣医医院、云南中医学院分别被中国民族医药学会认定为彝医药、傣医药标准研究推广基地。开展 19 个院内制剂研发及 9 部民族医药文献整理工作。楚雄州确立打造"彝药之乡、滇中药谷"的战略目标，并确定"把彝族药业建设成为全州支柱产业，把彝医药打造成全国知名品牌"的战略决策，县区中医医院全部加挂"彝医医院"牌子，州财政安排 50 万元专项资金支持彝医药发展。西双版纳州积极组织编制傣医药发展规划，加快滇西应用技术大学西双版纳傣医药学院建设。德宏州组织专业技术人员前往西双版纳进修学习傣医药技术，加快推进全州傣医药发展。

七、党风廉政建设工作

督促指导全省中医药系统认真学习贯彻党的十八届六中全会精神，全面落实从严治党要求，落实好中国共产党《廉洁自律准则》和《纪律处分条例》，层层压实各级党组织主体责任，加强廉政风险防控预警机制建设。继续深入开展"两学一做"学习教育，自觉把"两学一做"学习教育的要求落实到具体工作中去。持续加强行风建设，强化风险意识，增强预警防范能力，将党风廉政建设作为大型中医医院巡查的重点内容，坚决杜绝医药购销和医疗服务中的不正之风，认真贯彻落实"九不准"要求，大力弘扬"大医精诚"核心价值观，以良好的行业作风助推中医药民族医药事业健康发展。

八、其他工作

一是完善中医药管理体系。认真贯彻落实全省发展中医药大会精神，高度重视中医药管理体系建设，11 个州市在卫生计生管理部门成立独立的中医药（民族医药）管理科室，各县、市、区也正在逐步强化中医药管理职能，其中昭通市组建副处级的中医药管理局，大理州 12 个县区中 4 个组建中医药管理科（股）、其余 8 个县区在业务科室加挂中医管理科牌子，全省上下逐步形成层层有人管、有人抓、有人促的良好局面。

二是加大中医药项目预算管理。印发《云南省卫生计生委关于进一步做好 2016 年云南省中医药发展专项实施和预算执行的通知》和《2016 年省级补助（省对下）中医药工作任务考核指标》，加快推进中医药项目预算执行，细化中医药发展专项资金，加强项目资金绩效评价，针对中医药预算执行动态监控平台所反映各地中医药项目预算执行情况，云南省中医药管理局联合省财政厅印发《关于进一步做好中医药项目预算执行工作的通知》，通报中医项目预算执行情况，并将通报抄送各州市人民政府，约谈 3 个执行不力的州市卫生计生行政部门和项目负责人，强化项目全过程管理。

三是积极推进中医药健康服务发展。督促指导各地制订出台《中医药健康服务发展规划》，云南省中医药管理局会同省旅游发展委员会，组织遴选和审核推荐申报国家中医药健康旅游示范区 2 家，示范基地 12 家，示范项目 10 家，深入 9 个地州实地调研，合理规划设定云南省中医药健康旅游线路；出台《云南省卫生计生委关于助推生物医药与大健康产业发展的意见》，强化对中医药保护和传承发展，不断提高助推产业发展的能力和水平。

（张旭芳）

【西藏自治区 2016 年中藏医药工作概况】

一、藏医药"十三五"规划编制工作

根据《中医药发展战略纲要》《中医药发展"十三五"规划》和自治区卫生计生委《关于做好"十三五"卫生计生事业发展专项规划编制工作的通知》要求，西藏自治区藏医药管理局组织有关人员深入调研拟订《西藏自治区藏医药事业发展"十三五"规划（草案）》，经过专家咨询、反复论证和修改完善，并委托中国中医科学院审定，形成送审稿。

二、基层藏医药服务能力提升工程

西藏自治区藏医药管理局在安排西藏 7 地市对"十二五"基层藏医药服务能力提升工程实施情况进行自查的基础上，组织专家进行评估和总结。2016 年度继续安排专项资金 740 万元并制订《项目实施方案》，实施 74 个县的基层藏医药服务能力提升工程项目。经过"十二五"基层藏医药能力提升工程，截至 2016 年底，全区县级藏医院从 2012 年的 21 家增加到 42 家，乡镇卫生院和村卫生室藏医药覆盖率分别从 2012 年的 71%、22% 提高到 90% 和 38%；藏医药从业人员从 2012 年 1500 余人增加到 2600 余人；县、乡、村藏医药诊疗人次从 2012 年 35.9 万、23.6 万、3.5 万增加到 59.0 万、41.2 万、9.3 万，分别提高 23.1 万、17.6 万、5.8 万，广大群众对藏医药服务的可得性和可及性得到明显提升。

以突出特色，惠及百姓为工作重点，继续推进基层医疗卫生机构中医综合服务区（藏医馆）服务能力建设，印发《西藏自治区基层医疗卫生机构藏医综合服务区（藏医馆）服务能力建设项目实施方案》，确定 206 个乡镇卫生院作为项目建设单位安排部署项目建设工作，该项目国家共投入 2060 万元。

按照国家中医药管理局要求，对自治区藏医医院大型医院巡查活动整改情况进行督导，并按照西藏

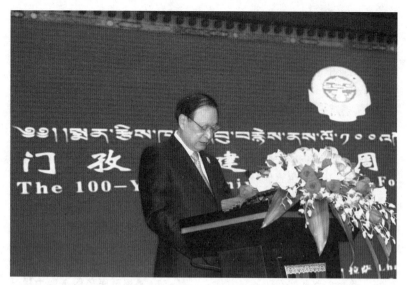

2016年9月13日，国家卫生计生委副主任、国家中医药管理局局长王国强出席自治区藏医院（门孜康）建院100周年——国际藏医药博览大会

自治区藏医药管理局年度工作计划组织有关专家对山南和日喀则市2家三级藏医医院进行大型医院巡查，完成现场评估工作。

三、基层调研工作

西藏自治区藏医药管理局有关人员积极参与自治区人大调研组，分别赴西藏阿里、日喀则、林芝、昌都地市和青海、云南2省开展藏医药传承保护调研工作，赴广西、贵州开展中医药立法调研工作。

为了解和掌握《西藏自治区基层藏药制剂监督管理办法（试行）》实施以来西藏自治区基层藏药配制情况，解决藏药制剂室不够规范、药品配制流程不够标准、不能满足各级藏医医疗机构和广大患者的需求等问题，西藏自治区卫生计生委分管领导带队，协同区食品药品监督局赴日喀则、昌都市开展藏药制剂室建设、制剂人才、制剂质量、制剂调剂等情况调研。

四、藏医药教育和人才培养工作

圆满完成2016年全国藏医医师资格考试笔试、实践技能考试的命题、审题及印卷、发卷等工作；对藏医药师承出师人员进行资格审查并组织出师考试，105名获得出师证书。

组织开展全国第五批老中医药专家学术经验继承工作出师结业考核、学位论文答辩和结业总结等工作，西藏自治区20名继承人出师，其中2名继承人和8名继承人分别取得成都中医药大学师承博士学位和师承硕士学位。

西藏自治区6个2012年全国名老中医药专家传承工作室建设项目通过国家验收，国家和自治区共投入295万元确定2名专家和3名基层专家传承工作室建设项目和2015年度自治区级4名老藏医药专家传承工作室建设项目；对国家"十二五"重点专科培育项目——自治区藏医医院眼科和那曲地区藏医医院心脑科再次进行中期评估；遴选安排昌都、阿里2个地市和措美、丁青2个县藏医医院的4个自治区级重点专科，项目资金达300万元（地市100万元/单位、县50万元/单位）。

积极开展人才培养计划，健全人才培养机制。举办西藏自治区首届藏医药治未病培训班，来自自治区藏医医院、6个地市藏医医院和74个县的80余名学员参加培训；组织举办西藏自治区藏医医院财务骨干培训，各级藏医医院院长、财务骨干60余人参加培训；举办2016年度西藏自治区藏医经典名著解读培训、藏医临床骨干培训、藏药材鉴别知识与藏药炮制技术及卡擦运用知识培训、基层藏药制剂能力建设与制

剂质量管理培训4个专项培训班，参训人数近300人次。

抓好藏医住院医师规范化培训工作，将山南市藏医医院纳入藏医住院医师规范化培训基地协同医院，招收2015年度75名住培学员，截至2016年底，上岗培训人员达到135名。

开展二级中医医院及县级中医医院服务能力调查工作，完成3个《全国中医药标准化研究中心》建设项目的申报及"中医药高等学校教学名师评选表彰"推荐工作。

五、藏医药科技工作

加强藏医药研究院的建设和发展，提升科研能力和水平。积极争取西藏自治区科技厅科研项目，将《藏医名词术语规范化研究》课题列入自治区重点科研项目，立项资助100万元；审定6项藏医药临床研究基地第二批课题，并安排专项资金300万元；受自治区科技厅委托，组织人员编制"十三五"藏医药重大科技专项规划，制定实施细则，发布申报指南，征集50多项课题，待自治区科技厅审核立项。

成立西藏自治区藏医药标准化技术委员会，制订标准化工作计划；实施藏医药管理局局级科研课题专项和标准化建设专项，经过组织申报、审核，确定21项局级课题和标准化建设项目，共安排资金600万元。

国家民族医临床研究基地的业务建设取得显著成效，基地科研共享系统、科研伦理、重点病种的研究通过国家中医药管理局验收，开通"宇妥论坛"基地微信公众平台，发送信息500多条，关注人数达7245人；进一步加强藏药方药临床疗效评价重点研究室、藏药临床试验机构和国家中医药管理局重点学科建设和发展，注重藏医药科技人才培养，不断提高藏医传承创新能力和水平。

六、藏药材资源保护工作

为加大对野生，特别是濒危稀缺藏药材资源保护工作力度，经过深入调研，代西藏自治区政府拟草《西藏自治区人民政府关于进一步加

强藏药材保护和利用意见》及《部门任务分解》，该意见于2016年9月经自治区政府研究通过并印发，分析当前藏药材资源保护和利用面临的严峻形势，明确到2020年资源保护和利用总体目标以及摸清藏药材资源底数、加强藏药材采集管理、规范藏药材流通秩序等重点任务。

七、藏医药知识宣传和文化建设工作

一是协调并参与第三届中国西藏旅游文化藏博会藏医药展、门孜康（自治区藏医院）建院100周年各项工作。二是组织完成自治区财政投入1700多万元的《雪域藏医药历算大典》的搜集和整理工作，并作为门孜康建院100周年庆典献礼图书正式出版发行，雪域藏医药历算大典包括藏医药、天文历算古籍、手抄本、孤本等共132部。

八、藏医药"走出去"战略

积极推进藏医药申报联合国人类非物质文化遗产工作。由多个单位共同组成领导小组、专家组和工作协调组，西藏自治区藏医药管理局作为此项工作主要推动者，先后多次召开专题会议，听取专家学者对申遗工作意见，及时研究分析工作推进中存在的困难和问题。在有关人员与专家学者的共同努力下，反复研究、多方论证的基础上，完成申报名称的确定、申报文本的撰写、论证工作，申报短片、图片等材料的前期工作也已准备完毕，申遗各项工作正在按计划稳步推进当中。

根据西藏自治区政府领导在《关于对尼泊尔医疗卫生合作项目的情况汇报》的批示精神，协调相关部门，开展尼泊尔藏医药现状的初步调研工作，为2017年赴尼泊尔考察做好准备工作。

（刘伟伟）

【陕西省2016年中医药工作概况】

2016年，陕西省坚持将满足人民群众中医药健康需求作为工作的出发点和落脚点，以贯彻落实中央领导同志对中医药工作重要指示为主线，进一步加大陕西中医药发展战略研究，深化中医综合改革，落实发展倾斜政策措施，推动中医药科研创新，强化中医药人才队伍建设，发展中医药健康服务，弘扬和传播中医药文化，全省中医药事业继续保持稳定发展。截至2016年12月，全省中医医院167家、中医门诊部36家，较2015年分别增加4家和1家；中医医院床位数29172张，较2015年增加1901张；中医医院、中医门诊部在岗职工为35996人，卫生技术人员30567人，较2015年分别增加3566人和3100人；中医医院总诊疗人次1266.47万人，出院总病人84.36万人，较2015年分别增加114.15万人和7.85万人。

一、政策法规

编制陕西省中医药发展战略规划。国务院印发《中医药发展战略规划纲要（2016～2030年）》后，陕西立足于本省省情，紧扣国家战略规划纲要的主题和方向，启动本省贯彻落实规划的编制工作。一是结合《陕西省中医药发展"十三五"规划》的编制，对全省中医药现状问题、思路目标、发展重点进行系统梳理，为编制工作奠定基础。二是科学确定目标任务，重点对2030年进行远景规划并提出应达到的指标，细化6个方面重点任务的具体内容和措施，明确部门责任和任务分工，使规划更具有操作性。三是广泛征求各方意见。邀请省内外专家对陕西省中医事业和中药产业发展进行专题研究和讨论，书面征求26个省级部门意见，对其中10个部门提出的13条意见全部采纳吸收。四是注重政策连续性。借鉴吸收近年来出台的本省中医药健康服务、中药材保护与利用等文件内容，确保前后政策衔接一致。五是结合国家法律和政策文件要求，提出关键性政策支持、联席会议制度完善、管理监督体系建设等具体措施。2016年11月29日，形成《陕西省中医药发展战略规划（2016～2030年）》（代拟稿）并提交省政府审定。

出台陕西省中医药发展"十三五"规划。在2015年编制工作基础上，结合国家《中医药发展战略规划纲要（2016～2030年）》《中医药发展"十三五"规划》《陕西省国民经济和社会发展第十三个五年规划纲要》，对规划进行修改完善，于2016年9月以省卫生计生委、省中医药管理局名义联合印发《陕西省中医药发展"十三五"规划》。

二、中医医改

完善中医医改政策措施。2016年，陕西省被国务院确定为第二批全国综合医改试点省份。6月6日，陕西省人民政府印发《陕西省深化医药卫生体制综合改革试点方案》，进一步完善中医药有关政策措施。一是继续将中医医院与综合医院综合改革同步推进。二是提高中医药医疗服务价格。10月28日，陕西省召开城市公立医院医疗服务价格改革听证会，确定提高中医类别部分医疗服务项目价格，放开中医推拿和中医保健（不含辨证论治）等医疗服务项目价格，由市场调节。三是在基本医保中逐步扩大中医非药物诊疗技术范围，适当提高中医药报销比例。四是在药品零差率销售过程中，中药饮片（中药颗粒剂）不实行零差率销售、不纳入药占比统计范畴、不纳入省级集中招标采购平台。

县级中医医院改革稳步推进。全省107个县区都建立财政投入补偿机制，100%的县级公立中医医院实行全额预算，101个县区推行岗位聘用制和绩效工资制，安康市开展年薪制改革试点，县级中医医院运行新机制基本形成。

促进分级诊疗制度建立。加快中医医疗资源下沉，全省三级中医医院牵头组建12个不同类型的中医医联体，涵盖70余家二三级医院、130余家基层医疗机构。推进县镇医疗服务一体化工作，组织召开全省推进会，县级中医医院与300余个乡镇、社区实行一体化管理。

三、医政工作

启动实施基层中医药服务能力提升工程"十三五"行动计划。全面开展基层中医药服务能力提升工程"十二五"评估工作，截至2015年底，100%区县开展中医药基本公

共卫生服务，99.6%的社区卫生服务中心和93.6%的乡镇卫生院设置规范的中医科、中药房，88.0%的社区卫生服务站设立中医诊室，69.6%的村卫生室能够提供中医药服务，基层医疗机构中医药服务量达到27.0%。召开全省基层中医药服务能力提升工程"十二五"总结暨"十三五"行动计划启动视频会议，全面安排部署"十三五"基层中医药服务能力提升行动计划。召开全省中医药基层工作推进会议，在30个条件具备的县区启动省级基层中医药工作先进单位创建工作，支持7家县级中医医院获得中央公共卫生服务建设项目。制定《陕西省乡镇卫生院、社区卫生服务中心中医综合服务区（中医馆）建设标准及考核细则》，利用中央资金，同时争取省级财政5000万元，在乡镇卫生院、社区卫生服务中心新建基层中医馆635个，乡镇、社区医疗卫生服务机构中医馆建设比例达到70.4%。加强中医适宜技术在基层推广应用，在100个乡镇卫生院开展基层中医药适宜技术服务能力建设，陕西省中医药管理局会同省残联遴选确定15个省级中医药适宜技术建设基地，全省90.0%的社区卫生服务站、70.0%的村卫生室能够提供中医药服务。举办全省基本公卫师资培训班，成立省级中医健康管理专家库，规范老年人和0~36个月儿童中医健康管理工作，中医药健康管理项目服务率超过40.0%。

加强中医医疗质量安全管理。组织举办全省中医医院院长培训班，对全省9所三级中医（中西医结合）医院进行大型中医医院巡查，完成30家二级中医医院持续改进的督导工作，全面清查中医医院违规承包出租科室和应用医疗技术情况。举办全省中医监督知识与能力培训会，规范全省三级中医医院伦理委员会工作。开展"双随机一公开"工作，制订医疗机构监督管理、医疗机构中医师定期考核、中药处方管理、医院感染管理4项监督事项的"双随机一公开"方案，组织开展全省医疗机构中药饮片管理专项检查。

陕西省中医药管理局联合省卫生计生委印发《陕西省控制公立医院医疗费用不合理增长的实施意见》，采取综合措施控制公立中医医院费用快速增长。

推进中西医结合工作。支持陕西中医药大学第二附属医院获批儿童医疗服务体系建设项目，创建省级综合医院中医药工作示范单位8家。参与突发公共卫生事件防治，组织省中医医院、西安市中医医院较好预防处置一起省内突发公共卫生事件。制订艾滋病、肺结核、出血热、乙肝、手足口病、狂犬病6种重点传染病的中医药防治方案，并在全省推广应用。

四、中医药健康服务工作

加大政策措施引导，将中医药健康服务列入《陕西省中医药发展"十三五"规划》和《陕西省中医药发展战略规划（2016~2030年）》重点任务，7个市区出台当地中医药健康服务发展的实施意见。按照《陕西省人民政府办公厅关于促进中医药健康服务发展的实施意见》，2016年投入480万元开展省级试点，遴选19家省、市、县级中医医院开展不同方向的中医药健康服务试点工作，确定陕西中医药大学附属医院、西安中医脑病

医院、铜川市职业病防治院、药王山孙思邈故里分别为省级中医药养生保健、特色康复、医养结合、健康旅游服务示范基地建设单位。陕西省中医药管理局联合省老龄办、省民政厅、省卫生计生委、省旅游局等组织召开全省中医药健康服务发展推进会，交流推广和实地参观铜川市职业病防治院、药王山孙思邈故里工作经验。部分中医医院还进行了一些有益探索，其中，安康、商洛、洛川、旬阳、汉阴、镇安等市中医医院建立中医治未病中心；陕西中医药大学第二附属医院和宝鸡市、安康市、汉阴县、紫阳县、旬阳县、岐山县、凤翔县、陇县、洛南县等中医医院加大中医特色康复硬件投入和人才培养；陕西中医药大学附属医院、耀州区孙思邈中医医院与社会资本合作建设以中医药服务为主的养老机构，城固县、麟游县、华阴县中医医院通过建设医养结合区或托管养老院等形式，将中医药与养老服务紧密结合；铜川、宝鸡、西咸新区推进以中医药为龙头的健康产业发展，加快打造药王山孙思邈故里、秦汉新城中医药双创小镇、中医药种植养殖特色旅游等，岐山、宁强、蒲城等中医医院深入参与当地中医药健

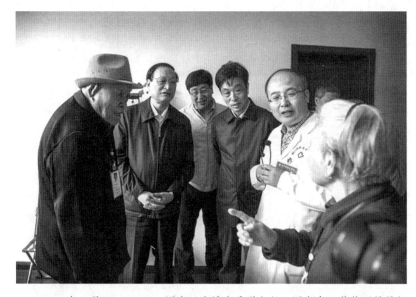

2016年5月12~13日，国家卫生计生委副主任、国家中医药管理局局长王国强一行调研陕西中医药工作。图为调研铜川市王益区金华社区卫生服务中心中医药"医养结合"工作

康旅游服务发展。

五、教育工作

落实省委、省政府"融合发展"战略部署，加快陕西中医药大学与陕西省中医药研究院的资源整合，北京中医药大学在铜川设立第七临床医学院（孙思邈中医医院）。深化中医药人才培养与评价机制改革，对36个中医医院的中医药人才培养及薪酬分配制度进行专项调查，完成本省中等中医类专业招生培养工作的可行性报告研究。

加强中医药传承工作。推选国医大师候选人2名、全国名中医候选人3名，推荐国医大师郭诚杰教授为泰国玛希隆王子奖候选人。新增全国名老中医药专家传承工作室3个，基层名老中医药专家传承工作室11个，2个中医学术流派、8个2012年全国名老中医药专家传承工作室通过评审验收。做好中医药传承博士后、全国和省级中医师承工作，累计培养中医师承、临床、护理、中药等人才290人。开展2016年基层传统师承教育培训项目，在全省遴选100位基层师承人员以集中理论学习和师承方式进行综合培养。

加强医教协同，推进中医住院医师和全科医生规范化培训基地建设，做好在读临床医学硕士专业学位研究生培养与住院医师规范化培训的衔接工作，招收规培学员264人，37名中医类别助理全科医生进岗接受规范化培训。陕西中医药大学周永学、贺丰杰教授荣获全国中医药高等学校教学名师光荣称号，推荐全国职业院校技能大赛中药传统技能赛项裁判员26名。

加强基层中医药人才队伍建设。通过为县及县以下医疗机构招聘医学本科生、农村订单定向培养、中医药创新计划人才培养、基层西学中培训、乡村中医师"3＋3"提升工程等方式，为基层招聘中医本科生400名，培养培训中医人才1897人。举办第三届西部经方论坛、陕西省医院感染管理学习班，推荐6名骨干医师、中医医院院长分别参加全国中医儿科紧缺人才和中医医院职业化管理高级研修班。举办省级以上继续教育项目69项，培训各级各类中医药人员1万余人次。

六、科研工作

持续实施中医药重大病种创新计划。2014～2016年共投入省级经费1500万元对30个重大病种进行中西医联合攻关，建立省级科技创新团队3个，获批省部级课题30余项，申请发明专利17项，相关病种的临床治愈率和门诊、住院中医治疗率得到提高。投入200万省级经费启动中西医结合防治肿瘤创新计划项目，支持省中医医院与省肿瘤医院、陕西中医药大学附属医院与交大二附院，对肺癌、肝癌进行临床防治攻关。创新中医服务模式，陕西中医药大学附属医院被列为国家中医药管理局第二批中医诊疗模式创新试点单位，初步建立起中医脑病、骨伤等6个一体化中医综合诊疗服务平台。

加强中医药科研工作。召开中医药科研平台研讨会，获批国家中医药管理局标准化研究中心1个，陕西中医药大学、省中医药研究院被陕西省科技厅批准为陕西省创新药物研究中心，启动省中医药研究院迁建工作，在陕西商贸学院建立集产学研为一体的省级中医药重点研究室。举办陕西省中医药科研培训会，对全省100余项局级科研课题进行结题验收，组织有关单位申报20项省科技厅2017年度省科技计划项目，获省科学技术奖2项。

做好中药资源保护和利用工作。利用本省中药资源普查结果，为36个普查县制订中药产业发展规划提供技术指导和中药质量监测技术服务。组织承办全国首届中药资源大会，陕西省中医药管理局配合环保部在洋县开展生物多样性（植物部分）普查工作。建成陕西省中药原料质量监测技术服务中心，与国家中药资源信息数据库联网运行，并结合监测站建设形成30项中药材适宜技术。组织省内中药制药企业参与国家中药产业链标准体系建设，加快陕西省中药重点产品脑心通、生血宝合剂和中药饮片附子、款冬花等产品创新，推进省中药炮制技术传承基地、中药药用植物重点物种保存圃项目建设。

七、信息化工作

完成省中医药数据中心硬件招标、采购、安装及调试，确定中心和中医馆云平台软件部署以及与人口健康信息平台的线路接入及信息对接方案，启动中心及中医馆云平台软件招标工作。推进省级中医医疗远程服务中心建设，省中医医院建成基于云存储的PACS系统和手机全流程项目，计划建设互联网医院，将远程诊疗、教育等纳入移动医疗

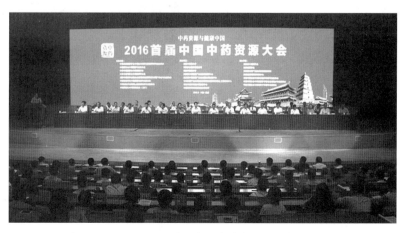

2016年8月11日，2016首届中国中药资源大会在陕西西安召开

项目；陕西中医药大学第二附院与咸阳市内7家区县级医院、西安分院实现远程实时会诊。安康市搭建起内联医联体65家市、县、镇医疗机构，外接北京、广东、西安等地多家著名大医院的远程医疗服务网络。

八、文化传播与对外交流

实施中医药健康文化素养提升工程，在10个县区开展居民中医药健康文化素养调查。陕西中医药博物馆经陕西省发改委批准立项，孙思邈纪念馆在铜川开馆，临潼扁鹊纪念馆批准为省级中医药文化宣传教育基地，在3个社区卫生服务中心、乡镇卫生院开展中医药文化园区建设试点。对300余名中医类临床本科生进行"大医精诚"职业道德培训，培训330余名中医药科普宣传员、中医药新闻宣传通讯员。

深入开展"中医中药中国行——中医药健康文化推进行动"，利用《百姓健康》系列栏目加强中医药文化与知识宣传，全省累计开展义诊活动409次、科普巡讲活动296场，发放养生保健宣传（册）单21.2万份，直接受益群众10.3万人次。

承办第十五次中韩传统医学协调委员会会议，接待毛里求斯等10批次参访团队。西安市中医医院成功承办首届丝绸之路经济带城市中医发展暨医疗合作论坛。陕西中医药大学与波兰西里西亚医科大学签署合作协议，西安中医脑病医院与哈萨克斯坦阿拉木图建立小儿脑瘫康复中心。

九、首届中国中药资源大会

2016年8月11日，首届中国中药资源大会在陕西西安开幕，与会代表围绕"中药资源与健康中国"主题，共商中药资源保护与发展大计。开幕式上，国家中医药管理局副局长马建中肯定近年来中药资源保护和合理利用工作的成绩，就创新驱动中药资源保护与合理利用提出4点意见：一要在试点工作基础上全面推进全国中药资源普查，建立切实可行的全国中药资源动态监测机制及运行平台；二要创新中药

资源开发，保障优质原料共享；三要推进中药资源综合利用，提升资源利用效果和效益；四要推进中药材资源持续发展，构建中药材质量保障体系。陕西省副省长长兴强调，中药资源产业已成为陕西新经济的重要增长点，陕西省政府高度重视，先后出台一系列中药材保护和发展的文件政策。他希望，以此次大会为契机，将成果落实到陕西中医药事业和中药资源产业发展战略、规划和政策中。中国工程院副院长樊代明院士、中国工程院院士刘昌孝等作专题讲座。中国工程院院士、中国中医科学院常务副院长、本次大会主席黄璐琦表示，作为中药资源领域规模最大的一次盛会，大会就保护和合理开发利用中药资源，从基础理论、应用技术、学科前沿展开研讨，意义重大、影响深远。中药资源动态监测任务管理移动终端系统正式上线。大会由中国自然资源学会中药及天然药物资源研究专委会、中国药学会中药资源专委会等8家单位联合发起，陕西中医药大学、陕西步长制药有限公司等单位承办。国医大师张学文、郭诚杰，以及来自全国1400余名专家参会。

（余 晴）

【甘肃省2016年中医药工作概况】

一、在深化医改中充分发挥中医药作用

全面推开县级公立中医医院综合改革。落实甘肃省政府《全面推开县级公立医院综合改革实施方案》和国家卫生计生委、国家中医药管理局《同步推进公立中医医院综合改革的实施意见》，全面启动县级公立中医医院综合改革，以破除"以药补医"机制为关键环节，以改革补偿机制和落实医院自主经营管理权为切入点，强化管理体制、运行机制、人事薪酬、服务价格调整、药品招标采购、医保支付、绩效考核等综合改革，不断优化甘肃省公立医院改革"315"模式。

落实基本医疗保障中医药倾斜政策。继续认真实施医改5部门出台的《在深化医药卫生体制改革中充分发挥中医药作用的实施办法》，将符合条件的中医医疗机构纳入基本医疗保险和新农合定点机构范围，在城镇医保对中医医院起付线降低一个档次，报销比例提高10%。新农合对县级以上医疗机构中医药服务报销比例提高20%，起付线降低30%。对纳入医保和新农合目录的中成药、中药饮片、全省统一调剂使用的院内中药制剂以及以治疗为目的的中医药适宜技

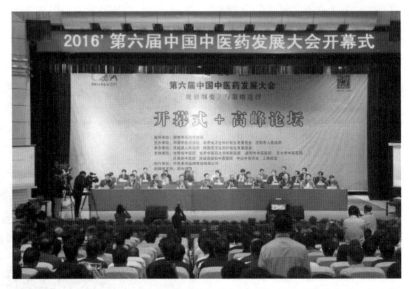

2016年9月12~13日，由中国中医药报社和甘肃省卫生计生委、庆阳市人民政府共同主办的2016'第六届中国中医药发展大会在甘肃庆阳举行

术，医保和新农合全额报销。按照《甘肃省分级诊疗工作实施方案》，将全省县级医疗机构250个分级诊疗病种和乡镇卫生院（社区卫生服务中心）50个分级诊疗病种实行中西医同病同价，在新农合报销中执行定额补偿。

二、综合医院中医药工作同步推进

各级综合医院门诊设立中医科、中药房、中药煎药室，住院部设立不低于医院总床位数5%的中医床位，各西医临床科室设置中医综合治疗室，推广使用中医适宜技术。建立中医科与西医临床科室协作机制，重症监护室实施中西医联合抢救。制定标准，鼓励有条件的综合医院加挂中西医结合医院牌子，享受中医医院1.5倍的床位补助待遇。（截至2016年底，全省已有38家综合医院加挂中西医结合医院牌子，3年后，这38家综合医院将达到国家中西医结合医院相关标准）。2016年10月15日在甘肃省高台县召开全省综合医院中医药工作暨健康融合发展现场推进会议。

三、继续实施基层中医药服务能力提升工程

一是甘肃省政府同意批复定西市渭源县等10个县（市）为甘肃省中医药工作先进和示范县（市）建设单位；兰州市城关区等11个县（市、区）申请验收全省中医药工作先进和示范县（市、区）。二是甘肃省卫生计生委联合省财政厅，下拨兰州市七里河区等10个县（区）共计500万的中医药工作先进和示范县（市、区）建设经费。三是印发《2016年甘肃省基层医疗卫生机构（中医馆）服务能力建设项目实施方案》，省财政下拨专项经费1000万元、国家支持经费2694万元，在全省134所乡镇卫生院（社区卫生服务中心）开展（中医馆）服务能力建设项目，进行中医药适宜技术服务能力建设。四是对环县、泾川县、七里河区等10个县区中医药工作先进和示范县（市、区）建设单位进行评审验收。

四、不断提升中医药服务能力

一是加大中医药重点专科建设力度。组织申报、评审并公布甘肃省中医院皮肤科、甘肃省人民医院中西医结合重症医学科等30个专科为第八批甘肃省级中医药重点专科建设单位，甘肃省财政下拨600万元第七批省级中医药重点专科的建设经费。截至2016年底，全省共列建（包括建设单位）176个省级中医药重点专科。二是按照《甘肃省大型中医医院巡查工作实施方案（2015～2017年度）》，组织专家对天水市中医医院、天水市中西医结合医院、庆阳市中医医院进行巡查。三是结合全省二级中医医院等级评审工作中存在的突出问题，甘肃省卫生计生委投入一定的培训经费，委托甘肃省人民医院、兰大一院、甘肃省妇幼保健院对二级以上中医医院重症医学、微生物检验、儿科骨干进行培训，以进一步加强中医医院临床薄弱科室建设，不断提升中医药服务能力和综合服务水平。四是开展2016年甘肃省中医药管理局科研立项课题，确定将"苦参碱诱导宫颈癌细胞凋亡与自噬交互调节的影响及分子机制"等81项课题列为2016年甘肃省中医药管理局科研立项课题，共资助课题经费200万元。

五、加强中医药人才培训

一是继续开展西医学中医、中医学经典活动。委托甘肃中医药大学举办1期为期3个月的西医学中医普通班，举办1期为期半年的中医学经典普通班；委托省级中医护理培训基地举办3期西医学中医护理培训班，培训中医护理人员150余名；委托甘肃中医药大学举办1期西医学习中医研究生班，培养高层次人才50人。委托12个市州卫生局开展12个为期3个月的西医学中医培训班，为辖区培训中医药人才。为促进基层医疗保健机构儿科医师专业技术培训，推广中医药适宜技术，进一步推动妇幼保健中医药服务能力提升工程的有效实施，省卫生计生委委托省中医院举办全省市州级医疗保健机构儿科中医适宜技术师资培训班，培训人员200余名。二是加强中医药人才培训项目管理工作。继续组织开展甘肃省住院医师（中医类）规范化培训、中医类别全科医师转岗培训、县级中医临床骨干培训、乡村医生中医药知识和技能培训等中医药人才培训项目。完成五级师承教育年度考核工作，评选出李复耀等141名同志为第二批甘肃省基层名中医。

六、促进中医药与相关产业融合发展

按照甘肃省人民政府《甘肃省中医药产业发展先行先试实施方案》和《甘肃省道地中药材追溯体系建设方案》，省工信委、省农牧厅、省

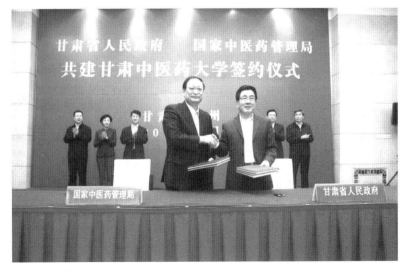

2016年10月15日，甘肃省人民政府与国家中医药管理局签署协议共建甘肃中医药大学

食药监局制定《甘肃省道地药材认定管理办法（试行）》，联合甘肃万维信息技术有限责任公司开发甘肃省道地药材认定系统和甘肃省院内中药制剂调剂使用系统，并开展应用培训。积极推进中医药服务贸易工作，研究制定《甘肃省国（境）外岐黄中医学院管理办法》《甘肃省国（境）外中医中心管理办法》，建立国（境）外中医药人才专家库，鼓励全省中医药企业和机构积极参与"一带一路"对外交流合作。完成《陇东南国家中医药养生保健旅游创新区建设总体规划》，省内各地发挥各自优势，积极开展中医药养生保健旅游工作。开展中医药文化宣传普及工作，甘肃省中医药管理局联合省文化厅出台《关于进一步做好中医药文化传承和产业发展工作的通知》，努力营造中医药发展的良好氛围，促进中医药文化产业快速发展。甘肃省中医药管理局联合省教育厅印发《关于在全省小学开展"中医药歌诀诵读"活动的通知》，在全省小学广泛开展"中医药歌诀诵读"活动。在庆阳市庆城县举办第六届中国中医药发展大会。

七、其他重要工作

（一）中药资源普查

完成主要工作。2012年中药资源普查甘肃省第一批普查县经费审计工作；检查指导2013年开展的第二批普查县和2015年开展的第三批普查县各普查队实物和数据库完成情况；组织各普查队进行无人机操作等培训；完成2013年甘肃省20个试点县实物及数据库预验收；国家中医药管理局督导专家组督导甘肃省中药资源普查工作；完成第四次全国中药资源普查甘肃省（试点）工作2012年第一批普查县级工作验收。

主要成果。截至2016年底，累计完成普查县区50个，野生种类2328种，腊叶标本77869份；栽培品种85种；中药材企业170多家；传统知识523份；种子标本1812份；药材标本2500余份；拍摄照片40余万张，录制音像2千余份。新记录属10个，新记录种65种；疑似变种1种，疑似新种6种；完成18个县

的中药产业发展规划报告初稿；发表学术论文47篇、学位论文8篇、专利11个、技术奖2个、专著5部、宣传画册1部。出版《甘肃道地药材志》《甘肃道地中药材实用栽培技术》《常用中药材应用与栽培》《陇东药用植物图鉴》《甘肃药用植物栽培》等专著。

中药原料质量监测技术服务中心主要工作。截至2016年底，完成12个月的流通量和43周的药材价格调查；收集整理20余项中药材种植加工技术；分派专家赴各监测站指导工作；编写甘肃省25种主要中药材栽培技术；组织中药材种植企业及种植户培训2次，发放资料200余份。完成秦艽药材的商品规格等级划分工作，升麻、木通等5种药材商品规格等级正在制定；甘肃省中医药管理局配合甘肃省卫生计生委开展甘肃省道地药材认定工作，已颁布甘肃省道地药材当归、党参、黄芪3个标准，并开展其他道地药材标准的制定。开展甘肃省陇药中药材鉴定与质量检测30批次，中药材种子鉴定与质量检测35批次；制定中药材种子、种苗质量检测规范制度15项。

（二）第六届中国中医药发展大会

2016年9月11～13日，第六届中国中医药发展大会在岐伯故里、革命老区甘肃省庆阳市庆城县举行。会议围绕贯彻落实全国卫生与健康大会精神，以推动落实《中医药发展战略规划纲要（2016～2030年）》为主旨，聚焦《规划纲要》落实的策略与路径选择展开研讨。国家中医药管理局副局长闫树江、甘肃省政协副主席李沛文、兰州军区原副司令员陈秀等领导出席大会并在会前参加医祖岐伯祭拜活动。

（三）首届丝绸之路（敦煌）国际文化博览会

2016年9月19日，由甘肃省卫生计生委、甘肃省中医药管理局、甘肃省中医院主办的甘肃中医药文化与中医技能展示与体验馆亮相首届丝绸之路（敦煌）国际文化博览会。

（郭　泰）

【青海省2016年中藏医药工作概况】

一、积极参与公立医院综合改革

按照青海省委、省政府医改工作要求，在全省各级中藏医医院全面推开公立医院改革。除中药饮片之外的药品和医用耗材全部取消加成，取消加成后的经费缺口和药品储藏、保管、损耗等费用，通过调整医疗服务价格、改革医保支付方式、降低医院运行成本等方式进行补偿，不足部分由财政给予专项补助。在全省开展医疗服务价格改革，实行2012版医疗服务项目价格，中医服务类价格上调23.0%，民族医疗服务项目由现行的76项增加到348项。

二、落实《青海省中藏医药健康服务发展规划（2016～2020年）》

在全省开展中藏医药预防保健及康复服务能力建设，推动医疗机构开展中藏医医疗预防保健服务，初步形成中藏医特色明显、技术适宜、形式多样、服务规范的中藏医治未病健康服务体系。探索开展中藏医药健康养老服务，民和县医养中心与县中医院以托管的形式开展合作，为中心配备专业中医药人员，开展融合中医特色健康管理的老年人养生保健、医疗、康复、护理服务，并延伸开展社区和居家中医药健康服务。

三、中藏医服务体系建设

认真实施基层中藏医服务提升工程，加强中藏医馆建设，截至2016年底，已建设基层医疗卫生服务机构中藏医馆275个，全省基层医疗卫生服务机构中藏医馆建设覆盖率达到63.0%，中藏医药适宜技术在基层防治常见病多发病和养生保健中的作用越来越明显。全省100%的社区卫生服务中心、84.8%的社区卫生服务站、90.1%的乡镇卫生院以及75.2%的村卫生室能够提供中藏医药服务。完成二级中藏医医院评审工作，全省共有35所中藏医医院达到二级甲等标准。开展民族医医院能力建设，提升民族医医院信息化水平。加强综合医院和妇幼保健机构中藏医临床科室和中藏药

房建设，全省各级综合医院和妇幼保健机构设有中藏医科室的机构占35.5％，设有中藏医药房的占61.3％，中藏医药服务或中藏西医结合服务提供率不断提升。

四、加大人才培养力度

2016年度中藏医住院医师规范化培训，共培训90人（其中中医64人，藏医26人）。加强高层次中藏医药人才培养，完成全国第三批全国优秀中医临床人才研修、中药特色人才培养和中医护理骨干人才培养考核工作，17名学员通过考核，圆满完成学习任务，青海省中藏医药临床技术骨干人员专业素质和服务能力得到提升。选派基层中医医院业务骨干12人赴广州中医药大学第一附属医院开展为期半年的进修，进一步提高青海省基层中藏医药人员业务水平。为充分体现人才工作的重要性，在全省范围开展"青海省名中藏蒙医"评选工作，共评选名医20人，进一步激发广大中藏医药人员的积极性，推动中藏医药事业蓬勃发展。

五、中藏医药科研工作

2016年共承担中藏医药科研项目40项，其中国家自然基金项目2项，国家科技部课题2项，国家卫生计生委和国家中医药管理局课题3项，青海省科技厅课题13项，省卫生计生委指导性课题9项。对全国中藏药资源普查项目试点工作进行总结，完成18个试点县的普查工作任务，制作腊叶标本5200多份，完成药用植物鉴定500多种，数据库上传信息资料及照片上万条；建立中药资源动态监测和信息服务站技术服务体系项目西宁监测站、门源监测站，组织编写《青海中藏药种植技术手册》《青海省中医药传统知识荟萃》等。

（华旦诺尔桑）

【宁夏回族自治区2016年中医药工作概况】

一、政策机制

自治区人民政府印发《宁夏回族自治区中医药（回医药）健康服务发展规划（2015～2020年）》（宁政办发〔2016〕110号）和《中医药发展战略规划纲要实施方案》（宁政办发〔2016〕192号），为宁夏回族自治区中医药事业发展确定发展目标、重点工作任务、重大项目和保障措施。自治区政府出台的医养结合及健康旅游相关文件中，中医药参与健康养老、健康旅游等政策措施成为重要组成部分。自治区中医药回医药管理局印发《关于同步推行公立中医医院综合改革的实施方案》（宁卫计办发〔2016〕238号），明确公立中医医院推行综合改革的工作任务、工作时限和工作要求，做到与综合医院改革统筹安排，整体推进。

二、经费投入及绩效管理

2016年共安排宁夏回族自治区中医药项目资金5284万元（其中自治区中医专项600万元、中央中医药专项4846万元），再创历史新高。自治区中医药回医药管理局召开全区中医药项目推进工作会议，举办绩效考核培训班，对全区中医药项目负责人员200余人进行培训，解读国家、自治区中医药项目工作方案，推动项目工作规范开展。上半年对2013～2014年中央中医药专项8个项目、41个项目单开展绩效考核督查，涉及项目资金3554万元；下半年首次采用委托第三方会计师事务所参与项目经费审计的形式，对2015年中央中医药专项资金进行绩效考核，共涉及7个项目、2563万元项目资金，有效促进项目任务目标落实。完成国家中医药管理局中医项目预算监控平台、绩效考核平台、精细化管理平台3个项目管理信息化平台部署、测试和验收，投入使用。

三、基层中医药工作

宁夏回族自治区中医药（回医药）管理局会同自治区发改、财政、人社、食药监等部门，对"十二五"全区基层中医药服务能力提升工程进行督导及终期评估，确认提升工程各项任务目标基本完成。基层医疗机构中医馆项目实现全覆盖，214个基层中医馆已成为基层医疗机构一道亮丽的风景线。3所综合医院中医药工作示范单位和隆德县全国基层中医药工作先进单位通过国家复审。

四、回医药工作

县以上中医医院均设立回医科。挖掘整理回医诊断、治疗、养生保健技术操作规范和《中国回药目录》，举办中国民族医药学会回医药

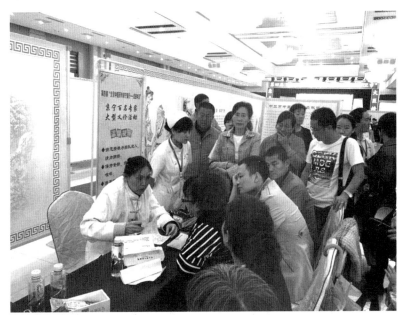

2016年8月25日，在第四届"北京中医药专家宁夏行"京宁百名中医大型义诊活动在宁夏中卫举行

分会学术年会，培训回医药技术骨干200名。

五、文化建设及对外合作交流

实施"中医中药中国行——中医药健康文化推进行动"，开展自治区级中医药文化科普巡讲活动，举办宁夏中医药新闻宣传培训班，为宁夏回族自治区中医药事业发展营造良好的舆论氛围。进一步落实《北京宁夏共促"一带一路"中医药合作发展战略框架协议》，成功举办"第四届北京中医药专家宁夏行——走进中卫市"活动，宁夏回族自治区中医药（回医药）管理局与北京市中医管理局签署第二批百名中医药人才培养计划，举办百名京宁中医药专家大型义诊，3000余名患者受益。5个北京名中医工作站在宁夏挂牌接诊，开始为辖区百姓提供高水平医疗服务。京宁两地中医药合作交流进一步深化，为宁夏人民带来健康福祉。组织部分中回医机构赴马来西亚和埃及开展中回医药展览交流，集中展示中医（回医）诊疗技术、设施、操作手法和特色产品，扩大宁夏中回医药品牌影响力。

六、中医医疗机构监管

对中卫市中医医院开展为期4天的大型医院巡查活动。开展医疗机构中药饮片专项检查督导，将医疗机构中药饮片监管常态化、规范化。开展民营中医医院集中督查，规范民营中医医院执行行为。印发加强全区中医药监督管理工作的实施方案，加强中医药监督管理工作，规范中医药服务和市场秩序。举办自治区中医药管理人员能力提升工作培训班，进一步提升全区中医药管理人员决策能力。

七、信息化建设

完成自治区卫生云平台中医系统项目的建设实施，并通过项目验收，全区中医医院实现 HIS、LIS、PACS 信息系统全覆盖，搭建二、三级中医医院双向转诊及医疗信息共享平台。开展基层中医馆信息化建设实地调研和基线调查，《基层中医馆健康信息平台建设项目建设方案》通过国家中医药管理局审核备案。

八、中药资源普查

召开2015年中药资源普查试点工作总结会议，印发《2016年全区中药资源普查试点工作要点和任务分工》。配合国家中医药管理局中药资源普查试点工作督导专家组完成对宁夏的综合调研工作。各普查大队撰写各县（区）成果资料汇编大纲，成立编写中药资源普查资料和专著领导小组。成立技术验收考核督导专家组，对5支普查大队的腊叶标本、药材、种子样品及信息影像3个方面内容进行实地逐一复核和督导检查，进一步确保宁夏回族自治区上交国家的标本实物符合验收标准，上传的数据信息完整规范。

九、中医药人才培养

全国第五批老中医药专家学术经验继承结业考核工作及6名硕士、4名博士学位申请继承人的论文答辩和学位授予工作结束；5名中药特色技术传承人才、10名中医护理骨干人才和中医医院40名财务骨干人才培养工作圆满完成。启动2015年第一批自治区基层中医优才项目，完成第二批50名基层中医优才遴选。完成2016年赴沪进修中医骨干医师项目人员申报工作；完成2个全国名老中医药专家学术经验传承工作室和1个全国中医学术流派传承工

作室验收考核工作。

（沙利荣）

【新疆维吾尔自治区2016年中医民族医药工作概况】

一、概况

新疆维吾尔自治区中医民族医药管理局紧紧围绕"社会稳定，长治久安"新疆工作总目标，以实施"全民健康"战略为抓手，以丝绸之路经济带核心区医疗服务中心建设为契机，提升中医民族医药服务能力，发挥中医民族医药特色优势，加强中医民族医药继承和创新，推进"健康新疆"建设为重点，持续改进工作作风，扎实稳步地推进各项工作。截至2016年底，全区共有县级以上政府举办的中医民族医医院81所、维吾尔医院42所、中医医院28所、哈萨克医医院5所、蒙医医院5所、中西医结合医院1所。

二、政策法规

为切实落实好国家和自治区中医民族医药健康发展各项任务和目标，组织召开2016年自治区中医民族医药工作会议，安排部署2016年工作。自治区党委常委哈尼巴提·沙布开和自治区人民政府副主席田文出席会议并做重要讲话，要求各地统一思想、凝心聚力，适应新形势、应对新挑战、抢抓新机遇，加

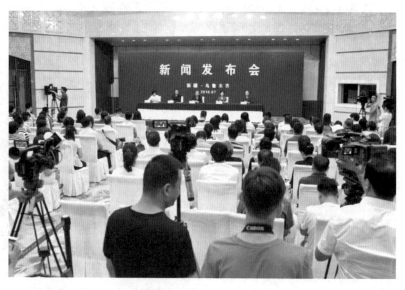

2016年7月11日，新疆维吾尔自治区党委宣传部召开加强中医民族医药继承创新和人才培养专题新闻发布会

快推进自治区中医民族医药事业改革发展。为加深全区中医民族医药行业管理人员对国家《中医药发展战略规划纲要（2016～2030）年》的理解，根据哈尼巴提·沙布开要求，特别邀请国家中医药管理局政策法规与监督司副司长杨荣臣到会解读国务院《中医药发展战略规划纲要（2016～2030）年》。自治区各相关厅局、各地州卫生计生委（卫生局）、中医民族医药机构等部门领导或负责人约260人参加会议。

加强顶层设计和调查研究。组织起草的《中国·新疆丝绸之路经济带核心区医疗服务中心——中医民族医药发展规划（2016～2020年）》《自治区中药民族药资源保护与产业发展规划（2016～2020年）》于2016年10月经自治区人民政府第三十九次常务会议审议通过并正式发布。代拟的《自治区中医民族医药健康服务发展规划（2016～2020年）》《自治区中医民族医药事业"十三五"发展规划》已经完成，现在下一轮征求意见和完善中。《自治区贯彻落实中医药发展战略规划纲要（2016～2030）实施方案》也已完成初稿编写工作。

落实"加强中医民族医药继承创新"举措。"加强中医民族医药继承创新"是"自治区民族团结进步年"提出解决群众反映的突出问题27项举措之一。按照要求，自治区党委宣传部召开自治区"加强中医民族医药继承创新"专题新闻发布会，向社会各界宣传和介绍自治区中医民族医药事业发展和取得的成绩，取得很好的社会反响。同时，专项工作实施方案的各项任务均已完成。

落实《同步推进公立中医医院综合改革的实施意见》，对吐鲁番市维吾尔医医院等参与城市公立医院和县级公立医院综合改革的单位进行专题调研，了解改革过程存在的主要困难以及调整中医民族医医疗服务价格、执行国家中药饮片加成率等倾斜政策的执行情况。开展三级中医民族医医院对口支援县级中医民族医医院工作，帮助县级中医民族医医院提升服务能力。将"苦豆子油茶剂"等17个民族药品种纳入自治区基本医疗保险、工伤保险和生育保险目录范围。

三、医政工作

继续做好基层中医民族医药服务能力建设。组织开展"十二五"基层中医民族医药服务能力提升工程总结评估，并对部分县市实施情况进行实地抽查。对2012～2015年支持的230所乡镇卫生院、社区卫生服务中心中医民族医科建设项目开展绩效考核。对绩效考核优秀的20个项目单位给予资金奖励，进一步发挥其先进引领作用。为贯彻落实好《基层中医药服务能力提升工程"十三五"行动计划》，支持160个乡镇卫生院和社区卫生服务中心开展中医民族医诊疗区（中医民族医馆）建设。举办自治区基层中医、维吾尔医适宜技术培训班，帮助基层提升中医民族医药服务能力。继续加强中医民族医医院标准化建设，改善中医民族医医院基本条件，落实卫生计生领域2016年第一批中央预算内投资3.45亿元，支持新疆维吾尔自治区18个县级中医民族医医院基础建设。其中南疆四地州的9个县级中医民族医医院得到支持，占全部项目总数的50%。

继续加强中医民族医医院特色服务能力建设。遴选支持8个重点专科和18个重点专病建设；督导验收17个自治区中医民族医重点专病建设项目。对阿勒泰地区哈萨克医医院等中医民族医治未病能力建设项目进行督导评估。开展"大型医院巡查"和"大型医院巡查回头看"督导检查工作，着力提升三级中医民族医医院临床疗效和医疗质量。研究制订基本公共卫生服务维吾尔医药健康管理项目实施方案，发挥维吾尔医药在基本公共卫生服务中的作用。修订完善和用维吾尔文字翻译了"轻度米杂吉失调人群（亚健康人群）"和"0～36个月儿童维吾尔医药健康管理"2个维吾尔医健康管理项目技术规范和服务规范，和田地区试点开展国家基本公共卫生服务维吾尔医健康管理项目，举办国家基本公共卫生服务维吾尔医健康管理项目（试点）培训班，对120名维吾尔医师进行培训。组织完成8所综合医院、妇幼保健医院中医药示范单位创建及省级复审工作。完成对博乐市国家基层中医药先进单位省级审核工作。在全区范围内开展2016年服务百姓健康行动义诊活动。全区112所中医民族医医疗机构、555名医师参加大型义诊活动，取得良好社会效益。

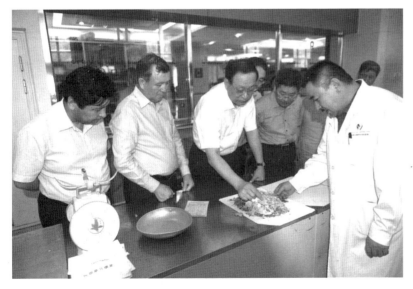

2016年8月6日，国家卫生计生委副主任、国家中医药管理局局长王国强调研自治区维吾尔医医院，自治区党委常委哈尼巴提·沙布开陪同

四、科研工作

新疆中医民族医药科研创新工作取得新进展。组织实施地产中药民族药新药研发、新药培育、科技人才培养和中西医结合项目。新疆维吾尔自治区中医民族医药管理局联合8个部门成立新疆地产中药民族药新药研发项目成果转化工作领导小组、专家指导组，制订《新疆地产中药民族药新药研发专项成果转化工作实施方案》。组织成果转化专家指导组对比那甫西颗粒等3个维吾尔药品种的新药临床试验批件对外转让事宜进行专题论证。消吾腐乃提片等6个维吾尔药品种参加国家民族药新药审评，其中止咳颗粒获得临床试验批件。祖卡木颗粒标准化建设项目获得国家发展改革委实施的新兴产业重大工程包立项批准。

进一步加强中医民族医药继承工作。为进一步促进民族医药古籍文献的研究与利用，启动民族医药术语标准制定与注释的起草和新疆中医医史古籍研究工作；对2012年立项建设的3个名老中医药专家传承工作室建设项目进行验收，以验促建，更好地继承推广名老中医民族医药专家学术思想和临床经验。8个基层名老中医民族医药专家传承工作室项目正式启动。支持2个名老中医民族医药专家传承工作室和3个基层名老中医民族医药专家传承工作室建设。对22名第五批全国老中医药专家学术经验继承人开展学位授予论文考核工作，8名申请临床医学博士学位、1名申请硕士学位的继承人完成论文答辩。

五、教育工作

继续组织开展农村订单定向免费培训中医民族医医学生项目，招录学生100人，其中中医学50人、维医学20人、哈萨克医学30人。完善自治区中医民族医住院医师规范化培训制度，开展住院医师规范化培训工作，圆满完成中医住院医师规范化培训国家评估。现有中医类别住院医师规范化培训在培学员235人，全科医师规范化培训在培学员123人。组织编写维吾尔医类别住院医师规范化培训大纲。对17名2012级中医类别全科医师和50名2013级助理全科医生规范化培训学员进行结业考核。同时，对中医类别全科医生规范化培训考核方式进行评价，为进一步提高中医民族医住院医师、全科医生规范化培训整体水平提供经验。首批中医护理骨干人才培训项目支持的10名学员完成基地轮转学习和临床实践培训并全部通过项目结业考核。新疆维吾尔自治区中医民族医药管理局联合自治区教育厅试点举办中医民族医普通高中"杏林实验班"。首批39名新疆师范大学附属中学中医"杏林实验班"学生和48名新疆实验中学维吾尔医"杏林实验班"学生正在按教学计划进行课程学习。启动首届名医评选工作。举办2期自治区中医民族医医院财务骨干培训，330余人次参加培训，帮助中医民族医医院进一步提升财务管理水平，规范项目资金管理。完成2016年中医类别医师资格考试、传统医学师承人员出师考核及卫生专业技术人员技术职称考试等工作。

六、文化建设

一是制订中央补助自治区2016年中国公民中医药健康文化素养调查实施方案，启动2016年中医药健康素养调查项目。完成乌鲁木齐市天山区、伊犁州新源县等8个监测点现场点对点人员培训、2183份问卷入户调查及数据的双录入工作。二是新疆维吾尔自治区中医民族医药管理局联合自治区旅游局，组织开展国家中医药健康旅游示范区建设，推动新疆中医民族医药健康旅游发展。三是依托各类各级学会，积极开展各类义诊、宣传活动。根据国家卫生计生委、国家中医药管理局、中央军委后勤保障部卫生局《关于举办2016年"服务百姓健康行动"全国大型义诊活动周的通知》（国卫办医函〔2016〕911号）要求，自治区中医民族医药管理局组织新疆各级中医民族医医疗机构于2016年9月3～10日开展"服务百姓健康行动"义诊活动。全区共有112所中医民族医医疗机构开展大型义诊活动，参加义诊医师数555人，参加大讲堂43681人，发放宣传材料43681份；共义诊27855人，义诊患者收住院数324人，住院患者义诊手术台次8次，共减免患者费用数108697元。四是为进一步宣传普及中医民族医药养生保健知识，积极组稿参与编纂《中国中医药年鉴（行政卷）》。支持乌鲁木齐市中医医院开展《四大名医学术思想研究》，经过前期走访、座谈等工作共收集文字资料20余万字，初稿已完成，待出版。五是为更好地宣传国家和自治区中医民族医药政策，搭建与基层中医民族医医疗卫生机构、卫生专业技术人员以及普通百姓的交流平台，自治区中医民族医药管理局于2015年6月正式启动独立门户网站的建设，网站于2016年2月25日正式上线运行，从正式上线至今，未出现软硬件故障，网站性能稳定、安全。截至2016年12月6日，访问总量达54751次，在15个栏目中发布信息184条，每天均能正常访问，点击量平均每天约140多次。同时为进一步规范网站管理，制定《新疆维吾尔自治区中医民族医药管理局网站信息维护更新管理细则（试行）》。

七、党风廉政建设

注重政治理论学习。安排组织局机关干部职工认真研读《习近平总书记系列重要讲话读本》《中国共产党章程》以及习总书记在全国卫生与健康大会上的重要讲话等一系列会议精神、党内法规、重要文件，坚持读原著、学原文、悟原理，深刻领会要义，把握精神实质，以保持政治上坚定，思想上、行动上与中央、自治区党委保持高度一致。同时，紧紧围绕社会稳定和长治久安总目标，发挥中医民族医药行业贴近群众、服务群众的优势，开展"去极端化"工作，自觉抵御宗教极端思想渗透。

认真组织和开展"两学一做""纪律教育年"等学习教育活动。根据自治区党委、自治区人民政府、卫生计生委党组关于"两学一做"学习教育一系列安排部署，认真组织开展"两学一做""纪律教育年"等学习教育活动。根据委党组中心组的理论学习内容，认真研读党内法规和党的纪律规矩等一系列会议精神及重要文件。积极参加委机关"两学一做"专题教育暨第三期党员党性修养专题培训班和全体党员干部"学党章、守纪律、讲规矩"闭卷考试、网上普法考试以及纪律教育年网上答题活动。同时，落实党支部"三会一课"制度，完善党总支、支部建设，换届选举总支和支部委员，强化支部职责。2016年以来，按照卫生计生委党组学习安排，上党课、专题课7次。局党总支组织学习22次。完成3次有关党章等党内法规的考试，全力推进学习教育取得效果。"两学一做""纪律教育年"学习教育的开展，进一步改善局机关工作作风和组织纪律，促进各项工作科学、高效开展。

八、中医民族医药立法

在2013年和2014年调研工作基础上，为进一步做好《条例》的调研论证和起草工作，按照调研论证事项和内容，自治区中医民族医药管理局从2015年5～8月底调研组先后赴哈密地区、塔城地区、博州、和田地区、吐鲁番市、昌吉州、阿克苏地区等8个地州，针对性选择7家地市级中医民族医医院，12家县级中医民族医医院，30余家乡镇卫生院、社区服务站、村卫生室进行实地考察，并组织召开座谈会和专家论证会，对新疆维吾尔自治区中医民族医药发展条例立法必要性和条文内容进行专题调研，征求管理干部、专家、基层同志的建议和意见。2015年9月将自治区中医民族医药发展条例（草案）提交自治区人民政府法制办。2015年10月，根据《关于征集新疆维吾尔自治区人大常委会五年立法规划（2016～2020年）项目建议的通知》及《关于申报地方性法规五年立法规划（2016～2020年）项目建议的函》（新政法函〔2015〕87号）要求，再次将《新疆维吾尔自治区中医民族医药发展条例》纳入立法规划项目。

九、其他工作

做好对外交流和丝绸之路经济带相关中医民族医药工作。加强中医民族医药国际医疗服务体系建设和对外合作交流。自治区人民政府发布《中国·新疆丝绸之路经济带核心区医疗服务中心——中医民族医药发展规划（2016～2020年）》，积极推动中医民族医药国际医疗服务中心建设。继续选派中医、维吾尔医、哈萨克医专家，配合自治区外办赴塔吉克斯坦、乌兹别克斯坦、吉尔吉斯斯坦开展"慰侨义诊"活动。组织中医民族医药相关专家赴俄罗斯联邦鞑靼斯坦共和国考察，共同探讨双方在传统医学方面合作事宜。

做好中医民族医卫生监督管理和行政许可工作。及时转发《国家卫生计生委、国家中医药管理局关于加强中医药监督管理工作的意见》，明确监管责任。新疆维吾尔自治区中医民族医药管理局联合自治区卫生监督所举办自治区中医民族医药监督知识与能力培训班，提升中医民族医药监督管理水平。全区120余名卫生行政管理和卫生监督人员集中学习中医民族医药相关法律法规和政策措施、中医民族医药基本知识培训、中医药监督重点难点问题调查分析能力、中医民族医药监督突发事件应对能力等。新疆维吾尔自治区中医民族医药管理局联合自治区卫生计生委印发《关于加强医疗机构依法执业专项监督检查工作的通知》（新卫监督发〔2016〕14号），将中医民族医医疗机构依法执业工作同部署、同检查、同落实。组织开展严厉打击各类非法行医为活动、辖区内二级以上政府举办中医民族医医院"是否存在对外出租承包科室或变相出租承包科室情况"清查工作，协助工商行政管理部门查处2所医院发布非法医疗广告工作。

积极参加自治区"访民情、惠民生、聚民心"和"民族团结一家亲"活动。根据自治区党委《关于开展各级干部深入基层"访民情、惠民生、聚民心"活动的意见》的要求，自治区中医民族医药管理局2名同志分赴

和田地区皮山县开始为期1年"访惠聚"驻村工作，1名通知参加南疆学前双语教育干部支教工作。按照委党组"民族团结一家亲"活动安排，局机关各族干部职工积极响应，与基层群众交朋友结对子，远赴皮山县阔什塔格镇结对认亲，深入开展"民族团结一家亲"结对认亲和扶贫帮困活动。此外，局总支组织全局干部职工和援疆干部，开展"民族团结一家亲"主题活动。

（殷学静）

【新疆生产建设兵团2016年中医药工作概况】

一、中医药发展规划

一是为全面贯彻落实国务院《中医药发展战略规划纲要（2016～2030年）》，推进兵团中医药事业健康发展，兵团制订《新疆生产建设兵团中医药发展规划纲要（2016～2030年）》。到2030年，中医药健康服务能力明显增强，服务领域进一步拓宽，中医医疗服务体系进一步完善，每千人口公立中医类医院和综合医院中医科室床位数达到0.55张，中医药服务可得性、可及性明显改善，有效减轻职工群众医疗负担；凝聚一批医术精湛、医德高尚的中医药人才，每千人口卫生机构中医执业类（助理）医师数达到0.4人，力争形成一支由1名国医大师、20名中医名师、千名中医师、千名职业技能人员组成的中医药人才队伍；公民中医健康文化素养大幅度提升。

二是为不断提升基层中医药服务能力，增强基层职工群众对中医药的获得感和满意度，兵团卫生局、人力资源社会保障局、食品药品监督管理局联合制订《兵团基层中医药服务能力提升工程"十三五"行动计划》。到2020年，力争所有社区卫生服务机构、团场医院和70%的连队卫生室具备与其功能相适应的中医药服务能力；85%以上的社区卫生服务中心和30%以上的团场医院设立中医馆、国医堂等中医综合服务区；基层医疗卫生机构中医诊疗量在"十三五"期间有明显提

升，占基层医疗卫生机构诊疗总量比例力争达到30%。

三是兵团卫生局制订《新疆生产建设兵团卫生事业发展第十三个五年规划》，大力发展中医药事业，促进中医药继承和创新，加强中医医疗服务体系建设，重点加强区域中医医疗中心、兵师级中医院、兵师团综合医院中医科基础设施建设。以区域中医医疗中心、兵团中医院为依托，加大对基层医疗人员中医药适宜技术的培训，加快基层中医药人才培养。

二、中医药服务体系建设

一是2016年8月完成兵团第七师奎屯中医院二级甲等中医医院的评审工作；二是兵师级综合医院中医科建设不断加强，中医科室设置不断增加；三是兵团制订《关于全面推进团场医院综合改革的实施方案》，进一步加强团场医院中医科（中西医结合科）建设；四是加强基层医疗机构中医药综合服务区建设。完成一师12团医院、二师36团医院、三师伽师总场医院、四师71团医院、五师86团医院、六师奇台总场医院、七师123团医院、十师187团医院、十一师卡子湾医院、十二师五一农场医院、十三师火箭农场医院和兵团医院中医诊疗区（中医馆）建设，起到示范引领作用，改善基层医疗机构中医药服务环境，加强基层中医药服务能力建设。

三、兵师级综合医院中医科能力建设

兵师级综合医院加强中医诊疗区建设，诊疗环境得到进一步改善，中医药文化氛围更加浓厚；中医诊室和治疗室内装饰装修采用中式风格，在走廊、诊室张贴中药文化，中药季节养生，中药煎煮、服用的科普宣传栏、宣传图片。加大中医药设备投入，加强人才队伍建设和培养。医院始终坚持“突出中医特色、发挥中医优势”“以专科专病建设为重点，以完善综合服务功能为目标”的业务发展思路，在常见病、多发病、慢性病方面积累丰富诊治经验的同时，不断开展新技术，不断强化和丰富特色专科。

四、加强基层中医药服务能力

一是兵团卫生局结合实际制订《2016年提升基层中医药服务能力实施方案》，到2016年底，70%以上的团场医院、80%以上的社区卫生服务中心至少有1名医师，能够规范操作一般针法、灸法、推拿、刮痧、拔罐、熏蒸6种中医技术方法开展常见病、多发病基本医疗和预防保健服务，掌握并在团场推广应用10种以上常见病多发病的中医辨证施治方法。60%以上的连队卫生室和社区卫生服务站至少有1名医生，能够规范操作一般针法、灸法、推拿、刮痧、拔罐、熏蒸6种中医技术方法，掌握并在连队及社区推广应用5种以上常见病、多发病的中医辨证施治方法。

二是团场医院结合实际，将中医特色建设与基本公共卫生服务全面有机融合，通过建设中医药综合服务区，在为辖区建立动态健康档案基础上，以老年人、妇女儿童、慢病患者等为重点服务人群，以“医患合作互动、健康自主管理”的服务模式，积极推广中医药适宜技术，开展中医特色养生、预防、保健、康复、治疗工作，引导居民建立“合理膳食、适量运动、戒烟限酒、心理平衡”健康生活方式。通过对基本公共卫生人员进行中医体质辨识及中医指导培训，为辖区重点人群进行中医体质辨识，并在居民健康档案中予以记录，切实做到为老百姓的身体健康服务。开展形式多样的中医药健康教育，发放中医药健康教育处方及宣传册，让百姓了解中医药在未病先防及既病防变方面的优势。积极运用中医药知识和方法，开展0~6岁儿童、孕产妇、老年人中医药健康管理服务，对可预见的发病进行中医药干预，让中医中药深入民心。

三是进一步贯彻落实兵团《关于加强艰苦边远困难团场医疗服务工作的意见》，加强兵师医院对口支援团场医院中医药工作。2016年16家兵师综合医院与35个团场合作开展医疗服务，均安排能够提供中医药服务的中医类医师，承担当地常见病、多发病中医诊疗任务，通过开展临床带教、技术指导、专题讲座等形式帮助团场医院提高中医药服务能力，指导团场医院规范开展国家基本公共卫生中医药健康管理服务项目。

五、社区中医药服务开展情况

社区卫生服务中心不断加强提供中医药服务能力和水平，在社区健康教育、慢性病管理活动中积极推广中医药适宜技术，并收到良好效果。积极参加政府倡议的各项社

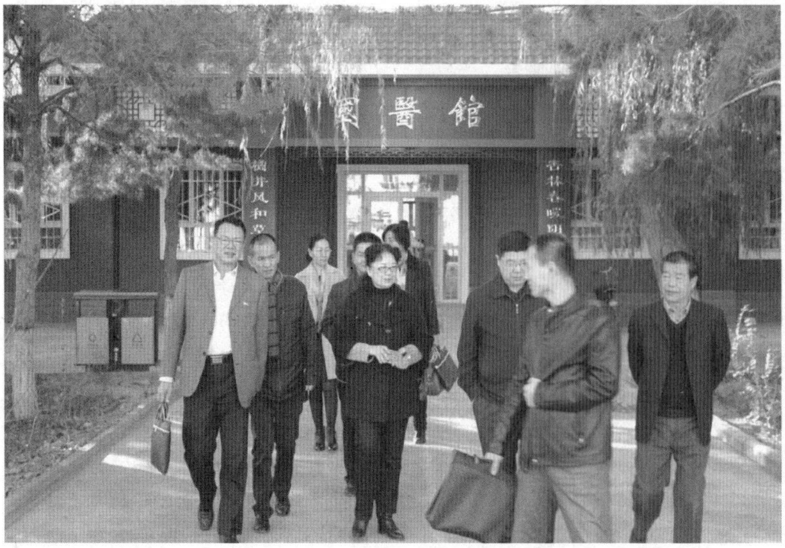

2016年11月10日，新疆生产建设兵团卫生局副局长何红、七师副师长蔡子童、七师卫生局局长王文栩在124团医院国医馆调研

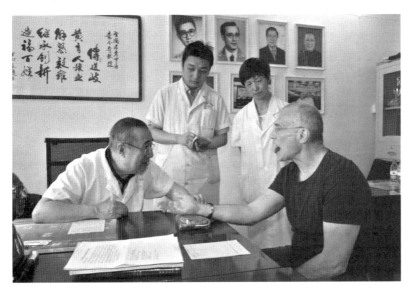

袁今奇全国名老中医传承工作室安排传承工作室成员分期到门诊跟师学习

会公益活动，推广展示中医药适宜技术，受到广泛好评。

六、基层中医药人才队伍建设

2016 年 4 月中下旬，兵团卫生局在第七师奎屯中医医院举办 2 期面向团场中医药适宜技术骨干师资培训班，共培训 171 人，为每个团场培养 1 名骨干师资。各师组织骨干师资对基层医务人员开展中医药适宜技术培训，共计培训 880 人。各师各团场选派人员到对口援疆单位进行培训中医药理论和技术。

七、省际对口支援工作

一是在广东肇庆市卫生计生局帮助下，49 团医院中医针灸科正式成立，2016 年 3 月 24 日开始接诊，可治疗各种腰椎间盘突出、颈椎病、四肢麻木、风湿病痛等，尤其适用于患有颈肩腰腿痛以及脑出血、关节运动障碍患者的康复治疗。肇庆市第二人民医院于 2016 年 4 月为 49 团医院捐赠价值 74890 元中医针灸理疗设备。援疆专家陈振英医师为 49 团医院培养 2 名中西医临床医生。中医针灸已经成为该院的特色科室之一。

二是图木舒克市人民医院针灸康复科援疆专家艾宙主任自筹资金创建针灸示教室，亲自设计名医挂画及经络挂图，服务临床、方便病人、提高科室诊治能力和个人技能。此外，还为图木舒克市人民医院针灸康复科购买《黄帝内经》《濒湖脉学》《难经》《针灸大成》等书籍。

八、名老中医专家传承工作室建设

袁今奇全国名老中医传承工作室安排传承工作室成员分期、先后到门诊跟师学习，已做好跟师笔记共计 120 余篇，记录医案共计 60 余篇，继承人完成读书心得共计 20 篇，能充分体现老中医的诊疗经验和学术思想。在《中医杂志》等核心期刊上发表袁今奇学术经验相关论文 4 篇。传承工作室年度先后开展袁今奇老中医的系列讲座共计 5 次，每 1~2 个月举行 1 次临床病案学习和讨论，对其医论、医话及验案共组织学习 12 次，涉及中医学术研究文章达 60 余篇。对袁今奇老中医 5 种中医优势病种（冠心病、慢性乙型肝炎、慢性萎缩性胃炎、过敏性鼻炎、银屑病）诊疗方案，进一步进行优化整理。传承工作室举办国家级继续医学教育项目 2 次。工作室成员申报并被批准国家自然科学基金和兵团医疗卫生重大项目各 1 项，资助金额逾 50 万元。经司法局公证处公证的 2 名师带徒医生，已进入中期学习，这 2 名医生可望于 2018 年结业并参加国家职业医师考试。反应袁今奇老中医学术思想及临床经验的专著，正在投入中后期的编写程序。袁今奇全国名老中医药专

家传承工作室影响力逐渐扩大，并吸引周边国家病人前来就诊。

九、加强中医药文化宣传

各师（市）卫生局、各团场医院积极组织开展"中医中药进团场·进社区·进连队·进家庭"活动，充分利用各种宣传媒体和介质，开展群众喜闻乐见、内容丰富、形式多样的中医药文化科普宣传，重点加强中医治未病知识的宣教。兵师医院为团场至少开展 1 次以中医药服务为内涵的巡回医疗、义诊活动，提高群众对中医药适宜技术的知晓率，引导患者选择中医药适宜技术。

十、中医药相关申报工作

组织完成 2016 年全国基层名老中医药专家传承工作室建设项目申报工作，兵团申报单位成员为第二师库尔勒医院王亚玲和第十三师红星医院宋国平。组织完成 2016 年全国中医护理骨干人才培训项目培养对象遴选工作，兵团遴选对象为兵团中医院夏伟伟、兵团医院赵雅静、兵团奎屯中医院张月鳝、兵团第三师医院张云、兵团第十三师红星医院周亚梅。新疆生产建设兵团卫生局与兵团旅游局联合完成兵团奎屯中医院中医药健康旅游示范基地的申报工作。组织完成 2016 年全国综合医院、专科医院、妇幼保健院中医药工作示范单位申报评估工作。

（江　华）

【沈阳市 2016 年中医药工作概况】

一、中医药事业调研

2016 年 9 月 23 日，召开沈阳市中医药暨卫生健康大会。沈阳市副市长王翔坤主持会议，副市长姜军作全市中医药暨卫生健康事业发展工作报告。国家卫生计生委副主任、国家中医药管理局局长王国强，沈阳市市长潘利国分别在会上讲话。会议贯彻全国卫生与健康大会精神，全面落实中央及辽宁省关于中医药和卫生健康工作的决策部署，动员全市上下围绕建设健康沈阳，努力构建全方位、全覆盖、全生命周期的中医药和卫生健康服务体系，不断提高人民群众健康水平。

王国强在讲话中对沈阳市卫生健康和中医药事业取得的成绩给予充分肯定，希望沈阳市不断完善医疗卫生服务体系，稳步提高基本公共卫生服务均等化水平，引导和支持健康产业加快发展，积极推广普及健康生活，不断提高人民群众健康素养。同时，着力激发和释放中医药"五种资源"的活力与潜力，切实增强中医药发展的整体性和系统性，充分发挥中医药在深化医改中的作用，不断提高基层中医药服务能力，满足人民群众对多层次、多元化、个性化的中医药服务需求。国家中医药管理局将进一步加强对沈阳市中医药工作的支持和帮助，推进沈阳市中医药振兴发展，努力建设健康沈阳。

二、中医药政策

沈阳市委、市政府高度重视中医药工作，将中医药工作纳入地区经济社会发展规划、卫生事业发展规划和政府年度工作目标。为配合沈阳市中医药和卫生健康大会的召开，先后起草并出台《沈阳市人民政府关于进一步加快中医药事业发展的意见》和《沈阳市中医药事业发展"十三五"规划》等扶持中医药事业发展的一系列政策措施，为沈阳市中医药事业快速发展提供强有力的政策保障。

沈阳市人大积极支持中医药工作，不但深入考察辖区内各区县市，而且由教科文卫副主任带队、市卫生计生委相关部门领导为团员，对国内多地中医药工作开展调研。市政府主管领导多次就相关文件召开专题协调会议。并在两文件中落实了"建立稳定长效的中医药投入保障机制、落实政府对公立中医院的投入倾斜政策、完善鼓励中医药服务提供的医保政策、合理调整中医诊疗服务价格、加强规划布局和用地保障、完善财税金融政策"6个方面的政策保障。

三、中医药服务网络建设

中医医院建设。《沈阳市中医药事业"十三五"规划（2016~2020年》中，确定将"建设全国一流市级中医院"作为沈阳市下一步中医药工作重点。经过政府调研，决定按照国内一流标准，投入6亿元异地建设沈阳市中医院新院区，使其综合服务能力达到国内先进水平。

基层医疗卫生服务机构建设。2016年沈阳市继续开展"辽宁省国医堂"创建工作。和平区南站社区卫生服务中心等5所机构获得"辽宁省国医堂"称号。在村卫生室和社区卫生服务站建设方面，2016年购置1000套中医服务箱和TDP神灯。沈阳市基层医疗卫生服务机构（含社区卫生服务中心、站和乡镇卫生院、村卫生室）全部配置基本的中医药诊疗设备，大大提升沈阳市基层医疗卫生服务机构的中医药服务能力。

四、中医医院综合改革

根据省政府要求，启动公立中医医院综合改革工作。进一步落实四县（市）中医院综合改革各项政策。完成县级公立中医医院中医药服务价格调整测算和市级公立中医医院中医药服务价格测算工作。

五、中医药文化宣传

沈阳市坚持面向百姓开展大型义诊活动，受到全市群众的热烈欢迎。2016年沈阳市在南湖公园、中街豫珑城分别举办全市性中医药文化"进乡村·进社区·进家庭"大型义诊活动，累计组织市内33家中医医疗机构，出动约300余名医护人员，义诊13000余人次，发放宣传资料20000余份。组织20名中医专家进入兴顺、保工等16个社区为1.3万群众开展中医义诊咨询服务。

（张　悦）

【长春市2016年中医药工作概况】

一、概述

长春市中医药管理局认真贯彻落实全国、吉林省、长春市卫生计生工作会议和中医药工作会议精神。

一是按照国家、吉林省、长春市卫生计生工作会议和中医药工作会议精神及吉林省中医药工作要点和重点目标责任制确定的各项任务，研究制定2016年长春市中医工作要点并印发，使2016年的中医工作思路更加明晰。

二是召开2016年长春市医院管理暨中医工作会议。长春市卫生计生委、长春市中医药管理局于2016年3月18日在长春市人民医院组织召开2016年长春市医院管理暨中医工作会议。会议上长春市卫生计生委副主任罗昕总结2015年中医工作经验，分析当前发展中医药事业的形势和任务，明确2016年中医工作主要任务。长春地区各县（市）区中医药管理局、开发区社会事业发展局主管局长、中医科长、各县（市）区中医（民族）医院院长及医务科长参加此次会议。

三是召开长春市2016年度上半年中医药工作座谈会，对2016年长春市重点工作进一步梳理，提出明

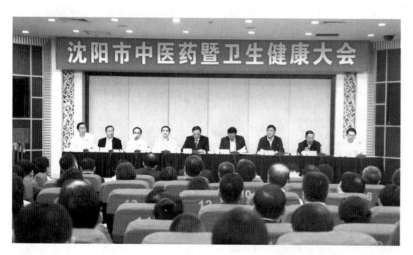

2016年9月23日，沈阳市中医药暨卫生健康大会在辽宁沈阳召开。国家卫生计生委副主任、国家中医药管理局局长王国强出席会议

确要求,强调全力做好国家和吉林省、长春市中医药项目建设工作,同时对各县(市)区中医(民族)医院院长进行专题培训,进一步提高长春市中医医院管理水平。

四是参加2016年吉林省中医药系统工作交流会议,罗昕在会议上进行经验交流汇报,受到吉林省中医药管理局领导的高度赞誉。

二、政策法规

开展长春市中医药发展相关规划的制订工作。2016年长春市中医药管理局开展长春市中医药事业"十三五"发展规划编制前期研究和专项调研工作。

组织调查统计长春市中医药执法监督案例情况。为进一步掌握中医执法监督工作情况,长春市中医药管理局转发《国家中医药管理局关于调查统计中医药执法监督案例情况的通知》,对长春市无证行医、超范围行医、医托诈骗、"号贩子"等现象做统计调查。

完成长春市人大、政协建议及提案答复工作。2016年,长春市中医药管理局收到长春市第十四届人民代表大会第四次会议建议1项,政协长春市委员会第十二届委员会第四次会议提案3项,长春市中医药管理局针对代表及委员提出的建议及提案,精心梳理,认真研究讨论,完成全部建议、提案的答复工作,并向代表及委员进行面复,所有代表、委员对答复情况均表示满意。

为进一步加强和规范医疗机构中药饮片的监管工作,切实保障广大人民群众用药安全,根据吉林省中医药管理局、吉林省卫生和计划生育委员会《关于印发吉林省医疗机构中药饮片管理专项检查实施方案和检查评估细则的通知》(吉中医药联发〔2016〕3号)文件要求,长春市对辖区内医疗机构开展中药饮片专项检查。长春市中医药管理局、长春市卫生计生委制订并印发《长春市医疗机构中药饮片管理专项检查实施方案》和《检查评估细则》,组织各地对辖区内219家医疗机构中药饮片管理进行检查(其中

包括公立中医医院11家,公立综合医院、专科医院13家,民营中医医院11家,民营综合医院、专科医院8家,社区卫生服务中心、乡镇卫生院70家,社区卫生服务站、村卫生室6家,中医、中西医结合门诊部22家,中医、中西医结合诊所133家,综合门诊部17家)。从医疗机构中药饮片管理责任、中药饮片采购验收储存管理、中药饮片调剂质量、中药饮片煎煮管理、中药饮片代加工、配送等服务、中药饮片处方管理、中药饮片处方专项点评制度7个方面进行重点检查。对存在问题的医疗机构,进行现场指导并提出整改要求,限期整改。

为进一步落实《长春市委、市政府关于进一步加强脱贫攻坚工作的意见》,长春市中医药管理局制定中医药新农合报销优惠政策,对贫困人口给予免费中医体检(中医体质辨识)和健康咨询。

三、医政工作

开展长春市中医医院持续改进活动和吉林省中医药管理局"十二五"重点专科评估验收工作。长春市中医药管理局按照国家和吉林省中医药管理局要求,于2016年5～6月开展长春市二级甲等中医医院持续改进活动,对10家二级甲等中医院进行评估检查,同时对26个吉林省中医药管理局"十二五"重点专科(专病)进行评估验收,各医院和重点专科进一步发挥中医药特色优势。

全面实施基层医疗卫生机构中医馆建设项目。长春市2015年和2016年基层医疗卫生机构中医诊疗区(中医馆)服务能力建设项目单位分别为58家和34家,已于2016年底全部建设完工。

开展基本公共卫生中医药健康管理服务项目长春市绩效考核及专业指导。一是按照长春市卫生计生委统一安排,长春市中医药管理局于2016年3～4月和10月2次对长春市基本公共卫生中医药健康管理服务项目进行统一绩效考核,对考核过程中发现的问题进行通报,并召开专门会议部署下一阶段基本公

共卫生中医药健康管理服务项目工作的重点内容。长春市中医药管理局于2016年5月组织专业指导机构(长春市中医院)对15个县(市)区、开发区进行基本公共卫生中医药健康管理服务项目的专业指导,针对各地存在的问题提出改进措施。二是长春市中医药管理局于2016年5月10日举办2016年度长春市基本公共卫生中医药健康管理服务项目培训班,对长春市127名基层中医药健康管理服务人员进行规范培训,并进行考核,颁发结业证书,进一步规范长春市基本公共卫生中医药健康管理服务内容和流程。

大力推进中医药健康服务产业和中医药健康旅游业发展。一是长春市中医药管理局以长春市人民政府办公厅名义起草《关于加快推进全市中医药健康服务发展实施意见》。二是长春市中医药管理局创新"医养结合"的服务模式,开展长春市中医院"医养结合"试点工作。三是长春市中医药管理局积极探索开发中医药旅游健康产业,并与长春市旅游局开展业务协商工作,组织10家单位申报国家中医药健康旅游示范基地(项目),长春中医药大学、长春市双阳区鹿乡镇通过吉林省级基地评估验收;长春市双阳区御龙温泉、长春公园通过吉林省级项目评估验收,分别上报国家中医药管理和国家旅游局。四是打造长春尚医堂中医中药文化一条街,设立传统中医药馆、传统艾灸馆、儿童推拿馆、食养药膳馆、中医美容馆、长白山道地药材馆、中医药文化交流中心等。

实施吉林省中医治未病和中医药特色老年健康中心建设项目。德惠市中医院获得吉林省中医药管理局2016年中医药特色老年健康中心建设项目,获得建设项目资金150万元。长春市中医药管理局推动中医院完善治未病科建设,长春市中医药管理局在长春市双阳区中医院探索开展中医治未病项目,形成可复制、可推广的治未病服务模式。在前期吉林省、长春市中医药管理局调研的基础上,长春市双阳区中医

院获得吉林省中医药管理局中医特色健康管理综合服务区建设项目，补助资金80万元，以上2个项目已于2016年底全部建设完成并投入使用。

通过全国基层中医药工作先进单位复核。2016年，长春市双阳区、绿园区开展全国基层中医药工作先进单位期满复核准备工作，2个区于6月通过全国基层中医药工作先进单位复核，并获得评审组的高度赞誉。

继续开展传统医学师承人员登记备案工作。按照吉林省中医药管理局统一要求，长春市开展传统医学师承人员登记备案工作，长春市传统医学师承人员2016年登记备案155人，累计达到330人。

开展综合（专科）医院中医药示范单位评审工作。2016年10月，长春市中医药管理局组织吉林省肝胆病医院申报全国综合（专科）医院中医药示范单位，通过全国综合（专科）医院中医药示范单位评审。

组织申报吉林省中医药管理局"十三五"重点专科。2016年吉林省中医药管理局开展"十三五"重点专科评审工作，长春市中医药管理局组织30个"十二五"重点专科，并新申报8个，共计38个科室申报吉林省中医药管理局"十三五"重点专科。

四、科研工作

做好中医药科技项目管理工作。长春市中医药管理局组织长春市各级各类中医院申报2016年吉林省中医药科技项目，共有9家医院34项课题申报。长春市中医药管理局组织专家对《申报书》进行指导，通过吉林省中医药管理局2016年课题立项25项。

组织2014、2015年度吉林省中医药管理局课题参加结题验收工作。长春市共有15项课题全部通过吉林省中医药管理局课题结题验收，其中有5项课题通过吉林省级成果鉴定。

组织长春市中医药科研人员参加吉林省中医药管理局举办的中医药科研知识培训和中医药科研平台培训。举办1期长春市中医药科研项目培训班。

组织参加吉林省第一届"北药杯"中药知识技能大赛。按照吉林省中医药管理局统一部署，2016年11月，长春市组建2支代表队参加吉林省第一届"北药杯"中药知识技能大赛，经过积极组织备赛，长春市2支代表队分别获得团体二等奖和团体三等奖及6个个人单项奖的优异成绩。

五、教育工作

举办长春市赵继福名老中医专家学术经验传承培训班。长春市中医药管理局举办赵继福名老中医专家学术经验传承培训班，制订《长春市赵继福名老中医专家学术经验传承培训班实施方案》，经过报名、笔试、面试等环节，共选出17名学员。于2016年3月14日举行长春市赵继福名老中医专家学术经验传承培训班拜师仪式，吉林省卫生计生委副主任、吉林省中医药管理局局长邱德亮，长春市卫生计生委主任马平，副主任罗昕出席开班仪式。邱德亮及罗昕做讲话。17名学员分为3组，每周轮流跟师学习和临床实践至少2个工作日。并把当日就诊患者录入电子病历。赵继福老师每周组织1次集中理论学习授课，所有学员都及时、认真按照要求学习，效果良好。

进行吉林省基层中医药师承教育工作项目结业审核。吉林省基层中医师承教育工作项目于2014年开始实施，经过2年学习，项目已全部完成，64名学员完成40次集中理论培训，按照吉林省中医药管理局要求，长春市中医药管理局进行结项审核，所有学员通过初审。

组织完成2013、2014批次吉林省中医类别全科医师转岗培训结业工作。按照吉林省中医药管理局要求，长春市中医药管理局组织完成2013、2014两个批次的中医类别全科医师转岗培训结业工作，长春市75名学员全部完成理论培训、临床实践、基层实践的培训任务，获得《吉林省中医类别全科医师转岗培训合格证书》。

积极申报吉林省基层名老中医药专家传承工作室建设项目。2016年，吉林省中医药管理局在全省范围内开展5个吉林省基层名老中医药专家传承工作室建设项目，长春市中医药管理局组织5家中医院的工作室申报该项目，经过评审，农安县中医院于桂芝工作室列入吉林省级项目。

积极组织参加"吉林省青年优秀中医临床人才培养项目"。按照吉林省中医药管理局要求，长春市中

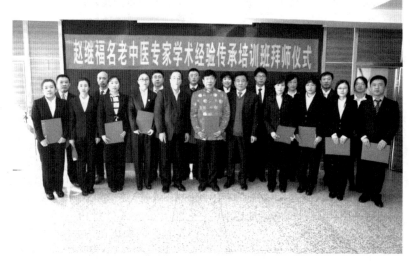

2016年3月14日，赵继福名老中医专家学术经验传承培训班拜师仪式在吉林长春举行

医药管理局组织 26 人参加"吉林省青年优秀中医临床人员培养项目"笔试考核，15 人通过笔试进入面试阶段。

为落实国家基层中医药服务能力提升"十三五"行动计划总体要求，长春市中医药管理局于 2016 年 11 月开展长春市基层优秀针灸推拿师评选工作，制定评审方案和细则，评选出 20 名长春市基层优秀针灸推拿师。

长春市中医药管理局组织长春市中医药系统 31 人参加吉林省中医药管理局在北京国家会计学院举办的吉林省中医医院财务骨干高级培训班，进一步提高长春市中医医院财务管理水平。

六、文化建设

开展 2016 年"服务百姓健康行动"长春市大型义诊活动周。按照国家和吉林省卫生计生委、中医药管理局工作要求，长春市卫生计生委联合长春市中医药管理局组织长春市医疗机构于 2016 年 9 月 3～9 日开展"服务百姓健康行动"大型义诊周活动。此次义诊活动包括公共场所义诊，义诊服务红军老战士，城乡医院对口支援；贫困地区义诊，义诊活动进社区、进乡镇和群众健康大讲堂等内容。长春市卫生计生委、长春市中医药管理局于 9 月 3 日举办吉林省暨长春市 2016 年"服务百姓健康行动"公共场所大型义诊活动，组织近 100 家吉林省属、长春市属公立医院及民营医院参加大型义诊活动，200 多名专家教授亲临义诊，共近 700 名医务工作者参加义诊活动，并减免百姓医药费用 12 万余元。为百姓进行常见病、慢性病的咨询、初步筛查、诊断和一般治疗，普及医学常识和健康知识，倡导健康生活方式，引导群众科学就医。活动周内，长春市各医疗机构在本院内开展形式多样的义诊活动，并提高优质医疗资源服务效率。各医院派出知名专家对口支援基层社区卫生服务机构，使群众能够就近享受大型医院的优质医疗资源。各社区卫生服务机构结合基本公共卫生服务项目开展健康教育

巡讲活动，共有 1500 人参加健康大讲堂活动，并从中受益。为社区居民提供免费健康咨询，开展健康知识讲座，宣传普及健康生活方式、基本药物制度以及合理用药、规范用药等内容，发放宣传材料近 5 万份，提高社区居民健康素养水平。长春市各级卫生计生行政部门、中医药管理部门组派医疗队，到辖区或驻地各贫困乡、村，开展扶贫诊疗，逐级落实村、乡、县扶贫医师签约工作。长春市卫生计生委、长春市中医药管理局组建服务百姓巡回医疗队前往农安县高家店镇刘家屯村进行义诊，入户当地村民家中，为 20 余人进行免费诊治。结合纪念红军长征胜利 80 周年，长春市各级卫生计生行政部门、中医药管理部门有针对性地安排医院、社区卫生服务机构等主动为红军老战士进行体检、送医送药等义诊活动。此次义诊周活动共计服务红军老战士 100 余人。军队及武警各级卫生部门和医疗机构也深入开展专家医疗队赴基层部队送医送药送技术活动，扎实推进预防、医疗、保健服务进军营、进班排。

开展 2016 年长春市中医药文化科普宣传周活动。按照吉林省中医

药管理局要求，长春市于 2016 年 9 月 26 日起开展为期 1 周的大型中医药文化科普宣传周活动，为保证中医药文化科普宣传活动顺利开展，长春市中医药管理局制订《长春市中医药文化科普宣传周活动方案》，对活动主题、指导思想、活动内容、日程安排、职责分工等都进行详实安排和部署，保证活动的逐步开展。此次活动以"传承中医国粹，传播中医药文化，努力实现中医药健康养生文化的创造性转化、创新性发展"为主题，通过义诊咨询、科普知识讲座、科普展板、发放宣传资料等形式，弘扬祖国优秀传统文化，让群众了解中医药历史文化、健康理念和知识、方法；大力营造了解中医，认识中医，感受中医，让中医药惠及千家万户，为大众健康服务的良好氛围。活动周期间，长春市 15 个县（市）区、开发区的各级各类医疗机构开展 112 场次中医药科普文化活动，为群众提供中医药义诊、咨询，认真地对每位前来就诊咨询的群众进行检查，耐心地回答群众所提出的各种问题，并有针对性地进行中医养生保健指导，将中医药知识和服务送到百姓身边，切实感受中医药魅力，有效提高社会

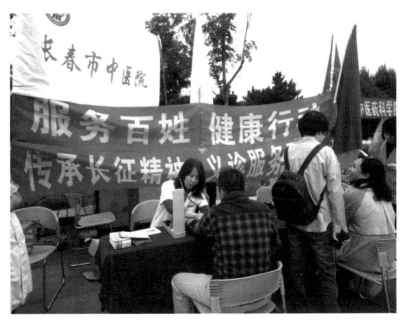

2016 年 9 月 3 日，长春市举办 2016 年"服务百姓健康行动"公共场所大型义诊活动

各界中医药科普可及性，为发展中医药事业营造良好的社会舆论和文化环境。此次活动共发放宣传资料40000余份，累计义诊6500余人次，现场体验中医传统技法300余人，累计受益群众47000余人。

(何勇健)

【哈尔滨市2016年中医药工作概况】

一、进一步落实中医政策，积极探索医改模式

全力推进《哈尔滨市人民政府关于扶持和促进中医药事业发展的实施意见》各项政策落实，协调沟通政府相关部门，认真调研确定医疗机构的发展需求，研讨惠民政策，积极参与公立医院改革，一方面完成改革的"规定动作"，另一方面又区别体现中医医院的差异性，鼓励使用中医药服务，争取有利于中医药作用发挥的倾斜政策，突出中医药特色优势，深入开展中医多专业一体化诊疗，强化中医综合诊疗服务，提高中医疗效，创新中医诊疗模式，全面加强中医药服务能力。

二、深入开展基层中医药服务能力提升工程

2016年，哈尔滨市完成基层中医药服务能力提升工程3年收官任务。针对4项指标、9项重点任务以及提升工程重点项目，通过黑龙江省中医药管理局专家组的现场评估，黑龙江日报对哈尔滨市开展基层中医药服务能力提升工程发展变化和群众获益情况，进行专题报道。在先进单位创建工作中，道里区通过全国基层中医药工作先进单位复审，通过5年的发展，道里区中医药服务体系建设提升明显，中医药服务能力不断提升，群众满意度始终保持在较高水平。市传染病医院接受国家对承担中医药免费治疗艾滋病项目的检查验收，推动中医药积极参与重大疾病防治工作。

三、通过多种途径加强基层人才基础建设

2016年8月，哈尔滨市开展2016年度传统医学师承和确有专长考核考试工作。制定《哈尔滨市传统医学师承和确有专长考核考试实施办法》，为民间中医药人员从事中医药服务开辟途径。在省级基层名中医专家工作室建设上，哈尔滨市主动争取，广泛组织，严格进行资格审核和申报，最终哈尔滨市共获得10个基层省级名中医专家工作室建设项目。在项目管理方面不断加强对全国和省基层名老中医药专家传承建设项目管理。根据《黑龙江省名中医评选工作》要求，开展哈尔滨市省名中医候选人筛选工作，有11名同志通过省评审办的考核和复审，被命名为黑龙江省名中医。认真组织各级各类人员培训，有15名中医财务骨干参加省级培训；110人参加中医药适宜技术培训；11名护理部主任参加省中医护理管理培训；2名护理骨干争取到全国中医护理骨干人才培训项。利用黑龙江省中医药学会换届改选契机，推荐哈尔滨市10个中医专业105人作为专业委员会委员。

四、加强重点专科和科研能力建设

按照黑龙江省中医药管理局工作要求和部署，哈尔滨市组织开展省中医药管理局科研课题申报工作，共有7个科研课题获得立项。加强省级中医重点专科管理，对哈尔滨市10名省级中医重点专科专病及学术带头人，采取中期评估，随机抽查等方式，对重点专病专科进行持续管理。

五、提升中医药管理水平

哈尔滨市积极开展创建国家中医类别实践技能考试基地工作。考试基地设在黑龙江中医药大学。2016年7月1日，国家中医医考中心杨金生主任亲自带队，在实践技能考试期间从6个方面对哈尔滨市考试基地进行创建验收，哈尔滨市被成功命名为"国家医师资格中医类别实践技能考试与考官培训基地"，承担本地区、农垦、森工系统等临近地区的中医类别实践技能考试任务。完成2018名中医类别考生实践技能考试工作。按照黑龙江省中医药管理局工作部署和要求，对"九不准"规定贯彻落实情况进行专

项紧急督查。哈尔滨市卫生计生委中医处联合哈尔滨市卫生计生委办公室、计财、审计和纪检监察部门20余人，分成5个工作组，在全市二级以上中医医院深入开展专项督导检查；开展二级中医医院持续改进工作；完成尚志市中医院、方正县中医院、市中医院二级以上公立医院巡查工作；开展全市中药饮片检查工作。按照国家、省中医药管理局工作部署，成立18个检查组，进行为期1个月的专项督查工作。11月9日哈尔滨市骨伤医院、曲线社区卫生服务中心接受国家中药饮片专项督查，哈尔滨市中药饮片管理工作受到专家们的好评。

六、推进中医药医养结合健康和基本公共卫生服务

哈尔滨市积极开展中医药健康养老服务。道里区通江、尚志社区卫生服务中心成立社区老年健康特护院，运用中医诊疗方法和适宜技术，探索中医与养老相结合的新模式。发展中医健康管理服务。开展辖区内老年人体质辨识工作，覆盖面达到47%，0~36个月儿童中医健康调养覆盖面达到63%。哈尔滨市卫生计生委中医处与哈尔滨广播电台FM106.2联合开办《中医开讲了》专题节目，香坊区为200余名老年人送上一堂题为《中医治未病与养生》的讲座，区中医院党员志愿者、红十字服务志愿者为老年人进行义诊，发放中医体质养生、中医常用养生方法、常见病多发病中医预防与调养手册共计600余份。召开基本公共卫生服务中医药服务项目培训会，先后培训2期，全市社区卫生服务中心和乡镇卫生院共有186人参加培训，推广普及中医药基本公共卫生服务知识。启动中医药健康旅游示范区创建工作，2016年，哈尔滨市卫生计生委与市旅游局联合开展创建国家中医药健康旅游示范基地哈尔滨地区遴选推荐工作，截至2016年底，已遴选拟订4家申报创建国家中医药健康旅游示范基地。9月19日接受国家中医药管理局调研组对哈尔滨市贯彻《中医药健康服务发展规划（2015~2020）》落实情况专

项督导检查，对哈尔滨市中医药健康服务工作进行一次全面综合评估，给予充分肯定和好评。

（刘世斌）

【南京市 2016 年中医药工作概况】

一、中医药参与医改工作

创新中医院诊疗服务模式，深入开展中医多专业一体化综合诊疗服务。南京市中医院以"病人为中心"，积极建立多种形式的多专业一体化平台，通过不同科室人员的参与、不同技术方法的融合，实现诊断、治疗、康复、随访、健康教育等全程一体化运作，加快方便病人就医，医生、临床科室、治疗围着病人转。

中医药积极参与"医养融合"。秦淮、建邺等区中医药特色明显的社区卫生服务中心延伸中医药服务，在满足社区群众基本医疗服务的同时，充分发挥社区卫生服务机构六位一体功能，开设养老病床，或在养老院开设中医解决辖区内因疾病需要功能康复老人的需求。各社区卫生服务中心积极开展 65 岁以上老人的中医体质辨识。

积极组建中医医联体，市中医院、市中西医结合医院与 21 个基层医疗机构签订医联体协议，并下派 67 人次到帮扶单位开展工作。二级中医院与部分社区卫生服务中心签订医联体协议，并通过适宜培训基地不定期培训，推广中医适宜技术。

二、基层中医药服务能力提升工作

为全面总结基层中医药服务能力提升工程"十二五"实施工作，为制订提升"十三五"行动计划提供依据，根据江苏省中医药局统一部署，南京市卫生计生委中医处组织对全市十一区中医药服务能力提升工程"十二五"实施情况进行全面评估。全市城区 100%、涉农区（原五县、下同）95.38% 社区卫生服务中心能够提供中医药服务。全市中医类别全科医师数 465 人，占全科类别医师数的 20.27%。涉农区综合医院均设置中医科，提供基本中医药服务，5 家中医院均进行新一轮

改扩建，4 家中医院被评为二级甲等中医院（1 家中医院经申请同意缓评）。

巩固创建成果，丰富中医药基层服务内涵。雨花台区通过全国基层中医药工作先进单位复核。雨花台区以"功能区域化，风格一体化，文化特色化，服务人性化，项目品牌化"为标准，形成以医院"中华名医馆"为龙头，社区卫生服务中心"社区中医馆"为枢纽，社区卫生服务站"中医康复室"和"全科团队"为网底的社区中医药服务网络体系。积极开展中医药适宜技术培训，全区 35 支全科团队熟练运用中医药适宜技术开展特色服务，联系中医专家深入社区开展义诊、健教等活动，提升社区中医药服务内涵等系列举措得到专家组一致好评。

加强中医馆建设，督促 2015 和 2016 年被列入江苏省中医药局基层医疗卫生机构中医诊疗区（中医馆）服务能力建设项目单位按要求做好中医科室设置、中医设备配备、中医药服务，并确保专项资金专款专用。按要求于 2016 年 10 月底完成对此专项资金使用情况的绩效考核。

三、中医药内涵建设

名老中医工作室建设。4 个全国和 1 个省名老中医药专家传承工作室完成建设并通过验收。组织申报第二批江苏省名老中医药专家传承工作室建设项目，市中医医院王业皇等 3 位专家入选。出台南京市"十三五"名中医工作室建设方案。

中医护理工作。重视中医药在护理工作的运用，印发《护理人员中医技术使用手册》，各中医院定期进行中医护理技术培训。南京市中医院朱晓烨和南京市中西医结合医院李红梅通过全国中医护理骨干人才培训项目结业考核。

中医药科研工作。根据江苏省中医药局要求，对南京市 2003 年以来在省中医药局立项未结题的科研课题（共 25 项）进行全面清理。

重点专科建设。4 个省级中医重点专科 2016 年 9 月通过江苏省中医

药局组织的现场验收。组织有关单位积极筹备申报国家、省级"十三五"重点专科。

综合医院中医科建设。按照江苏省综合医院中医药工作专项推进行动实施方案的部署，完成对全市二级以上政府办综合医院、妇幼保健院中医工作的督查。市妇幼保健院通过国家中医药管理局组织的综合医院示范中医科复核。并拟将中医药工作开展情况纳入直属单位绩效考核指标（讨论稿）。

中药饮片管理工作。根据《国家中医药管理局办公室、国家卫生计生委办公厅关于印发〈全国医疗机构中药饮片管理专项检查方案〉的通知》（国中医药办医政发〔2016〕23 号）和《江苏省医疗机构中药饮片管理专项检查实施方案》（苏中医医政〔2016〕11 号）要求，南京市出台《南京市医疗机构中药饮片管理专项检查实施方案》。

按照专项检查实施方案，市区两级卫生行政部门分别对部分能提供中药饮片服务的医疗机构中药房、库房以及煎药室进行抽查。市妇幼保健院、江宁区中医院、国医堂中医门诊部中药饮片管理工作接受国家中医药管理局督查。江宁区中医院中药房建设工作得到国家督查组的好评。

四、中医药文化宣传工作

按照省第六届中医药就在你身边活动要求，制订印发南京市活动方案，并组织实施。截至 2016 年底，已完成中医药文化巡讲 72 场，印发《中医药就在你身边健康读本》4000 册。2016 年 10 月底按照江苏省统一要求启动第四届中医药科普宣传周。9 月 22 日协调发改、财政、人社、教育、商务局等部门接受国家多部委共同参与的对中医药健康服务发展规划落实情况的督查。

（陈霞）

【杭州市 2016 年中医药工作概况】

一、G20 峰会中医药服务工作

组建中医保障队伍，做好 G20 峰会中医药保障工作。由杭州市卫生计生委组织，经过所在单位、杭

州市中医药协会、杭州市针灸推拿学会推荐，全市组建一支具有较高中医药服务水平的中医保障队伍，保障队伍由20名中医专业、针灸推拿专业擅长处理各类疑难杂症，并具有丰富保障经验的高级职称医师组成，为G20峰会中医药服务工作做好保障。

提升服务能力，开展杭州市首届基层中医药适宜技术推广应用标兵评比。杭州市卫生计生委、共青团杭州市委联合举办喜迎G20提升服务能力我先行——杭州市首届基层中医药适宜技术推广应用标兵评比活动。35周岁以下获奖者中获得第1名的，被授予"杭州市杰出青年岗位能手"荣誉称号，获得第2～6名的，被授予"杭州市优秀青年岗位能手"荣誉称号。通过评比活动在全市掀起学适宜技术，争当应用标兵，更好服务百姓健康的新热潮。

参加中医应急演练，锻炼应急队伍。派遣16名具有较高中医药技术水平的中医医师参加浙江省中医药管理局组织的浙江省国家中医应急医疗队演练。参加演练的医务人员通过拉练，锻炼应急救援能力，积累经验，为G20峰会中医药保障打好基础。

二、中医药参与医药卫生体制改革工作

认真贯彻落实国家卫生计生委、国家中医药管理局《关于在深化医药卫生制度改革工作中进一步发挥中医药作用的意见》。2016年4月，国家卫生计生委到杭州市开展包括中医公立医院在内的公立医院改革考核，对落实中医医院投入倾斜政策、合理用药和处方监管、建立相关工作机制及落实情况进行考核，做好有关中医药各项考核迎检工作，在考核中确保中医公立医院改革考核项目不失分。

开展国家基本公共卫生服务项目中医药健康管理工作。一是开展督导。根据《国家基本公共卫生服务规范（2011版）》《中医药健康管理服务规范（2013年）》和《国家基本公共卫生服务项目绩效考核指导方案》等文件精神，于2016年6月，在全市范围内开展国家基本公共卫生服务项目中医药健康管理工作专项督导。督导内容为听取各地卫生计生局集中汇报、抽取基层医疗机构开展实地检查、对医生开展相关知识测试。二是开展培训。杭州市卫生计生委联合市中医药协会社区专业委员会举办国家基本公共卫生服务项目中医药健康管理培训班，于6～8月，分期分批组织培训。培训对象为各区、县（市）卫生计生局公共卫生项目分管领导、各社区卫生服务中心公共卫生项目负责人等1500余人。三是学习先进。组织部分区、县（市）卫生计生局和医疗机构负责人赴东阳市妇幼保健院考察学习，重点就中医药在妇幼保健领域的成功实践与探索进行学习、交流和考察。

三、基层中医药服务能力建设

以基层中医药服务能力提升工程为抓手，通过总结评估、布局规划提升工程、巩固中医药先进单位创建成果、推广适宜技术等各项举措，切实提升基层中医药服务能力、服务覆盖面和服务可及性。

总结评估基层中医药服务能力提升工程，规划布局"十三五"中医药服务能力提升工作。全面建立以社区卫生服务中心、乡镇卫生院、社区卫生服务站、村卫生室为主体，县级中医医院为龙头，综合医院中医科为重要力量，社会资本举办的中医医疗机构为补充的基层中医药服务网络。组织对各区、县（市）开展基层中医药服务能力提升工程总结督导，督导内容包括听取汇报，实地察看基层医疗机构，组织专家对区、县中医药服务适宜技术开展能力进行考核。全市129家社区卫生服务中心、65家乡镇卫生院均建设中医药综合服务区，建设率达到100%；有897家社区卫生服务站能运用中药饮片等4种以上中医药技术方法开展常见病基本医疗和预防保健服务，达总数的90.0%；有515家村卫生室能提供4项以上中医药技术方法，达总数的80.5%。全市已经完成"十二五"期间市基层中医药服务提升工程目标责任的要求。做好"十三五"期间规划布局，组织市中医药"十三五"规划论证，为"十三五"期间基层中医药服务能力提升工程设定目标和任务。

巩固"全国基层中医药工作先进单位"创建成果。2016年6月，上城区、江干区高分通过浙江省中医药管理局组织的国家基层中医药工作先进单位复审。

强化中医药适宜技术推广应用。一是组织专题培训。杭州市卫生计生委中医处联合市针灸推拿学会举办中医药适宜技术在妇幼保健服务中推广应用培训班。各区、县（市）妇保、儿保医生、市直属（管）医院妇产科、儿科医生共150余人参加本次培训。二是开展中医护理专项技术培训。杭州市卫生计生委中医处联合市针灸推拿学会中医护理适宜技术委员会举办中医护理适宜技术（耳穴贴压、穴位贴敷）临床推

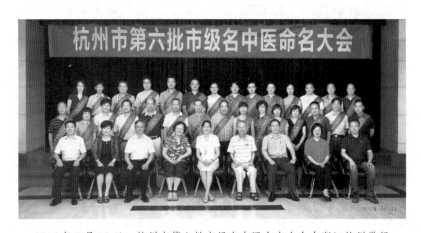

2016年7月15日，杭州市第六批市级名中医命名大会在浙江杭州举行

广应用培训班，全市100余名各医疗机构的护理骨干参加此次培训，经过考核，由杭州市针灸推拿学会对合格学员颁发杭州市中医药适宜技术合格证书。

四、中医医疗质量控制管理与改进

开展二级中医院持续改进检查评估。按照《浙江省中医药管理局关于做好二级中医医院持续改进检查评估工作的通知》（浙中医药〔2016〕3号）要求，2016年3～5月，受浙江省中医药管理局委托，组织开展二级中医医院持续改进检查评估工作。持续改进活动开展情况作为下一周期中医医院评审工作的重要参考。共检查9家单位，检查评估结果显示：9家二级中医（中西医结合）医院评估得分均在80分以上，其中4家单位在90分以上，5家在80～90分。

开展中医药质量控制管理各项工作。以市中医临床、中医护理、中药药事、中医治未病、中医适宜技术推广应用五家质量控制中心为平台，组织全市开展各项中医药质控工作。各质控中心通过制定检查标准、开展质控检查、组织宣讲培训等多种形式开展中医药质控管理工作，规范中医诊疗行为及中药管理。

五、中医药人才队伍建设

开展杭州市第六批名中医评选工作。按照《关于开展第六批市级名中医评选工作的通知》（杭卫计发〔2015〕248号）文件要求，评选工作由杭州市卫生计生委、市人社局共同组织开展，评选经前期推荐、材料审查以及实地核实后，由市名中医专家组评审、市名中医评选委员会以及市卫生计生委党委会审查，并向社会公示。经市政府批准，第六批杭州市级名中医评选共评选出名中医29名，召开市名中医命名会对29名名中医予以表彰奖励。推动市中医药人才队伍建设，并全面提升中医药服务能力。

开展杭州市第二批基层名中医评选工作。杭州市卫生计生委联合市人力社保局开展全市第二批基层名中医评选工作。共收到37位市级基层名中医申报人上报材料，有35位候选人符合本次基层名中医条件。通过市基层名中医候选人临证经验考核及专家综合考核，最终产生30名市级基层名中医，由市卫生计生委及市人力资源社会保障局联合发文对市级基层名中医予以命名。

开展全国基层名老中医传承工作室建设。杭州市共有淳安县中医院严有林及桐庐县中医许子春院2个全国基层名老中医传承工作室，自2015年创建以来，传承工作室已经建成，日常开展人才培养，并定期开展巡诊带教活动及学习交流。

做好西学中培训班的组织管理工作。第十三期西学中培训班有400余名学员参加，指导市中西医结合学会加强第十三期西学中培训班的教育管理工作。

六、中医药文化建设

组织市中医传承项目申报非物质文化遗产。做好市中医院"何氏女科"申报非物质文化遗产的启动、沟通协调等准备工作。2016年2月，"何氏女科"名列第六批杭州市非物质文化遗产项目名录。

组织召开治未病高层论坛。杭州市卫生计生委中医处联合国家中医药管理局"中医治未病服务建设项目"，在市红会医院举办中医治未病高层论坛。论坛邀请国内、省内和市级专家进行主旨演讲，参加论坛的人员主要是各区、县（市）卫生计生局领导、中医院（中西医结合医院）部分妇幼保健院、基层医疗机构负责人、市直属（管）医院分管院长等。通过高层论坛进一步推动中医治未病健康工程顺利实施。

组织举办杭州养生集市主题活动。2016年11月，杭州市卫生计生委联合市旅游委员会在杭州市鼓楼小广场举办为期3天的杭州养生集市主题活动，在各展位上，参展商为市民免费开展中医体质辨识、常见治未病知识宣传推广，宣传展示杭州中医养生文化。

七、中医药信息化建设

开展基层医疗机构中医馆信息化建设。依据国家中医药管理局、浙江省中医药管理局要求，开展"基层医疗卫生机构中医诊疗区（中医馆）健康信息平台"项目建设。组织各区、县（市）卫生计生局中医管理科负责人、信息科（中心）负责人、建设单位HIS系统开发商代表等召开基层医疗卫生机构中医诊疗区（中医馆）健康信息平台建设工作会议，部署信息平台建设工作，并开展指导和培训。健康信息平台已在多数基层医疗机构中医馆

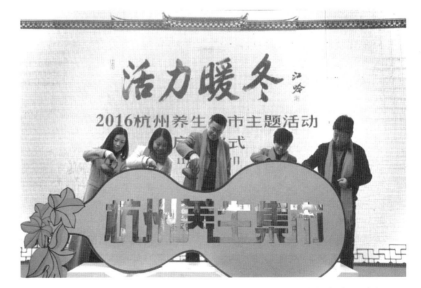

2016年11月25～27日，由杭州市卫生计生委和杭州市旅游委联合组织的"活力暖冬"2016杭州养生集市主题活动在浙江杭州举行

正式运行。

八、中医药护理建设

组织全市首期护理西学中班。2016年4月，杭州市首期西医护理人员学习中医培训班在杭州市中医院开班。培训班秉承"以需求为导向，以临床能力提升为结果"的原则，培训总课时达488学时，历时16个月。通过培训班系统性理论知识和实践技能学习，促进能熟练运用中、西医2种护理方法的复合型护理人才培养，促进中医护理发展，更好地服务于百姓健康。

开展"5·12"国际护士节活动。围绕"弘扬国粹，助力健康，中医护理在行动"活动主题，全市联动，全民互动，因地制宜开展一系列庆祝活动。全市各级中医（中西医结合）医院、社区卫生服务中心组织中医护理专家和骨干深入社区、学校、敬老院、康复中心进行义诊。开展健康体检、咨询服务，免费测血压10000余人次，免费测血糖5000余人次，发放健康资料8000余份。针对高血压、糖尿病、高血脂等"三高"人群较多及"二胎"时代到来，开设"中医养生""如何迎接二宝""慢病管理"等专题讲座，开展心肺复苏、气道异物等急救培训，提高院前急救水平等大型公益活动，深受市民群众欢迎。

九、中医药科教工作

召开全市中医类住院医师规范化培训工作会议。总结中医类住院医师规范化培训工作，市中医院、萧山区中医院、余杭区五院交流中医类住院医师规范化培训管理工作经验。

进行中医类继续教育项目日常管理。完成国家、省级中医类继续教育项目审核、抽查等日常管理工作。参与市级卫生科技项目督查工作。完成2015年度中医类省级继续教育学分审核工作，共计1000余份。

开展传统医学师承管理工作。组织人员参加师承考核，全市共有15人通过2016年传统医学师承考核，1人通过确有专长考核。上半年共接受师承备案16人。

（袁北方）

【济南市2016年中医药工作概况】

济南市现有中医医疗机构387所，其中中医医院30所（省级2所，市级1所，县市区级7所，民营20所），现有中医类别执业（助理）医师4555人，中药人员1725人，中西医结合医师1019人。拥有全国名老中医药专家传承工作室5个，全国名老中医专家13名，省基层名中医专家17名。拥有国家级重点中医专科1个、省级重点中医药专科13个。10个县（市）区中有8个先后获得全国基层中医药工作先进单位荣誉称号。截至2016年底，济南市逐步建立以济南市、章丘市中医医院为龙头，各县（市）区基层中医药单位为网底，市妇幼保健院及市、区、街道各级综合医院等非中医医疗机构为枢纽，融合医疗、康复、预防、保健为一体，覆盖城乡、布局合理、功能完善、特色鲜明、与群众需求相适应的基层中医药服务网络。

一、政策法规

落实优惠政策，放大医改惠民效果。一是全面启动市、县两级公立医院综合改革试点。济南市中医医院，章丘、平阴、济阳、商河四县区中医医院破除"以药养医"机制，药品零差价带来的收入减少，通过增加政府投入、调整服务价格、增加中医药服务项目等措施补齐。二是落实医保中医药鼓励政策。积极协调有关部门将符合条件的中医医疗机构纳入基本医疗保险定点医疗机构范围；将符合条件的中医诊疗技术，拔罐、小针刀、隔物灸法等中医特色疗法，中药饮片，山东省食品药品监督管理部门批准的治疗性医院中药制剂纳入基本医疗保险基金门诊报销范围。三是推进中医服务价格改革。重点提高中医外治项目、非手术整骨类项目、针灸类项目、推拿类项目等体现中医特色和医务人员技术劳务价值的医疗服务价格。

创新服务模式，满足群众需求。一是积极开展中医优势病种支付方式改革试点工作。济南市中医药管理局会同人社局、物价局，广泛调研、充分论证，合理制定收费标准，

出台《济南市中医优势病种支付方式改革试点工作实施方案》，将闭合复位经皮穿刺内固定技术治疗桡骨远端骨折、锁骨骨折、跟骨骨折、胫腓骨骨折、肱骨髁上骨折、肱骨外科颈骨折、孟氏骨折7个试点病种进行支付方式改革范围。"打包收费标准"包括患者从入院到按治疗标准出院所发生的各项费用支出。二是鼓励社会资本办中医。完善非公立中医医疗机构准入机制。开展鼓励举办只提供传统中医药服务的中医门诊部和一技之长人员办中医诊所试点工作，鼓励有资质的中医人员特别是名老中医开办中医诊所，鼓励有条件的药品零售企业在基层开办中医坐堂医诊所。截至2016年底，济南市有民营中医医院20所，社会办中医门诊部、诊所351所，中医坐堂医诊所91所，有效填补公立医疗资源布局的空白。

强化基层医疗机构国医堂建设。济南市开展中医药工作"百千工程"，即建设100个社区卫生服务中心、乡镇卫生院等基层医疗机构中的国医堂，建设1000个能够提供中医药服务的村卫生室，做到"镇镇有国医堂（中医馆）、村村有中医人"，实现"人人基本享有简、便、验、廉的中医药服务"这一目标。济南市中医药管理局制订并印发《济南市基层医疗机构"国医堂"建设实施方案》《济南市基层医疗机构国医堂建设标准（试行）》《2016年济南市中心卫生院国医堂（省级项目）绩效考核细则》等标准细则和评估验收办法，对国医堂的科室设置、人员配备、服务能力以及服务项目等进行细化、量化。在资金管理方面，济南市卫生计生委、中医药管理局制定本地补助经费具体管理、分配和使用办法，县（市）区政府在部门配套资金安排、中医药优惠政策落实等方面积极作为。截至2016年12月底，全市已建成国医堂（中医馆）104个，建成1000余个能够提供中医药服务的村卫生室，济南市100%的社区卫生服务中心和乡镇卫生院，91.8%的社区卫生服务站，80.0%的村卫生室均能够提

供中医药服务。

二、医政工作

严格中医医疗服务要素准入。督促各级中医药管理部门和各级医疗机构严格执行医疗机构设置审批、医务人员执业注册制度和不良执业行为记分管理制度，规范服务行为，提高诚信服务自觉性和自律性。积极落实办事公开制度，按照"公开是惯例、不公开是例外"的要求，扎实推进中医医疗信息公开，将中医药服务信息及时向社会、向服务对象公开，提高公众知晓率，主动接受社会群众和服务对象的监督。2016年完成中医疗机构设置、登记、校验、变更、备案、注销等审批136件次，新增住院床位760张，组织完成中医类别医师资格实践技能考试2019人、理论综合笔试1460人、注册医师352人次。

三、科研工作

加大对科研工作支持力度。全年鉴定、结题课题3项，立项山东省中医药管理局科技发展计划课题3项、济南市科技局课题1项、济南市卫生计生委科技计划项目6项。科研课题获山东中医药科学技术奖二等奖1项、济南市科技进步奖二等奖2项、三等奖1项、济南市自然科学学术创新奖三等奖1项。推荐济南市中医院、平阴中医院3个项目申报山东中医药科学技术奖，推荐济南市中医院、槐荫人民医院申报山东省科学技术奖。

四、教育工作

加强中医药师承工作。1名老中医工作室获批全国基层名老中医传承工作室，2名老中医传承工作室建设项目通过省级验收，4人获评第三批全国优秀中医临床人才，20名指导老师、40名继承人入选第四批山东省五级师承项目。组织6批共66人参加五级师承继承人培训班并对第一批继承人进行结业考核。省五级师承项目和市薪火传承项目共拨付培养经费224.896万元。组织开展济南市传统医学师承和确有专长人员考核工作，1284人参加考核，851人通过考核，通过率66.3%。

推广中医适宜技术。录制《泉城针刺手法荟萃》光盘，编印《基层医疗机构常见病中医处方集》，免费发放到基层医务工作者手中。济南市中医药管理局与千佛山医院、市中医医院开展人才培养合作，在长清、商河、济阳、平阴、章丘建立中医适宜技术培训基地15个。

发展中医药培训项目。组织开展"西医学习中医"培训工作，全年共150余名西医临床人员参加培训。济南市中医医院作为国家级中医住院医师规范化培训基地，全年培训120人。章丘市中医医院作为省级中医住院医师规范化培训基地，全年培训49人。举办第三届灸法推广培训班和小针刀适宜技术培训班，培训100余人。承办国家中药特色技术传承人才培训班，共有300余人参加培训。推荐1人参加全国乡村中医师3+3提升工程培养对象。组织3人参加全国中医护理人才培训项目结业考核，17人参加全省中医药科研管理培训班。

五、文化建设

加强全市中医药学科建设。2016年按照山东省中医药管理局中医药重点专科建设要求和标准，积极组织各单位进行项目申报，市中心医院中医科、市中医医院儿科等13个中医药专科通过山东省第四批中医药重点专科建设项目评审验收，被命名为省级中医重点专科。

加强中医药文化传播和普及。建立中医药科普专家队伍，在响应国家中医药管理局开展"中医中药中国行"、省中医药管理局开展"中医中药齐鲁行"活动的基础上，济南市开展中医中药六进——进社区·进家庭·进乡村·进企业·进机关·进校园活动300余场次，义诊群众11万余人，用群众喜闻乐见的方式普及中医药文化，丰富城乡居民的中医药知识。

六、党风廉政建设

济南市卫生计生委和济南市中医药管理局党委高度重视党风廉政建设工作，多次召开党委（扩大）会研究加强党风政风行风建设工作，认真分析形势任务，研究制定工作措施，部署工作落实。召开2016年度系统党风廉政和反腐败工作会议，并印发分工意见，将67项重点任务分解到各牵头单位和处室。济南市卫生计生委和济南市中医药管理局与领导班子成员、各县（市）区卫生计生局、委直属各单位、委机关各处室签订《党风廉政建设责任书》和《行风建设责任书》，形成完整的责任体系。委主要负责人自觉主动履行第一责任人职责，班子其他成员坚持"一岗双责"。开展系统落实党风廉政建设责任制和中央八项规定精神专项检查，对委直属单位主要负责人开展廉政谈话2次。将党风廉政建设纳入年度全方位目标考核指标，实行一票否决。系统各单位进一步完善党风廉政建设组织领导机制，逐级分工落实并签订责任书，全系统党风廉政建设主体责任层层压实。

七、提升基层中医药服务质量

建立健全中医药质量管理体系。为加强济南市中医药服务质量管理，建立和完善适合济南市的中医药质

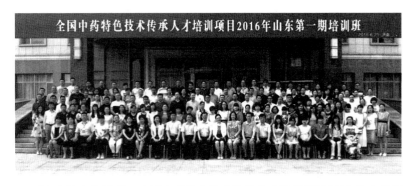

2016年6月21日，全国中药特色技术传承人才培训项目2016年山东第一期培训班在山东济南举行

量管理与控制体系，成立中医医疗质量控制中心、针灸专业质量控制中心、中药专业质量控制中心、中医预防保健质量控制中心、中医护理专业质量控制中心5个中医药质量控制中心，负责对全市医疗机构中医药相关专业医疗质量的督导、考核。质控中心的成立进一步完善了济南市中医药管理体系，有利于保障中医医疗安全，不断提高中医医疗质量和中医药服务水平。

加强医疗机构中药饮片规范管理。为进一步加强中药饮片市场监管工作，严厉打击制售假冒伪劣中药饮片的违法行为，切实保障广大人民群众用药安全，济南市中医药管理局出台《济南市医疗机构中药饮片管理专项检查实施方案》，并开展为期6个月的中药饮片专项整治行动，对全市2082家医疗机构中药饮片进行拉网式检查，出动专家4500余人，切实保障中医医疗安全和医疗质量。2016年9月，国家中医药管理局抽查组来济南市检查医疗机构中药饮片管理工作，充分肯定济南市在中药饮片管理方面取得的成绩。

加强中医药预防保健服务。在全市范围内开展中医药预防保健服务中心创建工作，印发《关于开展2016年度济南市中医药预防保健服务中心创建实施方案和申报工作的通知》《济南市中医药预防保健服务中心基本规范（试行）》，通过各单位自愿申报和专家评估验收，在全市范围内建设7家中医药预防保健中心。

规范开展中医药公共卫生服务项目。为37.98万名老年人开展中医体质辨识服务，为12.03万名0～36个月儿童开展中医调养服务，中医药健康管理服务目标人群覆盖率保持在40.0%以上。

（韩秀香）

【武汉市2016年中医药工作概况】
一、明确目标，确保完成中医药绩效任务

一是100%的社区卫生服务中心和乡镇卫生院、91.70%的社区卫生服务站、83.15%的村卫生室能够提供中医药服务；二是社区卫生服务中心、乡镇卫生院门诊中医处方数占处方总数比例达到38.52%，社区卫生服务站和村卫生室门诊中医处方数占处方总数比例达到35.43%；三是65岁以上老年人和0～36个月儿童中医药健康管理覆盖率分别达到63.46%、70.64%；四是孕产妇、高血压、2型糖尿病患者中医药健康管理覆盖分别达到73.79%、60.49%、56.52%；五是各区辖区内中医医疗机构医疗质量监督检查覆盖率100%。

二、履职尽责，推动中医药工作稳步发展

贯彻落实领导指示，部署武汉市中医工作。召开2016年武汉市中医药工作会议，传达全国、湖北省中医药工作会议和武汉市卫生计生工作会议精神，总结2015年武汉市中医药工作，对2016年武汉市中医药重点工作进行部署。

圆满完成创建任务，巩固创建工作成果。作为湖北省唯一申报的先进单位，武汉市在2016年全国中医药工作会上获国家中医药管理局表彰，被命名为全国基层中医药工作先进单位。完成硚口区全国基层中医药工作先进单位专家现场复评工作，并督导江岸、江汉、汉阳、武昌区做好2017年复评准备工作。

总结提升工程经验，持续提高服务能力。全面完成"十二五"基层中医药服务能力提升工程相关工作目标和重点任务，实现所有社区卫生服务机构、乡镇卫生院和80%的村卫生室具备中医服务能力，基层医疗卫生机构门诊中医处方数占处方总数比例达到35%以上。

科学制订发展规划，绘制中医发展蓝图。一是提请武汉市人民政府办公厅颁布《武汉市基层中医药工作发展规划（2016～2018）》《武汉市加强基层中医药工作实施方案（2016～2018年）》。二是全面总结"十二五"期间武汉市中医药事业发展状况，认真分析中医药事业发展面临的新形势，科学谋划"十三五"期间武汉市中医药事业的发展目标、主要任务、重大项目和政策措施，组织起草《武

汉市"十三五"中医药发展规划（2016～2020）》征求意见稿。

积极探索中医医改，同步推进综合改革。督促已纳入公立医院改革试点的黄陂、新洲、江夏、蔡甸区中医医院落实各项医改政策，推进综合改革。4家试点中医医院的总医疗收入总体增长，门诊和住院业务量均显著增长，门急诊病人次均费用下降，其中药品费用明显下降。

推进社会兴办中医，优化中医发展格局。武汉市高度重视社会办中医工作，通过优化政策环境、实施鼓励措施，引导社会资本举办中医医疗机构，不断补充中医药服务资源。武汉市现有中医医院45家，中西医结合医院19家，中医门诊部164家，中医诊所561家。中医药资源进一步丰富，多层次、多样化的中医药服务格局逐步显现。在国家中医药管理局社会办医工作上做了典型发言。

加强基础设施建设，优化中医服务体系。一是全力推进各重点建设项目，发挥中医医院核心作用。全力支持武汉市中医医院逐步发挥汉阳院区中医特色诊疗作用，指导新洲区中医医院纳入国家卫生项目中的区级中医院建设项目，获得2400万专项经费资助。二是加强信息化建设，全面提升武汉市中医药信息化水平。实施"互联网＋中医"战略，参与湖北省中医药数据中心和湖北省国医堂信息云平台建设；加强中医医院信息基础设施建设；结合中医药重点专科和适宜技术推广信息平台建设，建立中医远程教育和远程医疗网络。

积极推进养生保健，深化中医健康管理。一是实施中医药治未病健康工程。在武汉区级以上中医医院建立治未病科和"中医养生堂"，加强治未病科室建设，提高中医治未病服务能力。二是加强中医药健康管理。探索创新中医药健康保障服务模式，建立一批中医养生保健基地，指导中医医院和基层医疗机构为群众提供融中医健康咨询、干预调理、随访管理为一体的治未病服务，推动中医药参与健康城市

建设。

加强中医人才培养，积极做好技术传承。一是开展中医住院医师规范化培训工作。深入贯彻《中医住院医师规范化培训实施办法（试行）》，按照湖北省招录计划，加强政策衔接，完善组织管理、强化过程管理，逐步规范武汉市中医住院医师规范化培训工作。二是订单培养全科医生。委托湖北中医药大学培养40名全科医生，签订培养协议，并招生到位。三是开展全国中药特色技术传承人才培训。指导武汉市中医医院成功举办2016年全国中药特色技术传承人才培训班。四是组织参加中医经典大赛。在湖北省中医药管理局、湖北省中医药学会、湖北省中医管理学会共同主办的为期1年的2016年湖北省首届中医经典大赛决赛中，武汉市2个代表队分别荣获团体一等奖和三等奖，个人获得一等奖2名，二等奖4名，三等奖6名。五是认真组织2016年全国中医类别医师资格实践技能考试。根据国家中医类别医师资格实践技能考试安排和有关要求，2016年武汉市共设13个考试基地，考生人数达1085人，同比增长13.85%。

实施中医项目驱动，推进创新能力发展。一是开展"十二五"武汉市级中医重点专科（专病）建设项目评审验收。根据《武汉市"十二五"市级中医重点专科（专病）项目建设工作方案》，组织专家对全武汉市13个"十二五"武汉市级中医重点建设专科（专病）项目进行现场评审验收，确定新增12个市级中医重点专科。二是组织申报2016年度武汉市级中医药科研项目。根据《武汉市卫生计生委办公室关于组织申报2017年度武汉市医学科研项目的通知》，重点支持应用研究和应用基础研究。经组织专家评审答辩，确定86项项目，其中重点项目12项，一般项目62项，青年项目12项，共资助科研项目132万元。三是组织申报和评审中医药"三堂一室"。根据《湖北省卫生计生委关于命名第五批湖北省中医药"三堂一室"的通知》（鄂卫生计生通

〔2017〕9号）等文件，截至2016年底武汉市已确定国医堂192个，名医堂7个，中医养生堂7个，知名中医工作室13个。

强化中医机构管理，不断提升服务质量。一是加强中医医疗机构综合督导。为进一步落实《武汉市卫生计生委关于印发医疗服务监管不到位问题承诺整改方案的通知》要求，于2016年5月6~18日分别对8家公立中医医疗机构和9家武汉市管社会办中医医疗机构进行综合检查并通报，同时督导各区完成辖区内中医医疗机构摸底调查。二是开展大型中医医院巡查。根据湖北省、武汉市卫生计生委有关大型中医医院巡查工作安排和相关工作要求，于2016年11月组织专家对黄陂区中医医院开展为期1月的现场巡查。三是加强医疗机构中药饮片管理。根据国家和湖北省有关要求，委托武汉市中药质量控制中心组织专家对武汉市62家医疗机构开展2016年中药饮片管理专项检查。四是开展武汉市中医医疗机构专项督

导检查。2016年12月6~8日，组织专家对武汉市12家中医医院开展发挥中医药特色优势提高中医临床疗效暨医疗质量专项督导检查。督导各区开展辖区内中医医疗机构质量专项检查，覆盖率达100%。

探索中医服务路径，开展贸易创新试点。认真贯彻落实《武汉市服务贸易创新发展试点实施方案》，召开中医药服务贸易创新发展试点工作专题会议，有效发挥中医药在推动全武汉市服务贸易中的独特作用。全面完成武汉市医疗卫生行业中医药服务贸易基本情况摸底调查，利用现有的中医药优势资源，加强中医对外医疗援助及合作，积极探索中医药服务走出国门新路径，稳步推进中医药服务贸易工作。截至2016年底，武汉市18家医疗机构参与涉外医疗服务，3家药品生产企业参与涉外贸易。组织申报武汉市中医医院、木兰草原旅游发展有限公司、东湖生态旅游风景区第一社区卫生服务中心等8家中医药旅游示范基地。

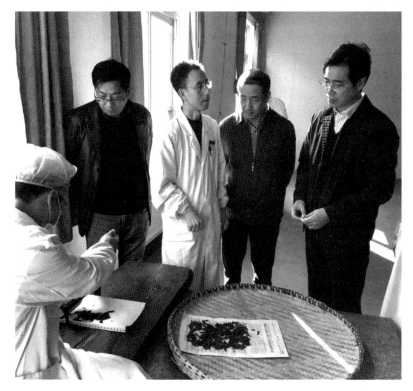

2016年11月4日，国家中医药管理局医政司副司长杨龙会调研武汉市中医医院药学基地和汉阳院区，湖北省中医药管理局局长刘学安、武汉市卫生计生委副主任彭厚鹏等陪同调研

做好医疗对口支援，确保取得明显效果。一是按照湖北省卫生计生委开展新一轮中医医院对口支援工作的有关要求及武汉市人民政府"行动要快，措施要实，逐步完善机制，务必取得实效"的指示精神，武汉市中西医结合医院托管神农架林区中医院。通过医院整体托管、优势技术输出、医疗设备和医疗物资援助、人才培养等多种形式，充分调配人力、物力、财力，着力提升受援单位医疗技术水平和发展能力，进一步增强当地医疗资源，保障百姓医疗服务需求。二是按照《武汉市卫生计生委与博乐市卫生局合作框架协议》，安排武汉市12个区卫生计生委对口帮扶新疆博乐8家医疗机构。经双方不断努力，博乐市乡镇卫生院国医堂建设已初成规模、成效显著。

加强部门组织协调，认真办理议案提案。一是按照武汉市人民政府办公厅的统一要求，认真办理武汉市政协十二届五次会议第20160591号提案，拟订会办意见，积极配合汉阳区人民政府逐步将凤凰湖绿地规划与中医药文化城建设相结合，将其打造成武汉市文化和旅游建设新景点。二是完成武汉市政协委员提案《在深化公立医院改革中充分发挥中医药的优势和特色》办理工作。三是认真研究武汉市政协第610号提案《关于建立四新大道微循环公交的建议》提出的"通过在四新大道上设立交通微循环"，积极推进提案办理工作。

认真受理信访投诉，确保依法妥善处理。依法依规办结投诉信访件、督办件、交办件。全年共受理投诉信访、督办、交办件110件，均按时、依法、依规办结。并依法处理行政复议、行政诉讼各1件。

（罗时珍）

【广州市2016年中医药工作概况】

2016年3月4日，广州市卫生计生委完成2016年广州市中医药和中西医结合科技项目申报、评审工作，确定30项广州市中医药和中西医结合科研立项资助项目，10项广州市中医药和中西医结合科研立项不资助项目。

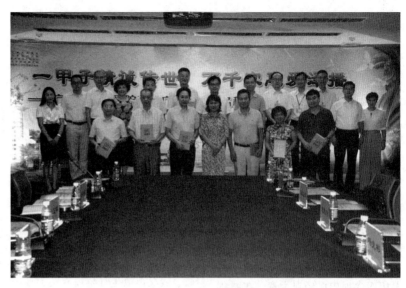

2016年7月14日，广州市惠爱医院中医重点专科揭牌暨中医师承工作会议在广东广州召开

2016年3月11日，广州市中西医结合医院脑病常见疑难疾病中西医结合防治研究进展研修班、广州医科大学附属第二医院颈源性疼痛的综合治疗技术培训班被国家中医药管理局中医药继续教育项目委员会确定为2016年度国家级中医药继续教育年度项目。

2016年3月22~31日，广州市卫生计生委组织专家组对广州市第一人民医院中医脑血管病专科等25个广州市"十二五"中医重点专科（专病）建设项目进行评估验收。

2016年3月23日，广州市中医医院儿科中西医结合诊疗新进展学习班等14项中医药继续教育项目被广东省中医药继续教育项目委员会确定为2016年度广东省中医药继续教育项目。

2016年4月18日，广州市中医医院王小英、广州市天河区中医医院李秋文被广东省中医药局确定为广东省2016年中药特色技术传承人才培训项目培养对象。

2016年4月26日，广东省中医药局下达2016年第一批、第二批中医药科研课题，广州市、区属医疗机构共获得2016年重点科研课题和委托科研课题1项，单方验方和中医药特色技术科研课题1项，中医药常规科研项目立项资助课题25项，中医药常规科研项目立项不资助课题9项。

2016年4月26日，广州市中医医院、广州市中西医结合医院被广东省中医药局确定为2016年广东省中医药健康促进工程建设单位。

2016年4月28日，国家中医药管理局公布第三批国家中医药管理局重点中西医结合医院建设项目评估验收合格单位名单，广州市中西医结合医院通过第三批国家中医药管理局重点中西医结合医院建设项目评估验收。

2016年5月16日，根据《广州市中医重点专科建设实施方案》，经单位申报和专家评审，确定广州市中医医院针灸科、广州市红十字会医院中医皮肤病科、广州市惠爱医院神志病专科、广州医科大学附属第一医院中西医结合呼吸专科、荔湾区中医医院妇科为广州市中医名科建设项目；广州市中医医院脑病科和内分泌科、广州市第八人民医院肝病科、广州医科大学附属肿瘤医院中西医结合肿瘤内科、广州市正骨医院中医正骨科、越秀区中医医院脑病科、荔湾区骨伤科医院正骨专科、广州市中西医结合医院骨伤科、广州中西医结合医院中西医结合脑病科和针灸康复科为广州市中医重点专科建设项目；广州医科大学附属第二医院中西医结合眩晕病科、广州医科大学附属第三医院中医老年病科、越秀区中医医院肿瘤科、海珠区中医医院康复医学科、天河区中医医院针灸科和内分泌代谢病科、白云区中医医院儿科和心病科为广州市中医重点专科培育项目。

2016年5月17～20日，广州市中西医结合医院接受广东省中医药局组织的大型中医医院巡查。

2016年5月25日，国家中医药管理局经考核确定广州市中医医院祝维峰、魏丹蕾、丘梅清、顾颖敏，广州医科附属大学附属第一医院张志敏，广州医科大学附属第三医院冯崇廉，广州医科大学附属肿瘤医院邹晓东7人为全国中医优秀临床人才。

2016年6月8日，根据《广州市中医药特色镇街项目建设实施方案》，经申报、评审和公示，确定广州市越秀区人民街社区卫生服务中心、越秀区光塔街社区卫生服务中心、海珠区龙凤街社区卫生服务中心、海珠区沙园街社区卫生服务中心、荔湾区龙津街社区卫生服务中心、荔湾区多宝街社区卫生服务中心、白云区黄石街社区卫生服务中心、白云区三元里街社区卫生服务中心、天河区石牌街社区卫生服务

中心、天河区天园街社区卫生服务中心、黄埔区联和街社区卫生服务中心、黄埔区东区社区卫生服务中心、番禺区桥南街社区卫生服务中心、番禺区大石街社区卫生服务中心、南沙区南沙街社区卫生服务中心、南沙区珠江街社区卫生服务中心、花都区花山镇卫生院、花都区新华街社区卫生服务中心、增城区荔城街社区卫生服务中心、增城区中新镇中心卫生院福和分院、从化区街口街社区卫生服务中心、从化区江浦街社区卫生服务中心22个广州市中医药特色镇街建设单位。

2016年6月21～24日，广州市番禺区中医医院接受广东省中医药局组织的大型中医医院巡查。

2016年7月1日，经专家组评估验收，广州市第一人民医院中医脑血管病专科等25个建设项目被确定为广州市"十二五"中医重点专科（专病）。

2016年8月10日，国家中医药管理局经考核确定广州市中医医院张洁文为全国中医护理骨干人才。

2016年10月18～19日，广东省卫生计生委、广东省中医药局组织专家分别对广州市白云区人民医院申报全国综合医院中医药工作示范单位、广州市第八人民医院全国综合医院中医药工作示范单位复审进行评估。

2016年12月13日，按照《关

于实施广州市第三批优秀中医临床人才研修项目的通知》，广州市卫生计生委委托广州中医药大学实施为期3年的广州市第三批优秀中医临床人才研修项目开班，全市共有30名培养对象纳入广州市第三批优秀中医临床人才研修项目，另有31人作为项目联系对象。

（杨克彬、蒙嘉平）

【成都市2016年中医药工作概况】
　　一、目标完成情况
　　成都市中医管理局对照《2016年市（州）中医药管理局绩效管理指标》进行梳理自查，自查得分为98.4分，加分为2.5分。一是完善中医药监督管理行政执法机制，针对医疗监督员开展医疗（中医）卫生监督工作培训会，编制打击非法行医的台历，并针对中医"坐堂医"开展2次全市性集中行动。二是督导中医医院完成年度对口支援工作任务，全市27家中医医疗机构领导班子成员中中医药专业人员比例达65.43%，中医类别执业医师（含执业助理医师）占执业医师63.60%，中药药品收入占药品收入51.02%，饮片收入占药品收入25.44%，采用非药物中医技术治疗人次占门诊总人次的20.87%。三是对2015年8个区（市）县的省级标准化中医科建设进行验收，全市120个社区卫生服务中心，100%设置标准化中医科（室）、打造中医馆，266个乡镇卫生院，100%设置标准化中医科（室），97.74%的乡镇卫生院打造中医馆，基层中医药服务量达47.68%。四是将65岁及以上老年人和0～36个月儿童中医药健康管理纳入基层医疗卫生机构基本公共卫生项目进行考核，目标人群覆盖率分别达，53.49%和57.44%。五是组织专家开展2014年中央资金、2015年省财政中医药专项资金绩效考核，并按时报送预算执行监控平台，成都市2015年中央资金执行率达70.71%，省级资金执行率达93.80%。六是加强对专项资金支持项目的督查，要求2015年及以前的基建项目单位全面开工，并对2014年6家中医数字

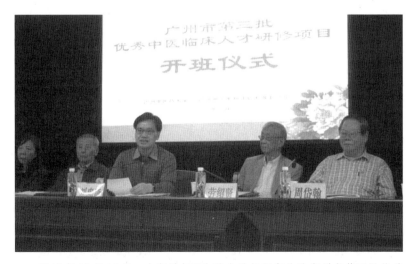

2016年12月13日，由广州市卫生计生委组织实施的广州市第三批优秀中医临床人才研修项目在广州中医药大学开班

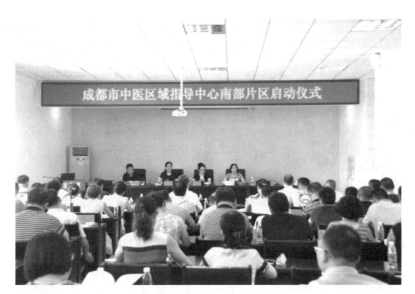

2016 年 8 月 23 日，成都市中医区域指导中心南部片区启动仪式在四川成都举行

化诊疗平台建设项目单位和 2015 年 2 家中医数字化诊疗平台建设项目单位进行督查验收。七是选拔推荐省级学术带头人 16 人，按要求完成 25 项省级继续教育项目，全市中医医疗机构新进中医类专业技术人员占新进专业技术人员的 56.89%。

二、全市中医药工作特色亮点

健全中医药服务体系。积极构建以三级中医医院为龙头、其他中医医院为支撑、乡镇卫生院（社区卫生服务中心）为枢纽、村卫生室（社区卫生服务站）为网底的"市县乡村"四级中医药一体化服务体系，先后召开 3 次现场会、培训会等形式推广新都模式。加强中医"两馆一角"建设，着力打造市县中医医院名医馆、乡镇卫生院（社区卫生服务中心）中医馆、村卫生室（社区卫生服务站）中医角。制定《成都市基层医疗机构"示范中医馆"建设标准（试行）》（成中发〔2016〕2 号），在服务项目、人员设置、场地面积、氛围环境等方面提出较高要求。2016 年 5 月，在青羊区新华少城社区卫生服务中心召开现场会，推广"示范中医馆"建设工作，并将"示范中医馆"建设纳入市政府工作目标。在建设过程中，成都市中医管理局加强指导，各区（市）县加强学习交流，全市 31 个示范中医馆完

成升级提档工作。着力夯实中医药服务网底，推动基层中医角建设，制定统一标识，加强乡村医生中医药服务能力培训，全市村卫生室和社区卫生服务站均能提供中医基本医疗和中医药适宜技术服务。2016 年，国家中医药管理局国际合作司司长王笑频、医政司司长蒋健及四川省中医药管理局局长田兴军等领导调研青羊区清水河社区便民服务站中医角，充分肯定中医角立足社区、为百姓提供简便廉验中医药服务的做法。

中医药文化与健康知识传播。综合运用健康成都 APP、官方微博、微信、电视台等新媒体平台开展中医药文化宣传及中医药保健科普宣传活动。在健康成都官方微博、成都市卫生计生委官网、健康成都 APP、成都健康手机报开辟"蓉城养生"栏目，定期推送中医药养生保健知识，全年共发布 151 条信息。广泛组织开展"健康成都·中医养生讲堂宣传巡讲"进社区、进乡镇、进机关、进军营、进家庭、进学校、进幼儿园、进创业园、进地铁、进养老中心"十进"活动，全年市级共开展巡讲活动 12 场。2016 年，成都市中医管理局借助评选成都市第三批名中医活动，先后在全市组织"健康成都·我与名中医有约""名中医大型义诊" 2 次全市联动义诊活动，设 1 个主会场和 22 个区（市）县分会场，参加群众共计达 3 万多人，发放中医药健康宣传资料 6 万余份，人民网、新华网及省、市各大媒体均对活动进行报道，取得较好社会反响。创新中医药文化传播形式，制作《冬季养生——成都中医小王子》公益动漫宣传片，在各医疗机构上线播出后反响非常大。为方便百姓寻医问诊，推出成都市

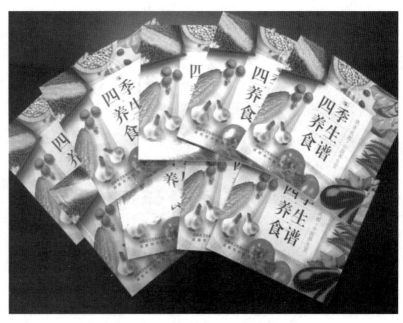

成都市为推进中医药文化传播推出《四季养生食谱》

名中医、中医馆寻诊地图。编辑出版《健康成都·中医养生堂系列丛书》之《四季养生食谱》《儿童秋冬季疾病预防常识》等书籍，受到百姓欢迎。

中医药医改工作。通过构建纵向紧密互通医联体，建设"1＋1＋n"模式中医医联体和名医下基层等形式推进中医医联体建设，落实中医分级诊疗。制订《成都市中医区域指导中心建设工作方案》，成立成都市卫生计生委主任为组长、各区（市）县卫生计生局局长为成员的成都市中医区域指导中心建设工作领导小组。先后在新都区、彭州市、双流区、郫县、都江堰市、市中西医结合医院启动东部、北部、南部、西部、西北部、中部区域指导中心建设工作，各片区中医区域指导中心以对口支援、下派锻炼等形式，下派中医专家到基层医疗机构坐诊27087人次，带教示范13093人次，对基层医务人员开展288场专题学术讲座培训。通过中医区域指导中心建设，鼓励和引导优质中医医疗资源纵向流动和横向联系，推动中医药人员"下沉、上挂"，整体提升全域中医药服务能力。成都市中医管理局与市医保局共同调研，积极探索中医单病种全额预付付费方式和政策；与市食药监局共同推动在成都市中医区域指导中心东部片区开展院内制剂调剂使用试点工作，将纳入医保报销范围的院内制剂在医联体内调剂使用。

中医药特色优势。以新都区建设国家中医药综合改革试验区为抓手，在全市持续推进中医治未病健康工程。全市27家中医医疗机构均设置治未病科室，其中7家建成治未病中心。新都区申报《成都市新都区中医治未病服务基线调查》科研课题，并确定中医治未病中心建设合作伙伴。100％社区卫生服务中心和乡镇卫生院能够开展中医体质辨识、亚健康干预、健康教育与指导、个人健康信息库和跟踪随访等综合保健干预工作。加强全市综合医院中医科、中药房规范化建设。2016年，成都市第七人民医院、双

流区第一人民医院和天府新区人民医院（原双流区第二人民医院）通过全国综合医院中医药工作示范单位复评，成都市第五人民医院和彭州市人民医院成功申报创建全国综合医院中医药工作示范单位。积极服务于全面二孩政策落地，将积极推广针对妇女儿童的中医药适宜技术纳入2016年全市妇幼工作要点，着力推动妇幼保健机构中医药工作。对全市21家中医医疗机构开展大型中医医院巡查及省级中医重点专科（专病）清理工作，进一步提升中医医院服务能力和专科建设水平。9月，组织成都市卫生计生监督执法支队和区（市）县对全市所有提供中药饮片的各级医疗机构开展中药饮片管理专项检查，促进中药饮片的规范管理和使用。

中医药人才队伍建设。2016年，成都市卫生计生委、市中医管理局、市人社局联合开展成都市第三批名中医推荐评选工作。经过组织推荐、公众投票、专家评审、社会公示等环节，最终评选命名60位成都市第三批名中医。2016年10月21日，市政府召开命名大会，对新晋名中医进行表彰。成都市中医管理局加大对名中医的宣传力度，先后利用报纸、电视台、微信、微博等新媒体对名中医和名中医团队进行6次集中报道宣传，激发广大中医药工

作者爱岗敬业的热情。完成首批中医药学师承结业考核工作，《成都日报》专版进行报道。启动四川省第五批、成都市第四批中医药专家学术经验继承工作，遴选100余名继承人参加学习。先后开展中医医院院长培训、中药药事管理培训、基层中医药人员健康服务培训、中医类别全科医师岗位培训、西学中培训等，全年市级共培训中医药骨干5100余人。加强基层中医药人员适宜技术培训，参加培训人员达4400余人。为确保医疗机构中药饮片质量，组织开展常用中药饮片鉴别比赛，52名来自成都市各级医疗机构中药剂人员参加比赛，大大提高中药人员对常用中药饮片的鉴别能力。

中医药健康服务业。积极推动落实《国务院办公厅关于印发中医药健康服务发展规划（2015～2020年）的通知》（国办发〔2015〕32号），组织承办国家中医药管理局对西部片区省份贯彻落实《国家中医药管理局促进中医养生保健服务发展的指导意见》情况进行座谈调研的会议，并根据《四川省人民政府办公厅关于印发四川省中医药健康服务发展规划（2016～2020年）的通知》（川办发〔2016〕69号）、市政府办公厅印发的《成都市推进中医药健康服务发展行动方案》，从推进中医医疗服务，中医养生保健服

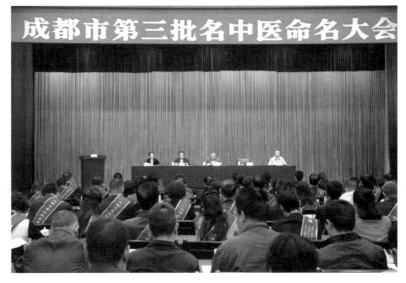

2016年10月21日，成都市人民政府召开成都市第三批名中医命名大会

务、中医特色康复服务、中医药健康养老服务、中医药文化、运动健身和健康旅游产业、中医药健康服务相关支撑产业、中医药服务贸易7方面就加快中医药健康服务发展提出明确工作意见。积极推动都江堰市申报国家中医药健康旅游示范区。支持秉正堂健康管理公司等中医养生保健服务机构将传统中医药文化与现代时尚的消费需求相结合，促进中医药现代化。对双流区、彭州市、大邑县中医医院开展省级财政补助健康服务业重点项目开展现场督查工作。大力发展郫县中医医院和双流区中医医院医养融合发展试点，加强郫县中医医院和新都区中医医院省级老年病建设。

（赵春晓）

【西安市 2016 年中医药工作概况】

2016年，西安市中医药工作按照年初计划，认真贯彻党和国家中医药工作方针政策，以提高中医药防治疾病能力、服务广大群众为宗旨，着力推进继承创新，努力发挥中医药特色优势，全面推进中医药事业又好又快发展。西安市未央区通过国家中医药工作先进单位复审验收，西安市胸科医院创建国家示范中医科验收完成。为突出中医医院特色优势，发挥重点专科带动作用，建设区县市级特色专科9个，市妇幼保健院开设中医妇儿门诊。截至2016年底，全市98.8%的社区卫生服务中心和84.0%的乡镇卫生院设置中医科、中药房，89.1%的社区卫生服务站和49.5%村卫生室能够提供中医药服务。全市12个区县均制订中医药县镇一体化工作方案，并分别结合各自市级开展中医药县镇一体化工作。西安市中医医院扎实推进医联体建设，2016年共接待上转病人106人次，下转病人23人次。强化医院内涵建设，加强医院管理，对西安市中医医院进行全面督导检查。

一、基层中医药服务能力提升工程

大型中医医院巡查工作。为提升中医药服务能力，组织8名省市中医药专家于2016年8月10~11日对西安市中医医院进行检查，专家们从医院管理、医疗质量及科研能力、药剂管理、护理技能等4个方面对西安市中医医院进全面检查，对制度不到位、科研支撑不够等问题提出要求，针对检查中存在问题提出限期整改。8月30~31日在陕西省中医药管理局组织的大型中医医院检查中得到专家肯定。

二级中医医院持续改进工作。按照《陕西省中医药管理局关于做好二级中医医院持续改进检查评估工作的通知》要求，督促全市二级中医医院开展自查自纠，对所有二级中医医院在自查自纠中发现的问题要求根据实际情况落实整改。2016年8月，接受陕西省卫生计生委对西安市蓝田、高陵、户县中医医院的二级中医医院持续改进检查，得到省级专家较好评价。按照陕西省中医药管理局要求，组织15名专家分别对铜川、延安、榆林9个二级中医医院进行持续改进检查评估。通过二级中医医院持续改进工作的开展，全面提中医药服务能力。

提升基层中医药服务能力。采取多种措施提升基层中医药服务能力，通过国家、省、市支持及单位自筹，积极建设基层中医综合服务区。截至2016年底，全市98.8%的社区卫生服务中心和84.0%的乡镇卫生院设置中医科、中药房，至少配置4类以上中医诊疗设备。89.1%的社区卫生服务站和49.5%村卫生室能够提供中医药服务。

市级中医特色专科建设工作。积极争取投入加强市级中医特色专科建设工作。为推进市级中医特色专科建设工作，针对西安市市级及各区县中医特色专科现状，积极争取市财政支持，投入75万建设区县市级特色专科9个，投入25万元对西安市妇幼保健院中医妇儿科筹建工作及市胸科医院创建国家示范中医科工作加大支持力度，市胸科医院创建验收工作已完成。市妇幼保健院已开设中医妇儿门诊，进行不孕不育症的门诊治疗及更年期保健的针灸、拔罐及红外光理疗，儿童保健科有专业的康复技师对儿童进行推拿保健。

中医县镇一体化工作。在原有7个农业人口为主的区县中医医院开展此项工作的基础上，增加主城区区县中医医院一体化工作，并要求一体化的基层机构达到2家以上。各区县制订符合自身中医医院实际的县镇一体化差异化实施方案，先后2次召开推进中医县镇一体化工作专题推进会，全面了解各区县的工作现状、存在的问题，并对下一

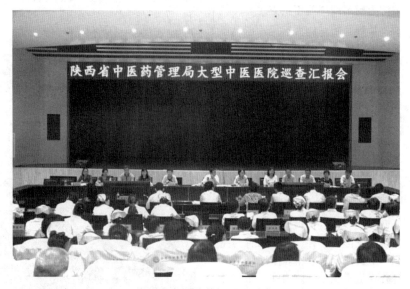

2016 年 8 月 31 日，陕西省中医药管理局大型中医医院巡查汇报会在陕西西安举行

步工作进行安排和部署。截至2016年底，全市制定中医县镇一体化考核细则，12个区县均制订中医药县镇一体化工作方案，农业人口为主的7个县区均已经完成与2家以上基层机构一体化工作，主城区5个区分别按照要求出台符合自身实际的实施方案并全部开展相关业务工作。

未央区通过国家中医药工作先进单位复审验收。积极采取措施指导未央区落实中医药先进单位复审工作，已通过国家中医药工作先进单位复审验收，进一步提高未央区中医药服务水平及能力。

二、中医药队伍建设

为全面提高各类中医药人员的服务能力和服务水平，针对不同中医药人员开展不同方式的业务素质培训。2016年，承担国家级、省级中医药继续教育项目16项，举办各类中医药继续教育学习班16个，培训中医药人员3000余人。为西安市基层培训留得住、用得上的中医药人才，组织全市基层传统医学师承集中理论学习，并选派15位继承人采取师承方式进行综合培养，推选5名乡医参加"乡村中医师3＋3提升工程"。组织对西安、延安、安康、铜川地区的92名确有专长人员进行资格审查，并组织进行理论考试和临床实践技能考核，西安市73人参加考试，33人合格，合格率47.0%。完成全国名老中医药专家传承工作室建设项目验收工作，同时积极采取措施，继续加强在建传承工作室

的督导。

三、医联体建设

为发挥三级甲等中医院的技术人才优势，促进优质医疗资源下沉，提升基层医疗机构中医药服务能力，在总结前期医联体工作基础上，组织市中医医院成立全科医学科，建立中医、中医肛肠、中医骨伤等多种形式的中医特色医联体，2016年共接待上转病人106人次，下转病人23人次。到基层医疗机构开展义诊、教学查房、疑难病例会诊、手术观摩和医院管理方面的指导10次，健康教育讲座12次。派出24名医生到医联体工作。接收10余家基层医疗机构进修人员48人次。免费接收医联体成员单位参加医院承办的各类学习班7次，共培训人员260人次。

四、发挥中医药预防保健特色优势

为充分发挥中医药在预防保健方面的特色优势和作用，结合西安市开展基本公共卫生中医药服务工作实际，西安市卫生计生委印发《关于规范基本公共卫生服务中医药健康管理项目相关工作的通知》。按照65岁以上老年人中医体质辨识和0~3岁儿童中医药健康管理服务管理项目要求，修改完善《西安市中医公共卫生考核细则》，按照考核细则的要求，组织相关专家对全市14个区县的56家基层医疗机构进行检查，完成65岁以上老年人中医体质辨识153862人，完成0~3岁儿童中

医药健康管理63292人。

五、中医药对外交流

为进一步巩固丝绸之路经济带城市中医发展，在西安市中医医院建设中医药国际诊疗服务中心，开展涉外中医医疗、保健、康复工作，已具备接受国外学者进行中医药学习培训及研修的条件。在西安市中医医院举办2016丝绸之路经济带城市中医发展暨医疗合作论坛，10个国家14个城市的代表团、省市领导、著名中医专家及卫生系统相关领导300余人参加论坛，与会代表团签署《丝绸之路经济带沿线城市医疗合作备忘录》。本次论坛以"弘扬传统医学，加强医疗合作"为主题，为沿线城市传统医学的探讨交流创造条件、提供机会，促进丝绸之路沿线城市关注重视传统医学，创新交流合作形式，建立沟通长效机制。

六、发展中医健康服务

为促进西安市中医药健康服务业发展，满足人民群众不断增长的健康服务需求，探索开展中医健康服务工作，根据陕西省《关于促进中医药健康服务发展的实施意见》精神。起草《西安市政府促进中医药健康发展实施方案（草案）》。为打造中医药科普教育基地，2016年4月启动临潼扁鹊馆中医药文化宣传教育基地建设工作（建设周期为3年）。开展中医预防保健服务优化试点工作。争取财政资金20万元在市中医医院、市五院开展预防保健可优化试点项目，用于健康服务设施

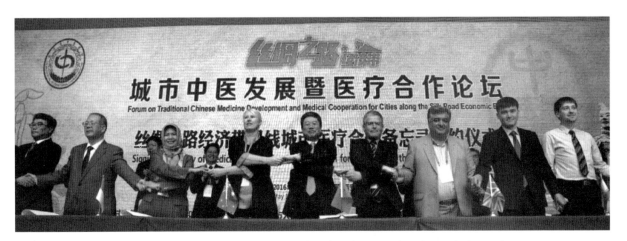

2016年5月13日，首届丝绸之路经济带城市中医发展暨医疗合作论坛在陕西西安召开

购置、流程优化、服务能力的提高，探索形成一整套中医药健康服务技术规范、管理规范，两家医院已经制订各自的实施方案。根据公共卫生相关要求，修订《公共卫生考核细则（中医部分）》，确定市中医医院为技术指导、培训基地。加大中医文化宣传，在陕西省中医药管理局的大力支持下，对习近平总书记调研过的205所社区卫生服务中心中医馆投入10万元从内容及风格上进行改造，极大丰富中医氛围。

七、基层中医数据动态软件报送系统

为动态掌握全市基层中医药工作开展情况，拟建立中医药工作情况统计数据年报制度，范围包括中医医院、社区卫生服务中心（站）、乡镇卫生院、村卫生室4类机构，内容包含中医人员、中医科室、中医药医疗服务、中医健康管理服务等几大方面。已完成表格设计，软件研发，培训统计人员，2017年运行使用。

（刘智敏）

【大连市2016年中医药工作概况】

一、贯彻落实全国卫生与健康大会精神和《中医药发展战略规划纲要（2016～2030年）》

2015年，大连市出台《大连市人民政府关于加快推进中医药事业发展的实施意见》，提出多项推进全市中医药事业发展的政策措施，与国家、省推进中医药事业发展精神保持高度一致。2016年，全市中医药工作狠抓落实，将各项政策落到实处，制订工作方案，保证落实到位。

全面系统总结大连市中医药"十二五"发展规划执行情况，总结经验，提炼做法，坚定发展信心。根据已经印发的国家《中医药发展战略规划纲要（2016～2030年）》《中医药健康服务发展规划（2015～2020年）》《完善中医药政策体系建设规划（2015～2020年）》《辽宁省中医药健康服务发展规划（2015～2020年）》和国家、省的相关要求，进一步完善充实《大连市中医药事业发展"十三五"规划》（讨论稿）。

二、贯彻落实《关于同步推进公立中医医院综合改革的实施意见》

一是做好县级公立中医医院综合改革，完善中医药价格补偿机制，普兰店市、庄河市2所县级公立中医医院均参加综合改革工作，并进行价格测算及调整。同时开展市级公立中医医院中医药服务价格调整测算工作。二是完善鼓励使用中医药服务的医保和新农合政策，继续做好基本公共卫生服务项目等工作。三是贯彻落实《大连市人民政府办公厅关于推进分级诊疗制度建设的实施意见》，进一步加强医疗联合体协同服务，探索实施分级诊疗病种，完善常见病分级诊疗。

三、中医医院基础设施和内涵建设

按照国家、辽宁省中医药管理局关于持续改进检查评估工作的部署，大连市卫生计生委组织全市大型中医医院开展自查，并立查立改，大连市中医医院等4所三级中医医院通过省大型中医医院巡查专家组的评审验收。

进一步强化综合医院中医药工作，大连市中心医院通过国家中医药管理局对全国综合医院中医药工作示范单位的复审，大连医科大学附属一院、大连医科大学附属二院、大连市皮肤病医院、大连市妇幼保健院被评为辽宁省综合（专科）医院中医药工作示范单位，大连医科大学附属二院和大连市皮肤病医院通过全国综合（专科）医院中医药工作示范单位的专家评审。

继续加强中医重点专科项目建设的日常管理，积极推进专科病种中医临床路径的推广和应用，落实国家中医药管理局中药饮片处方专项点评制度，进一步强化中药饮片合理使用，提升中药饮片质量和饮片处方质量，促进合理用药。

四、基层中医药服务能力提升工程

积极推进基层中医药服务网络建设，巩固中医药工作先进单位创建成果。2016年，在全市遴选出29个乡镇卫生院和45个社区卫生服务中心作为基层医疗卫生机构中医馆项目单位，2016年底已全部完成建设。有6个基层医疗卫生机构被评为2016年辽宁省国医堂。全市5所县级中医医院均达到二级甲等以上标准，中药房、中药煎药室均达到标准要求。在市中医医院设立中医治未病中心的基础上，县级以上中医院均成立治未病科，实现健康评估、干预、追踪管理等一条龙服务。

五、中医药人才队伍建设

继续做好白长川全国名老中医药专家传承工作室和周可以全国基层名老中医药专家传承工作室建设工作，大连市中医医院张天文获批2016年全国名老中医药专家传承工作室建设项目。同时继续做好第二批省名中医学术经验继承工作。

开展名医、名科、名院"三名"工程，对"大连市名中医医院""大连市中医名科""大连市名中医""大连市中医新秀"申报材料进行审核评选，有效促进大连市中医药人才队伍的建设和发展。

继续开展中医住院医师规范化培训。2016年，大连市中医医院继续招录国家级规培学员20人。

全市范围内对分散在基层、民间的传统秘方和验方等中医药传统知识进行抢救性调查、挖掘和整理，共42项，其中1项省级、4项市级非物质文化遗产项目，为规范全市民间中医诊疗技术服务奠定基础。

加快推进中医药科技进步与创新。组织开展2016年大连市中医药相关科学研究计划项目申报及评审工作，共评选出34项优秀中医药科研项目，大连市财政给予资金支持，促进中医药科研成果转化。

六、中医药文化建设与国际交流

配合国家中医药管理局开展"中医药进乡村·进社区·进家庭"大连站活动。2016年5月9～10日和9月3～4日，大连市卫生计生委于星海广场开展大型义诊活动，各区市县也在辖区内同时开展义诊活动。大连市中医院、大连市中西医结合医院等多家中医医疗机构参加该项活动，参加活

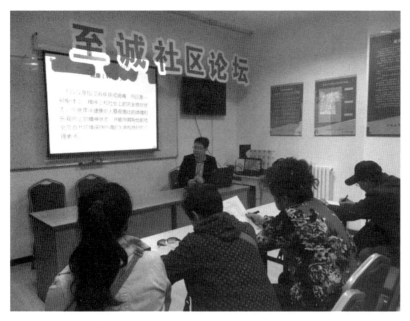

2016 年 4 月 28 日，大连市中医医院进至诚社区开展治未病讲座

动医护人员 500 余人，受众人数万余人。继续开展社区健康讲座 10 余次，免费发放健康宣传资料 2 万余份，使广大人民群众进一步了解中医药文化科普知识，掌握中医药治未病理念和养生保健基本方法，更好地为百姓健康服务。

继续开展基层中医师培训，全年共组织培训 10 次，由大连市中医医院专家负责培训，通过培训，让基层中医师掌握"简、便、廉、验"的中医适宜技术，能够更好地为广大人民群众提供中医药服务。

2016 年 6 月 4 ~ 5 日，举办两岸中医针灸特色疗法培训班，邀请北京中医药大学刘景源教授、台湾中医临床医学会理事长温崇凯教授等多位两岸名老中医授课，培训促进两岸中医学术交流和中医药学传承，提高广大中医临床从业人员的临床服务能力和专业学术水平，同时也对大连市中医药事业的发展起到积极促进作用。

2016 年全年，在省级以上媒体共发表 60 余篇中医药文化宣传报道，扩大大连市中医药品牌的影响力。

紧跟"一带一路"国家倡议，继续推进中医药的国际传播与交流，增强大连市中医药事业的影响

力。鼓励非公立中医医院成立国际医疗部或外宾服务部，提供多样化服务模式，为境外消费者提供高端中医医疗保健服务。鼓励中医医疗机构与旅游机构、疗养机构等联合，开发国际旅游度假资源，开展中医药健康旅游项目。开拓中医药服务贸易国际市场，利用境内外展览会宣传大连市中医药医疗保健服务、温泉疗养服务、中医药健康旅游、中医药养生、药食同源等有高附加值的中医药国际服务贸易项目。积极创建辽宁省中医药健康旅游示范单位和辽宁省中医药健康服务教育示范基地。大连神谷中医医院被评为全国中医药文化宣传教育基地。

七、其他各项工作

圆满完成 2016 年全市中医执业医师资格考试和确有专长人员考核的报名、审核、实践技能考核及理论笔试工作，分别受理考生 573 人和 149 人。

（王金玉）

【宁波市 2016 年中医药工作概况】
2016 年宁波市中医药工作以中医药服务能力建设为核心，以提升中医特色优势与强化医疗质量为抓手，中医药工作取得新进展。一是成立

中医药管理局。2016 年 1 月 19 日，宁波市编委办批准宁波市卫生计生委中医药管理处更名为宁波市中医药管理局，成立浙江省内首个地市级中医药管理局，以进一步加强中医药工作的全面指导和规范管理。二是落实中医药服务专项补助政策。认真执行宁波市政府《关于扶持和促进中医药事业发展的意见》，将落实每中医门诊人次 8 元，每中医住院床日 15 元的专项补助政策列入考核目标。全年全市中医补助 2.77 亿元，其中市级财政专项补助 1573 万元。三是推进中医类医疗服务体系建设。社会办医发展迅速，截至 12 月 31 日，全市中医类医疗机构达 230 家。宁波市中医院，余姚市、宁海县、象山县、鄞州区（美康中医医院）、慈溪市、海曙区中医医院 7 家中医医院进行新建或改扩建，共投资 28.83 亿元。预计 2020 年可投入使用，届时可以新增床位 2450 张，宁波市中医医院总床位数可达 4979 张。四是参与智慧健康保障体系 - 云医院建设。年内全市二级以上医院均开设云医院远程会诊中心。全市 9 家二级以上中医医院积极参与云医院建设。北仑区中医院通过与上海市中医院专科建立托管合作，建立肝病云病区。在上海的专家利用云病区可以随时对科室进行业务指导和交流，实施云查房，可以像管理本院病人一样随时查房。五是参与家庭医生签约服务。宁波市连续 2 年将此项工作列为市政府的民生实事项目。截至 12 月 31 日，全市 148 家社区卫生服务中心（乡镇卫生院）均开展签约服务工作，签约家庭医生达 3312 名，累计签约居民人数 61.50 万人。700 名中医执业（含助理）医师参与到家庭医生签约服务中，为健康宁波做好守门人。六是编制《宁波市中医药发展"十三五"规划》，完成《宁波市中医药发展"十三五"规划》编制工作和征求意见工作。规划提出 8 个方面重要任务。"十三五"期间，全市中医药工作要在提升中医医疗服务能力、发展中医养生保健服务、推进中医药继承创新、加强人才队伍建设、

弘扬中医药文化、推进中药保护和发展、拓展中医药服务新业态、加快中医药信息化建设8个方面紧抓落实，为健康宁波建设贡献力量。

一、医政工作

优化中医药服务资源布局。引导和鼓励市县两级中医医院通过医联体、专科合作、对口支援等多种形式促进优质医疗资源上联下沉。推出逐级帮扶模式，由三级医院帮扶二级医院，二级医院帮扶一级医院。市中医院与镇海区、北仑区、宁海县3家中医医院建立合作或医联体关系。北仑区中医医院签约加入全省中医医联体，与上海市中医院建立专科合作。奉化区中医医院牵手上海中医药大学附属曙光医院和宁波市第二医院。

落实综合医院（妇幼保健院、专科医院）中医药工作专项推进行动。全市二级以上公立综合医院、妇幼保健机构、专科医院100%设立中医科和中药房。奉化区溪口医院、余姚市人民医院、宁海县妇幼保健院获批成为全国综合医院（妇幼保健院）中医药工作示范单位。宁波市第一医院通过国家中医药管理局复评。

提升基层医疗机构中医药服务能力。全市100%的社区卫生服务中心（乡镇卫生院）设立中医科和中药房，能运用中药饮片等6种以上中医技术。全市98%的社区卫生服务中心（乡镇卫生院）建立相对独立的中医药综合服务区（中医馆）。积极开展社区卫生服务中心（乡镇卫生院）星级中医药门诊（馆）创建活动，全市五星级中医门诊（馆）达23家，四星级中医门诊（馆）达20家，三星级中医门诊（馆）达30家。全市96.55%的社区卫生服务站（村卫生室）能运用中药饮片和中医非药物疗法。2016年辖区基层医疗卫生机构中医药服务量1019.12万（人次），占总服务量25.19%。

实施中医医院质量持续改进活动。年内新增10个市中医药重点学科，每个区县（市）确定3个以上中医类特色专科加以强化培育，打造中医专科品牌。开展中医医院质量持续改进优秀项目评选活动，促使基层医务人员自觉参与到医院的质量管理中，认真总结医院管理的缺陷和不足，合理运用各种管理工具，提出针对性的改进措施，通过多科室、多专业团队的共同努力，有效推动医院管理和医疗质量持续改进。开展中医诊疗模式创新。宁波市中医院成为全国第二批中医诊疗模式创新试点单位，建立糖尿病、腰腿痛病等一体化诊疗中心，优化整合医院多学科人才、技术、设备资源。

推进中医护理综合治疗区建设。2016年7月1日，宁波市中医院开设门诊中医护理传统综合治疗室，开展拔罐疗法、穴位贴敷、微针针刺（腕踝针）、督灸、艾灸、乳房循经推拿、刮痧等20个项目，开设半年服务26990人次。北仑区中医院、宁海县中医院、奉化区中医院之后相继开设门诊中医护理传统综合治疗室。截至2016年12月31日，全市中医护理门诊综合治疗室服务58393人次。

二、科研工作

各级各类医院积极开展中医药科技项目研究和科技成果申报，推动中医药科技成果向临床转化。年内获省中医药科技计划项目A类12项、B类6项、人才类1项、中医药适宜技术类4项、中药配方颗粒类1项，合计总数24项，数量创历史新高，较2015年增长71.43%。年内获得省中医药科学技术奖4项，其中二等奖2项、三等奖2项。

三、教育工作

开展多层次人才培养。首批宁波市名中医药专家学术经验继承人完成为期3年的培养，37名继承人出师。第二批宁波市名中医药专家学术经验继承人完成遴选工作。新增全国基层名老中医药专家传承工作室1家，全国中医护理骨干人才1名，入选全国中医护理骨干人才培训项目2名，通过传统医学师承考试7名。2016年招录中医规范化培训学员82人。组织完成规范化培训学员年度考核、阶段考核、结业考核。完成年度65名中医全科医师转岗培训理论培训任务。

开展职业技能竞赛，以赛促能力提升。宁波市中医药管理局联合宁波市总工会、共青团宁波市委举办中药技能竞赛活动。经过层层比赛，以赛促练，培养行家里手，培育工匠精神。遴选选手参加全国中药材鉴别大赛，选手王超儿获得大赛笔试第一名。从2015年全市中医护理比赛得奖选手中遴选队员，组队参加浙江省中医护理综合技能竞赛，宁波市中医院金颖获得竞赛个人第一名，代表队获得团体第一名。

四、文化建设

保护和推广宁波中医药文化。推进中医药非物质文化遗产申报和保护工作，新增1个省级非物质文化遗产传承基地，2个区县（市）级传统医药非物质文化遗产项目。发挥媒体优势，传播宁波中医药文化。中国中医药报18次报道宁波市中医药工作经验，其中《宁波：让优质中医药服务回归基层》头版头条刊出并连续报道。宁波电视台《养生有1套》录制52期。董幼祺获中华中医药学会首届"放眼未来·仁心雕龙"十大中医药优秀论文奖。

推动中医药健康养生文化与旅游融合创新。余姚香泉湾山庄、易中禾仙草园、象山枫康生物科技有限公司被命名为浙江省中医药文化养生旅游示范基地。鸣鹤古镇、易中禾仙草园、象山枫康生物科技有限公司申报创建国家级中医药健康旅游示范基地。

推进中医药科普宣传。深化中医药"进农村·进社区·进家庭"三进活动和"进机关·进学校·进企事业"新三进活动。编印《中医健康教育宣传手册》，下发到各级中医医院。实施中医药科普知识、养生操等二维码、目视化宣传。全市中医药文化知识普及覆盖95.07%的行政村、98.22%的社区、87.18%的家庭。

五、党风廉政建设

建立健全关键岗位权力制约制度。强化领导干部"一岗双责"，确保廉政建设主体责任落到实处。公立医院关键岗位主要负责人和相应的业务分管领导实行定期轮岗。层层签订党风廉政建设责任书，举行落实主体责任专题报告会，开展廉洁谈话。

建立健全药品耗材集中采购制度。不断完善药品（耗材）集中采购"宁波规则"，实施"三步评审法"，即供应商资质入围由计算机说了算，品牌遴选由专家说了算，成交结果由价格说了算，公开采购环节和结果，遏制降低药品（耗材）价格虚高，治理商业贿赂。

强化反腐纠风制度防控。利用信息技术，实行重点工作指标控制，规范诊疗服务行为，防止收受红包回扣、过度检查治疗、乱收费等损害群众利益问题的发生。建立巡查制度，对各级中医医院落实主体责任情况进行专项督查。

（褚小翠）

【厦门市 2016 年中医药工作概况】

一、中医医改

推动社会力量举办中医医疗机构。厦门市在区域卫生规划中确定健全和完善由公立三级中医医院、二级中医医院及镇卫生院、社区医疗卫生服务机构为主，以社会力量举办的中医医疗机构为辅的中医医疗服务体系基本方针。2016 年厦门市民营中医门诊部 46 家、中医诊所 253 所，规划在建的三级民营独资中医医院 1 家（厦门齐安中医院，床位 500 张）。开放的中医医院床位总数 1480 张，综合性医院中医科室床位总数 289 张，全市有中医类别（含中西医结合）执业及执业助理医师 2684 人（每万人口 6.95 名中医师）。

争取有利于中医药特色优势发挥的投入补偿机制。2014 年起，在工作量补助经费中，给予中医医院较大倾斜，如普通门诊中医院补助 9元/人次（综合医院 7 元/人次），急诊中医院补助 40 元/人次（综合医院 38 元/人次），住院中医院补助 385 元/人次（综合医院 300 元/人次）。2014 年 7 月，厦门市将符合基本需求的 322 种中药饮片纳入厦门市国家基本药物社会统筹医疗基金支付范围。2015 年 7 月，在基层医疗卫生机构增设每中医药诊疗人次 2元中医辨证论治费。为扶持中医事业发展，鼓励使用中药饮片。2016年，厦门市恢复公立医疗机构中药饮片（不含颗粒剂）加成率 13%。通过上述调整，达到"老百姓得实惠，愿意选择中医药服务；医疗机构不亏损，积极提供中医药服务"的目标。

启动中药饮片代煎工作。为把厦门市分级诊疗推向深入，方便居民在家门口看中医用中药，省却煎煮或长时间等候的麻烦，减少医疗机构人力物力投入，提高中药煎煮质量，厦门市卫生计生委中医药管理处积极推动大型药企和厦门市医疗机构开展中药代煎工作，包括社区卫生服务中心在内 20 多家医疗机构的中药饮片代煎代送业务已在运行。

二、医院建设

2016 年，厦门市中医院全年门诊病人 164.85 万人次，其中急诊人数 46.19 万人次，出院人数 4.12 万人次，业务收入 8.24 亿元，平均住院 11.08 天。同安区中医院全年门诊人次数 29.98 万人次，其中急诊人数 0.74 万人次，出院人数 0.53 万人次，业务收入 0.81 亿元，平均住院 8.60 天。

2016 年，全国综合医院中医药工作示范单位评审专家组对厦门市第一医院中医药工作进行复审。第一医院以 174.5 分的高分（总分 200分）通过复审，专家组对医院加强中医药内涵建设和发挥其典型示范带动作用给予高度评价。

三、基层中医药工作

根据《全国基层中医药工作先进单位建设工作管理办法》具体要求，各区积极投入"创先"工作。继海沧区 2014 年底通过国家中医药管理局组织的专家评审验收、集美区 2014 年通过福建省卫生计生委组织评审验收、同安区 2015 年 5 月和 8 月分别通过福建省卫生计生委和国家中医药管理局组织的评审验收之后，翔安区于 2016 年以 974.8 分的高分（总分 1000 分）通过福建省卫生计生委组织的评审验收。未来厦门市将积极推进集美区、翔安区创建国家级先进单位，为厦门市创建全国基层中医药工作先进单位打下基础。

继续加大对基层中医药服务能力提升工程相关投入，加强基层中医药服务能力提升工程建设力度。对照基层中医药服务提升工程目标责任书内容，在全市范围内开展基层中医药服务能力提升工程督查工作，全市 100% 的社区卫生服务中心、100% 的镇卫生院、89.47% 的社区卫生服务站、78.93% 的村卫生所能够提供中医药服务，均达到年度工作目标。

进一步加强市级医院中医专家进社区工作，开展带病人下社区诊疗与带徒工作，发挥中医药在社区卫生服务中的作用。培养基层中医药人才，推广中医药社区适宜技术，深入指导社区开展"预防、保健、医疗"工作，为发展厦门市具有中医特色的社区卫生保健服务体系提供经验和模式。在医改和分级诊疗工作中，坚持以病人利益和服务需求为导向，中医师在慢性病"三师共管"和家庭医生签约服务中发挥重要作用，进行证候辨识、饮食调养、起居活动等指导，积极传授四季养生、穴位按摩等适合居民自行操作的中医技术，有针对性地提供中医干预方案，充分体现中西医结合的健康管理特色。

厦门市的经验交流材料《多措并举，大力提升中医药服务能力和影响力》被国家中医药管理局收录于基层中医药服务能力提升工程领导小组办公室印发的《基层中医药服务能力提升工程"十二五"实施工作经验交流材料》中。

四、人才建设

2016 年厦门市成立西医学习中医人才培养工作领导小组，制订西医学习中医培养工作方案和培训实施方案，组织开展首届西医学习中医指导老师和学员报名。首届西学中班在厦门市医疗系统广受欢迎，报名踊跃，共有200余名来自厦门市各医疗卫生单位的学员报名参加首届西学中班学习。本届西学中班学员具有以下几个特点：领导高度重视，学员中有多位同志担任院长、书记、处长、中心主任等领导职务；学员来源覆盖面广，主要来自于三级甲等综合医院、专科医院、妇幼保健机构、基层医疗机构和卫生行政主管部门等；学员学历高，临床经验丰富，学员大都是厦门市慢性病、常见病、多发病西医临床诊疗一线的专家，含多名科主任、学科带头人。

开展全国名老中医药专家传承工作室建设等各级学术经验继承项目管理工作，组织进行第一批市名老中医传承工作室建设项目中期评估，完成第三批市优秀中青年中医后备人才验收。同时，注重基层中医药人员的管理培训工作，认真做好基层中医药适宜技术培训、推广应用，认真做好传统医学出师考核和确有专长人员、中医药一技之长人员的考核与纳入乡村医生管理等工作。

厦门市中医院继续按照三级医院柔性引进高级人才的"双主任制"政策，聘请北京阜外医院、全国著名心血管介入专家吴永健任医院心血管科主任，指导参与科室的医教研工作。利用"海纳百川"人才计划的支持，聘请陈可冀院士为院士工作站导师开展工作。

五、学科建设和科技教育工作

在"科教兴卫"总体工作思路框架下，中医学科、专科建设取得成效。厦门市中医院现有2个中医类国家临床重点专科建设项目（肝病科、儿科）；4个"十一五"国家中医药管理局重点专科（肝病科、肛肠科、儿科、脾胃病科）；1个国家中医药管理局重点学科（中医肝胆病学科），2个国家中医药管理局"十二五"重点专科建设项目（骨伤科、风湿病科）；7个福建省中医重点专科；1个厦门市中医领先学科（肛肠科）；1个厦门市医学中心（肝病中心）；9个厦门市医学重点专科，1个厦门市社区全科医学规划

专科建设项目（禾山街道社区卫生服务中心）。拥有1个达到部颁二级标准的重点实验室。

2016年，中医医院科研、教学工作有了新发展与进步。2016年厦门市中医院发表论文128篇，其中SCI源论文12篇，Medline收录论文2篇，获准国家级立项2项，省部级立项3项，厅市级立项9项，获得科研经费资助95.95万元。厦门市中医院是国家中医药管理局首批中医住院医师规范化培训基地、首批中医全科规范化培训及临床培训基地。禾山街道社区卫生中心是国家中医药管理局首批中医类别全科医学社区培训基地，2016年招收中医类别规范化培训学员39名、中医全科规范化培训学员9名，中医全科转岗培训学员11名，共33名（医院13名、社区20名）医师加入厦门市全科师资队伍。

六、中医药预防保健工作

厦门市中医院治未病中心继续积极开展中医体质辨识，建立中医体质健康档案及治未病健康调养咨询、指导等服务，并提供"三伏贴""三九贴"等患者乐于接受的中医特色服务。2016年厦门市中医院治未病中心开展各类健康讲座12场，印制并发放治未病宣传手册1200份，以多种健康教育形式，深入民众，

提供健康知识，普及治未病思想。此外，与厦门日报官方微信合作，为读者提供免费体质辨识服务。科室医师定期在报纸上发表中医养生及治未病文章，通过传统媒体和新媒体，广泛宣传治未病理念，传播中医养生保健知识。

七、中医药文化建设、中医药合作与交流

厦门市委市政府将构建国家层面的海峡两岸中医药交流合作基地纳入对台重要工作，多次召开专题会议进行研究和部署。市财政安排专项资金，专门用于推动海峡两岸中医药合作与交流。厦门市整合相关资源，积极承接国家中医药管理局对台任务，不断加强同台湾中医药界交往。2016年6月11日，由国家中医药管理局和厦门市政府主办的2016海峡两岸中医药发展与合作研讨会在福建厦门召开。此次活动作为第八届海峡论坛的配套活动，以"创新医养结合模式，共谋两岸民众福祉"为主题，邀请600余名海峡两岸知名专家学者、协会代表、企业负责人，共同就两岸健康养老发展模式及产业合作进行交流探讨。海峡两岸中医药发展与合作研讨会创办于2006年，迄今已成功举办11届，2007年起连续列入国台办对台交流重点项目，2009年起作为重

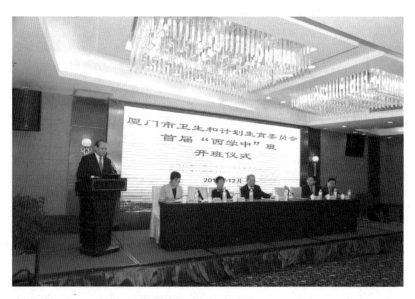

2016年12月14日，厦门市卫生计生委首届"西学中"班在福建厦门开班

要配套活动连续纳入海峡论坛。研讨会注重实效，推动两岸中医药相互借鉴、共赢发展，已建设成为两岸中医药交流与合作的重要平台。

2016年4月18日，第八届海峡两岸（厦门海沧）保生慈济文化旅游节在青礁慈济祖宫景区广场开幕。来自大陆、台湾、香港、马来西亚、新加坡、韩国、泰国等地1000余名嘉宾参加。本届文化旅游节继续以"两岸一家亲，共建新家园"为宗旨，贯彻"一带一路"倡议，弘扬传统民俗文化，提倡大道、大爱精神，传承"健康、慈济、和谐"的文化理念，全方位展示"美丽厦门·活力海沧"的城市风采。

（陈艳丰）

【青岛市2016年中医药工作概况】
2016年，青岛市以申建国家中医药综合改革试验区为契机，贯彻落实扶持和促进中医药事业发展的有关政策，扎实推进各项工作。一是国家中医药综合改革试验区申建工作取得初步成功。1月26日青岛市入选国家中医药综合改革试验区，青岛市人民政府出台《青岛市创建国家中医药综合改革试验区实施方案》。二是中医药综合服务能力全面提升。市政府与山东中医药大学签署战略合作协议，山东中医药大学青岛中医药科学院落户岛城，全市拥有三级中医（中西医结合）医院3所（数量位列计划单列市首位），国医馆80个，中医类别执业医师3421人，中医床位数6550张，万人口中医床位数7.39张（超过全国平均水平34%、山东省平均水平31%），全市100%的社区卫生服务中心和镇卫生院、85.2%的社区卫生服务站、70.2%的村卫生室能够提供中医药服务，实现中医药服务"广覆盖"。三是加强中医药预防保健服务体系建设。开展青岛市首届三伏养生节暨2016年健康中国行主题宣传活动、第四届青岛市养生膏方节活动和200场中医科普养生大讲堂活动，全市养生保健"五进"（进乡村·进社区·进家庭·进机关·进学校）活动丰富多彩，超过25万人次受益。四是

实施"三经"（经典、经验、经方）传承战略，中医传承创新取得新成效。举办"四大经典"技能大赛，开辟"青岛中医学苑"微信专栏。加强中医药学科建设，12个专科入选第四批省中医药重点专科，14个专科入选"十三五"省中医药重点专科建设项目，建成100个中医专病（专技）特色门诊。

一、政策法规

创新中医药扶持政策，进一步加强对中医药工作的组织领导，以青岛市人民政府名义建立由19个市直部门及各区市政府、高新区管委会组成的中医药工作（中医药健康服务业发展）联席会议制度，联席会议由市政府副市长栾新担任总召集人，市政府副秘书长王哲，市卫生计生委主任、市中医药管理局局长杨锡祥担任副召集人，各成员单位有关负责同志为联席会议成员，构建政府引领统筹、卫生计生部门与其他部门双边协作、社会力量广泛参与的"1+2+X"中医药健康服务业发展模式。在全国率先选择中医门诊优势病种纳入医保统筹支付范围并按病种结算或日间病房管理，明确医保统筹金支付额和个人负担额，支付经费不计入年度统筹金额度。落实中药饮片不执行零差率，计入基本药物但不计入药占比的使

用扶持政策，鼓励医疗机构提供中药饮片与加工炮制服务。在全国率先试行中医医疗质量信誉等级评定制度，建立中医医疗质量管理与质量信誉评价体系，公布55家医疗机构的中医医疗质量信誉等级。在全国率先推行特聘中医存案制度，即外地中医专家经存案后可在青岛市医疗机构开展包括带教诊、教学查房、手术指导、学术交流、科学研究及相关学术传承工作，扩增中医药人力资源总量。

二、医政工作

开展大型中医医院巡查工作，受巡医院的服务质量、中医特色、管理水平和患者满意度"四个明显提升"。创新中医药服务模式，改善群众就医感受，试点开展"送汤药上门"服务，累计送汤药上门2万余单。加强中医医疗质量管理，开展全市中医医院医疗质量检查并进行通报，完善市中医医疗质量监测考评控制中心建设，建立医疗、护理院感、治未病和药学4个质控分中心。实施中医药预防保健及康复服务能力建设项目，完善青岛市中医医院、山东青岛中西医结合医院治未病中心服务内涵。在李沧区等5个区市推进治未病服务体系建设。

继续实施基层中医药服务能力

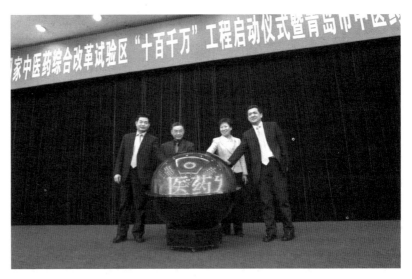

2016年12月15日，青岛市创建国家中医药综合改革试验区"十百千万"工程启动仪式暨青岛市中医药发展集团成立大会在山东青岛举行，国家中医药管理局副局长马建中等出席

提升工程和综合（专科）医院、妇幼保健机构中医药工作专项推进行动。积极引进中医药高端智力和战略资源，青岛市中医管理局与山东中医药大学开展战略合作，成立山东中医药大学中医特色诊疗中心并开诊。崂山区入选全国基层中医药工作先进单位，青岛经济技术开发区第一人民医院入选全国综合医院中医药工作示范单位。全市建成80个国医馆。开展以乡村医生为重点的基层中医药适宜技术年度培训推广工作，新增108名掌握中医药适宜技术的基层卫生技术人员和101家能够提供中医药服务的基层医疗机构。

截至2016年底，青岛市拥有全国基层中医药工作先进单位4个，全国综合医院中医药工作示范单位3个。全市100%的社区卫生服务中心和镇卫生院、85.2%的社区卫生服务站、70.2%的村卫生室能够提供中医药服务，实现中医药服务"广覆盖"。

三、科教工作

实施"三经"（经典、经验、经方）传承战略，举办"四大经典"技能大赛，挖掘民间中医药特色技术，锤炼中医优势病种，建成100个中医专病（专技）特色门诊。加强传承型中医药人才培养，完成各层级中医药专家师承工作任务，启动第四批五级中医药师承教育项目。

开展全国名老中医药专家传承工作室建设项目（姚开炳）评审验收工作。完成中医药继续教育项目、西医学习中医普及班网络教学、中医住院医师规范化培训、中医类别全科医师规范化培训工作。12个专科入选第四批省中医药重点专科，14个专科入选"十三五"省中医药重点专科建设项目，成立五运六气龙砂医学流派青岛工作室。加强中医护理专业国家中医药优势特色教育培训基地建设，青岛市中医管理局与湖南中医药大学联合举办31名学员参加的中医护理专业研究生班，开展全国中医护理骨干人才培训项目。开展第十期养生保健指导医师培训，培训人数累计达859人。

四、文化建设

开展青岛市首届三伏养生节暨2016年健康中国行主题宣传活动，服务群众20余万人次。开展第四届青岛市养生膏方节活动，提供膏方服务4682人次，制备膏方4066料，免费送膏方上门750人次，举办养生知识科普宣传活动275场，发放养生宣传材料79416份，受到群众广泛欢迎。建立7个中医药文化宣传教育基地建设，开展面向社会大众和在校学生的开放式宣教活动。遴选10项家庭中医药适宜技术并向社会进行公告，组织制定并向社会发布《青岛市居民春季养生保健指南》，遴

选200场中医科普养生大讲堂活动，全市养生保健"五进"（进乡村·进社区·进家庭·进机关·进学校）活动丰富多彩。

五、中药资源普查

2016年，青岛市继续开展全国第四次中药资源普查青岛地区普查工作。该项工作由山东省第二（李沧）普查队承担，普查队在山东师范大学樊守金教授和李沧区卫生计生局副局长黄磊带领下，对李沧区重要资源和重要传统知识进行6次，共452人次，长达45天的调查。完成李沧区娄山、卧狼齿、戴家北山、虎山、枣儿山、老鸹岭、烟墩山、竹子庵等以及与李沧交界的城阳区、崂山区部分山区的中药野生资源普查，并对永清路街道社区卫生服务中心、李村街道社区卫生服务中心、颐捷堂诊所、张泰运中医肛肠诊所等8家中医特色诊所及街道社区卫生服务中心进行走访调查，完成对青岛天合医药集团股份有限公司和青岛海富达中药材有限公司2家中药材供应企业的调查。普查队共完成37个样地185个样方套的设置和药用植物种类、数量的调查，初步查明李沧区野生中药植物有262种，如丹参、金银花、芫花、桔梗、蒲黄、苦参、石竹、商陆、长冬草、北豆根（蝙蝠葛）、郁李、地榆、地黄等，市场调查中药种类300多种。填写传统知识表格28份，录像100多分钟，制作腊叶标本300多种1400余份，药材标本63份，拍摄照片60000多张，相关数据资料已经按照国家中药资源普查办有关要求录入中药资源普查数据管理系统，圆满完成2016年度各项调查任务。

（范存亮）

【深圳市2016年中医药工作概况】

2016年，深圳市中医药工作在国家中医药管理局和广东省中医药局的指导下，围绕深圳市卫生中心工作，积极申报国家中医药综合改革试验区，加强中医药服务能力及医德医风建设，中医药事业发展势头良好。

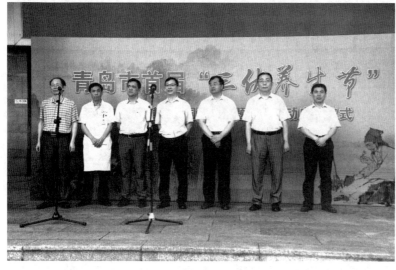

2016年7月15日，青岛市首届"三伏养生节"暨2016年"健康中国行"主题宣传活动启动仪式在山东青岛举行

截至 2016 年末，深圳市共有中医医疗机构 690 家，占全市医疗机构（3899 家，含社康 623 家）的17.6%，其中中医、中西医结合医院 9 家（公立 5 家，社会办 4 家），中医类门诊部 13 家，中医类诊所516 家，中医馆 108 家，中医坐堂医诊所 44 家。

一、国家中医药综合改革试验区

为推进深圳市中医药强市建设，完善中医药事业发展政策和机制，促进中医药服务体系建设、服务领域拓展和服务模式创新，深圳市结合建设卫生强市、构建"广深医疗卫生高地"要求及打造国际化区域中心的发展定位，以中医药协调创新为主题，申报国家中医药综合改革试验区。国家中医药管理局已于2016 年 12 月同意深圳市为国家中医药综合改革试验区。深圳市已拟订《深圳市中医药综合改革试验区建设方案（送审稿）》，围绕市"中医药协调创新"主题确定各区的试验主题。深圳市将通过完善中医药事业发展政策和机制、中医药服务供给侧创新、中医药医教研协同创新、中医养生保健服务创新、中医药文化传承创新以及中医药产业发展路径创新，充分发挥中医药在卫生、经济、科技、文化、生态"五种资源"的优势和在深化医药卫生体制改革中的作用，推动中医药医疗、保健、科研、教育、产业、文化"六位一体"全面协调发展。

二、中医"三名"工程

名院建设方面，市中医院建设光明院区推进顺利，广州中医药大学与澳大利亚皇家墨尔本理工大学依托市中医院共建深圳墨尔本生命健康工程学院。宝安区打造宝安区中医医院集团，从人才培养、中医医疗、中医药研发、中医药产业化、养生、中医药文化传承 6 个方面筹划建设"中医药创新之都"；福田区中医院与广州中医药大学深度合作，成为广州中医药大学深圳医院，探索公立医院改革新模式，并成功创建为三级甲等中医院；龙岗区中医院签约揭牌北京中医药大学深圳医院，并通过广东省教学医院评审。

名科建设方面，加强中医特色专科（专病）建设，组织评定新增市级中医特色专科（专病）10 个、建设单位 3 个，开展对 55 个既有各级中医特色专科（专病）的年度评估督导，对深圳市中医特色专科（专病）建设情况、取得的成效及针对 2015 年度督导评估所提出整改意见落实情况进行督导检查。截至2016 年末，深圳市共有市中医特色专科（专病）68 个（含建设单位 3 个）。

名医及名诊所建设方面，柔性引进中医国医大师、院士等名师团队 10 多个，设立名中医工作室 20 多个，确定深圳和顺堂宝安中医门诊部、深圳固生堂中医门诊部、深圳固生堂仁恒中医馆、深圳上医中医馆为深圳市第一批名中医诊疗中心。名中医诊疗中心成为循市场化、国际化路径集聚名诊所、名中医的重要平台。

三、中医标准化

一是深圳市卫生计生委负责申报、起草的《中药编码系统第 1 部分：中药编码规则》获 ISO 总部批准发布，开创深圳市及广东省中医药国际标准化的历史先河。其余 6项 ISO 标准项目进展顺利。二是深圳市卫生计生委中医处联合市中医药企业标准联盟起草制定《中药全过程追溯体系要求》《中药饮片内包装》《中药材、中药饮片存贮规范》3 项团体标准作为推动《中药编码规则及编码》等 3 项国家标准落地的配套标准和有力支撑。三是推动《中药编码规则及编码》等 3 项国家标准的落地。江西江中中药饮片有限公司和广东一方制药、康美药业、一致药业完成或部分完成认证和标识工作，可供二维扫码，构建中药饮片追溯体系，保障药品安全。四是深圳市和顺本草药业有限公司"薏苡仁等 2 种中药饮片标准化建设"及华润三九医药股份有限公司"三九胃泰标准化建设"获得国家中医药管理局中药标准化项目立项。

四、基层中医药服务能力

一是组织举办基层中医药人员临床技能进修培训班及综合医院中医科、社康中医护理骨干专题培训班各 1 期，中医适宜技术培训班 7期，培训中医药人员近 800 人。二是推进全国综合医院中医药示范单位创建工作，市儿童医院、宝安区松岗人民医院通过评审进入示范单位行列，市人民医院、宝安区人民医院积极创建并申报全国综合医院中医药工作示范单位。三是组织开展对全市 137 家中医馆及中医坐堂医诊所的专项检查评估，加强行业规范管理。四是对全市 48 家医院、35 家中医馆及中医坐堂医诊所进行医疗机构中药饮片专项检查抽查工作，加强医疗机构中药饮片管理，保障医疗安全和医疗质量。

五、弘扬"大医精诚"

深圳市按照广东省中医药局"弘扬大医精诚精神，提升中医药服务能力"主题活动部署，开展中医系统"两学一做"，即学习大医精诚、学习中医经典，做苍生大医，树立和宣传中医药行业新形象、提升中医药服务能力和水平。开展中医适宜技术培训班、中医特色专科评估督导，启动深圳市"第四批师承项目"推进名老中医药专家传承工作室建设，完善中医规范化培训基地建设，加强中医住院医师、全科医师规范化培训，组织"大医精诚"宣讲队。各区卫生行政部门及相关中医机构分别举行演讲比赛及中医药技能竞赛，推选出本单位优秀选手参加市级决赛。2016 年 9 月 27 日，在弘扬"大医精诚"演讲表演比赛暨中医药传统技术大比武市级决赛中，深圳市中医院选送的谷大伟《大医之路，精诚所至》及王方生《杠杆正骨整脊法》获得一等奖，并代表深圳市出战省级比赛。省级决赛中冲出省级医院及大学附属医院的重围，双双荣获三等奖，展现特区中医人风采，为深圳市赢得荣誉。

六、中医药文化交流

一是举办中国（深圳）国际及港澳台地区中医药学术论坛。国医大师王琦、张大宁、禤国维以及来自国内外中医药专家学者齐聚一堂，共同探讨交流中医药文化，推动中医药事业走向世界。二是海峡两岸暨港澳地区中医药国际交流中心在龙岗区中医院揭牌。该中心将纳入中华中医药学会年度工作计划，以龙岗区全区中医药卫生资源为基础，依托国家中医药管理局、中华中医药学会、中医领域院士、国医大师、北京中医药大学国际合作处和广州中医药大学国际交流中心等优质资源，建设成为集学术交流、国际合作、人才培养为一体的中医药文化交流中心。三是和顺堂主办全国首届中医馆发展论坛，汇聚来自国内中医药领域的资深专家、知名学者和优秀企业家代表等300多人，共同展望中医药发展趋势，探讨中医药复兴之路。四是龙岗区积极申报创建国家中医药健康旅游示范区（基地、项目），已通过省级评审。

（刘冬云）

医疗机构篇

【2016 年中医药医疗机构一览表】

机构名称	政府办卫生机构隶属关系	政府主管部门评定的医院级别	政府主管部门评定的医院等级	编制床位（张）	实有床位（张）	编制人数	在岗职工数	卫生技术人员	执业医师	执业医师（中医类别）	执业助理医师	执业助理医师（中医类别）
中国中医科学院广安门医院	中央属	三级	甲等	614	614	1 050	1 547	1 293	555	484	0	0
中国中医科学院望京医院	中央属	三级	甲等	1 100	743	730	1 260	1 015	350	235	1	1
中国中医科学院眼科医院	中央属	三级	甲等	800	335	190	550	431	157	83	1	1
中国中医科学院西苑医院	中央属	三级	甲等	800	656	1 011	1 548	1 180	399	310	0	0
北京中医药大学东直门医院	中央属	三级	甲等	574	585	819	1 293	1 043	416	309	4	3
首都医科大学附属北京中医医院	省（自治区、直辖市）属	三级	甲等	565	606	1 351	1 661	1 333	575	487	2	0
北京按摩医院	中央属	二级	甲等	56	44	80	326	251	165	159	0	0
天津市中西医结合医院	省（自治区、直辖市）属	三级	甲等	1 000	1 067	986	1 705	1 397	489	151	2	0
天津中医药大学第一附属医院	省（自治区、直辖市）属	三级	甲等	2 600	2 489	3 200	2 609	2 354	938	715	3	1
天津中医药大学第二附属医院	省（自治区、直辖市）属	三级	甲等	504	504	1 248	1 058	945	366	267	0	0
天津市中医药研究院附属医院	省（自治区、直辖市）属	三级	甲等	600	460	1 218	990	704	218	137	3	1
河北省中医院	省（自治区、直辖市）属	三级	甲等	1 200	1 450	825	1 228	1 023	469	332	6	3
山西中医学院第三中医院（山西省针灸研究所）	省（自治区、直辖市）属	三级	甲等	300	340	247	370	329	121	85	3	2
山西省活血化瘀研究所（山西省中西医结合妇科医院）	省（自治区、直辖市）属	二级	甲等	40	40	59	47	39	17	4	0	0
山西省中医药研究院（山西省中医院）	省（自治区、直辖市）属	三级	甲等	1 058	1 149	902	1 654	1 393	363	258	1	1
山西职工医学院附属医院（山西省肛肠医院）	省（自治区、直辖市）属	二级	甲等	350	168	130	202	158	42	20	0	0

药师（士）	西药师（士）	中药师（士）	房屋建筑面积（平方米）	万元以上设备总价值（万元）	总收入（千元）	总支出（千元）	总资产（千元）	总诊疗人次数	入院人数	出院人数
197	48	149	71 633	41 002	2 081 067	1 953 549	2 038 961	2 874 176	16 645	16 643
63	20	43	71 160	20 986	1 046 071	981 315	992 234	1 446 049	18 359	18 420
40	15	25	18 500	12 139	368 020	363 694	282 755	386 676	9 035	9 047
188	34	154	101 079	45 932	1 845 341	1 764 652	1 745 807	2 668 914	19 550	19 583
76	19	57	74 046	29 771	1 448 694	1 436 979	938 876	1 846 330	18 068	18 060
149	32	117	51 903	50 039	1 647 460	1 601 650	1 345 398	2 315 272	21 030	21 006
5	1	4	2 926	5 212	112 606	100 675	124 625	851 969	970	992
67	45	22	117 921	30 005	905 723	962 251	1 508 659	779 933	29 809	29 733
123	43	80	177 049	4 389	2 319 567	2 010 285	3 216 977	2 835 588	56 857	57 015
80	14	66	24 860	10 206	747 757	761 027	1 305 199	1 149 202	13 851	13 795
127	35	92	75 700	15 390	641 739	581 465	554 204	1 280 514	12 148	12 165
80	36	44	62 073	17 018	730 110	690 042	1 250 373	717 149	26 043	25 641
20	11	9	13 132	3 330	87 616	75 398	91 566	121 879	6 692	6 664
4	3	1	1 361	488	5 713	5 913	4 018	6 848	1 160	1 046
245	21	224	84 060	21 714	856 156	845 952	574 290	1 061 374	25 689	25 568
13	9	4	17 486	1 685	39 308	39 052	138 235	11 831	2 923	2 916

机构名称	政府办卫生机构隶属关系	政府主管部门评定的医院级别	政府主管部门评定的医院等级	编制床位（张）	实有床位（张）	编制人数	在岗职工数	卫生技术人员	执业医师	执业医师（中医类别）	执业助理医师	执业助理医师（中医类别）
山西中医学院中西医结合医院（太原铁路中心医院）	省（自治区、直辖市）属	三级	甲等	1 000	1 313	1 106	1 441	1 292	465	143	21	2
山西中医学院附属医院	省（自治区、直辖市）属	三级	甲等	500	547	638	885	780	307	191	6	4
内蒙古自治区中医医院	省（自治区、直辖市）属	三级	甲等	700	511	667	534	422	202	167	0	0
内蒙古国际蒙医医院	省（自治区、直辖市）属	三级	甲等	800	1 144	1 003	1 605	1 353	455	268	5	2
辽宁中医药大学附属第三医院	省（自治区、直辖市）属	三级	甲等	200	300	322	272	204	73	46	0	0
辽宁中医药大学附属第二医院	省（自治区、直辖市）属	三级	甲等	650	857	915	572	458	284	226	0	0
辽宁中医药大学附属医院	省（自治区、直辖市）属	三级	甲等	1 600	2 340	2 929	2 486	2 143	769	647	1	0
辽宁中医药大学附属第四医院	省（自治区、直辖市）属	三级	甲等	410	392	704	425	362	143	46	5	1
吉林省中医药科学院第一临床医院	省（自治区、直辖市）属	三级	甲等	550	537	495	644	527	393	180	5	3
长春中医药大学附属医院	省（自治区、直辖市）属	三级	甲等	1 340	1 635	872	1 711	1 402	609	500	0	0
黑龙江中医药大学附属第二医院	省（自治区、直辖市）属	三级	甲等	800	1 233	531	980	787	392	338	3	2
黑龙江省中医药科学院	省（自治区、直辖市）属	三级	甲等	1 658	1 687	647	1 527	1 194	422	357	5	3
黑龙江中医药大学附属第一医院	省（自治区、直辖市）属	三级	甲等	1 500	1 522	1 006	1 396	1 156	469	335	0	0
黑龙江省中医药学校附属医院	省（自治区、直辖市）属	二级	乙等	50	50	57	48	40	21	6	2	1
上海中医药大学附属曙光医院	省（自治区、直辖市）属	三级	甲等	1 200	1 274	1 680	1 941	1 643	579	339	0	0
上海中医药大学附属龙华医院	省（自治区、直辖市）属	三级	甲等	1 250	1 367	1 622	1 820	1 548	523	403	0	0
上海市中医医院	省（自治区、直辖市）属	三级	甲等	450	530	765	992	839	306	254	2	2

（续表）

药师 （士）	西药师 （士）	中药师 （士）	房屋建 筑面积 （平方米）	万元以 上设备 总价值 （万元）	总收入 （千元）	总支出 （千元）	总资产 （千元）	总诊疗 人次数	入院 人数	出院 人数
63	48	15	54 884	1 428	650 311	561 939	795 415	373 383	30 989	30 924
51	18	33	46 500	9 170	246 782	256 956	359 148	349 388	11 426	11 591
44	4	40	18 065	2 721	232 809	236 664	227 370	336 317	12 380	12 364
90	23	67	55 396	30 274	439 668	448 566	754 457	629 119	23 054	23 017
20	2	18	8 614	3 029	52 120	63 086	68 789	28 973	4 946	4 939
36	9	27	34 007	10 549	317 259	287 361	355 881	258 360	18 776	18 848
183	40	143	129 188	30 181	1 352 673	1 284 992	1 474 983	1 682 906	58 335	58 299
27	22	5	19 744	5 039	105 309	136 751	83 361	133 566	9 102	9 093
40	0	40	39 376	562	263 706	247 009	253 157	332 870	7 551	7 539
94	19	75	132 603	35 546	1 045 799	998 539	1 218 169	1 990 389	40 218	40 050
58	17	41	44 134	1 621	381 275	380 343	535 231	429 473	25 939	25 901
120	47	73	88 537	16 243	593 361	596 704	727 890	666 715	36 898	37 027
75	16	59	167 000	2 199	965 737	964 075	1 054 567	1 066 296	46 309	46 378
3	2	1	802	8	4 030	0	598	18 960	1 006	1 006
143	45	98	137 973	41 759	2 386 223	2 417 693	1 154 414	3 355 798	67 926	68 004
191	56	135	147 604	40 081	2 015 780	2 004 351	1 720 314	3 532 296	51 398	51 429
99	27	72	43 960	18 922	1 022 391	1 017 405	489 186	1 906 470	19 275	19 307

机构名称	政府办卫生机构隶属关系	政府主管部门评定的医院级别	政府主管部门评定的医院等级	编制床位（张）	实有床位（张）	编制人数	在岗职工数	卫生技术人员	执业医师	执业医师（中医类别）	执业助理医师	执业助理医师（中医类别）
上海中医药大学附属岳阳中西医结合医院	省（自治区、直辖市）属	三级	甲等	900	878	1 268	1 456	1214	436	295	0	0
江苏省中医院	省（自治区、直辖市）属	三级	甲等	2 500	2 413	1 840	2 789	2 510	735	431	1	0
江苏省第二中医院	省（自治区、直辖市）属	三级	甲等	600	589	190	652	571	232	156	0	0
江苏省中西医结合医院	省（自治区、直辖市）属	三级	甲等	730	809	810	1 337	1 110	412	200	0	0
浙江省中医院	省（自治区、直辖市）属	三级	甲等	2 060	1 982	2 721	2 595	2 221	780	331	4	2
浙江省新华医院	省（自治区、直辖市）属	三级	甲等	1 200	861	1 442	1 072	940	373	128	0	0
浙江省立同德医院	省（自治区、直辖市）属	三级	甲等	1 800	1 755	866	2 126	1 841	703	245	1	1
浙江中医药大学附属第三医院	省（自治区、直辖市）属	三级	甲等	460	500	836	828	685	264	171	0	0
安徽中医药大学第二附属医院	省（自治区、直辖市）属	三级	甲等	800	880	371	837	749	261	228	0	0
安徽中医学院第一附属医院	省（自治区、直辖市）属	三级	甲等	1 000	1 962	1 689	1 815	1 600	536	346	0	0
福建中医药大学附属第二人民医院	省（自治区、直辖市）属	三级	甲等	1 000	728	777	1 516	1 303	441	254	14	3
福建中医药大学附属人民医院	省（自治区、直辖市）属	三级	甲等	1 200	1 042	1 476	1 802	1 572	608	365	1	1
福建中医药大学附属第三人民医院	省（自治区、直辖市）属	二级	未评	300	230	400	250	196	82	48	0	0
江西中医药大学附属医院	省（自治区、直辖市）属	三级	甲等	1 600	1 525	672	1 529	1 266	529	365	1	1
山东中医药大学附属医院	省（自治区、直辖市）属	三级	甲等	1 700	1 717	1 518	1 281	1 106	646	523	0	0
河南省中医药研究院附属医院	省（自治区、直辖市）属	三级	甲等	60	592	250	651	527	188	163	0	0
河南中医学院第二附属医院	省（自治区、直辖市）属	三级	甲等	2 012	2 012	800	2 097	1 797	599	411	0	0

（续表）

药师（士）	西药师（士）	中药师（士）	房屋建筑面积（平方米）	万元以上设备总价值（万元）	总收入（千元）	总支出（千元）	总资产（千元）	总诊疗人次数	入院人数	出院人数
109	36	73	97 543	35 667	1 554 069	1 602 918	1 369 018	2 473 681	35 205	35 070
195	57	138	203 804	70 084	3 106 049	3 146 846	2 845 851	4 783 326	69 349	69 245
46	21	25	33 539	14 257	350 071	329 857	394 223	522 740	14 940	14 859
72	26	46	80 237	32 061	782 500	765 439	671 210	972 749	28 872	28 795
179	97	82	162 314	55 345	2 045 870	2 045 577	2 078 868	2 385 771	63 617	63 463
70	51	19	59 747	17 948	666 104	678 123	632 197	698 622	19 287	19 278
147	103	44	128 619	35 760	1 336 941	1 314 325	1 232 141	1 564 362	43 703	43 629
69	32	37	23 114	9 015	399 223	397 668	458 019	639 817	11 328	11 347
40	19	21	54 227	3 136	392 578	359 950	524 131	203 775	24 375	24 122
113	54	59	156 753	12 185	1 246 773	1 231 803	1 397 698	1 519 003	49 809	49 652
144	67	77	74 800	35 286	959 808	919 636	662 523	1 579 815	24 530	24 553
122	44	78	81 163	32 080	891 135	882 447	715 647	1 349 613	36 288	36 279
15	8	7	22 012	616	97 561	89 008	141 836	236 033	3 375	3 348
106	52	54	67 119	21 097	1 147 861	1 078 102	1 049 325	1 001 316	43 641	43 449
131	16	115	114 076	50 725	1 791 809	1 786 441	1 969 201	1 955 908	47 096	46 977
37	9	28	36 448	10 605	182 568	193 316	279 123	220 206	7 505	7 611
159	59	100	271 604	29 868	1 226 513	1 085 945	1 941 341	2 149 200	48 792	48 881

机构名称	政府办卫生机构隶属关系	政府主管部门评定的医院级别	政府主管部门评定的医院等级	编制床位（张）	实有床位（张）	编制人数	在岗职工数	卫生技术人员	执业医师	执业医师（中医类别）	执业助理医师	执业助理医师（中医类别）
河南中医学院第一附属医院	省（自治区、直辖市）属	三级	甲等	2 600	2 334	909	2 531	2 231	863	710	0	0
河南省洛阳正骨医院	省（自治区、直辖市）属	三级	甲等	1 150	1 506	500	1 993	1 704	560	327	42	20
湖北省中医医院	省（自治区、直辖市）属	三级	甲等	2 000	2 081	2 050	2 078	1 724	595	395	30	24
湖南省中医药研究院附属医院	省（自治区、直辖市）属	三级	甲等	650	560	810	682	545	193	128	0	0
湖南中医药大学第二附属医院	省（自治区、直辖市）属	三级	甲等	1 100	606	710	949	747	293	278	0	0
湖南中医药大学第一附属医院	省（自治区、直辖市）属	三级	甲等	1 800	1 878	1 385	2 032	1 717	592	427	1	1
湖南省中医药高等专科学校附属第一医院	省（自治区、直辖市）属	三级	甲等	1 200	1 800	1 181	1 754	1 622	458	264	5	1
广东省第二中医院	省（自治区、直辖市）属	三级	甲等	1 000	1 179	361	1 156	1 061	359	269	7	5
广东省中医院	省（自治区、直辖市）属	三级	甲等	2 631	2 338	3 815	4 490	4 179	1 337	1 047	0	0
广州中医药大学附属骨伤科医院	省（自治区、直辖市）属	三级	甲等	517	517	320	720	594	145	107	3	2
广州中医药大学第一附属医院	省（自治区、直辖市）属	三级	甲等	2 200	1 726	1 804	2 473	2 113	755	358	2	1
广西中医药大学附属瑞康医院	省（自治区、直辖市）属	三级	甲等	2 000	2 032	738	2 441	1 996	693	294	4	2
广西骨伤医院	省（自治区、直辖市）属	三级	甲等	303	306	190	356	303	95	54	6	6
广西中医药大学第一附属医院	省（自治区、直辖市）属	三级	甲等	1 550	1 601	942	3 070	2 593	872	550	13	8
海南省中医院	省（自治区、直辖市）属	三级	甲等	900	670	393	1 113	976	357	132	4	3
重庆市中医院	省（自治区、直辖市）属	三级	甲等	1 800	2 196	1 427	2 914	2 512	820	391	4	2
四川省第二中医医院	省（自治区、直辖市）属	三级	甲等	800	426	270	507	408	160	130	0	0
成都中医药大学附属医院	省（自治区、直辖市）属	三级	甲等	2 000	1 543	1 200	2 099	1 587	486	337	1	1

（续表）

药师（士）	西药师（士）	中药师（士）	房屋建筑面积（平方米）	万元以上设备总价值（万元）	总收入（千元）	总支出（千元）	总资产（千元）	总诊疗人次数	入院人数	出院人数
169	59	110	205 523	37 893	1 668 099	1 488 993	1 862 696	1 908 764	61 798	61 699
180	86	94	102 618	71 525	793 794	840 186	1 620 482	375 277	36 573	36 489
147	48	99	242 889	10 832	1 307 809	1 300 965	1 449 784	1 690 446	55 656	55 693
65	30	35	51 500	9 362	369 099	355 772	353 214	434 844	18 058	17 845
83	29	54	62 255	8 641	356 638	370 915	661 825	349 009	19 078	19 201
118	32	86	124 634	39 063	1 397 440	1 411 482	1 774 967	1 283 957	53 336	53 072
102	58	44	153 595	18 606	696 502	708 337	851 870	921 137	49 311	49 340
98	34	64	29 827	15 867	882 682	804 334	853 139	1 051 433	30 660	30 698
473	241	232	309 514	178 962	4 426 551	4 291 310	4 289 953	6 705 299	101 404	101 533
51	13	38	60 329	5 306	324 563	358 204	785 223	437 042	10 956	10 771
209	90	119	214 857	61 492	2 139 250	2 085 816	1 775 457	3 104 893	59 436	59 284
98	58	40	105 652	43 266	792 913	792 737	1 211 254	706 831	32 567	32 507
19	13	6	21 465	7 302	135 022	135 052	144 249	214 103	5 650	5 635
198	73	125	161 920	46 499	1 414 513	1 355 171	1 497 462	1 756 757	50 515	50 403
85	48	37	52 248	30 610	499 056	495 116	591 623	528 991	18 585	18 901
187	78	109	120 824	35 672	1 971 160	1 854 973	1 733 779	2 187 133	68 648	68 507
37	12	25	26 650	1 186	188 640	170 979	167 628	160 973	9 284	8 639
135	47	88	131 142	43 848	1 688 027	1 644 096	1 670 742	1 936 488	50 930	50 864

机构名称	政府办卫生机构隶属关系	政府主管部门评定的医院级别	政府主管部门评定的医院等级	编制床位（张）	实有床位（张）	编制人数	在岗职工数	卫生技术人员	执业医师	执业医师（中医类别）	执业助理医师	执业助理医师（中医类别）
四川省骨科医院	省（自治区、直辖市）属	三级	甲等	800	821	181	764	597	233	147	1	0
四川省中西医结合医院	省（自治区、直辖市）属	三级	甲等	800	711	260	698	640	326	246	0	0
贵阳中医学院第二附属医院	省（自治区、直辖市）属	三级	甲等	1 200	1 171	1 800	1 316	1 091	365	242	0	0
贵阳中医学院第一附属医院	省（自治区、直辖市）属	三级	甲等	1 000	1 291	1 159	1 427	1 159	459	324	1	1
云南省中医医院	省（自治区、直辖市）属	三级	甲等	1 355	1 204	840	1 326	1 138	428	278	1	1
云南省中西医结合医院（金江路社区卫生服务中心）	省（自治区、直辖市）属	二级	甲等	202	182	320	257	210	72	23	3	0
西藏自治区藏医院	省（自治区、直辖市）属	三级	甲等	500	332	517	466	388	226	31	18	6
陕西省中医医院	省（自治区、直辖市）属	三级	甲等	1 200	1 050	760	1 457	1 118	389	323	5	4
陕西中医药大学附属医院	省（自治区、直辖市）属	三级	甲等	1 200	1 727	608	1 940	1 639	404	232	3	3
陕西中医药大学第二附属医院	省（自治区、直辖市）属	三级	甲等	656	696	423	1 142	978	322	61	1	0
甘肃中医学院附属医院	省（自治区、直辖市）属	三级	甲等	660	924	451	974	845	310	214	1	1
甘肃省中医院	省（自治区、直辖市）属	三级	甲等	1 500	1 400	1 010	945	829	489	359	3	1
青海省藏医院	省（自治区、直辖市）属	三级	甲等	800	640	200	539	386	148	122	15	10
青海省中医院	省（自治区、直辖市）属	三级	甲等	606	606	539	1 100	979	276	185	7	2
宁夏回族自治区中医医院	省（自治区、直辖市）属	三级	甲等	500	460	275	632	566	225	116	2	0
新疆维吾尔自治区维吾尔医医院	省（自治区、直辖市）属	三级	甲等	500	537	287	733	590	206	90	20	16
新疆维吾尔自治区中医医院	省（自治区、直辖市）属	三级	甲等	2 600	2 614	2 736	2 714	2 301	880	866	0	0

（续表）

药师（士）	西药师（士）	中药师（士）	房屋建筑面积（平方米）	万元以上设备总价值（万元）	总收入（千元）	总支出（千元）	总资产（千元）	总诊疗人次数	入院人数	出院人数
28	17	11	54 865	13 133	532 416	435 189	773 351	494 098	20 855	20 897
32	10	22	22 513	8 693	278 215	266 265	288 314	345 000	12 300	12 199
71	35	36	49 326	22 683	723 369	682 731	821 379	549 175	30 085	30 077
75	23	52	56 350	31 790	826 086	741 919	976 769	714 123	38 305	37 923
141	67	74	44 345	21 786	653 830	671 333	666 281	1 121 222	30 108	30 207
17	11	6	20 618	5 765	69 870	72 821	72 121	166 099	3 955	3 771
0	0	0	59 921	1 110	270 119	323 340	502 175	386 592	7 447	7 487
68	9	59	79 688	12 909	612 191	550 031	863 217	787 277	37 808	37 665
86	37	49	179 924	18 553	767 515	728 096	816 424	617 528	50 619	50 333
35	23	12	54 476	10 226	464 494	409 587	637 924	436 671	33 929	33 072
96	28	68	40 616	0	328 987	327 249	483 191	399 248	20 592	20 473
67	27	40	185 659	29 293	802 132	773 165	1 487 839	820 267	37 549	37 371
47	7	40	77 518	6 849	155 037	161 845	378 173	115 157	9 749	9 718
102	35	67	45 976	13 000	393 326	381 333	322 786	479 615	20 001	27 338
71	46	25	31 889	1 124	255 005	245 591	287 270	466 230	16 077	16 008
93	45	48	59 082	6 321	222 552	208 862	255 310	211 360	14 745	14 735
144	63	81	174 889	65 990	2 412 680	2 182 141	2 990 010	1 751 178	118 864	118 763

院

校

篇

【北京中医药大学】

党委书记：吴建伟
校　　长：徐安龙
党委副书记：靳　琦、林志华、翟双庆
副 校 长：谷晓红、乔延江、邬国强、翟双庆、王　伟
纪委书记：林志华
中医学院院长：（待聘）
中药学院院长：（待聘）
针灸推拿学院院长：赵百孝
管理学院院长：赵　静
护理学院院长：郝玉芳
人文学院院长：（暂缺）

马克思主义学院院长：王梅红
国际学院院长：唐民科
台港澳中医学部主任：于永杰
继续教育学院院长：白俊杰（主持）
远程教育学院院长：谷晓红（兼）
国学院院长：张其成
生命科学院院长：王志珍
地　　址：北京市朝阳区北三环东路 11 号（西校区）/北京市朝阳区北四环东路望京中环南路 6 号（东校区）/北京市房山区良乡高教园区北京中医药

大学（良乡校区）
邮　　编：100029（西 校 区）/100102（东 校 区）/102488（良乡校区）
电　　话：010 - 64286426
传　　真：010 - 64213817
电子信箱：xiaoban@ bucm. edu. cn
网　　址：www. bucm. edu. cn

专业统计

2016 年，学校职工人数 1231 人。专任教师 646 人，其中正高职称 191 人，副高职称 244 人，中级职称 193 人，初级职称 18 人。

专业设置	学制（年）	2016 年毕业生数	2016 年招生数	在校生数
中医学（五年制）	5	137	194	843
中医学（卓越）	5 + 3	0	477	1 593
中医学（岐黄）	5 + 4	29	39	226
中医学（七年制）	7	211	0	0
中医学（台港澳）	5	28	104	366
中医学（留学生本科）	5	104	80	445
药学	4	0	29	115
中药学（时珍国药）	4	180	146	553
中药学（卓越）	4 + 4	0	30	54
中药学	4 + 2	0	28	59
制药工程	4	54	0	0
中药制药	4	0	87	253
针灸推拿学（台港澳）	5	1	3	10
针灸推拿学	5	99	137	483
公共事业管理学	4	59	59	196
工商管理学	4	39	40	151
信息管理与信息系统	4	0	27	50
护理学	4	128	176	526
英语（医学）	5	62	0	130
英语（医学）	4	0	24	39
英语（中医药国际传播）	4	0	31	49
法学（医药卫生）	4	55	39	148
护理学（专科）	3	125	0	224
中药学（专科）	3	31	0	77
公共卫生管理（专科）	3	0	0	45
合计	/	**1 342**	**1 750**	**6 635**

注：上表统计数据为本专科学生数。

研究生教育

在校硕士研究生 3281 人，2016年招收硕士研究生 1210 人，毕业 999人。其中在校留学生硕士研究生 154人，2016 年招收留学生硕士研究生 68 人，留学生硕士研究生毕业 19 人。

在校博士研究生 680 人，2016年招收博士研究生 216 人，毕业 192人。其中在校留学生博士研究生 23人，2015 年招收留学生博士研究生 11 人，留学生博士研究生毕业 5 人。

硕士学位专业设置：中医基础理论、中医临床基础、中医医史文献、方剂学、中医诊断学、中医内科学、中医外科学、中医骨伤科学、中医妇科学、中医儿科学、中医五官科学、针灸推拿学、民族医学、中医体质学、中医临床药学、中医皮肤性病学、医药卫生法学、中医药外语、中医药管理、中医养生康复学、中医文化学、健康管理学、中西医结合基础、中西医结合临床、中西医结合内科学、中西医结合外科学、中西医结合骨科学、中西医结合妇科学、中西医结合五官科学、中西医结合肿瘤学、中西医结合循证医学、中西医结合药理学、中西医结合护理学、药物分析学、微生物与生化药学、中药资源学、中药炮制学、中药鉴定学、中药化学、中药分析学、中药药理学、中药药剂学、临床中药学、民族药学、社会医学与卫生事业管理

博士学位专业设置：中医基础理论、中医临床基础、中医医史文献、方剂学、中医诊断学、中医内科学、中医外科学、中医骨伤科学、中医妇科学、中医儿科学、中医五官科学、针灸推拿学、民族医学、中医体质学、中医临床药学、中医皮肤性病学、医药卫生法学、中医药外语、中医药管理、中医养生康复学、中医文化学、中西医结合基础、中西医结合临床、中西医结合内科学、中西医结合外科学、中西医结合骨科学、中西医结合妇科学、中西医结合五官科学、中西医结合肿瘤学、中西医结合循证医学、中西医结合药理学、中西医结合护理学、中药资源学、中药炮制学、中药鉴定学、中药化学、中药分析学、中药药理学、中药药剂学、临床中药学、民族药学、健康管理学

重点学科及学科带头人
国家级重点学科
一级学科国家重点学科
　　中医学：（暂缺）
　　中药学：（暂缺）
二级学科国家重点学科
　　中医基础理论：王　琦
　　中医诊断学：陈家旭
　　方剂学：谢　鸣
　　中医内科学：姜良铎
　　中医临床基础：王庆国
　　中医医史文献：（暂缺）
　　针灸推拿学：（暂缺）
　　中医外科学：（暂缺）
　　中医妇科学：（暂缺）
　　中医骨伤科学：（暂缺）
　　中医儿科学：（暂缺）
　　中医五官科学：（暂缺）
　　民族医药：（暂缺）
　　中西医结合基础：牛建昭
　　中药学：乔延江
国家中医药管理局重点学科
　　伤寒学：李宇航
　　中医基础理论：高思华
　　中医脑病学（东直门医院）：高　颖
　　中西医结合基础：刘建平
　　中药化学：石任兵
　　中药分析学：乔延江
　　临床中药学：张　冰
　　中医诊断学：陈家旭
　　中药鉴定学：刘春生
　　中药药理学：孙建宁
　　针灸学：赵百孝
　　中西医结合临床（东方医院）：林　谦
　　中医肝胆病学：叶永安
　　中医妇科学：金　哲
　　中医全科医学：唐启盛
　　中医肺病学：苏惠萍
　　中医内分泌病学：赵进喜
　　中医老年病学：田金洲
　　中医急诊学：刘清泉
　　中医骨伤科学：王庆甫
　　中医血液病学：李冬云
　　内经学：翟双庆
　　金匮要略：贾春华

　　古汉语与医古文：王育林
　　中医脑病学（东方医院）：张允岭
　　中医痹病学：朱跃兰
　　中医肛肠病学：刘仍海
　　中医乳腺病学：裴晓华
　　中医周围血管病学：庞　鹤
　　中医男科学：李海松
　　中医儿科学：王素梅
　　中医眼科学：周　剑
　　中医耳鼻喉科学：刘大新
　　中医护理学：郝玉芳
　　推拿学：于天源
　　中西医结合基础（药理）：王　伟
　　中西医结合临床（东直门医院）：王　显
　　中医药信息学：乔延江
　　中医文化学：张其成
　　中医神志病学：曲　淼
　　中医循证医学：刘建平
　　中医体质学：王　琦
　　中医药英语：吴　青
　　中医国际传播学：张立平
　　中医药管理学：程　薇
　　医药卫生法学：王梅红
　　航天中医药学：郑虎占
　　航海中医药学：李　峰
北京市重点学科
一级学科北京市重点学科
　　中西医结合：（暂缺）
　　护理学：郝玉芳
二级学科北京市重点学科
　　中医临床基础：王庆国
　　中医医史文献：严季澜
　　中医外科学：李曰庆
　　中医药管理学：房耘耘
　　中西医结合临床：李乃卿
　　中医人文学：张其成
　　中西医结合基础：刘建平
　　护理学：郝玉芳

重点实验室及负责人
教育部工程研究中心
　　中药制药与新药开发关键技术工程研究中心：乔延江
　　中药材规范化生产工程研究中心：林瑞超
教育部重点实验室
　　中医内科学实验室：田金洲
　　中医养生学实验室：刘铜华
　　证候与方剂基础研究实验室：王庆国

北京市教委重点实验室

中药基础与新药研究实验室：乔延江

中医内科学实验室：田金洲

北京市科委重点实验室

证候与方剂基础研究实验室：王庆国

中医养生学实验室：刘铜华

中药生产过程控制与质量评价北京市重点实验室：乔延江

中药品质评价北京市重点实验室：林瑞超

北京市教委工程研究中心

中药质量控制技术工程研究中心：石任兵

国家中医药管理局中医药科研三级实验室

细胞生物化学实验室：郭顺根

神经免疫实验室：李 峰

病理学实验室：潘彦舒

细胞分子生物学实验室：华 茜

微生物与免疫实验室：顾立刚

中药鉴定实验室：刘春生

中药药理实验室：孙建宁

中药制剂实验室：倪 健

中药分析实验室：马长华

中药化学实验室：石任兵

针灸生物学实验室：张露芬

中药药理学实验室（东直门医院）：王蓬文

神经细胞分子生物学实验室（东直门医院）：高 颖

细胞分子技术实验室（东方医院）：张允岭

国家中医药管理局重点研究室

心脉病证益气活血研究室：王 显

糖尿病肾病微型癥瘕研究室：赵进喜

证候规范化方法研究室：王庆国

中医体质辨识研究室：王 琦

针灸特色疗法评价研究室：朱 江

中药信息工程研究室：乔延江

方剂配伍效应评价研究室：潘彦舒

脑病中医证治研究室：高 颖

中药经典名方有效物质发现研究室：石任兵

循证中医药临床评价研究室：刘建平

名医名方研究室：徐安龙

附属机构及负责人

第一临床医学院（东直门医院）：王耀献

第二临床医学院（东方医院）：张允岭

第三临床医学院（第三附属医院）：刘金民

第四临床医学院（枣庄医院）：王成祥

（张兰芹）

【天津中医药大学】

党委书记：李庆和

校 长：张伯礼

常务副校长：高秀梅

党委副书记：刘红军

纪委书记：李永强

副 校 长：于 越、周桂桐、孟昭鹏

中医学院院长：孟静岩

中药学院执行院长：邱 峰

针灸推拿学院院长：郭 义

护理学院院长：刘彦慧

管理学院院长：何 强

语言文化学院院长：毛国强

体育健康学院副院长（主持工作）：刘俊荣

研究生院院长：王 怡

国际教育学院院长：储利荣

继续教育学院院长：王慧生

中西医结合学院常务副院长：边育红

中药制药工程学院副院长：李 正

中医药工程学院副院长：姜智浩

地 址：天津市南开区鞍山西道312号

邮 编：300193

电 话：022-59596111

传 真：022-59596110

电子信箱：tcmoffice@163.com

网 址：www.tjutcm.edu.cn

专业统计

2016年，学校教职工人数1253人。专任教师873人，其中教授173人，副教授271人，讲师356人，助教51人。

专业设置	学制（年）	2016 年毕业生数	2016 年招生数	在校生数
应用心理学	4	51	59	226
制药工程	4	48	95	251
汉语言	4	25	35	132
汉语国际教育	4	28	34	129
社会体育指导与管理	4	0	25	111
护理学	4	415	407	1 683
护理学	5	1	0	0
市场营销	4	135	120	464
中药学	4	104	101	365
中西医临床医学	5	39	46	226
公共事业管理	4	55	55	220

（续表）

专业设置	学制（年）	2016年毕业生数	2016年招生数	在校生数
中医学	5	112	252	795
中医学	7	321	0	991
中医学	8	0	146	328
中药资源与开发	4	38	49	195
中药制药	4	44	90	197
康复治疗学	4	43	163	436
针灸推拿学	5	39	50	303
劳动与社会保障	4	52	56	218
药物制剂	4	101	49	207
临床药学	5	0	74	252
食品卫生与营养学	4	0	30	62
药学	4	47	50	213
合计	/	**1 698**	**1 986**	**8 004**

注：上表统计数据为本专科学生数。

研究生教育

在校全日制硕士研究生2622人，2016年招收硕士研究生637人，毕业920人。

在校全日制博士研究生241人，2016年招收博士研究生76人，毕业62人。

硕士学位专业设置（含自主设置专业）：中医基础理论、中医临床基础、中医医史文献、方剂学、中医诊断学、中医内科学、中医外科学、中医骨伤科学、中医妇科学、中医儿科学、中医五官科学、针灸推拿学、民族医学、中医预防医学、临床评价、老年医学、神经病学、影像医学与核医学、肿瘤学、中西医结合基础、中西医结合临床、康复医学、中西医结合护理学、中药学、中药制药工程学、生药学、药物分析学、药理学、药物化学、药剂学、微生物学与生化药学、食品药学、护理学、护理教育学、临床护理学、中国古典文献学、管理科学与工程、医疗安全与风险管理、医药产业战略、健康管理、医院管理、生物医学工程、中医工程学、诊疗仪器

博士学位专业设置：中医基础

理论、中医临床基础、中医医史文献、方剂学、中医诊断学、中医内科学、中医外科学、中医骨伤科学、中医妇科学、中医儿科学、中医五官科学、针灸推拿学、民族医学、中医预防医学、临床评价、中西医结合基础、中西医结合临床、中医工程学、康复医学、中西医结合护理学、中药学、中药制药工程学

重点学科及学科带头人

教育部重点学科

针灸推拿学：石学敏

中医内科学：张伯礼

国家中医药管理局重点学科

中医妇科学：宋殿荣

针灸学：石学敏

方剂学：高秀梅

中医心病学：毛静远

中医肺病学：孙增涛

中医肾病学：杨洪涛

中医疮疡病学：张朝晖

中医儿科学：马融

中药药理学：张艳军

中西医结合基础：边育红

中医药工程学：王益民

温病学：王秀莲

中医各家学说：秦玉龙

中医心病学：杜武勋

中医痹病学：刘维

中医血液病学：史哲新

中医疮疡病学：王军

中医护理学：王维宁

推拿病学：王金贵

临床中药学：王保和

中医预防学：王泓午

中医治未病学：王德惠

中医神志病学：颜红

天津市重点学科

针灸推拿学：石学敏

中医内科学：张伯礼

中药学：高秀梅

中医基础理论：孟静岩

中西医结合基础：范英昌

重点实验室及负责人

省部共建国家重点实验室培育基地

天津市现代中药实验室：朱彦（实验室主任为张伯礼，朱彦为常务副主任）

国家级国际联合研究中心

中意中医药联合实验室：张伯礼

科技部创新人才推进计划创新人才培养示范基地

科技部创新人才培养示范基地：张伯礼

教育部重点实验室

方剂学教育部重点实验室：高

秀梅

教育部工程研究中心

现代中药发现与制剂技术教育部工程研究中心：高秀梅

教育部创新团队

组分中药基础与应用研究：何 新

针刺治疗脑病：王 舒

中医药防治心血管疾病研究：毛静远

天津市技术工程中心

天津市组分中药技术工程中心：程翼宇

天津市中药外用药技术工程中心（与外单位合作建设）：张伯礼

天津市中医工程及医学虚拟技术工程中心（与外单位合作建设）：陆小左

省级协同创新中心（天津市）

现代中药协同创新中心：张伯礼

省级产业技术研究院（天津市）

现代中药产业技术研究院——中药先进制造技术与转化研究：李 正

省级科技成果转化中心（天津市）

天津中医药大学科技成果转化中心：张德芹

天津市临床医学研究中心

天津市中医内科临床医学研究中心：张伯礼

国家中医药管理局中医药科研三级科研实验室

中药药理实验室：王 怡

分子生物学实验室：于建春

细胞生物学实验室：王 虹

病理实验室：范英昌

医用化学传感器实验室：郭 义

呼吸功能实验室：孙增涛

中药制剂实验室：崔元璐

中药毒理实验室：胡利民

中药化学实验室：王 涛

中药制剂实验室：李 进

针刺量效关系实验室：樊小农

认知和运动分析实验室：于 涛

肾脏组织生物学实验室：杨洪涛

推拿手法生物效应实验室：王金贵

国家中医药管理局重点研究室

脑病针刺疗法：王 舒

方剂组分配伍：高秀梅

天津市重点实验室

中药药理重点实验室：胡利民

针灸学重点实验室：樊小农

中药化学与分析重点实验室：王 涛

天津市企业重点实验室

天津市中药固体制剂关键技术企业重点实验室（天津同仁堂集团股份有限公司为牵头单位）：刘二伟

附属机构及负责人

天津中医药大学第一附属医院：毛静远

天津中医药大学第二附属医院：孙增涛

天津中医药大学附属保康医院：

郭利平

（张 杰）

【河北中医学院】

党委书记：王 洪

院 长：孔祥骊

党委副书记：刘超颖

纪委书记：赵同安

副 院 长：高维娟、张祥竞、杜惠兰、王占波

党委常委：孙士江

基础医学院院长：董尚朴

中西医结合医院院长：杜惠兰（兼）

针灸推拿学院院长：贾春生

药学院院长：楚 立

护理学院书记：秦爱军（暂无院长）

继续教育学院院长：魏 民

国际教育学院院长：房家毅

研究生学院院长：高维娟（兼）

临床医学院：孙士江（兼）

地 址：河北省石家庄市鹿泉经济开发区杏苑路3号

邮 编：050200

电 话：0311 - 89926666

传 真：0311 - 89926000

电子信箱：hbzxxydzb@ 126. com

网 址：www. hebtcm. edu. cn

专业统计

2016年，学校职工人数729人。专任教师431人，其中教授92人，副教授127人，讲师151人，助教12人。

专业设置	学制（年）	2016 年毕业生数	2016 年招生数	在校生数
中医学	5	188	356	1 383
中西医临床医学	5	141	294	1 237
针灸推拿学	5	96	190	599
中药学	4	46	96	383
中药资源与开发	4	0	56	161
康复治疗学	4	0	96	208
护理学	4	31	340	813
医学影像技术	4	0	95	188
医学检验技术	4	0	75	75
生物工程	4	0	29	29
制药工程	4	0	27	27
公共事业管理	4	0	29	29

（续表）

专业设置	学制（年）	2016年毕业生数	2016年招生数	在校生数
护理学（专接本）	3	0	0	35
护理学（专接本）	2	0	53	117
中医学（专接本）	3	0	51	117
针灸推拿学（专接本）	3	0	50	113
中西医临床医学（专接本）	3	0	0	5
医学影像技术（专接本）	3	0	20	20
针灸推拿	3	180	61	382
药学	3	0	0	180
医学影像技术	3	0	0	97
医学检验技术	3	0	0	98
护理	3	563	167	954
合计	/	**1 245**	**2 085**	**7 250**

注：上表统计数据为本专科学生数。

研究生教育

在校硕士研究生120人，2016年招收硕士研究生120人，毕业0人。

在校博士研究生12人，2016年招收博士研究生12人，毕业0人。

硕士学位专业设置：中医基础理论、中医临床基础、中医医史文献、方剂学、中医诊断学、中医内科学、中医外科学、中医骨伤科学、中医妇科学、中医儿科学、中医五官科学、针灸推拿学、民族医学、中西医结合临床、中药学、中医内科学、中医外科学、中医骨伤科学、中医妇科学、中医儿科学、中医五官科学、针灸推拿学、民族医学、中西医结合临床、全科医学、中药学、护理

博士学位专业设置：中医诊断学、中西医结合临床、中医内科学、中医外科学、中医骨伤科学、中医妇科学、中医儿科学、中医五官科学、针灸推拿学、民族医学、中西医结合临床

重点学科及学科带头人

省级重点学科

中西医结合重点学科：杜惠兰

中医诊断重点学科：方朝义

重点实验室及负责人

国家级重点实验室

中药药理科研二级实验室：

王鑫国

生理学科研二级实验室：吉恩生

省级重点实验室

心脑血管病中医药防治重点实验室：高维娟

中西医结合肝肾病证实验室：杜惠兰

浊毒症重点实验室：裴　林

中药配方颗粒工程技术研究中心：王鑫国

市级重点实验室

中药配方颗粒应用技术研发中心：王鑫国

抗体稳定高效表达技术应用技术研发中心：常　宏

刺灸法效应特异性重点研究室：贾春生

校级重点实验室

中西医结合生殖疾病协同创新中心：杜惠兰

病证结合模式中医证候基础研究协同创新中心：方朝义

抗体稳定高效表达技术协同创新中心：常　宏

全国中医药文化古迹"网络窗口"建设协同创新中心：周计春

附属机构及负责人

河北省中医院：孙士江

河北省中医药科学院：裴　林

（康　琳）

【山西中医学院】

党委书记：马存根

校　　长：李青山

党委副书记：冯　海、高建军

党委委员、纪委书记：郭文平

党委委员、副校长：王新塘、冀来喜、闫敬来、郝慧琴

基础医学院副院长（主持工作）：牛晓军

中医临床学院院长：李廷荃

针灸推拿学院院长：燕　平

中西医结合临床学院院长：门九章

中药学院副院长（主持工作）：张朔生

护理学院院长：赵殿龙

医药管理学院院长：李安平

傅山学院常务副院长：李俊莲

人文学院院长：李　俊

制药与食品工程学院负责人：张朔生

继续教育学院（职业技术学院）副院长（主持工作）：张红丽

地　　址：山西省晋中市榆次区大学街121号（校本部晋中校区）/山西省太原市晋祠路一段89号（太原校区）

邮　　编：030619（校本部晋中校区）/030024（太原校区）

电　话：0351 - 3179818/3179817　　电子信箱：zyxyyb@163.com　　462 人，其中教授 87 人，副教授 164

传　真：0351 - 3179962　　**专业统计**　　人，讲师 190 人，助教 21 人。

网　址：www.sxtcm.edu.cn　　学校职工人数 592 人。专任教师

专业设置	学制（年）	2016 年毕业生数	2016 年招生数	在校生数
普通专科				
高中起点专科	/	0	0	0
医学营销	3	0	0	0
针灸推拿学	3	0	0	0
中医骨伤	3	0	0	0
护理学	3	0	0	0
中药学	3	0	0	0
对口招生中职生	/	205	148	471
针灸推拿	3	97	50	171
中医骨伤	3	31	48	147
护理学	3	42	50	153
中药学	3	35	0	0
小计	/	**205**	**148**	**471**
普通本科				
高中起点本科	/	1 155	1 631	8 304
生物技术	4	0	48	137
生物信息学	4	0	46	95
应用心理学	4	0	47	191
制药工程	4	46	93	745
食品科学与工程	4	0	43	356
生物工程	4	0	47	132
植物保护	4	0	0	34
中医学	5	200	228	1 045
针灸推拿学	5	149	170	717
中西医临床医学	5	170	178	1 039
药学	4	37	39	278
中药学	4	168	156	942
康复治疗学	4	0	88	331
护理学	4	264	276	1 201
信息管理与信息系统	4	40	91	563
市场营销	4	81	81	498
专科起点本科	/	108	107	232
中医学	3	3	8	8

（续表）

专业设置	学制（年）	2016年毕业生数	2016年招生数	在校生数
针灸推拿学	3	17	27	75
中西医临床医学	3	1	0	0
中药学	2	21	20	48
护理学	2	66	52	101
小计	/	**1 263**	**1 738**	**8 536**
成人专科				
高中起点专科（函授）	/	144	64	282
临床医学类	3	37	10	45
护理学	3	93	26	161
中药学	3	14	28	76
高中起点专科（业余）	/	28	25	77
临床医学类	3	0	0	0
中医学	3	19	25	77
针灸推拿学	3	9	0	0
小计	/	**172**	**89**	**359**
成人本科				
专科起点本科（业余）	/	704	435	1 376
中医学	3	125	73	259
针灸推拿学	3	42	26	65
中西医临床医学	3	96	41	138
中药学	3	76	58	175
护理学	3	365	237	739
小计	/	**704**	**435**	**1 376**
合计	/	**2 344**	**2 410**	**10 742**

注：上表统计为本专科学生数。

研究生教育

在校硕士研究生620人，2016年招收硕士研究生244人，毕业120人。

硕士学位专业设置：中医学、中药学、临床医学、护理学

重点学科及学科带头人

国家局级重点学科

中医文献学：陶功定

方剂学：周　然

针灸学：冀来喜

中西医结合临床：冯前进

中医肾病学：高继宁

省级重点学科

中医学：张俊龙

中西医结合基础：冯前进

中医文献学：陶功定

方剂学：周　然

中医基础理论：郭　蕾

中医脾胃病学：任顺平

中西医结合基础：关建红

中医儿科学：秦艳虹

中医康复学：郝重耀

中医药信息学：赵建平

中医治疗技术工程学：张俊龙

针灸学：冀来喜

中医内科学：赵莉娟

中医儿科学：秦艳虹

中西医结合临床：冯前进

中药化学：裴妙荣

临床中药学：赵建平

中医肺病学：白　丽

中医脑病学：张　捷

中医肾病学：高继宁

重点实验室及负责人

国家级重点实验室

技术国家地方联合工程实验室：冯前进

国家中医药管理局中医药科研三级实验室

中药化学实验室：裴妙荣

针灸针法实验室：燕　平

国家中医药管理局中医药科研二级实验室

中医临床基础实验室：贾丽丽

中医药基因表达调节技术实验室：冯前进

省级重点实验室

中医脑病学实验室：张俊龙

脑藏象学实验室：张俊龙

中医学基础实验室：裴妙荣

针灸学实验室：燕　平

中药分析实验室：王　瑞

中药生物化学实验室：薛慧清

现代中药工程实验室：张朔生

附属机构及负责人

山西中医学院附属医院（山西中医学院第二中医院）：李廷荃

山西中医学院第三中医院（山西省针灸研究所、山西省针灸医院）：雷　鸣

山西中医学院中西医结合医院（山西省中西医结合医院）：赵建平

（周　卓、郭宏鹏）

【内蒙古医科大学】

校党委书记：白长明

校　　　长：杜茂林

副 校 长：毅　和、牛广明、阿古拉、刘志跃、刘　斌

蒙医药学院院长：陈英松

中医药学院院长：董秋梅

地　　址：内蒙古呼和浩特市金山开发区

邮　　编：010110

电　　话：0471－6653040

传　　真：0471－6653094

电子信箱：Webmaster@ immu. edu. cn

网　　址：www. immc. edu. cn

专业统计

2016 年学校职工人数 1440 人，专人教师 926 人，其中教授 241 人，副教授 224 人，讲师 248 人，助教 192 人。

专业设置	学制（年）	2016 年毕业生数	2016 年招生数	在校生数
普通本科	/	2 359	2 504	10 732
医学检验技术	4	0	83	297
药学	4	275	121	609
英语	4	43	30	156
生物技术	4	27	0	36
应用心理学	4	37	39	151
制药工程	4	43	39	79
生物医学工程	4	0	40	83
社会工作	4	0	40	79
蒙药学	4	34	38	155
市场营销	4	72	40	230
口腔医学	5	41	61	286
信息管理与信息系统	4	40	39	159
中药学	4	37	39	167
公共事业管理	4	47	40	146
护理学	4	289	312	1 066
护理学（蒙医护理方向）	4	69	39	182
中药资源与开发	4	0	40	154
法医学	5	38	37	194
预防医学	5	58	79	324
麻醉学	5	53	39	215
康复治疗学	4	0	40	126
针灸推拿学	5	70	76	378

（续表）

专业设置	学制（年）	2016 年毕业生数	2016 年招生数	在校生数
临床药学	5	0	39	159
劳动与社会保障	4	0	39	161
临床医学	5	619	528	2 615
中医学	5	217	221	1 012
医学影像学	5	44	80	320
蒙医学	5	158	204	996
药物制剂	4	48	43	158
精神医学	5	0	39	39
普通专科	/	931	922	2 297
蒙医学	3	38	38	63
医学检验技术	3	38	29	114
临床医学	3	96	66	209
护理	3	123	79	242
护理（社区方向）	3	71	75	232
保险	3	29	26	90
药品生产技术	3	35	29	102
眼视光技术	3	28	28	99
药品经营与管理	3	0	30	90
合计	/	**3 290**	**3 426**	**13 029**

注：上表统计数据为本专科学生数。

研究生教育

在校硕士研究生 1528 人，2016 年招收硕士研究生 538 人，毕业 468 人。

硕士学位专业设置（一级学科）：具有硕士学位授权学科（学术型）药学、基础医学、临床医学、中医学、中药学、护理学；具有硕士学位授权学科（专业学位型）临床医学、口腔医学、护理、药学、中医学

重点学科及学科带头人

国家级重点学科

骨外科学：霍洪军、刘万林

神经外科学：窦长武

普通外科学：孟兴凯

伤寒学：麻春杰

蒙药学：那生桑

蒙医学：阿古拉

蒙医脾胃病科：图门乌力吉

自治区级重点学科

中医学（蒙医学）：阿古拉

病理学与病理生理学：师永红

眼科学：朱 丹

影像医学与核医学：苏秉忠

外科学（普外、骨外）：孟兴凯

民族医学（蒙医学）：阿古拉

人体解剖与组织胚胎学：吴 岩

内科学（血液病）：高 大

普通外科学：孟兴凯

骨外科学：霍洪军、刘万林

呼吸内科学：付秀华

胸外科学：郭占林

妇科学：宋静慧

耳鼻咽喉科学：崔晓波

麻醉学：于建设

医学影像学：刘挨师

消化内科学：苏秉忠

神经外科学：窦长武

产科学：孟海霞

儿科学：任少敏

放射肿瘤学：郁志龙

临床检验学：韩艳秋

校级重点学科

蒙医学：阿古拉

蒙药学：那生桑

中医临床基础：韩雪梅

蒙医学：乌仁图雅

蒙医学：斯 琴

蒙医学：布仁达来

中医基础理论：任秀玲

中医内科学：赵清树

蒙医学：金 花

中医科：常 虹

蒙医学：包·纳日斯

中医外科学：郝福明

中医临床基础：王乐平

中医内科学：董秋梅

重点实验室及负责人

自治区重点实验室

医学细胞生物学重点实验室：苏秀兰

分子影像学重点实验室：王雪梅

中蒙药重点实验室：鞠爱华、那生桑

分子病理学重点实验室：肖　瑞

分子生物学重点实验室：石艳春

自治区高等学校重点实验室

蒙药重点实验室：那生桑

分子生物学研究中心：石艳春

分子病理学实验室：肖　瑞

自治区基础及预防医学重点实验室

蒙药学实验室：那生桑

医学生物工程学实验室：苏秀兰

医学分子生物学实验室：石艳春

病理学实验室：师永红

人体组织胚胎学实验室：吴　岩

蒙医疗术学实验室：阿古拉

附属机构及负责人

附属医院：孟兴凯

第二附属医院：王国强

附属人民医院：鲁海文

第三附属医院（包钢医院）：王凌峰

第四附属医院（内蒙古一机医院）：尤兆雄

（王诗淇）

【内蒙古民族大学蒙医药学院】

校党委书记：刘志彧

校　　　长：陈永胜

副 校 长：巴根那、修长百、陈凤玉、任　军、李文革

蒙医药学院院长：奥·乌力吉

蒙医药学院党总支书记：额尔敦朝鲁

蒙医药学院副院长：王秀兰

蒙医药学院党总支副书记：拉喜那木吉拉

地　　　址：内蒙古通辽市科尔沁区西拉木伦大街 996 号内蒙古民族大学北区蒙医药学院

邮　　　编：028000

电　　　话：0475 – 8314242

电子信箱：myy4200@163.com

网　　　址：http://219.225.128.151/

专业统计

2016 年学院职工人数 54 人，专任教师 39 人，其中教授 18 人，副教授 9 人，讲师 7 人，助教 5 人。

专业设置	学制（年）	2016 年招生数	2016 年毕业生数	在校生数
蒙医学专业（卓越蒙医方向）	5	50	150	452
蒙医学专业（蒙西医结合方向）	5	50	0	222
药物制剂学专业	4	50	45	174
蒙药学专业	4	39	33	213
合计	/	189	228	1 061

注：上表统计数据为本专科学生数。

研究生教育

在校硕士研究生 228 人，2016 年招收硕士研究生 51 人，毕业 46 人。

在校博士研究生 12 人，2016 年招收博士研究生 4 人，毕业 2 人。

硕士学位专业设置：蒙医学、蒙药学、中西医结合基础、中西医结合临床

博士学位专业设置：蒙药学

重点学科及学科带头人

国家中医药管理局重点学科

蒙医学：奥·乌力吉

蒙药学：巴根那

中西医结合临床：布仁巴图

内蒙古自治区重点学科

蒙医学：奥·乌力吉

蒙药学：巴根那

国家民委重点学科

中西医结合基础：宝　龙

内蒙古自治区卫生计生委重点学科

蒙医诊断学：乌力吉巴特尔

蒙药药理学：王秀兰

重点实验室及负责人

省部级重点实验室

国家民委 – 教育部蒙医药研发工程重点实验室：巴根那

内蒙古自治区蒙医药重点实验室：奥·乌力吉

厅局级重点实验室

内蒙古自治区高校蒙医药研发工程重点实验室：奥·乌力吉

内蒙古自治区卫生计生委重点实验室蒙药鉴定重点实验室：布日额

附属机构及负责人

内蒙古民族大学附属医院院长：布仁巴图

（张乌兰）

【辽宁中医药大学】

党委书记：曾庆捷

校　　　长：杨关林

党委副书记：吕晓东

副 校 长：石　岩、张立德、徐　凯、关雪峰

基础医学院：谷　松

药学院：谢　明

针灸推拿学院（养生康复学院）：马铁明

护理学院：于　睿

经济管理学院：景　浩

信息工程学院：孙艳秋

外国语学院：曹玉麟

研究生学院：刘春英

国际教育学院：刘景峰

继续教育学院：李海权

医学检验学院：金　岩

马克思主义学院：陈　界

第一临床学院：关雪峰

第二临床学院：李国信

第三临床学院：于永铎

第四临床学院：于永铎（兼任）

杏林学院：肖景东

创新学院：吴景东（兼任）

地　　　址：辽宁省沈阳市皇姑区崇山东路 79 号

邮　　编：110847
电　　话：024－31207108
传　　真：024－31207133
电子信箱：lnzyydxdzb@126.com

网　　址：www.lnutcm.edu.cn
专业统计
2016年，学校职工人数812人。

专任教师415人，其中教授92人，副教授147人，讲师212人，助教141人。

专业	学制（年）	2016年毕业生数	2016年招生数	在校生数
中西医临床医学	5	107	80	465
公共事业管理	4	33	30	116
护理学（中专生本科）	4	113	341	1 327
护理学（英语班）	4	91	0	60
护理学（日语班）	4	30	0	59
护理学	4	58	149	537
英语	4	29	29	111
医学信息工程	4	25	28	0
制药工程	4	145	29	299
市场营销	4	50	28	109
物流管理	4	27	29	112
信息管理与信息系统	4	27	26	109
中药学（英语版）	5	84	0	115
中药学	4	144	78	405
中草药栽培与鉴定	4	0	30	84
中医学（骨伤方向）	5	29	0	0
中医学	5	92	179	845
中医学七年制	5	61	0	426
中医学七年制（实验班）	5	0	0	104
中医学（英语班）	6	36	0	79
中医学（5＋3）	5	0	149	298
中医学［（"5＋3"一体化（儿科学）]	5	0	29	29
中医学七年制（中西医结合方向）	5	93	0	0
中医学七年制（针灸方向）	5	29	0	0
康复治疗学	4	0	39	129
针灸推拿学（英语班）	6	31	0	83
针灸推拿学（康复医学方向）	5	30	0	0
针灸推拿学（运动医学方向）	5	30	0	0
针灸推拿学	5	28	119	620
药物制剂	4	81	29	240
医学检验技术	4	0	30	118
食品科学与工程	4	26	28	117

（续表）

专业	学制（年）	2016 年毕业生数	2016 年招生数	在校生数
食品质量与安全	4	0	29	108
药学	4	90	30	239
护理学（高级护理）	3	29	30	89
中药学（中药制药）	2	30	30	60
市场营销（中药销售）	2	30	29	59
合计	/	**1 708**	**1 627**	**7 662**

注：上表统计数据为本专科学生数。

研究生教育

在校硕士研究生 1593 人，2016 年招收硕士研究生 592 人，毕业 605 人。

在校博士研究生 212 人，2016 年招收博士研究生 59 人，毕业 49 人。

硕士学位专业设置：中医基础理论、中医临床基础、中医医史文献、方剂学、中医诊断学、中医内科学、中医外科学、中医骨伤科学、中医妇科学、中医儿科学、中医五官科学、针灸推拿学、中西医结合基础、中西医结合临床、中西医结合护理（自设）、中药学、生药学、药理学、思想政治教育、护理（专业学位）、公共管理（专业学位）、中药学（专业学位）、临床医学（专业学位）

博士学位专业设置：中医基础理论、中医临床基础、中医医史文献、方剂学、中医诊断学、中医内科学、中医外科学、中医骨伤科学、中医妇科学、中医儿科学、中医五官科学、针灸推拿学、中西医结合基础、中西医结合临床、中药学、生药学、临床医学（专业学位）

重点学科及学科带头人

国家重点学科

中医基础理论：郑洪新

辽宁省高等学校一流特色学科

中医学：石　岩

中西医结合：杨关林

中药学：康廷国

辽宁省重点学科

中医基础理论：郑洪新

方剂学：范　颖

内科学：于世家

针灸推拿学：陈以国

中西医结合临床：杨关林

生药学：孟宪生

中药学：康廷国

国家中医药管理局重点学科

中医基础理论：郑洪新

方剂学：范　颖

中医神志病学：任　路

伤寒学：谷　松

中西医结合基础：关洪全

中药鉴定学：翟延君

中药炮制学：贾天柱

中医儿科学（附属医院）：王雪峰

中医心病学（附属医院）：王凤荣

中医脾胃病学（附属医院）：王垂杰

中医内分泌病学（附属医院）：于世家

中西医结合临床（附属医院）：杨关林

中医肾病学（附属医院）：何学红

中医痹病学（附属医院）：高明利

中医血液病学（附属医院）：刘宝文

中医络病学（附属医院）：吕晓东

中医预防医学（附属医院）：马晓燕

中医老年病学（附属医院）：陈　民

中医耳鼻喉科学（附属医院）：孙海波

中医传染病学（附属医院）：卢秉久

中药临床药理学（附属医院）：王文萍

中医肺病学（附属二院）：乔世举

临床中药学（附属二院）：李国信

中医预防医学（附属二院）：董　波

中医肛肠病学（附属三院）：田振国

中医皮肤病学（附属三院）：张　燚

辽宁省中医药管理局重点学科

中医基础理论：郑洪新

方剂学：范　颖

内经学：鞠宝兆

针灸推拿学：陈以国

中西医结合基础：关洪全

中药鉴定学：翟延君

中药炮制学：贾天柱

中医心病学（附属医院）：王凤荣

中医脾胃病学（附属医院）：王垂杰

中医肺病学（附属医院）：吕晓东

中医脑病学（附属医院）：王　健

中医内分泌学（附属医院）：于世家

中医肿瘤病学（附属医院）：殷东风

中医疮疡病学（附属医院）：吕延伟

中医骨伤科学（附属医院）：侯德才

中医儿科学（附属医院）：王雪峰

中医耳鼻喉科学（附属医院）：孙海波

中医肺病学（附属二院）：乔世举

临床中药学（附属二院）：李国信

中医肛肠病学（附属三院）：田振国

校级重点学科

中医术语学：王彩霞

中医临床基础：谷　松

中医诊断学：魏　红

针灸康复学：马铁明

中医临床药学：初　杰

中药分析学：张振秋

中药化学：窦德强

中药药理学：杨静娴

中药药事管理：谢　明

中医医史文献：尚　冰

中医文化学：贺　伟

中西医结合护理学：田　静

中医急诊学：姜树民

中医康复学：关雪峰

中医骨伤科学：王世轩

中药药剂学：程　岚

中医药信息学：孙艳秋

卫生管理学：景　浩

外国语言学及应用语言学：曹玉麟

马克思主义理论：陈　界

实验动物学：王春田

中西医结合重症医学：陈　岩

中医妇科学：王　昕

中医临床护理学：侯秀欣

中医康复学：殷晓丽

中医脑病学：焦富英

中医疮疡病学：李忠卓

重点实验室及负责人

国家地方联合工程实验室

　　心脑合病中西医结合防治技术

国家地方联合工程实验室：杨关林

（办公室主任：贾连群）

教育部重点实验室

　　中医脏象理论及应用：杨关林

（办公室主任：贾连群）

国家中医药管理局中医药科研三级

级实验室

　　病毒实验室：王雪峰

　　中药质量分析实验室：康廷国

　　针灸电生理实验室：陈以国

　　中药药理实验室：张　宏

　　分子生物实验室：才丽平

　　中药分析实验室：尤献民

　　中药临床药理实验室：李国信

　　生理实验室：王德山

　　临床药代动力学实验室：王文萍

　　分子免疫实验室：杨关林

　　中药制剂实验室：贾天柱

国家中医药管理局中医药科研二级

实验室

　　形态学实验室：刘春英

　　生理实验室：王德山

　　中药药理实验室：程嘉艺

　　中药制药实验室：程　岚

　　中药分析实验室：娄志华

　　中药药理实验室：陈颖平

　　分子生物学实验室：殷东风

　　标记免疫实验室：于世家

　　免疫化学实验室：王垂杰

　　中药分析实验室：尤献民

中药药剂学实验室：王月敏

病理实验室：田振国

分子生物学实验室：贺动芒

药理实验室：王学亚

免疫实验室：张　健

病理实验室：朱天义

药物制剂实验室：邓铁宏

免疫实验室：关洪全

中药临床药理：李国信

中药药代动力学实验室：王文萍

辽宁省重点实验室

中医药现代研究实验室：康廷国

中医分子生物重点实验室：郑洪新

针灸生物学重点实验室：陈以国

病毒重点实验室：王雪峰

中药临床药代动力学重点实验

室：王文萍

现代中药制剂重点实验室：李国信

中药鉴定与品质评价重点实验

室：康廷国

中医分子免疫学重点实验室：

杨关林

中医临床验方系统评价重点实

验室：梁茂新

中药活性筛选重点实验室：张　宏

中医分子生物学重点实验室：

郑洪新

中医肺病重点实验室：吕晓东

中药炮制重点实验室：贾天柱

中药有效复方再评价重点实验

室：张立德

临床中药重点实验室：李国信

中医风湿免疫诊断重点实验室：

牛广华

心脏象理论及应用重点实验室：

杨关林

便秘病重点实验室：于永铎

沈阳市重点实验室

中药复方研究重点实验室：孙科峰

中医药分子生物学重点实验室：

张立德

心血管康复技术重点实验室建

设：宫丽鸿

附属机构及负责人

　　附属医院（辽宁省中医院）：关

雪峰

　　附属二院（辽宁省中医研究

院）：李国信

　　附属三院（辽宁省肛肠医院）：

于永铎

　　附属四院（辽宁省中西医结合

医院）：于永铎（兼任）

（李　丹）

【长春中医药大学】

党委书记：张兴海

校　　长：宋柏林

党委副书记：姜彤伟

纪委书记：孙伟义

党委副书记：于然贵

副 校 长：陈长宝、冷向阳、高文义、

　　　　　邱智东

基础医学院院长：苏　颖

第一临床学院院长：冷向阳

药学院院长：邱智东

针灸推拿学院院长：刘明军

护理学院院长：刘兴山

管理学院院长：都晓春

研究生学院院长：王洪峰

国际教育学院院长：金阿宁

继续教育学院院长：王　乙

地　　址：吉林省长春市净月国家

　　　　　高新技术产业开发区博

　　　　　硕路1035号

邮　　编：130117

电　　话：0431 - 86172513

传　　真：0431 - 86172345

电子信箱：ccutcm@ 163. com

网　　址：www. ccucm. edu. cn

专业统计

　　2015年，学校教职工人数1036

人。专任教师662人，其中教授136

人，副教授206人，讲师253人，助

教64。（此数据不包含附属医院）

专业设置	学制（年）	2016年毕业数	2016年招生数	在校生数
康复治疗技术	3	86	104	216
中药学	3	0	57	161

（续表）

专业设置	学制（年）	2016 年毕业数	2016 年招生数	在校生数
护理	3	175	104	386
助产	3	0	50	50
药品生产技术	3	65	48	95
药品经营与管理	3	35	55	148
针灸推拿	3	0	53	211
英语	4	24	39	137
制药工程	4	106	98	427
日语	4	21	0	0
市场营销	4	71	84	313
生物制药	4	32	48	158
中药学	4	111	146	474
中西医临床医学	5	0	100	464
公共事业管理	4	108	94	343
护理学	4	225	237	876
临床医学	5	134	107	555
中医学	5	429	319	1 714
中药资源与开发	4	0	0	68
中药制药	4	0	0	82
康复治疗学	5	0	60	170
针灸推拿学	5	365	314	1 695
财务管理	4	0	46	46
药物制剂	4	37	51	180
药事管理	4	0	50	175
药学	4	79	146	518
合计	/	**2 033**	**2 410**	**9 662**

注：上表统计数据为本专科学生数

研究生教育

在校硕士研究生 1422 人，2016 年招收硕士研究生 503 人，毕业 406 人。

在校博士研究生 85 人，2016 年招收博士研究生 24 人，毕业 11 人。

硕士学位专业设置：中医学一级学科、中西医结合一级学科、药学一级学科、中药学一级学科、护理学二级学科；公共卫生（专业学位）、护理（专业学位）、药学（专业学位）、中药（专业学位）、中医

（专业学位）

博士学位专业设置：中医学一级学科、中药学一级学科

重点学科及学科带头人

国家中医药管理局重点学科

中医脑病学：赵建军

中医心病学：邓 悦

中医肺病学：王 檀

中医骨伤科学：赵文海

针灸学：王富春

推拿学：王之虹

药用动物学：张 辉

中药药理学：曲晓波

内经学：苏 颖

中医护理学：刘兴山

中医络病学：朴春丽

中医康复学：宋柏林

中医神志病学：王 健

中医眼病学：魏丽娟

中西医结合临床：王中男

中医全科医学：张守琳

中医预防医学：赵为民

中医耳鼻喉科学：韩 梅

中医儿科学：原晓风

国家中医药管理局"十一五"中医药重点学科建设优秀等次学科

中医脑病学、针灸学、中药药理学

吉林省中医药管理局重点学科

方剂学：王　迪

中药分析学：贡济宇

中医康复学：丛德毓

中西医结合临床：冷向阳

中医儿科学：原晓风

中医内分泌病学：朴春丽

中西医结合基础：张永和

中医肛肠病学：周建华

中医眼科学：魏丽娟

中医护理学：刘兴山

古汉语与医古文：崔　为

中药药剂学：邱智东

中药化学：陈　新

中药鉴定学：姜大成

中医肾病学：张守琳

中医妇科学：李春光

中医养生学：赵为民

中医痹病学：王成武

中医皮肤病学：刘　颖

吉林省教育厅"十二五"优势特色学科

中医学：王之虹

中西医结合：王中男

中药学：曲晓波

重点实验室及负责人

科技部重点实验室

国际科技合作基地：高其品

教育部重点实验室

中药有效成分重点实验室：高其品

国家发改委重点实验室

长白山道地药材产业技术国家地方联合工程研究中心：曲晓波

长春国家生物产业基地医药中试平台：邱智东

国家发改委、国家中医药管理局重点实验室

国家中医临床研究基地：宋柏林

国家食品药品监督管理总局重点实验室

国家药物临床实验机构：冷向阳

国家中医药管理局重点研究室

药用动物可持续利用重点研究室：张　辉

中风病破血化瘀重点研究室：赵建军

清代医疗保健经验重点研究室：冷向阳

国家中医药管理局中医药科研三级实验室

中药动物药实验室：张　辉

中药药理实验室：张大方

中药药理实验室：张永和

中药分析实验室：贡济宇

中药化学实验室：高其品

国家中医药管理局传承工作室

国医大师任继学传承工作室：任喜杰

刘柏龄名老中医药专家传承工作室：李成刚

杨宗孟名老中医药专家传承工作室：凌　霞

王烈名老中医药传承工作室：孙丽平

胡永盛名老中医药专家传承工作室：王　檀

黄永生名老中医药专家传承工作室：姜丽红

阎洪臣名老中医药传承工作室：王　健

南征名老中医药传承工作室：朴春丽

陈向明名老中医药专家传承工作室：齐万里

刘柏龄第二届国医大师传承工作室：赵文海

国家中医药管理局重点实验室

天池伤科流派传承工作室：赵文海

白山通经调脏手法流派传承工作室：王之虹

吉林省人民政府重点实验室

吉林省人参科学研究院：刘淑莹

吉林省科技厅重点实验室

吉林省中药生物大分子重点实验室：高其品

中药有效成分研究国际科技合作基地：高其品

中韩传统医药研发国际科技合作基地：邱智东

吉林省人参化学与药理重点实验室：刘淑莹

吉林省现代中药研究院：赵大庆

医药中试工程技术研究中心：邱智东

吉林省中药生物技术重点实验室：王　群

吉林省科普基地：王景龙

吉林省林蛙产业技术创新战略联盟：曲晓波

吉林省发改委重点实验室

吉林省现代化中药工程研究中心：高其品

吉林省北药产业化关键技术工程实验室：林　喆

中药生物转化关键技术工程实验室：邱智东

吉林省中药组学工程实验室：赵　雨

吉林省工信厅重点实验室

吉林省现代中药产业发展战略联盟：曲晓波

吉林省教育厅重点实验室

长白山道地药材关键技术工程中心：林　喆

吉林省高等学校人参高端科技创新平台：赵大庆

吉林省高等学校长白山道地药材高端科技创新平台：曲晓波

中药有效成分重点实验室：高其品

药用动物可持续利用重点实验室：张　辉

省级人文社科重点研究基地中医药政策与发展研究中心：都晓春

吉林省中医药事业发展研究智库：秦　磊

长白山现代中药重大需求协同创新中心：宋柏林

手法效应基础重点实验室：宋柏林

中药生物转化重点实验室：邱智东

吉林省卫生计生委重点实验室

中药化学实验室：张　辉

心血管病实验室：黄永生

护理医学实验室：吕淑琴

吉林省中药药理学重点实验室：张大方

中药化学重点实验室单元：刘永强

吉林省中医药管理局二级实验室

组织胚胎与病理实验室：朴松兰

药理实验室：刘　智

生理实验室：王冰梅

生物化学实验室：孙　聪

微生物与免疫实验室：周　宏

制药工艺技术实验室：王　沛

中药炮制实验室：张啸环

中药药剂实验室：张炜煜

中药方剂实验室：张文风

分子生物实验室：张莲珠

风湿病免疫检测实验室：王成武

推拿实验室：丛德毓

中药分析实验室：于秀华

神经电生理实验室：赵德喜

中西医结合临床基础实验室：王中男

针灸效应基础实验室：王富春

中药有效成分合成与设计实验室：胡冬华

中药毒性研究实验室：李丽静

活性天然产物合成与结构修饰实验室：李艳杰

中药保健食品研发实验室：李宜平

医药信息处理实验室：李秀昌

鼻功能检测实验室：韩梅

药代动力学分析实验室：杨海淼

肾病实验室：张守琳

中药品种质量鉴定实验室：翁丽丽

吉林省中医药管理局科学研究室

长白山道地中药血清药物化学研究室：孙佳明

大肠肛肠疾病研究室：周建华

代谢性疾病手法治疗研究室：刘明军

儿科哮喘病研究室：孙丽平

肝病中医下法研究室：冷炎

骨筋伤研究室：李新建

颈椎病手法治疗研究室：齐伟

慢性阻塞性肺疾病外治研究室：王檀

心病痰瘀同治研究室：陈颖

眼病中医特色疗法研究室：魏丽娟

中药临床用药规律研究室：黄晓巍

中药炮制与药剂研究室：董金香

中药天然药物活性分析研究室：王淑敏

中药新药药效评价研究室：张永和

中医辨证施护研究室：梁伍今

中医方证理论研究室：王迪

中医妇科研究室：李春光

中医急症研究室：房莉

中医免疫研究室：王志宏

中医药古籍文献情报研究室：赵宏岩

中医药政策与发展研究室：都晓春

药用动物可持续利用重点研究室：张辉

中医内科脑病重点研究室：赵建军

天池骨伤重点研究室：赵文海

中药资源学重点研究室：林喆

中医基础理论重点研究室：苏颖

心病伏邪体系重点研究室：邓悦

中医药临床评价重点研究室：杨海淼

神志病疏肝理气调神重点研究室：王健

针灸基础重点研究室：王洪峰

虚损性肾病益肾通络研究室：张守琳

内分泌重点研究室：朴春丽

中医治疗腺样体疾病重点研究室：韩梅

小儿紫癜病重点研究室：冯晓纯

中药制剂与新型给药系统重点研究室：邱智东

中药心脑血管药理重点研究室：张大方

中药品质资源重点研究室：姜大成

中药活性与质量分析重点研究室：贡济宇

长白山道地药材提取物及综合应用开发重点研究室：陈新

吉林省中医药管理局传承工作室

邓名鲁教授中药三级资源研究工作室：张辉

张文泰名老中医药专家传承工作室：李跃飞

刘铁军名老中医药专家传承工作室：刘彦晶

纪青山名老中医药专家传承工作室：张颖新

于凯成名老中医药专家传承工作室：陈颖

校级重点实验室

中医基础研究所：刘宏岩

中医临床研究所：宋柏林

中医手法研究所：王之虹

中药研究所：曲晓波

文化艺术教育中心：陈海英

附属机构及负责人

长春中医药大学第一附属医院：冷向阳

（田 巍）

【黑龙江中医药大学】

党委副书记、校长：孙忠人

党委副书记：陈亚平、姚凤祯

党委常委、副校长：王喜军、刘雪松

副校长：李冀

党委常委、副校长：郭宏伟

党委常委、纪委书记：尹占军

党委常委、副校长：张晓峰

党委常委、工会主席：乔广霞

基础医学院院长：陈晶

药学院院长：杨炳友

第一临床医学院、附属第一医院、护理学院院长：姜德友

第二临床医学院、附属第二医院、针灸推拿学院、康复学院院长：唐强

佳木斯学院院长：刘斌

继续教育学院：李树和

国际教育学院、国际交流合作处：姚素媛

研究生院：徐峰

人文管理学院院长：左军

马克思主义学院：周苏娅

医学信息工程学院院长：梁华

地 址：黑龙江省哈尔滨市香坊区和平路24号

邮 编：150040

电 话：0451-82193000

传 真：0451-82110652

网 址：www.hljucm.net

专业统计

2016年，学校职工人数3520人。专任教师994人，其中教授（正高职称）231人，副教授（副高职称）343人，讲师（中级职称）364人，助教（初级职称）52人。

专业设置	学制（年）	2016年毕业生数	2016年招生数	在校生数
中医学本硕	5	103	0	719
中医学	5	230	252	925

（续表）

专业设置	学制（年）	2016年毕业生数	2016年招生数	在校生数
中西医临床医学	5	657	399	2 606
护理学	4	268	282	1 069
针灸推拿学	5	174	192	971
康复治疗学	4	60	243	776
公共事业管理	4	25	36	133
市场营销	4	26	36	123
古典文献	4	0	0	24
社会工作	4	0	0	66
应用心理学	4	35	42	153
生物技术	4	118	47	229
制药工程	4	181	47	253
药物制剂	4	186	109	396
中药制药	4	0	141	528
中药学	4	108	86	425
药学	4	56	89	309
食品科学与工程	4	32	38	142
中药资源与开发	4	36	49	185
药物分析	4	0	48	126
医学信息工程	4	0	43	85
运动康复	4	0	62	62
中医学（5+3一体化）	8	0	120	120
中医学（5+3一体化，儿科）	8	0	50	50
医学实验技术	4	46	51	215
中医学（专科）	3	308	302	823
医疗美容技术（专科）	3	81	44	176
针灸推拿（专科）	3	129	101	271
康复治疗技术（专科）	3	52	36	167
护理（专科）	3	162	123	523
中药（学）（专科）	3	26	22	96
中药制药技术（专科）	3	26	0	48
药品生产技术（专科）	3	0	13	13
合计	33	3 125	3 103	12 807

注：上表统计数据为本专科学生数。

研究生教育

在校硕士研究生1741人，2016年招收硕士研究生710人，毕业668人（另外，留学生19人，师承人员2人，同等学力人员20人）。

在校博士研究生281人，2016年

招收博士研究生 85 人，毕业 80 人（另外，留学 6 人，师承人员 13 人）。

硕士学位专业设置：人体解剖与组织胚胎学、康复医学与理疗学、中医基础理论、中医临床基础、中医医史文献、方剂学、中医诊断学、中医内科学、中医外科学、中医骨伤科学、中医妇科学、中医儿科学、中医五官科学、针灸推拿学、民族医学（含：藏医学、蒙医学等）、中医心理学、中医伦理学、中医康复学、中西医结合基础、中西医结合临床、中西医结合重症医学、中西医结合影像学、药物化学、药剂学、生药学、药物分析学、微生物与生化药学、药理学、药化学、中药药剂学、药药理学、中药炮制学、临床中药、中药资源学、护理学、社会医学与卫生事业管理

博士学位专业设置：中医基础理论、中医临床基础、中医医史文献、方剂学、中医诊断学、中医内科学、中医外科学、中医骨伤科学、中医妇科学、中医儿科学、中医五官科学、针灸推拿学、民族医学（含：藏医学、蒙医学等）、中医康复学、中西医结合基础、中西医结合临床、药物化学、药剂学、生药学、药物分析学、生物与生化药学、药理学、中药化学、中药药剂学、中药药理学、中药炮制学、临床中药学、中药资源学

重点学科及学科带头人
国家级重点学科
中药学：匡海学、王喜军
方剂学：李 冀
中医妇科学：吴效科
中医内科学（培育）：周亚滨
省级重点学科
中药创新药物：匡海学
中药学：匡海学
中医学：李 冀
中西医结合临床：邹 伟
药学：王喜军
中医内科学：周亚滨
中医外科学：王玉玺
中医妇科学：吴效科
中医骨伤科学：张晓峰
针灸推拿学：孙忠人
康复医学及理疗学：唐 强

中医基础理论：谢 宁
中医临床基础：姜德友
中医医史文献：常存库
方剂学：段富津、李 冀
国家中医药管理局重点学科
中医基础理论：谢 宁
金匮要略：姜德友
中医史学：常存库
方剂学：李 冀
中医妇科学：吴效科
中医眼科学：孙 河
中医康复学：唐 强
针灸学：孙忠人
推拿学：李同军
中西医结合临床：邹 伟
中药化学：杨炳友
中药炮制：王秋红
中药鉴定学：王喜军
临床中药学：刘树民
中医预防医学（培育）：郭文海
中医药工程学（培育）：李永吉
中医内科心病学：周亚滨
中医内科内分泌学：马 健
中医血液病学：孙 凤
中医老年病学：金 泽
中医皮肤病学：杨素清
黑龙江省领军人才梯队
针灸推拿学：孙忠人
中药学：匡海学
中医基础理论：谢 宁
中医临床基础：姜德友
中医医史文献：常存库
方剂学：段富津、李 冀
中医内科学：周亚滨
中医妇科学：侯丽辉、丛慧芳
中医骨伤科学：张晓峰
中医康复学：唐 强
中西医结合基础：周忠光
中西医结合临床：邹 伟
药剂学：李永吉
生药学：王喜军
中医外科学：杨素清
中医脾胃病学：谢晶日
校级重点学科
中药化学学科：匡海学
药剂学学科：李永吉
中药鉴定学学科：都晓伟
中药药理学：李廷利
药物分析学：孙 晖
临床中药学学科：赵文静

药理学：苏云明
中医诊断学：刘华生
生物化学与分子生物学学科：于英君
中西医结合临床神经内科学学科：邹 伟
中药资源学学科：王振月
中西医结合临床骨伤科学学科：张晓峰
康复医学与理疗学学科：唐 强
中医外科学学科：杨素清
马克思主义理论与思想政治教育学科：周苏娅
伤寒论：张友堂
人体解剖组织胚胎学：姜国华
病理学与病理生理学：贾 彦
医学英语：刘 明
药物化学：马英丽
医学影像与核医学：尹志伟
中医护理学：穆 欣
中医络病学：陈 波
中医文化学：袁 纲
中医心理学：关晓光
中医教育学：杨天仁
中医文献学：韩延华、霍丽丽
中医儿科学：王有鹏、张 伟

重点实验室及负责人
教育部重点实验室
北药基础与应用研究重点实验室：匡海学
国家中医药管理局中医药科研三级实验室
方药分析实验室：李 冀
分子生物学实验室：周亚滨
中药药理（妇科）实验室：吴效科
中药质量评价与血清药物化学实验室：王喜军
中药化学实验室：匡海学
中药材质量控制实验室：孙 晖
中药药理（行为）实验室：李廷利
中药制剂实验室：李永吉
细胞分子生物学实验室：姜德友
中药毒理实验室：刘树民
黑龙江省科技厅重点实验室
天然药物药效物质基础研究实验室：匡海学
中药血清药物化学重点实验室：王喜军
针灸临床神经生物学重点实验室：孙忠人

北药基础与应用研究重点实验室：匡海学

黑龙江省教育厅高校重点实验室

中药学实验室：王 栋

针灸临床神经生物学重点实验室：孙忠人

中药材规范化生产及质量标准实验室：孙海峰

中医药基础研究实验室：姜德友

校级创新体系重点实验室

脑功能与神经康复重点实验室：唐 强

中西医结合基础形态学实验室：姜国华

神经药理实验室：黄树明

眼科疾病重点实验室：孙 河

中药生物技术实验室：程玉鹏

生物化学与分子生物学：于英君

附属机构及负责人

第一临床医学院、附属第一医院、护理学院院长：姜德友

第二临床医学院、附属第二医院、针灸推拿学院、康复学院院长：唐 强

（刘珈含）

【上海中医药大学】

校 长：徐建光

党委书记：张智强

党委副书记、纪委书记：施建蓉

党委副书记、工会主席：朱惠蓉

副 校 长：何星海、陈小冰（2016年6月24日到任）、胡鸿毅、张 瑾（2016年

6月24日离任）、季 光

基础医学院院长：陈 晓

中药学院院长：徐宏喜

针推学院院长：沈雪勇

护理学院院长：林 勋

公共健康学院院长：王秀兰

康复医学院院长：王拥军

地 址：上海浦东蔡伦路1200号

邮 编：201203

电 话：021－51322001

传 真：021－51322000

电子信箱：zyd. xb@ 163. com

网 址：www. shutcm. edu. cn

专业统计

学校职工人数1267人。专任教师755人，其中教授122人，副教授215人，讲师365人，助教41人。

专业设置	学制（年）	2016年毕业生数	2016年招生数	在校生数
医学营养	3	1	0	2
护理	3	67	71	191
医疗美容技术	3	28	0	1
中药制药技术	3	34	0	2
听力与言语康复学（授予理学学士学位）	4	0	26	47
中医学	5	189	154	869
中药学（授予理学学士学位）	4	133	121	491
中西医临床医学	5	77	53	292
公共事业管理	4	30	30	115
护理学（授予理学学士学位）	4	159	153	597
食品卫生与营养学（授予理学学士学位）	4	46	42	181
康复治疗学（授予理学学士学位）	4	84	87	360
针灸推拿学	5	33	32	162
药学（授予理学学士学位）	4	61	75	234
生物医学工程（可授工学或理学学士学位）	4	0	23	42
针灸推拿学	3	4	0	9
康复治疗学（授予理学学士学位）	2	13	10	23
食品卫生与营养学（授予理学学士学位）	2	11	10	13
护理学（授予理学学士学位）	2	26	34	56

（续表）

专业设置	学制（年）	2016 年毕业生数	2016 年招生数	在校生数
中药学（授予理学学士学位）	2	12	45	75
中医学	3	8	0	8
合计	/	**1 016**	**958**	**3 770**

注：上表统计数据为本专科学生数。

研究生教育

在校硕士研究生 1942 人，2016 年招收硕士研究生 696 人，毕业 565 人。

在校博士研究生 507 人，2016 年招收博士研究生 160 人，毕业 140 人。

硕士学位专业设置：中医基础理论、中医临床基础、中医医史文献、方剂学、中医诊断学、中医内科学、中医外科学、中医骨伤科学、中医妇科学、中医儿科学、中医五官科学、针灸推拿学、中医外语、中医保健体育、中医工程学、中医伦理学、中药学、中西医结合基础、中西医结合临床、药剂学、生药学、药理学、全科医学、中西医结合康复、护理学、护理、翻译

博士学位专业设置：中医基础理论、中医临床基础、中医医史文献、方剂学、中医诊断学、中医内科学、中医外科学、中医骨伤科学、中医妇科学、中医儿科学、中医五官科学、针灸推拿学、中西医结合基础、中西医结合临床、中药学、中西医结合康复学

重点学科及学科带头人

国家级重点学科

中医内科学、中医外科学、中医骨伤科学、中药学

国家重点学科（培育）

针灸推拿学、中医医史文献

上海高校Ⅰ类高峰学科

中药学：王峥涛

上海高校Ⅱ类高峰学科

中医学：刘 平

上海高校Ⅰ类高原学科

中西医结合：柯尊记

科学技术史：严世芸

国家中医药管理局重点学科

中医各家学说：朱邦贤

中医诊断学：王忆勤

中医肝胆病学：胡义扬

中医肾病学：何立群

中医肿瘤病学：许 玲

中医肛肠病学：曹永清

中医骨伤科学：王拥军

针灸学：沈雪勇

推拿学：房 敏

药用植物学：王峥涛

中医药工程学：杨华元

中医传染病学：陈建杰

中西医结合临床：张 腾

中医基础理论：方肇勤

内经学：陈 晓

中医史学：陈丽云

中医文献学：张如青

古汉语与中医古文：刘庆宇

中医瘿病学：苏 励

中医血液病学：周永明

中医皮肤病学：李 斌

中医疮疡病学：阙华发

中医乳腺病学：刘 胜

中医儿科学：虞坚尔

中医急诊学：方邦江

中医养生学：周英豪

中医康复学：张 宏

中医护理学：周文琴

中医护理学：张雅丽

中医全科医学：彭 文

中西医结合基础：施建蓉

中西医结合临床：李 琦

中西医结合临床：周 嘉

中医药信息学：周 华

中医治未病学：张振贤

中医文化学：李其忠

中医神志病学：徐 建

中医复杂科学：苏式兵

国家中医临床研究基地

附属龙华医院承担恶性肿瘤、骨退行性病变研究

重点实验室及负责人

国家中医药管理局重点研究室

传统医药法律保护：宋晓亭

中医医疗服务评估：沈远东

慢性肝病虚损：徐列明

脊柱退变肾骨相关：王拥军

中药新资源与品质评价：王峥涛

针灸免疫效应：吴焕淦

中医传染病学：陈建杰

中医药健康服务模式与应用：张 磊

教育部重点实验室

中药标准化：王峥涛

肝肾疾病病证：刘 平

筋骨理论与治法：王拥军

教育部工程研究中心

中药现代制剂技术：冯 怡

上海市重点实验室

复方中药：王峥涛

中医临床：刘成海

健康辨识与评估：王忆勤

上海高校研究基地

中医内科学 E - 研究院：刘 平

上海高校中西医结合防治心脑疾病重点实验室：吕 嵘

上海高校中药创新药物研发工程研究中心：徐宏喜

上海高校针灸推拿诊疗技术工程研究中心：沈雪勇

医学科技史研究中心（上海高校人文社科基地）：陈丽云

上海高校中药药效物质 E - 研究院：李医明

中医药文化研究与传播中心（上海高校人文社科基地）：严世芸

附属机构及负责人

上海中药标准化研究中心：王峥涛

上海市气功研究所：李 洁

上海市中医老年医学研究所：陈 川

上海市针灸经络研究所所长：吴焕淦（法人代表：房 敏）

上海中医药大学中医文献研究所：梁尚华

上海中医药大学附属龙华医院：

肖　臻
　　上海中医药大学附属曙光医院：
周　华
　　上海中医药大学附属岳阳中西
医结合医院：房　敏

（刘红菊）

【南京中医药大学】
党委书记：陈涤平
校　　　长：胡　刚
党委副书记、副校长：王长青
党委副书记、纪委书记：张策华
党委常委、副校长：黄桂成
党委常委、副校长、第一附属医院
　　院长：方祝元
党委常委、第一附属医院党委书记：
　　翟玉祥
党委常委、副校长：程海波、程
　　革、徐桂华、孙志广
副校长：曾　莉
党委常委、副校长：谭仁祥
基础医学院、中医学院院长：战丽彬

第一临床医学院（临床医学研究所）
　　院长：方祝元
第二临床医学院、针灸推拿学院（针
　　灸推拿研究所、中医药健
　　康服务研究中心、国家职
　　业技能鉴定所、丰盛健康
　　学院）院长：顾一煌
医学与生命科学学院院长：沈　旭
药学院（药物研究所、康缘中药学
　　院）院长：胡立宏
卫生经济管理学院（先声商学院）
　　院长：田　侃
护理学院（中西医结合护理研究所）
　　院长：马　勇
外国语学院、国际教育学院、台港
　　澳教育中心、国际教育
　　学院、台港澳教育中心
　　院长：姚　欣
信息技术学院院长：胡孔法
心理学院（大学生心理健康教育咨
　　询中心）院长：李荐中

翰林学院院长：唐传俭
地　　址：江苏省南京市汉中路282
　　号（汉中门校区）/江苏
　　省南京市仙林大道138号
　　（仙林校区）
邮　　编：210029（汉中门校区）/
　　210023（仙林校区）
电　　话：025－86798039（汉中门
　　校区）/025－85811001
　　（仙林校区）
传　　真：025－86798039（汉中门
　　校区）/025－85811006
　　（仙林校区）
电子信箱：xiaoban@ njucm. edu
网　　址：www. njutcm. edu. cn

专业统计
　　2016年，学校职工人数1536
人，专任教师900人，其中教授125
人，研究员36人，副教授230人，
副研究员42人，讲师329人，助研
45人，初级51人，助教35人。

专业设置	学制（年）	2016年毕业生数	2016年招生数	在校生数
中医学	9	0	29	60
中医学	8	0	119	236
中医学	5	97	113	649
中医学（农村订单定向）	5	79	76	162
中医学	7	58	0	289
中医学（中西结合）	7	130	0	356
中医学（针灸推拿）	7	28	0	83
中医学（理科基地班）	7	33	0	0
临床医学	5	0	119	119
中西医临床医学	5	350	60	653
康复治疗学	4	90	118	497
针灸推拿学	5	72	60	420
生物技术	4	0	60	60
中药学类专业	4	0	216	216
药学类专业	4	0	121	120
中药学	4	62	0	352
中药资源与开发	4	67	0	175
中药制药	4	52	0	151
眼视光学	4	25	48	137

（续表）

专业设置	学制（年）	2016年毕业生数	2016年招生数	在校生数
生物制药	4	47	0	65
生物制药（联合办学）	4	61	117	470
药物制剂	4	57	0	160
护理学	4	273	389	1 520
护理学（涉外护理）	5	58	0	42
计算机科学与技术	4	68	56	289
计算机科学与技术（嵌入式培养）	4	0	60	47
国际经济与贸易	4	92	58	324
软件工程	4	0	57	176
制药工程	4	65	0	153
英语	4	84	91	350
应用心理学	4	51	63	201
市场营销	4	82	58	307
信息管理与信息系统	4	52	54	218
公共事业管理（卫生事业管理）	4	69	61	231
公共事业管理（医疗保险）	4	56	0	104
公共事业管理（卫生管理与沟通）（联合办学）	4	72	117	458
电子商务	4	61	60	228
劳动与社会保障	4	0	50	102
药事管理	4	47	60	237
食品卫生与营养学	4	35	60	243
食品质量与安全	4	39	0	58
食品质量与安全（联合办学）	4	0	116	341
药学	4	119	0	185
合计	/	**2 631**	**2 666**	**11 244**

注：上表统计数据为本专科学生数。

研究生教育

在校硕士研究生2570人，2016年招收硕士研究生941人（892＋49七年制转段），毕业857人。

在校博士研究生425人，2016年招收博士研究生97人，毕业80人。

硕士学位专业设置：中医基础理论、中医临床基础、中医医史文献、方剂学、中医诊断学、中医内科学、中医外科学、中医骨伤科学、中医妇科学、中医儿科学、中医五官科学、针灸推拿学、中医康复学（自主设置）、中医外语（自主设置）、中医养生学（自主设置）、中医文化（自主设置）、中医药信息学（自主设置）、临床中药学（自主设置）、中医内科学（专业硕士）、中医外科学（专业硕士）、中医骨伤科学（专业硕士）、中医妇科学（专业硕士）、中医儿科学（专业硕士）、中医五官科学（专业硕士）、针灸推拿学（专业硕士）、中药炮制学（自主设置）、中药药理学（自主设置）、中药药剂学（自主设置）、中药资源学（自主设置）、中药鉴定学（自主设置）、中药化学（自主设置）、中药分析学（自主设置）、中药制药工程学（自主设置）、中西医结合基础、中西医结合临床、中西医结合内科学（自主设置）、中西医结合外科学（自主设置）、中西医结合护理（自主设置）、中西医结合精神医学（自主设置）、中西医结合营养学

（自主设置）、中西医结合临床（专业硕士）、药物化学、药剂学、生药学、药物分析学、微生物与生化药学、药理学、康复医学与理疗学、康复医学与理疗学（专业硕士）、全科医学（专业硕士）、社会医学与卫生事业管理

博士学位专业设置：中医基础理论、中医临床基础、中医医史文献、方剂学、中医诊断学、中医内科学、中医外科学、中医骨伤科学、中医妇科学、中医儿科学、中医五官科学、针灸推拿学、中医康复学、中医养生学、中医文化、中医药信息学、临床中药学、中药炮制学、中药药理学、中药药剂学、中药资源学、中药鉴定学、中药化学、中药分析学、中药制药工程学、中西医结合基础、中西医结合临床、中西医结合内科学、中西医结合外科学、中西医结合精神医学、中西医结合营养学

重点学科及学科带头人

国家重点学科

中药学（一级学科）：蔡宝昌

中医医史文献：王旭东

中医儿科学：汪受传

国家重点（培育）学科

中医学（一级学科）：吴勉华

中医内科学：薛博瑜

江苏高校优势学科建设工程二期项目立项学科

中医学（一级学科）：方祝元

中药学（一级学科）：段金廒

江苏高校优势学科建设工程二期项目重点序列学科

中西医结合（一级学科）：黄　熙

护理学（一级学科）：徐桂华

江苏省重点学科

中医学（一级学科）：吴勉华

中医临床基础：马　健

方剂学：孙世发

中医诊断学：吴承玉

中医内科学：薛博瑜

中医外科学：潘立群

中医妇科学：谈　勇

针灸推拿学：王玲玲

江苏省重点学科（"十三五"）

临床医学：秦叔逵

药学：谭仁祥

国家中医药管理局"十一五"重点学科

方剂学：樊巧玲

温病学：马　健

中医儿科学：韩新民

中医妇科学：谈　勇

中医肝胆病学：薛博瑜

针灸学：徐　斌

药用植物学：吴启南

中药药理学：陆　茵

中药炮制学：吴　皓

中医文献学：王旭东

中医护理学：徐桂华

中医脾胃病学：沈　洪

中医肾病学：孙　伟

中医肛肠病学：金黑鹰

国家中医药管理局"十二五"重点学科

伤寒学：周春祥

中医诊断学：吴承玉

临床中药学：唐德才

中西医结合基础：詹　瑧

中医痹病学：周学平

中医肿瘤病学：吴勉华

中医骨伤科学：黄桂成

中医耳鼻喉科学：严道南

中医养生学：陈涤平

推拿学：顾一煌

中药药剂学：狄留庆

中药化学：李　祥

中药资源化学：段金廒

中医药信息学：虞　舜

中医文化学：张宗明

中医药管理学：申俊龙

中医皮肤病学：闵仲生

中西医结合临床：刘沈林

中医心病学：陈晓虎

江苏省中医药局"十二五"重点学科

中医肛肠病学：谷云飞

中医肺病学：周贤梅

中医急诊学：芮庆林

中医眼科学：魏　伟

中医肿瘤病学：王瑞平

针灸学：倪光夏

江苏省中医药局"十二五"重点培育学科

中医全科医学：顾　勤

中药分析学：张　丽

校级重点学科

中医眼科学：高卫萍

康复医学与理疗学：王　磊

医学神经生物学：唐宗湘

药学：李　伟

工商管理：汤少梁

医药经济与管理：熊季霞

思想教育政治：张宗明

应用心理学：李荐中

中医教育学：文　庠

计算机科学与技术：胡孔法

校级重点培育学科

中医全科医学：潘　涛

本草学：曹　宜

中医脑病学：盛　蕾

软件工程：王　珍

营养学：施洪飞

外国语言学与应用语言学：姚　欣

重点实验室及负责人

国家地方联合工程研究中心

中药资源产业化与方剂创新药物国家地方联合工程研究中心：段金廒

教育部工程研究中心

中药炮制规范化及标准化教育部工程研究中心：蔡宝昌

教育部重点实验室

针药结合教育部重点实验室：徐　斌

国家中医药管理局重点研究室

国家中医药管理局中医瘀热病机重点研究室：吴勉华

国家中医药管理局中药炮制标准重点研究室：蔡宝昌

国家中医药管理局名医验方评价与转化重点研究室：程海波

国家中医药管理局中药资源循环利用重点研究室：段金廒

其他江苏省重点科研机构

江苏省海洋药物研究开发中心：吴　皓

江苏省工程（研究）中心

江苏省植物药深加工工程研究中心：郭立玮

江苏省理血方剂创新药物工程中心：段金廒

江苏省工程实验室

江苏省中医药健康养生技术工程实验室：陈涤平

江苏省抗肿瘤验方研究与产业化工程实验：程海波

江苏省重点实验室

江苏省中药药效与安全性评价重点实验室：陆　茵

江苏省方剂高技术研究重点实验室：段金廒

江苏省工程技术研究中心

江苏省中药高效给药系统工程技术研究中心：狄留庆

江苏省高校重点实验室

江苏省针灸学重点实验室：徐　斌

江苏省方剂研究重点实验室：段金廒

江苏省中药炮制重点实验室：蔡宝昌

江苏省儿童呼吸疾病（中医药）重点实验室：赵　霞

江苏省中药品质与效能重点实验室（国家重点实验室培育建设点）：谭仁祥

江苏省退行性疾病药靶与药物重点实验室：沈　旭

江苏省中药功效物质重点实验室：胡立宏

江苏高校哲学社会科学重点研究基地中医文化研究中心：张宗明

江苏省海洋重点实验室

江苏省海洋药用生物资源研究与开发重点实验室：吴　皓

附属机构及负责人

附属医院（江苏省中医院）：方祝元

第二附属医院（江苏省第二中医院）：孙志广

第三附属医院（南京市中医院）：陈延年

常州附属医院（常州市中医医院）：张　琪

苏州附属医院（苏州市中医医院）：葛惠男

无锡附属医院（无锡市中医医院）：陆　曙

徐州附属医院（徐州市中医院）：王培安

昆山附属医院（昆山市中医医院）：孙东晓

附属中西医结合医院、第三临床医学院（江苏省中西医结合医院）：王佩娟

泰州附属医院（泰州市中医院）：王　华

盐城附属医院（盐城市中医院）：崔国静

扬州附属医院（扬州市中医院）：沈雨春

江阴附属医院（江阴市中医院）：龚　伟

常熟附属医院（常熟市中医院、常熟市新区医院）：唐　键

姜堰附属医院（泰州市姜堰中医院）：钱承美

张家港附属医院（张家港市中医医院）：王建春

附属八一医院、八一临床医学院（中国人民解放军第八一医院）：秦　峰

南通附属医院（南通市中医院）：施振东

连云港附属医院（连云港市中医院）：李秀连

镇江附属医院（镇江市中医院）：史亚祥

武进附属医院（常州市武进中医医院）：杨　波

太仓附属医院（太仓市中医院）：周　纯

淮安附属医院（淮安市中医院）：叶春晖

附属南京市中西医结合医院（南京市中西医结合医院）：刘万里

宿迁附属医院（宿迁市中医院）：王建彬

如皋附属医院（筹）（如皋市中医院）：贾　运

附属徐州市中心医院（徐州市中心医院）：张培影

无锡中西医结合临床医学院（无锡市第三人民医院）：黄继人

南通中西医结合临床医学院（南通市第三人民医院）：蔡卫华

连云港中西医结合临床医学院（连云港市第一人民医院）：李小民

鼓楼中西医结合临床医学院（南京鼓楼医院）：丁义涛

江苏康缘药业股份有限公司：肖　伟

（郝达富）

【浙江中医药大学】

党委书记：孙秋华
党委副书记：熊耀康、陈　刚
纪委书记：章建生
校　　长：方剑乔
副校长：郭　清、李俊伟、张光霁、赵　峰
第一临床医学院院长：吕　宾
第二临床医学院院长：蔡宛如
第三临床医学院院长：姚新苗
基础医学院院长：郑红斌
口腔医学院副院长（主持工作）：卢海平
药学院院长：李范珠
护理学院院长：何桂娟
医学技术学院院长：应　航
生命科学学院院长：朱君华
人文社会科学学院院长：杨　华
继续教育学院（成人教育学院）院长：黄建波
国际教育学院副院长：王　颖
滨江学院院长：李俊伟（兼）
地　　址：浙江省杭州市滨江区滨文路548号（滨文校区）/浙江省杭州市富阳高教园综合体（富春校区）
邮　　编：310053（滨文校区）/311402（富春校区）
电　　话：0571-86633177/86613501
传　　真：0571-86613500
电子信箱：xiaoban@zcmu.edu.cn
网　　址：www.zcmu.edu.cn

专业统计

2016年，学校职工人数1383人。专任教师993人，其中教授215人，副教授304人，讲师386人，助教61人。

专业设置	学制（年）	2016年毕业生数	2016年招生数	在校生数
本科	/	1 433	2 008	7 210
针灸推拿学	5	44	73	331

（续表）

专业设置	学制（年）	2016 年毕业生数	2016 年招生数	在校生数
中医学（七年制）（针灸推拿）	7	25	0	25
中医学（本硕连读）	8	0	105	208
中医学	5	0	58	262
中医学（七年制）	7	93	0	288
临床医学（医学影像）	5	55	0	61
食品科学与工程	4	30	30	73
药学	4	35	65	326
中药学	4	66	30	122
中草药栽培与鉴定	4	24	40	128
药物制剂	4	27	35	124
医学检验	4	0	99	400
医学检验（五年制）	5	74	0	103
医学检验（五年制）（卫生检验）	5	35	0	32
生物科学	4	40	97	231
卫生检验与检疫	4	0	29	110
护理学	4	95	241	698
市场营销	4	54	62	229
公共事业管理	4	59	69	235
健康服务与管理	4	0	69	69
临床医学	5	112	136	851
预防医学	5	0	86	332
计算机科学与技术	4	73	69	195
医学信息工程	4	26	69	220
英语	4	69	67	230
生物工程	4	64	0	70
制药工程	4	0	0	99
医学实验技术	4	0	74	74
听力与言语康复学	4	70	59	240
口腔医学	5	66	42	300
市场营销（专升本）	2	77	109	182
计算机科学与技术（专升本）	2	54	82	141
药学（专升本）	2	66	72	138
康复治疗学	4	0	41	83
本科（滨江学院）	／	1 003	1 213	4 749

（续表）

专业设置	学制（年）	2016 年毕业生数	2016 年招生数	在校生数
针灸推拿学	5	56	60	241
康复治疗学	4	51	64	226
中医学	5	63	155	671
药学	4	71	68	244
中药学	4	52	67	239
药物制剂	4	21	0	0
生物技术	4	40	65	185
护理学	4	212	259	942
市场营销	4	61	65	236
公共事业管理	4	49	31	115
临床医学	5	105	81	624
计算机科学与技术	4	56	63	229
英语	4	52	56	205
生物工程	4	0	0	105
制药工程	4	62	0	26
听力与言语康复学	4	52	57	207
口腔医学	5	0	42	136
药学（专升本）	2	0	38	66
市场营销（专升本）	2	0	42	52
合计	/	**2 436**	**3 221**	**11 959**

注：上表统计数据为本专科学生数。

研究生教育

在校硕士研究生 1818 人，2016 年招收硕士研究生 629 人（其中七年制 118 人），毕业 585 人。

在校博士研究生 182 人，2016 年招收博士研究生 53 人（博士含港澳台留学生 1 人），毕业 48 人。

硕士学位专业设置：①学术学位授权点包括中医基础理论、中医临床基础、中医医史文献、方剂学、中医诊断学、中医内科学、中医外科学、中医骨伤科学、中医妇科学、中医儿科学、中医五官科学、针灸推拿学、民族医学、中医药卫生事业管理（目录外）、中医药信息学（目录外）、中西医结合基础、中西医结合临床、中西医结合预防医学（目录外）、中药学、中医药市场营销（目录外）、医学生物化学与分子生物学（目录外）、内科学、儿科学、老年医学、神经病学、精神病与精神卫生学、皮肤病与性病学、影像医学与核医学、临床检验诊断学、外科学、妇产科学、眼科学、耳鼻咽喉科学、肿瘤学、康复医学与理疗学、运动医学、麻醉学、急诊医学、听力学（目录外）、口腔修复重建医学（目录外）、药物化学、药剂学、生药学、药物分析学、微生物与生化药学、药理学、中医药生物工程学（目录外）、实验动物与比较药理（目录外）、护理学、生物化工；②专业学位授权点包括中医内科学、中医外科学、中医骨伤科学、中医妇科学、中医儿科学、中医五官科学、针灸推拿学、民族医学、中西医结合临床、全科医学、内科学、儿科学、老年医学、神经病学、精神病与精神卫生学、皮肤病与性病学、影像医学与核医学、临床检验诊断学、外科学、妇产科学、眼科学、耳鼻咽喉科学、肿瘤学、康复医学与理疗学、运动医学、麻醉学、急诊医学、全科医学、临床病理学、口腔医学、护理、公共管理

博士学位专业设置：①学术学位授权点包括中医基础理论、中医临床基础、中医医史文献、方剂学、中医诊断学、中医内科学、中医外科学、中医骨伤科学、中医妇科学、中医儿科学、中医五官科学、针灸推拿学、民族医学、中医药卫生事业管理（目录外）、中医药信息学（目录外）、中西医结合临床、中药学、中医药市场营销（目录外）、医学生物化学与分子生物学（目录

外）；②专业学位授权点包括中医内科学、中医外科学、中医骨伤科学、中医妇科学、中医儿科学、中医五官科学、针灸推拿学、民族医学、中西医结合临床

重点学科及学科带头人

国家级重点学科

中医临床基础：范永升

浙江省级重中之重学科

中医临床基础学：范永升

中药学：吕圭源

中西医结合临床：宋　康

针灸推拿学：方剑乔

浙江省重中之重一级学科

中医学：范永升

中药学：李大鹏

中西医结合：吕　宾

浙江省一流学科 A 类

中医学：范永升

中药学：李大鹏

中西医结合：吕　宾

部局级重点学科

中医内科消化学：吕　宾

中医基础：万海同

中医脾胃病学：吕　宾

金匮要略：范永升

中医诊断学：徐　珊

中药药剂学：李范珠

针灸学：方剑乔

中医血液病学：高瑞兰

中医肿瘤病学：郭　勇

中医痹病学：温成平

中医骨伤科学：童培建

中医肺病学：王　真

中医基础理论：张光霁

中医护理学：孙秋华

中药药理学：吕圭源

中医药信息学：江依法

中医药工程学：万海同

中医实验动物学：陈民利

中医药生物技术学：丁志山

中医治未病学：沈敏鹤

中医皮肤病学：曹　毅

中医外治学：宣丽华

中西医结合临床：吕　宾

中医预防医学：史晓林

中医全科医学：蔡宛如

中医康复学：姚新苗

推拿学：范炳华

省级重点学科 B 类

中医骨伤科学：肖鲁伟

中西医结合基础：沃兴德

中医诊断学：龚一萍

中药资源学：黄　真

省级重点学科

动物学：陈民利

精神病与精神卫生学：陶　明

影像医学与核医学：许茂盛

妇产科学：吕　玲

口腔基础医学：谷志远

微生物和生化药物：丁志山

护理学：孙秋华

浙江省一流学科 B 类

药学：李范珠

医学技术：应　航

护理学：孙秋华

临床医学：吕伯东

公共卫生与预防医学：郭　清

生物学：万海同

浙江省医学重点学科

医学实验动物学：陈民利

浙江省中医药重点学科

中西医结合基础医学（心血管）：沃兴德

中医药实验动物学：陈民利

中医诊断学：龚一萍

方剂学：连建伟

中药学：吕圭源

中医临床基础：郑小伟

中西医结合基础医学（脑病）：万海同

中药资源工程学：张如松

针灸学：方剑乔

推拿学：范炳华

中西医结合呼吸病学：宋　康

中西医结合血液病学：周郁鸿

中西医结合内分泌学：黄　琦

中医骨伤科学：童培建

中西医结合肿瘤学：郭　勇

中西医结合神经内科学：陈　眉

中西医结合妇科学：蒋学禄

中西医结合外科学：裘华森

中医儿科学：董　勤

中西医结合消化内科学：吕　宾

中西医结合骨伤科学：吴建民

中西医结合风湿免疫学：范永升

中药药效毒理学：李昌煜

中药药物代谢动力学：万海同

中西医结合比较心血管病学：毛　威

中西医结合整合胃肠病学：孟立娜

中医肿瘤维持治疗学：沈敏鹤

中医代谢病学：倪海祥

中西医结合医学影像学：许茂盛

中西医结合重症医学：江荣林

中西医结合血液免疫学：沈建平

中西医结合急诊内科学：黄小民

中西医结合男科学：吕伯东

中西医结合慢病防治学：黄抒伟

中医老年骨伤学：姚新苗

中西医结合全科医学：李俊伟

中医药信息管理学：熊耀康

中医临床评价方法学：陈　健

浙江省医学支撑学科

转化胃肠病学：吕　宾

重点实验室及负责人

浙江省重点实验室

浙江省中医风湿免疫病省级重点实验室：范永升

浙江省中药治疗高血压及相关疾病药理研究重点实验室：吕圭源

浙江省重点实验室建设单位

浙江省骨关节疾病中医药干预技术研究重点实验室：童培建

浙江省消化道疾病病理生理研究重点实验室：吕　宾

国家中医药管理局重点研究室

风湿脏痹证治研究室：范永升

骨痹研究室：肖鲁伟

再生障碍性贫血益气养血研究室：高瑞兰

国家中医药科研重点实验室

免疫实验室：范永升

脂代谢实验室：沃兴德

血液细胞分子生物学实验室：高瑞兰

骨重建技术实验室：童培建

临床病理实验室：宋　康

中药药理实验室：吕圭源

实验动物实验室：陈民利

中药炮制实验室：葛卫红

中药制剂实验室：李范珠

神经生物学（针灸）实验室：刘　喆

省级专项建设实验室

蛋白组学实验室：沃兴德

中药药效药理实验室：吕圭源

中医免疫风湿病实验室：范永升

中药资源工程学实验室：张如松

血液细胞分子生物学实验室：

高瑞兰

　　中药制剂实验室：李范珠

　　针灸神经生物学实验室：方剑乔

　　医学动物实验室：陈民利

　　中药体外代谢实验室：葛卫红

　　中药标准化研究实验室建设实验室：尹 华

　　分析测试中心实验室：葛尔宁

　　中药材种质资源与评价实验室：黄 真

　　中医脑病实验室：万海同

　　新型药物传递系统实验室：石森林

　　中药炮制实验室：张 云

　　中医骨伤实验室：肖鲁伟

　　中医免疫风湿病实验室：范永升

　　中药药效毒理实验室：吕圭源

　　针灸神经生物学实验室：方剑乔

　　中医药实验动物学实验室：陈民利

　　中医心血管病实验室：沃兴德

　　血液细胞分子生物学实验室：高瑞兰

　　呼吸功能实验室：宋 康

附属机构及负责人

　　附属第一医院院长：吕 宾

　　附属第二医院院长：蔡宛如

　　附属第三医院院长：姚新苗

　　　　　　　　　　　（朱宇峰）

【安徽中医药大学】

党委书记：王大鹏

党委副书记、校长：王 键

党委副书记：张永群

党委委员、副校长：彭代银、李泽庚

党委委员、纪委书记：曹 玉

副校长：戴 敏

中医临床学院院长：王 茎

针灸骨伤临床学院院长：唐 巍

药学院副院长：桂双英（主持工作）

中西医结合临床学院院长：黄金玲

护理学院院长：方正清

医药经济管理学院院长：魏 骅

医药信息工程学院副院长：阚红星（主持工作）

人文学院院长：周亚东

马克思主义学院院长：董玉节

国际教育交流学院院长：韩 茹

继续教育学院副院长：王其巨（主持工作）

地　　址：安徽省合肥市前江路 1 号（少荃湖校区）/安徽省合肥市梅山路 103 号（梅山路校区）/安徽省合肥市史河路 45 号（史河路校区）

邮　　编：230012（少荃湖校区）/230038（梅山路校区）/230031（史河路校区）

电　　话：0551－68129004/68129026

传　　真：0551－68129028

网　　址：www. ahtcm. edu. cn

电子信箱：ahtcm10369@ 126. com

专业统计

　　学校教职工人数（不含附属医院）1181 人。专任教师 850 人，其中教授 180 人，副教授 320 人，讲师 264 人，助教 86 人。

专业设置	学制（年）	2016 年毕业生数	2016 年招生数	在校生数
中医学	5	315	539	2 054
针灸推拿学	5	192	237	917
中西医临床医学	5	329	417	1 680
护理学	4	413	466	1 728
药学	4	56	119	305
中药学	4	42	59	227
中药资源与开发	4	0	57	169
药物分析	4	0	56	245
药物制剂	4	129	60	369
生物制药	4	0	29	59
制药工程	4	128	58	219
医学信息工程	4	0	55	104
信息管理与信息系统	4	51	58	211
人力资源管理	4	58	56	221
公共事业管理	4	47	57	216
国际经济与贸易	4	117	125	483
应用心理学	4	55	115	291
计算机科学与技术	4	187	213	825

（续表）

专业设置	学制（年）	2016 年毕业生数	2016 年招生数	在校生数
医疗器械工程	4	57	0	0
生物医学工程	4	0	116	357
康复治疗学	4	129	117	499
食品质量与安全	4	0	57	164
对外汉语	4	37	60	191
保险学	4	0	58	233
中西医临床（专升本）	3	58	0	63
药学（专升本）	2	97	60	181
针灸推拿学（专升本）	3	0	60	116
中药学（专升本）	2	57	60	120
医药营销（专）	3	51	0	101
针灸推拿学（专）	3	51	57	151
护理学（专）	3	108	55	226
药学（专）	3	49	0	51
药品经营与管理（专）	3	0	47	47
合计	/	**2 813**	**3 523**	**12 823**

注：上表统计数据为本专科学生数。

研究生教育

在校硕士研究生 1145 人，2016 年招收硕士研究生 406 人，毕业 320 人。

在校博士研究生 29 人（含外籍 2 人）、2016 年招收博士研究生 14 人（含外籍 1 人）。

硕士学位专业设置：中医基础理论、中医临床基础、中医医史文献、方剂学、中医诊断学、中医内科学、中医外科学、中医骨伤科学、中医妇科学、中医儿科学、中医五官科学、针灸推拿学、中西医结合基础、中西医结合临床、药物化学、药剂学、生药学、中药学、药物分析、微生物与生化药学、药理学、中医护理学、中医文化学、中医药信息学、药物代谢动力学、工程（制药工程）

博士学位专业设置：中医学、中药学

重点学科及学科带头人

国家中医药管理局重点学科

中医基础理论：王　键

中医肺病学：李泽庚

中医痹病学：刘　健

中医内分泌病学：方朝晖

针灸学：杨　骏

药用植物学：彭代银

中医文化学：王　键

中医疮疡病学：于庆生

中西医结合临床：杨文明

中医老年病学：张念志

中药化学：王　刚

临床中药学：夏伦祝

中医传染病学：张国梁

中医史学：陆　翔

中医养生学：牛淑平

中医治未病：肖　伟

中医药信息学：阚红星

省级学科建设重大项目

中医学：王　键

中药学：彭代银

省级 B 类重点学科

中医基础理论：王　键

中医内科学：刘　健

中药学：戴　敏

针灸推拿学：胡　玲

中西医结合临床：杨文明

中西医结合基础：申国明

中医妇科学：李伟莉

中医诊断学：李泽庚

中医外科学：于庆生

方剂学：方向明

药剂学：桂双英

中药药理学：汪　宁

重点实验室及负责人

国家基地

国家中医临床研究基地：安徽省中医院

国家中药药理临床研究基地：安徽中医药大学第一附属医院

国家中药现代化（安徽）基地：安徽中医药大学

国家药物临床研究基地：安徽中医药大学第一附属医院

国家中医药国际合作基地：安徽省针灸医院

国家局级重点实验室

慢性阻塞性肺疾病肺气虚证重点研究室：李泽庚

细胞分子生物学（脑病）三级实验室：王　键

神经生物学（针灸）三级实验室：胡　玲

免疫学三级实验室：刘　健

中药药剂三级实验室：夏伦祝

数字化影像技术三级实验室：李传富

省部级重点实验室

教育部新安医学重点实验室：王　键

安徽省中药研究与开发重点实验室：王　键

安徽道地中药材品质提升协同创新中心：彭代银

现代中药安徽省重点实验室：王德群

针灸基础与技术安徽省重点实验室：胡　玲

现代中药安徽省工程技术研究中心：彭代银

现代中医内科应用基础与开发研究安徽省实验室：刘　健

安徽省中药临床试验研发服务能力建设科技公共服务平台：李泽庚

安徽省中药制剂工程技术研究中心：桂双英

附属机构及负责人

安徽中医药大学一附院（安徽省中医院）：杨文明

安徽中医药大学二附院（安徽省针灸医院）：黄学勇

安徽省中西医结合医院（安徽中医药大学三附院）：何光远

安徽省中医药科学院：王　键

安徽省中医药科学院临床分院：杨　骏

（秦　瑜）

【福建中医药大学】

党委书记：黄有霖

校　　长：陈立典

党委副书记：谭卫星、林　羽

副 校 长：黄子杰、李灿东、刘献祥、郑　健

纪委书记：叶　虹

海外教育学院院长：张文光

成人教育学院院长：陈　莘

研究生院院长：林丹红

中医学院院长：林　平

中西医结合学院院长：（暂缺）

药学院院长：褚克丹

骨伤学院院长：林燕萍

针灸学院院长：林燕萍

人文与管理学院院长：王建忠

护理学院院长：（暂缺）

康复医学院院长：陶　静

地　　址：福建省福州市闽侯上街邱阳路 1 号（旗山校区）/福建省福州市五四路 282 号（屏山校区）

邮　　编：350122（旗山校区）/350003（屏山校区）

电　　话：0591 - 22861989

传　　真：0591 - 22861989

网　　址：www. fjtcm. edu. cn

电子信箱：yzbgs@ fjtcm. edu. cn

专业统计

2016 年，学校职工人数 1329 人。专任教师 910 人，其中教授 174 人，副教授 247 人，讲师 378 人，助教 103 人。

专业设置	学制（年）	2016 年毕业生数	2016 年招生数	在校生数
制药工程	4	0	0	115
食品科学与工程	4	42	25	155
临床医学	5	359	264	2 663
医学影像学	4	43	0	0
七年制中医学	7	31	0	1 049
七年制中医学（修园班）	7	0	0	97
中医学	5	301	313	1 480
中医学（5 + 3 一体化）	8	213	150	301
针灸推拿学	5	84	177	860
中西医临床医学	5	57	58	294
护理学	4	206	281	1186
药学	4	109	117	476
中药学	4	58	82	246
药物制剂	4	50	58	108
信息管理与信息系统	4	33	55	156
市场营销（药品营销方向）	4	53	57	203
公共事业管理（卫生管理方向）	4	41	165	519
公共事业管理（医事法律方向）	5	48	0	51

（续表）

专业设置	学制（年）	2016 年毕业生数	2016 年招生数	在校生数
医学实验技术	4	0	0	73
医学影像技术	4	0	25	182
康复治疗学	4	140	129	499
康复治疗学（闽台合作）	4	0	30	89
临床医学（专升本）	3	60	0	168
中药学（专升本）	3	0	60	123
护理（成人业余专科）	4	128	0	0
临床医学（成人业余专升本）	3	13	19	64
中医学（成人业余专升本）	3	27	47	148
针灸推拿学（成人业余专升本）	3	24	71	132
中西医临床医学（成人业余专升本）	3	49	25	93
护理学（成人业余专升本）	3	188	157	552
药学（成人业余专升本）	3	82	230	585
中药学（成人业余专升本）	3	160	699	1 382
合计	/	**2 599**	**3 294**	**14 049**

注：上表统计数据为本专科学生数。

研究生教育

在校硕士研究生 1419 人，2016 年招收硕士研究生 509 人，毕业 441 人。

在校博士研究生 83 人，2016 年招收博士研究生 21 人，毕业 16 人。

硕士学位专业设置：药剂学、生药学、方剂学、药理学、中药学、护理学、内科学、肿瘤学、儿科学、眼科学、麻醉学、外科学、妇产科学、神经病学、急诊医学、老年医学、运动医学、药物化学、药物分析学、中医内科学、中医外科学、中医妇科学、中医儿科学、中医五官科学、针灸推拿学、中医诊断学、中医基础理论、中医临床基础、中医医史文献、中医骨伤科学、耳鼻咽喉科学、中西医结合基础、中西医结合临床、皮肤病与性病学、临床检验诊断学、影像医学与核医学、微生物与生化药学、康复医学与理疗学、病理学与病理生理学、精神病与精神卫生学、中医康复学、中西医结合康复学、中西医结合护理学、社会发展与药事管理学、中医

文化学、药学、中医五官科学、全科医学、护理

博士学位专业设置：中医基础理论、中医临床基础、中医医史文献、方剂学、中医诊断学、中医内科学、中医外科学、中医骨伤科学、中医妇科学、中医儿科学、中医五官科学、针灸推拿学、中西医结合基础、中西医结合临床、中医康复学、中西医结合康复学、中西医结合护理学

重点学科及学科带头人

国家中医药管理局重点学科

中医诊断学：李灿东

方剂学：阮时宝

伤寒学：张喜奎

中医文献学：肖林榕

中医骨伤科学：张 俐

中医康复学：陈立典

中医脾胃病学：纪立金

中医护理学：陈锦秀

针灸学：吴 强

中药化学：吴锦忠

中西医结合临床：刘献祥

内经学：纪立金

中医急诊学：文 丹

中医养生学：林慧光

推拿学：苏友新

中药分析学：陈 丹

临床中药学：邱颂平

中西医结合基础：施 红

中医心理学：黄俊山

中医预防医学：黄守清

福建省重点学科

中西医结合、护理学、康复医学、临床医学、药学、中药学、中医学（2012 年福建省公布省级重点学科及省特色重点学科名单，名单仅公布一级学科名称，未公布具体学科带头人）

福建省特色重点学科

中西医结合、临床医学（康复医学方向）（2012 年福建省公布省级重点学科及省特色重点学科名单，名单仅公布一级学科名称，未公布具体学科带头人）

福建省高校优势学科创新平台培育项目

康复技术与药物研发创新平台：陈立典

重点实验室及负责人

国家发改委与地方联合工程研究中心

康复医疗技术国家地方联合工程研究中心（福建）：陈立典

闽台中药分子生物技术国家地方联合工程研究中心（福建）：林　羽

国家中医药管理局中医药科研三级实验室

病理生理学实验室：黄秀榕

针灸生理实验室：许金森

骨重建生物力学实验室：张　俐

中医康复技术实验室：洪振丰

分子生物学实验室：施　红

中药药理（细胞结构与功能）实验室：陈文列

中药生药学实验室：吴锦忠

细胞生物学实验室：林久茂

教育部省部共建重点实验室

中医骨伤及运动康复实验室：张　俐

国家中医药管理局科研中心

中医药文献检索中心：蔡鸿新

中医康复研究中心：陈立典

省级中药原料质量监测技术服务中心：林　羽

省级中药炮制技术传承基地：林　羽

福建省"2011 协同创新中心"

康复技术协同创新中心：陈立典

中医健康管理协同创新中心：李灿东

省级重点实验室、中心、基地

福建省高校中西医结合基础重点实验室：林久茂

福建省高校中药学重点实验室：褚克丹

福建省闽台中医文化文献研究中心：蔡鸿新

福建省中药技术工程研究中心：林　羽

闽产中药研发科技平台：褚克丹

福建省中药产业技术开发基地：吴水生

福建省中西医结合老年性疾病重点实验室：刘献祥

福建省兔类实验动物技术服务基地：王训立

福建省康复技术重点实验室：刘建忠

福建省高校中医证研究重点实验室：李灿东

闽台中医药科研合作基地：陈立典

福建省中药学重点实验室：褚克丹

福建省中医健康辨识重点实验室：李灿东

福建省中西医结合肾脏病重点实验室：郑　健

福建省经络感传重点实验室：许金森

福建省中医睡眠医学重点实验室：黄俊山

福建省康复产业研究院技术创新平台：刘建忠

闽台牛樟芝产业技术合作基地：王　宫

省级工程技术研究中心

福建省中药临床前研究与质量控制工程技术研究中心：胡　娟

福建省中药制剂与质量控制工程技术研究中心：陈　丹

福建省康复技术工程研究中心：陈立典

省级重点研究室

中医健康状态辨识重点研究室：李灿东

中医康复重点研究室：陈立典

经络感传重点研究室：许金森

福建省卫生计生委中医药科研二级实验室

中药药理毒理实验室：吴符火

舌苔脱落细胞实验室：高碧珍

四诊资料标准化采集实验室：林雪娟

证素辨证与数据挖掘技术实验室：甘慧娟

中西医结合基础综合实验室：何才姑

中药制剂与质量控制实验室：陈　丹

方药分析实验室：马少丹

福建省卫生计生委中医药科研一级实验室

电生理实验室：纪　峰

附属机构及负责人

福建省中医药研究院：周美兰

福建中医药大学附属人民医院（第一临床医学院）：赵红佳

福建中医药大学附属第二人民医院（第二临床医学院）：卢明忠

福建中医药大学附属第三人民医院：陈建洪

福建中医药大学附属康复医院：刘建忠

福建中医药大学附属厦门中医院（第三临床医学院）：耿学斯

福建中医药大学附属厦门第三医院（第四临床医学院）：叶惠龙

福建中医药大学附属三明第二医院（第五临床医学院）：陈少华

福建中医药大学附属三明中西医结合医院（第六临床医学院）：温立新

福建中医药大学附属福鼎医院（第七临床医学院）：李桂心

福建中医药大学附属福州中医院：张峻芳

福建中医药大学附属漳州中医院：陈鲁峰

福建中医药大学附属泉州中医院：孙伟芬

福建中医药大学附属宁德中医院：陈闽瑾

福建中医药大学附属南平人民医院：林文钦

福建中医药大学附属龙岩中医院：陈志强

福建中医药大学附属晋江中医院：庄耀东

福建中医药大学附属十堰太和医院：罗　杰

福建中医药大学附属温州中医院：王庆来

福建中医药大学附属河南康复医院：杜天信

福建中医药大学附属泉州正骨医院：徐福东

（郑新兴）

【江西中医药大学】

党委书记：刘红宁

党委副书记、校长：陈明人

党委委员、副校长兼附属医院院长：左铮云

党委委员、副校长：朱卫丰、杨　明

党委委员、纪委书记：刘　青

党委委员、副校长：简　晖、章德林、彭映梅

临床医学院院长：刘中勇

基础医学院院长兼生命科学学院院长：章文春

计算机学院院长：杜建强　　　继续教育学院院长：游卫平　　　传　　真：0791 - 87118800
经济与管理学院院长：姚东明　　国际教育学院院长：刘新亚　　　电子信箱：jzyb@ jxtcmi. com
人文学院院长：余亚微　　　　　科技学院院长：乐毅敏　　　　　网　　址：www. jxutcm. edu. cn
护理学院院长：刘建军　　　　　地　　址：江西省南昌市湾里区梅　**专业统计**
针灸学院院长：陈日新　　　　　　　　　　岭大道 1088 号　　　　　学校职工人数 1031 人。专任教
研究生院院长：章新友　　　　　邮　　编：330004　　　　　　　师 889 人，其中教授 153 人，副教授
岐黄国医书院院长：姚梅龄　　　电　　话：0791 - 87118800　　258 人，讲师 431 人，助教 99 人。

专业设置	学制（年）	2016 年毕业生数	2016 年招生数	在校生数
针灸推拿学（含康复方向）	5	171	231	1 136
中西医临床医学	5	264	250	1 068
中医学（含骨伤方向、维吾尔医学方向）	5	503	351	2 201
保险学	4	56	73	260
公共事业管理（含法学方向、卫生管理方向）	4	62	83	255
护理学	4	112	195	563
护理学类（中外合作办学）	4	85	0	91
环境科学	4	37	0	38
计算机科学与技术（含医药软件开发方向、医药信息方向）	4	56	100	318
生物工程	4	75	81	315
生物医学工程（含医疗电子方向）	4	106	60	439
食品质量与安全	4	0	60	104
工商管理类（中外合作办学）	4	0	99	72
市场营销	4	38	141	248
药物制剂	4	75	74	298
药学（含医药营销方向）	4	329	319	1 321
医学影像技术	4	0	80	80
音乐学（音乐治疗）	4	29	42	169
英语	4	29	40	139
应用化学	4	37	45	141
应用心理学	4	35	80	194
制药工程	4	81	78	313
中药学（含国际交流方向、维吾尔药学方向）	4	183	196	810
中药制药	4	67	65	263
中药资源与开发	4	0	45	123
药学（专科）	3	55	55	155
中药（专科）	3	33	50	93

（续表）

专业设置	学制（年）	2016 年毕业生数	2016 年招生数	在校生数
护理（专科）	3	111	0	184
药品经营与管理（专科）	3	0	55	51
药品生产技术（专科）	3	0	45	43
药物制剂技术（专科）	3	42	0	86
医疗美容技术（专科）	3	39	0	48
医学美容技术（专科）	3	0	95	82
医药营销（专科）	3	0	0	72
针灸推拿（专科）	3	64	100	205
合计	/	2 774	3 188	11 978

注：上表统计数据为本专科学生数。

研究生教育

在校硕士研究生 1219 人（不含休学 5 人，含延期毕业 1 人），2016 年招收硕士研究生 437 人，毕业 336 人。

在校博士研究生 40 人，2016 年招收博士研究生 17 人，复学 1 人，共 18 人。

硕士学位专业设置：计算机应用技术、中医药信息学、中医基础理论、中医临床基础、中医医史文献、方剂学、中医诊断学、中医内科学、中医外科学、中医骨伤科学、中医妇科学、中医儿科学、中医五官科学、针灸推拿学、中医耳鼻喉科学、中医肛肠病学、中医养生学、中医翻译学、中西医结合基础、中西医结合临床、药物化学、药剂学、生药学、药物分析学、药理学、中药药剂学、临床中药学、中药炮制学、中药资源学、中药化学、中药药理学、中药分析学、中药鉴定学、药事管理学、民族药学、社会医学与卫生事业管理

博士学位专业设置：中医学、中药学

重点学科及学科带头人

国家中医药管理局重点学科

中药炮制学：龚千锋

中药药剂学：罗晓健

中西医结合基础：汪建民

中医肺病学：薛汉荣

中医骨伤科学：万小明

针灸学：康明非

伤寒学：蒋小敏

中医诊断学：丁成华

中医心病学：刘中勇

中医疮疡病学：王万春

中医养生学：蒋力生

中医康复学：余 航

中医全科医学：廖为民

药用植物学：罗光明

中药化学：罗永明

中药分析学：饶 毅

中医药信息学：杜建强

中医心理学：刘红宁

省级重点学科

中药学：刘红宁

中医学：陈日新

药学：杨世林

公共管理：王素珍

中西医结合：汪建民

重点实验室及负责人

国家级重点实验室

中药固体制剂制造技术国家工程研究中心：杨世林

中蒙药丸剂关键技术及工艺国家地方联合工程研究中心：杨 明

创新药物与高效节能降耗制药设备国家重点实验室：杨世林

省部级重点实验室

现代中药制剂教育部重点实验室：杨 明

江西省实验清洁级大小鼠生产基地：徐 彭

循证医学教育部网上合作研究中心"分中心：朱卫丰

江西省中药种质资源工程技术研究中心：罗光明

江西省现代中药制剂及质量控制重点实验室：饶 毅

江西省中药制药工艺与装备工程技术研究中心：杨 明

江中国家工程研究中心博士后工作站：杨世林

国家药物临床试验机构：陈明人

江西省制药工程技术产学研合作示范（培育）基地：王跃生

中药质量控制实验室（国家中医药管理局三级实验室）：刘荣华

中药制剂实验室（国家中医药管理局三级实验室）：廖正根

中药制剂实验室（国家中医药管理局三级实验室）：罗晓健

中药资源评价实验室（国家中医药管理局三级实验室）：罗光明

腧穴热敏实验室（国家中医药管理局三级实验室）：康明非

中药质量分析实验室（国家中医药管理局三级实验室）：饶 毅

江西中药产业技术创新战略联盟：刘红宁

热敏灸重点研究室（国家中医药管理局重点研究室）：陈日新

江西创新药物与高效节能制药设备协同创新中心：杨世林

江西省中药药理学重点实验室：余日跃

江西省传统中药炮制重点实验室：龚千锋

江西民族传统药现代科技与产业发展协同创新中心：刘红宁

灸疗研究与临床转化协同创新中心：陈日新

江西省中医病因生物学重点实验室：刘红宁

江西省健康服务业发展软科学研究基地：刘红宁

江西省中西医结合临床医学研究院：左铮云

江西省中医药文化旅游协同创新中心：陈明人

江西省中医肺科学重点实验室：刘良徛

江西省民族药质量标准与评价重点实验室：钟国跃

中药学博士后科研流动站：刘荣华

中药材炮制技术传承基地（国家中医药管理局）：杨　明

附属机构及负责人

江西中医药大学附属医院（江西省中医院）：左铮云

江西中医药大学第二附属医院（南钢医院）：甘　淳

江西中医药大学附属中西医结合医院（南昌市中西医结合医院）：魏友平

江西中医药大学附属洪都中医院：邱慈桂

江西中医药大学附属鹰潭中医院：宋卫国

江西中医药大学附属丰城中医院：胡国龙

江西中医药大学附属宜春中医院：周亚林

江西中医药大学附属九江中医院：徐江祥

江西中医药大学附属玉山中医院：王　设

江西中医药大学附属新余中医院：宋禄林

江西中医药大学附属赣州中医院：刘少华

江西江中医药包装厂：谢伏明

江西江中安可科技有限公司：谢伏明

（王海燕）

【山东中医药大学】

党委书记：于富华

党委副书记、校长：武继彪

党委副书记：姜少华

副校长：高树中、田立新、张成博

纪委书记：邢桂强

副校长：庄　严、王振国

研究生学院党总支书记唐迎雪、院长韩涛

国际教育学院院长：王永志

中医学院党总支书记彭欣、院长王世军

药学院党总支书记曲智勇、院长田景振

针灸推拿学院党总支书记王军、院长杨继国

护理学院党总支书记朱毓梅、院长陈莉军

信息管理学院党总支书记滕佳林、院长王振国

人文社科学院党总支书记刘勇军、院长崔瑞兰

外国语学院党总支书记张志强、院长李茂峰

理工学院党总支书记于雷、院长曹慧

体育艺术学院党总支书记周东民、院长于华荣

继续教育学院院长：唐炳舜

地　　址：山东省济南市长清区大学科技园大学路4655号（长清校区）/山东省济南市历下区经十路16369号（历下校区）

邮　　编：250355（长清校区）/250014（历下校区）

电　　话：0531 - 89628012

传　　真：0531 - 89628015

专业统计

2016年，学校职工人数940人。专任教师885人，其中教授104人，副教授237人，讲师309人，助教77人。

专业设置	学制（年）	2016年毕业生数	2016年招生数	在校生数
本　科				
中草药栽培与鉴定	4	40	60	216
食品卫生与营养学	4	57	125	304
康复治疗学	4	59	206	634
针灸推拿学	5	360	255	1 622
药学	4	123	94	504
制药工程	4	239	220	997
生物医学工程	4	58	124	357
应用心理学	4	105	124	477
计算机科学与技术	4	91	124	452
英语	4	92	120	458
运动人体科学	4	50	116	273
法学	4	83	120	452

（续表）

专业设置	学制（年）	2016 年毕业生数	2016 年招生数	在校生数
社会体育指导与管理	4	111	120	480
市场营销	4	135	122	503
中医学	7	438	0	1 256
中医学	5	369	339	1 570
中医学	8	0	179	328
信息管理与信息系统	4	54	121	348
眼视光学	4	47	52	235
中药学	4	22	200	987
中西医临床医学	5	373	246	1 737
公共事业管理	4	52	125	454
护理学	5	503	0	429
护理学	4	0	436	1 574
专升本				
护理学	2	94	95	187
中药学	2	50	48	100
中医学	2	100	100	202
市场营销	2	0	0	4
专科				
中药	3	120	97	240
针灸推拿	3	115	0	55
护理	3	189	0	2
市场营销	3	132	0	4
营养与食品卫生	3	9	0	9
普通本科生	/	3 756	3 924	17 244
普通专科生	/	565	97	310
合计	/	**4 321**	**4 021**	**17 554**

注：上表统计数据为本专科学生数。

研究生教育

在校研究生 2559 人，2016 年招收硕士研究生 985 人，毕业 929 人。

在校博士生 252 人，2016 年招收博士研究生 76 人，毕业 67 人。

硕士学位专业设置：中医学、中西医结合、临床医学、中药学、药学、护理学、生物医学工程、心理学

博士学位专业设置：中医学、中药学、中西医结合

重点学科及学科带头人

国家重点学科

中医基础理论：乔明琦

中医医史文献：王振国

国家重点（培育）学科

中医内科学：尹常健

国家中医药管理局重点学科

中医基础理论：乔明琦

中医妇科学：王东梅

中医儿科学：李燕宁

中医全科医学：姜建国

中西医结合基础：王世军

中医文献学：王振国

中医心病学：杨传华

中医脑病学：齐向华

中医肿瘤病学：齐元富

针灸学：吴富东

中药药剂学：田景振

中西医结合临床：葛　明

中医文化学：欧阳兵

中医外治学：高树中

中医各家学说：张成博

中医康复学：商庆新

中医教育学：石作荣

内经学：王小平

金匮要略：吕翠霞

中医健康管理学：张思超

中医情志病学：张甦颖

中医心理学：张伯华

中医预防医学：高　毅

中西医结合临床：张　伟

中医肝胆病学：李　勇

中医护理学：李　平

中医预防医学：冯建华

中医男科学：孙　伟

眼科学：毕宏生

山东省"十二五"特色重点学科

　　中药学：田景振

　　中医基础理论：乔明琦

　　中医医史文献：王振国

　　中医内科学：尹常健

　　中医儿科学：李燕宁

　　中西医结合基础：王世军

山东省"十二五"重点学科

　　方剂学：王均宁

　　中医外科学：宋爱莉

　　生药学：李　峰

　　中医妇科学：王东梅

　　眼科学：毕宏生

　　中医全科医学：姜建国

山东省卫生计生委重点学科

　　中医骨伤科学：徐展望

　　针灸学：吴富东

　　中西医结合医学：王世军

校级重点学科

　　儿科学：葛　明

　　方剂学：王均宁

　　妇产科学：孙　伟

　　眼科学：毕宏生

　　药剂学：田景振

　　中医临床基础：姜建国

　　中医诊断学：刘家义

　　伤寒学：丁元庆

温病学：张思超

中医史学：刘桂荣

中医诊断学：商庆新

药用植物学：张永清

中药鉴定学：李　峰

临床中药学：滕佳林

针灸推拿文化学：韩　涛

中医药统计与流行病学：史周华

中医肺病学：张　伟

中医痹病学：刘　英

中医耳鼻咽喉学：王仁忠

推拿学：季　远

中医老年医学：陈泽涛

中西医结合麻醉学：苏　帆

中医骨伤学：徐展望

中医肾病学：高建东

中医脑病学：王兴臣

中医护理学：吴培香

重点实验室及负责人

教育部重点实验室

　　中医药经典理论实验室

国家中医药管理局中医药三级科研实验室

　　中药质量分析实验室、微循环实验室、细胞生物学实验室、中药制剂实验室、视觉分析实验室、辅助生殖技术实验室

山东省重点实验室

　　中医药基础研究重点实验室

山东省工程实验室

　　中药药效物质发现与纯化工程实验室

山东省"十二五"强化建设重点实验室

　　中西医结合眼病防治技术、中药资源学

山东省重点实验室

　　中西医结合肿瘤防治、中医心血管病、天然药物、中药制剂、中西医结合眼病防治

附属机构及负责人

　　附属医院：党委书记高毅、院长赵升田

　　第二附属医院：党委书记葛明、

院长徐云生

　　附属眼科医院：院长毕宏生

（杨春涛）

【河南中医药大学】

党委书记：孙建中

校长、党委副书记：许二平

党委副书记：张丽霞、郭德欣

副 校 长：李建生、张小平、徐江雁、

　　　　　冯卫生、田　力

纪委书记：许东升

工会主席：张加民

第一临床医学院（第一附属医院）院

　　　　长：朱明军

第二临床医学院（第二附属医院）副

　　　　院长（主持工作）：崔应麟

第三临床医学院（第三附属医院）院

　　　　长：张大伟

基础医学院院长：詹向红

药学院书记、副院长（主持工作）：

　　　　陈随清

护理学院院长：杨英豪

康复医学院院长：周友龙

人文学院院长：张丽青

外语学院院长：郭先英

信息技术学院（软件职业技术学院）

　　　　院长：张佩江

国际教育学院院长：路　玫

继续教育学院院长：翟立武

思想政治理论教研部：饶　洪

体育教研部：孙再玲

地　　　址：河南省郑州市郑东新区

　　　　　　龙子湖高校区河南中医

　　　　　　药大学

邮　　编：450046

电　　话：0371 - 65945879

传　　真：0371 - 65944307

电子信箱：wenmike@ hactcm. edu. cn

网　　址：www. hactcm. edu. cn

专业统计

　　2016 年，学校（校本部，不含附属医院）职工人数 1424 人。专任教师989 人，其中教授 164 人，副教授 358人，讲师 574 人，助教 193 人。

专业设置	学制（年）	2016 年毕业生数	2016 年招生数	在校生数
专　科				
护理	3	75	0	57
软件技术	2	0	43	83

（续表）

专业设置	学制（年）	2016年毕业生数	2016年招生数	在校生数
计算机网络技术	2	0	44	78
计算机应用技术	2	0	43	82
计算机类专业	2	0	0	37
计算机信息管理	2	46	48	84
针灸推拿	3	113	115	350
针灸推拿学	5	361	300	1 505
生物工程	4	0	59	232
中药资源与开发（注：授予理学学士学位）	4	45	61	331
文化产业管理（注：可授管理学或艺术学学士学位）	4	46	61	249
中药制药（注：可授理学或工学学士学位）	4	68	94	387
预防医学	5	66	130	465
康复治疗学（注：授予理学学士学位）	4	68	119	385
药物制剂（注：授予理学学士学位）	4	83	119	346
医学检验技术（注：授予理学学士学位）	4	0	70	239
医学影像技术（注：授予理学学士学位）	4	0	57	241
药学（注：授予理学学士学位）	4	115	115	432
汉语国际教育	4	45	80	309
软件工程	4	0	58	128
制药工程	4	86	119	435
英语	4	83	114	396
应用心理学（注：可授理学或教育学学士学位）	4	39	55	212
市场营销	4	114	118	640
信息管理与信息系统（注：可授管理学或工学学士学位）	4	111	86	534
中药学（注：授予理学学士学位）	4	106	78	256
中西医临床医学	5	674	454	2 182
公共事业管理	4	160	85	370
护理学（注：授予理学学士学位）	4	396	435	1 374
计算机科学与技术（注：可授工学或理学学士学位）	4	68	85	351
中医学	5	543	413	2 126
针灸推拿学	3	144	283	792
康复治疗学（注：授予理学学士学位）	2	0	29	29

（续表）

专业设置	学制（年）	2016 年毕业生数	2016 年招生数	在校生数
中医学	3	142	290	678
计算机科学与技术（注：可授工学或理学学士学位）	2	11	0	0
护理学（注：授予理学学士学位）	2	0	190	190
中药学（注：授予理学学士学位）	2	74	50	111
应用心理学（注：可授理学或教育学学士学位）	2	7	0	0
小计	/	3 889	4 500	16 696
本　　科				
中药学（注：授予理学学士学位）	5	24	81	221
药学（注：授予理学学士学位）	5	18	221	411
药物制剂（注：授予理学学士学位）	3	0	0	24
药学（注：授予理学学士学位）	3	26	520	618
计算机科学与技术（注：可授工学或理学学士学位）	3	0	0	5
制药工程	3	0	49	62
市场营销	3	0	0	8
中药学（注：授予理学学士学位）	3	63	213	322
公共事业管理	3	1	0	9
中医学	5	0	111	219
护理学（注：授予理学学士学位）	5	60	144	341
中西医临床医学	5	95	469	924
中西医临床医学	3	233	659	1 106
护理学（注：授予理学学士学位）	3	90	1 531	1 864
中医学类专业	3	65	0	0
中医学	3	185	535	912
预防医学	3	0	0	22
康复治疗学（注：授予理学学士学位）	3	0	264	442
针灸推拿学	3	124	238	549
药学	3	15	219	284
药品制造类专业	3	0	0	6
药品制造类专业	3	0	34	66
中药学	3	34	109	215
市场营销	3	0	0	12

（续表）

专业设置	学制（年）	2016 年毕业生数	2016 年招生数	在校生数
针灸推拿	3	34	55	144
中医学	3	55	302	395
护理	3	65	445	570
临床医学类专业	3	88	0	193
中医骨伤	3	23	0	14
医学影像技术	3	0	0	14
医学检验技术	3	0	0	13
康复治疗技术	3	0	0	17
小计	/	**1 298**	**6 199**	**10 002**
合计	/	**5 187**	**10 699**	**26 698**

注：上表统计数据为本专科学生数。

研究生教育

在校硕士研究生 1512 人，2016 年招收硕士研究生 521 人，毕业 446 人。

在校博士研究生 27 人，2016 年招收博士研究生 12 人，毕业 0 人。

硕士学位专业设置：有中医学、中药学、中西医结合、药学、基础医学、临床医学、马克思主义理论 7 个硕士学位授权一级学科，涵盖 57 个硕士学位授权学科、专业（含 4 个自主设置二级学科）；有中医、中药学、护理、工程（制药工程）、翻译 5 个硕士专业学位授权类别

博士学位专业设置：有中医学、中药学 2 个博士学位授权一级学科，涵盖 14 个博士学位授权学科、专业

重点学科及学科带头人

国家局级重点学科

中医基础理论：司富春

方剂学：许二平

中医心病学：韩丽华

中医肝胆病学：赵文霞

中医肺病学：李建生

中医儿科学：丁　樱

中药化学：冯卫生

临床中药学：李学林

中医传染病学：李　真

伤寒学：梁华龙

中医各家学说：徐江雁

中医预防医学：申　杰

中药鉴定学：陈随清

中医实验动物学：苗明三

中医脑病学：王新志

中医康复学：冯晓东

中医护理学：秦元梅

中医全科医学：孟　毅

中医妇科学：傅金英

中医养生学：侯江红

中医男科学：孙自学

针灸学：高希言

推拿学：王华兰

中医文化学：郭德欣

省级重点学科

中医学：李建生

中医基础理论：司富春

中医临床基础：王振亮

中医医史文献：李成文

方剂学：许二平

中医诊断学：谢文英

中西医结合基础：杨丽萍

基础医学：朱艳琴

病理与病理生理学：李瑞琴

人体解剖与组织胚胎学：游言文

病原生物学：张小莉

中药学：冯卫生

药学：苗明三

药剂学：贾永艳

药物分析：白　雁

药理学：苗明三

中药资源学：董诚明

中药鉴定学：陈随清

中药化学：冯卫生

临床中药学：崔　瑛

中药炮制学：张振凌

无机化学：杨怀霞

中医内科学：赵文霞

中医外科学：刘佃温

中医儿科学：丁　樱

中医五官科学：李　莹

中医骨伤科学：李慧英

康复医学与理疗学：冯晓东

中西医结合：朱明军

中西医结合临床：张　燚

临床医学：关怀敏

护理学：秦元梅

中医内科学：王振涛

中医妇科学：傅金英

中医外科学：席作武

中医五官科学：张凤梅

中医骨伤科学：杨　豪

中医儿科学：侯江红

临床检验诊断学：李永伟

针灸推拿学：高希言

中医内科学：周立华

中医骨伤科学：李　康

公共管理：谢世平

社会医学与卫生事业管理：谢世平

高等教育管理：贾成祥

思想政治教育：李　艳

运动医学：翟向阳

第四批校级重点学科

临床检验诊断学：孙士玲

中医妇科学：陈　萍

医学检验技术：任伟宏

医学影像学：杨中杰

中医急诊学：崔应麟

中医护理学：刘　静

西医外科学：王世东

中医外科学：刘佃温

中医妇科学科：王慧霞

生理学：高剑峰

制药工程：李朋伟

有机化学：张京玉

生化学科与分子生物学：郑晓珂

数学：崔红新

中药药剂学：贾永艳

中药分析：冯素香

工商管理学科：李林红

心理学科：潘　玲

职业发展教育：李东阳

汉语国际教育：孙俊芳

英语语言文学：王玖炜

计算机应用技术：王晓鹏

中医哲学：张玉清

民族传统体育：孙再玲

成人教育学：谢有良

重点实验室及负责人

省部级实验室

国家中医临床研究基地河南中医学院第一附属医院：朱明军

国家中医药管理局中医药国际合作基地河南中医学院第一附属医院：朱明军

国家中医药管理局重点研究室中医药防治艾滋病研究室：郭会军

国家中医药管理局重点研究室中医心血管病研究室：王振涛

国家中医药管理局中医药科研三级实验室艾滋病检测实验室：郭会军

国家中医药管理局中医药科研三级实验室中药制剂实验室：王又红

国家中医药管理局中医药科研三级实验室病理（肾脏）实验室：丁　樱

国家中医药管理局中医药科研三级实验室中药药理（呼吸）实验室：李素云

国家中医药管理局中医药科研三级实验室中药质量分析实验室：刘　伟

国家中医药管理局中医药科研三级实验室中药药理实验室：白　明

河南省中医药防治感染病重点实验室：李　真

河南省中药资源与中药化学重点实验室：陈随清

河南省中药材开发工程技术研究中心：冯卫生

河南省中药质量控制与评价工程技术研究中心：白　雁

河南省道地药材深加工工程技术研究中心：苗明三

道地药材深加工河南省工程实验室：苗明三

地厅级实验室

河南省高校中医药防治老年病重点实验室培育基地：李建生

教育部重点实验室培育基地中药药效评价与中药深加工重点实验室：苗明三

河南省重点实验室培育基地医方证信号传导实验室：司富春

河南省高校中医内科学重点学科开放实验室：李建生

河南省高校中药学重点学科开放实验室：冯卫生

河南省高校药效评价开放实验室：苗明三

河南省高校中药材开发工程技术研究中心：冯卫生

河南省高校中药质量控制与评价工程技术研究中心：白　雁

河南省高校药效评价工程技术研究中心：苗明三

郑州市组分中药重点实验室：白　明

郑州市针灸临床重点实验室：王民集

郑州市中医药转化医学重点实验室：苗艳艳

附属机构及负责人

河南中医药大学第一附属医院：朱明军

河南中医药大学第二附属医院：崔应麟

河南中医药大学第三附属医院：张大伟

（刘　杰）

【湖北中医药大学】

党委书记：王祚桥

校　　长：吕文亮

党委副书记：李水清

纪委书记：陈建华

副　校　长：王　平、黄必胜、陈运中、涂远超、刘松林、马　骏

党委常委：张子龙

中医临床学院院长：王彦春

第一临床学院常务副院长：向　楠

针灸骨伤学院院长：彭　锐

药学院院长：吴和珍

基础医学院院长：邹小娟

检验学院院长：张国军

护理学院院长：胡　慧

信息工程学院副院长：邓文萍

管理学院院长：官翠玲

人文学院院长：胡　真

马克思主义学院院长：胡慧远

国际教育学院院长：段　伟

外国语学院院长：刘殿刚

体育系主任：邵玉萍

继续教育学院院长：刘亚兴

地　　址：湖北省武汉市洪山区黄家湖西路 1 号

邮　　编：430065

电　　话：027 - 68890088

传　　真：027 - 68890017

电子信箱：Webmaster@ hbtcm. edu. cn

网　　址：www. hbtcm. edu. cn

专业统计

2016，学校职工人数 1186 人。专任教师 875 人，其中教授 106 人，副教授 275 人，讲师 383 人，助教 71 人。

专业设置	学制（年）	2016 年毕业生数	2016 年招生数	在校生数
高中起点本科				
食品质量与安全	4	0	61	260
药学	4	246	206	879

（续表）

专业设置	学制（年）	2016 年毕业生数	2016 年招生数	在校生数
制药工程	4	116	107	444
应用心理学	4	78	86	327
医学信息工程	4	103	92	352
生物技术	4	55	59	230
英语	4	107	110	479
中医学	5	299	205	1 214
中医学（骨伤方向）	5	128	112	593
中医学（美容与康复方向）	5	106	50	300
中医学（5＋3）	5	0	46	96
中医学（5＋3 针灸推拿学方向）	5	0	30	78
中医学（5＋3 中西医结合方向）	5	0	46	96
中医学	5	25	0	86
中医学（中医骨伤方向）	5	0	0	38
中医学（中西医结合方向）	5	40	0	146
中医学（针灸推拿学方向）	5	0	0	85
运动康复	4	0	32	121
市场营销	4	111	124	427
市场营销（物流管理方向）	4	54	0	0
市场营销（医药国际贸易方向）	4	113	52	236
物流管理	4	0	62	270
信息管理与信息系统	4	89	55	218
中药学	4	189	185	665
中西医临床医学	5	301	157	1 088
中西医临床医学（全科医学方向）	5	63	141	433
公共事业管理	4	117	76	409
公共事业管理（医事法学方向）	4	75	46	246
公共事业管理（医疗保险方向）	4	72	0	182
护理学（涉外方向）	5	50	0	0
护理学	4	289	279	1 135
中药资源与开发	4	89	56	347
中药制药	4	0	105	251
康复治疗学	4	0	54	116
针灸推拿学	5	175	151	807
针灸推拿学（针刀医学方向）	5	0	58	325
针灸推拿学（涉外方向）	5	109	0	140

（续表）

专业设置	学制（年）	2016年毕业生数	2016年招生数	在校生数
卫生检验	4	54	49	221
药物制剂	4	111	106	382
医学检验技术	4	141	103	541
小计	/	**3 505**	**3 101**	**14 263**
专科起点本科				
药学	2	74	30	110
医学检验技术	2	74	55	115
针灸推拿学	3	56	45	147
护理学	2	29	25	54
中药学	2	10	15	30
市场营销	2	31	0	17
中医学	3	35	60	136
小计	/	**309**	**230**	**609**
专　科				
中药制药技术	3	29	0	0
食品营养与检测	3	9	0	20
医药营销	3	101	0	0
针灸推拿	3	39	0	0
护理	3	62	0	0
药学	3	62	0	102
医学检验技术	3	34	0	0
医疗美容技术	3	36	0	0
小计	/	**235**	**0**	**122**
合计	/	**4 049**	**3 331**	**14 994**

注：上表统计数据为本专科学生数。

研究生教育

在校硕士研究生963人，2016年招收硕士研究生295人，毕业338人。

在校博士研究生191人，2016年招收博士研究生49人，毕业44人。

硕士学位专业设置：中医基础理论、中医临床基础、中医医史文献、方剂学、中医诊断学、中医内科学、中医外科学、中医骨伤科学、中医妇科学、中医儿科学、针灸推拿学、中医五官科学、中西医结合基础、中西医结合临床、药物化学、药剂学、生药学、药物分析学、药理学、微生物与生化药学、中药学、临床检验诊断学、管理科学与工程

博士学位专业设置：中医基础理论、中医临床基础、中医医史文献、方剂学、中医诊断学、中医内科学、中医外科学、中医骨伤科学、中医妇科学、中医儿科学、针灸推拿学、中医五官科学、中药学

临床医学一级学科博士专业学位授予点：临床医学、中药学、护理学

重点学科及学科带头人

国家中医药管理局重点学科

伤寒学：李家庚

中医肝胆病学：盛国光

中医肾病学：王小琴

中医脑病学：丁砚兵

中医传染病学：陈盛铎

中医老年病学：甘爱萍

针灸学：王 华

内经学：王 平

中医诊断学：邹小娟

临床中药学：周祯祥

中药炮制学：刘艳菊

药用矿物学：黄必胜

中医护理学：胡 慧

中医药信息学：赵 臻

中医文化学：胡 真

湖北省重点学科（群）

中医学：王 华

中药学：郑国华

护理学：胡 慧

中医传承与创新学科群：王 华

中药发掘与产业发展学科群：

郑国华

湖北中医药大学重点学科

金匮要略：李云海

温病学：刘 林

中医各家学说：杨云松

中医养生康复学：熊常初

中医眼科学：李杜军

中医男科学：高文喜

中医儿科学：向希雄

中西医结合临床：李晓东

中医内分泌病学：向 楠

中医肿瘤学：罗秀丽

中医骨伤科学：章汉平

推拿学：齐凤军

针刀医学：吴绪平

中西医结合基础：陈泽斌

方剂学：吴建红

中药化学：干国平

中药鉴定学：张秀桥

药用植物学：汪文杰

中药分析学：昝俊峰

中药药理学：游秋云

临床检验诊断学：宁 勇

食品科学与工程：陈运中

中医药生物技术学：张国军

中医药管理学：黄明安

临床护理学：王再超

基础护理学：熊振芳

管理科学与工程：赵 臻

马克思主义理论：熊 英

医药卫生法学：赵 敏

中医国际传播学：刘殿刚

中医药英语：毛和荣

民族传统体育学：于 勇

重点实验室及负责人

教育部重点实验室

中药资源与中药复方重点实验

室：郑国华

国家中医药管理局中医药科研三级

实验室

中药药理科研实验室：谌章和

细胞分子生物学实验室：李瀚旻

中药化学实验室：郑国华

国家中医药管理局重点研究室

老年性痴呆醒脑益智重点研究

室：王 平

慢性肝病肝肾论治重点研究室：

盛国光

湖北省协同创新中心

针灸治未病湖北省协同创新中

心：王 华

老年病中药新产品湖北省协同

创新中心：王 平

湖北省重点实验室及工程技术研究中心

湖北省中药资源与中药化学重

点研究室：刘焱文

湖北省中药标准化工程技术研

究中心：郑国华

湖北省中药保健食品工程技术

研究中心：陈运中

湖北省中药炮制工程技术研究

中心：刘艳菊

（陈 军）

【湖南中医药大学】

大学党委书记、研究院党委书记：黄

惠勇

大学（研究院）党委副书记、校长：

秦裕辉、谭元生

大学（研究院）党委副书记、大学

工会主席：肖小芹

大学副校长：何清湖

大学党委委员、副校长：葛金文、彭

清华

大学党委委员、副校长，研究院副院

长、工会主席：柏正平

大学党委委员、大学（研究院）纪委

书记：张玉芬

大学党委委员、副校长：易刚强、

熊 辉

大学党委委员、组织人事部部长：

廖 菁

中医学院书记刘富林、院长喻嵘

针灸推拿学院书记肖四旺、院长岳

增辉

中西医结合学院书记肖子曾、院长

邓奕辉

药学院书记张秋雁、院长陈乃宏

人文社科学院书记章小纯、院长毛

新志

马克思主义学院书记叶利军、副院

长黄汀

管理与信息工程学院书记钟艳、院

长周良荣

护理学院书记、院长：罗尧岳

医学院书记文红艳、院长邓常青

湘杏学院书记王云辉、院长谢辉

继续教育学院书记谭琥、院长陈

革新

体育艺术学院书记、主任：汪利人

研究生院书记、院长：阳仁达

国际教育学院书记、院长王军文

第一中医临床学院书记刘平安、院

长陈新宇

第二中医临床学院书记何永恒、院

长李木清

临床医学院书记龚跃、院长：李小松

地　　址：湖南省长沙市岳麓区含

浦科教产业园学士路300

号（含浦校区、主校

区）/湖南省长沙市韶山

中路113号（东塘校区）

邮　　编：410208（含浦校区、主

校区）/410007（东塘

校区）

电　　话：0731 – 88458000（含浦

校区、主校区）

传　　真：0731 – 88458111（含浦

校区、主校区）

电子信箱：hnutcm@163.com

网　　址：www.hnctcm.edu.cn

专业统计

2016年，学校职工人数1904

人。专任教师1321人，其中教授

252人，副教授402人，讲师389

人，助教及未定级278人。

专业设置	学制（年）	2016年毕业生数	2016年招生数	在校生数
市场营销	4	50	108	341
口腔医学	5	95	80	509
中医学	5	342	597	3 748
中医学	7	291	195	394
中医学	8	250	400	1 257
医学影像学	5	121	153	780
生物工程	4	44	49	177
信息管理与信息系统	4	0	55	136
中药学	4	111	118	440
中西医临床医学	5	139	256	1 187
公共事业管理	4	39	46	152
护理学	4	177	315	1131
临床医学	5	197	272	1 587
中药资源与开发	4	38	49	170
康复治疗学	4	69	90	307
运动康复	4	0	83	120
针灸推拿学	5	120	226	1 096
药学	4	182	119	542
药物制剂	4	54	60	211
医学检验	4	62	64	294
食品科学与工程	4	34	48	172
制药工程	4	55	54	205
应用心理学	4	48	90	354
医学信息工程	4	0	59	136
计算机科学与技术	4	35	58	216
英语	4	38	96	330
针灸推拿（专科）	3	47	0	0
护理（专科）	3	97	0	0
中药（专科）	3	45	0	0
湘杏学院制药工程	4	29	20	97
湘杏学院应用心理学	4	33	21	89
湘杏学院生物工程	4	11	10	34
湘杏学院中药学	4	22	52	184
湘杏学院中医学	5	326	118	773
湘杏学院针灸推拿学	5	107	86	434

（续表）

专业设置	学制（年）	2016 年毕业生数	2016 年招生数	在校生数
湘杏学院中西医临床医学	5	442	111	891
湘杏学院药学	4	90	110	417
湘杏学院药物制剂	4	10	20	60
湘杏学院康复治疗学	4	0	44	152
湘杏学院护理学	4	263	319	1 103
湘杏学院市场营销	4	15	20	68
合计	/	**4 128**	**4 671**	**20 294**

注：上表统计数据为本专科学生数。

研究生教育

在校硕士研究生 1651 人，2016 年招收硕士研究生 595 人，毕业 541 人。

在校博士研究生 224 人，2016 年招收博士研究生 63 人，毕业 63 人。

硕士学位专业设置：中医基础理论、中医临床基础、中医医史文献、方剂学、中医诊断学、中医内科学、中医外科学、中医骨伤科学、中医妇科学、中医儿科学、中医五官科学、针灸推拿学、民族医学、中西医结合基础、中西医结合临床、药理学、药物分析学、药物化学、药剂学、生药学、微生物与生化药学、马克思主义中国化研究、医药经济与管理、中药制药工程、中药生物工程、中西医结合精神病学、中西医结合护理学、中西医结合影像医学、中西医结合康复医学、中药保健食品研究与开发、中西医结合检验医学、中医亚健康、中医肿瘤学、中医药膳学、中医药信息学、中医心理学、临床中药学、中医文化学、中医管理学

博士学位专业设置：中医基础理论、中医临床基础、中医医史文献、方剂学、中医诊断学、中医内科学、中医外科学、中医骨伤科学、中医妇科学、中医儿科学、中医五官科学、针灸推拿学、民族医学、中西医结合临床、中医亚健康、中医肿瘤学、中医药膳学、中医药信息学、中医心理学、临床中药学、中医文化学、中医管理

重点学科及学科带头人

国家级重点学科

中医诊断学：周小青

部级（国家中医药管理局）重点学科

中医诊断学：周小青

药用植物学：李顺祥

中药药剂学：夏新华

中西医结合临床（心脑疾病）：葛金文

针灸学：常小荣

方剂学：贺又舜

中医肝胆病学：孙克伟

中医妇科学：雷 磊

中医肿瘤病学：蒋益兰

中医皮肤病学：杨志波

中医眼科学：彭清华

各家学说：黄政德

中药炮制学：蒋孟良

中医药信息学：晏峻峰

中医儿科：王孟清

中医耳鼻喉科：朱镇华

中医肛肠病学：何永恒

中医康复学：张 泓

中医男科学：何清湖

推拿学：常小荣、王德瑜

中医肾病学：黄新艳

中医老年病学：卜献春

中医骨伤科学：仇湘中

省级重点学科

中医诊断学（优势特色重点学科）周小青

中医内科学（优势特色重点学科）：蔡光先、黄政德

药学：廖端芳

中西医结合基础：葛金文

中药学：李顺祥、郭建生

针灸推拿学：常小荣

中西医结合临床：何清湖

中医外科学：杨志波

中医五官科学：田道法

方剂学：贺又舜

校级重点学科

人体解剖学与组织胚胎学：陈 安

病原生物学：卢芳国

病理学与病理生理学：张 熙

中医基础理论：谭达全

中医临床基础：赵国荣

药物分析学：刘向前

生物工程：鲁耀邦

推拿学：李江山

护理学：陈 燕

马克思主义中国化：叶利军

中医心理学：谢静涛

社会医学与卫生事业管理：宁德斌

中医药信息学：晏峻峰

中医儿科学：王孟清

口腔医学：谭 劲

中西医结合临床（骨伤科学）：卢 敏

中医骨伤科学：肖四旺

肿瘤学：徐基平

中医哲学：新 志

医药经济与管理：周良荣

重点实验室及负责人

科技部重点实验室

省部共建国家重点实验室培育基地湖南省中药粉体与创新药物重点实验室：蔡光先

中医内科重大疾病防治研究及转化重点实验室：蔡光先

医药粉体技术工程研究中心：

张水寒

国家发改委重点研究室

中药粉体关键技术及装备国家地方联合工程实验室：蔡光先

国家中医（肝病）临床研究基地：谭元生

国家中医药管理局重点研究室

中药粉体技术重点研究室：张水寒

经穴－脏腑相关重点研究室：常小荣

国家中医药管理局中医药科研三级实验室

中药药性与药效实验室：鲁耀邦

中药鉴定与资源实验室：刘塔斯

中药药理（心血管）实验室：谭元生

肝脏病理实验室：孙克伟

针灸生物信息实验室：岳增辉

皮肤免疫病理实验室：杨志波

分子病理实验室：雷 磊

病理生理实验室：顾 星

血管生物学实验室：严 杰

中药药理实验室：郑 冰

中药制剂实验室：王实强

国家中医药管理局中医药科研二级实验室

显微形态学实验室：熊艾君

分子生物学实验室：刘群良

病原免疫实验室：伍参荣

骨伤治疗技术实验室：田心义

中药化学实验室：王实强

干细胞中药调控与应用实验室：廖端芳

稀缺中药材种苗基地和中药材炮制技术传承基地：王 炜

湖南省科技厅重点实验室

中医诊断学重点实验室：周小青

中药新药研究与开发重点实验室：张水寒

湖南省中药有毒有害物质快速检测及脱除工程技术研究中心：廖端芳

中药超微技术工程中心：蔡光先

中西医结合心脑疾病防治重点实验室：葛金文

湖南省中药活性物质筛选工程技术研究中心：李顺祥

湖南省特色中药制剂创新服务平台：谭元生

湖南省药食同源功能性食品工程技术研究中心：黄惠勇

湘产大宗药材品质评价湖南省重点实验室：廖端芳

湖南省发改委重点实验室

中药有毒物质防控技术湖南省工程实验室：廖端芳

特色中药制剂湖南省工程实验室：谭元生

抗肿瘤中药创制技术湖南省工程技术研究中心：黄惠勇

湖南省委宣传部研究基地

湖南省中医药文化研究基地：陈 弘

湖南省思想政治工作研究基地：陈 弘

湖南省教育厅重点实验室

中医病证实验室：周小青

中药现代化研究实验室：郭建生

中医内科学实验室：蔡光先

针灸生物信息分析实验室：岳增辉

细胞生物学与分子技术实验室：葛金文

数字中医药协同创新中心：周小青

湖湘中药资源保护与利用协同创新中心：刘塔斯

中医方证研究转化医学实验室：黄政德

湖南省中医药管理局重点研究室

重型肝炎证治研究室：孙克伟

中医皮肤性病特色疗法研究室：杨志波

肿瘤研究室：蒋益兰

推拿特色技术重点研究室：李铁浪

中医护理特色技术重点研究室：陈 燕

附属机构及负责人

湖南中医药大学第一附属医院（直属）党委书记刘平安、院长陈新宇

湖南中医药大学第二附属医院（直属）党委书记何永恒、院长熊辉

湖南中医药大学附属中西医结合医院（直属）党委书记陈燕、副院长苏新平

湖南中医药大学附属（人民）医院（非直属）党委书记龚跃平、院长李小松

湖南中医药大学附属衡阳医院（非直属）党委书记龙双才、院长王诚喜

湖南中医药大学附属常德医院（非直属）党委书记钟发平、院长邵先舫

湖南中医药大学附属洛阳正骨医院（非直属）党委书记杜天信、院长李无阴

湖南中医药大学附属宁乡人民医院（非直属）党委书记陈迪辉、院长刘俊东

湖南中医药大学附属岳阳中医院（非直属）党委书记司马雄翼、院长向明波

湖南中医药大学附属第二中西医结合医院（非直属）党委书记盛志新、院长邱晓年

湖南中医药大学附属垫江医院（非直属）党委书记兼院长刘明怀

湖南中医药大学附属福田中医院（非直属）党委书记罗建良、院长张天奉

湖南中医药大学附属长沙市中医医院（非直属）党委书记邓雄飞、院长漆晓坚

湖南中医药大学附属邵阳医院（非直属）党委副书记、院长雷庆良

湖南中医药大学附属正大邵阳骨伤医院（非直属）党总支书记刘长琪、院长廖怀章

湖南中医药大学第三附属医院（非直属）党委书记陈建龙、院长徐伟辉

（张 超）

【广州中医药大学】

党委书记：黄 斌

校 长：王省良

党委副书记：王省良、陈英华（任职至 2016 年 5 月）、张建华

副 校 长：孙晓生（任职至 2016 年 7 月）、陈蔚文（任职至 2016 年 10 月）、刘小虹、许能贵、潘华峰、林 彬

第一临床医学院院长：冼绍祥

第二临床医学院（广东省中医院）院长：陈达灿

第三临床医学院院长：谢华民

研究生院院长：邝卫红

国际学院院长：游 江

基础医学院院长：（暂缺）
中药学院院长：赖小平
针灸康复临床医学院（原针灸推拿学院）院长：唐纯志
护理学院院长：李伊为
经济与管理学院院长：邱鸿钟
医学信息工程学院（原信息技术学院）院长：张洪来
职业技术学院、继续教育学院院长：黄水清
马克思主义学院院长：李悦书
外国语学院院长：苏红
体育健康学院院长：潘华山
脾胃研究所所长：胡玲

热带医学研究所所长：符林春
临床药理研究所所长：王奇
高等教育研究所（中医药发展研究中心）所长、主任：陈建南
中药资源科学与工程研究中心主任：詹若挺
国际中医药转化医学研究所所长：刘中秋
实验动物中心主任：王萧
广东中医药博物馆馆长：蓝韶清
图书馆馆长：张正
地址：广东省广州市番禺区广州大学城外环东路232号（主校区）/广东省广

州市白云区机场路12号（三元里校区）
邮编：510006（主校区）/510405（三元里校区）
电话：020-39358190
传真：020-39359999
电子信箱：xwgk@gzucm.edu.cn
网址：www.gzucm.edu.cn

专业统计

2016年，学校本部教职工人数1752人。专任教师1304人（含聘任制725人），其中正高职称369人，副高职称467人，中级职称396人，初级职称58人，未定职级14人。

专业设置	学制（年）	2016年毕业生数	2016年招生数	在校生数
保险学（健康保险）	4	0	37	136
国际经济与贸易	4	241	96	436
体育教育	4	131	140	542
英语	4	112	119	474
应用心理学	4	86	96	383
医学信息工程	4	53	59	217
计算机科学与技术	4	105	67	357
制药工程（中药）	4	81	58	242
中医学	5	665	539	3 767
中医学（中西医结合方向）（2015年停招）	7	85	0	270
中医学（2015年停招）	7	60	0	175
中医学（针灸方向）（2015年停招）	7	55	0	183
中医学（5+3）	8	0	160	290
中医学	9	0	20	39
针灸推拿学	5	123	132	727
中西医临床医学	5	175	0	507
药学	4	109	127	582
药物制剂	4	85	86	381
中药学	4	269	190	807
中药资源与开发	4	40	57	212
中药制药	4	67	66	250
康复治疗学	4	61	116	382
护理学	4	201	150	581

（续表）

专业设置	学制（年）	2016年毕业生数	2016年招生数	在校生数
公共事业管理（卫生）	4	109	80	293
生物技术	4	0	61	151
医学检验技术	4	0	60	160
市场营销	4	0	40	112
生物医学工程	4	0	40	40
临床医学	5	0	119	119
中药学	3	53	0	0
针灸推拿	3	94	97	293
护理	3	83	157	463
医疗美容技术	3	49	32	101
合计	/	**3 192**	**3 001**	**13 672**

注：上表统计数据为本专科学生数。长学制学生只统计前5年本科阶段，转段后计入对应的硕、博士研究生阶段。

研究生教育

在校硕士研究生3212人，2016年招收硕士研究生1193人，毕业1185人。

在校博士研究生696人，2016年招收博士研究生205人，毕业254人。

硕士学位专业设置：社会医学与卫生事业管理、科学技术哲学、思想政治教育、内科学、儿科学、老年医学、神经病学、精神病与精神卫生学、皮肤病学与性病学、影像医学与核医学、临床检验诊断学、麻醉学、外科学、妇产科学、眼科学、耳鼻喉科学、肿瘤学、康复医学与理疗学、运动医学、急诊医学、中医基础理论、中医临床基础、中医医史文献、方剂学、中医诊断学、中医内科学、中医外科学、中医妇科学、中医骨伤科学、中医儿科学、中医五官科学、针灸推拿学、中西医结合基础、中西医结合临床、药剂学、生药学、药物分析学、药物化学、微生物与生化药学、药理学、中药学、护理学、中医药信息学、全科医学、中医学、中医心理学、诊断病理学、中医神志病学、中医皮肤病学

博士学位专业设置：中医妇科学、中医内科学、中医临床基础、针灸推拿学、中医基础理论、中西医结合临床、中西医结合基础、中医骨伤科学、中药学、中医诊断学、中医医史文献、中医五官科学、方剂学、中医儿科学、中医外科学、中医心理学、中医肿瘤学、中医养生学、中医康复学、中医神志病学、中医皮肤学

重点学科及学科带头人

国家级重点学科

中医学（一级学科）：许能贵

国家中医药管理局重点学科

伤寒学（第一附属医院）：李赛美

中医妇科学（第一附属医院）：罗颂平

中医骨伤科学（第一附属医院）：何伟

中医脾胃病学（第一附属医院）：刘凤斌

金匮要略（第一附属医院）：林昌松

温病学（第一附属医院）：吴智兵

中医儿科学（第一附属医院）：许华

中医预防医学（第一附属医院）：陈瑞芳

中医心病学（省中医院）：阮新民

中医脑病学（省中医院）：黄燕

中医皮肤病学（省中医院）：范瑞强

中医急诊学（省中医院）：罗翌

中医肛肠病学（第二附属医院）：罗湛滨

中医耳鼻喉科学（第二附属医院）：李云英

中医传染病学（第二附属医院）：张忠德

中医预防医学（第二附属医院）：林嬿钊

中医神志病学（第二附属医院）：李艳

中医养生学（第二附属医院）：杨志敏

中药药剂学（校本部）：刘中秋

中药药理学（校本部）：陈蔚文

中医护理学（校本部）：陈佩仪

中医养生学（校本部）：刘焕兰

中医心理学（校本部）：邱鸿钟

临床中药学（校本部）：吴庆光

中医药信息学（校本部）：张洪来

省级重点学科

中医学（一级学科）：许能贵

中药学（一级学科）：赖小平

中西医结合（一级学科）：陈达灿

重点实验室及负责人

国家级重点实验室

国家中药现代化工程技术研究中心（合作）：赖小平

科技部重点实验室

新药（中药）安全评价研究重点实验室：王宁生

国家新药（中药）临床试验研究中心：赖世隆

国家中药材种植栽培示范化研

究示范基地（GAP）：徐鸿华

国家中药现代化科技产业（广东）基地：王宁生

教育部现代中成药工程研究中心：陈英华

岭南中药资源教育部重点实验室：陈蔚文

中医药防治肿瘤转化医学研究国际合作联合实验室：刘中秋

国家中医药管理局中医药科研三级实验室

中药药理实验室：郑广娟

中药药理（消化）实验室：陈蔚文

原虫与病毒实验室：符林春

中药制剂实验室：丘小惠

分子生物学实验室：韩 凌

细胞生物学实验室：方永奇

免疫实验室：王培训

中药化学实验室：赖小平

中药药理（药效评价）实验室：吴清和

中药药代动力学实验室：曾 星

国家药品监督管理局重点实验室

国家药品临床研究基地（一院）：张惠臣

国家药品临床研究基地（二院）：赖世隆

国家药品临床研究基地（粤海医院）：符林春

国家药品监督管理局药品临床研究培训中心：赖世隆

广东省发改委重点实验室

广东省中药新药临床研究服务工程实验室：宋健平、冼绍祥

广东省科技厅重点实验室

广东省中医针灸重点实验室：许能贵

广东省代谢性疾病中医药防治重点实验室：郭 姣

广东省中医证候临床研究重点实验室：罗云坚

新药非临床安全评价中心：王宁生

新药临床实验研究中心：赖世隆

广东省中医急症研究重点实验室：黄培新

广东省海洋药物重点实验室GLP药理毒理实验室（合作）：王宁生

广东省新药筛选重点实验室：赖小平

遗传工程小鼠资源库技术平台（合作）：邹移海

广东省中药新药研发重点实验室（省市共建）：赖小平

广东省中医标准化工程技术研究中心：卢传坚

广东省省教育厅重点实验室（厅局级）

中医疑难病证重点实验室：林培政

岭南中药资源省部共建重点实验室：陈蔚文

中药有效性与安全性研究重点实验室：王宁生

中医病机与治法研究重点实验室：徐志伟

中医女性生殖调节与安全性研究：罗颂平

广州市发改委重点实验室

广州市中药新药创新和公共服务示范平台建设：宋健平

广州市科技局重点实验室

中药新药研发重点实验室：赖小平

中医药防治肿瘤转化医学研究重点实验室：刘中秋

广州市心肌梗死中医药防治重点实验室：张敏州

广州市慢性心力衰竭中医药防治重点实验室：冼绍祥

附属机构及负责人

第一附属医院：冼绍祥

第二附属医院（广东省中医院）：陈达灿

第三附属医院：谢华民

附属粤海医院：王炳南

附属深圳中医院：李顺民

附属中山中医院：林 棉

附属广州中医院：黄德弘

附属佛山中医院：刘效仿

附属广东第二中医院：曹礼忠

附属南海妇产儿童医院：易锦发

附属茂名中医院：黎治荣

附属湛江第一中医院：蔡 柏

附属湛江第二中医院：肖 波

附属台山中医院：黄长联

附属广州中西医结合中医院：熊传银

附属东莞中医院：郑志文

附属新会中医院：陈小龙

附属广东中西医结合医院：谢 兵

附属汕头中医院：林创坚

附属顺德中医院：宋小宁

附属海南中医院：陈少仕

附属重庆北碚中医院：尹 平

附属清远中医院：冯伟勋

附属三亚中医院：陈小勇

附属深圳宝安中医院：朱美玲

附属海口中医院：方 立

附属深圳平乐骨伤科医院：翟明玉

附属陕西安康中医院：陈文乾

附属内蒙古国际蒙医院：乌 兰

附属内蒙古中医院：杨广源

（林 辉、徐大量）

【广西中医药大学】

党委书记：尤剑鹏

校 长：唐 农

党委副书记：董塔健

党委副书记、纪委书记：杨连招

副 校 长：罗伟生、吴琪俊、庞宇舟、冷 静、戴 铭

总会计师：何刚亮

副厅级调研员：李培春

基础医学院：龚名师、林 江

药学院：王 勤、陈 勇

壮医药学院：张 煜、林 辰

瑶医药学院：李 彤

骨伤学院：周红海

针灸推拿学院：蒋闽义、范郁山

研究生学院：吴 林、姜建萍

人文社科学院：李怀泽、韦兆钧

成人教育学院：蒋 林、韦艾凌

高等职业技术学院：邓远美

国际合作与交流学院：蒋基昌

护理学院：冼锦华、吴 彬

第一临床医学院：李敏智、黄贵华

瑞康临床医学院：唐友明、梁 健

第三临床医学院（柳州）：蓝宁生、杨建青

桂林临床医学院：刘朝晖、杨 斌

第五临床医学院（玉林）：李飞鹏、谭 跃

第六临床医学院（梧州）：罗世东、甘秀天

南宁市中医医院：岳 进、商昌友

中国人民解放军第三〇三医院：刘长继、严爱平

制药工程系：何天富、朱智德

地 址：广西壮族自治区南宁市

西乡塘区明秀东路179号（明秀校区）/广西壮族自治区南宁市青秀区五合大道13号（仙葫校区）

邮　编：530001（明秀校区）/

530200（仙葫校区）
电　话：0771－3137577（校办）
传　真：0771－3137517（校办）
电子信箱：zyd3137577@163.com（校办）
网　址：www.gxtcmu.edu.cn

专业统计

2016年，学校职工人数为6365人（含附属单位）。专任教师991人，其中教授193人，副教授345人，讲师357人，助教79人。

专业名称	年制	2016年毕业生数	2016年招生数	2016年在校生数
本　科				
高中起点本科	/	1 330	1 977	8 291
医学检验技术（注：授予理学学士学位）	4	51	37	184
医学检验技术（注：授予理学学士学位）	4	0	0	28
食品科学与工程（注：可授工学或农学学士学位）	4	50	32	90
食品卫生与营养学（注：授予理学学士学位）	4	0	0	34
食品质量与安全	4	0	38	143
药学（注：授予理学学士学位）	4	78	158	593
药学（注：授予理学学士学位）	4	0	77	203
制药工程	4	51	0	54
应用心理学（注：可授理学或教育学学士学位）	4	22	34	141
市场营销	4	43	32	173
口腔医学	5	36	40	163
信息管理与信息系统（注：可授管理学或工学学士学位）阿	4	27	37	74
中药学（注：授予理学学士学位）	4	78	153	492
壮医学	5	41	60	285
中医学	5	98	303	950
中医学	5	17	28	212
中医学	6	34	0	78
中医学	5	42	0	215
中医学	5	21	0	60
中医学	5	49	96	347
中医学	5	23	0	0
中西医临床医学	5	92	0	215
公共事业管理	4	48	37	141
护理学（注：授予理学学士学位）	4	0	112	484
护理学（注：授予理学学士学位）	5	73	0	125

（续表）

专业名称	年制	2016 年毕业生数	2016 年招生数	2016 年在校生数
护理学（注：授予理学学士学位）	4	73	189	635
护理学（注：授予理学学士学位）	5	0	15	29
中药资源与开发（注：授予理学学士学位）	4	32	0	25
预防医学	4	0	36	36
康复治疗学（注：授予理学学士学位）	4	26	57	228
针灸推拿学	5	56	104	514
针灸推拿学	4	0	0	56
针灸推拿学	5	28	0	39
临床医学	5	86	264	1 109
临床药学（注：授予理学学士学位）	4	0	38	82
药物制剂（注：授予理学学士学位）	4	55	0	54
专科起点本科	/	52	133	325
药学（注：授予理学学士学位）	2	5	23	54
食品质量与安全	2	0	21	21
食品卫生与营养学（注：授予理学学士学位）	2	0	0	3
医学检验技术（注：授予理学学士学位）	2	2	10	14
药物制剂（注：授予理学学士学位）	2	1	0	1
临床医学	3	0	0	48
针灸推拿学	3	18	27	63
康复治疗学（注：授予理学学士学位）	2	2	4	10
护理学（注：授予理学学士学位）	2	3	1	7
中医学	3	0	3	6
中药学（注：授予理学学士学位）	2	11	23	41
口腔医学	3	8	12	36
市场营销	2	2	9	21
小计	/	**1 382**	**2 110**	**8 616**
专　　科				
高中起点专科	/	970	897	2 825
中医骨伤	3	38	0	31
口腔医学	3	97	41	167
医学检验技术	3	47	0	0
康复治疗技术	3	36	0	42
中药学	3	81	224	541
护理	3	129	183	681

（续表）

专业名称	年制	2016 年毕业生数	2016 年招生数	2016 年在校生数
医学美容技术	3	102	88	259
药学	3	168	220	601
药品生产技术	3	49	0	0
药品经营与管理	3	71	0	88
针灸推拿	3	152	141	415
五年制高职转入	/	164	445	989
针灸推拿	3	38	0	98
护理	3	126	445	891
小计	/	**1 134**	**1 342**	**3 814**
合计	/	**2 516**	**3 452**	**12 430**

注：上表数据为本专科学生数。数据统计截止时间为 2016 年 9 月 30 日。

研究生教育

在校硕士研究生 1328 人，2016 年招收硕士研究生 469 人，毕业 395 人。

硕士学位专业设置：中医基础理论、中医临床基础、中医医史文献、方剂学、中医诊断学、中医内科学、中医外科学、中医骨伤科学、中医妇科学、中医儿科学、中医五官科学、针灸推拿学、民族医学、中西医结合基础、中西医结合临床、内科学、儿科学、老年病学、神经病学、精神病与精神卫生学、皮肤病与性病学、影像医学与核医学、临床检验诊断学、外科学、妇产科学、眼科学、耳鼻咽喉科学、肿瘤学、康复医学与理疗学、运动医学、麻醉学、急诊医学、全科医学、药物化学、药剂学、生药学、药物分析学、微生物与生化药学、药理学、中药学。新增民族药学、临床医学、护理学、医学社会学

重点学科及学科带头人

国家中医药管理局重点学科

中医各家学说：戴　铭

中药药理学：郑作文

临床中药学：秦华珍

推拿学：庞　军

中医骨伤科学：陈　锋

民族医学（壮医学）：庞宇舟

中西医结合临床（第一临床医学院）：唐　农

中西医结合临床（瑞康临床医学院）：梁　健

中医皮肤病学：周　萌

中医儿科学：王力宁

中医耳鼻喉科学：张　勉

中医急诊学：卢健棋

中医老年病学：莫云秋

中医全科医学：张　春

国家中医药管理局重点培育学科

中医传染病学（第一临床医学院）：毛德文

中医传染病学（瑞康临床医学院）：邓　鑫

中医预防医学：农泽宁

海洋中药学：侯小涛

广西优势特色重点学科

中医内科学：唐　农

中药学：邓家刚

壮医学：庞宇舟

中西医结合临床：梁　健

广西重点学科

壮药学：朱　华

中医医史文献：戴　铭

中医骨伤科学：陈　锋

针灸推拿：范郁山

护理学：杨连招

中西医结合基础：罗伟生

校级重点学科

免疫学：冷　静

中药分析学：陈　勇

中药化学：卢汝梅

中医脾胃病学：黄贵华

中医脑病学：胡跃强

中医肾病学：黄国东

重点实验室及负责人

国家中医药管理局中医药科研三级实验室

中（壮）药化学与质量分析实验室：覃洁萍

中药药理实验室：邓家刚

医学分子生物学实验室：韦艾凌、周倍伊

广西中医药科学实验中心：唐农

自治区金源单位

广西中医药大学中药药效筛选研究中心：邓家刚

自治区省级重点实验室

广西中药药效研究重点实验室：邓家刚

广西中医基础研究重点实验室：唐　农

广西壮瑶药重点实验室：朱　华

自治区省级重点实验室培育基地

广西高发传染病中西医结合转化医学重点实验室：梁　健

广西高校重点实验室

中医临床研究重点实验室：唐农

中药提取纯化与质量分析重点实验室：覃洁萍

中药药理重点实验室：郑作文

壮医方药基础与应用研究重点实验室：庞宇舟

广西高发传染病中西医结合转化医学重点实验室：梁　健

中药制剂共性技术研发重点实验室：王志萍

广西特色实验动物病证模型重点实验室：冷 静

广西高校重点实验室培育基地

中医药防治肥胖症重点实验室培育基地：唐红珍

国家中医药管理局中医药科研二级实验室

神经行为学实验室：陈贵海

分子生物学实验室：王 坤

中药药效筛选研究实验室：邓家刚

中药药理学实验室：郑作文

中药提取纯化与质量分析实验室：覃洁萍

中药生药学实验室：辛 宁

分子生物医学实验室：韦艾凌

肝病分子生物学实验室：毛德文

脑病免疫生化实验室：刘 泰

细胞分子生物医学实验室：梁 健

消化内镜与病理实验室：林寿宁

骨伤生物力学实验室：崔 伟

广西"2011 协同创新中心"

壮瑶药协同创新中心：朱 华

中医药与养老产业发展研究协同创新中心（培育建设单位）：唐 农

农作物废弃物功能成分研究协同创新中心（培育建设单位）：邓家刚

特色养老与养生产业发展研究中心：唐 农

广西壮瑶药工程技术研究中心：庞宇舟

附属机构及负责人

广西中医药大学第一附属医院：黄贵华、李敏智

广西中医药大学附属瑞康医院：梁 健、唐友明

广西中医药大学第三附属医院：杨建青、蓝宁生

广西中医药大学附属桂林医院：杨 斌、刘朝晖

广西中医药大学第五附属医院：谭 跃、李飞鹏

广西中医药大学第六附属医院：甘秀天、罗世东

广西中医药大学附属骨伤医院：杨 渊、韦浩明

广西中医药大学附属贺州医院：贝光明、张 飚

广西中医药大学附属防城港医院：徐 奎（院长、书记）

广西中医药大学附属北海市中医医院：唐继华、徐辉才

广西中医药大学附属南宁市中医医院：岳 进、商昌友

广西中医药大学附属中国人民解放军第三〇三医院：刘长继、严爱平

广西中医药大学制药厂：何天富、朱智德

广西中医药大学附设中医学校：吴 彬、冼锦华

（李 贵、刘识文）

【海南医学院中医学院】

党委书记：冯 钊（主持全面工作）

副 院 长：王家辉、郝宪恩、冯志成

地 址：海南省海口市学院路 3 号

邮 编：571199

电 话：0898 - 66890539

传 真：0898 - 66976083

电子信箱：hnzy88888@163.com

网 址：www.hainmc.edu.cn/we-bapps/zyxy/

专业统计

2016 年，学校职工人数 64 人。专职教师 58 人，其中教授 16 人，副教授 32 人，讲师 10 人。

专业设置	学制（年）	2016 年毕业生数	2016 年招生数	在校生数
中医学本科	5	90	118	534
中西医临床医学本科	5	56	35	275
针灸推拿学本科	5	92	50	288
合计	/	**238**	**203**	**1 097**

注：上表统计数据为本专科学生数。

重点学科及学科带头人

国家中医药管理局中医药重点学科

中医肝胆病学：杨世忠

（尹德辉）

【重庆医科大学中医药学院】

党委书记：吴小翎

校长、党委副书记：雷 寒

党委副书记：冯跃林

大学党委副书记、纪委书记：魏光辉

副 校 长：邓世雄、谢 鹏、黄爱龙、杨 竹、田 杰

中医药学院院长：曹文富

中医药学院党总支书记：江杨岗

中医药学院副院长：李 进、王建伟

地 址：重庆市渝中区医学院路 1 号

邮 编：400016

电 话：023 - 68485000（校办）/

65712064（院办）

传 真：023 - 68485111（校办）/ 65712061（院办）

电子信箱：xiaoban@cqmu.edu.cn

网 址：www.cqmu.edu.cn

专业统计

2016 年，学院职工人数 51 人。专业教师 46 人，其中教授 10 人，副教 24 人，讲师 12 人。

专业设置	学制（年）	2016 年毕业生数	2016 年招生数	在校生数
中医学	5	249	140	967
中药学	4	62	60	232

（续表）

专业设置	学制（年）	2016年毕业生数	2016年招生数	在校生数
针灸推拿学	5	69	80	518
中西医临床医学	5	0	76	160
合计	/	**380**	**356**	**1 877**

注：上表统计数据为本专科学生数。

研究生教育

在校硕士研究生72人，2016年招收硕士研究生25人，毕业18人。

硕士学位专业设置：中医学一级学科、中西医结合一级学科、生药学二级学科、植物学（药用植物）二级学科

博士学位专业设置：中医学一级学科

重点学科及学科带头人

国家中医药管理局重点学科

中西医结合临床：曹文富

重庆市重点学科

中医学：曹文富

中西医结合：罗　勇

重庆市卫生计生委重点学科

中医内科学：曹文富

重庆市特色专业

中医学

重点实验室及负责人

重庆市实验教学示范中心

重庆医科大学中医药实验教学中心

重庆市科普教育基地

重庆市中医药文化中心

重庆市重点实验室

中医药防治代谢性疾病重点实验室

附属机构及负责人

重庆医科大学附属永川中医院（直管）：成南峰

重庆医科大学附属垫江中医院（非直管）：刘明怀

（黎祖敏）

【成都中医药大学】

党委书记：马跃荣

校长、党委副书记：梁繁荣

党委副书记、副校长：沈　涛、余曙光、彭　成

党委常委、纪委书记：延建明

党委常委、副厅级调研员：徐　廉

副校长：刘旭光

基础医学院院长：高永翔

临床医学院/附属医院院长：陆　华

药学院院长：傅超美

针灸推拿学院/第三附属医院院长：李　瑛

眼科学院院长：段俊国

养生康复学院院长：金荣疆

民族医药学院院长：张　艺

第二临床医学院/第二附属医院院长：常德贵

公共卫生学院院长：陈大义

医学技术学院院长：李　燕

护理学院院长：邬颖华

医学信息工程学院/信息与教育技术中心主任：温川飙

管理学院院长：李　胜

马克思主义学院/人文社科学院院长：刘东梅

体育学院院长：邬建卫

外语学院院长：唐小云

国学院院长：李继明

国际教育学院（国际合作与交流处/台港澳事务办公室）院长：姚洪武

继续教育学院/高等职业技术学院院长：聂万里

地　　址：四川省成都市温江区柳台大道1166号

邮　　编：611137

电　　话：028 – 61800000

传　　真：028 – 61800000

电子信箱：xb@ cdutcm. edu. cn

网　　址：www. cdutcm. edu. cn

专业统计

2016年，学校职工人数2128人。专任教师1602人，其中教授224人，副教授376人，讲师844人，助教79人。

专业设置	学制（年）	2016年毕业生数	2016年招生数	在校生数
心理咨询	3	19	0	0
旅游管理	3	56	38	138
医学检验技术	3	195	55	223
康复治疗技术	3	31	0	26
护理	3	295	0	337
卫生检验与检疫技术	3	63	0	71
临床医学	3	51	75	203
中药制药技术	2	84	119	207
医药营销	2	35	50	92

（续表）

专业设置	学制（年）	2016年毕业生数	2016年招生数	在校生数
护理	2	243	355	621
康复治疗技术	2	85	61	144
医学检验技术	2	101	117	208
针灸推拿学	5	167	227	888
工商管理	4	88	127	474
药物制剂	4	54	63	265
医学检验技术	4	281	192	1 013
藏药学	4	44	44	176
食品卫生与营养学	4	0	62	231
食品质量与安全	4	46	79	284
药学	4	59	186	598
藏医学	5	22	50	208
生物科学	4	45	59	212
英语	4	47	59	215
医学信息工程	4	45	173	607
生物技术	4	44	59	209
制药工程	4	60	57	237
体育教育	4	174	118	467
日语	4	45	59	205
汉语国际教育	4	53	57	214
运动康复	4	0	77	246
社会体育指导与管理	4	109	120	478
应用心理学	4	78	55	247
市场营销	4	82	135	437
眼视光学	4	0	58	117
中药学	4	212	276	1 180
中西医临床医学	5	223	160	897
公共事业管理	4	108	111	448
卫生检验与检疫	4	57	115	443
护理学	4	802	638	1 980
临床医学	5	272	424	2 062
中医学	5	424	502	2 634
中药资源与开发	4	53	71	257
预防医学	5	57	136	459
康复治疗学	4	123	133	382

（续表）

专业设置	学制（年）	2016年毕业生数	2016年招生数	在校生数
药学	2	8	0	6
食品质量与安全	2	2	0	4
医学检验技术	2	12	17	34
药物制剂	2	0	2	9
工商管理	2	2	3	6
针灸推拿学	3	8	0	13
康复治疗学	2	1	4	8
康复治疗学	3	4	0	0
预防医学	2	2	0	0
中药资源与开发	2	0	1	1
临床医学	3	9	0	7
护理学	2	10	15	27
护理学	3	8	0	0
卫生检验与检疫	2	3	3	6
公共事业管理	2	2	0	0
市场营销	2	6	0	6
应用心理学	2	0	1	1
社会体育指导与管理	2	2	0	0
日语	2	2	0	0
生物技术	2	2	0	2
合计	/	5 215	5 598	21 170

　　注：上表统计数据为本专科学生数。

研究生教育

　　在校硕士研究生2117人，2016年招收硕士研究生766人，毕业772人。

　　在校博士研究生331人，2016年招收博士研究生98人，毕业86人。

　　硕士学位专业设置：方剂学、人体解剖与组织胚胎学、中药学学科、民族药学、病理学与病理生理学、中医基础理论、急诊医学、麻醉学、免疫学、耳鼻咽喉科学、影像医学与核医学、药剂学、外科学、中医医史文献、内科学、病原生物学、康复医学与理疗学、药物分析学、中西医结合临床、中医儿科学、中医诊断学、中医骨伤科学、妇产科学、民族医学、护理学学科、中医妇科学、针灸推拿学、中医临床基础、药理学、中医内科学、中医药信息学、中西医结合基础、马克思主义中国化研究、中医五官科学、中医外科学、药物化学、社会医学与卫生事业管理、临床检验诊断学、生药学

　　博士学位专业设置：中医外科学、方剂学、中西医结合临床、中医儿科学、民族医学、中医诊断学、中医妇科学、针灸推拿学、中医临床基础、中医内科学、中医五官科学、中西医结合基础、中医医史文献、中医基础理论、中药学、临床中药学、中药药理学、中药化学、中药资源学、中药制剂学

重点学科及学科带头人

教育部重点学科

　　中药学：彭　成

　　中医五官科学：段俊国

　　针灸推拿学：梁繁荣

　　中医妇科学：陆　华

国家中医药管理局重点学科

　　临床中药学：王　建

　　中医眼科学：段俊国

　　中医妇科学：陆　华

　　方剂学：贾　波

　　中医肝胆病学：钟　森

　　中医内分泌病学：谢春光

　　中医急诊学：张晓云

　　针灸学：梁繁荣

　　温病学：杨　宇

　　金匮要略：张　琦

　　中西医结合基础：高永翔

　　中医养生学：马烈光

　　中西医结合临床：钟　森

中医耳鼻喉科学：田　理
中医老年病学：王　飞
中医肛肠病学：黄德铨
中医护理学：张先庚
推拿学：彭德忠
民族药学：张　艺
中药炮制学：吴纯洁
中医神志病学（培育）：杨东东
中药毒理学（培育）：彭　成
中医药信息学（培育）：温川飙

四川省重点学科
中医内科：谢春光
中西医结合临床：钟　森
中西医结合基础：高永翔
中医外科学：陈明岭
方剂学：贾　波
生药学：吕光华
民族医学：降拥四郎
中医学：梁繁荣
中西医结合：马跃荣
药学：孟宪丽
药理学：曾　南
药物化学：刘友平
中医临床基础：杨　宇
中医骨伤科学：樊效鸿
中医基础理论：周　宜
中医医史文献：刘　渊
中医诊断学：马维骐
中医儿科学：常　克
药剂学：李小芳
药物分析学：张　梅
微生物与生化药学：孟宪丽

四川省重点学科建设项目
中医内科学：谢春光
生药学：吕光华
方剂学：贾　波

四川省医学重点学科（实验室）
内分泌科：陈　秋
血管外科：何春水
眼科：郑燕林
病理科：马跃荣

成都市医学重点学科
病理学与病理生理学：马跃荣
中医脾胃病科：冯培民

校级重点学科
马克思主义中国化研究：刘东梅
社会医学与卫生事业管理：张瑞华
护理学：张先庚
康复医学与理疗学：金荣疆
外科学（泌尿外科）：常德贵

免疫学与病原微生物：马　萍
影像医学与核医学：谢明国
内科学（心血管病）：许　勇
卫生毒理学：饶朝龙
临床检验诊断学：李　燕
医学信息学：温川飙
体育教育训练学：邬建卫
中医药英语：唐小云

重点实验室及负责人
省部共建国家级重点实验室
　　四川省中药资源系统研究与开发利用重点实验室：彭　成
国家发改委工程研究中心
　　中药饮片炮制国家地方联合工程研究中心：江　云
国家级实验教学示范中心
　　中药学实验教学示范中心：彭　成
　　中医学实验教学示范中心：田　理
　　国家级虚拟仿真实验教学示范中心：丁维俊
教育部工程研究中心
　　西部中药材综合开发利用教育部工程研究中心：彭　成
教育部重点实验室
　　中药材标准化教育部重点实验室：彭　成
财政部、国家中医药管理局重点实验室
　　国家中药种质资源库（四川）：彭　成
国家中医药管理局重点研究室
　　中医药视功能保护重点研究室：段俊国
　　经穴效应临床基础重点研究室：梁繁荣
　　中药药性与效用重点研究室：彭　成
　　中医药养生健康产业发展：范昕建
国家中医药管理局中医药科研三级实验室
　　中药药理学实验室：曾　南
　　中药药剂学实验室：傅超美
　　视觉生理实验室：段俊国
　　中药鉴定实验室：严铸云
　　时间生物学实验室：刘旭光
　　病理生理实验室：郭蓉晓
　　病理学实验室：黄秀深
　　分子生物学实验室：丁维俊
　　中药化学实验室：董小萍
　　中药炮制实验室：吴纯洁

民族药资源评价实验室：张　艺
四川省重点实验室
　　中药资源与综合开发利用四川省重点实验室：彭　成
　　针灸与时间生物学四川省重点实验室：刘旭光
　　中医药眼病防治与视功能保护四川省重点实验室：段俊国
财政部中央与地方共建实验室
　　中药品种质量鉴定实验室：卫莹芳
　　视听生理实验室：段俊国
　　中医药与病毒实验室：马　萍
　　针灸与细胞分子生物学实验室：宋开源
　　中西医临床模拟实验室：罗才贵
　　针灸与系统生物学实验室：余曙光
　　中药学实验室：彭　成
　　中医眼科与视觉功能保护实验室：段俊国
　　中医诊断技能实验室：陈　钢
　　西部民族医药实验室：张　艺
　　中药炮制制剂实验室：董小萍
　　针灸推拿技能训练实验室：刘旭光
　　中药复方与细胞工程实验室：黄秀深
　　中医临床模拟教学中心实验室：罗才贵
　　中医证候分子生物学实验室：张天娥
　　中药安全性控制实验室：吴纯洁
　　中医气血机能实验室：张三印
　　中医脏腑病症实验室：谢春光
　　中药GMP实训实验室：付超美
　　中药安全性评价实验室：孟宪丽
四川省高校重点实验室
　　中药学科中心实验室：李祖伦
　　眼科实验室：段俊国
　　针灸学实验室：梁繁荣
　　中药品质资源研究与开发实验室：严铸云
　　中药药剂实验室：傅超美
　　中药药效物质基础系统研究及评价实验室：董小萍
　　中药药理实验室：黄国均
　　民族医药资源与新药开发实验室：张　艺
　　中医证候实验室：黄秀深
　　中医藏象生物学基础研究实验室：高永翔
　　中医实验诊断实验室：罗　萍

中药炮制：胡昌江
中西医结合特色护理：张先庚
中医脏腑病证：王　飞
四川省高校实验教学示范中心
　　形态学实验教学示范中心：黄秀深
　　中药学教学实验中心：刘友平
　　中医临床技能实验教学中心：
陆　华
　　针灸学实验教学中心：刘旭光
　　中医药虚拟仿真实验教学中心：
丁维俊
四川省医学重点实验室
　　医学分子检测实验室：罗　萍
附属机构及负责人
　　成都中医药大学附属医院：党
委书记杨静、院长陆华
（张　希、朱　迁）

【贵阳中医学院】
党委书记：方仕平
党委副书记、院长：杨　柱
党委副书记、纪委书记：袁黔华
党委委员、副院长：滕　红
党委副书记：王念屏
党委委员、副院长：刘　文
党委副书记：朱洪波
党委委员、副院长：崔　瑾、于　浩
基础医学院院长：庄田畋
药学院院长：杜　江
护理学院副院长：肖政华
骨伤学院院长：陈久毅
针灸推拿学院院长：陈　波
医学人文学院院长：陈　瑶
第一临床医学院院长：孙　波
第二临床医学院院长：张　帆

继续教育学院院长：何　甦
体育健康学院院长：王　松
信息技术学院副院长：陈　坚
马克思主义学院：杨近平
地　　　址：贵州省贵阳市贵安新区
　　　　　　栋青南路贵阳中医学院
邮　　　编：550025
电　　　话：0851 - 88233016/88233017
传　　　真：0851 - 88233019
电子信箱：gyzyxyyb@ 126. com
网　　　址：www. gyctcm. edu. cn/index.
　　　　　　htm

专业统计
　　2016 年，学校职工人数 1110
人。专任教师 711 人，其中教授 135
人，副教授 315 人，讲师 205 人，助
教 20 人。

专业设置	学制（年）	2016 年毕业生数	2016 年招生数	在校生数
本　　科				
劳动与社会保障	4	0	77	242
药物制剂（注：授予理学学士学位）	4	67	76	348
药学（注：授予理学学士学位）	4	0	80	261
中草药栽培与鉴定（注：授予理学学士学位）	4	0	81	200
中医学（骨伤方向）	5	73	0	387
中医学（英语方向）	5	37	0	134
中医学（全科医学方向）	5	39	0	220
中医学	5	133	315	1 305
中药制药（注：可授理学或工学学士学位）	4	0	76	198
康复治疗学	4	0	78	218
针灸推拿学（康复治疗方向）	5	0	0	186
针灸推拿学	5	72	89	535
生物制药	4	0	77	167
中药学（职教师资方向）	4	0	0	48
中药学（临床中药学）	4	0	0	174
中药学（苗药方向）	4	0	0	45
中药学（营销方向）	4	62	0	139
中药学（注：授予理学学士学位）	4	88	202	611
法学	4	40	78	271
运动康复（注：可授教育学或理学学士学位）	4	0	156	244
医学信息工程	4	0	127	127

（续表）

专业设置	学制（年）	2016 年毕业生数	2016 年招生数	在校生数
制药工程	4	63	153	401
应用心理学（注：可授理学或教育学学士学位）	4	0	77	258
中西医临床医学	5	211	245	1 150
公共事业管理	4	0	157	157
护理学（注：授予理学学士学位）	4	143	241	718
护理学（职教师资方向）	4	0	0	55
护理学（英语方向）	5	34	0	125
药学（专科起点本科，授予理学学士学位）	2	0	0	1
药物制剂（专科起点本科，授予理学学士学位）	2	0	0	16
针灸推拿学（专科起点本科）	3	8	9	45
康复治疗学（专科起点本科，授予理学学士学位）	2	0	38	38
中医学（专科起点本科）	3	11	9	50
护理学（专科起点本科，授予理学学士学位）	2	68	197	356
中药学（专科起点本科，营销方向）	2	0	0	8
中药学（专科起点本科，授予理学学士学位）	2	104	75	96
应用心理学（注：可授理学或教育学学士学位）	2	28	26	26
小计	/	**1 281**	**2 739**	**9 560**
专　　科				
护理	3	0	0	1
小计	/	**0**	**0**	**1**
合计	/	**1 281**	**2 739**	**9 561**

注：上表统计数据为本专科学生数。

研究生教育

在校硕士研究生 817 人，2016 年招收硕士研究生 304 人，毕业 225 人。

硕士学位专业设置：中医学、中西医结合、药学、中药学、临床医学、护理、公共管理

重点学科及学科带头人

省级（特色）重点学科

中医基础理论：陈云志

中医内科学：杨柱

中医骨伤科学：（暂缺）

针灸推拿学：崔瑾

民族医学：马武开

中西医结合临床：黄礼明

中药生药学：王祥培

中药药剂学：张永萍

中药化学：潘炉台

民族药学：杜江

硕士授权学科

中医临床基础：（暂缺）

中医医史文献：（暂缺）

方剂学：（暂缺）

中医诊断学：（暂缺）

中医外科学：（暂缺）

中医妇科学：张帆

中医儿科学：（暂缺）

中医五官科学：（暂缺）

民族医学：（暂缺）

中医药工程学：（暂缺）

中西医结合基础：田维毅

中西医结合心理学：（暂缺）

中西医结合护理学：（暂缺）

生药学：周涛

扶持学科

护理学：（暂缺）

公共管理：杨近平

重点实验室及负责人

国家级重点实验室

苗医苗药治疗慢性疼痛重点研

究室：熊芳丽

省（部）级重点实验室

贵州省中药制剂研究开发中心：张永萍

贵州省生药重点实验室：梁光义

贵州省民族药经皮给药制剂工程技术研究中心：张永萍

国家中医药管理局中药分析实验室：靳凤云

国家中医药管理局中药制剂实验室：张永萍

贵州省中医学人才基地：孔德明

国家药物临床试验基地：贺祝英

贵州省中药民族药制剂研究开发中心：张永萍

贵州省中药民族药炮制与制剂工程技术研究中心：张永萍

贵州省现代民族药（苗药）协同创新中心：杨柱

贵州省中医（民族医）高级人才培养基地：崔瑾

贵州省中药民族药院士工作站：杨柱

国家基本药物所需中药材种子种苗繁育基地：魏升华

省级中药原料质量监测技术服务中心建设：周涛

贵州省中药炮制技术传承基地：李玮

贵州省苗医药重点实验室：杜江

贵州中药、民族药材产地加工与饮片炮制工程研究中心：李玮

苗族医学研究协同创新中心：崔瑾

贵州省中医药民族医药治疗慢性病临床与基础研究平台建设：黄礼明

厅级重点实验室

中医证候实质研究实验室：赵博

中药、民族药产地加工与炮制技术工程中心：李伟

贵州分子生药学特色重点实验室：周涛

中医药（民族医药）产业发展研究中心：朱洪波

贵州省针灸推拿学特色重点实验室：陈波

中药、民族药新制剂、新剂型工程研究中心：张永萍

贵州省普通高等学校中药民族药微生物发酵与生物转化工程中心：田维毅

中药民族药制剂重点实验室：徐剑

贵州省普通高等学校治未病工程研究中心：庄田畋

附属机构及负责人

贵阳中医学院第一附属医院：党委书记张培琴、院长孙波

贵阳中医学院第二附属医院：党委书记王乾宇、院长张帆

（林 静）

【云南中医学院】

党委书记：王翠岗

院 长：熊磊

党委副书记：荀传美、郭平

副院长：祁苑红

纪委书记：李媛芬

副院长：李世辉、邱勇

国际合作交流处、港澳台办、国际教育学院（合署）：周青

基础医学院：淤泽溥

中药学院：饶高雄

民族医药学院：张超

临床医学院（第一附属医院）：温伟波

思想政治理论课教学研究部：熊官旭

继续教育学院、职业技术学院（合署）：卞瑶

护理学院：毕怀梅

针灸推拿康复学院（临时负责人）：郜先桃

人文与管理学院（临时负责人）：吴燕

信息技术学院、现代教育技术中心（合署）：吕峰

体育部：彭利民

地 址：云南省昆明市呈贡新城雨花路1076号

邮 编：650500

电 话：0871－65919009

传 真：0871－65919009

网 址：www.ynutcm.edu.cn

专业统计

2016年，学校职工人数699人。专任教师617人，其中，教授73人，副教授165人，讲师275人，助教80人。

专业名称	学制（年）	2016毕业生数	2016年招生数	在校生数
中药学	4	139	90	484
中药学（兰茂班）	4	0	51	156
中药资源与开发	4	46	0	130
中草药栽培与鉴定	4	43	50	125
食品科学与工程	4	46	50	131
食品质量与安全	4	0	0	104
制药工程	4	95	50	209
药物制剂	4	89	50	212
药学	4	158	150	511
医学实验技术	4	0	50	176

（续表）

专业名称	学制（年）	2016毕业生数	2016年招生数	在校生数
中医学（佩横班）	5	0	57	181
中医学（定向）	5	48	200	794
中医学	5	185	110	856
中医学（专升本）	2	88	50	87
中西医临床医学（定向）	5	0	55	55
中西医临床医学	5	245	345	1 908
针灸推拿学	5	248	151	1 209
针灸推拿学（定向）	5	0	49	48
针灸推拿学（专升本）	2	80	50	84
康复治疗学	4	63	108	471
傣医学	5	0	30	84
市场营销	4	66	50	193
公共事业管理	4	38	50	162
应用心理学	4	0	50	129
物流管理	4	0	50	120
护理学	4	228	250	829
计算机科学与技术	4	35	0	82
医学信息工程	4	0	50	93
中医学（预科升学）	5	0	12	12
中药学（预科升学）	4	0	10	10
康复治疗学（预科升学）	4	0	12	12
合计	/	**1 940**	**2 280**	**9 657**

注：上表统计数据为本专科学生数。

研究生教育

在校硕士研究生857人，2016年招收硕士研究生316人，毕业233人。

硕士学位专业设置：中医基础理论、中医临床基础、中医医史文献、方剂学、中医诊断学、中医内科学、中医外科学、中医骨伤学、中医妇科学、中医儿科学、中医五官科学、针灸推拿学、民族医学、中医心理学（自主设置目录外二级学科）、中西医结合基础、中西医结合临床、中西医结合护理（自主设置目录外二级学科）、中西医结合康复学（自主设置目录外二级学科）、药物化学、药剂学、生药学、药物分析学、微生物与生化药学、药理学、中药学（不设二级学科）

重点学科及学科带头人

云南省"十三五"一流学科A类高原学科

中医学：秦国政

中药学：钱子刚

中西医结合：彭江云、陈文慧

云南省"十二五"优势特色重点学科

中西医结合：彭江云、陈文慧

药学：饶高雄

云南省重点学科

中西医结合基础：袁嘉丽

民族医学：郑 进

针灸学：王建明

中医内科学：彭江云

中医基础理论：王志红

临床中药学：照日格图

实用中药学：钱子刚

国家中医药管理局重点学科

彝药学：李玛琳

中医儿科学：熊 磊

推拿学：王春林

中医老年病学：万启南

中医耳鼻喉科学：周家璇

傣药学：冯德强

中医男科学：秦国政

中医痹病学：彭江云

中医肾病学：吉 勤

临床中药学：照日格图

傣医学：张 超

国家中医药管理局培育学科

中医心理学：秦 竹

中医管理学——中医药对外合作管理学：周 青

中医文化学：王 寅

中西医结合基础：陈文慧

中医人类学：贺 霆

中医预防医学：何渝煦

校级重点学科

基础医学：郑 梅

食品科学与工程：赵声兰

汉语国际教育：周 青

公共管理：熊官旭、杨鹤清

应用心理学：秦 竹

护理学：毕怀梅

医学技术：李 云

体育：彭利民

图书情报：刘 虹

重点实验室及负责人

国家级重点实验室

中药药理（免疫）实验室：包·照日格图

中药药理实验室：林 青

省级重点实验室

云南省傣医药与彝医药重点实验室（筹备）：张 超

云南省高校中医药学分子生物学重点实验室：袁嘉丽

云南省高校民族药现代研究重点实验室：淤泽博

云南省高校天然药物活性成分与功能重点实验室：饶高雄

云南省高校中医药临床科研重点实验室：秦国政

云南省高校民族药质量标准研究重点实验室：何红平

市级重点实验室

昆明市民族医药资源研究重点实验室：徐福荣

昆明市中药学分子生物学重点实验室：陈文慧

附属机构及负责人

云南省中医医院（云南中医学院第一附属医院）：温伟波

（白 璐）

【西藏藏医学院】

党委书记、副院长：周阳光

党委副书记、院长：尼玛次仁

党委委员、副院长：拉巴次仁、普 琼、米 玛

党委委员、纪委书记：鞠明兵

党委委员、副院长（援藏）：刘桐华

地　　址：西藏自治区拉萨市城关区当热路10号

邮　　编：850000

电　　话：0891－6387272

传　　真：0891－6389296

电子信箱：zyxymsk123@sina.com

网　　址：www.ttmc.edu.cn

专业设置

2016年，学校职工人数197人。专任教师127人，其中教授7人，副教授41人，讲师36人，助教50人。

专业设置	学制（年）	2016年毕业生数	2016年招生数	在校人数
藏医学	5	88	110	502
藏医学（国培）	5	0	60	150
藏医学（高护方向）	5	0	0	0
藏医学（高护）	5	0	0	107
藏药学	5	84	70	158
藏药学（临床藏药方向）	5	77	70	104
藏药市场营销方向	5	0	45	45
合计	/	246	310	1 021

注：上表统计数据为本专科学生数。

研究生教育

在校硕士研究生112人，2016年招收硕士研究生28人。

在校博士研究生11人，2016年招收博士研究生3人。

硕士学位专业设置：藏医学

博士学位专业设置：民族医学（藏医学）

重点学科及带头人

国家中医药重点学科

藏药学（生药学）：尼玛次仁

藏药学（方剂学）：多 吉

藏药药理学：尼玛次仁

藏医预防保健：米 玛

藏医药史学：央 嘎

藏药基础理论学：尼玛次仁

藏医护理学：次 仁

藏医诊断学：贡布朗加

西藏自治区重点学科

民族医药学（藏医基础理论）

中药学（藏药学）

重点实验室及负责人

藏医药与高原生物重点实验室（科技部）：尼玛次仁

藏医药重点实验室（教育部）：尼玛次仁

传统藏药炮制及质量控制国家三级实验室（国家中医药管理局）：尼玛次仁

附属机构及负责人

西藏藏医学院附属医院院长：多杰仁青

（此里白西）

【陕西中医药大学】

党委书记：刘勤社

党委副书记、校长：刘 力

党委副书记：李玉明、康亚国、于远望

纪委书记：刘新平

党委委员：刘小宾

副校长：王瑞辉、刘智斌、郑 刚、许建秦、唐志书

总会计师：李 宇

社科部主任：张雪玲

体育部主任：马学文

基础医学院院长：张　红
第一临床医学院中医系主任：崔晓萍
第一临床医学院中西医临床医学系
　　主任：侯俊明
第二临床医学院临床医学系主任：
　　张文歧
药学院院长：王昌利
针灸推拿学院院长：李永峰
护理学院院长：王瑞莉

医学技术学院院长：权志博
外语学院院长：李永安
人文科学学院院长：李亚军
公共卫生学院院长：史传道
继续教育学院院长：陈亚龙
地　　址：陕西省西咸新区西咸大
　　　　　道中段
邮　　编：712046
电　　话：029 - 38185000

传　　真：029 - 38185333
电子信箱：yb38185000@126.com
网　　址：www.sntcm.edu.cn
专业统计
　　2016 年，学校职工人数 2461
人。专任教师 861 人，其中教授 189
人，副教授 372 人，讲师 339 人，助
教 111 人。

专业设置	学制（年）	2016 年毕业生数	2016 年招生数	在校生数
高中起点本科	/	2 466	2 636	12 336
中药学（注：授予理学学士学位）	4	57	99	320
中药学 s（注：授予理学学士学位）	4	54	0	51
针灸推拿学	5	184	342	1 035
针灸推拿学（国际交流）	5	61	0	93
针灸推拿学 s	5	0	0	108
药学（注：授予理学学士学位）	4	0	54	150
药物制剂（注：授予理学学士学位）	4	52	54	207
医学检验技术（注：授予理学学士学位）	5	123	0	126
医学检验技术（注：授予理学学士学位）	4	0	98	433
制药工程	4	106	53	315
应用心理学（注：可授理学或教育学学士学位）	4	187	56	354
生物技术（注：可授理学或工学学士学位）	4	49	51	188
英语	5	88	15	266
汉语言文学	4	48	60	187
市场营销	4	49	17	155
中医学	5	237	393	1 885
中医学 s	5	60	0	120
中医学（中医骨伤科学）	5	44	0	115
中医学 z	5	0	0	29
中西医临床医学	5	241	294	1 501
公共事业管理	4	49	47	168
护理学（注：授予理学学士学位）	4	167	194	670
临床医学	5	390	397	2 191
中药资源与开发（注：授予理学学士学位）	4	0	53	157
医学影像技术（注：授予理学学士学位）	5	123	101	589
中药制药（注：可授理学或工学学士学位）	4	0	54	148
预防医学	5	49	96	504

（续表）

专业设置	学制（年）	2016年毕业生数	2016年招生数	在校生数
康复治疗学（注：授予理学学士学位）	4	48	53	215
食品卫生与营养学（注：授予理学学士学位）	4	0	55	56
专科起点本科	/	174	63	262
中药学（注：授予理学学士学位）	2	29	0	26
康复治疗学（注：授予理学学士学位）	3	23	0	0
康复治疗学（注：授予理学学士学位）	2	25	0	30
护理学（注：授予理学学士学位）	2	33	63	94
中医学	3	64	0	112
合计	/	**2 640**	**2 699**	**12 598**

注：上表统计数据为本专科学生数。

研究生教育

在校硕士研究生1167人，2016年招生硕士研究生398人，毕业349人。

硕士学位专业设置：中医基础理论、中医临床基础、中医医史文献、方剂学、中医诊断学、中医内科学、中医外科学、中医骨伤学、中医妇科学、中医儿科学、中医五官科学、针灸推拿学、中西医结合基础、中西医结合临床、中药学、内科学、外科学、神经病学、妇产科学、麻醉学、影像医学与核医学、临床检验诊断学

重点学科及学科带头人

国家中医药管理局重点学科

中医脑病学：闫咏梅

中医脾胃病学：沈舒文

中医妇科学：贺丰杰

中医基础理论：邢玉瑞

中医诊断学：殷 鑫

临床中药学：卫培峰

中药药理学：王 斌

内经学：孙理军

中医康复学：王瑞辉

中药化学：宋小妹

中西医结合基础：张 红

中医文化学：李亚军

中医疮疡病学：马拴全

中医耳鼻喉科学：张 雄

中西医结合临床：赵晓平

中医血液病学：董昌虎

中西医结合临床：郑 刚

陕西省教育厅重点学科

中医临床基础（伤寒论）：李小会

中医基础理论：邢玉瑞

中医骨伤科学：杨利学

中药制药：王昌利

中医药特色文化的传承与发展研究：李亚军

中医学（中医养生学）：史传道

陕西省中医药管理局重点学科

方剂学：周永学

校级重点学科

诊断学科：闫平慧

马列主义：张雪玲

中西结合妇科：贺丰杰

中药生药：胡本祥

中药化学：宋小妹

中医人文学科：李亚军

针灸推拿学科：李永峰

免疫学：施京红

中医内科学科：李守朝

温病学科：郑旭锐

方剂学科：周永学

重点实验室及负责人

国家中医药管理局中医药科研三级实验室

中药药理实验室：张恩户

中药制剂实验室：王昌利

分子生物学实验室：王小平

国家中医药管理局中医药科研二级实验室

中药鉴定实验室：胡本祥

中药制剂实验室：王昌利

中药药理学实验室：张恩户

分子病理学实验室：王小平

中医药分子生物实验室：张 红

中西医结合免疫实验室：席孝贤

针灸推拿实验室：牛文民

血管神经生理学实验室：张 琪

中药化学实验室：宋小妹

藏象分子免疫学实验室：李翠娟

血证诊断实验室：何春玲

中医骨病理与生物力学实验室：杨利学

脾胃病分子免疫实验室：杜晓泉

陕西省重点实验室

中药基础与新药研究重点实验室：郭东艳

体质与疾病基础研究重点实验室：孙理军

中医脑病学重点实验室：周永学

针药结合重点实验室：刘智斌

胃肠病证方药重点研究室：周永学

痰瘀论治中医脑病重点研究室：闫咏梅

中医药文化传承与发展研究中心：李亚军

陕西省工程技术研究中心

中药饮片工程技术研究中心：王昌利

秦岭中草药应用开发工程技术研究中心：王昌利

风湿与肿瘤类中药制剂工程技术研究中心：谢晓林

天麻山茱萸工程技术研究中心：田慧玲

陕西省创新中心

陕西中药资源产业化协同创新中心：周永学

陕西省创新药物研究中心：唐志书

附属机构及负责人

陕西中医药大学附属医院院长：贺丰杰

陕西中医药大学第二附属医院院长：董昌虎

陕西中医药大学制药厂厂长：曹林林

（张逸美）

【甘肃中医药大学】

党委书记：王海燕

党委副书记、校长：李金田

党委副书记：杨 声

党委常委、副校长兼附属医院院长：李应东

党委常委、副校长：郑贵森、范 康

副 校 长：贾国江

党委常委、副校长：王新华、史正刚、汪永锋、宋 琦

中医临床学院院长：宋 敏

药学院院长：李成义

针灸推拿学院院长：方晓丽

中西医结合学院院长：戴恩来

临床医学院院长：陈 彻

护理学院院长：赵鲲鹏

基础医学院副院长：李长天

公共卫生学院院长：张 艳

经贸与管理学院院长：云立新

信息工程学院院长：张晓河

人文学院院长：齐 明

国际教育学院副院长：姜劲挺

藏医学院院长：赵苏静

体育健康学院院长：马玉德

继续教育学院院长：刘雄

地 址：甘肃省兰州市定西东路35号

邮 编：730000

电 话：0931 - 8765555

传 真：0931 - 8627950

电子信箱：yb@ gszy. edu. cn

网 址：www. gszy. edu. cn

专业统计

2016 年，学校职工人数 793 人。专任教师 658 人，其中教授 156 人，副教授 241 人，讲师 203 人，助教 47 人。

专业设置	学制（年）	2016 年毕业生数	2016 年招生数	在校生数
中医学	5	368	410	1 685
藏医学	5	96	40	375
藏药学	4	0	40	158
针灸推拿学	5	112	230	816
康复治疗学	4	45	50	165
中西医临床医学	5	215	355	1 498
中西医临床医学	2	27	0	0
临床医学	5	309	335	1 821
临床医学	2	41	50	149
医学影像学	5	101	80	489
医学检验技术	4	47	50	353
预防医学	5	51	50	228
中药学	4	54	50	181
药物制剂	4	54	50	174
中草药栽培与鉴定	4	51	40	156
中药资源与开发	4	0	50	147
护理学	4	176	110	525
护理学	2	29	60	88
应用心理学	4	0	50	134
公共事业管理	4	55	50	156
国际经济与贸易	4	41	50	146
医学信息工程	4	38	50	149

（续表）

专业设置	学制（年）	2016 年毕业生数	2016 年招生数	在校生数
药学	4	0	50	75
应用化学	4	0	50	59
运动康复	4	0	50	45
少数民族预科班	1	0	90	15
针灸推拿	3	0	100	100
医学影像技术	3	0	50	50
医学检验技术	3	0	100	100
护理	3	0	100	100
老年服务与管理	3	0	50	50
药品生产技术	3	0	50	50
药品经营与管理	3	0	50	50
合计	/	1 910	2 990	10 287

注：上表统计数据为本专科学生数。

研究生教育

在校硕士研究生 742 人，2016 年招收硕士研究生 283 人，毕业 184 人。

在校博士研究生 39 人，2016 年招收博士研究生 17 人。

硕士学位专业设置：中医基础理论、中医临床基础、中医医史文献、方剂学、中医诊断学、中医内科学、中医外科学、中医骨伤科学、中医妇科学、中医儿科学、中医五官科学、针灸推拿学、民族医学、中西医结合临床、中西医结合基础、中药学、临床医学、内科学、儿科学、老年医学、神经病学、精神病与精神卫生学、皮肤病与性病学、影像医学与核医学、临床检验诊断学、外科学、妇产科学、眼科学、耳鼻咽喉科学、肿瘤学、康复医学与理疗学、运动医学、麻醉学、急诊医学、中西医结合、全科医学、临床病理学、公共卫生、护理

博士学位专业设置：中医基础理论、中医临床基础、中医医史文献、方剂学、中医诊断学、中医内科学、中医外科学、中医骨伤科学、中医妇科学、中医儿科学、中医五官科学、针灸推拿学、民族医学、中西医结合

临床、中西医结合基础、中药学

重点学科及学科带头人

教育厅重点学科
　　中医学：李金田
　　中西医结合：李应东
　　中药学：郭玫
　　精神病与精神卫生学：陈林庆
国家中医药管理局重点学科
　　中药化学：郭玫
　　中医老年病学：吴红彦
　　中西医结合基础：龚红霞
　　民族医学：李应存
甘肃省卫生计生委重点学科
　　中西医结合基础：刘永琦
　　中医内科学：金智生
　　方剂学：吴红彦

重点实验室及负责人

国家级重点实验室
　　敦煌医学与转化：李金田
省级重点实验室
　　中药生药：李成义
　　中药药理：马骏
　　中药化学：郭玫
　　中药药理与毒理学：任远
　　中医方药挖掘与创新转化：吴红彦
　　中医药防治慢性疾病：李应东
甘肃省高校重点实验室
　　中（藏）药化学与质量研究：

赵磊
　　重大疾病分子医学与中医药防治研究：刘永琦
甘肃省级工程实验室
　　中药新产品创制工程：吴红彦
甘肃省中医药科研实验室
　　生物化学：夏琦
　　中药免疫与分子生物学：雒军
　　中药制剂：景明
　　中药制药：魏舒畅
　　中西医结合基础：刘永琦

附属机构及负责人

附属第一医院（甘肃省中医院）：李盛华
附属第二医院（甘肃中医药大学附属医院）：李应东

（王震）

【青海大学藏医学院】

院　　长：李先加
地　　址：青海省西宁市昆仑路 16 号
邮　　编：810001

专业统计

2016 年，学校职工人数 30 人。专任教师 29 人，其中教授 4 人，副教授 20 人，讲师 5 人。

专业设置	学制（年）	2016年毕业生数	2016年招生数	在校生数
藏医学	5	63	49	181
藏药学	4	0	0	57
藏西医	5	0	40	246
藏医护理	5	0	0	70
藏医药管理	4	0	0	0
藏医全科	5	0	50	100
合计	/	**63**	**139**	**654**

注：上表统计数据为本专科学生数。

研究生教育

在校硕士研究生30人，2016年招收硕士研究生11人，毕业7人。

在校博士研究生10人，2016年招收博士研究生3人，毕业3人。

硕士学位专业设置：藏医学

博士学位专业设置：藏医药学

重点学科及学科带头人

国家中医药管理局重点学科（藏医文化学）：端 智

省级藏医药学重点学科：李先加

重点实验室及负责人

藏医学综合实验室：子 巴

（洛 桑）

【宁夏医科大学中医学院】

党总支书记：魏振斌

院　　长：王全年

党总支副书记：钱月慧

副 院 长：徐武清、马玉宝、马英锋、刘敬霞

地　　址：宁夏银川市兴庆区胜利街1160号（宁夏医科大学中医学院）

邮　　编：750004

电　　话：0951－6880501

传　　真：0951－6880501

电子信箱：zyxy6880501@163.com

网　　址：www.zyxy.nxmu.edu.cn

专业统计

2017年，学校职工人数62人。专任教师52人，其中教授25人，副教授18人，讲师6人，助教3人。

专业设置	学制（年）	2016年毕业生数	2016年招生数	在校生数
中医学	5	72	39	180
中西医临床医学	5	44	39	189
针灸推拿学	5	38	32	174
中医学（全科定向）	5	0	24	164
回医学	5	0	29	29
合计	/	**154**	**163**	**736**

注：上表统计数据为本专科学生数。

研究生教育

在校硕士研究生80人，2016年招收硕士研究生23人，毕业28人。

硕士学位专业设置：中医学

重点学科及学科带头人

国家中医药管理局重点学科

中医脾胃病：朱西杰

温病学：牛 阳

中医诊断学：梁 岩

推拿学：马惠昇

回医学：牛 阳

重点实验室及负责人

省部级重点研究室

回药现代化省部共建教育部重点实验室：牛 阳

附属机构及负责人

宁夏医科大学附属回医中医医院：牛 阳

（窦继惠）

【新疆医科大学中医学院】

院党委书记：毛新民

院　　长：安冬青

副 院 长：曾斌芳

地　　址：新疆乌鲁木齐市新市区鲤鱼山路附29号

邮　　编：830011

电　　话：0991－4363310

传　　真：0991－4363310

电子信箱：445852601@qq.com

网　　址：www.zyxy.xjmu.edu.cn

专业统计

2016年，学院职工76人。专任教师65人，教授17人，副教授27人，讲师12人，助教5人。

专业设置	学制（年）	2016年毕业生数	2016年招生数	在校生数
中医学	5	66	57	289
中西医临床医学	5	71	55	289
针灸推拿学	5	61	56	258
中药学	4	52	39	140
中医（定向）	5	48	50	291
哈医学	5	0	28	78
合计	/	298	285	1 345

注：上表数据为本专科学生数。

研究生教育

在校硕士研究生491人，2016年招收硕士研究生203人，毕业121人。

在校博士研究生10人，2016年招收博士研究生3人，毕业2人。

硕士学位专业设置：中医学、中西医结合、中药学

博士学位专业设置：中医学

重点学科

国家中医药管理局重点学科

中维西医结合临床、中医骨伤学科、中医各家学说、中医皮肤病学、中医老年病学、临床中药学、医络病学（培育）、中医文化学（培育）、中医骨伤学科

教育部、财政部重点学科

"中医学"国家级特色专业

国家中医药管理局、国家发展和改革委员会重点学科

国家中医临床研究基地

自治区教育厅重点学科

中西医结合（高峰学科）、自治区"十三五"重点学科高原学科、中医方剂学（培育）

（新疆医科大学中医学院）

【新疆医科大学维吾尔医学院】

书记、副院长：黎 瑛

院长、副书记：努尔买买提·艾买提

副 书 记：李 斌

副 院 长：库尔班·艾力

地　　址：新疆乌鲁木齐市新医路393号

邮　　编：830011

电　　话：0991－4366551

传　　真：0991－4366551

专业统计

2016年，学院职工人数27人。专任教师14人，其中教授2人，副教授5人，讲师3人，助教4人。

专业设置	学制（年）	2016年毕业生数	2016年招生数	在校生数
维医学	5	53	70	387
合计	/	53	70	387

注：上表统计数据为本专科学生数。

研究生教育

在校硕士研究生60人，2016年招收硕士研究生18人，毕业13人。

硕士学位专业设置：民族医学（含维医学）（学术性和专业性）

博士学位专业设置：民族医学（专业性博士学位）

重点学科及学科带头人

国家级重点学科

中维西结合重点学科：哈木拉提·吾甫尔

自治区重点学科

中维西结合重点学科：哈木拉提·吾甫尔

校级重点特色学科

中维西结合重点学科：哈木拉提·吾甫尔

重点实验室及负责人

乌鲁木齐市重点实验室

神经退行性病变维医维药防治重点实验室：努尔买买提·艾买提

（于 洋）

社会组织篇

一、全国性社会组织

【中华中医药学会】

秘 书 长：曹正逵（2016 年 4 月退
休）、王国辰（2016 年 9
月任职）
副秘书长：谢　钟、刘　平（2016
年 12 月任职）
地　　址：北京市朝阳区樱花园东
街甲四号
邮　　编：100029
电　　话：010 - 64218316
传　　真：010 - 64218316
电子信箱：cacmbgs@163.com
网　　址：www.cacm.org.cn
机构概况：中华中医药学会内设办
公室（人事处、期刊管
理办公室）、学术部、继
续教育与科学普及部、
国际交流部、科技评审
部、标准化办公室（研
究与评价办公室）、信息
部、会员服务部、财务
部、后勤保卫部。

2016 年学会工作概况

见直属单位篇。

附：2016 年度中华中医药学会科技
成果、优秀人才奖励获奖项目（人
选）名单

◆ 2016 年度"康缘杯"中华中医药
学会科学技术奖获奖项目名单

一等奖 5 项

1. 中药材大品种三七的综合开
发关键技术与产业化应用

完成单位：中国医学科学院药
用植物研究所、吉林省中医药科学
院、中国科学院昆明植物研究所、
昆明圣火药业集团有限公司、黑龙
江珍宝岛药业股份有限公司、中发
实业集团业锐药业有限公司、文山
苗乡三七股份有限公司、文山学院
文山三七研究院、昆药集团股份有
限公司

完成人员：孙晓波、孙桂波、
徐惠波、董方言、杨崇仁、张颖君、
兰　锋、余育启、陈中坚、方同华、
杨兆祥、王　东、赵东明、方　松、

王炳艳

2. 腰椎间盘突出症治疗药物腰
痹通胶囊的研制及产业化

完成单位：中国中医科学院望京
医院、江苏康缘药业股份有限公司

完成人员：孙树椿、萧　伟、
张　军、凌　娅、毕宇安、吴　云、
李　娜、常秀娟、李艳静、景　娇、
周一飞、赵宾江、张新庄、徐振秋、
罗雪磊

3. 益气养阴活血利水法对视网
膜脱离术后患者视功能的影响及作
用机制研究

完成单位：湖南中医药大学、
湖南中医药大学第一附属医院、湖
南省郴州市第一人民医院

完成人员：彭清华、李建超、
彭　俊、朱志容、刘　娉、姚小磊、
李伟力、范艳华、谭涵宇、龙　达、
曾红艳、吴权龙、徐　剑、陈向东

4. 基于辨证施治的 HIV/AIDS
病证诊疗体系构建、评价与应用

完成单位：河南中医药大学、
中国中医科学院、河南省中医药研
究院、首都医科大学附属北京佑安
医院、广州市第八人民医院、云南
省中医中药研究院、广西中医药大
学附属瑞康医院、新疆维吾尔自治
区中医医院、湖北省中医院

完成人员：徐立然、王　健、
李发枝、郭会军、王怡冰、李秀惠、
蒋士卿、邓　鑫、杨小平、谭行华、
谢世平、马建萍、和丽生、杨　毅、
刘志斌

5. 代表性经典方剂类方衍化关
系与功效物质研究技术体系创建及
其应用

完成单位：南京中医药大学、
济川药业集团有限公司、仲景宛西
制药股份有限公司、江苏省中医药
研究院

完成人员：段金廒、曹龙祥、
范欣生、郭立玮、宿树兰、孙　锋、
王佩娟、刘　培、尹　莲、唐于平、
董自波、高　松、陈　彦、尚尔鑫、
钱大玮

二等奖 16 项

1. 中医肝阳化风证本质的蛋白
质组学研究

完成单位：中南大学湘雅医院

完成人员：梁清华、熊新贵、
陈　疆、曾年菊、区建刚、程田力、
萧梅芳

2. 基于斑马鱼模型的中药心血
管活性评价技术与应用

完成单位：山东省科学院生物
研究所、中国科学院昆明植物研究
所、山东大学、山东沃华医药科技
股份有限公司、沈阳药科大学

完成人员：刘可春、韩利文、
何秋霞、彭维兵、李晓莉、陈锡强、
臧恒昌、曾英姿、杨永平、宋少江

3. "肺与大肠相表里"之神经
肽联络机制的实证研究

完成单位：北京中医药大学

完成人员：李宇航、钟相根、
郑丰杰、孙　燕、王玥琦、苏惠萍、
刘金民、许　红、贾　旭、高誉珊

4. 中药口服固体制剂体内过程
动力学特征研究关键技术

完成单位：天津中医药大学、
天津药物研究院有限公司

完成人员：何　新、刘昌孝、
肖学凤、李自强、冯　果、许妍妍、
李亚卓、王丽峰

5. 基于名老中医临床诊疗数据
的知识发现方法学及应用示范

完成单位：中国中医科学院广
安门医院、中国中医科学院中医药
信息研究所、北京交通大学、首都
医科大学附属北京朝阳医院

完成人员：王映辉、张润顺、
刘保延、周雪忠、薛燕星、周霞继、
张小平、吴　洁、薛伯寿、姚乃礼

6. 基于慢性肾衰竭中医优化诊
疗方案的临床路径构建及推广应用
研究

完成单位：广东省中医院

完成人员：刘旭生、杨霓芝、
张　蕾、卢富华、赵代鑫、彭　钰、
邹　川、林启展、毛　炜、王立新

7. 李德新学术思想继承与创新研究

完成单位：辽宁中医药大学

完成人员：于　睿、李可大、
刘晓亭、吴景东、王彩霞、张　杰、
鞠庆波、海　英、李思琦、崔家鹏

8. 假鹰爪新骨架活性先导物及
其衍生物优化合成和抗肿瘤作用机
制研究

完成单位：中国人民解放军第

306 医院

完成人员：吴久鸿、李国雄、韦林毅、郭宏举、宋明玉、向卓、史宁、周晓磊、张学辉、张捷

9. 针刺调制边缘叶－旁边缘叶－新皮层脑网络的功能磁共振成像研究

完成单位：中国中医科学院广安门医院、针灸研究所

完成人员：方继良、荣培晶、王小玲、洪洋、王寅、刘军、朱兵、孔健、刘志顺、景向红

10. 中药饮片质量分级及注册管理模式的建立

完成单位：中国中医科学院中药研究所、湖北中医药大学、成都中医药大学、山东省中医药研究院、南京中医药大学、江西中医药大学、武汉市中医医院

完成人员：肖永庆、李丽、许腊英、吴纯洁、刘颖、孙立立、丁安伟、龚千锋、梁生旺、张义生

11. 岭南道地药材化橘红的综合研究与资源开发利用

完成单位：中山大学

完成人员：苏薇薇、李沛波、王永刚、彭维、杨翠平、聂怡初、刘孟华、罗钰龙、邹威、柳颖

12. 朱良春益肾蠲痹法治疗风湿病的基础研究及临床推广应用

完成单位：南通良春中医医院、中国中医科学院中医临床基础医学研究所、南通市良春中医药研究所、广东省中医院、南通市中医院、江苏省中医院、江苏正大清江制药有限公司

完成人员：朱婉华、吕爱平、朱剑萍、何羿婷、蒋熙、蒋恬、顾冬梅、张弛、潘峰、吴坚

13. 胰岛素抵抗主要相关疾病的中医药基础与临床研究

完成单位：北京医院

完成人员：李怡、王凌、李晔、闫小光、王宝、黄飞、乔琳琳、李秋贵、李文瑞

14. 基于"干细胞循环"理论探讨活血化瘀法的细胞生物学基础及应用

完成单位：河南中医药大学、北京中医药大学第三附属医院、河

南中医药科技交流中心

完成人员：张金生、赵海滨、胡超群、何庆勇、王剑锋、苏国良、赵云、张阳阳

15. 基于病证结合的代谢综合征基础创新研究与临床应用

完成单位：辽宁中医药大学

完成人员：石岩、杨宇峰、刘小溪、徐娜、滕飞、刘亮、曹彬、田晓君、郜贺、张世超

16.《大道至简——有尊严地活过一百岁》

完成单位：中国中医药出版社
完成人员：林超岱

三等奖 27 项

1. 慢性肾脏病中医临床证治优化方案的示范研究

完成单位：杭州市中医院、上海中医药大学附属曙光医院、江苏省中医院

完成人员：王永钧、何立群、孙伟、鲁盈、王小琴、张佩青、魏连波、曹式丽

2. 中医特色疗法诊疗体系构建与临床应用

完成单位：上海中医药大学附属岳阳中西医结合医院、北京军区总医院、辽宁中医药大学附属医院、山东中医药大学

完成人员：房敏、王文远、王健、马玉侠、沈国权、程英武、孙武权、朱清广

3. 化痰通络法联合溶栓治疗急性脑梗死临床与基础研究

完成单位：天津中医药大学第二附属医院

完成人员：张玉莲、周震、郭家奎、张琳琳、刘爽、韩文文、宋宛珊、王立存

4. 皮肤再生医疗技术在创面修复中的基础研究与临床应用

完成单位：右江民族医学院、广西中医药大学第一附属医院、中南大学湘雅三医院、北京美宝烧伤创疡研究所有限公司、右江民族医学院附属医院

完成人员：唐乾利、李杰辉、贺全勇、王洪生、黄许森、王克净、莫小强、黄衍强

5. 基于二陈汤的爱罗咳喘宁方

对慢性阻塞性肺疾病（痰湿阻肺）的作用及机制

完成单位：河南中医学院

完成人员：谢文英、尚立芝、张良芝、薛红莉、卢长青、丁虹、卢旻、陈四清

6. 针对炎症免疫网络的中药新药发现方法及技术平台建立

完成单位：中国中医科学院中药研究所

完成人员：朱晓新、李玉洁、杨岚、陈颖、杨庆、翁小刚、王娅杰、张东

7. 基于"三早"模式的中医药防治糖尿病前期及血管保护研究

完成单位：安徽中医药大学第一附属医院

完成人员：方朝晖、吴寅、盛炎炎、赵进东、罗琦、吴云川、倪海祥、汪四虎

8. 精确评价方法在中医药国际化中的应用

完成单位：上海中医药大学附属曙光医院、上海中医老年医学研究所

完成人员：潘卫东、刘特、吕桦、张慧敏、秦保锋、王明哲、孙燕、朱旭莹

9. 内蒙古产道地药材黄芪规范化生产与资源利用

完成单位：中国医学科学药用植物研究所、呼和浩特市通瑞科技有限责任公司、内蒙古医科大学、成都中医药大学

完成人员：黄林芳、刘德旺、蔡敏、付娟、瞿燕、冯学明、杨庆珍、郑司浩

10. 对川贝母新基原太白贝母列入《中国药典》的研究与应用

完成单位：广州白云山潘高寿药业股份有限公司、中国药科大学、中国医学科学院药用植物研究所、中药提取分离过程现代化国家工程研究中心、广州医药研究总院有限公司

完成人员：魏大华、胡燕、李萍、卢其福、刘菊妍、宋经元、李会军、应军

11. 符合国际规范的中医药临床研究共性平台建设及临床评价关键

技术研究

完成单位：中国中医科学院西苑医院

完成人员：唐旭东、高蕊、陆芳、訾明杰、李博、李睿、赵迎盼、李庆娜

12. "从肾论治"在针药结合治疗类风湿关节炎的临床应用及相关机制

完成单位：上海中医药大学附属岳阳中西医结合医院、上海市光华中西医结合医院

完成人员：陈云飞、朱俊、何东仪、薛鸾、周殷、何天峰、李连波、陈潇毅

13. 心经心包经与心脏相对特异性联系及其神经生物学机制研究

完成单位：安徽中医药大学

完成人员：周美启、周逸平、胡玲、吴生兵、吴子建、曹健、蔡荣林、汪克明

14. 中医辨证规范的方法研究与应用示范

完成单位：辽宁中医药大学

完成人员：张哲、关雪峰、张会永、贾连群、刘悦、陈智慧、孔德昭、齐文诚

15. 具有"益气养阴、活血化瘀"作用的冠心平新药开发与治疗冠心病的机理研究

完成单位：南京中医药大学附属医院

完成人员：李七一、方祝元、严士海、刘志辉、朱萱萱、韩旭、王令谆、王道成

16. 明睛颗粒对骨髓来源细胞参与脉络膜新生血管形成的干预作用研究

完成单位：中国中医科学院眼科医院

完成人员：唐由之、梁丽娜、周尚昆、江伟、詹文捷、王慧娟、李骄、侯乐

17. 利胆合剂治疗巨细胞病毒感染胆汁淤积性肝病的临床研究

完成单位：武汉市儿童医院

完成人员：鄢素琪、吴燕祥、邓玉萍、汤建桥、熊小丽、江治霞、李红、陈春红

18. 补肾生髓法治疗肿瘤化疗骨髓抑制的实践与研究

完成单位：上海中医药大学附属龙华医院、上海市胸科医院、上海市第七人民医院

完成人员：徐振晔、王立芳、王中奇、金长娟、张铭、王爽、鞠艳芳、吴秋霞

19. 益智康脑丸的研制开发

完成单位：广西壮族自治区中医药研究院、广西强寿药业集团有限公司

完成人员：李浪辉、饶伟源、兰保强、黎海珍、邱宏聪、梁潇、李茂、覃良

20. "靶－效"关联多向药理学方法研究中药治疗难治性疾病的整合效应

完成单位：广州中医药大学第二附属医院、中国中医科学院中药研究所、北京大学

完成人员：卢传坚、林娜、赵瑞芝、朱伟、韩凌、徐筱杰、黄闰月、卢传礼

21. 中药注射剂安全性评价多源证据研究——以参麦注射液为示范

完成单位：中国中医科学院中医临床基础医学研究所、中国人民大学、中国人民解放军海军总医院、正大青春宝药业有限公司、天津中医药大学第一附属医院

完成人员：王连心、马融、冼绍祥、姜俊杰、杨薇、沈培强、易丹辉、廖星

22. 基于"卒中后认知障碍病理特点"的益气活血方剂的治疗机制

完成单位：华北理工大学

完成人员：赵雅宁、李淑杏、窦娜、李建民、陈长香、郭霞、马素慧、饶颖臻

23. 沪产番红花引种栽培种植技术优化研究与规模化生产

完成单位：上海华宇药业有限公司

完成人员：许振光、吴树华、宋嬿、张雪、裴卫忠、朱俊杰、黄丽娅

24. 益贞颗粒的研制及其治疗围绝经期综合症中的应用

完成单位：三峡大学中医临床医学院、宜昌市中医医院、三峡大学生物与制药学院

完成人员：周继刚、贺海波、汪鋆植、周创、陈茂华、田祚鲜、穆怡、罗涛

25. 电针促进中风后上肢运动功能重建的量效时效关系及中枢机制研究

完成单位：黑龙江中医药大学

完成人员：王东岩、孙忠人、李岩、董旭、王斌、邢继杰、冯丽媛、卫哲

26. 治疗小儿多动障碍注意力缺陷的中药新药研究及产业化

完成单位：重庆思科药物研究所有限公司、重庆希尔安药业有限公司

完成人员：陈犁、吕姗珊、谯志文、张毅、张太君、唐桂英、周年华、陈晓雪

27. 上气道咳嗽综合征疏风宣肺化痰利咽法治疗方案及临床应用

完成单位：江苏省中医院、安徽省中医院、江西省中医院、苏州市中医院、无锡市中西医结合医院

完成人员：史锁芳、万丽玲、孙钢、陈宝华、张业清、蔡敏、王跃、李磊

◆ 2016年度"亚宝杯"中华中医药学会政策研究奖获奖项目名单

1. 研究型中医医院建设的政策理论探索与实践

完成单位：上海中医药大学附属曙光医院

完成人员：周华、沈远东、马俊坚、周嘉、蒋健、胡义扬、高炬、姚政

2. 市、区、镇、村一体化中医医联体对推进分级诊疗的研究

完成单位：首都医科大学附属北京中医医院、北京市顺义区卫生和计划生育委员会、北京中医医院顺义医院、北京市顺义区牛栏山社区卫生服务中心、北京市顺义区南彩镇卫生院

完成人员：刘清泉、董杰昌、王洪、刘东国、陈雪清、李彬、郭玉红、陈豪、刘文广、赵雪田

3. 中医医院职业化管理人才培养模式的创建及推广

完成单位：中国中医科学院、

中国中医科学院研究生院

　　完成人员：范吉平、宋春生、国华、韩玉、杨正夫、朱亚春、焦拥政、都占陶、马晓北、李楠、赵家有、周生来

◆ 2016年度"康缘杯"中青年创新人才及优秀管理人才奖获奖者名单

中青年创新人才

　　中国中医科学院中药研究所：张彦琼

　　首都医科大学附属北京中医医院：刘存志

　　上海中医药大学附属曙光医院：孙明瑜

　　北京中医药大学：王雪茜

　　浙江中医药大学附属第一医院：祝亚男

优秀管理人才

　　中国中医科学院广安门医院：王阶

　　北京中医药大学东方医院：张允岭

　　广州中医药大学第一附属医院：冼绍祥

　　天津市武清区中医医院：刁殿军

　　常州市中医医院：张琪

◆ 2016年度"杏林杯"中华中医药学会学术著作奖获奖著作名单

一等奖5项

　　1.《中华针灸宝库·贺普仁临床点评本（明清卷）》

　　贺普仁、王麟鹏、黄龙祥、刘保延、贺林

　　2.《中国药用动物志（上中下）》

　　李军德、黄璐琦、曲晓波、张大方、陈仕江

　　3.《朱良春虫类药的应用》

　　朱良春、陈达灿、朱建华、朱婉华、高想

　　4.《脏腑真原》

　　张效霞

　　5.《中医药进入国际市场的政策法规壁垒与对策》

　　肖诗鹰、刘铜华、李祺、赵霞、杨金生

二等奖10项

　　1.《中药炮制传统技艺图典》

　　曹晖、吴玢、王孝涛

　　2.《温病论治探微》

　　岳冬辉

　　3.《病证结合中医证候学》

　　王阶、何庆勇、姚魁武、吕文亮、李家庚

　　4.《中药血清药物化学》

　　王喜军

　　5.《中药上市后临床再评价关键技术》《中药上市后临床再评价设计方法与实施》《中药注射剂临床安全性评价技术指南》

　　王永炎、谢雁鸣、杜晓曦、王志飞、任经天

　　6.《中医方剂学发展史》

　　朱建平、袁冰、马红治、黄鑫、赵艳

　　7.《中医妇科名家经验心悟》

　　肖承悰

　　8.《张大宁学术思想文集》

　　张勉之、王耀献、李平、张佩青、何立群

　　9.《郁仁存中西医结合肿瘤学》

　　郁仁存、王笑民、徐咏梅、杨国旺

　　10.《中医古籍用字研究》

　　沈澍农

三等奖28项

　　1.《心血管疾病中成药辨证应用指南》

　　刘红旭、韩学杰、王振裕、李爱勇、来晓磊

　　2.《甲状腺疾病中西医结合治疗学》

　　刘艳骄、魏军平、杨洪军、孙永章、闫雪

　　3.《消化病特色专科实用手册》

　　张声生、王垂杰、沈洪、吕宾、赵鲁卿

　　4.《妇科用药400品历验心得》

　　马大正

　　5.《治癌实验录》

　　山广志

　　6.《吕景山对穴》

　　吕玉娥

　　7.《患者报告结局的测量——原理、方法与应用》

　　刘保延、何丽云、胡镜清

　　8.《李济仁医论医验选集》

　　李艳

　　9.《梁文珍妇科临证精华》

　　梁文珍

　　10.《今日中医儿科》

　　马融、王庆文、李立新、杨常泉、王丹辉

　　11.《图解小儿病中医外治法》

　　王雪峰、王子、吴振起、赵月、李一雷

　　12.《刘亚娴中医证治晚期癌略例》

　　刘亚娴

　　13.《名师经方讲录（1－4辑）》

　　李赛美、方剑锋、朱章志、刘敏、吴浩祥

　　14.《中西医结合骨伤康复学》

　　刘波、马建、虞亚明、张鑫、刘辉

　　15.《脊柱相关疾病学》

　　韦贵康、韦坚、周红海、陈锋、周宾宾

　　16.《清宫正骨手法图谱》

　　孙树椿、刘秀芹、朱立国、范东、张军

　　17.《武威汉代医简研究集成》

　　李盛华、张延昌、潘文、吕有强、张宏武

　　18.《中医医院信息系统规划与设计》

　　沈绍武、董亮、张红、胡芳、温明峰

　　19.《四库全书总目子部医家类汇考》

　　王育林、杨东方

　　20.《壶天墨痕——近现代榕医锦翰》

　　肖诏玮、黄秋云、沈聪、李君君、施志强

　　21.《（黄帝内经）养生大道》

　　张其成

　　22.《班秀文医学文集》

　　戴铭、艾军、班胜、员晓云、梁艳红

　　23.《中国林下山参研究》

　　窦德强、曲杨、张建逵、王巍、王丽娜

　　24.《中国牛蒡研究》

　　康廷国、窦德强、许亮、何凡、陈桂荣

　　25.《红芪研究与开发》

　　程卫东

　　26.《中药临床药学》

　　梅全喜、曹俊岭、华国栋、李国辉、李学林

27.《中国附子》

张世臣、李　可、任玉珍、孔乐凯、陈彦琳

28.《左海药膳探骊》

黄秋云、潘鸿贞、赵　蕾、郑立升

◆ 2016年度中华中医药学会岐黄国际奖获奖者名单

德国雷根斯伯格大学 Gerhard Franz

University of Regensburg, Germany（德国）

奥地利格拉茨大学 Rudolf Bauer

University of Graz, Austria（奥地利）

中荷预防和个体化医疗中心/莱顿大学 Jan van der Greef

Sino – Dutch Centre for preventive and personalized medicine, Leiden University（荷兰）

（康　宁）

【中国中西医结合学会】

会　　长：陈香美

常务副会长：范吉平

副 会 长：王文健、姚树坤、李显筑、吴以岭、凌昌全、高思华、黄光英、唐旭东、崔乃强、郭　姣

秘 书 长：吕文良

副秘书长：马晓昌、孔令青、冯　哲、黄璐琦、施建蓉

地　　址：北京市东城区东直门内南小街16号

邮　　编：100700

电　　话：010 – 64010688/84035154/64025672

网　　址：www. caim. org. cn

电子信箱：caim@ caim. org. cn

常设机构：办公室、学术部、咨询部

业务范围：学术交流、科学普及、继续教育、书刊编辑、成果推广、咨询服务

期　　刊：《中国中西医结合杂志》《Chinese Journal of Integrative Medicine》《中国骨伤》《中国中西医结合耳鼻咽喉科杂志》《中国中西医结合急救杂志》《中国中西医结合外科杂志》《中国中西医结合肾病杂志》《中国中西医结合皮肤性病学杂志》《中国中西医结合影像学杂志》《中西医结合心脑血管病杂志》

2016年学会工作概况

一、组织建设

2016年1月14～16日，学会第七届二次理事扩大会议、三次常务理事会议在北京召开，共约300人出席会议。会议审议通过《中国中西医结合学会专业委员会管理办法》。

2016年，学会成立科普与宣传工作委员会，组建眩晕病、疼痛学2个专业委员会，使学会分支机构达到60个。组织活血化瘀、皮肤性病、脑心同治、精神疾病、神经科等16个专业委员会及青年工作委员会完成改选换届工作。肾脏疾病和循证医学2个专业委员会分别成立青年委员会。组织传染病、大肠肛门病、检验医学等10个专业委员会增补会员。

二、学术工作

2016年，学会共举办全国学术会议63个，参加会议的代表共计25435人次，包括耳鼻咽喉、皮肤性病、麻醉、肾脏疾病、医学检验等医学领域的学术会议。共举办继续教育项目41项，其中18项为国家中医药管理局批准的国家级继续教育项目，参加学习和培训共37910人次。

三、科普活动

学会有37个专业委员会共组织科普活动273次，其中科普讲座206场，义诊咨询活动67次，编纂科普专著10余册，受益人数达到17.9万余人次。学会被中国科协评为2016年度全国学会科普工作优秀单位。

四、表彰举荐优秀科技工作者

经学会推荐，上海中医药大学刘平荣获中国科协第七届"全国优秀科技工作者"称号。按照《中国科协办公厅关于开展"青年人才托举工程"2016～2018年度项目实施工作的通知》《青年人才托举工程项目管理办法（试行）》有关要求，学会申报中国科协"青年人才托举工程"，获得2个资助名额。按照民主程序，开展青年人才遴选工作。学会举办2016年度科学技术奖评审工作，共收到115项科技奖推荐项目。经形式审查、初审和终审，最终评出获奖项目44项，其中一等奖6项、二等奖14项、三等奖20项、科普奖4项。经学会推荐，陈香美院士作为第一完成人的"IgA肾病中西医结合证治规律与诊疗关键技术的创研及应用"项目经过国家评审，荣获2016年度国家科学技术进步奖一等奖。

五、学术期刊

学会主办的10种学术期刊，2016年度共出版97期，发表论文3016篇。其中，《中国中西医结合杂志》《中国骨伤》《中国中西医结合急救杂志》获得中国科协精品科技期刊工程项目资助。《中国中西医结合杂志》获得"2015中国最具国际影响力优秀学术期刊"。《中国中西医结合杂志》《中国中西医结合急救杂志》共有32篇论文入选2016年度领跑者5000 – 中国精品科技期刊顶尖学术论文。

附：2016年度中国中西医结合学会科学技术奖获奖项目名单

一等奖（6项）

1. 慢性阻塞性肺疾病中医康复技术的建立及应用

完成单位：河南中医药大学、河南中医药大学第一附属医院

完成人员：李建生、余学庆、李素云、李泽庚、李风森、谢　洋、张海龙、王明航、王燕芳、李　亚、田燕歌、白云苹、贾永艳、邵素菊、李　彬

2. 中西医结合治疗寰枢椎脱位的临床研究

完成单位：中日友好医院、陕西省西安市红十字会医院、南华大学第一附属医院、中南大学湘雅二医院、上海交通大学附属第一人民医院、山东省文登整骨医院、洛阳正骨医院

完成人员：谭明生、杨　峰、郝庆英、唐向盛、王文军、郝定均、吕国华、田纪伟、邵诗泽、周英杰、王慧敏、移　平、麻昊宁、姜良海、

刘楚吟

3. 天芪降糖胶囊延缓糖尿病发生的临床及机理研究

完成单位：中国中医科学院广安门医院、未名天人中药有限公司、中南大学湘雅医院临床药理研究所、北京协和医院、北京大学第三医院、北京市平谷区中医医院、长春中医药大学附属医院、北京市门头沟区中医医院

完成人员：仝小林、连凤梅、刘靖、周宏灏、肖新华、王艳荣、罗国安、王喜军、王秀芝、朴春丽、王静飞、陈欣燕、逄冰、何莉莎、洪天配、白玉静、黄汉涛、张伟、沙一岭、刘文科、郑玉娇、田佳星、李青伟、黄雯静

4. 基于卫星遥感的中药资源调查和区划研究及应用示范

完成单位：中国中医科学院中药资源中心、中国中药公司、山东省分析测试中心

完成人员：郭兰萍、张小波、黄璐琦、朱寿东、杨光、王慧、曾燕、王继永、徐晓婷、迟秀莲、王升、王凌、王晓、詹志来、何雅丽

5. 基于"痰瘀同治"治法治则早期干预动脉粥样硬化相关心血管疾病策略的基础与临床研究

完成单位：上海长征医院、吉林康乃尔药业有限公司、上海中医药大学附属曙光医院

完成人员：吴宗贵、梁春、贺治青、丁茹、伍锋、张家友、宋治国、周建国、薛金贵、吴思丹、丛晓亮、黄志刚、姜绮霞、楚阳、杨阳

6. 基于肺肠疾病关联与药物归经的"肺与大肠相表里"理论实证研究

完成单位：北京中医药大学、天津市南开医院、澳门大学、安徽中医药大学、湖北中医药大学、北京科技大学、福建中医药大学、山东中医药大学

完成人员：高思华、崔乃强、王一涛、傅强、林燕、燕茹、王键、王平、张淑坤、倪金霞、毕惠嫦、莫芳芳、景王慧、张德政、

纪立金、张庆祥

二等奖（14 项）

1. 祛风止动方治疗抽动障碍的机制和临床应用

完成单位：上海交通大学医学院附属新华医院

完成人员：吴敏、张欣、姜科宇、张建明、王树霞、倪建俐、马碧涛、阮铭、周亚兵、秦丽萍、纪小艺、张劲松

2. 基于蛋白质组学的肾主生殖理论研究

完成单位：山东中医药大学附属医院

完成人员：连方、孙振高、孙金龙、韩乐天、吴海萃、张建伟、王克华、张宁、郭颖、刘卉、石垒、齐英华、张良、赵帅、刘卓、庞聪慧、孟茜、张竹梅

3. 中医药辨证防治糖尿病的疗效评价及机制探讨

完成单位：山东中医药大学附属医院、山东中医药大学

完成人员：徐云生、彭伟、黄延芹、丁倩倩、张秀娟、岳峰、倪琳琳、冯博、陈常云、徐灿坤

4. 艾滋病相关性腹泻病证结合诊疗体系构建及应用研究

完成单位：河南中医药大学、河南省中医药研究院、首都医科大学附属北京地坛医院、首都医科大学附属北京佑安医院、广州市第八人民医院、中国人民解放军第三〇二医院、河南中医药大学第一附属医院、河南中医药大学第二附属医院、河南中医药大学第三附属医院

完成人员：徐立然、李发枝、郭会军、倪量、杨小平、李秀惠、谭行华、金磊、蒋士卿、党中勤

5. 中药荆芥的应用基础研究与产业化

完成单位：南京中医药大学、四川升和药业股份有限公司

完成人员：丁安伟、张丽、郭成辉、单鸣秋、黄筱萍、包贝华、彭国平、姚卫峰、曹雨诞、于生、陈开军、陈佩东

6. 流行性感冒病因病机探讨与防治的研究

完成单位：湖南中医药大学、

湖南师范大学

完成人员：卢芳国、陈则、何迎春、方芳、曹建雄、范伏元、李玲、戴冰、张波、魏科、陈伶利、宁毅

7. 具有中医特色的慢性肾脏病管理模式的建立与推广

完成单位：广东省中医院

完成人员：刘旭生、吴一帆、黎创、毛炜、耿文佳、林启展、卢富华、王立新、邹川、张蕾、吴禹池、何志仁、邓丽丽、刘惠、傅立哲、刘曦、揭西娜

8. 基于妨害治疗的中药"十八反"配伍基础研究

完成单位：中国中医科学院中药研究所

完成人员：林娜、徐颖、刘春芳、张彦琼、皮子凤、高晓山、刘舒、吴锦俊、林雅、刘志强、刘中秋、宋凤瑞、程再兴、王超、李玉婷、闫晨、李鑫、何莲花

9. 尪痹片等痹症系列药治疗类风湿性关节炎的基础与临床辨证应用研究

完成单位：南方医科大学、辽宁上药好护士药业（集团）有限公司

完成人员：佟丽、吴启富、陈育尧、王新昌、王振宇、高明利、阎小萍、苏励、何东仪、彭江云、杨莉、林昌松、叶志中、庞学丰、郑继宇

10. 针刺治疗慢性痛的抗神经炎症机制

完成单位：复旦大学

完成人员：王彦青、张玉秋、米文丽、毛应启梁、孙珊、赵志奇、吴根诚、董志强、褚玉霞、曹红、汪军、俞瑾、吕宁、韩萍、胡珊、王志福、李倩、王小微

11. 还脑益聪方治疗阿尔茨海默病的物质基础与药效机制研究

完成单位：中国中医科学院西苑医院、北京化工大学

完成人员：李浩、魏芸、刘剑刚、刘美霞、韦云、刘龙涛、路艳珍、胡佳、官杰、蔡琳琳、黄雯雯、古燕翔、姚明江

12. "肾藏精"现代科学内涵的

基础研究

完成单位：复旦大学附属华山医院

完成人员：沈自尹、黄建华、吴斌、卞琴、蔡外娇、宁友、陈伟华

13. 动脉粥样硬化气虚痰瘀证候本质探讨及冠心康干预研究

完成单位：上海中医药大学附属龙华医院

完成人员：刘萍、章怡祎、梁燕、蔡珏峰、杜文婷、秦合伟、张娜、毛美娇

14. 基于循证医学评价健脾清化方治疗慢性肾衰临床疗效及抑制肾纤维化关键机制

完成单位：上海中医药大学附属曙光医院、上海交通大学附属仁济医院、上海中医药大学附属普陀医院、上海中医药大学附属市中医院、上海中医药大学附属岳阳医院

完成人员：何立群、倪兆慧、彭文、周家俊、侯卫国、王怡、陈刚、沈沛成、邹赟、唐英、曹和欣、张昕贤、马晓红、陈晛、蒋宇锋

三等奖（20 项）

1. 儿童抽动障碍动物模型的建立和健脾止动汤抗抽动的机制研究

完成单位：北京中医药大学东方医院

完成人员：王素梅、卫利、王道涵、刘晓芳、郝宏文、陈自佳

2. 肩袖撕裂优化诊断与治疗的相关研究

完成单位：上海交通大学医学院附属瑞金医院、同济大学附属第十人民医院

完成人员：王蕾、邓廉夫、庄澄宇、谢青、刘志宏、蔡明、奚小冰、叶庭均、罗涛、商培洋

3. 杞精明目汤治疗结膜松弛症的临床与基础研究

完成单位：上海中医药大学附属普陀医院、上海市普陀区利群医院

完成人员：张兴儒、项敏泓、李青松、张振永、王晗敏、周欢明、刘斌、韩竹梅、柯梅青、符之瑄

4. 复方莪术散治疗及预防子宫内膜异位症临床和机理研究

完成单位：天津市南开医院

完成人员：曹保利、孟庆芳、张敏、曹颖、刘笑梅、李继坤、李欣、陈桂玲、魏明、刘筠

5. 清热解毒、利湿化浊法治疗痛风的系统性研究

完成单位：天津中医药大学第一附属医院

完成人员：刘维、吴沅皞、张磊、刘晓亚、薛斌、刘滨、陈伏宇、王慧、左芳、王熠、段然、蔡悦、邢丽丽

6. 平瘤颗粒及其有效组分AGAP 对胶质瘤作用的机制及临床研究

完成单位：江苏省中医药研究院、南京中医药大学

完成人员：霍介格、周仲瑛、王小宁、曹鹏、蔡雪婷、王春如、卢悟广、魏国利

7. 中西医结合序贯性综合治疗急性重症胰腺炎的临床研究

完成单位：无锡市中西医结合医院

完成人员：李建平、顾元龙、杨军

8. 药物基因组学在抗栓药物精准治疗管理中的应用

完成单位：福建省立医院

完成人员：陈慧、吴小盈、孙红、王欢、朱鹏立、王少明、程琼

9. 特应性皮炎中医药"内外合治"的系列临床研究

完成单位：中国中医科学院西苑医院

完成人员：郎娜、付中学、迟慧彦、佘远遥、姚春海、陈少君、刘青云、田凤艳、曲韵、陶以成、李云峰、王晶晶、宋艳丽、赵一丁、黄尧洲、王雄

10. 基于异病同治理论陇中损伤散防治骨伤科疾患的临床疗效机理及其开发相关研究

完成单位：甘肃省中医院

完成人员：李盛华、周明旺、叶丙霖、潘文、柳海平、宋渊、周君、姜华、李玉吉

11. 脾气虚证胃肠动力障碍和香

砂六君子汤、针刺足三里等穴治疗研究

完成单位：大连医科大学附属第一医院

完成人员：齐清会、刘沐苍、张盛林、梁国刚、李冉、丁伯龙、马宾、李禄

12. 雷红组方对下肢 LEAOD 腔内治疗后血管再狭窄影响的实验与临床研究

完成单位：河北省保定市第二医院

完成人员：韩冰、葛长青、张素芬、张宏光、张敏、周辰光、吉国辉、杨铮、张亮、赵磊

13. 心复力颗粒治疗慢性充血性心力衰竭的基础与临床研究

完成单位：中国医学科学院阜外医院

完成人员：马丽红、李志远、焦增绵、张瑞华、马杰、沈启明、张晓丽、郭彩霞、梁晓鹏、陆培培、刘冬平、周宪梁

14. 疏肝养阴法治疗干眼临床及实验研究

完成单位：中国中医科学院眼科医院

完成人员：谢立科、郝晓凤、谢万坤、黄少兰、张明明、侯乐、肖文峥、张志芳、祁怡馨

15. 中西医结合危险化学品事故致伤临床救治与基础研究

完成单位：中国人民解放军第306 医院、江苏大学附属武进医院、常州市第一人民医院、天津市第一中心医院

完成人员：岳茂兴、周培根、崔彦、刘宁、李小兵、李瑛、王大明、李建忠、徐冰心、杨雷钧、娄晓同、黄琴梅、尹进南、姜玉峰、郑峰

16. 荆花胃康胶丸治疗幽门螺杆菌感染的基础及临床应用

完成单位：北京大学第一医院

完成人员：张学智、叶晖、成虹、丰胜利、胡伏莲、张月苗、王婷婷、刘伟、刘宇、黄星涛、陈瑶

17. 喜炎平注射液对免疫炎症的调控作用及其在手足口病治疗中的

应用

完成单位：首都医科大学附属北京佑安医院、北京市肝病研究所、邯郸市妇幼保健院、安徽中医药大学第一附属医院、深圳市妇幼保健院、江西省儿童医院、柳州市人民医院、江西青峰药业有限公司

完成人员：李秀惠、温韬、石庆生、张国梁、王玉光、邹新英、朱庆雄、杨彤、杨华升、陈晓、赵忠鹏

18. 湿疹中医内外治法的临床和相关基础研究

完成单位：重庆市中医院

完成人员：刁庆春、刘毅、史丙俊、唐海燕、娄方璐、龚娟、郑文豪、万远芳、蒋有让、江雪、肖沙、柯丹、李敏、高燕妮、王禹毅

19. 含砷中药青黄散治疗骨髓增生异常综合征的疗效、克隆选择性以及雄黄（砷）的体内外效应研究

完成单位：中国中医科学院西苑医院

完成人员：胡晓梅、麻柔、刘锋、徐述、许勇钢、王洪志、杨晓红、周庆兵、马俊丽、孙淑贞、宋敏敏、王月、方苏、曲文闻、郭小青、高飞

20. 补肾益气方药治疗慢性阻塞性肺疾病的临床与基础研究

完成单位：复旦大学附属华山医院

完成人员：董竞成、刘宝君、张红英、吴金峰、曹玉雪、李璐璐、吕玉宝、罗清莉、陈美霞、杜懿杰、孙婧、魏颖

科普奖（4 项）

1.《专家谈乙肝阳转阴》

完成单位：中国中医科学院广安门医院

完成人员：吕文良、李樯、闫洁

2.《你也看得懂化验单》

完成单位：上海中医药大学附属曙光医院、上海市中医医院

完成人员：熊旭东、李淑芳、庞辉群、吴美平、何淼、闫国良、施荣、谢芳、张涛、尹成伟、高文澜

3.《当代名老中医养生宝鉴》

完成单位：广东省中医院、广州中医药大学

完成人员：卢传坚、丁邦晗、林嬿钊、邓小英、李姝淳、闫玉红、杨志敏、老膺荣、毛炜

4. 糖尿病家庭书架

完成单位：中国医学科学院北京协和医院

完成人员：梁晓春、田国庆、屈岭、吴群励、王普艳

（史冬云、张莹）

【中国针灸学会】

会　　长：刘保延

副 会 长：王华、王舒、王麟鹏、方剑乔、朱兵、刘智斌、许能贵、孙忠人、杨金生、吴焕淦、余曙光、夏有兵、高树中

秘 书 长：喻晓春

副秘书长：贾晓健、刘炜宏、刘清国、文碧玲

地　　址：北京市东城区东直门内南小街 16 号

邮　　编：100700

电　　话：010 - 64030959

网　　址：www. caam. cn

电子信箱：caambgs@ 126. com

常设机构：设办公室、学术部、咨询培训部、信息会员部

业务范围：中国针灸学会围绕本学科组织学术交流和研究，编辑出版针灸期刊，进行针灸科普宣传，对在职专业人员进行培训，向有关部门推荐科技人才及学术成果，组织进行有关标准制定、科技咨询、国际交流与合作等工作

期　　刊：《中国针灸》《针刺研究》《世界针灸杂志》

2016 年学会工作概况

一、学会改革与发展

2016 年，学会新发展个人会员 4070 人，团体会员 4 家，召开理事会 2 次，常务理事会议 4 次，全国秘书长工作会议 1 次。

积极配合巡视，完成国家中医药管理局对学会财务检查工作和财务自查工作。新成立"穴位埋线专业委员会"和"针灸装备设施工作委员会"，完成科普工作委员会等 5 个分支机构换届工作。2016 年 12 月 24 日，召开第六次全国会员代表大会，审议通过了工作报告、章程修改报告和财务报告，选举产生第六届理事会、监事会，成立中国针灸学会党委，制订《针灸学科"十三五"发展规划》和《中国针灸学会"十三五"改革发展规划》。

二、会员服务与培训

核查并补充完善会员信息 16337 人次，导入中国科协个人会员管理平台会员 16337 人，到期提醒会员 2377 人。组织继续教育项目培训班、学习班、研修班 55 期，培训学员 1807 人次，举办各种针灸特色疗法培训班 17 期，培训学员 800 人次。

三、学术服务创新与能力提升

2016 年，学会及所属分支机构共举办各类年会、研讨会、论坛、技能比赛等学术交流活动 29 次，如：中国针灸学会互联网＋针灸医院战略研讨暨第十二届全国中青年针灸推拿学术研讨会、2016′全国中医药院校针灸推拿临床技能大赛、中国科协年会第 16 分会场、日本·东京/筑波 2016 世界针灸学会联合会国际针灸学术研讨会等。参会总人数达 8000 余人，收录学术论文 700 余篇。

完成企会协作创新计划试点项目和《针灸针具消毒灭菌技术规范》《"冬病夏治穴位贴敷"疗法临床应用指导意见（草案）》立项。协助全国针灸标准化技术委员会完成《针刺安全使用风险控制通则》等国际标准新工作标准项目和"safe use"相关术语研究。

四、期刊与科普

《中国针灸》荣登"国图集团公司 2016 年度中国期刊海外发行百强排行榜"，被评为"中国国际影响力优秀期刊"，《针刺研究》被收入"日本科学技术振兴集团数据库"（JST），《世界针灸杂志》被收入"新兴资源数据库"（ESCI）。

在全国各地集中开展 2016"针情无限"科普系列活动，举办讲座

30 场，受益人数超过 2000 人。新建 2 个中国针灸学会科普教育基地，开展 3 轮科普人员培训，培训人员 200 人次。

五、表彰举荐优秀科技工作者

完成"第六届中国针灸学会科学技术奖"评选与表彰工作。王舒、赵百孝、常小荣荣获中国科协"第七届全国优秀科技工作者"称号；刘保延、刘慧荣当选为中国科协九大代表，刘保延当选为科协第九届全国委员会委员；梁繁荣、刘保延、王华为中国科协奖项提名专家。

附：第六届中国针灸学会科学技术奖获奖项目名单

一等奖（5 项）

1. 原始管道系统和经络关系研究

主要完成单位：中国中医科学院针灸研究所

主要完成人：景向红、王晓宇、朱兵、何伟、石宏、刘俊岭、白万柱、崔晶晶、宿杨帅、胡玲

2. 国医大师程莘农学术思想和临床经验的研究与传承

主要完成单位：中国中医科学院针灸研究所、北京中医药大学针灸推拿学院

主要完成人：杨金生、王莹莹、程凯、王宏才、杨金洪、吴远、刘朝、杨莉、徐东升、王昕、高金柱、程莘农

3. 针灸临床循证决策支持平台的构建与应用

主要完成单位：成都中医药大学、成都信息工程大学、成都松果科技有限公司、成都成信高科信息技术有限公司

主要完成人：梁繁荣、任玉兰、吴曦、赵凌、李瑛、曾芳、杨洁、洪肖娟、郑晖、温川飙、舒红平、高燕、陈菊、贾伟、王亚强、李骥、李享、陈姣、兰蕾、李政杰、殷宝、保琼楠、陈琳、张亚、赖祯宏、张洁、张迪、王玉钰、兰颖

4. 艾灸疗法的技术创新及标准化应用——艾灸装置（百笑灸）

主要完成单位：北京中医药大学、重庆百笑医疗设备有限公司

主要完成人：赵百孝、刘伟、赵炜华、黄畅、韩丽、林岷瑜、段建利

5. 临床病证针灸治疗指南

主要完成单位：中国针灸学会标准化工作委员会、中国中医科学院针灸研究所、中国中医科学院广安门医院、北京中医药大学东直门医院、天津中医药大学针灸推拿学院、南京中医药大学、安徽中医药大学第二附属医院、陕西中医药大学、浙江中医药大学附属第三医院

主要完成人：刘保延、武晓冬、赵宏、房繄恭、杨金生、赵吉平、吴中朝、杨金洪、张维、储浩然、郭义、徐斌、陈泽林、方剑乔、刘智斌、倪光夏、董国锋、岗卫娟、王昕、訾明杰

二等奖（7 项）

1. 贺氏火针疗法及临床应用研究

主要完成单位：首都医科大学附属北京中医医院

主要完成人：贺普仁、王麟鹏、王桂玲、李彬、刘慧林、程海英、谢新才、郭静、孙敬青、王京喜、徐春阳、夏淑文、付渊博、崔莹雪

2. 基于病症的"同功穴"规律谱研究

主要完成单位：长春中医药大学

主要完成人：王富春、王之虹、李铁、于波、单纯筱、刘晓娜、周丹、王洪峰、哈丽娟、王朝辉、曹方、蒋海琳

3. 基于小胶质细胞 P38MAPK 通路的电针镇痛机制研究

主要完成单位：浙江中医药大学

主要完成人：梁宜、杜俊英、方剑乔、房军帆、邱宇洁、刘晋、祝骥

4. 针刺减肥的神经内分泌机制研究

主要完成单位：南京中医药大学

主要完成人：徐斌、刘志诚、余芝、龚美蓉、袁锦虹、孙志、陈昊

5. 针刺百会、足三里穴对脑缺血再灌注损伤大鼠保护作用机制研究

主要完成单位：中国医学科学院北京协和医院

主要完成人：孙华、徐虹、陈素辉、张亚敏、王富明、包飞

6. 针刺风池穴治疗椎基底动脉供血不足的量效关系及机制研究

主要完成单位：天津中医药大学第一附属医院

主要完成人：孟智宏、赵晓峰、张春红、邓士哲、文妍、傅立新、贺思、黄灵慧

7. "三通四联"针灸综合疗法治疗腰椎间盘突出症的临床研究

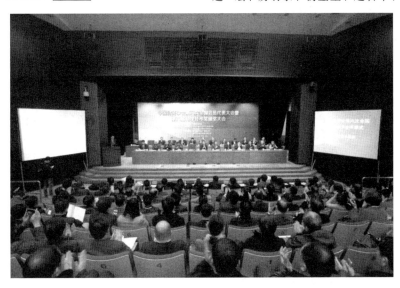

2016 年 12 月 24 日，中国针灸学会第六次全国会员代表大会暨第六届中国科学技术奖颁奖大会在北京举行

主要完成单位：长沙市中医医院（长沙市第八医院）

主要完成人：熊　健、佘　畅、左珊珊、闵　弈、徐　波、杨星宇、雷灵芝、高智颖、李　露

三等奖（7 项）

1. 人体经络的红外显示及其与内脏效应的关系

主要完成单位：福建省中医药研究院

主要完成人：陈　铭、许金森、郑淑霞、潘晓华、胡翔龙、萨喆燕、董亚琴、朱小香、兰彩莲

2. 电针治疗脊髓损伤的神经生物学机制研究

主要完成单位：黑龙江中医药大学

主要完成人：尹洪娜、孙忠人、李晓宁、李　全、金　弘、韩　数、唐祎周

3. 针刺效应与机能状态的数量相关性研究

主要完成单位：山东省中医药研究院、山东省肿瘤防治研究院

主要完成人：陈少宗、刘美芹、卜彦青、郭珊珊、郭振丽、李艳梅

4. 功能性肠病的针灸调控机制

主要完成单位：南京中医药大学附属医院

主要完成人：孙建华、裴丽霞、耿　昊、吴晓亮、陈　璐、彭拥军、刘兰英、周俊灵、徐万里

5. 印堂穴骨膜针法治疗不寐症临床应用规律及推广项目

主要完成单位：陕西省中医医院

主要完成人：赵建安、苏同生、韩组成、骆晓敏、万兆新、罗　琼、杨　静、张香妮、齐琳婧、祝露露、孙菲菲

6. 舌针疗法的整理及临床研究

主要完成单位：昆明市中医医院

主要完成人：管遵惠、李　群、丁丽玲、王祖红、王苏娜、郭翠萍、易　荣

7. 循证针灸临床实践指南——带状疱疹

主要完成单位：中国中医科学院广安门医院

主要完成人：刘志顺、彭唯娜、王　扬、黄石玺、李珊珊、赵　宏、

李　汪、杨中阳、毛　湄、姚　琴、于金娜

中国针灸学会科学技术奖科普著作类

一等奖（1 项）

1. 针灸史话

主要完成单位：中国中医科学院针灸研究所

主要完成人：张立剑、申玮红、刘俊岭、赵京生、张树剑、李素云、杨　峰、岗卫娟、徐文斌、徐青燕

（吴　远）

【中国民族医药学会】

会　　长：许志仁

副 会 长：（按姓氏笔画排列）
王　炼、乌　兰、田华咏、尼玛次仁、刘凯列、杜江、李芳生、汪　洋、阿不都热依木·玉苏甫、昂青才旦、庞宇舟、郑　进、黄　涌、黄　磊、梁　峻、魏建涛

秘 书 长：梁　峻

副秘书长：王建中、刘玉玮

地　　址：北京市东城区东直门内南小街 16 号

邮　　编：100700

电　　话：010 – 64089106

网　　址：www.cmam.org.cn

电子信箱：zhbgs843@163.com

常设机构：学会秘书处设综合办公室（联络服务部）、分会会员部、学术培训部、事业发展部

业务范围：组织开展各种形式的民族医药学术交流活动；组织开展民族医药重点学术课题的研究和科学考察活动，组织开展成果转化、成就和产品展陈；依照有关规定，组织编辑出版民族医药期刊、图书资料和音像制品；推进民族医药标准化建设，参与各类标准、规范、指南、专家共识等制修订和审定发布工作；开展民族医药继续教育、专业培训、适宜技术推广和科普宣传，提高会员学术水平，培养民族医药人才；加强与国际、国内相关单位、社团的联系，举办多种形式的国内外交流与合作；组织民族医药专家协助政府对相关医药政策法规、发展战略、科技政策和管理决策进行论证。积极向党和政府建言献策，反映民族医药工作者的意见、建议和诉求，维护他们的合法权益；承办政府部门委托的工作任务。

期　　刊：《亚太传统医药杂志》《民族医药报》《中国民族医药杂志》《中国民族民间医药杂志》

2016 年学会工作概况

组织开展民族医药多种内容的学术交流和培训为该学会的业务之一。2016 年度在学术活动方面，国际交流与合作分会再次进入博鳌论坛，首次参加中非论坛。主办召开企业产品论证、分管领导座谈、期刊报社宣传、医院专科建设以及由分支机构成立拉动学术交流 48 次，继续教育培训 21 次，颁发继续教育学分证书 2731 个。彝、瑶医药名词术语规范课题结题。国家中医药管理局医政司、法监司等部门立项并资助的民族医药工作专项、民族医药标准体系构建、加快民族医药事业发展若干意见等项目正在实施过程之中。召开《民族药临床用药指南》编辑培训会、医保目录调整方案征求意见座谈会和《药师法》起草前专家讨论会。

稳步推进民族医药标准研究推广基地建设，授牌基地 23 个，各基地都成立了标准化工作委员会，9 个民族医药类分会各成立了标准化技术委员会，制订 2017 年民族医药标准推广、拟发布、制修订计划，为推进民族医药标准化进程奠定基础。

（梁　峻、刘祎祺）

【中国中医药信息研究会】

会　　长：吴　刚
副 会 长：曹洪欣、徐皖生、杨殿兴、
　　　　　郑　锦、张重刚、吕玉波、
　　　　　朱佳卿、邵宗有
秘 书 长：徐皖生（兼）
常务副秘书长：朱佳卿（兼）
地　　址：北京市东城区东直门内
　　　　　南小街 16 号中国中医科
　　　　　学院办公楼 830 室
邮　　编：100700
电　　话：010 - 84083376
网　　址：www.ciatcm.org
电子信箱：xxyjh1996@163.com
常设机构：秘书处
业务范围：开展中医药信息理论和
　　　　　技术的研究，推广新成
　　　　　果和新技术；组织开展
　　　　　中医药信息咨询和技术
　　　　　服务；开发中医药信息
　　　　　资源，提高信息利用和
　　　　　服务能力，推进中医药
　　　　　信息化建设；开展中医
　　　　　药行业政务、医疗、教
　　　　　育、科技、管理、中药
　　　　　生产与贸易、计划与统
　　　　　计等信息及网络人员的
　　　　　培训，提高从业人员理
　　　　　论水平和专业技能；开
　　　　　展国内外中医药信息的
　　　　　学术交流和研讨；组织
　　　　　学术论文评选活动和专

题评审会，编写出版有关资料和书刊；向有关部门反映中医药信息工作者的意见和要求，维护其合法权益；举办为会员服务的各项事业和活动；评选和奖励优秀的中医药信息方面的科技成果、学术论文和科普作品。宣传、奖励道德高尚、业务精良的中医药信息人员，积极开展中医药信息成果和人才评价，发现、评选、推荐和培养优秀的中医药信息人才，表彰、奖励在中医药信息工作中成绩优异的会员，以及在学会工作中成绩突出的学会工作人员；接受主管部门委托、交办的各项工作与任务。

2016 年学会工作概况

2016 年，中国中医药信息研究会在国家中医药管理局和民政部的正确领导下，坚持正确的办会方向，锐意进取，不断开拓创新，较好地完成全年主要工作任务，研究会的建设步入新的发展时期。

进一步加强组织建设和自身能力建设。一是进一步完善制度建设。制定或修订《中国中医药信息研究

会分支机构管理办法》《中国中医药信息研究会财务报销管理办法》等一系列文件并提请常务理事会议通过。二是开展常务理事和理事的增补工作。三是分支机构建设力度大大加强。2016 年拟申报 37 个分支机构，通过形式审查，专家论证，最终通过同意新成立分支机构 21 个，学会分支机构总数达到 32 个。四是定期召开常务理事会和秘书长工作会议，及时分析研究会面临的形势，调整工作思路，明确工作目标和部署工作任务。五是按照国家中医药管理局直属机关党委要求，成立中国中医药信息研究会党支部。

积极开展学术交流活动。一是"精品化""品牌化"学术活动建设取得明显成效。举办第三届中国中医药民族医药信息大会，国家中医药管理局副局长闫树江亲临会议并发表重要讲话，参会人数达到 2100 余人；二是分支机构学术交流活动十分活跃。据统计，2016 年研究会各分支机构举办 20 多场学术交流和研讨活动。

开展社会公益活动。2016 年研究会开展一系列公益活动和媒体活动，在社会上的影响力不断扩大。如研究会负责组织并发起首都名医走基层医疗帮扶活动，首都著名专家赴山西省、河北省等地义诊并开展学术讲座，受到当地中医药医疗机构及患者的普遍欢迎；名医学术传承信息化分会发起名医学术传承云计划，搭建基层医生的名医经验传播平台，设立微信公众号为基层医生服务，深受基层医生好评；医院信息系统专业委员会和健康管理与促进专业委员会开展互联网＋中医院试点工作，组织信息化相关帮扶行动及爱尚康双爱活动，收到较好的社会反响；养生分会与北京相关互联网远程医疗公司合作，开展中医药远程医疗服务试点工作探索，学会与河北省保定市等地卫生、中医药行政主管部门合作，开展县级远程医疗试点工作取得较好社会影响等。

积极开展科研活动，助力中医药事业发展。2015 年以来，研究会承接国家主管部门委托的工作，主

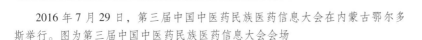

2016 年 7 月 29 日，第三届中国中医药民族医药信息大会在内蒙古鄂尔多斯举行。图为第三届中国中医药民族医药信息大会会场

要承担国家中医药管理局委托的"101项中医药信息标准研究与制修订项目"的组织管理工作,截至2016年底,已经完成101项中医药信息标准研究与制定项目的中期评估和后期规范化培训等工作;承担合肥市政府委托的《健康合肥2030中医药发展规划制定》项目等。政策管理分会承担《全国医改中医药工作监测方案》研究项目以及《社会办中医的政策研究》项目、《北京市中医医疗服务项目价格改革研究》等项目,还编制《医改中医药信息交流》(双月刊),收集全国医改中医药工作的政策、动态和信息等。

做好国家级继续教育项目总结申报工作。对各分支机构上报的国家级继续教育项目进行专家评审,完成2016年国家级继续教育项目总结和2017年国家级继续教育项目申报工作。

(朱佳卿、姜　微)

【中国中药协会】

地　　址:北京市东城区夕照寺街东玖大厦B座3层

邮　　编:100061

电　　话:010-64060498

传　　真:010-87194990

电子信箱:Zgzyxh@catcm.org.cn

(中国中药协会)

【中国中医药研究促进会】

会　　长:张大宁

副会长:马跃荣、王　琦、王省良、张勉之、李佩文、杨关林、陈达灿、岳　路、罗景虹、范永升、范玉强、徐志伟、徐建光、高　泉、高思华、韩　莉、赖应辉、魏万林、瞿　佳

秘书长:高　武

副秘书长:陈建强、祁　莘、江阳康、蔡建准、许　斌、周　波、王升安、麻浩珍

地　　址:北京市东城区安定门外大街55号

邮　　编:100011

电　　话:010-56218751

网　　址:www.cracm.org

电子信箱:yicuhui@163.com

常设机构:办公室、会员组织处、学术事务处、国际交流处、计划财务处、发展合作(社会实践)处、继续教育与培训中心

业务范围:理论研究、学术交流、业务培训、组织新药推广、国际合作、咨询服务

期　　刊:《药物经济学》

2016年学会工作概况

一、组织建设

2016年,中国中医药研究促进会继续抓住机遇,主动作为,与全国中医行业各领域知名专家进行对接,新成立10余个分支机构。在分支机构纷纷建立的带动下,中国中医药研究促进会的会员人数也呈现出积极向好的发展态势。一是会员人数随着新分支机构的成立不断增加。二是进一步抬高职务会员的门槛标准,会员的专业技术水平得到保障。三是会员与秘书处的联络进一步加强。

根据中国中医药研究促进会特色,以及我国社会组织工作现状,中国中医药研究促进会对内设机构和内部制度进一步进行完善和调整。加强工作人员业务学习和适时补充中医药背景相关工作人员的要求,进一步提高中国中医药研究促进会的办公效率和服务水平。中国中医药研究促进会进一步完善财务审批制度和报销制度,加强财务监管制度。对分支机构账务进行整理和明确,实行统一核算。社会组织是我国社会主义现代化建设的重要力量,是党的工作和群众工作的重要阵地,是党的基层组织建设的重要领域。2016年5月,中国中医药研究促进会积极作为,认真贯彻中共中央办公厅《关于加强社会组织党的建设工作的意见(试行)》文件精神,在中共和平里街道工委的大力支持下,成立中共中国中医药研究促进会党支部。

二、学术活动

中国中医药研究促进会肛肠分会在深圳举办2016年度学术交流暨"医博杯"科技成果大会,进行多场

次的高层次学术交流,来自国内外40余名专家进行学术报告,1000余名代表与会。会议期间,举行专家技术与企业对接活动,此次活动成功对接2项技术,让专家与企业零距离实现科研成果转化,促进肛肠学科的科研进步与发展。

中国中医药研究促进会骨伤科分会,2016年继续开展以"提升分会影响力、提高会员的学术水平"为宗旨的分会每年一度的学术交流活动,增强了凝聚力。举办2016中国中医药研究促进会骨伤科年会暨第三届中医关节病论坛,来自全国700余名骨科医师参加会议。

糖尿病专业委员会承担的国家"十一五"科技支撑计划《中药天芪降糖胶囊联合生活方式的中医综合干预》证实了天芪降糖胶囊降低糖尿病危险度32.1%与二甲双胍和阿卡波糖相当,结果纳入中华医学会(CDS)颁布的《中国2型糖尿病防治指南》。Reduce研究荣获2014年度中国糖尿病十大研究,是CDS设奖以来首个获奖的中医药研究。

中医微创专业委员会,在以吴汉卿教授为学术带头人的领导下,中医筋骨三针法,近10年来作为中医特色微创针法,先后应邀到马来西亚、新加坡、澳大利亚、加拿大、美国、俄罗斯、印度等三十多个国家进行培训推广及义诊活动,对中医药"一带一路"建设工作,起到积极宣传作用。2016年中医特色微创技术-筋骨针法国际传承基地,被国家中医药管理局遴选为中医药国际合作专项,纳为"2016年国家中医药国际合作专项建设项目成果立项"。

中国中医药研究促进会肿瘤分会,2016年7月15~16日,在安徽合肥举行全国中西医结合肿瘤学科建设大会暨"互联网+"肿瘤专科技术推广研讨会。来自全国各地近300名中西医肿瘤专家、学者参加会议。会议围绕"继承、融合、实用、推广"的主题进行学术交流和探讨,旨在将传统中医药理论与肿瘤新技术相融合,展示和推广实用肿瘤专科技术的最新研究成果,阐明中医

药在防治恶性肿瘤中的地位和作用，促进我国中西医结合肿瘤学科建设事业的繁荣与发展。

2016年，中国中医药研究促进会的学术活动实现多而兼容并蓄的良好局面，实现学科全覆盖，做到几乎周周有活动，月月有重大学术活动。学会不仅立足中医，在推动中西医结合，中医信息化，特别是中医大数据化、现代化方向成果卓著，一些学术活动深受一线中医药工作者欢迎。

三、科技评审

为落实《中共中央、国务院关于深化科技体制改革加快国家创新体系建设的意见》《国家中医药管理局关于加快中医药科技创新体系建设的若干意见》精神，根据《中华人民共和国科学技术进步奖励条例》以及国家有关科学技术进步奖励办法的新规定，中国中医药研究促进会在国家中医药管理局和国家科学技术奖励办公室的领导和支持下，成功完成"2016年度中国中医药研究促进会科学技术进步奖"和"中国中医药研究促进会国际科技合作奖"的评审活动。对于获得奖项的单位和个人给予表彰。

四、科研工作

中医药事业的发展涉及领域广泛，要靠政府和社会各界力量共同努力，作为国家中医药管理局业务主管的社会组织，紧密围绕国家中医药管理局的工作重点开展工作。糖尿病专委会承担的国家科技部中医药行业科研专项"基于社区的糖尿病中医药干预及推广应用研究"通过验收。

五、调研工作

为进一步落实国家关于促进中医药事业发展的有关精神，摸清当前中医药行业现状，了解中医医院、中药企业、基层患者的相关需求和问题，中国中医药研究促进会在2016年认真组织多项调研工作。此外中国中医药研究促进会及各分支机构积极开展一系列相关科普公益活动和基层义诊活动，广泛性地组织专家深入学校、基层社区、农村郊县开展健康教育科普和义诊咨询，

服务普通群众和广大患者。肿瘤分会组织的"粉红丝带"俱乐部患者健康宣教活动，得到社会广泛好评和不错的社会反响。

六、对外宣传

中国中医药研究促进会充分利用互联网、新媒体等方式加强中医药宣传，受到广大会员和中医药从业人员欢迎。中国中医药研究促进会积极参与"一带一路"国际交流，不断扩大中医药在世界的影响力。

（崔东双）

【中国医学气功学会】

会　　长：王　伟
副 会 长：刘天君（常务）、陈炳旗、
　　　　　章文春、刘亚非、黄孝宽、
　　　　　黄　健
秘 书 长：刘天君
副秘书长：赵百孝、黄　健、张海波
地　　址：北京市朝阳区北三环东
　　　　　路11号
邮　　编：100029
电　　话：64286906
网　　址：www.cmqg.cn
电子信箱：cmqg99@163.com
常设机构：办公室
业务范围：理论研究、学术交流、
　　　　　专业培训、书刊编辑、
　　　　　国际合作，咨询服务

2016年学会工作概况

在组织建设方面，按照上级党委要求，建立中国医学气功学会党支部，为学会工作更好地开展提供政治保证。在学术发展方面，首次开展中医气功科研课题招标，并最终确定20项医学气功科学研究项目，为学会的科学研究开启新篇章；在河南中医药大学召开的2016年学术年会，展示了学会会员近2年来的科研成果；广西桂林和甘肃天水"新媒体与医学气功""伏羲文化与医学气功"小型学术研讨会的成功举办，活跃了医学气功学术氛围。在基地建设方面，增设江西中医药大学中国医学气功学会科研基地、广西桂林电子科技大学中国医学气功学会气功文化传播重点基地，使学会科研、信息收集与文化传播工作有了依托。在教学培训方面，国

家级中医药继续教育项目的继续开展，延续着学会在继续教育方面一如既往的努力；"十三五"规划教材《中医气功学》（纸质版）的正式出版，则是学会学术水平的一项综合体现。此外，学会对官方网站进行更新并对海外基地建设的可能性进行探索。

（马　琦）

【中国药膳研究会】

会　　长：杨　锐
副 会 长：焦明耀、高思华、李　浩、
　　　　　张桂英、荆志伟
秘 书 长：王北婴
副秘书长：李宝华（常务）、高　普、
　　　　　赵国新、祖绍先、魏子孝
地　　址：北京市海淀区西苑操场1
　　　　　号中国中医科学院西苑
　　　　　医院院内
邮政编码：100091
电　　话：010-62876295
网　　址：www.chinayaoshan.com.cn
电子信箱：zgysyjh@sina.com
常设机构：中国药膳研究会办公室
业务范围：开展药膳理论研究，组织
　　　　　药膳产品开发，进行药膳
　　　　　国内、外学术交流以及专
　　　　　业展览、咨询服务等。

2016年学会工作概况

一、党的建设起步良好

根据中央关于加强社会组织党的建设工作意见要求，在国家中医药管理局直属机关党委指导下，2016年1月30日，学会召开全体党员大会，选举首届党支部委员会。党支部成立以来，着力思想建设，强化政治引领，坚持民主集中，加强思想工作及支委会和党支部的工作，在学会内部形成强有力的政治核心，保证学会工作的政治方向。

二、举办第九届"恰卡杯"中国药膳大赛系列活动

2016年11月25～27日，由学会与北京中医药养生保健协会联合举办的第九届"恰卡杯"中国药膳制作技术大赛暨药膳食材器材展销洽谈与学术论坛活动，在北京蟹岛国际会展中心年会厅举行。第十一届全国政协副主席李金华出席颁奖

仪式并观看参赛作品。省部级老领导、老将军张文范、张乐群、赵天民、张国治等出席颁奖仪式。国家中医药管理局副局长闫树江在颁奖仪式上做重要讲话。国家中医药管理局原副局长、学会原名誉会长吴刚为福建屏南县授予全国民间药膳示范县匾牌。国家中医药管理局直属机关党委常务副书记张为佳出席开幕式并做重要讲话。30余家报刊、网络媒体到会采访。

闫树江在讲话中充分肯定学会坚持发挥"寓养于膳""简便验廉"的中医养生保健特色优势，在药膳理论研究、制作技术、人才培养、标准化建设以及应用开发等方面所取得的可喜成果，并对学会今后的发展提出新的要求。

大赛共有37个团体、245名选手参赛，其中有1名日本选手参赛，还有39个企业参加展销洽谈，并从57篇交流论文中选出8篇论文在学术研讨会上进行大会交流。此外，国医大师金世元的精彩演讲、科普专家张晋的药膳大讲堂、药膳技艺表演和现场名家咨询，都为大赛锦上添花、增光添彩。共有2000余人次参加大赛系列活动。

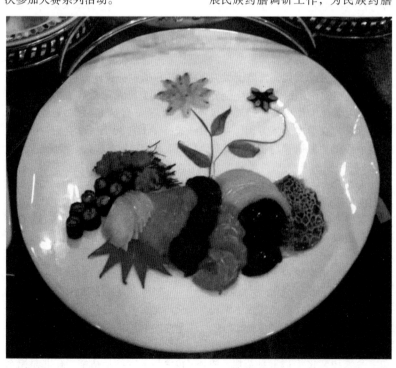

2016年11月26日，第九届"恰卡杯"中国药膳制作技术大赛暨药膳食材器材展销洽谈与学术论坛活动在北京举行。图为参赛作品

三、继续推进药膳标准化建设

中国药膳研究会作为第一起草单位，承担商务部《中医药膳服务贸易国际标准》项目，牵头制定药膳从业人员标准、药膳机构设置标准、药膳服务管理规范，已经完成标准稿的征求意见稿。涵盖更大一批特色药膳品种的《常用特色药膳技术指南（第二批）》标准化建设，完成编制项目任务书及专家论证，报送国家中医药管理局。

四、继续开展药膳专业培训

2016年学会与全国范围内的数家企事业单位合作培训学员300余名。2016年度与日本本草学院合作培训学员89名，并向学员颁发培训合格证书。面向药膳学科发展和社会培训的新需求，学会专家委员会组织专家在2008版教材基础上修订、编印出版2016版《中国药膳培训教材》。

五、民族药膳工作取得新进展

2016年，学会组织有关人员到福建省屏南县、天津清真餐饮名店耳朵眼炸糕饭庄、北京珠穆朗玛宾馆、内蒙古大厦、巴音浩日娲酒楼、北京藏医院、北京回民医院等地开展民族药膳调研工作，为民族药膳研究和创建药膳学组起到积极的推动作用。2016年开展蒙餐药膳研究，为成立蒙餐药膳学组积极创造条件。

六、积极开展科普宣传工作

在人民日报社主办的《生命时报》开辟"中国药膳专栏"，刊载20期共计20篇药膳论文，3期专版，涵盖学会2015年颁布的药膳指南品种。

（彭依然）

【世针针灸交流中心】

理　事　长：邓　孜
副理事长：程　凯、张少鹏、孔垂成
秘　书　长：杨　轶
副秘书长：（暂缺）
地　　　址：北京市朝阳区三里屯幸福一村55号国家中医药管理局机关服务局105A
邮　　　编：100027
电　　　话：010-87190518
网　　　址：www.szzjjlzx.com
电子信箱：acuherb@126.com
常设机构：综合办公室、外联部、培训班、学术部、技术开发部
业务范围：针灸、推拿等优秀诊疗技术的交流、培训、推广；相关学术、文化交流、信息与服务；相关图书、网络、多媒体的编辑与运作等。

2016年学会工作概况

培训项目。中心主要开展的培训项目有高级中医刮痧师国家职业资格取证、中级保健刮痧师取证、中医针灸适宜技术及技能培训等。

学术活动。中心与相关学术机构合作，定期组织和举办学术会议，为广大中医针灸工作者提供良好的学术交流平台，扩大中医针灸等传统医学影响力，对加强国内外中医针灸相关学术交流与合作，发挥重要作用。

网络教育。中心与时俱进，积极开展互联网+中医的远程教育项目，与程氏针灸合作建设世针网校，已经上线82门课程，受到专业学员和爱好者的一致好评。与Opentcm网站合作，建设中医英文远程教学网校，上线中医英文课程30门，包

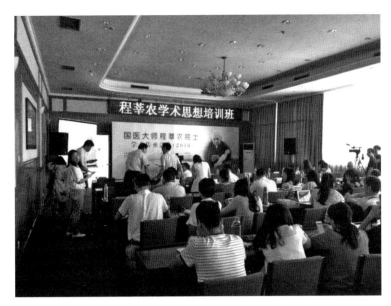

2016 年 8 月 27 日，为纪念国医大师程莘农院士诞辰 95 周年，由世针针灸交流中心主办的程莘农学术思想培训班在北京举行

括黄帝内经、伤寒论及针灸临床课程等。

双创活动。中心与有关机构合作，推动中医针灸技术进万家项目开展，协助开发新技术产品，帮助大众创业，促进中医药文化普及和宣传。

组织建设。中心 2016 年严格按照国家民政部的管理规定，进行换届工作，并逐步完善和建设内部机构、管理规范，推动中心工作进一步开展。

（张丰雯）

【当代中医药发展研究中心】
名誉理事长：顾秀莲
理　事　长：元哲颖
副理事长：孙光荣、苑　为、姚振华、
　　　　　张　媛、郭新志
理　　　事：元哲颖、王　琦、王孝涛、
　　　　　卜东升、叶永安、孙光荣、
　　　　　刘志明、刘彦龙、何伟诚、
　　　　　许润三、李少勤、李功韬、
　　　　　李经纬、张代钊、陈士奎、
　　　　　陈彤云、苑　为、郑仁瑞、
　　　　　孟宪民、赵　勇、胡佩珍、
　　　　　费开扬、姚振华、郭新志、
　　　　　高思华、邓铁涛、吴咸中、
　　　　　唐由之、朱良春、路志正
监　事　长：和　龑
监　　　事：程培佳、党翔知
地　　　址：北京市西城区广安门外

大街 305 号荣丰 2008 八区 2 号楼 1604
邮　　　编：100055
电　　　话：010 - 63470588
传　　　真：010 - 63470588
网　　　址：www.ddzyyzx.com
电子信箱：ddzyywk@163.com

2016 年学会工作概况

完成岭南中草药文化博览园"中医文化千米浮雕景观长廊"全部设计图稿，整体工程已经进入全面施工阶段。完成岭南中草药文化博览园园区内"国医大道""国学大道"整体设计及规划。中心与华彬集团就大健康产业、绿色种植、中医文化海外交流、建立中医药历史博物馆等内容签署战略合作协议；与重庆康洲大数据有限公司签署战略合作协议；与神黄集团以推动我国中医药事业发展和弘扬中医药文化为己任结盟；与通化市委共同建设"中国中医药产业商业与文化金融综合服务（通化）示范基地"。以全国中医药文化科普巡讲专家团队为主力，在中央国家机关工委老干部活动中心举办 10 场，工业与信息化部举办 3 场科普巡讲，受众人数超过千人。中心与科学出版社合作出版"十二五"国家重点图书出版规划项目《国医大师临床研究概览》一书，已经完成印刷；与盲文出版社合作出版《中华中医昆仑》大字本丛书，已经印刷并在书店系统上架。全面运营微信"健康行天下"公众平台。

（张　媛）

【中和亚健康服务中心】
主　　　任：孙　涛
常务副主任：朱　嵘
主任助理：黄博明、李丽慧
常设机构：办公室、财务室、学术部、培训部、项目部、咨询部、编辑部、会展部、国际部、信息技术部、技术开发部、《国医年鉴》办公室
地　　　址：北京市朝阳区三里屯幸福一村 55 号国家中医药管理局机关服务局 402 室
邮　　　编：100027
电　　　话：010 - 64168672/64132645/64130958
传　　　真：010 - 64130087
电子信箱：zhsh009@126.com
网　　　址：www.zhsh.org
常设机构：中和亚健康服务中心办公室
业务范围：从事亚健康产业各个环节相关规范的研究、编制、发布；积极参与并推进亚健康产业管理的规范化进程；经主管部门同意或授权进行相关行业统计，收集、分析、发布相关行业信息。开展各种形式的学术活动，组织重点学术课题的研究和考察活动；编辑出版有关亚健康方面的学术专著、最新科研成果信息、科普期刊、科普图书及音像制品；研究并制定亚健康临床干预指南等标准；建立和推广亚健康检测、干预、管理体系。开发亚健康执业水平能力系列培训课程，开展相关培训、认证、考评、管理等各项工作；编撰亚健康专业系列教材，构建

亚健康学科体系。联系政府和社会公益资源，展开整合传播与推广；举办各种学术会议和论坛，普及和宣传亚健康知识；通过培训、咨询、市场调查、技术推广、展览展示、组织文化艺术交流活动等方式，拓展亚健康产业的宽度和内涵；通过接受企业或个人捐赠、组织成立基金会组织。

（史亚文）

【中域药物经济学发展应用中心】
理　事　长：高　武
副理事长：高　泉
理　　　事：高　武、黄　玲、高　泉、祁　莘、周　波、王升安、王亚煌
监　　　事：陈建强、石亚静、崔东双
秘　书　长：高　泉
地　　　址：北京市东城区安定门外大街55号
邮　　　编：100011
电　　　话：010－56218751
电子信箱：yicuhui@163.com
常设机构：办公室
业务范围：学术交流、科学研究、技术培训、咨询服务

2016年学会工作概况

一、开展50Z重点专科（学科）医联体网组建工作

中域药物经济学发展应用中心联合中国中医药研究促进会，召开组建50Z重点专科（学科）医联体网全国联盟会议，并举行"50Z重点专科（学科）医联体网全国联盟"成立仪式。50Z重点专科（学科）医联体网成立后，中域药物经济学发展应用中心对互联网背景下的医疗体制改革发展趋势、大数据医疗前景、移动医疗现有困难与解决方法、互联网对医联体重点专科的作用、互联网给医生多点执业带来的途径、重点专科（学科）医联体网联盟的国际视野与共赢相关课题开展调研，并组织专家编撰相关论文集。

二、召开2016年中国中药制药科技（珠海）学术交流会

中域药物经济学发展应用中心2016年12月在中国·珠海举办2016中国中药制药科技（珠海）学术交流会暨全国中药特色技术传承人才培训项目，活动由中国中医药研究促进会中药制药专业委员会、中国中医科学院中药研究所联合主办。大会邀请相关部门领导和专家就中药制药关键技术的热点、难点问题做专题报告，来自全国从事中药制剂研究、开发、生产等方面的专家、学者及学生100余人参加。会议就中药新药研究与开发、中药大品种培育策略、保健食品研发与注册中相关要点问题分析、中药外用药关键技术与评价、中药新型给药系统关键技术研究与评价、中药制剂复杂体系系统分析与评价、中药制剂工艺与药效物质基础的相关性研究、中药制药产业及学术跨区域合作、中药工艺技术与过程控制研究、传统中药制剂技术传承与创新相关问题进行研讨，并达成中药制剂评价共识。

三、开展药食同源中国行活动

为倡导药食同源、振兴健康产业，同时在行业内打劣品、树优质，大力弘扬中医药文化知识，宣传中医药在经济社会发展中的重要地位和作用，认真落实贯彻《中医药发展战略规划纲要（2016～2030年）》《中医药健康服务发展规划（2015～2020年）》《新食品安全法》和《中华人民共和国国民经济和社会发展第十三个五年规划纲要》等文件精神，推进健康中国建设，中域药物经济学发展应用中心联合中国中医药研究促进会、中国食品报社共同开展药食同源中国行活动。活动邀请科技部、农业部、国家食品药品监管总局、国家中医药管理局及相关科研院所等相关主管领导与专家做嘉宾访谈和主题报告，针对药食同源保健（功能）食品开发和应用等领域取得的新进展及存在的关键技术难点问题，以及如何推动药食同源保健（功能）食品产业和现代食品加工业健康有序发展进行探讨和交流。

（崔东双）

二、总部设在中国的中医药国际组织

【世界中医药学会联合会】
主　　　席：佘　靖
副　主　席：林子强（澳大利亚）、董志林（荷兰）、赵英杰（新加坡）、屠英（美国）、田小明（美国）、麦克Michael Jabbour（美国）、王超群（加拿大）、乔万那尔弟Carlo（意大利）、蔡宝德Pedro Choy（葡萄牙）、沈惠军（英国）、卢加宁（俄罗斯）、麦克Michael Jabbour（美国）、孙庆涪（南非）、江永生（莫桑比克）、朱勉生（法国）、张毅（南非）、施道丁格尔（德国）、狄波拉·林肯（美国）、吴滨江（加拿大）、徐志峰（新西兰）、林榕生（美国）、黄宪生（美国）
秘　书　长：桑滨生
副秘书长：徐春波、陈立新、秦树坤
地　　　址：北京市朝阳区小营路19号财富嘉园A座5－3层
邮　　　编：100101
电　　　话：010－58239006/58650036
网　　　址：www.wfcms.org
电子信箱：wfcms@foxmail.com
常设机构：世界中联秘书处
业务范围：制定与中医药有关的国际组织标准，开展标准推广及相关认证工作，推动中医药在世界各国健康有序发展；开展各类学术活动，促进世界各国和地区中医药团体之间的交流与合作，提高中医药学术水平；构建中医药国际交流平台，促进中医药、保健品和医疗器械的产品交流；组织开展各类、各级中医药从业人员资格（水

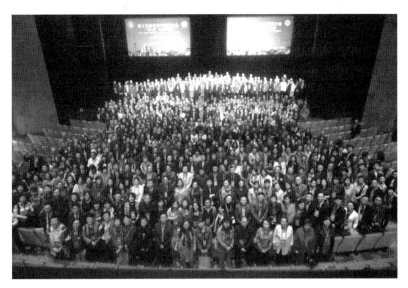

2016 年 11 月 12～13 日，由世界中医药学会联合会主办、新西兰中医学院承办的第十三届世界中医药大会暨"一带一路"中医药文化周活动在新西兰奥克兰举办

平）考试，提高中医药从业人员素质；开展各类、各级中医药医疗、技能、保健培训，提高中医药医疗、保健人员的业务能力；提供人才交流服务、保障中医药团体的人才需求，促进中医药团体发展；建立门户网站，开展信息交流，提供咨询服务、远程培训和网上办公；出版发行学术刊物，宣传中医药特色和优势等。

期　　刊：《世界中医药》中文刊、《世界中医药》英文刊、《世界睡眠医学杂志》

2016 年学会工作概况

一、组织建设

世界中联理事会建设。2016 年 6 月 1 日，召开第三届第八次理事会与第七次监事会，就《世界中医药学会联合会章程》修改意见和第四届理事会推选原则进行讨论。2016 年 11 月 12 日，召开世界中联第三届会员代表大会第三次会议，增补理事会成员。会议选举桑滨生为世界中联秘书长。会员发展。新增 5 个团体会员，已有 67 个国家的团体会员单位 251 个。分支机构建设。2016 年成立专业委员会 35 个，国际联盟 2 个，新兴学科专业委员会快速发展是显著特点。截至 2016 年底，专业委员会数量达 132 个，联盟 5 个。

二、三级学术会议

举办第十三届世界中医药大会。2016 年 11 月 12～13 日，在新西兰奥克兰市举办第十三届世界中医药大会暨"一带一路"中医药文化周活动。近 30 个国家和地区的 800 多人参会。奥克兰市长、中国驻奥克兰总领事、新西兰国会议员、新西兰针灸标准局主席、新西兰旅游局代表等出席开幕式。会议以"继往开来，新世纪中医更美好"为主题，开设 16 个学术会场和 12 个工作坊，同期举办第十届中医药产品与服务贸易展览会。11 月 14～18 日，"一带一路"中医药文化周活动分别在澳大利亚墨尔本和悉尼举行。

举办世界中医药大会夏季峰会。2016 年 6 月 2 日，在湖北随州举办世界中医药大会第二届夏季峰会暨第三届中华中医药文化大典。会议以"传承文化，创新发展"为主题，近 30 个国家和地区近 3000 名专家和学者参加。大会设立 11 个学术会场进行交流研讨。

国际区域性会议。2016 年 12 月 10 日，在美国洛杉矶举办第二届世界中联美洲中医药合作与发展论坛，来自加拿大、中国、美国等国家和地区的 300 名专家学者参会。世界中联主席佘靖、中国驻洛杉矶总领事馆官员以及美国部分中医药团体、教育机构负责人、中美企业代表出席会议。论坛同期举办中医药服务贸易展览，中美多家企业参展。

专业委员会会长级会议及年会。2016 年 2 月 27 日，世界中联 2016 年专业（工作）委员会会长级会议在北京召开，300 余人参会。WHO 驻华代表施贺德博士和民政部民间组织管理局副局长刘振国、国家中医药管理局有关领导出席会议。会议学习传达 2016 年全国中医药工作会议精神，听取《2015 年专业委员会发展工作报告》，进行专业委员会工作交流和表彰活动。2016 年各专业委员会召开会议 120 场，其中境外会议 12 场。

三、世界中联标准化工作

标准发布和出版。2016 年发布世界中联标准 1 部、专业委员会标准 3 部。出版标准 6 部。分支机构标准组织的建设。指导和推动专业委员会及联盟制定标准，2016 年批准成立专业技术标准审定委员会 4 个，已有 21 个专业技术标准审定委员会开展工作。标准推广。大力推动标准实施，多渠道进行宣传，2016 年开展"中医药伦理审查体系认证"，认证 20 家。发挥 ISO/TC249 A 级联络组织作用。参加 ISO/TC249 第 7 次年会；组织协调 WG5 第五次工作会议；推进世界中联在 ISO 的项目"中药材名词术语和煎药操作服务"；启动 WFCMS/ISO 新标准项目申报。承担"面向'一带一路'的中医药国际标准合作项目"国家项目。

四、培训工作

举办国际国内各类培训班 15 期，其中政府项目 6 期；完成人社部 2016 年国家级继续教育项目 20 项。

五、课题研究

承担各类课题 15 项。

六、信息化建设

世界中联旗下已建设 19 个网站。官网覆盖 98 个国家和地区，点击量超过 160 万，增长 60%。世界中联主体下备案微信公众号 27 个。

七、与世界卫生组织的合作

承担 WHO 推拿实践技能规范的

制定工作，已提交世卫组织初审。

八、《世界中医药》影响力逐年提升

《世界中医药》杂志中文版跟踪学科热点、难点，有针对性地组稿和约稿，保证期刊质量提升，全年出版12期，增刊2期；《世界中医药》英文刊在线出版3期；与澳洲中医药针灸学会联合会合作出版《世界中医药》杂志（澳洲版）创刊号。

（杨抒宁、杨茂华）

【世界针灸学会联合会】

主　　席：刘保延
副 主 席：李科元（澳大利亚）、惠青（巴西）、沈志祥（中国）、高　林（法国）、格尔曼（德国）、曾缙云（印度尼西亚）、李国瑞（意大利）、形井秀一（日本）、申泰镐（韩国）、刘成（荷兰）、巴　蒂（新西兰）、考斯兰（挪威）、伊格尔（俄罗斯）、郭忠福（新加坡）、江元璋（南非）、拉　蒙（西班牙）、董洪光（瑞士）、劳力行（美国）、刘蕴（美国）、梁慎平（美国）、阮才秋（越南）
秘 书 长：沈志祥
副秘书长：麻　颖、陈　浩、陈振荣、宋　莉、王宏才、杨宇洋
地　　址：北京市东城区夕照寺街东玖大厦B座七层701
邮　　编：100061
电　　话：0086 - 10 - 87194973
网　　址：www.wfas.org.cn
电子信箱：office@wfas.org.cn
常设机构：办公室、学术部、信息部、项目部、财务部
业务范围：国际合作、理论研究、学术交流、业务培训、书刊编辑、咨询服务
期　　刊：《世界针灸杂志》（英文版，季刊）（意大利文版，季刊）（葡文版，季刊）

2016年学会工作概况

一、重点活动

2016年，世界卫生组织来函确认保持第7轮正式合作关系。组织观察员参加第六十九届世界卫生大会、一百三十八届执委会、应对埃博拉病毒专题会议和传统医学论坛。委派代表团参加ISO/TC249意大利罗马第七次全体会，通过年度工作报告。

2016年2月，访问伊朗伊斯兰共和国德黑兰医科大学传统医学院，参加伊朗卫生与医学教育部主办的传统结合医学高峰论坛，世界针联、中国中医科学院和伊朗卫生与教育部3方签署谅解备忘录。中医针灸随手拍国际摄影比赛共收到作品1574幅，被20余家国内外媒体刊登，出版画册，并在加拿大展出。

2016年5月，世界针联教育工作委员会在湖北武汉召开国际针灸教材评估汇报会和国际教育针灸学术研讨会。世界针联国际针灸发展论坛在北京召开，来自17个国家和地区华人华侨代表和专家学者出席。为更好落实"一带一路"发展战略，参加第四届中国北京国际服务贸易交易会，协助筹备中医药大会主题日活动。

2016年6月，非物质文化遗产工作委员会组织首届国际传承班出师答辩及毕业典礼。

2016年8月，"一带一路"中医针灸风采行挪威、瑞典和匈牙利站活动。世界针联与克里斯蒂安尼亚大学签订协议，拟筹备中挪中医针灸传承基地。瑞典针灸学术研究会首次组织20名瑞典国家针灸从业人员参加国际针灸师水平考试。匈牙利站，在布达佩斯匈牙利医学联合会总部，欧洲首家世界针联中医针灸传承基地在匈牙利布达佩斯揭牌。

2016年10月，第二届俄罗斯贝加尔湖国际传统医学研讨会在俄布里亚特共和国首府乌兰乌德召开。布里亚特卫生部召开圆桌会议，与世界针联签订合作协议，合作开展中医针灸培训和临床科研等活动。

2016年11月，第八届执委会第四次会议和国际针灸学术研讨会在日本东京召开，来自30余个国家和地区的1987名针灸专家参会，收到论文600余篇。第八届执委会第四次会议共形成8项提案6份报告，1项倡议。

二、科研教育工作

承担国家中医药管理局首批国际合作专项子课题针灸"一带一路"发展战略研究课题，并通过结题验收。参与完成中国科协和中国社会科学院5项研究，完成中国中医科学院第8批自主选题2项，发表多篇文章。《世界针灸杂志》向MED-LINE提交入选申请；2016年起被汤森路透公司的新兴资源引文索引（ESCI）数据库收录。

三、会员发展与支持团体会员活动

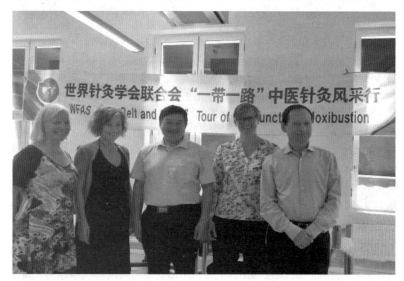

2016年8月24～25日，世界针灸学会联合会"一带一路"中医针灸风采行活动在挪威、瑞典和匈牙利举行

新增 9 个团体会员，共接待来自 16 个国家和地区来访者近百人次。培训中心共组织国际中医针灸培训班 12 期，国内培训班 22 期。组织 9 个国家和地区 25 批次考试，完成英文和日文版题库和教材的翻译工作。组织开展世界针灸周活动，共收集 16 个团体会员的活动消息，整理 8 个学会活动内容，在世界针联网站上发表。

（杨宇洋）

【世界医学气功学会】

主　　席：高鹤亭

副 主 席：吴道霖（意大利）、带津良一（日本）、王超群（加拿大）、Marcus Bongart 马克思·本卡特（瑞典）、Gaspar Garcia Lopez 加斯伯尔·戈西亚·洛伯兹（西班牙）、王汉鼎（加拿大）、李启端（德国）、黄志伟（美国）、杨武财（台湾）、林中鹏（中国）、林　建（中国）、许明堂（美国）、早岛妙聴（日本）、羅悠真（中国）、青岛大明（日本）、Allan·Kelson 艾伦·凯尔森（澳大利亚）、伯纳德·沙农、Bernad Shannan（美国）、王庆国（中国）、钟　清（阿根廷）、赵婉君（香港）

秘 书 长：（暂缺）

常务副秘书长：华　源（中国）

副秘书长：植松捷之（日本）、王雷（中国）、万苏建（中国）、Thomas Shanahan 托马斯·沙娜汉（爱尔兰）、钟　清（阿根廷）、路世才（中国）、Arpad Romandy 阿尔伯特·洛曼底（奥地利）、西　蒙、Simon Blow、陈科文（美国）、陈新华（中国）、严蔚冰（中国）、林傲梵（香港）

地　　址：北京市朝阳区北三环东路 11 号

邮　　编：100029

电　　话：010 - 64286909/64286908

网　　址：wasmq88.com

电子信箱：wasmq89@163.com

常设机构：学会秘书处

业务范围：组织各会员国参加世界医学气功学术交流大会和专题讨论会，促进国际医学气功界之间的友好往来和国际合作，协助各会员国开展各种医学气功学术活动。加强理论研究，宣传和推广医学气功科学，增强人民大众的自我保健意识，丰富广大气功爱好者的医学气功科学知识，促进医学气功进步与发展。进行理论研究和医学气功临床实验研究。采取多种形式开展医学气功继续教育，举办培训班，组织学会会员以及医学气功从业人员学习中医基础理论和提高会员及医学气功从业人员的理论水平和科学技术技能。提供技术咨询和服务，在现有条件下，办好学会简讯。

期　　刊：《世界医学气功学会通讯》（两年刊）

2016 年学会工作概况

2016 年 6 月 26～28 日，世界医学气功学会第九次学术交流大会在北京举办，来自世界 12 个国家和地区代表 130 人出席会议。学会副主席龙致贤主持开幕式，主席高鹤亭致开幕词。会议历时 3 天，分别召开主席副主席会议、全体理事会议。第五届理事会第二次会议决议：通过新增补 4 名副主席和 1 名副秘书长；同意林中鹏副主席辞去副主席、学术委员会主任的申请。通过学术委员会调整方案，并任命学术委员会主任、副主任、委员名单；通过学术委员会常务副主任魏玉龙关于世界医学气功学会学术委员会发展纲要；通过学会下设郭林新气功专业委员会、北京临床专业委员会的申请。

大会进行 2 天学术交流和功法演示，共收到中外论文 71 篇，收入论文集 69 篇，选入大会发言 42 篇。学术活动期间，学会特聘请北京中医药大学教授王庆国、傅延龄为大会做专题演讲。

（华　源）

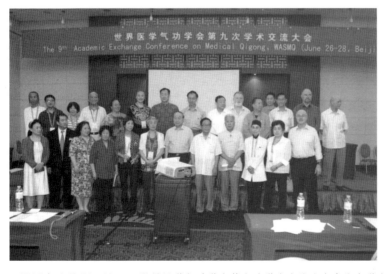

2016 年 6 月 26～28 日，世界医学气功学会第九次学术交流大会在北京举办

【国际标准化组织中医药技术委员会（ISO/TC249）】

主　　席：David GRAGAM（澳大利亚）

副 主 席：沈远东（中国）

秘　　书：桑　珍（中国）

地　　址：上海市黄浦区普安路 189

号曙光大厦 7 楼 C 座
邮　　编：200021
联 系 人：徐晓婷
联系电话：021－53821521
传　　真：021－53821522
电子信箱：mscsh2009@gmail.com
常设机构：上海市中医药研究院
业务范围：所有起源于古代中医学并能共享一套标准的传统医学体系标准化领域工作。涵盖传统与现代继承发展 2 大方面。具体负责中药原材料质量与安全、中药制成品质量与安全、医疗设备质量与安全及信息等领域的标准化工作，且包括服务类标准（限于产品的安全使用、设备与药物的交付、不涉及临床实践及产品的临床应用）。
期　　刊：ISO/TC 249 Newsletter

2016 年学会工作概述

ISO/TC249 于 2016 年 3 月 23 日和 2016 年 8 月 15 日正式出版中医药国际标准 2 项，即《ISO 18668－1：2016 中医药－中药编码系统－第一部分：中药编码规则》和《ISO 18746：2016 中医药－一次性无菌使用皮内针》。截至 2016 年 12 月，ISO 共发布中医药国际标准 7 项，有 47 项在制作过程中。

2016 年中国和澳大利亚签署双主席协议，ISO/TC 249 主席由原主席 David GRAHAM 博士继续留任，原秘书长沈远东教授获得提名，任职 ISO/TC 249 副主席，原秘书长助理桑珍女士为秘书长。

2016 年 3 月 24～25 日，中医医疗设备国际标准化研讨会暨 JWG6 有源电子医疗设备小组工作组会议在上海召开，来自美国、泰国、中国、日本、韩国、澳大利亚、IEC/SC 62D 特邀代表参加会议。各国代表介绍本国中医医疗设备的发展及法律法规现状，探讨中医医疗设备制定国际标准的需求和发展趋势，增进 ISO 与 IEC 2 个组织专家之间的了解，特别是 ISO/TC 249 的专家，进

一步了解了 IEC 规则，为制定中医医疗设备国际标准打下良好基础。

ISO/TC249 第七次全体成员大会于 2016 年 6 月 7～10 日在意大利罗马召开，来自 13 个成员国及 2 个联络组织的 205 位代表出席会议。会议对技术委员会的商业战略计划书、联络组织现状以及 ISO/TC249 的工作程序进行回顾，各工作组会议在会议期间对各项新项目提案、已立项项目工作草案进行技术讨论并最后向全体大会做汇报。

2016 年秘书处先后接受多家媒体特约采访并协助拍摄《标准中国》纪录片。2016 年 10 月 18 日，秘书处召开"世界标准日——中医药国际标准化"主题宣传活动，重点介绍 ISO/TC 249 和中医药国际标准化发展的现状及未来发展规划等情况。16 家媒体记者参加活动。

2016 年 10 月 24～25 日，秘书处受成都第五届中医药现代化国际科技大会主办方邀请，承办其中第二单元政府论坛的会议组织与安排。在会议期间，ISO/TC 249 召开中医药国际标准化研讨会，邀请美国、澳大利亚、南非、中国、日本、美国药典、欧洲药典委的有关专家与会，围绕"中药颗粒剂国际标准制作的可行性"以及"传统使用（traditional use）在中药安全性和有效性证据体构建中的作用"2 大主题进行探讨。

2016 年 10～11 月，ISO/TC 249 派遣代表参加联络组织 ISO/TC 215 以及 IEC/TC 62 的全体成员大会，就中医药国际标准的制定展开深入讨论。特别是和 IEC/SC 62D 建立联合工作组，有多个联合制作项目处于研究中。

（徐晓婷）

三、地方性社会组织

1. 北京市

【北京中医药学会】
会　　长：赵　静

副 会 长：边宝生、梅　群、杨明会、王　阶、唐旭东、王耀献、靳　琦、张允岭、刘清泉、杨晋翔、陈　勇、黄璐琦、朱立国、张宝军、王麟鹏、邓　娟
秘 书 长：邓　娟
副秘书长：林　谦、王国玮、黄小波、王春生、李秀惠
地　　址：北京市东城区东单三条甲 7 号 123 室
邮　　编：100005
电　　话：010－65223477
网　　址：www.bjacm.org
电子信箱：bjzyyxh@163.com

（杨　娜）

【北京中西医结合学会】
会　　长：刘清泉
副 会 长：王笑民、王　阶、王晓民、张澍田、杨明会、杨晋翔、赵锡银、唐旭东、姚树坤、吉训明、冯兴中、范吉平、朱立国、王耀献、张允岭、唐启盛、陈　勇、胡元会、张宝军、王大仟、陈　誩、王麟鹏、阴赪宏
秘 书 长：刘　刚
副秘书长：李　怡、汪红兵、董彦菊
地　　址：北京市东单三条甲七号
邮　　编：100005
电　　话：010－65250460
网　　址：www.bjaim.org.cn
电子信箱：bjzxyjhxh@126.com

（韩玉洋）

【北京针灸学会】
会　　长：王麟鹏
副 会 长：程海英（常务）、王晓民、朱　江、景向红、梁立武
秘 书 长：黄　毅
副秘书长：刘志顺、王丽萍、张万龙
地　　址：北京市东城区小取灯 5 号
邮　　编：100010
电　　话：13311017533
网　　址：www.bjaam.org.cn
电子信箱：bjzjxh9495@126.com

（黄　毅）

【北京中医协会】

会　　长：谢阳谷

副 会 长：马谊平、刘　迎、刘保延、
　　　　　李　宁、李俊德、杨明会、
　　　　　陈　誩、高思华

秘 书 长：朱桂荣

副秘书长：见国繁、林　谦、金　玫、
　　　　　莫用元、殷　青、黄　毅、
　　　　　康　佳、程治馨

地　　址：北京市朝阳区小关北里
　　　　　218 号

邮　　编：100029

电　　话：010 - 64007339

电子信箱：czx522@163. com

（程治馨）

【北京中医药养生保健协会】

会　　长：无

副 会 长：赖南沙（常务）、王耀献、
　　　　　刘清泉

秘 书 长：赖南沙

副秘书长：王燕平、高庆海、崔国静、
　　　　　迟　诚、程惠东

地　　址：北京市东城区西总部胡
　　　　　同 46 号 C 座

邮　　编：100005

电　　话：010 - 85293033

电子信箱：bhatcm2016@ sina. com

（赖南沙）

2. 天津市

【天津市中医药学会】

会　　长：张大宁

副 会 长：李　平、陈宝贵、苗富来、
　　　　　李金元

秘 书 长：苗富来（兼）

副秘书长：李树茂

地　　址：天津市和平区南京路 98 号

邮　　编：300040

电　　话：022 - 23032602

网　　址：www. yyglb. org/list - 5492
　　　　　82747958. aspx

电子信箱：tjzyyxh@ 126. com

（苗富来）

【天津市中西医结合学会】

会　　长：张伯礼

副 会 长：范玉强、张玉环、张军平、
　　　　　白人骁、李志军、朱广丽

秘 书 长：马　薇

地　　址：天津市和平区南京路 98
　　　　　号 301 室

邮　　编：300040

电　　话：022 - 23032635

网　　址：www. yyglb. org/list - 027
　　　　　238734833. aspx

电子信箱：zxjhxh@ 126. com

（马　薇）

【天津市针灸学会】

会　　长：王　舒

副 会 长：李　平、张智龙、熊　杰、
　　　　　张春红、郭家奎、郭　义

秘 书 长：丁惠玲

副秘书长：马　泰、李　岩

地　　址：天津市和平区南京路 98
　　　　　号 301 室

邮　　编：300040

电　　话：022 - 23120580

网　　址：www. yyglb. org/list - 3027
　　　　　33863708. aspx

电子信箱：tjzj0580@ 163. com

（李　萌）

3. 河北省

【河北省中医药学会】

会　　长：孔祥骊

常务副会长：武　智

副 会 长：马玉琛、王文举、王亚利、
　　　　　田振华、刘玉洁、刘增祥、
　　　　　孙士江、张书臣、张明柱、
　　　　　李佃贵、李振江、高社光、
　　　　　裴　林

秘 书 长：武　智（兼）

地　　址：河北省石家庄市槐安东
　　　　　路 97 号

邮　　编：050021

电　　话：0311 - 85804846

电子信箱：hbszyyxh@ 126. com

（王　欢）

【河北省中西医结合学会】

会　　长：李佃贵

副 会 长：赵文清、孔祥骊、郭登洲、
　　　　　王艳君、杜惠兰、李　琦、
　　　　　李　勇、陈志强、石仲仁、
　　　　　王立新、吕佩源、杨淑莲、
　　　　　李炳茂、贾振华、胡书芬、
　　　　　胡万宁

秘 书 长：武　智

地　　址：河北省石家庄市槐安东
　　　　　路 97 号

邮　　编：050021

电　　话：0311 - 85804846

电子信箱：hbszxyjhxh@ 126. com

（刘桂香）

【河北省针灸学会】

会　　长：康锁彬

副 会 长：于　岩、王九一、王国明、
　　　　　王艳君、白志杰、李桂林、
　　　　　杨志新、武　智、袁　军、
　　　　　贾春生、崔林华、谢占清

秘 书 长：武　智（兼）

地　　址：河北省石家庄市槐安
　　　　　路 97 号

邮　　编：050021

电　　话：0311 - 85804846

电子信箱：hbszjxh9@ 126. com

（刘桂香）

4. 山西省

【山西省中医药学会】

理 事 长：周　然

副理事长：文　渊、王晞星、冯前进、
　　　　　白兆芝、乔连厚、齐炳义、
　　　　　张文广、李先荣、杨恩建、
　　　　　徐生旺、柴瑞霭、贾汉章、
　　　　　魏中海

秘 书 长：文　渊（兼）

副秘书长：任光荣、邹本贵

地　　址：山西省太原市东华门
　　　　　23 号

邮　　编：030013

电　　话：0351 - 3580330

电子信箱：lj - 1973@ 163. com

（刘　浚）

【山西省中西医结合学会】

理 事 长：王裕颐

副理事长：张　才、李文学、李秀莲、
　　　　　杨　波、赵通理、柴瑞霁、
　　　　　陶功定、冯五金、宋明锁

秘 书 长：宋明锁（兼）

副秘书长：李静萍、赵建平、郭媛媛

地　　址：山西省太原市并州西街
　　　　　46 号

邮　　编：030012

电　　话：0351 - 4091118

（宋明锁）

【山西省针灸学会】
理 事 长：焦顺发
副理事长：祁　越、李建仲、杨恩来、
　　　　　施土生、郭耀康、冀来喜
秘 书 长：冀来喜（兼）
副秘书长：燕　平、李明磊
地　　址：山西省太原市并州西街
　　　　　46 号
邮　　编：030006
电　　话：0351 - 7240217
（冀来喜）

5. 内蒙古自治区
【内蒙古自治区中医药学会】
会　　长：于连云
副 会 长：石海燕、苏根元、刘院君、
　　　　　刘宏泽、布　赫、相林扎布、
　　　　　毕力格、毛洪海、赵玉儒、
　　　　　刘成赋、刘　全、高宝发、
　　　　　冯学斌、布　仁、陈东亮、
　　　　　张景玲、魏秀英、杨广源、
　　　　　苏　和、赵宇明、赛西娅、
　　　　　陈玉华、师建平、董秋梅、
　　　　　李　林、赵清树、袁　军
秘 书 长：陈玉华
副秘书长：赵清树
地　　址：内蒙古呼和浩特市新华
　　　　　大街 63 号 10 号楼 203
　　　　　房间
邮　　编：010055
电　　话：0471 - 6945465
电子信箱：nmgzyyxh@ 126. com
（吕　晶）

【内蒙古自治区蒙医药学会】
会　　长：乌　兰
名誉会长：苏荣扎布
名誉副会长：吉格木德、金　玉、包
　　　　　金山、阿古拉、查　干、
　　　　　康双龙、苏　和、乌苏
　　　　　日乐特
副 会 长：毕力格、巴根那、那生桑、
　　　　　布仁巴图、巴雅尔、布仁
　　　　　达来、毅　和、奥乌力
　　　　　吉、黄志刚、相林扎布、
　　　　　张黎明、斯庆格、额尔登
　　　　　朝鲁、杭盖巴特尔、巴雅
　　　　　尔、布仁达来、王玉杰、
　　　　　伊乐泰、斯琴巴特尔
秘 书 长：杭盖巴特尔

常务副秘书长：巴雅尔
地　　址：内蒙古呼和浩特市新华大
　　　　　街 63 号 10 号楼 201 房间
邮　　编：010055
电　　话：0471 - 6613622
电子信箱：a812812812@ qq. com
（巴雅尔）

6. 辽宁省
【辽宁省中医药学会】
会　　长：杨关林
副 会 长：李国信、贺　伟、康廷国、
　　　　　吕晓东、石　岩、关雪峰、
　　　　　张　燚、赵　午、白长川、
　　　　　许　斌、甄路开、王迎春、
　　　　　刘　宁、陆　旭、陈全胜、
　　　　　周　野、赵明拥、逯亚新
秘 书 长：李国信
副秘书长：杨鹃祥、韩首章
地　　址：辽宁省沈阳市和平区砂
　　　　　阳路 266 号
邮　　编：110005
电　　话：024 - 23397508
网　　址：www. lnatcm. org/index. php
电子信箱：327984198@ qq. com
（李敏夫）

【辽宁省中西医结合学会】
会　　长：杨关林
副 会 长：关雪峰
秘 书 长：关雪峰
副秘书长：沈　海
地　　址：辽宁省沈阳市北陵大街
　　　　　33 号
邮　　编：110032
电　　话：024 - 31961533
电子信箱：lnszxyjhxh@ 126. com
（佟　跃）

【辽宁省针灸学会】
会　　长：张立德
副 会 长：马铁明、裴景春、王志义、
　　　　　汪振宇、刘国庆、任　路、
　　　　　李　铁、周鸿飞、成泽东
秘 书 长：马铁明
副秘书长：王淑娟、董宝强、樊　旭
地　　址：辽宁省沈阳市皇姑区崇
　　　　　山东路 79 号
邮　　编：110847
电　　话：024 - 31207318

网　　址：www. lnzhenjiu. cn
电子信箱：lnzjxh2016@ 163. com
（林　卉）

【辽宁省中药学会】
会　　长：康廷国
副 会 长：谢　明、殷　军、赵　喆、
　　　　　门启明、贾天柱
秘 书 长：高仁杰
副秘书长：王　飞
地　　址：辽宁省沈阳市皇姑区崇
　　　　　山东路 79 号
邮　　编：110032
电　　话：024 - 31207301
电子信箱：lngrj@ 126. com
（高仁杰）

【辽宁省蒙医药学会】
会　　长：陶淑霞
副 会 长：王焕柱、王冬梅、包春林、
　　　　　刘国升、李　克、王大雷、
　　　　　陈东龙、夏立庚、尚国祥、
　　　　　张绍武
秘 书 长：李晓波
副秘书长：齐慧勇、尹喜坤、陈菊玲、
　　　　　刘玉红、李桂兰、刘根顺
地　　址：辽宁省阜新蒙古族自治
　　　　　县民族街 1 号
邮　　编：123199
电　　话：0418 - 8834016
电子信箱：smyyxh - 5220@ 163. com
（刘　震）

【辽宁省反射疗法协会】
会　　长：田振国
副 会 长：姚万才、潘树枫、王希波、
　　　　　程宝明
秘 书 长：陈　丽
副秘书长：叶路联
地　　址：辽宁省沈阳市皇姑区柴
　　　　　河街 23 号楼 213
邮　　编：110031
电　　话：13804050528/15998859772
电子信箱：79650328@ qq. com
（谢　璠）

【辽宁省养生康复学会】
会　　长：初　杰
副 会 长：马铁明、张志强、任　路、
　　　　　鞠宝兆、陈以国

秘 书 长：樊 旭
副秘书长：梁家红、卞 镝
地　　址：辽宁省沈阳市崇山东路79 号
邮　　编：1100000
电　　话：31207132
网　　址：www. lnlnw. cn
电子信箱：fanxulw@ 163. com/178781695@ qq. com
（蒋 术）

7. 吉林省

【吉林省中医药学会】
副会长：王之虹、宋柏林、王 龙、周建民、冷向阳、相世和、田洪赋、李世明、李 平、程海涛、鲁沿坪、李一奎、高 陆、于江波、陈心智、朱桂祯
秘 书 长：朱桂祯（兼）
电　　话：0431 - 81703249/86172416
电子信箱：jlszyyxh2006@ 163. com
地　　址：吉林省长春市净月经济开发区博硕路 1035 号，长春中医药大学办公楼412、417 室。
邮　　编：130117
（吴 琼）

【吉林省中西医结合学会】
会　　长：宋柏林
副会长：陈明强、田洪赋、高忠礼、周建民、相世和、刘利则、张 越、孙 喆
特聘副会长：琴 钢
秘 书 长：张晓慧
地　　址：吉林省长春市朝阳区工农大路 1478 号（长春中医药大学附属医院十楼）
邮　　编：130021
电　　话：0431 - 86177373
邮　　箱：zxh7635@ 163. com
（张晓慧）

【吉林省中医药健康产业协会】
会　　长：陈心智
副会长：艾长山、柏荣慧、陈大勇、杜占生、冯 卓、弓国华、关凤媛、郭铁生、韩 丹、贺金星、胡 铭、李凤军、

李明宇、刘兴东、刘玉忠、马洪君、邵永佐、绳长福、王昌辉、王君济、温惠钧、武传静、修涞贵、徐冰娜、徐章富、杨 哲、袁兴震、张德源、张海波、赵国胜、朱桂祯
秘 书 长：朱桂祯（兼）
地　　址：吉林省长春市净月经济开发区博硕路 1035 号，长春中医药大学办公楼417 室
邮　　编：130117
电　　话：0431 - 81703249
邮　　箱：jkcyxh2015@ 163. com
（吴 琼）

【吉林省民营中医医疗机构协会】
名誉会长：吴英萍
会　　长：张海波
常务副会长：朱桂祯（兼）
副会长：于占权、王守永、王照伟、王君济、王玉山、孙立忠、宋莲凤、岳士才、高 峰、鲁淞坪
秘 书 长：朱桂祯
副秘书长：陈 琦、郑笑谦
地　　址：吉林省长春市建设街 1227 号 103 室
邮政编码：130021
电　　话：0431 - 86178008
电子信箱：2627387104@ qq. com
（杨中华）

【吉林省养生保健协会】
会　　长：邱 壮
执行会长：张志远
秘 书 长：郭军武
地　　址：吉林省长春市自由大路4755 号鸿石国际 11 楼
联系电话：0431 - 81806093
电子信箱：80022450@ qq. com
（许晓航）

8. 黑龙江省

【黑龙江省中医药学会】
会　　长：王学军
秘 书 长：杜广洲
地　　址：黑龙江省哈尔滨市香安街 72 号黑龙江省中医药

科学院
电　　话：0451 - 55651561
（曲 峰）

【黑龙江省中西医结合学会】
会　　长：李显筑
秘 书 长：靳万庆
地　　址：黑龙江省哈尔滨市哈药路 99 号
电　　话：0451 - 84513382
（曲 峰）

【黑龙江省针灸学会】
会　　长：孙忠人
秘 书 长：王 顺
地　　址：黑龙江省哈尔滨市香安街 72 号黑龙江省中医药科学院
电　　话：13633635455
（曲 峰）

【黑龙江省中药材种植产业协会】
会　　长：马长春
秘 书 长：燕新洪
地　　址：黑龙江省绥化农垦管理局中药办
电　　话：0455 - 8763111
（曲 峰）

【黑龙江省中药材流通产业协会】
会　　长：侯凤祥
副会长：王伟明、陈笑研、马明丽
秘 书 长：阎雪莹
地　　址：黑龙江省哈尔滨市香坊区赣水路 30 号地王大厦 1006
电　　话：0451 - 8226335
（曲 峰）

【黑龙江省民族医药学会】
会　　长：侯安会
秘 书 长：孟庆刚
地　　址：黑龙江省哈尔滨市地段街 151 号
电　　话：13904517516
（曲 峰）

9. 上海市

【上海市中医药学会】
常务副会长：胡鸿毅
副会长：郑 锦、肖 臻、周 华、

房　敏、徐　建、彭　文、
花根才、陆金根、沈远东、
陈军力、杨　弘、凌昌全
秘 书 长：陆金根
常务副秘书长：谈美蓉
地　　址：上海市北京西路1623号
　　　　　205室
邮　　编：200040
电　　话：021－62532271
网　　址：www.shatcm.org
电子信箱：shatcm@sina.cn
（谈美蓉）

【上海市中西医结合学会】
会　　长：王文健
副 会 长：刘　平、凌昌全、房　敏、
　　　　　周　华、郑　锦、虞坚尔、
　　　　　陆金根、李永忠、吴佩颖、
　　　　　朱玉陵
秘 书 长：张友根
副秘书长：李文伟、向延卫
地　　址：上海市静安区北京西路
　　　　　1623号
邮　　编：200040
电　　话：021－62581714
网　　址：www.shcim.org
电子信箱：shcim81@163.com
（于　芸）

【上海市针灸学会】
会　　长：吴焕淦
副 会 长：沈学勇、丁光宏、东贵荣、
　　　　　王文清
秘 书 长：刘慧荣
地　　址：上海市静安区北京西路
　　　　　1623号
邮　　编：200040
电　　话：021－62676864
电子信箱：shanghaizhenjiu@163.com
（郭欣欣）

10. 江苏省
【江苏省中医药学会】
会　　长：陈亦江
副 会 长：朱　岷、吴勉华、黄亚博、
　　　　　方祝元、孙志广、张　琪、
　　　　　陆　曙、周　炜
秘 书 长：黄亚博（兼）
地　　址：江苏省南京汉中路282号
邮　　编：210029

电　　话：025－86617283（兼传真）
网　　址：www.jstcm.com（江苏中
　　　　　医药信息网）
电子信箱：jstcm@foxmail.com
（陈　宁）

【江苏省中西医结合学会】
会　　长：陈亦江
副 会 长：段金廒、黄亚博、曾庆琪、
　　　　　王佩娟、许家仁、陈延年、
　　　　　葛惠男、张培影
秘 书 长：黄亚博（兼）
地　　址：江苏省南京汉中路282号
邮　　编：210029
电　　话：025－86617283（兼传真）
网　　址：www.jstcm.com（江苏中
　　　　　医药信息网）
电子信箱：jstcm@foxmail.com
（陈　宁）

【江苏省针灸学会】
会　　长：陈亦江
副 会 长：夏有兵、黄亚博、倪光夏、
　　　　　施振东、孙建华
秘 书 长：黄亚博（兼）
地　　址：江苏省南京汉中路282号
邮　　编：210029
电　　话：025－86617283（兼传真）
网　　址：www.jstcm.com（江苏中
　　　　　医药信息网）
电子信箱：jstcm@foxmail.com
（陈　宁）

11. 浙江省
【浙江省中医药学会】
会　　长：肖鲁伟
副 会 长：王晓鸣、吕圭源、李明焱、
　　　　　杨　勇、范永升、姚新苗、
　　　　　柴可群、徐伟伟、曹　毅、
　　　　　崔　云、程锦国、蔡宛如、
　　　　　魏　明
秘 书 长：王晓鸣（兼）
副秘书长：吴建锡
地　　址：浙江省杭州市下城区武
　　　　　林广场8号浙江省科协
　　　　　大楼10楼1006室
邮　　编：310003
电　　话：0571－85166805
网　　址：www.zjszyyxh.com

电子信箱：zjszyyxh@126.com
（方敏娟）

【浙江省中西医结合学会】
会　　长：吴章穆
副 会 长：江南艳、孙秋华、吕　宾、
　　　　　何　革、何　超、严　敏、
　　　　　陈勇毅、柴可群、裘云庆、
　　　　　蔡宛如
秘 书 长：陈勇毅
副秘书长：张文娟
地　　址：浙江省杭州市西湖区天
　　　　　目山路132号
邮　　编：310007
电　　话：0571－88849116
网　　址：www.zjtcmwm.com
电子信箱：zjszxyhx@163.com
（张红心）

【浙江省针灸学会】
会　　长：方剑乔
副 会 长：宣丽华、阮步青、金肖青、
　　　　　姚新苗、陈华德
秘 书 长：陈华德（兼）
副秘书长：林咸明
地　　址：浙江省杭州市上城区庆
　　　　　春路23号中医大厦
邮　　编：310009
电　　话：0571－87238252
网　　址：www.zjszjxh.com
电子信箱：zjszjxh@163.com
（王芳芳）

12. 安徽省
【安徽省中医药学会】
理 事 长：王　键
副理事长：彭代银、李泽庚、赵国胜、
　　　　　龚艳玲、杨　骏、侯　勇、
　　　　　肖　锋、李道昌、彭俊宇、
　　　　　刘家珍、朱月信、黄学勇
秘 书 长：肖　锋（兼）
副秘书长：徐经凤、王纪常、刘　健、
　　　　　周美启、何光远、韩　为
地　　址：安徽省合肥市长江西路
　　　　　329号省卫生计生委青阳
　　　　　路办公区516室
邮　　编：230031
电　　话：0551－62998560
（王继学）

【安徽省针灸学会】

理 事 长：杨　骏

副理事长：胡　玲（常务）、储浩然、
　　　　　沈德凯、杜荣昶、彭长林

秘 书 长：储浩然（兼）

副秘书长：彭长林、李鹏飞、沈晓明

地　　址：安徽省合肥市六安路205
　　　　　号（寿春路300号）

邮　　编：230061

电　　话：0551 - 62665105

　　　　　　　　　　　（王继学）

13. 福建省

【福建省中医药学会】

会　　长：刘建忠

副 会 长：魏世超、陈金水、纪立金、
　　　　　卢明忠、黄俊山、张峻芳、
　　　　　陈进春、陈鲁峰、余天泰、
　　　　　刘建顺

秘 书 长：吴宽裕

副秘书长：蔡昭莲

地　　址：福建省福州市鼓屏路61
　　　　　号（福建省卫生计生委
　　　　　大院内）

邮　　编：350003

电　　话：0591 - 87818827

电子信箱：fjszyyxh@163.com

　　　　　　　　（吴宽裕、黄晶晶）

【福建省中西医结合学会】

会　　长：朱　琪

副 会 长：文　丹、李　芹、陈传本、
　　　　　吴成翰、彭　军、林从全、
　　　　　徐国兴、姜　杰、刘宪俊

秘 书 长：林淑琴

副秘书长：郭双燕、闵　军

地　　址：福建省福州市鼓屏路
　　　　　61号

邮　　编：350003

电　　话：0591 - 87835550

电子信箱：zxyjhxh@163.com

　　　　　　　　　　　（史惠梅）

【福建省针灸协会】

会　　长：吴　强

副 会 长：苏稼夫、周然宓、许金森、
　　　　　郑美凤

秘 书 长：姚志芳

副秘书长：吴明霞、林　源、周文强、
　　　　　郑君圣

地　　址：福建省福州市鼓屏路61号

邮　　编：350003

电　　话：0591 - 87824528

电子信箱：fjszjxh@163.com

　　　　　　　　　　　（郑淑霞）

【福建省中医药研究促进会】

会　　长：刘献祥

常务副会长：杨　琳

副 会 长：赖应辉（常务）、万文蓉、
　　　　　叶国维、朱　琪、李　晔、
　　　　　吴培增、陈　慧、林贤旺、
　　　　　郑东海、郑美凤、郑振财、
　　　　　郭为汀、郭东宇、黄文渊、
　　　　　黄河清、潘丽贞

秘 书 长：赖应辉（兼）

副秘书长：林　强、俞鼎芬、黄国先、
　　　　　黄　海

地　　址：福建省福州市鼓楼区湖
　　　　　东路276号同心楼10层

邮　　编：350003

电　　话：0591 - 88016552

电子信箱：f88016552@126.com

　　　　　　　　　　　（冯熙铭）

14. 江西省

【江西省针灸学会】

会　　长：陈日新

副 会 长：康明非、洪恩四、伊　凡、
　　　　　宋南昌、廖道发、涂国卿

秘 书 长：康明非

副秘书长：迟振海

地　　址：江西省南昌市八一大道
　　　　　445号

邮　　编：330006

电　　话：0791 - 88526872

电子信箱：348916661@qq.com

　　　　　　　　　　　（郑林华）

15. 山东省

【山东中医药学会】

会　　长：于淑芳

副 会 长：田景振、杨传华、张成博、
　　　　　吉中强、赵渤年、齐元富、
　　　　　毕宏生、司国民、张立祥、
　　　　　耿　杰

秘 书 长：赵渤年（兼）

副秘书长：韩　莉

地　　址：山东省济南市燕东新路
　　　　　9 - 1号

邮　　编：250014

电　　话：0531 - 67873166

网　　址：www. sdtcm. gov. cn

电子信箱：sdtcma@126.com

　　　　　　　　　　　（韩　莉）

【山东中西医结合学会】

会　　长：王新陆

副 会 长：武继彪、曹晓岚、高　毅、
　　　　　李长华、赵家军、冯建华、
　　　　　高海青、吉中强、王者令

秘 书 长：曹晓岚

地　　址：山东省济南市燕东新路
　　　　　9 - 1号

邮　　编：250014

电　　话：0531 - 67873166

网　　址：www. sdtcm. gov. cn

电子信箱：sdtcma@126.com

　　　　　　　　　　　（韩　莉）

【山东针灸学会】

会　　长：高树中

副 会 长：谭奇纹、刘立安、陈少宗、
　　　　　马其江、杜广中、马　胜

秘 书 长：陈少宗

地　　址：山东省济南市燕东新路
　　　　　9 - 1号

邮　　编：250014

电　　话：0531 - 67873166

网　　址：www. sdtcm. gov. cn

电子信箱：sdtcma@126.com

　　　　　　　　　　　（韩　莉）

【山东省中药材行业协会】

会　　长：赵升田

常务副会长：王剑峰

副 会 长：张贵昆、王荔强、张贵仁、
　　　　　曾英姿、李文杰、贾开钰、
　　　　　朱光明、杜新磊、李　明、
　　　　　余洪智、王洪波、刘孟建、
　　　　　张　艳、李奉胜、马俊华、
　　　　　张玉安、李兆运、李圣波

秘 书 长：王荔强

常务副秘书长：周骥凡

副秘书长：李贵海、马传江

地　　址：山东省济南市共青团路
　　　　　28号

邮　　编：250012

电　　话：0531 - 80660377

网　　址：www. sdzyhy. org. cn

电子信箱：sdszyhy@163.com

（马传江）

16. 河南省

【河南省中医药学会】
副 会 长：方家选、郑玉玲、孙耀志
秘 书 长：王端权
地　　址：河南省郑州市银通路18号
邮政编码：450004
电　　话：0371 – 55369965
网　　址：www. hnacm. org. cn/
电子信箱：hnszyyxh@sina. com

（高　纯）

【河南省中西医结合学会】
副 会 长：李建生、郑玉玲
秘 书 长：王端权
地　　址：河南省郑州市银通路
　　　　　18号
邮政编码：450004
电　　话：0371 –55369965
网　　址：www. hnacm. org. cn/
电子信箱：hnszyyxh@sina. com

（高　纯）

【河南省针灸学会】
副 会 长：路玫
秘 书 长：王端权
地　　址：河南省郑州市银通路18号
邮政编码：450004
电　　话：0371 – 55369965
网　　址：www. hnacm. org. cn/
电子信箱：hnszyyxh@sina. com

（高　纯）

【河南省康复医学会】
会　　长：冯晓东
副 会 长：钱宝延、何予工、郭钢花、
　　　　　赵立连、尚　清、郭学军、
　　　　　李彦杰、吴明生、李文超
秘 书 长：刘承梅
地　　址：河南省郑州市人民路
　　　　　19号
邮　　编：450000
电　　话：0371 – 63310155
网　　址：www. henankangfu. com
邮　　箱：hnskfyxh2014@163. com

（冯晓东）

17. 湖北省

【湖北省中医药学会】
会　　长：王华
副 会 长：巴元明、胡永年、陈红辉、
　　　　　张荒生、吕文亮、苏光祥、
　　　　　涂远超、陈　刚
秘 书 长：胡永年
地　　址：湖北省武汉市武昌区县
　　　　　华林特一号综合楼307室
邮政编码：430061
电　　话：027 – 68889152（兼传真）
网　　址：www. hbzyy. org. cn

（刘俊峰）

【湖北省中西医结合学会】
会　　长：黄光英
副 会 长：王　平、王胜利、沈　霖、
　　　　　李国成、陆付耳、张介眉、
　　　　　金建年、胡思专、赵映前
秘 书 长：王胜利
地　　址：湖北省武汉市武昌区东
　　　　　湖路165号
邮　　编：430070

（刘憬慷）

【湖北省针灸学会】
会　　长：张红星
副 会 长：王　华、张　英、李建武、
　　　　　陈帮国、周仲瑜、彭　力
秘 书 长：马　骏
地　　址：湖北省武汉市武昌区东
　　　　　湖路165号
邮　　编：430070

（张云华）

【湖北省中医管理学会】
会　　长：姚　云
副 会 长：刘学安、吕文亮、朱宏斌、
　　　　　张荒生
秘 书 长：刘学安
地　　址：湖北省武汉市洪山区珞
　　　　　瑜路856号（湖北省中
　　　　　医院光谷院区）
邮政编码：430074
电子信箱：hbzygl@126. com

（芦妤）

18. 湖南省

【湖南省中医药学会】
会　　长：邵湘宁
副 会 长：黄惠勇、郭子华、谭元生、

柏正平、郭争鸣、姚　旭、
熊　辉、徐伟辉、曾令贵、
邵先舫、王诚喜、林承雄
秘 书 长：陈　斌
副秘书长：肖文明
地　　址：湖南省长沙市开福区湘
　　　　　雅路30号
邮　　编：410008
电　　话：0731 – 84822174
网　　址：www. hacm. org. cn
电子信箱：hnzyyxh@126. com

（刘振宇）

19. 广东省

【广东省中医药学会】
会　　长：吕玉波
副 会 长：王省良、郭　姣、王新华、
　　　　　陈达灿、冼绍祥、曹礼忠、
　　　　　李顺民、吕志平、李楚源、
　　　　　许冬瑾、金世明（法人代
　　　　　表）
秘 书 长：何羿婷
地　　址：广东省广州市越秀区淘
　　　　　金北路77号麓湖阁南塔
　　　　　404室
邮　　编：510095
电　　话：020 – 83600105
网　　址：www. gdszyyxh. org
电子信箱：gdzyyxh@163. com

（金世明）

【广东省中西医结合学会】
会　　长：郭　姣
副 会 长：王昌俊、吕志平、刘小虹、
　　　　　李爱民、余细勇、张诗军、
　　　　　张荣华、金世明、郑学宝、
　　　　　谢　兵
秘 书 长：洪铭范
常务副秘书长：杨建新
地　　址：广东省广州市越秀区淘
　　　　　金北路77号麓湖阁南塔
　　　　　404室
邮　　编：510095
电　　话：020 – 83600105
网　　址：www. gdszxyjhxh. org
电子信箱：gdszxyjhxh@163. com

（金世明）

【广东省针灸学会】
会　　长：符文彬
副 会 长：许能贵、杨卓欣、江钢辉、

王升旭、老锦雄、刘健华、
唐纯志、刘　悦、庄礼兴
秘 书 长：刘健华
副秘书长：于　涛、赵蒨琦、王　聪、
张继福、段　权
地　　址：广东省广州市越秀区大
德路111号广东省中医院
针灸科
邮　　编：510120
电　　话：020－81887233转34230
或34229
电子信箱：gdacaam@163.com
（于　涛）

20. 广西壮族自治区
【广西中医药学会】
会　　长：唐农
秘 书 长：黄波夫
副秘书长：李　方、吴胜华、梁启成
地　　址：广西南宁市民族大道
80号
邮　　编：530022
电　　话：0771－2802519
电子信箱：zjq2263@163.com
（赵吉琼）

【广西中西医结合学会】
会　　长：唐农
常务副会长：梁　健
秘 书 长：李　方
副秘书长：桂雄斌、邓　鑫、黄李平
地　　址：广西南宁市民族大道
80号
邮　　编：530022
电　　话：0771－2802519
电子信箱：zjq2263@163.com
（赵吉琼）

【广西针灸学会】
会　　长：范郁山
副 会 长：庞　勇、岳　进、赵彩娇、
吴新贵、郑建宇、陈日兰、
何列涛、朱　英、唐红珍、
潘小霞、黄伟贞、农泽宁、
黄锦军、汤昌华、王希琳、
陈　勇、黄玉建
秘 书 长：赵彩娇
副秘书长：吴健文、李珍娟、王　甍、
李　壮、朱文红、伍利民、
刘运珠、何育风、张红参、

陈禹成、陈　红、英健民、
欧丹凤、赵利华、胡艳影、
骆卓琦、梁业安、黄卫强、
黄耀全、蒋文英、粟胜勇、
雷龙鸣
地　　址：广西南宁市明秀东路179
号广西中医药大学针灸
推拿学院
邮　　编：530001
电　　话：0771－3137370
电子信箱：gxzjxh2011@126.com
（李珍娟）

【广西民族医药协会】
会　　长：谭明杰
执行会长：韦英才
秘 书 长：王柏灿
副秘书长：容小翔
地　　址：广西南宁市明秀东路
234号
邮　　编：530001
电　　话：0771－3936426
电子信箱：gxmzyyxh@126.com
（卓秋玉）

21. 海南省
【海南省中医药学会】
会　　长：陈少仕
副 会 长：张永杰、蔡　敏、李　丽、
冯　钊、方　立、周文雄、
林炽明、陈小勇、黎运琪、
羊金灵、杨少林、程　班、
阎　彬、吴坤科
秘 书 长：蔡　敏
副秘书长：张爱建
地　　址：海南省海口市和平北路
47号海南省中医院七楼
邮　　编：570203
电　　话：66110218
网　　址：www.hnszyyxh.org
电子信箱：hnsjjjd@163.com
（闫公南）

【海南省中西医结合学会】
会　　长：刘巧
副 会 长：羊秩驹、蔡　毅、韩　平、
武　伟、洪江游、林炽明、
郑南生、方　立、陈小勇
秘 书 长：张汉洪
副秘书长：王　玲

地　　址：海南省海口市和平北路
47号
邮　　编：570203
电子信箱：z6205@sina.com
（张汉洪）

【海南省针灸学会】
会　　长：黄东勉
名誉会长：辜孔进
副 会 长：李健强、罗和平、张晓阳、
宋曼萍
秘 书 长：罗和平
副秘书长：张爱建
地　　址：海南省海口市和平北路
47号海南省中医院七楼
邮　　编：570203
电　　话：66110218
电子信箱：hnsjjjd@163.com
（闫公南）

22. 重庆市
【重庆市中医药学会】
会　　长：周天寒
副 会 长：曾定伦、王辉武、张渝生、
向明成、杨国汉、叶秀英、
曹文富、李延萍、毛得宏、
杨隆奎、杨大坚
秘 书 长：杨国汉（兼）
副秘书长：漆　敏、李　进、王　俊、
张安富、吴朝华
地　　址：重庆市江北区盘溪七支
路6号
邮　　编：400021
电　　话：023－67063895
网　　址：934405879@qq.com
电子信箱：www.cqacm.org
（漆　敏）

【重庆市中西医结合学会】
会　　长：高丹
副 会 长：罗长坤、史若飞、吴志刚、
曹文富、李荣亨
秘 书 长：马力
副秘书长：何丽芳、罗　勇
地　　址：重庆市渝中区道门口40号
邮　　编：400011
电　　话：023－63815494
电子信箱：wukuan117@126.com
（吴　宽）

【重庆市针灸学会】

会　　长：廖惠萍

副 会 长：郭剑华（常务）、王毅刚、
　　　　　王竹行、温木生、唐成林、
　　　　　虞乐华、刘明怀、张康战

秘 书 长：余晓阳

副秘书长：何文先、林贤梅、马善治、
　　　　　杨进廉

地　　址：重庆市江北区盘溪七支
　　　　　路6号

邮　　编：400021

电　　话：023 - 67063895

电子信箱：cqzjxh@126.com

（何文先）

【重庆市中医药行业协会】

会　　长：左国庆

常务副会长：李延萍

副 会 长：尹平、毛得宏、陈犁、
　　　　　王华、陈苔青、赵毅、
　　　　　曹文富、徐晓玉、李洪、
　　　　　唐维礼、刘明怀、杨大坚、
　　　　　游洪涛、杨金兵、陈涛、
　　　　　尤聪、周静波、白礼西、
　　　　　冯坤

秘 书 长：曾定伦

副秘书长：吕克潜

地　　址：重庆市江北区盘溪七路6
　　　　　号（重庆市中医院药剂
　　　　　楼二楼）

邮　　编：400021

电　　话：023 - 63715737/67064066

传　　真：023 - 63715737

电子信箱：406048941@qq.com

（刘四新）

23. 四川省

【四川省中医药学会】

会　　长：杨殿兴

副 会 长：尹杰霖、余小平、赵军宁、
　　　　　马建、彭成、李培、
　　　　　龚德泉、谢春光、呼永河

秘 书 长：赵军宁

副秘书长：田理、杨向东

地　　址：四川省成都市人民南路
　　　　　四段51号四川省中医药
　　　　　科学院1楼1017

邮　　编：610041

电　　话：028 - 85255017

电子信箱：scszyyxh@163.com

（肖英、张蔚然）

【四川省针灸学会】

会　　长：梁繁荣

副 会 长：余曙光、张安仁、李道丕、
　　　　　周建伟、罗才贵、徐涛、
　　　　　袁秀丽、虞亚明

秘 书 长：刘旭光

副秘书长：冷静（常务）、李瑛、
　　　　　唐勇

地　　址：四川省成都市人民南路
　　　　　四段51号四川省中医药
　　　　　科学院1016室

邮　　编：610041

电　　话：028 - 85233725

电子信箱：zhenjiu1016@163.com

（冷静、刘梅梅）

【四川省老年医学学会】

会　　长：邓宜恩

副 会 长：马烈光、邓绍平、王超、
　　　　　池雷霆、任清良、汤一新、
　　　　　陈蜀军、陈学忠、陆华、
　　　　　杨思进、杨正春、张美林、
　　　　　李道丕、郎锦义、郑和平、
　　　　　孟炼、呼永河、唐平、
　　　　　贾天贵、董碧蓉、谢晓龙、
　　　　　熊小明

秘 书 长：邢萍

副秘书长：杨向东、冷静

地　　址：四川省成都市人民南路
　　　　　四段27号（商鼎国际内
　　　　　2 - 2 - 312）

电　　话：028 - 86278655

网　　址：www.scgs.sc.cn

QQ　　群：128332989

邮　　编：610041

（刘晓蓉）

【四川省中医药信息学会】

会　　长：王笳

副 会 长：鲜明、温川飚、池雷霆、
　　　　　王超、沈其霖、何延政、
　　　　　罗才贵、杨向东、尹如铁、
　　　　　杨静、黄勇、陈刚、
　　　　　程志鹏、纪珍强、廖国龙、
　　　　　刘思川、刘亚蜀、栾远东、
　　　　　熊运华

地　　址：四川省成都市人民南路
　　　　　四段51号

邮　　编：610041

电　　话：028 - 85221037

电子信箱：3205427790@qq.com

（勾中慧）

24. 贵州省

【贵州省中医药学会】

名誉会长：贺志光

会　　长：赵松

副 会 长：董湘玉（常务）、刘尚义、
　　　　　沈冯君、邱德文、凌湘力

秘 书 长：凌湘力

副秘书长：唐仕勇、徐学义、刘学义、
　　　　　周茜、张光富、庄田畋

地　　址：贵州省贵阳市贵医街28
　　　　　号贵阳医学院附属医院
　　　　　中医科

邮政编码：550004

电　　话：0851 - 86750715

电子信箱：gzszyyxh@126.com

（凌湘力）

【贵州省中西医结合学会】

会　　长：孔德明

副 会 长：杨柱、石承先、江超、
　　　　　张帆、孙波、舒涛

秘 书 长：李志伟

副秘书长：李忠礼、李燕、郑曙光、
　　　　　黄礼明

地　　址：贵州省贵阳市市东路50
　　　　　号贵阳中医学院内

邮　　编：550002

网　　址：www.gzaim.com

电子信箱：343057076@qq.com

（李志伟）

【贵州省针灸学会】

名誉会长：崔瑾、朱广旗

会　　长：张军

副 会 长：冯玲媚、王光义、陈学农、
　　　　　周佐涛、何顺峰、陈波、
　　　　　杨孝芳、米曙光、李丽红

秘 书 长：李丽红（兼）

副秘书长：冯麟、梁欣、王兴桂

地　　址：贵州省贵阳市贵安新区
　　　　　大学城栋青南路贵阳中
　　　　　医学院内

邮　　编：550025

电　　话：0851 - 88233060/135951
　　　　　31666

网　　址：www.zgzjxh.cn

电子信箱：gzlilihong@163.com
（李丽红）

【贵州省民族医药学会】

会　长：杜　江
副会长：黄维中、张永萍、夏　文、
　　　　姚厂发、郭伟伟、胡建山、
　　　　杨小生
秘书长：胡成刚
副秘书长：田振华、刘　莉、潘卫东
地　址：贵州省贵阳市市东路50
　　　　号（贵阳中医学院药学
　　　　院标本馆）
邮　编：550002
电　话：13608517667
电子信箱：myyfh2408@qq.com
（胡成刚）

【中国民族医药学会苗医药分会】

会　长：杜　江
副会长：黄维中、文明昌、姚厂发、
　　　　夏　文、藤建甲、郭伟伟、
　　　　杨小生、张永萍、张良圣
秘书长：胡成刚
副秘书长：田振华、云雪林
地　址：贵州省贵阳市市东路50
　　　　号贵阳中医学院药学院
　　　　标本馆
邮　编：550002
电　话：13608517667
电子信箱：myyfh2408@qq.com
（胡成刚）

25. 云南省

【云南省中医药学会】

会　长：郑　进
副会长：秦国政、李世辉、朱兆云、
　　　　许勇刚、彭江云、陈　钢、
　　　　葛元靖、温伟波（增补）
秘书长：葛元靖（兼）
副秘书长：苏贵强、李兆福、张小
　　　　贝（增补）
地　址：云南省昆明市光华街
　　　　120号
邮　编：650021
电　话：0871 – 63613387
网　址：zy. guoyi163.com/
电子信箱：ynszyyxh@qq.com
（崔　瑾）

【云南省中西医结合学会】

会　长：熊　磊
副会长：宁亚功、李树清、倪　昆、
　　　　谭　晶、韦　嘉、包　可、
　　　　叶建州、李　雷、周树云
秘书长：葛元靖
副秘书长：吕　琳、李帆冰
地　址：云南省昆明市光华街
　　　　120号
邮　编：650021
电　话：0871 – 63613387
网　址：zy. guoyi163.com/
电子信箱：ynszyyxh@qq.com
（崔　瑾）

【云南省针灸学会】

会　长：黄禾生
副会长：管遵惠、李　琦、姜云武、
　　　　韩励兵、林忆平
秘书长：葛元靖
副秘书长：李绍荣、施　静
地　址：云南省昆明市光华街120号
邮　编：650021
电　话：0871 – 63613387
网　址：zy. guoyi163.com/
电子信箱：ynszyyxh@qq.com
（崔　瑾）

【云南省民族民间医药学会】

会　长：张　超
副会长：朱兆云、林艳芳、钱子刚、
　　　　和丽生、杨本雷、刘　毅、
　　　　王肖飞、姚晓武、王　敏、
　　　　康云山
秘书长：陈　普
副秘书长：吕　允、熊金富、张小贝、
　　　　周红黎
地　址：云南省昆明市威远街166
　　　　号龙园A座2104室
邮　编：650021
电　话：0871 – 67154878/65933939
网　址：www. guoyi163.com/
电子信箱：ynmzyyxh@126.com
（陈　普）

26. 西藏自治区

【西藏自治区藏医药学会】

会　长：占　堆
副会长：尼玛次仁、巴　桑、扎西
　　　　次仁、丹增平措、米　玛

秘书长：才　多
地　址：西藏拉萨娘热路26号区
　　　　藏医院
邮　编：850000
电　话：0891 – 6908065
传　真：0891 – 6908065
（刘伟伟）

【西藏自治区藏医药产业发展协会】

会　长：占　堆
副会长：顿　珠、格桑平措、雷
　　　　菊芳
秘书长：顿　珠
副秘书长：巴　桑、王志强
地　址：西藏拉萨市北京西路
　　　　25号
邮　编：850001
电　话：0891 – 6289583
电子信箱：zyyglj@163.com
（刘伟伟）

27. 陕西省

【陕西省中医药学会】

会　长：周永学
副会长：唐俊琪、张德兴、刘　力、
　　　　于辉瑶、许建秦、李联社、
　　　　吉海旺、史恒军、赵　锋、
　　　　宋虎杰、谢晓林
秘书长：张德兴（兼）
副秘书长：唐志书、路　波、吴喜利
地　址：陕西省西安市西华门2号
邮　编：710003
电　话：029 – 87250672/87275672
电子信箱：sxszyyxh@126.com
（张玉茜）

【陕西省中西医结合学会】

会　长：刘绍国
副会长：魏少阳、刘勤社、王静怡、
　　　　王宗仁、王建华、赵步长、
　　　　董协良
秘书长：张德兴
副秘书长：蒋宏伟
地　址：陕西省西安市西华门2号
邮　编：710003
电　话：029 – 87250672/87275672
电子信箱：sxszyyxh@126.com
（张玉茜）

【陕西省针灸学会】

会　　长：苏荣彪

副 会 长：周志杰、吴锡强、贾成文、
　　　　　王长海、刘智斌、黄琳娜、
　　　　　毕宇峰

秘 书 长：张德兴

副秘书长：张卫华

地　　址：陕西省西安市西华门
　　　　　2 号

邮　　编：710003

电　　话：029－87250672/87275672

电子信箱：sxszyyxh@126.com

（张玉茜）

28. 甘肃省

【甘肃省中医药学会】

会　　长：侯志民

副 会 长：王自立、张士卿、李金田、
　　　　　李盛华、郑贵森、鄢卫东、
　　　　　崔庆荣、毛春燕、舒 劲、
　　　　　薛开华、潘 文、李顺保、
　　　　　赵 斌、赵文鼎、闵云山、
　　　　　毛照海、张晓刚、许 筠、
　　　　　贡布东智

秘 书 长：崔庆荣

副秘书长：潘 文、史正刚、王 颖、
　　　　　王凤丽、毛 臻

地　　址：甘肃中医药大学

邮　　编：730030

电　　话：15002557335

网　　址：www.gstcm.com/

电子信箱：116545026@qq.com

（刘福文）

【甘肃省中西医结合学会】

会　　长：刘延祯

常务副会长：李应东

副 会 长：李 强、郭天康、李盛华、
　　　　　郑贵森、蒲朝晖、刘国安、
　　　　　戴恩来、张有成、余 勤、
　　　　　李妍怡、雷鹏举、李维义、
　　　　　邱玉梅、程卫东、刘保健

秘 书 长：刘保健

副秘书长：邢喜平

地　　址：甘肃中医药大学附属医院

邮　　编：730030

电　　话：13893139305

网　　址：www.zyxyfy.com/Category_
　　　　　860/Index.aspx

（邢喜平）

【甘肃省针灸学会】

会　　长：李 强

常务副会长：何天有

副 会 长：李盛华、杨继良、谢君国、
　　　　　郑 宁、姜德民、杨 兰、
　　　　　张志明、李 军、毛春燕、
　　　　　邱连利、张洪涛、魏玉香、
　　　　　雒成林、方晓丽、孙其斌、
　　　　　魏清琳

秘 书 长：邱连利

副秘书长：肖 红、王海东、王凤丽、
　　　　　陈国廉、李 军、秦晓光、
　　　　　杨才德

地　　址：甘肃省中医院

邮　　编：730050

电　　话：13893227909

（肖 红）

29. 青海省

【青海省藏医药学会】

名誉会长：尼 玛

会　　长：艾措千

副 会 长：昂青才旦、江 华、多
　　　　　杰、端 智、李先加
　　　　　（学院）、李先加（医
　　　　　院）、王建新、孙泰俊

秘 书 长：昂青才旦

副秘书长：万玛拉旦、斗本加、卡
　　　　　着杰

地　　址：青海省西宁市南山东路
　　　　　97 号

邮　　编：810007

电　　话：0971－8204657

网　　址：www.tmst.org.cn

电子信箱：1493152388@qq.com

（谢 热）

【青海省中医学会】

名誉会长：王晓勤

会　　长：陈卫国

副 会 长：江 华、黄立成、张雪飞、
　　　　　顾 群、高春江、燕小霞、
　　　　　李 杰

秘 书 长：李军茹

副秘书长：靳晓红、刘春香、余 静

地　　址：青海省西宁市七一路338 号

邮　　编：810000

电　　话：0971－8298507

电子信箱：qhszyxh@126.com

（秦卫春）

30. 宁夏回族自治区

【宁夏中医药学会】

会　　长：王忠和

副 会 长：牛 阳、高如宏、张 武、
　　　　　刘本臣

秘 书 长：高如宏

副秘书长：刘 瑛、钱月慧

地　　址：宁夏银川市西夏区北京
　　　　　西路 114 号

邮　　编：750021

电　　话：0951－2024646

电子信箱：gaoruhongnx@163.com

（高如宏）

【宁夏中西医结合学会】

会　　长：（暂缺）

副 会 长：俞大鸿、童安荣、王凤莲、
　　　　　谢振华

秘 书 长：童安荣（兼）

副秘书长：李晓龙、赵 军

地　　址：宁夏银川市西夏区北京
　　　　　西路 114 号

邮　　编：750021

电　　话：0951－2024733

电子信箱：tar72578@163.com

（童安荣）

【宁夏针灸学会】

会　　长：李遇春

副 会 长：牛 阳、张 武、胡雨华

秘 书 长：牛 阳（兼）

副秘书长：杨丽美、王宇国、刘 瑛

地　　址：宁夏银川市兴庆区胜利
　　　　　街1160 号（宁夏医科大
　　　　　学中医学院）

邮　　编：750004

电　　话：0951－6880501/6880507

电子信箱：niuyang0227@163.com/
　　　　　yanglm1987@sohu.com

（杨丽美）

【中国民族医药学会回医药分会】

会　　长：（暂缺）

副 会 长：王 斌、吴敬祝、牛 阳、
　　　　　朱 光、安红梅、张力新、
　　　　　张建青、陈卫川、郑怀林、
　　　　　段云波

秘 书 长：高如宏

副秘书长：王筱宏、陈 堃、谭启龙

地　　址：宁夏银川市西夏区北京

西路 114 号
邮　编：750021
电　话：0951 - 2024646
网　址：www. huimri. com
电子信箱：nxhzyyyjs@ 126. com

（高如宏）

31. 新疆维吾尔自治区

【新疆维吾尔自治区中医药学会】
会　长：周铭心
副 会 长：耿　直、卢　勇、王　杰、
　　　　　张永平、王北疆
秘 书 长：王　杰（兼）
副秘书长：柯　岗、冯　东、孟庆才、
　　　　　李崇瑞、安冬青
地　址：新疆乌鲁木齐市天山区东
　　　　　风路 2 号（乌鲁木齐市中
　　　　　医医院体检中心四楼）
邮　编：830002
电　话：0991 - 2355661
邮　箱：xjzyybjb@ 163. com

（柯　岗）

【新疆维吾尔自治区中西医结合学会】
会　长：李全智
副 会 长：安冬青、孟庆才、李崇瑞、
　　　　　单丽娟
秘 书 长：刘　健
副秘书长：庞　彬、张洪亮
地　址：新疆乌鲁木齐市黄河路
　　　　　116 号
邮　编：0991 - 830000
电　话：5817719
电子信箱：xjzxyxh@ 163. com

（侯克梅）

【新疆维吾尔自治区民族医药学会】
会　长：哈木拉提·吾甫尔
副 会 长：博拉提、吐尔洪·艾买
　　　　　尔、阿日甫·买提尼亚
　　　　　孜、斯拉甫·艾白、阿
　　　　　布都热依木·卡德尔、
　　　　　茹仙古丽·沙吾尔、贡
　　　　　明格布、肖盖提、伊河
　　　　　山·伊明
秘 书 长：伊河山·伊明（兼）
副秘书长：亚尔买买提·斯拉义、
　　　　　阿不都热依木·玉苏甫、
　　　　　卡德尔江
地　址：新疆乌鲁木齐市延安路

776 号附 1 号
邮　编：830049
电　话：0991 - 2565663
电子信箱：xjmzyyyxh@ 163. com

（米热尼沙）

32. 长春市

【长春市中医学会】
理 事 长：于乃博
副理事长：曲　生、陈明强、李玉泉、
　　　　　孙艳静、孟晓东
秘 书 长：何艳华
副秘书长：付　强
地　址：吉林省长春市西安大路
　　　　　4197 号
邮　编：130062
电　话：0431 - 82773567
电子信箱：fuqiang04551@ 163. com

（付　强）

33. 哈尔滨市

【哈尔滨市中医药学会】
会　长：刘　楠
副 会 长：刘世斌、洪　明、张淑清、
　　　　　苏恩亮、王立军
秘 书 长：刘世斌
副秘书长：朱如冰、陈　刚、胡宁南、
　　　　　马晓峰、庞淑弘、王新本、
　　　　　金昌凤、张连喜、孙　勇、
　　　　　刘　兵
地　址：黑龙江省哈尔滨市道里
　　　　　区友谊路 346 号
邮　编：150001
电子信箱：hrbzhongyichu@ 126. com

（刘世斌）

34. 南京市

【南京中医药学会】
理 事 长：刘玉成
常务副理事长：陈延年
副 会 长：张　骁、张钟爱、汪　悦、
　　　　　王旭东、王佩娟、刘万里、
　　　　　刘　玉
秘 书 长：赵小寅
副秘书长：黄　洁
地　址：江苏省南京市金陵路 1 号
邮　编：210001
电　话：025 - 52276531
网　址：www. njzyyxh. cn

（黄　洁、赵小寅）

【南京中西医结合学会】
理 事 长：刘万里
副理事长：王连生、王佩娟、王　旭、
　　　　　田　侃、龙明智、陈冬宁、
　　　　　林　建、章亚成、彭宇竹、
　　　　　虞鹤鸣
秘 书 长：王　旭
副秘书长：许妍妍、童　华
地　址：江苏省南京市玄武区孝
　　　　　陵卫 179 号
邮　编：210014
电　话：025 - 85370821/85370996
网　址：www. njzxyxh. com
电子信箱：ypwys2011@ 163. com

（杨　璞）

【南京针灸学会】
理 事 长：陈延年
常务副理事长：陆　瑾
副理事长：张建斌、仲远明、周华龙、
　　　　　陈朝明、薛　亮
秘 书 长：何青谷
地　址：江苏省南京市金陵路 1 号
邮　编：210001
电　话：025 - 52276119

（何青谷）

35. 杭州市

【杭州市中医药协会】
会　长：杨　勇（兼法人）
副 会 长：李自明、郭怡彪、邵征洋、
　　　　　傅华洲、朱彩凤、张永华、
　　　　　徐　红
秘 书 长：徐　红（兼）
地　址：浙江省杭州市体育场路
　　　　　453 号
邮　编：310007
电　话：0571 - 85827937
网　址：www. zghzzyy. com/
电子信箱：hzszyyxh@ aliyun. com

（潜　平）

【杭州市中西医结合学会】
理 事 长（兼法人）：何　革
副理事长：马胜林、韦　翔、张永华、
　　　　　邵征洋、徐　侃
秘 书 长：虞玉凤
副秘书长：王　峻、洪鸣鸣、李　珍
地　址：浙江省杭州市环城东路
　　　　　208 号

邮　　编：310003
电　　话：0571 – 56109510
电子信箱：810903956@ qq. com

（虞玉凤）

【杭州市针灸推拿学会】

会　　长：詹　强（兼法人）
副 会 长：金亚蓓、包烨华、罗华送、
　　　　　王健
秘 书 长：王健（兼）
副秘书长：曾友华、周　翔、刘承浩
地　　址：浙江省杭州市下城区新
　　　　　华路双眼井巷 2 号（广
　　　　　兴堂国医馆内）
邮　　编：310003
电　　话：0571 – 87221387
网　　址：www. hzztxh. net
电子信箱：hzztxh@ 126. com

（王　健）

36. 武汉市
【武汉市中医药学会】

会　　长：郑承红
副 会 长：王　平、巴元明、陆付耳、
　　　　　范　恒、谢霈霖、薛　莎、
　　　　　纪青松、鄢素琪、黄金元
副会长兼秘书长：蔡　威
地　　址：湖北省武汉市江岸区胜
　　　　　利街 155 号
邮　　编：430014

（罗时珍）

37. 广州市
【广州市中医药学会】

会　　长：祝维峰
副 会 长：冯崇廉、郝建军
秘 书 长：冯崇廉（兼）
地　　址：广州市文德南路厂后街
　　　　　14 号 2 – 3 楼
邮　　编：510115
通讯地址：广州市珠玑路 16 号广州
　　　　　市中医医院科教科
邮　　编：510130
电　　话：020 – 81226220

（韩　超）

38. 成都市
【成都中医药学会】

会　　长：赵　文（原成都市卫计
　　　　　委副主任）

副 会 长：余曙光、虞亚明、张　毅、
　　　　　王　超、陆　华、谢春光、
　　　　　徐荣华、杨向东、肖泽国、
　　　　　陈小维、陈天然
秘 书 长：龚怀宇
副秘书长：朱自彬、池雷霆、李　青、
　　　　　刘　耀、李　青、朱天明、
　　　　　夏　军、田　伟、夏隆江
地　　址：四川省成都市青羊区贝
　　　　　森南路 18 号
邮　　编：610091
电　　话：028 – 81710269
网　　址：www. cdsyxxxs. org. cn
电子信箱：cdzyyxh369@ 163. com

（龚怀宇、朱自彬）

39. 大连市
【大连市中医药学会】

会　　长：白长川
常务副会长：王保民、石志超、
　　　　　　李　铁、吴　刚、
　　　　　　张有民
副 会 长：王　凡、王　冰、王　虹、
　　　　　李　戈、李吉彦、宋林萱、
　　　　　解建国
秘 书 长：张有民（兼）
副秘书长：李吉彦（兼）、解建国（兼）
地　　址：辽宁省大连市中山区解
　　　　　放路 321 号
电　　话：0411 – 82681738 转 2015
邮　　编：116013
电子信箱：dlzykjk@ 163. com

（王金玉）

40. 宁波市
【宁波市中医药学会】

会　　长：崔　云
副 会 长：水黎明、马伟明、林吉品、
　　　　　陈建明、钟光辉、徐伟民、
　　　　　董幼祺、蒋杰峰
秘 书 长：钟光辉
副秘书长：朱可奇、余　静、张可可
地　　址：浙江省宁波市丽园北路
　　　　　819 号宁波市中医院三楼
　　　　　杏林苑
邮　　编：315012
电　　话：0574 – 87089012
电子信箱：nbszyy@ yahoo. com

（张可可）

【宁波市中西医结合学会】

会　　长：周文华
副 会 长：陆传统、徐海东、陈晓敏、
　　　　　胡耀仁、叶　孟、钟光辉、
　　　　　史尧胜
秘 书 长：陆传统（兼）
副秘书长：朱　波
地　　址：浙江省宁波市海曙区西
　　　　　北街 42 号
邮　　编：315010
电　　话：0574 – 87318865
电子信箱：1579554798@ qq. com

（陆传统）

【宁波市针灸学会】

会　　长：沈晓敏
副 会 长：曹秀娟、陈　雷、张　奕、
　　　　　张　艺
秘 书 长：陈　雷
副秘书长：施曼华、秦　军
地　　址：浙江省宁波市海曙区广
　　　　　安路 268 号
邮　　编：315012
电　　话：0574 – 89085046
电子信箱：nbszjxh@ 163. com

（马桂芝）

41. 厦门市
【厦门市中医药学会】

会　　长：耿学斯
副 会 长：王彦晖、朱明国、陈少玫、
　　　　　陈学勤、陈洪涛、柳　辉、
　　　　　饶线明、黄献钟、黄源鹏、
　　　　　墙世发
秘 书 长：章　亭
副秘书长：郑惠新
地　　址：福建省厦门市思明区同
　　　　　安路 2 号天鹭大厦 B 幢
　　　　　401 室
邮　　编：361003
电　　话：0592 – 2058094
网　　址：www. xmma. org. cn/
电子信箱：y2058094@ 126. com

（刘婧、陈艳丰）

【厦门市中西医结合学会】

会　　长：高树彬
副 会 长：黄亦琦、于杰钱、林　超、
　　　　　牛建军、李卫华、许树根
秘 书 长：谢剑灵

副秘书长：陈　健、谢永丹
地　　址：福建省厦门市思明区同
　　　　　安路 2 号天鹭大厦 B 幢
　　　　　401 室
邮　　编：361003
电　　话：0592 - 2058094
网　　址：www. xmma. org. cn/
电子信箱：y2058094@ 126. com
　　　　　　　　（刘婧、陈艳丰）

【厦门市针灸学会】
会　　长：周然宓
副 会 长：谢俊杰、赵银龙、万文蓉、
　　　　　钱小燕、李 月
秘 书 长：张 卫
副秘书长：郑君圣、洪文新、林松青
地　　址：福建省厦门市思明区同
　　　　　安路 2 号天鹭大厦 B 幢
　　　　　401 室
邮　　编：361003
电　　话：0592 - 2058094
网　　址：www. xmma. org. cn/
电子信箱：y2058094@ 126. com
　　　　　　　　（刘婧、陈艳丰）

42. 青岛市

【青岛市中医药学会】
会　　长：（暂缺）
副 会 长：吉中强、王者令、赵国磊、
　　　　　丁文龙、于俊生、李富玉、
　　　　　赵振爱、谢旭善
秘 书 长：赵国磊（兼）
副秘书长：唐　明、汪运富、朱维平、
　　　　　范存亮、王 莉、毕元兑
地　　址：山东省青岛市闽江路 7 号
邮　　编：266071
电　　话：0532 - 85912536
网　　址：qdzyy. qingdao. gov. cn/
电子信箱：qingdaozhongyichu@ 163.
　　　　　com
　　　　　　　　　　（范存亮）

【青岛市中西医结合学会】
会　　长：吉中强
副 会 长：刘　宏、王者令、赵国磊、
　　　　　丁文龙、王万春、唐　明、
　　　　　王晓光
秘 书 长：王 莉
地　　址：山东省青岛市人民路 4 号

邮　　编：266033
电　　话：0532 - 83777576
电子信箱：wangli70@ 126. com
　　　　　　　　　　（范存亮）

【青岛市针灸学会】
会　　长：刘 宏
副 会 长：孙顺昌、刘立安、汪运富、
　　　　　裴海涛、刘红石、祝明浩
秘 书 长：刘立安（兼）
副秘书长：戚其华
地　　址：山东省青岛市人民路 4 号
邮　　编：266033
电　　话：0532 - 83777576
电子信箱：wangli70@ 126. com
　　　　　　　　　　（范存亮）

【青岛市药膳研究会】
会　　长：于俊生
副 会 长：赵振爱、郭旭先、孙金芳、
　　　　　王国忠、王静凤、宋 扬
秘 书 长：杨 红
副秘书长：魏陵博、刘玉娟
地　　址：山东省青岛市人民路 4 号
邮　　编：266033
电　　话：0532 - 83777123
电子信箱：yanghong916@ 163. com
　　　　　　　　　　（范存亮）

43. 深圳市

【深圳市中医药学会】
会　　长：李顺民
副 会 长：朱美玲、张天奉、李惠林、
　　　　　胡世平、曾庆明、翟明玉、
　　　　　周大桥、黄剑虹
秘 书 长：李惠林
副秘书长：彭立生、皮　敏、刘若缨、
　　　　　李忠新
地　　址：广东省深圳市福华路 1 号
　　　　　深圳市中医院学会办公室
邮　　编：518033
电　　话：0755 - 88359666 转 3336
网　　址：www. szzyyxh. cn
电子信箱：sztcmh@ 163. com
　　　　　　　　　　（李忠新）

【深圳市中西医结合学会】
会　　长：蔡志明

副 会 长：王　雄、叶秀峰、孙　伟、
　　　　　刘立昌、杨大国、李佑生、
　　　　　肖　平、吴其恺、吴正治、
　　　　　汪和平、易铁钢、姚吉龙、
　　　　　黄　彬、武肇玲、翟明玉
秘 书 长：刘立昌
副秘书长：朱　炎、邓旭光、张永锋、
　　　　　贾秀琴、金　宇
地　　址：广东省深圳市振华东路
　　　　　（深圳市第二人民医院中
　　　　　西医结合分院内）
邮　　编：518031
电　　话：0755 - 83216003 转 6601/
　　　　　13600173101
电子信箱：szzxyfy@ 163. com
　　　　　　　　　　（朱　炎）

【深圳市针灸学会】
会　　长：杨卓欣
副 会 长：孙外主、史鉴欧、骆仲达、
　　　　　金远林、陈少辉、廖澍华、
　　　　　骆钧梵、朱进贵
秘 书 长：于海波
副秘书长：皮　敏、罗　燕
地　　址：广东省深圳市福华路 1 号
　　　　　深圳市中医院内
邮　　编：518033
电　　话：0755 - 82771576
网　　址：www. szzjxh. cn
电子信箱：szaamzyy@ 163. com
　　　　　　　　　　（皮　敏）

【深圳市老中医协会】
会　　长：宋 钢
副 会 长：林　蔚、杨有恒、朱锦善、
　　　　　蒋红玉、彭伟苗、曹成鹏、
　　　　　彭尧书、杨一松、魏金声、
　　　　　黄菲莉、马　涛
秘 书 长：武 涛
地　　址：广东省深圳市福田区竹
　　　　　子林求实大厦四楼
邮　　编：518040
电　　话：0755 - 82752700
网　　址：www. guoyi5000. com
电子信箱：szguoyi01@ 163. com
　　　　　　　　　　（宋　钢）

大事记篇

【2016 年中医药大事记】

1 月 13 日　全国基层中医药工作先进单位建设工作座谈会在北京召开。四川省广元市、湖南省常德市等 5 个地区政府分管领导，就本地区在创建全国基层中医药工作先进单位中取得的成绩和经验进行介绍。国家卫生计生委副主任、国家中医药管理局局长王国强参会并讲话。会议由国家中医药管理局副局长马建中主持。国家中医药管理局医政司负责人，各省（区、市）中医药管理局局长或卫生计生委分管中医药工作副主任，20 个地市级以上地区的政府分管领导以及 12 个县（市、区）政府分管领导，国家中医药综合改革试验区石家庄市卫生计生委领导参加会议。

1 月 14～15 日　2016 年全国中医药工作会议在北京召开。国家卫生计生委主任李斌出席会议并讲话，国家卫生计生委副主任、国家中医药管理局局长王国强作工作报告。中央军委后勤保障部卫生局副局长吕吉云、国家中医药管理局副局长于文明、马建中、王志勇、闫树江出席会议。各省、自治区、直辖市、计划单列市卫生计生委、新疆生产建设兵团卫生局分管中医药工作的负责同志和中医药管理局负责同志，国家中医药管理局老领导、局机关各部门负责同志以及局直属单位主要负责同志参加会议。中共中央、全国人大、国务院、全国政协有关部门、中医药工作部际联席会议成员单位、中央军委后勤保障部、武警总部后勤部卫生部等部门相关部门负责同志列席会议开幕会。

1 月 14 日　国家中医药管理局和粤澳中医药科技产业园签署合作备忘录，支持产业园建设国际级中医药质量控制基地和国际健康产业交流与交易平台。国家卫生计生委副主任、国家中医药管理局局长王国强会见澳门经济财政司司长梁维特率领的澳门经济财政司、粤澳中医药科技产业园代表团。国家中医药管理局副局长于文明参加。

1 月 14～16 日　中国中西医结合学会第七届二次理事扩大会议、三次常务理事会议在北京召开，共约 300 人出席会议。会议审议通过《中国中西医结合学会专业委员会管理办法》。

1 月 17 日　国家中医药管理局在上海召开中医药"一带一路"发展规划研讨会。国家卫生计生委副主任、国家中医药管理局局长王国强出席会议并讲话。国家中医药管理局副局长于文明，外交部、商务部、国务院发展研究中心、中国科学院以及国际标准化中医药技术委员会、港澳台地区的专家参会。

1 月 18 日　国家认证认可监督管理委员会、国家中医药管理局在北京签署《关于共同推进中医药健康服务完善中医药认证体系的合作协议》。国家质检总局副局长、国家认证认可监督管理委员会主任孙大伟与国家卫生计生委副主任、国家中医药管理局局长王国强分别代表双方签署合作协议。

1 月 19 日　中华中医药学会在北京召开《中医药法（草案）》征求意见座谈会。国家卫生计生委副主任、国家中医药管理局局长、中华中医药学会会长王国强出席会议并讲话。中华中医药学会副秘书长洪净主持座谈会，国家中医药管理局副局长于文明及相关司办负责人、行业专家出席会议。

2 月 3 日　中共中央总书记、国家主席、中央军委主席习近平到江西南昌考察企业、高校和社区。赴江中集团江中药谷制造基地调研。

2 月 17 日　由国家中医药管理局主办，ISO/TC249 国内技术对口单位承办的 ISO/TC249 中方工作总结会暨 ISO 中医药国际标准化战略研讨会在北京召开。国家中医药管理局副局长于文明，国家标准化管理委员会副主任郭辉参加会议并做重要讲话。

2 月 23 日　国家中医药管理局直属机关党委召开 2016 年党的工作会议。国家中医药管理局党组成员、副局长、局直属机关党委书记闫树江，中央纪委驻国家卫生计生委组局副局长马群出席。局机关各部门党支部书记，局直属单位党组织书记、纪检委员等 70 余人参会。

3 月 2 日　中央第十五巡视组专项巡视国家中医药管理局党组工作动员会在北京召开。中央巡视工作领导小组办公室负责同志向国家中医药管理局党组书记、主任王国强传达了习近平总书记关于巡视工作的重要指示。中央第十五巡视组组长杨文明就专项巡视工作做讲话，中央巡视工作领导小组办公室有关负责同志就配合做好巡视工作提出要求，王国强主持会议并做表态发言。中央第十五巡视组有关成员、中央纪委驻国家卫生计生委纪检组负责同志、国家中医药管理局党组成员及局领导出席会议。国家中医药管理局机关处以上干部、离退休局领导、直属单位领导班子成员、中国中医科学院二级院所局管干部列席会议。

3 月 23 日　由国家中医药管理局支持、中国民族医药学会国际交流与合作分会主办的 2016 年博鳌论坛年会暨中医药分论坛在海南博鳌举行。国家卫生计生委副主任、国家中医药管理局局长王国强出席 2016 年博鳌论坛年会，并参加以"科技创新：助推中医药国际化"为主题的中医药分论坛活动。分论坛由外交部公共外交咨询委员会委员陈明明主持。外交部前部长、中国民族医药学会国际交流与合作分会名誉会长李肇星、中国驻古巴前大使徐贻聪等出席论坛。

3 月 26 日　中华中医药学会第六届常务理事会第四次会议在北京召开。

3 月 29 日　国家主席习近平在布拉格同捷克总统泽曼举行会谈。双方同意，加强中国"一带一路"倡议同捷克发展战略对接，共同编制中捷合作规划纲要，作为指导今后一段时期两国务实合作的框架。

3 月 31 日　国家中医药管理局在北京召开 2016 年全国中医医政工作视频会议。国家卫生计生委副主任、国家中医药管理局局长王国强出席会议并讲话，国家中医药管理局副局长马建中主持会议。各省（区、市）、新疆生产建设兵团、计划单列市和省会城市中医药主管部门，各中医药大学（学院）、计划单列市和省会城市及其周边的三级中医类医院相关负责人在分会场参会。

3月31日 国家中医药管理局召开全国中医养生保健素养调查新闻发布会，首次对外发布2014中医养生保健素养调查情况。

4月7日 国家中医药管理局2016年党风廉政建设工作会议在北京召开。

4月9日 由北京中医药大学东直门医院和中国中医药报社主办的第三届"乡村中医师3+3提升工程"在北京启动。山东、云南、河南的33名乡村中医师在该院接受为期3个月的集中脱产培训。

4月13日 国家中医药管理局在北京召开直属机关"两学一做"学习教育动员部署会。国家中医药管理局党组书记、局长王国强出席并作重要讲话。局领导、局机关全体党员、局机关服务中心全体党员，局直属单位党政班子成员、中国中医科学院二级院所主要负责同志参会，同时成立国家中医药管理局"两学一做"学习教育领导小组。

4月20日 中国共产党中国中医科学院第一次代表大会在北京召开，选举产生第一届党委会和纪委会。国家卫生计生委党组成员、副主任、国家中医药管理局党组书记、局长王国强出席并作重要讲话。国家中医药管理局副局长闫树江及110名代表出席。

4月29日 国家卫生计生委副主任、国家中医药管理局党组书记、局长、深化改革领导小组组长王国强主持召开国家中医药管理局深化改革领导小组第六次会议并讲话。国家中医药管理局副局长于文明、马建中、王志勇、闫树江出席会议。

4月29日 首届中日韩公共外交论坛暨2016年中日韩合作国际论坛在北京举行。国务委员杨洁篪会前会见主要发言嘉宾，外交部副部长张业遂出席开幕式并致辞。中医体验活动由中国民族医药学会国际交流与合作分会承办，天津市滨海新区卫生计生委、天津中医药大学第四附属医院（天津市滨海新区中医医院）协办。

5月7日 国家中医药管理局和江西省政府签署《共同推进中医药发展合作框架协议》和《共建江西中医药大学协议》，江西省委书记强卫、省长鹿心社会见国家卫生计生委副主任、国家中医药管理局局长王国强一行。省委常委、省委统战部部长蔡晓明，副省长谢茹、殷美根参加会见并出席签约仪式。

5月12日 第十五次中韩传统医学协调委员会会议在陕西西安召开。国家卫生计生委副主任、国家中医药管理局局长王国强率团出席。王国强与韩国保健福祉部次官方文圭签署第十五次中韩传统医学协调委员会会议备忘录。国家中医药管理局国际合作司，中国中医科学院，中华中医药学会，陕西省卫生计生委、中医药管理局负责人及韩国驻中国大使馆、韩国韩医药研究院、韩国韩医师协会等机构的40余人参加会议。

5月14日 由国家中医药发展综合改革试验区（北京·东城）主办、北京中医药养生保健协会承办，以"服务、协同、创新"为主题的2016年中医药发展论坛在北京孔庙和国子监博物馆举行。论坛是第九届北京中医药文化宣传周暨第八届地坛中医药健康文化节中的一项重要内容。论坛由北京市中医管理局副局长禹震主持。国家中医药管理局、北京市中医管理局、北京市城六区卫生计生委相关领导，北京市中医药领军人才、外省市嘉宾、北京市医疗机构代表、北京市中医药行业专家、学者等180余人参加论坛。

5月16~18日 第十六届国际传统药物学大会和第八届中国（玉林）中医药博览会在广西玉林召开。来自国内以及30多个国家和地区的传统药物学界、中药产业界的专家学者和中草药商参会。第十六届国际传统药物学大会由国际传统药物学会、中国中医科学院、中华中医药学会、中国工程院医药卫生学部、中国中药协会、玉林市人民政府共同主办。第八届中国（玉林）中医药博览会由中国中药协会、中国医药保健品进出口商会共同主办。

5月17日 国家中医药管理局在北京召开2016年全国综合医院中医药工作经验交流视频会议。国家卫生计生委副主任、国家中医药管理局局长王国强出席会议并讲话。各省（区、市）卫生计生和分管中医药工作的厅局长及省级及以上综合（专科）医院、妇幼保健院院长等分别在主会场和分会场出席会议。

5月28日 第四届中国（北京）国际服务贸易交易会在北京开幕，中医药版块是京交会重点推介的行业版块之一。5月29日，京交会中医药服务主题日暨海外华侨华人中医药大会在国家会议中心举行。商务部副部长房爱卿、国务院侨办副主任郭军、国家中医药管理局副局长于文明、北京市副市长林克庆等领导出席会议并共同开启主题日启动仪式。

5月28~29日 第二届两岸四地中医药发展（香港）论坛在香港举办，中医针灸戒烟合作项目5年研究进展发布会同期召开。论坛由国家中医药管理局对台港澳中医药交流合作中心、香港博爱医院、香港浸会大学共同举办。

5月31日 国家卫生计生委、国家发展改革委、教育部、财政部、人力资源社会保障部和国家中医药管理局，联合在北京召开加强儿童医疗卫生服务工作视频会议，各相关部门负责人参会。国家卫生计生委副主任马晓伟、教育部高等教育司司长张大良、国家中医药管理局副局长闫树江参加会议并讲话。

6月2日 世界中医药大会第二届夏季峰会暨第三届中华中医药文化大典在湖北随州开幕。会议以"传承文化，创新发展"为主题，全球30多个国家和地区3000多名专家学者参会。峰会由国家中医药管理局、随州市人民政府支持，世界中医药学会联合会、中国中药协会主办，世界中联中医药文化专业委员会、中国中药协会国药文化专业委员会承办。

6月3日　中央第十五巡视组向国家中医药管理局党组反馈专项巡视情况。中央巡视工作领导小组办公室负责同志向国家中医药管理局党组书记、局长王国强传达了习近平总书记关于巡视工作的重要讲话精神，中央第十五巡视组组长杨文明，副组长丁伯东、李世成、张天强反馈了专项巡视情况。杨文明代表中央巡视组向国家中医药管理局党组领导班子进行反馈，巡视办负责同志对巡视整改工作提出要求。王国强主持会议并作表态发言。中央第十五巡视组有关成员、中央纪委驻国家卫生计生委纪检组负责同志、国家中医药管理局党组成员及局领导出席会议。国家中医药管理局机关处以上干部、离退休局领导、直属单位领导班子成员、中国中医科学院二级院所局管干部列席会议。

6月7～10日　国际标准化组织/中医药技术委员会（ISO/TC249）第七次全体会议在意大利罗马举行。来自中国、韩国、日本等13个国家以及A类联络组织世界中医药学会联合会的200余名代表参加会议。会议讨论28项新提交提案，中方提案22项，其他成员提案5项。

6月11日　由国家中医药管理局和厦门市政府主办的2016海峡两岸中医药发展与合作研讨会在福建厦门召开。此次活动以"创新医养结合模式，共谋两岸民众福祉"为主题，邀请600余名海峡两岸知名专家学者、协会代表、企业负责人。国家卫生计生委副主任、国家中医药管理局局长王国强，福建省政协副主席、党组副书记刘可清，国台办交流局副局长李京文，中华两岸医疗健康发展协会理事长廖国栋，福建省卫生计生委主任朱淑芳，厦门市人民政府副市长黄文辉等出席研讨会开幕式。

6月15日　国家中医药管理局举办庆祝中国共产党成立95周年暨纪念红军长征胜利80周年文艺汇演暨"两优一先"表彰活动。国家卫生计生委党组成员、副主任，国家中医药管理局党组书记、局长王国强出席活动并讲话，国家中医药管

理局副局长于文明、王志勇、闫树江，国家卫生计生委直属机关党委常务副书记杨建立，直属机关工会常务副主席杨志媛，机关党委办公室主任王凯，局机关各部门、各直属单位主要负责人，获得局直属机关"两优一先"表彰人员以及局机关、各直属单位干部职工代表近900人出席。

6月19～20日　国家卫生计生委在江苏苏州举办主题为"深化卫生务实合作，促进健康可持续发展"的第二届中国－中东欧国家卫生部长论坛。由国家中医药管理局承办的传统医学合作分论坛是第二届中国－中东欧国家卫生部长论坛5个分论坛之一。国家卫生计生委副主任、国家中医药管理局局长王国强出席分论坛开幕式并讲话。来自中东欧国家、国内各省市的政府官员、专家学者80余人参会。

6月24日　西藏自治区人民政府与国家中医药管理局在拉萨举行座谈，并签署共建西藏藏医学院协议。西藏自治区党委副书记、自治区主席洛桑江村，国家卫计委副主任、国家中医药管理局局长王国强讲话并签署共建协议。

7月2日　国家中医药管理局与云南省政府在昆明签署共建云南中医学院协议。云南省委书记李纪恒、省长陈豪会见国家卫生计生委副主任、国家中医药管理局局长王国强一行。

7月3日　全国中药材资源与生态种植研讨会暨中国中药协会中药材检测认证技术专业委员会成立大会在云南石林举行。国家卫生计生委副主任、国家中医药管理局局长王国强，云南省委常委、省委高校工委书记李培，云南省副省长高峰出席会议。国内300余名专家、学者参会。

7月9～10日　以"弘扬中华文化，传承中医中药，共享健康和谐"为主题的第三届中医中药台湾行暨2016年两岸中医中药学术交流会在台湾新北、彰化两市召开。活动由国家中医药管理局对台港澳中医药交流合作中心、中华中医药学会、

中国针灸学会联合台湾中药商业同业公会全联会、新北市中药商业同业公会、彰化县中药商业同业公会等单位共同主办。台湾各地民众600余人参加活动。

7月9～10日　由中华中医药学会、中国中医科学院共同主办的"一带一路"中医药国际联盟成立大会暨首届中医药服务贸易经验交流会在安徽黄山召开。来自全国各地的政府机关、高校、医疗机构、企事业单位等共计100余位代表参加会议。

7月13日　贵州省人民政府和国家中医药管理局签署共建贵阳中医学院协议，贵州省委副书记、省人民政府省长孙志刚，国家卫生计生委副主任、中医药管理局局长王国强分别代表双方在协议上签字。

7月16日　由科技部、国家中医药管理局和广东省人民政府主办，广东省科学技术厅、广东省中医药局、广东省中医药科学院、广东省中医院承办的国家中医药发展会议（珠江会议）第二十届学术研讨会在广东广州举办。

7月17日　由中华中医药学会主办、亚宝药业承办的春播行动论坛在北京人民大会堂万人礼堂举行。论坛主题是"梦想·飞翔"。国家卫生计生委副主任、国家中医药管理局局长、中华中医药学会会长王国强，中国工程院院士肖培根，中国科协学会服务中心副主任徐强等相关领导以及来自北京各大医疗、教育、科研机构的近百名专家，全国各地5000余名基层医生代表出席论坛。

7月18日　国家中医药管理局召开2016年暑期办公会议暨第二次局务（扩大）会议。国家卫生计生委副主任、国家中医药管理局局长王国强，国家中医药管理局副局长马建中、王志勇、闫树江，局机关各司办和局直属单位主要负责人参会。

7月19日　国家中医药管理局在北京召开国家中医标准化项目推进会。国家中医药管理局副局长王志勇出席会议并讲话。中国中医科

学院院长张伯礼院士、国家食品药品监管总局原副局长任德权等项目专家指导组代表，各省中医药局相关业务负责人，各建设企业项目负责人和技术骨干参会。

7月22日 国家中医药管理局召开向全国优秀共产党员屠呦呦学习座谈会。国家中医药管理局党组成员、副局长、直属机关党委书记闫树江出席会议并讲话。国家中医药管理局直属机关党委常务副书记张为佳主持座谈会并宣读《关于在局直属机关开展向全国优秀共产党员屠呦呦同志学习的决定》，屠呦呦团队代表袁亚男介绍屠呦呦先进事迹。局机关各党支部代表、局直属单位党政班子代表、中国中医科学院二级院所主要负责人参加会议。

7月22日 同仁堂中医博物馆在圣马力诺孔子学院举行揭幕仪式。

7月23日 以"加强学术引领，推动传承创新"为主题的第四届岐黄论坛在北京召开。论坛由中华中医药学会主办，固生堂中医连锁集团协办。国家卫生计生委副主任、国家中医药管理局局长、中华中医药学会会长王国强出席开幕式并讲话。社会各界知名人士分论坛、青年杰出中医药人才分论坛等8个分论坛同期召开。大会开幕式由国家中医药管理局副局长、中华中医药学会副会长马建中主持。中国中医科学院院长张伯礼院士、国医大师晁恩祥、中华中医药学会副会长曹正逵、北京市中医管理局局长屠志涛等1000余名专家、学者参加论坛。

7月28~29日 2016中国（澳门）传统医药国际合作论坛在澳门召开。国家中医药管理局副局长马建中，澳门特别行政区政府经济财政司司长梁维特，南光（集团）有限公司副董事长丁荣祥，广东省卫生计生委党组成员、省中医药局局长徐庆锋等出席开幕式并致辞。本论坛由南光（集团）有限公司、粤澳合作中医药科技产业园、国家中医药管理局对台港澳中医药交流合作中心、广东省中医药局共同主办，中国内地、澳门、欧盟、东盟及葡语系国家传统医药相关的政府部门、

机构及企业代表近600人参加。

7月29日 第三届中国中医药民族医药信息大会在内蒙古自治区鄂尔多斯市开幕。国家中医药管理局副局长闫树江出席开幕式并讲话。大会由中国中医药信息研究会、内蒙古自治区蒙中医药管理局、内蒙古自治区鄂尔多斯市政府主办，全国中医药、民族医药与信息界专家学者1500余人参会。

8月2~3日 2016年医师资格考试中医执业医师分阶段考试实证研究总结会暨国家中医药医教考协同发展与改革专家委员会成立大会在吉林长春举行。

8月9~12日 由中国民族医药学会、广西民族医药协会共同主办，广西国际壮医医院、广西民族医药研究院、民族医药报社承办的全国壮医药大会暨壮医理论技法培训班在广西南宁召开。广西壮族自治区中医药管理局、自治区科协等部门有关负责人出席开幕式，来自北京、云南、广西等地近200名专家和民族医药工作者参加活动。

8月11日 由国家中医药管理局中医学术流派传承推广基地主办的寻找好中医中国行-世界行活动在金山岭长城启动。启动活动由中国中医药报社和中国长城学会国际部协办。

8月11日 以"中药资源与健康中国"主题的首届中国中药资源大会在陕西西安开幕。大会由中国自然资源学会中药及天然药物资源研究专委会、中国药学会中药资源专委会等8家单位联合发起，陕西中医药大学、陕西步长制药有限公司等单位承办。国家中医药管理局副局长马建中、陕西省副省长庄长兴出席并讲话。国医大师张学文、郭诚杰，以及来自全国的1400余名专家参会。

8月15日 2016年全国中医药工作座谈会在江西南昌召开。国家卫生计生委副主任、国家中医药管理局局长王国强，江西省副省长谢茹出席并讲话。国家中医药管理局副局长马建中、闫树江，各省（市、区）中医药管理部门负责同志，国

家中医药管理局机关各部门及直属单位负责同志出席开幕式。

8月19~20日 全国卫生与健康大会在北京召开。会议明确了新形势下"以基层为重点，以改革创新为动力，预防为主，中西医并重，将健康融入所有政策，人民共建共享"的卫生与健康工作方针，重申坚持中西医并重。中共中央总书记、国家主席、中央军委主席习近平，中共中央政治局常委、国务院总理李克强出席会议并发表讲话。中共中央政治局委员、国务院副总理刘延东做总结讲话。在京中共中央政治局委员、中央书记处书记，全国人大常委会有关领导同志，国务委员，最高人民法院院长，最高人民检察院检察长，全国政协有关领导同志出席会议。各省、自治区、直辖市和计划单列市、新疆生产建设兵团，中央和国家机关有关部门、有关人民团体，中央军委机关有关部门、武警部队负责同志和专家学者代表等参加会议。

8月19~20日 由甘肃省人民政府、国家中医药管理局主办，甘肃省卫生计生委、甘肃省中医药管理局、中国民族医药学会国际交流与合作分会、酒泉市人民政府、敦煌市人民政府共同承办的首届中医药文化和健康产业国际论坛在甘肃敦煌举办。甘肃省政协副主席栗震亚，国家中医药管理局国际合作司副司长吴振斗，中国科学院院士陈凯先，国医大师晁恩祥、张大宁，中国民族医药学会国际交流与合作分会主任委员、中国前驻新西兰、瑞典大使陈明明，世界针灸学会联合会主席刘保延，甘肃省商务厅、外事办公室、新闻办公室等有关部门负责人，以及全国30个省区市卫生计生和中医药管理部门负责人等近300人参加论坛。

8月24~26日 2016中医流派国际发展论坛在美国纽约联合国总部召开。中医流派首次在联合国总部亮相。联合国DPI/NGO非政府组织委员会主席Bruce Knotss等出席论坛并致辞。

8月26日 国家中医药发展会

议（珠江会议）第二十一届学术研讨会在广东广州召开。会议由科技部、国家中医药管理局、广东省人民政府主办，广东省科学技术厅、广东省中医药局、广东省中医药科学院、广东省中医院承办。

8月29日　中共国家中医药管理局党组公布关于巡视整改情况的通报。通报分为4个方面：①切实提高认识，加强领导，把巡视整改作为严肃的政治任务抓紧抓好；②坚持问题导向，逐条逐项抓整改，突出成效抓落实；③以巡视整改为契机，狠抓中央决策部署的贯彻落实，推动中医药振兴发展；④持续推进整改落实，着力构建管党治党长效机制。

9月1~3日　2016诺贝尔奖获得者医学峰会暨中美院士论坛在四川成都举办。

9月2~6日　由国家中医药管理局、全国中医药高等教育学会主办，全国中医药高等教育学会传统保健体育研究会、山西中医学院承办的"振东杯"全国中医药院校第十三届传统保健体育运动会在山西中医学院举办。来自全国26所高等中医药院校的308名运动员参赛。

9月3日　由国家卫生计生委、国家中医药管理局、中央军委后勤保障部卫生局联合组织的2016年"服务百姓健康行动"全国大型义诊活动周在江西瑞金启动。

9月4~6日　由中国农工民主党中央委员会和国家中医药管理局共同主办的第三届中医科学大会在广东惠州召开。中国首位诺贝尔医学奖获得者屠呦呦团队、海外4位诺贝尔奖获得者以及中国科学院院士、中国工程院院士和国医大师等国内外中医药领域专家、学者参会。全国人大常委会副委员长、农工党中央主席陈竺出席开幕式并作学术专题报告。

9月9日　由北京中医药大学联合中华中医药学会、新华网以及全国23所高等中医药院校组成的全国中医药学术新媒体联盟在北京成立。

9月10日　北京中医药大学举办建校60周年校庆。

9月11~13日　第六届中国中医药发展大会在甘肃省庆阳市庆城县举行。国家中医药管理局副局长闫树江、甘肃省政协副主席李沛文、兰州军区原副司令员陈秀等领导出席大会并参加医祖岐伯祭拜活动。

9月20日　中华中医药学会与中医在线在北京签署战略合作协议，将中医在线平台作为该学会新媒体战略合作伙伴，共同启动"基石行动"，以"未来名医1+1成长计划"为主题，开展线上、线下培训活动。

9月21~23日　中国医院协会中医医院分会第二届年会暨2016年中医医院院长论坛在辽宁沈阳召开。国家卫生计生委副主任、国家中医药管理局局长王国强出席会议并讲话。会议由中国医院协会中医医院分会和中国中医科学院共同主办，辽宁中医药大学附属医院承办，全国各级中医医院、中西医结合医院、民族医医院和民营中医医院院长及相关负责人近500人出席。

9月23日　国家中医药管理局在黑龙江哈尔滨召开对俄中医药合作协作组第七次会议。

9月25日　首届海峡两岸中西医结合血液净化高级研讨会在北京举行。会议由国家中医药管理局对台港澳中医药交流合作中心主办，中国中医科学院广安门医院、望京医院、西苑医院、北京中医药大学东直门医院协办，北京莹浦通科技有限公司承办。来自国家中医药管理局国际合作司、北京市中医管理局、中国中医科学院、北京中医药大学、台湾长庚纪念医院等单位70多位专家进行交流研讨。

9月26日　由台盟中央主办的第三届大江论坛两岸中医药合作发展分论坛在北京台湾会馆举行。

10月12日　国务院中医药工作部际联席会议联络员会议召开。国家卫生计生委副主任、国家中医药管理局局长王国强主持会议并讲话。

10月13~14日　全国卫生与健康科技创新工作会议在北京召开。会前，国务院副总理刘延东对会议作重要批示。国家卫生计生委党组书记、主任李斌出席会议并讲话。

10月14日　中国中医药报社2016年全国记者站工作会议在重庆召开。

10月15日　由中国中医药研究促进会、福建省中医药研究促进会、福建省中医药学会、台北市中医师公会、台湾中医药学会共同主办的第十二届海峡两岸中医药学术交流论坛在福建平潭举行。300余位来自海峡两岸的中医药专家、学者及外国来宾参会。

10月15~16日　由全国中医药职业教育教学指导委员会、全国中医药职业技术教育学会主办2016年全国中医药职业教育技能大赛"华御杯"针灸推拿技能大赛在湖北开赛。

10月16日　由江西省人民政府、中国中药协会主办的樟树第47届全国药材药品交易会在江西樟树开幕。国家中医药管理局副局长闫树江、江西省副省长刘昌林出席开幕式。

10月17日　国家中医药管理局在北京举办《中医药发展战略规划纲要》专题培训暨中医药管理干部提升治理能力培训班。国家卫生计生委副主任、国家中医药管理局局长王国强出席开班仪式并讲话。国家中医药管理局副局长马建中、闫树江出席开班式。全国各省、自治区、直辖市中医药工作协调机制召集人、中医药管理局有关负责人、副省级市中医药管理部门负责人、国家中医药综合改革试验区有关负责人、国家中医药管理局机关处级以上干部、直属各单位班子成员、中国中医科学院二级院所局管干部等100余人参加本次培训。

10月18日　基层中医药服务能力提升工程"十二五"总结暨"十三五"行动计划启动视频会议在北京召开。国家中医药管理局各司办，各省（区、市）、副省级市中医药管理部门，国家中医药综合改革试验区，中央军委后勤保障部卫生局，各省（区、市）、地市提升工程领导小组成员单位相关负责人共120余人参加主会场会议，全国共计8700余人在229个省、市两级分会场参会。

10月19日　国家中医药发展会

议（珠江会议）第二十二届学术研讨会在广州召开。会议由科技部、国家中医药管理局、广东省人民政府主办，广东省科学技术厅、广东省中医药局、广东省中医药科学院、广东省中医院承办。

10月23日　成都中医药大学举办建校60周年校庆。

10月23～25日　由科技部、国家食品药品监管总局、国家中医药管理局等14个部委和四川省人民政府共同主办的第五届中医药现代化国际科技大会在四川成都召开。大会政府论坛由科技部社会发展科技司、国家食品药品监管总局科技和标准司、国家中医药管理局国际合作司、国家知识产权局保护协调司、世界卫生组织传统医学部、中国四川省科学技术厅和四川省中医药管理局7个部门和单位共同举办。

10月26～29日　由国家卫生计生委、国家中医药管理局和广西壮族自治区人民政府共同主办的首届中国－东盟卫生合作论坛在广西南宁举办。国家卫生计生委副主任崔丽出席开幕式并讲话。国家卫生计生委副主任王贺胜、国家中医药管理局副局长闫树江、广西壮族自治区人民政府副主席黄日波等出席论坛开幕式。来自相关部委和各省市自治区卫生部门代表、东盟国家卫生部部长级官员、医疗和学术机构代表等共500余人参加论坛。

11月8日　第十一次中新中医药合作委员会会议在新加坡召开。国家中医药管理局副局长闫树江率团出席会议并会见新加坡卫生部医药总监王建忠等。

11月10日　第二次中马传统医学双边工作会谈在马来西亚吉隆坡召开。国家中医药管理局副局长闫树江与马来西亚卫生部卫生总监诺尔·希沙姆·阿卜杜拉进行会谈。

11月19日　广西中医药大学举行恢复办学60周年纪念活动。

11月21日　由国家卫生计生委和世界卫生组织共同主办、上海市政府承办的第九届全球健康促进大会在上海开幕，国务院总理李克强出席大会开幕式并致辞。会场专设中医药发展论坛和中医药体验展。

11月23日　第九届全球健康促进大会中医药发展论坛在上海举行。论坛以"中医药促进人类健康"为主题。国家卫生计生委副主任、国家中医药管理局局长王国强出席论坛并作《中医药与健康中国建设》主旨发言，国家卫生计生委副主任崔丽出席论坛。

11月24日　由中国工程院医药卫生学部、中华中医药学会和浙江大学主办的中国智慧制药2025高峰论坛在浙江杭州举办。会议由中国工程院张伯礼、王威琪、刘昌孝、李大鹏和王广基5位院士主持。来自工信部、国家药典委员会、高等院校、科研院所、现代制药企业领导和代表100余人参加会议。

11月25日　世界卫生组织传统医药合作中心首届区域间培训工作坊暨西太平洋区世界卫生组织传统医药合作中心联席会议在澳门开幕。国家卫生计生委副主任、国家中医药管理局局长王国强率团赴澳门参会。澳门特区行政长官崔世安、世界卫生组织总干事陈冯富珍、澳门特区政府社会文化司司长谭俊荣、外交部驻澳门特派员公署特派员叶大波、香港食物及卫生局局长高永文等出席开幕礼。来自24个国家和地区的世界卫生组织传统医学中心主任和传统医学工作者参加会议。

11月26日　由中国药膳研究会与北京中医药养生保健协会联合主办，北京荣和大成文化发展有限公司承办的第九届"恰卡杯"中国药膳制作技术大赛暨药膳食材器材展销洽谈与学术论坛活动在北京举办，400多位来自全国各地的团体参赛队、单项参赛选手和专家学者、企业厂商代表参加。全国政协原副主席李金华为获奖选手颁奖，国家中医药管理局副局长闫树江出席并讲话。

11月26～27日　中华中医药学会主办的中药大品种联盟与研究型中医医院联盟联合高峰论坛在北京召开。国家中医药管理局副局长、中华中医药学会副会长马建中出席论坛并讲话。

11月28日　国家中医药管理局和北京市人民政府在北京召开中医

药创新工作座谈会。国家卫生计生委副主任、国家中医药管理局局长王国强主持，国家中医药管理局副局长王志勇、国家卫生计生委科教司司长秦怀金、北京市卫生计生委主任方来英等以及中医药领域相关专家参加会议。

11月28日　中国驻捷克使馆举办传统中医展览暨2016年捷克医院大会招待会。来自捷克各大医药卫生协会、中医协会、中医中心、医院和医疗保险企业代表共同探讨中捷两国医药卫生合作以及中医药在捷克的发展。

11月29日　受外交部门委托，由中国民族医药学会国际交流与合作分会组织的非洲27国主流媒体和南亚8国政府核心新闻媒体记者团走进北京中医药大学。

12月1日　中国中医科学院召开以"深化改革激活力，创新驱动促发展"为主题的2016科技创新大会。国家卫生计生委副主任、国家中医药管理局局长王国强出席会议并讲话。国家中医药管理局副局长王志勇，局机关相关部门负责人，中国中医科学院首席研究员、科技委员会委员、学科带头人等一线科技工作专家，院直机关全体人员以及各二级单位领导班子和相关负责人近300人参加会议。

12月6日　国务院新闻办公室发表《中国的中医药》白皮书。国家卫生计生委副主任、国家中医药管理局局长王国强和国务院新闻办新闻发言人袭艳春出席发布会并答记者问。

12月8～9日　全国中医药文化宣传教育基地建设督导工作会议在河南郑州召开。

12月10日　由国家中医药管理局主办、中国中医科学院承办的第四期中医医院职业化管理高级研修班在北京结业。来自全国31个省（市、自治区）的81名学员取得结业资格，评选出优秀结业论文12篇、优秀学员11名。

12月17日　第五届国家中医药改革发展上海论坛在上海举行。论坛以"创造性转化、创新性发展"为主题。国家卫生计生委副主任、国家中医药管理局局长王国强出席会议并讲话，国家中医药管理局副局长马建中主持论坛开幕式。全国政协常委、山东省政协原副主席王新陆，中国科学院院士陈凯先，国医大师孙光荣等中医药改革发展专家咨询委员会专家委员，国家卫生计生委、各省（区、市）中医药管理部门、国家中医药管理局机关各部门负责同志参加论坛。

12月17日 国家中医药管理局中医药改革发展专家咨询委员会第三次全体会议在上海召开。国家卫生计生委副主任、国家中医药管理局局长、中医药改革发展专家咨询委员会主任委员王国强出席会议并讲话，国家中医药管理局副局长、中医药改革发展专家咨询委员会副主任委员马建中主持会议。中国科学院院士陈凯先等中医药改革发展专家咨询委员会委员、国家卫生计生委有关部门、国家中医药管理局机关各部门、各省（区、市）中医药管理部门负责人出席会议。

12月17日 北京中医药大学美国中医中心落成暨中医药博物馆开业仪式在美国马里兰州举行。

12月18日 国家中医药综合改革试验区建设经验交流会在上海召开。国家卫生计生委副主任、国家中医药管理局局长、局深化改革领导小组组长王国强出席会议并讲话。国家中医药管理局副局长、局深化改革领导小组副组长兼办公室主任马建中主持会议。国医大师孙光荣等中医药改革发展专家咨询委员会委员、国家卫生计生委有关部门负责人、国家中医药管理局机关各部门负责人、各省（区、市）中医药管理部门负责人出席会议。

12月19日 国家中医药管理局在北京召开中医药"一带一路"发展战略暨国际合作专项座谈会。国家卫生计生委副主任、国家中医药管理局局长王国强出席会议并讲话，副局长于文明主持会议。国家中医药管理局国际合作司、国务院有关部门负责人，国家中医药管理局相关部门、局直属单位、相关地方中医药管理部门、行业协会和部分企业负责人参加会议。

12月24日 中国针灸学会召开第六次全国会员代表大会。

12月25日 第十二届全国人大常委会第二十五次会议以144票赞成、3票反对、3票弃权，表决通过《中华人民共和国中医药法》（以下简称《中医药法》），国家主席习近平签署第五十九号主席令予以公布。国家中医药管理局配合全国人大常委会召开新闻发布会，国家卫生计生委副主任、国家中医药管理局局长王国强出席发布会，就《中医药法》有关问题回答记者提问。

12月29日 由教育部、国家卫生计生委、国家中医药管理局联合主办的中医药高等教育改革与发展座谈会暨中医药高等学校教学名师表彰大会在北京人民大会堂召开。中共中央政治局委员、国务院副总理刘延东出席会议并与中医药高等学校教学名师座谈。教育部副部长林蕙青，国家卫生计生委副主任、国家中医药管理局局长王国强，国家卫生计生委副主任刘谦出席会议，并为中医药高等学校教学名师荣誉称号获得者颁奖。

数 据 篇

一、中医资源

2016 年全国卫生机构、中医机构的机构、人员情况

	机构数 （个）	职工总数 （人）	其中： 卫生技术 人员	内： 中医执 业医师	中医执业 助理医师	中药师 （士）	见习 中医师
全国卫生机构	**983 394**	**11 162 945**	**8 444 403**	**409 275**	**72 315**	**116 622**	**14 482**
其中：中医机构	49 527	1 129 167	959 704	184 231	11 607	43 660	7 212
中医机构/全国卫生机构（%）	5.04	10.12	11.36	45.01	16.05	37.44	49.80
卫生部门卫生机构	**141 997**	**7 317 269**	**6 009 571**	**253 030**	**37 801**	**82 696**	**10 958**
其中：中医机构	2 587	889 662	755 214	122 789	5 893	30 204	5 990
中医机构/卫生部门卫生机构（%）	1.82	12.16	12.57	48.53	15.59	36.52	54.66

　　注：全国中医药人员总数为 612 694 人，占全国卫生技术人员总数的 7.26%；全国中医机构中医药人员总数为 246 710 人，占全国中医药人员总数的 40.27%；中医机构包含中医、中西医结合、民族医三类机构。

2016 年按类别分全国诊所、卫生所、医务室基本情况

	机构数 （个）	在岗职工数 （人）	其中： 中医类执业医师	中医类执业助理医师
总计	**201 408**	**478 704**	**36 785**	**3 402**
其中：普通	90 222	215 565	—	—
中医	35 289	65 409	32 078	2 899
中西医结合	7 513	18 818	4 371	471
民族医	526	779	336	32
口腔	29 524	76 625	—	—
其他	37 226	98 039	—	—

　　注：自 2015 年起总计数不包含门诊部数。

2016 年全国村卫生室机构、人员情况

	机构数（个）	执业（助理）医师（人）	乡村医生数（人） 总人数	其中：以中医、 中西医结合或民 族医为主的人数	卫生员（人）
总计	**638 763**	**147 754**	**932 936**	**127 455**	**67 388**
按行医方式分					
西医为主	387 132	87 369	552 970	35 555	42 497
中医为主	25 184	6 444	29 863	11 381	2 104
中西医结合	225 253	53 941	350 103	80 519	22 787

2016 年全国村卫生室收支、服务情况

	总收入 （千元）	总支出 （千元）	诊疗人次数 （人次）	其中： 出诊人次数
总计	**4 554 428**	**4 085 471**	**1 852 635 622**	**165 897 782**
按行医方式分				
西医为主	2 698 869	2 414 448	1 107 693 847	101 594 263
中医为主	136 857	122 182	59 199 488	5 648 706
中西医结合	1 718 702	1 548 841	685 742 287	58 654 813

2016 年全国卫生机构中医药人员增减情况

单位：人

	2015 年	2016 年	增减数	增减（%）
全国卫生机构卫技人员数	**7 997 537**	**8 444 403**	**446 866**	**5.59**
其中：中医药人员数	580 422	612 694	32 272	5.56
内：中医执业医师	383 145	409 275	26 130	6.82
中医执业助理医师	69 045	72 315	3 270	4.74
见习中医师	14 412	14 482	70	0.49
中药师（士）	113 820	116 622	2 802	2.46

2016 年全国中医机构中医药人员增减情况

单位：人

	2015 年	2016 年	增减数	增减（%）
全国中医机构卫技人员数	**887 483**	**959 704**	**72 221**	**8.14**
其中：中医药人员数	229 067	246 710	17 643	7.70
内：中医执业医师	169 161	184 231	15 070	8.91
中医执业助理医师	10 996	11 607	611	5.56
见习中医师	7 353	7 212	－ 141	－ 1.92
中药师（士）	41 557	43 660	2 103	5.06

全国中医、中药人员历年基本情况

单位：人

	2009 年	2010 年	2011 年	2012 年	2013 年	2014 年	2015 年	2016 年
全国卫生技术人员数	**5 396 941**	**5 866 158**	**6 192 858**	**6 668 549**	**7 200 578**	**7 579 790**	**7 997 537**	**8 444 403**
其中：中医执业								
（助理）医师数	272 579	294 104	309 272	356 779	381 682	418 573	452 190	481 590
见习中医师	11 958	13 168	10 941	12 473	13 992	14 686	14 412	14 482
中药师（士）	93 178	97 100	100 116	107 630	110 243	111 991	113 820	116 622

2016 年全国中医医疗机构的机构、床位、人员数

	机构数 （个）	实有床位数 （张）	在岗职工数 （人）	其中： 卫生技术人员数
总计	**49 479**	**877 774**	**1 126 202**	**957 860**
中医类医院	4 238	877 313	1 015 919	855 325
中医类门诊部	1 913	461	25 277	19 927
中医类诊所	43 328	0	85 006	82 608

2016 年全国中医医疗机构卫生技术人员数 （一）

单位：人

	卫生技术人员	执业医师	其中： 中医类别	执业助理医师	其中： 中医类别
总计	**957 860**	**340 305**	**183 591**	**30 264**	**11 594**
中医类医院	855 325	281 446	138 732	23 967	7 700
中医类门诊部	19 927	10 505	8 074	769	492
中医类诊所	82 608	48 354	36 785	5 528	3 402

2016 年全国中医医疗机构卫生技术人员数 （二）

单位：人

	注册护士	其中： 助产士	药师（士）	其中： 西药师（士）	中药师（士）
总计	**387 343**	**7 944**	**75 347**	**31 785**	**43 562**
中医类医院	367 713	7 841	63 967	30 046	33 921
中医类门诊部	4 403	19	2 406	536	1 870
中医类诊所	15 227	84	8 974	1 203	7 771

2016 年全国中医医疗机构卫生技术人员数 （三）

单位：人

	检验技师（士）	影像技师（士）	其他卫生 技术人员	其中： 见习医师	内：中医
总计	**29 133**	**16 875**	**78 593**	**28 441**	**7 212**
中医类医院	28 437	16 629	73 166	27 314	6 793
中医类门诊部	597	178	1 069	292	150
中医类诊所	99	68	4 358	835	269

2016 年全国中医医疗机构收入支出情况

	总收入 （千元）	总支出 （千元）	收入支出差额 （千元）	收入收益率 （%）
总计	**369 991 319**	**358 791 136**	**11 200 183**	**3.03**
中医类医院	358 377 613	348 937 072	9 440 541	2.63
中医类门诊部	5 914 210	5 153 720	760 490	12.86
中医类诊所	5 699 496	4 700 344	999 152	17.53

2016 年分市、县中医类医院机构、床位数

| | 机构数
（个） | 编制床位
（张） | 实有床位
（张） | 其中： | |
				特需服务床位	负压病房床位
总计	**4 238**	**867 668**	**877 313**	**6 719**	**1 798**
市	2 492	557 328	560 951	5 110	937
县	1 746	310 340	316 362	1 609	861

2016 年分市、县中医类医院人员数   单位：人

| | 在岗职工数 | 其中： | | | |
		卫生技术人员	其他技术人员	管理人员	工勤技能人员
总计	**1 015 919**	**855 325**	**41 306**	**42 682**	**76 606**
市	680 682	571 814	28 436	30 858	49 574
县	335 237	283 511	12 870	11 824	27 032

2016 年分市、县中医类医院卫生技术人员数 （一）   单位：人

	卫生技术人员	执业医师	其中： 中医类别	执业助理医师	其中： 中医类别
总计	**855 325**	**281 446**	**138 732**	**23 967**	**7 700**
市	571 814	197 088	103 162	10 369	3 754
县	283 511	84 358	35 570	13 598	3 946

2016 年分市、县中医类医院卫生技术人员数 （二）   单位：人

| | 注册护士 | 其中：
助产士 | 药师（士） | 其中： | |
				西药师（士）	中药师（士）
总计	**367 713**	**7 841**	**63 967**	**30 046**	**33 921**
市	250 027	4 576	43 574	19 942	23 632
县	117 686	3 265	20 393	10 104	10 289

2016 年分市、县中医类医院卫生技术人员数 （三）   单位：人

| | 检验技师（士） | 影像技师（士） | 其他卫生
技术人员 | 其中： | |
				见习医师	内：中医
总计	**28 437**	**16 629**	**73 166**	**27 314**	**6 793**
市	18 443	9 827	42 486	14 700	3 914
县	9 994	6 802	30 680	12 614	2 879

2016 年分市、县中医类医院年内培训情况　　　　　　单位：人

	参加政府举办的岗位培训人次数	接受继续医学教育人数	进修半年以上人数
总计	**281 364**	**647 454**	**16 786**
市	217 986	483 077	9 827
县	63 378	164 377	6 959

2016 年分市、县中医类医院机构、床位增减情况

	机构数（个）				床位数（张）			
	2015 年	2016 年	增减数	增减（%）	2015 年	2016 年	增减数	增减（%）
总计	**3 966**	**4 238**	272	**6.86**	**819 412**	**877 313**	**57 901**	**7.07**
市	2 244	2 492	248	11.05	516 727	560 951	44 224	8.56
县	1 722	1 746	24	1.39	302 685	316 362	13 677	4.52

2016 年分市、县中医类医院人员增减情况　　　　　　单位：人

	2015 年	2016 年	增减数	增减（%）
总计	**940 387**	**1 015 919**	**75 532**	**8.03**
市	623 951	680 682	56 731	9.09
县	316 436	335 237	18 801	5.94

2016 年分市、县中医类医院房屋建筑面积情况

	年末房屋建筑面积（m²）	其中：业务用房面积	业务用房中危房面积（m²）	年末租房面积（m²）	其中：业务用房面积	本年房屋租金（万元）
总计	**58 646 526**	**49 328 478**	**576 623**	**4 161 907**	**3 414 782**	**6 093 772**
市	39 928 789	33 300 676	287 992	3 384 956	2 772 060	4 568 663
县	18 717 737	16 027 802	288 631	776 951	642 722	1 525 109

2016 年分市、县中医类医院年内基本建设投资情况（一）

	本年批准基建项目（个）	批准基建项目建筑面积（m²）	本年完成实际投资额（万元）	其中：财政性投资	单位自有资金	银行贷款
总计	**504**	**15 235 115**	**48 050 782**	**36 258 614**	**9 720 485**	**1 893 371**
市	289	11 244 504	2 774 282	335 413	1 113 607	1 256 021
县	215	3 990 611	45 276 500	35 923 201	8 606 878	637 350

2016 年分市、县中医类医院年内基本建设投资情况（二）

	本年房屋竣工面积（m²）	本年新增固定资产（万元）	本年因新扩建增加床位（张）
总计	**4 144 461**	**1 243 612**	**20 743**
市	2 961 794	844 223	11 641
县	1 182 667	399 389	9 102

2016 年分市、县中医类医院万元以上设备拥有情况

	万元以上设备总价值（万元）	万元以上设备台数（台/套）			
		合计	10～49 万元	50～99 万元	100 万元以上
总计	**10 463 157**	**650 089**	**121 931**	**18 666**	**16 892**
市	7 719 816	474 030	89 362	13 467	12 518
县	2 743 341	176 059	32 569	5 199	4 374

2016 年分市、县中医类医院收入与费用情况

	总收入（千元）	总费用/支出（千元）	收入支出差额（千元）	收入收益率（%）
总计	**358 377 613**	**348 937 072**	**9 440 541**	**2.63**
市	275 862 604	269 023 987	6 838 617	2.48
县	82 515 009	79 913 085	2 601 924	3.15

2016 年分市、县中医类医院收入情况

单位：千元

	总收入	其中：			
		医疗收入	财政补助收入	科教项目收入	其他收入
总计	**358 377 613**	**311 445 536**	**38 535 079**	**1 147 780**	**7 249 218**
市	275 862 604	242 203 754	26 918 391	1 111 068	5 629 391
县	82 515 009	69 241 782	11 616 688	36 712	1 619 827

2016 年分市、县中医类医院总收入中保险收入情况

单位：千元

	城镇职工基本医疗保险	城镇居民基本医疗保险	新型农村合作医疗补偿收入
总计	**65 808 625**	**19 187 547**	**26 667 707**
市	59 393 501	14 360 162	11 425 557
县	6 415 124	4 827 385	15 242 150

2016 年分市、县中医类医院总费用情况　　　　单位：千元

	总费用/支出	其中：				
		医疗业务成本	财政项目补助支出	科教项目支出	管理费用	其他支出
总计	**348 937 072**	**284 130 091**	**16 844 887**	**1 030 259**	**41 609 682**	**5 322 153**
市	269 023 987	220 206 293	12 487 700	967 099	31 479 917	3 882 978
县	79 913 085	63 923 798	4 357 187	63 160	10 129 765	1 439 175

2016 年分市、县中医类医院资产情况　　　　单位：千元

	总资产	流动资产	非流动资产	其中：		
				固定资产	在建工程	无形资产
总计	**413 280 388**	**185 116 785**	**228 163 603**	**147 757 696**	**67 111 279**	**5 315 163**
市	304 777 801	140 468 516	164 309 285	107 222 549	47 272 836	3 929 331
县	108 502 587	44 648 269	63 854 318	40 535 147	19 838 443	1 385 832

2016 年分市、县中医类医院负债与净资产情况　　　　单位：千元

	负债	流动负债	非流动负债	净资产	其中：	
					事业基金	专用基金
总计	**206 311 794**	**154 142 874**	**52 168 920**	**206 968 594**	**103 056 505**	**24 669 320**
市	148 796 145	114 704 156	34 091 989	155 981 656	78 546 323	18 287 687
县	57 515 649	39 438 718	18 076 931	50 986 938	24 510 182	6 381 633

2016 年全国中医类医院机构、床位数

	机构数（个）	编制床位（张）	实有床位（张）	其中：	
				特需服务床位	负压病房床位
总计	**4 238**	**867 668**	**877 313**	**6 719**	**1 798**
中医医院	3 462	755 684	761 755	5 621	1 459
中西医结合医院	510	83 052	89 074	811	92
民族医医院	266	28 932	26 484	287	247

2016 年全国中医类医院人员数　　　　单位：人

	在岗职工数	其中：			
		卫生技术人员	其他技术人员	管理人员	工勤技能人员
总计	**1 015 919**	**855 325**	**41 306**	**42 682**	**76 606**
中医医院	884 394	745 725	35 672	36 052	66 945
中西医结合医院	105 358	88 059	4 160	5 377	7 762
民族医医院	26 167	21 541	1 474	1 253	1 899

2016 年全国中医类医院卫生技术人员数（一）
单位：人

	卫生技术人员	执业医师	其中： 中医类别	执业助理医师	其中： 中医类别
总计	**855 325**	**281 446**	**138 732**	**23 967**	**7 700**
中医医院	745 725	244 641	124 469	20 616	6 411
中西医结合医院	88 059	29 835	9 983	2 065	521
民族医医院	21 541	6 970	4 280	1 286	768

2016 年全国中医类医院卫生技术人员数（二）
单位：人

	注册护士	其中： 助产士	药师（士）	其中： 西药师（士）	中药师（士）
总计	**367 713**	**7 841**	**63 967**	**30 046**	**33 921**
中医医院	320 769	6 571	56 685	26 213	30 472
中西医结合医院	39 864	1 105	5 244	3 216	2 028
民族医医院	7 080	165	2 038	617	1 421

2016 年全国中医类医院卫生技术人员数（三）
单位：人

	检验技师（士）	影像技师（士）	其他卫生 技术人员	其中： 见习医师	内：中医
总计	**28 437**	**16 629**	**73 166**	**27 314**	**6 793**
中医医院	24 858	14 698	63 458	24 396	6 124
中西医结合医院	2 928	1 505	6 618	2 010	417
民族医医院	651	426	3 090	908	252

2016 年全国中医类医院年内培训情况
单位：人

	参加政府举办的 岗位培训人次数	接受继续医学教育人数	进修半年以上人数
总计	**281 364**	**647 454**	**16 786**
中医医院	232 966	574 946	15 026
中西医结合医院	37 711	59 945	1 056
民族医医院	10 687	12 563	704

2016 年全国中医类医院的机构、床位增减情况

	机构数（个）				床位数（张）			
	2015 年	2016 年	增减数	增减（%）	2015 年	2016 年	增减数	增减（%）
总计	**3 966**	**4 328**	**362**	**9.13**	**819 412**	**877 313**	**57 901**	**7.07**
中医医院	3 267	3 462	195	5.97	715 393	761 755	46 362	6.48
中西医结合医院	446	510	64	14.35	78 611	89 074	10 463	13.31
民族医医院	253	266	13	5.14	25 408	26 484	1 076	4.23

2016 年全国中医类医院人员增减情况

单位：人

	2015 年	2016 年	增减数	增减（%）
总计	**940 387**	**1 015 919**	**75 532**	**8.03**
中医医院	824 022	884 394	60 372	7.33
中西医结合医院	93 209	105 358	12 149	13.03
民族医医院	23 156	26 167	3 011	13.00

2016 年全国中医类医院房屋建筑面积情况

	年末房屋建筑面积（m²）	其中：业务用房面积	业务用房中危房面积（m²）	年末租房面积（m²）	其中：业务用房面积	本年房屋租金（万元）
总计	**58 646 526**	**49 328 478**	**576 623**	**4 161 907**	**3 414 782**	**6 093 772**
中医医院	50 634 751	42 450 844	506 396	2 914 838	2 380 596	5 643 990
中西医结合医院	6 046 564	5 187 717	21 153	1 152 424	958 918	148 714
民族医医院	1 965 211	1 689 917	49 074	94 645	75 268	301 068

2016 年全国中医类医院年内基本建设投资情况（一）

	本年批准基建项目（个）	批准基建项目建筑面积（m²）	本年完成实际投资额（万元）	其中：		
				财政性投资	单位自有资金	银行贷款
总计	**504**	**15 235 115**	**48 050 782**	**36 258 614**	**9 720 485**	**1 893 371**
中医医院	409	13 899 132	46 279 309	35 614 335	9 175 923	1 340 545
中西医结合医院	61	779 439	1 005 569	53 947	379 005	548 618
民族医医院	34	556 544	765 904	590 332	165 557	4 208

2016 年全国中医类医院年内基本建设投资情况（二）

	本年房屋竣工面积（m²）	本年新增固定资产（万元）	本年因新扩建增加床位（张）
总计	**4 144 461**	**1 243 612**	**20 743**
中医医院	3 787 282	1 013 278	17 521
中西医结合医院	294 220	177 454	2 357
民族医医院	62 959	52 880	865

2016 年全国中医类医院万元以上设备拥有情况

	万元以上设备总价值（万元）	万元以上设备台数（台/套）			
		合计	10～49 万元	50～99 万元	100 万元以上
总计	**10 463 157**	**650 089**	**121 931**	**18 666**	**16 892**
中医医院	8 936 943	563 023	103 617	15 891	14 520
中西医结合医院	1 247 463	72 903	15 572	2 274	1 967
民族医医院	278 751	14 163	2 742	501	405

2016 年全国中医类医院收入与费用情况

	总收入（千元）	总费用/支出（千元）	收入支出差额（千元）	收入收益率（%）
总计	**358 377 613**	**348 937 072**	**9 440 541**	**2.63**
中医医院	308 211 996	300 383 620	7 828 376	2.54
中西医结合医院	42 766 305	41 829 325	936 980	2.19
民族医医院	7 399 312	6 724 127	675 185	9.12

2016 年全国中医类医院收入情况

单位：千元

	总收入	其中：			
		医疗收入	财政补助收入	科教项目收入	其他收入
总计	**358 377 613**	**311 445 536**	**38 535 079**	**1 147 780**	**7 249 218**
中医医院	308 211 996	269 104 025	31 732 750	1 023 891	6 351 330
中西医结合医院	42 766 305	37 888 794	4 066 894	105 694	704 923
民族医医院	7 399 312	4 452 717	2 735 435	18 195	192 965

2016 年全国中医类医院总收入中保险收入情况

单位：千元

	城镇职工基本医疗保险	城镇居民基本医疗保险	新型农村合作医疗补偿收入
总计	**65 808 625**	**19 187 547**	**26 667 707**
中医医院	55 638 971	17 496 833	24 847 996
中西医结合医院	9 576 500	1 595 558	1 243 302
民族医医院	593 154	95 156	576 409

2016 年全国中医类医院总费用情况

单位：千元

	总费用/支出	其中：				
		医疗业务成本	财政项目补助支出	科教项目支出	管理费用	其他支出
总计	**348 937 072**	**284 130 091**	**16 844 887**	**1 030 259**	**41 609 682**	**5 322 153**
中医医院	300 383 620	245 817 061	13 689 589	883 930	35 979 403	4 013 637
中西医结合医院	41 829 325	33 839 370	2 139 315	133 888	4 676 322	1 040 430
民族医医院	6 724 127	4 473 660	1 015 983	12 441	953 957	268 086

2016 年全国中医类医院资产情况

单位：千元

	总资产	流动资产	非流动资产	其中：		
				固定资产	在建工程	无形资产
总计	**413 280 388**	**185 116 785**	**228 163 603**	**147 757 696**	**67 111 279**	**5 315 163**
中医医院	355 733 842	159 159 828	196 574 014	127 892 706	57 684 014	4 444 872
中西医结合医院	46 119 141	21 865 903	24 253 238	15 058 088	7 384 171	756 568
民族医医院	11 427 405	4 091 054	7 336 351	4 806 902	2 043 094	113 723

2016 年全国中医类医院负债与净资产情况

单位：千元

	负债	流动负债	非流动负债	净资产	其中：	
					事业基金	专用基金
总计	**206 311 794**	**154 142 874**	**52 168 920**	**206 968 594**	**103 056 505**	**24 669 320**
中医医院	181 488 654	134 344 495	47 144 159	174 245 188	88 643 800	21 432 512
中西医结合医院	21 373 536	17 022 353	4 351 183	24 745 605	12 143 501	2 382 305
民族医医院	3 449 604	2 776 026	673 578	7 977 801	2 269 204	854 503

2016 年全国中医医院机构、床位数

	机构数（个）	编制床位（张）	实有床位（张）	其中：	
				特需服务床位	负压病房床位
总计	**3 462**	**755 684**	**761 755**	**5 621**	**1 459**
中医综合医院	**2 911**	**710 359**	**714 936**	**5 252**	**1 408**
中医专科医院	**551**	**45 325**	**46 819**	**369**	**51**
肛肠医院	77	5 997	5 945	44	0
骨伤医院	198	23 478	24 939	151	15
针灸医院	14	1 748	1 848	10	0
按摩医院	25	1 592	1 440	20	0
其他中医专科医院	237	12 510	12 647	144	36

2016 年全国中医医院人员数

单位：人

	在岗职工数	其中：卫生技术人员	其他技术人员	管理人员	工勤技能人员
总计	884 394	745 725	35 672	36 052	66 945
中医综合医院	839 306	709 758	33 635	33 027	62 886
中医专科医院	45 088	35 967	2 037	3 025	4 059
肛肠医院	4 874	3 751	211	396	516
骨伤医院	24 082	19 637	1 032	1 381	2 032
针灸医院	2 048	1 734	118	103	93
按摩医院	1 824	1 331	163	150	180
其他中医专科医院	12 260	9 514	513	995	1 238

2016 年全国中医医院卫生技术人员数（一）

单位：人

	卫生技术人员	执业医师	其中：中医类别	执业助理医师	其中：中医类别
总计	745 725	244 641	124 469	20 616	6 411
中医综合医院	709 758	233 473	118 261	19 046	5 721
中医专科医院	35 967	11 168	6 208	1 570	690
肛肠医院	3 751	1 073	442	145	44
骨伤医院	19 637	5 875	3 192	827	347
针灸医院	1 734	670	524	24	20
按摩医院	1 331	486	371	105	61
其他中医专科医院	9 514	3 064	1 679	469	218

2016 年全国中医医院卫生技术人员数（二）

单位：人

	注册护士	其中：助产士	药师（士）	其中：西药师（士）	中药师（士）
总计	320 769	6 571	56 685	26 213	30 472
中医综合医院	305 521	6 506	54 179	25 044	29 135
中医专科医院	15 248	65	2 506	1 169	1 337
肛肠医院	1 827	5	250	121	129
骨伤医院	8 637	15	1 313	667	646
针灸医院	779	0	123	53	70
按摩医院	295	12	50	25	25
其他中医专科医院	3 710	33	770	303	467

2016 年全国中医医院卫生技术人员数（三）　　　　单位：人

| | 检验技师（士） | 影像技师（士） | 其他卫生技术人员 | 其中： | |
				见习医师	内：中医
总计	24 858	14 698	63 458	24 396	6 124
中医综合医院	23 724	13 814	60 001	23 185	5 879
中医专科医院	1 134	884	3 457	1 211	245
肛肠医院	152	58	246	104	31
骨伤医院	548	566	1 871	771	130
针灸医院	42	25	71	13	9
按摩医院	26	22	347	16	12
其他中医专科医院	366	213	922	307	63

2016 年全国中医医院年内培训情况　　　　单位：人

	参加政府举办的岗位培训人次数	接受继续医学教育人数	进修半年以上人数
总计	232 966	574 946	15 026
中医综合医院	214 804	558 130	14 718
中医专科医院	18 162	16 816	308
肛肠医院	715	1 704	24
骨伤医院	2 603	10 038	154
针灸医院	13 709	1 199	46
按摩医院	177	558	13
其他中医专科医院	958	3 317	71

2016 年全国中医医院的机构、床位增减情况

| | 机构数（个） | | | | 床位数（张） | | | |
	2015 年	2016 年	增减数	增减（%）	2015 年	2016 年	增减数	增减（%）
总计	3 267	3 462	195	5.97	715 393	761 755	46 362	6.48
中医综合医院	2 752	2 911	159	5.78	672 158	714 936	42 778	6.36
中医专科医院	515	551	36	6.99	43 235	46 819	3 584	8.29
肛肠医院	65	77	12	18.46	4 477	5 945	1 468	32.79
骨伤医院	200	198	-2	-1.00	23 935	24 939	1 004	4.19
针灸医院	14	14	0	0.00	1 552	1 848	296	19.07
按摩医院	24	25	1	4.17	1 357	1 440	83	6.12
其他中医专科医院	212	237	25	11.79	11 914	12 647	733	6.15

2016 年全国中医医院人员增减情况

单位：人

	2015 年	2016 年	增减数	增减（%）
总计	824 022	884 394	60 372	7.33
中医综合医院	781 741	839 306	57 565	7.36
中医专科医院	42 281	45 088	2 807	6.64
肛肠医院	3 978	4 874	896	22.52
骨伤医院	23 445	24 082	637	2.72
针灸医院	1 658	2 048	390	23.52
按摩医院	1 702	1 824	122	7.17
其他中医专科医院	11 498	12 260	762	6.63

2016 年全国中医医院房屋建筑面积情况

	年末房屋建筑面积（m²）	其中：业务用房面积	业务用房中危房面积（m²）	年末租房面积（m²）	其中：业务用房面积	本年房屋租金（万元）
总计	50 634 751	42 450 844	506 396	2 914 838	2 380 596	5 643 990
中医综合医院	47 791 033	40 149 512	495 366	2 227 673	1 802 595	5 623 777
中医专科医院	2 843 718	2 301 332	11 030	687 165	578 001	20 213
肛肠医院	254 654	224 459	0	150 828	136 129	2 768
骨伤医院	1 629 043	1 282 212	9 649	186 240	147 436	3 443
针灸医院	97 098	80 466	0	10 089	9 148	211
按摩医院	140 125	110 247	0	8 620	6 850	309
其他中医专科医院	722 798	603 948	1 381	331 388	278 438	13 482

2016 年全国中医医院年内基本建设投资情况（一）

	本年批准基建项目（个）	批准基建项目建筑面积（m²）	本年完成实际投资额（万元）	其中：财政性投资	单位自有资金	银行贷款
总计	409	13 899 132	46 279 309	35 614 335	9 175 923	1 340 545
中医综合医院	391	13 197 695	46 236 978	35 611 224	9 152 399	1 326 393
中医专科医院	18	701 437	42 331	3 111	23 524	14 152
肛肠医院	2	1 800	1 535	0	1 245	0
骨伤医院	11	654 237	31 153	1 300	15 751	13 630
针灸医院	0	0	0	0	0	0
按摩医院	1	25 500	0	0	0	0
其他中医专科医院	4	19 900	9 643	1 811	6 528	522

2016 年全国中医医院年内基本建设投资情况（二）

	本年房屋竣工面积（m²）	本年新增固定资产（万元）	本年因新扩建增加床位（张）
总计	3 787 282	1 013 278	17 521
中医综合医院	3 736 810	964 032	16 542
中医专科医院	50 472	49 246	979
肛肠医院	1 820	1 407	2
骨伤医院	41 882	41 424	899
针灸医院	0	957	0
按摩医院	0	1 085	0
其他中医专科医院	6 770	4 373	78

2016 年全国中医医院万元以上设备拥有情况

	万元以上设备总价值（万元）	万元以上设备台数（台/套）			
		合计	10~49 万元	50~99 万元	100 万元以上
总计	8 936 943	563 023	103 617	15 891	14 520
中医综合医院	8 542 277	526 365	98 915	15 130	13 955
中医专科医院	394 666	36 658	4 702	761	565
肛肠医院	24 096	2 001	293	40	25
骨伤医院	276 083	27 780	2 963	517	404
针灸医院	18 686	1 211	187	21	23
按摩医院	10 712	949	204	23	10
其他中医专科医院	65 089	4 717	1 055	160	103

2016 年全国中医医院收入与费用情况

	总收入（千元）	总费用/支出（千元）	收入支出差额（千元）	收入收益率（%）
总计	308 211 996	300 383 620	7 828 376	2.54
中医综合医院	294 497 977	287 217 791	7 280 186	2.47
中医专科医院	13 714 019	13 165 829	548 190	4.00
肛肠医院	864 439	906 448	-42 009	-4.86
骨伤医院	8 673 838	8 126 325	547 513	6.31
针灸医院	1 068 414	1 003 891	64 523	6.04
按摩医院	368 855	347 816	21 039	5.70
其他中医专科医院	2 738 473	2 781 349	-42 876	-1.57

2016 年全国中医医院收入情况

单位：千元

	总收入	其中：			
		医疗收入	财政补助收入	科教项目收入	其他收入
总计	308 211 996	269 104 025	31 732 750	1 023 891	6 351 330
中医综合医院	294 497 977	256 472 081	31 056 615	1 006 861	5 962 420
中医专科医院	13 714 019	12 631 944	676 135	17 030	388 910
肛肠医院	864 439	797 952	44 750	552	21 185
骨伤医院	8 673 838	8 077 169	311 730	7 899	277 040
针灸医院	1 068 414	926 681	116 732	1 325	23 676
按摩医院	368 855	246 470	103 080	69	19 236
其他中医专科医院	2 738 473	2 583 672	99 843	7 185	47 773

2016 年全国中医医院总收入中保险收入情况

单位：千元

	城镇职工基本医疗保险	城镇居民基本医疗保险	新型农村合作医疗补偿收入
总计	55 638 971	17 496 833	24 847 996
中医综合医院	54 047 565	16 997 520	24 413 979
中医专科医院	1 591 406	499 313	434 017
肛肠医院	141 237	57 996	36 001
骨伤医院	1 053 636	341 879	271 253
针灸医院	58 008	6 594	3 218
按摩医院	15 690	1 242	1 014
其他中医专科医院	322 835	91 602	122 531

2016 年全国中医医院总费用情况

单位：千元

	总费用/支出	其中：				
		医疗业务成本	财政项目补助支出	科教项目支出	管理费用	其他支出
总计	300 383 620	245 817 061	13 689 589	883 930	35 979 403	4 013 637
中医综合医院	287 217 791	235 733 571	13 479 713	865 285	33 769 639	3 369 583
中医专科医院	13 165 829	10 083 490	209 876	18 645	2 209 764	644 054
肛肠医院	906 448	576 982	12 033	3 064	211 526	102 843
骨伤医院	8 126 325	6 572 124	79 389	7 194	1 226 026	241 592
针灸医院	1 003 891	815 016	35 241	1 803	126 504	25 327
按摩医院	347 816	170 672	42 732	625	65 296	68 491
其他中医专科医院	2 781 349	1 948 696	40 481	5 959	580 412	205 801

2016 年全国中医医院资产情况
单位：千元

	总资产	流动资产	非流动资产	其中：		
				固定资产	在建工程	无形资产
总计	355 733 842	159 159 828	196 574 014	127 892 706	57 684 014	4 444 872
中医综合医院	337 943 546	150 581 192	187 362 354	121 886 600	55 958 889	3 929 785
中医专科医院	17 790 296	8 578 636	9 211 660	6 006 106	1 725 125	515 087
肛肠医院	1 052 975	425 836	627 139	343 923	130 414	22 513
骨伤医院	11 049 946	4 966 076	6 083 870	4 070 549	1 341 041	236 942
针灸医院	1 021 682	664 524	357 158	339 657	12 794	3 996
按摩医院	403 814	216 792	187 022	140 416	27 887	894
其他中医专科医院	4 261 879	2 305 408	1 956 471	1 111 561	212 989	250 742

2016 年全国中医医院负债与净资产情况
单位：千元

	负债	流动负债	非流动负债	净资产	其中：	
					事业基金	专用基金
总计	181 488 654	134 344 495	47 144 159	174 245 188	88 643 800	21 432 512
中医综合医院	173 889 801	128 015 349	45 874 452	164 053 745	83 762 432	19 944 306
中医专科医院	7 598 853	6 329 146	1 269 707	10 191 443	4 881 368	1 488 206
肛肠医院	575 879	534 155	41 724	477 096	212 842	55 789
骨伤医院	5 040 555	4 066 676	973 879	6 009 391	3 695 299	763 644
针灸医院	434 131	346 969	87 162	587 551	301 146	136 389
按摩医院	77 457	74 135	3 322	326 357	97 861	46 097
其他中医专科医院	1 470 831	1 307 211	163 620	2 791 048	574 220	486 287

2016 年民族医医院机构、床位数

	机构数（个）	编制床位（张）	实有床位（张）	其中：	
				特需服务床位	负压病房床位
总计	266	28 932	26 484	287	247
蒙医医院	72	9 849	8 935	85	58
藏医医院	99	7 890	6 364	81	165
维医医院	45	6 705	7 984	111	24
傣医医院	1	500	214	0	0
其他民族医医院	49	3 988	2 987	10	0

2016 年民族医医院人员数
单位：人

	在岗职工数	其中：			
		卫生技术人员	其他技术人员	管理人员	工勤技能人员
总计	26 167	21 541	1 474	1 253	1 899
蒙医医院	10 865	9 109	447	575	734
藏医医院	5 008	4 002	290	267	449
维医医院	6 897	5 703	511	176	507
傣医医院	303	246	2	42	13
其他民族医医院	3 094	2 481	224	193	196

2016 年民族医医院卫生技术人员数（一）

单位：人

	卫生技术人员	执业医师	其中：中医类别	执业助理医师	其中：中医类别
总计	**21 541**	**6 970**	**4 280**	**1 286**	**768**
蒙医医院	9 109	3 205	2 064	255	165
藏医医院	4 002	1 659	1 116	323	205
维医医院	5 703	1 319	750	554	337
傣医医院	246	51	39	15	14
其他民族医医院	2 481	736	311	139	47

2016 年民族医医院卫生技术人员数（二）

单位：人

	注册护士	其中：助产士	药师（士）	其中：西药师（士）	中药师（士）
总计	**7 080**	**165**	**2 038**	**617**	**1 421**
蒙医医院	3 265	43	796	188	608
藏医医院	950	21	290	67	223
维医医院	1 800	58	740	235	505
傣医医院	109	0	11	3	8
其他民族医医院	956	43	201	124	77

2016 年民族医医院卫生技术人员数（三）

单位：人

	检验技师（士）	影像技师（士）	其他卫生技术人员	其中：见习医师	内：中医
总计	**651**	**426**	**3 090**	**908**	**252**
蒙医医院	255	130	1 203	329	66
藏医医院	106	88	586	154	29
维医医院	191	141	958	281	126
傣医医院	7	7	46	20	5
其他民族医医院	92	60	297	124	26

2016 年民族医医院年内培训情况

单位：人

	参加政府举办的岗位培训人次数	接受继续医学教育人数	进修半年以上人数
总计	**10 687**	**12 563**	**704**
蒙医医院	1 672	7 280	291
藏医医院	7 733	1 557	107
维医医院	632	2 389	161
傣医医院	0	246	23
其他民族医医院	650	1 091	122

2016 年民族医医院机构、床位增减情况

	机构数（个）				床位数（张）			
	2015 年	2016 年	增减数	增减（%）	2015 年	2016 年	增减数	增减（%）
总计	**253**	**266**	**13**	**5.14**	**25 408**	**26 484**	**1 076**	**4.23**
蒙医医院	69	72	3	4.35	8 498	8 935	437	5.14
藏医医院	96	99	3	3.13	6 159	6 364	205	3.33
维医医院	41	45	4	9.76	7 409	7 984	575	7.76
傣医医院	1	1	0	0.00	214	214	0	0.00
其他民族医医院	46	49	3	6.52	3 128	2 987	− 141	− 4.51

2016 年民族医医院人员增减情况

单位：人

	2015 年	2016 年	增减数	增减（%）
总计	**23 156**	**26 167**	**3 011**	**13.00**
蒙医医院	8 889	10 865	1 976	22.23
藏医医院	5 033	5 008	− 25	− 0.50
维医医院	6 148	6 897	749	12.18
傣医医院	272	303	31	11.40
其他民族医医院	2 814	3 094	280	9.95

2016 年民族医医院房屋建筑面积情况

	年末房屋建筑面积（m²）	其中：业务用房面积	业务用房中危房面积（m²）	年末租房面积（m²）	其中：业务用房面积	本年房屋租金（万元）
总计	**1 965 211**	**1 689 917**	**49 074**	**94 645**	**75 268**	**301 068**
蒙医医院	677 903	617 596	18 549	57 670	52 872	465
藏医医院	693 371	581 279	13 526	13 568	5 891	186
维医医院	441 673	355 582	9 161	6 692	2 989	13
傣医医院	4 938	4 938	0	0	0	0
其他民族医医院	147 326	130 522	7 838	16 715	13 516	300 404

2016 年民族医医院年内基本建设投资情况（一）

	本年批准基建项目（个）	批准基建项目建筑面积（m²）	本年完成实际投资额（万元）	其中：		
				财政性投资	单位自有资金	银行贷款
总计	**34**	**556 544**	**765 904**	**590 332**	**165 557**	**4 208**
蒙医医院	14	335 676	740 289	576 865	161 684	200
藏医医院	9	22 056	7 779	3 627	2 885	500
维医医院	6	51 317	12 848	8 230	528	3 508
傣医医院	0	0	0	0	0	0
其他民族医医院	5	147 495	4 988	1 610	460	0

2016 年民族医医院年内基本建设投资情况（二）

	本年房屋竣工面积（m²）	本年新增固定资产（万元）	本年因新扩建增加床位（张）
总计	**62 959**	**52 880**	**865**
蒙医医院	29 142	22 388	260
藏医医院	23 091	13 603	279
维医医院	2 926	13 492	243
傣医医院	0	0	0
其他民族医医院	7 800	3 397	83

2016 年民族医医院万元以上设备拥有情况

单位：台（套）

	万元以上设备总价值（万元）	万元以上设备台数			
		合计	10～49 万元	50～99 万元	100 万元以上
总计	**278 751**	**14 163**	**2 742**	**501**	**405**
蒙医医院	144 253	7 643	1 350	224	236
藏医医院	53 122	2 182	521	109	60
维医医院	50 019	2 259	414	99	53
傣医医院	2 460	206	73	15	6
其他民族医医院	28 897	1 873	384	54	50

2016 年民族医医院收入与费用情况

	总收入（千元）	总费用/支出（千元）	收入支出差额（千元）	收入收益率（%）
总计	**7 399 312**	**6 724 127**	**675 185**	**9. 12**
蒙医医院	2 977 022	2 978 748	－ 1 726	－ 0.06
藏医医院	1 603 640	1 506 522	97 118	6.06
维医医院	1 615 428	1 392 484	222 944	13.80
傣医医院	85 593	65 348	20 245	23.65
其他民族医医院	1 117 629	781 025	336 604	30.12

2016 年民族医医院收入情况

单位：千元

	总收入	其中：			
		医疗收入	财政补助收入	科教项目收入	其他收入
总计	**7 399 312**	**4 452 717**	**2 735 435**	**18 195**	**192 965**
蒙医医院	2 977 022	2 059 077	856 025	4 799	57 121
藏医医院	1 603 640	926 225	601 767	9 566	66 082
维医医院	1 615 428	958 770	593 491	1 877	61 290
傣医医院	85 593	53 810	28 862	131	2 790
其他民族医医院	1 117 629	454 835	655 290	1 822	5 682

2016 年民族医医院总收入中保险收入情况

单位：千元

	城镇职工基本医疗保险	城镇居民基本医疗保险	新型农村合作医疗补偿收入
总计	**593 154**	**95 156**	**576 409**
蒙医医院	304 454	46 081	240 823
藏医医院	57 930	12 873	67 110
维医医院	99 212	25 548	168 376
傣医医院	77 994	1 440	6 159
其他民族医医院	53 564	9 214	93 941

2016 年民族医医院总费用情况

单位：千元

	总费用/支出	其中：				
		医疗业务成本	财政项目补助支出	科教项目支出	管理费用	其他支出
总计	**6 724 127**	**4 473 660**	**1 015 983**	**12 441**	**953 957**	**268 086**
蒙医医院	2 978 748	2 155 039	372 887	3 695	393 625	53 502
藏医医院	1 506 522	904 138	246 586	2 423	212 852	140 523
维医医院	1 392 484	1 000 523	115 889	4 292	226 820	44 960
傣医医院	65 348	48 800	6 002	438	9 944	164
其他民族医医院	781 025	365 160	274 619	1 593	110 716	28 937

2016 年民族医医院资产情况

单位：千元

	总资产	流动资产	非流动资产	其中：		
				固定资产	在建工程	无形资产
总计	**11 427 405**	**4 091 054**	**7 336 351**	**4 806 902**	**2 043 094**	**113 723**
蒙医医院	4 750 346	1 551 178	3 199 168	2 123 156	955 142	72 255
藏医医院	3 009 056	1 188 574	1 820 482	1 349 739	278 477	27 760
维医医院	2 236 760	777 975	1 458 785	958 737	355 959	9 706
傣医医院	66 690	41 345	25 345	24 606	500	239
其他民族医医院	1 364 553	531 982	832 571	350 664	453 016	3 763

2016 年民族医医院负债与净资产情况

单位：千元

	负债	流动负债	非流动负债	净资产	其中：	
					事业基金	专用基金
总计	**3 449 604**	**2 776 026**	**673 578**	**7 977 801**	**2 269 204**	**854 503**
蒙医医院	1 723 498	1 312 789	410 709	3 026 848	754 031	238 415
藏医医院	814 834	677 723	137 111	2 194 222	683 970	368 794
维医医院	505 795	461 353	44 442	1 730 965	631 873	189 896
傣医医院	11 806	11 806	0	54 884	18 903	7 990
其他民族医医院	393 671	312 355	81 316	970 882	180 427	49 408

2016 年各地区中医类医院机构、床位数

	机构数 （个）	编制床位 （张）	实有床位 （张）	其中：	
				特需服务床位	负压病房床位
全国总计	**4 238**	**867 668**	**877 313**	**6 719**	**1 798**
北京市	191	25 631	22 772	371	21
天津市	56	9 136	9 050	279	0
河北省	237	33 757	41 438	114	236
山西省	236	19 840	18 557	252	71
内蒙古自治区	181	22 856	21 877	139	119
辽宁省	150	25 335	26 725	862	515
吉林省	96	17 099	17 465	186	261
黑龙江省	151	23 532	24 104	757	5
上海市	27	9 390	9 644	114	0
江苏省	138	48 333	50 110	252	104
浙江省	183	41 184	40 567	599	69
安徽省	119	31 400	31 271	104	1
福建省	90	20 087	19 991	147	0
江西省	109	27 066	26 724	86	0
山东省	221	54 219	59 516	237	59
河南省	286	73 035	61 901	497	1
湖北省	136	43 858	41 490	97	9
湖南省	172	48 370	52 620	282	82
广东省	172	52 822	49 466	126	17
广西壮族自治区	115	24 622	29 488	11	1
海南省	23	4 665	4 156	5	0
重庆市	101	21 100	23 938	39	0
四川省	266	59 554	60 877	236	12
贵州省	117	20 269	22 997	71	1
云南省	164	28 818	27 381	270	0
西藏自治区	31	1 899	1 654	49	0
陕西省	167	27 110	29 172	182	1
甘肃省	106	25 336	23 063	87	176
青海省	49	6 123	5 754	45	7
宁夏回族自治区	28	4 721	4 481	17	0
新疆维吾尔自治区	120	16 501	19 064	206	30

2016 年各地区中医类医院人员数

单位：人

	在岗职工数	其中：			
		卫生技术人员	其他技术人员	管理人员	工勤技能人员
全国总计	**1 015 919**	**855 325**	**41 306**	**42 682**	**76 606**
北京市	39 710	31 640	1 929	2 551	3 590
天津市	13 678	11 545	236	1 067	830
河北省	47 557	39 907	2 393	1 683	3 574
山西省	21 479	17 859	1 036	915	1 669
内蒙古自治区	25 932	21 871	1 198	1 169	1 694
辽宁省	26 813	21 798	1 372	1 458	2 185
吉林省	21 200	17 237	811	1 488	1 664
黑龙江省	26 997	22 185	972	1 680	2 160
上海市	15 675	13 241	962	813	659
江苏省	62 883	54 050	2 487	1 947	4 399
浙江省	56 650	47 812	2 219	1 952	4 667
安徽省	34 082	29 135	1 369	1 271	2 307
福建省	24 708	21 160	859	753	1 936
江西省	29 095	25 335	1 060	838	1 862
山东省	70 726	60 659	4 087	2 172	3 808
河南省	71 513	58 682	3 573	3 053	6 205
湖北省	42 588	36 780	1 529	1 833	2 446
湖南省	54 372	46 106	2 012	2 211	4 043
广东省	68 849	58 518	1 951	2 622	5 758
广西壮族自治区	40 142	33 439	1 047	1 605	4 051
海南省	5 837	4 835	195	233	574
重庆市	24 430	20 267	787	1 233	2 143
四川省	62 236	52 354	2 013	2 568	5 301
贵州省	21 792	18 470	1 156	956	1 210
云南省	25 491	21 641	1 132	802	1 916
西藏自治区	1 476	1 175	50	93	158
陕西省	35 568	30 187	415	2 244	2 722
甘肃省	16 376	14 013	758	436	1 169
青海省	4 473	3 818	255	137	263
宁夏回族自治区	4 537	3 901	191	129	316
新疆维吾尔自治区	19 054	15 705	1 252	770	1 327

2016 年各地区中医类医院卫生技术人员数（一）

单位：人

	卫生技术人员	执业医师	其中： 中医类别	执业助理医师	其中： 中医类别
全国总计	855 325	281 446	138 732	23 967	7 700
北京市	31 640	12 355	7 636	513	230
天津市	11 545	4 591	2 719	137	38
河北省	39 907	14 535	6 294	2 243	613
山西省	17 859	6 214	2 967	674	212
内蒙古自治区	21 871	7 308	3 734	713	310
辽宁省	21 798	8 057	3 989	604	181
吉林省	17 237	6 461	3 457	500	144
黑龙江省	22 185	7 736	3 732	711	185
上海市	13 241	4 811	2 581	24	16
江苏省	54 050	19 426	8 522	482	93
浙江省	47 812	16 670	7 215	675	163
安徽省	29 135	9 074	4 569	625	154
福建省	21 160	6 745	3 676	363	90
江西省	25 335	8 308	3 762	546	158
山东省	60 659	21 051	8 723	1 648	503
河南省	58 682	17 878	9 596	3 287	1 042
湖北省	36 780	11 338	5 215	1 039	312
湖南省	46 106	14 439	7 280	1 766	553
广东省	58 518	17 941	9 437	1 381	416
广西壮族自治区	33 439	9 847	5 025	631	229
海南省	4 835	1 474	661	108	30
重庆市	20 267	6 077	2 709	520	216
四川省	52 354	16 825	8 272	1 004	418
贵州省	18 470	5 243	2 707	529	203
云南省	21 641	6 494	3 252	641	203
西藏自治区	1 175	627	350	124	76
陕西省	30 187	7 537	3 362	801	158
甘肃省	14 013	5 414	3 027	614	204
青海省	3 818	1 224	718	150	82
宁夏回族自治区	3 901	1 320	669	98	24
新疆维吾尔自治区	15 705	4 426	2 876	816	444

2016 年各地区中医类医院卫生技术人员数（二）

单位：人

	注册护士	其中：助产士	药师（士）	其中：西药师（士）	中药师（士）
全国总计	**367 713**	**7 841**	**63 967**	**30 046**	**33 921**
北京市	12 522	102	2 662	910	1 752
天津市	4 237	39	859	342	517
河北省	15 252	510	2 401	1 246	1 155
山西省	7 133	143	1 382	508	874
内蒙古自治区	8 377	76	1 769	653	1 116
辽宁省	8 802	106	1 820	646	1 174
吉林省	6 719	40	1 227	532	695
黑龙江省	8 308	96	1 950	820	1 130
上海市	5 841	66	1 150	470	680
江苏省	24 867	539	3 889	1 989	1 900
浙江省	20 680	486	3 956	2 079	1 877
安徽省	13 517	295	1 982	956	1 026
福建省	9 611	876	1 745	933	812
江西省	11 244	411	2 084	1 131	953
山东省	26 072	469	4 099	2 002	2 097
河南省	24 815	435	4 293	1 905	2 388
湖北省	17 248	335	2 841	1 172	1 669
湖南省	21 282	651	3 496	1 500	1 996
广东省	25 517	295	5 056	2 636	2 420
广西壮族自治区	15 456	528	2 424	1 387	1 037
海南省	2 204	107	399	260	139
重庆市	9 757	90	1 304	664	640
四川省	23 787	251	3 498	1 835	1 663
贵州省	8 259	347	1 072	511	561
云南省	9 244	92	1 420	714	706
西藏自治区	275	10	57	15	42
陕西省	13 086	149	2 003	892	1 111
甘肃省	4 924	148	930	413	517
青海省	1 234	9	371	133	238
宁夏回族自治区	1 529	33	389	237	152
新疆维吾尔自治区	5 914	107	1 439	555	884

2016 年各地区中医类医院卫生技术人员数（三）

单位：人

	检验技师（士）	影像技师（士）	其他卫生技术人员	其中：	
				见习医师	内：中医
全国总计	28 437	16 629	73 166	27 314	6 793
北京市	977	512	2 099	577	374
天津市	376	97	1 248	522	32
河北省	1 304	861	3 311	869	301
山西省	686	385	1 385	353	91
内蒙古自治区	712	433	2 559	940	220
辽宁省	781	420	1 314	391	117
吉林省	519	359	1 452	498	103
黑龙江省	830	432	2 218	560	116
上海市	474	191	750	17	7
江苏省	1 642	686	3 058	1 288	342
浙江省	1 665	620	3 546	1 596	302
安徽省	952	638	2 347	1 159	356
福建省	722	395	1 579	612	183
江西省	1 068	594	1 491	512	138
山东省	1 825	1 160	4 804	1 485	311
河南省	1 975	1 755	4 679	1 652	389
湖北省	1 209	685	2 420	1 063	220
湖南省	1 510	1 145	2 468	823	223
广东省	1 755	770	6 098	1 875	253
广西壮族自治区	1 183	554	3 344	1 414	451
海南省	172	89	389	140	58
重庆市	642	241	1 726	831	111
四川省	1 794	901	4 545	1 881	446
贵州省	630	505	2 232	1 425	643
云南省	662	429	2 751	1 270	387
西藏自治区	19	20	53	9	3
陕西省	1 156	897	4 707	2 219	164
甘肃省	397	365	1 369	533	166
青海省	139	91	609	168	56
宁夏回族自治区	131	87	347	97	41
新疆维吾尔自治区	530	312	2 268	535	189

2016 年各地区中医类医院的机构、床位增减情况

	机构数（个）				床位数（张）			
	2015 年	2016 年	增减数	增减（％）	2015 年	2016 年	增减数	增减（％）
全国总计	**3 966**	**4 238**	**272**	**6.86**	**819 412**	**877 313**	**57 901**	**7.07**
北京市	174	191	17	9.77	19 810	22 772	2 962	14.95
天津市	51	56	5	9.80	8 769	9 050	281	3.20
河北省	227	237	10	4.41	38 046	41 438	3 392	8.92
山西省	212	236	24	11.32	17 493	18 557	1 064	6.08
内蒙古自治区	164	181	17	10.37	19 997	21 877	1 880	9.40
辽宁省	126	150	24	19.05	25 566	26 725	1 159	4.53
吉林省	91	96	5	5.49	15 787	17 465	1 678	10.63
黑龙江省	145	151	6	4.14	22 536	24 104	1 568	6.96
上海市	26	27	1	3.85	9 468	9 644	176	1.86
江苏省	129	138	9	6.98	46 874	50 110	3 236	6.90
浙江省	175	183	8	4.57	39 184	40 567	1 383	3.53
安徽省	115	119	4	3.48	29 318	31 271	1 953	6.66
福建省	88	90	2	2.27	20 427	19 991	−436	−2.13
江西省	109	109	0	0.00	25 236	26 724	1 488	5.90
山东省	208	221	13	6.25	56 427	59 516	3 089	5.47
河南省	258	286	28	10.85	57 078	61 901	4 823	8.45
湖北省	129	136	7	5.43	39 870	41 490	1 620	4.06
湖南省	169	172	3	1.78	48 208	52 620	4 412	9.15
广东省	164	172	8	4.88	45 404	49 466	4 062	8.95
广西壮族自治区	109	115	6	5.50	27 272	29 488	2 216	8.13
海南省	22	23	1	4.55	4 040	4 156	116	2.87
重庆市	68	101	33	48.53	20 713	23 938	3 225	15.57
四川省	260	266	6	2.31	57 023	60 877	3 854	6.76
贵州省	116	117	1	0.86	20 757	22 997	2 240	10.79
云南省	157	164	7	4.46	25 640	27 381	1 741	6.79
西藏自治区	29	31	2	6.90	1 747	1 654	−93	−5.32
陕西省	163	167	4	2.45	27 271	29 172	1 901	6.97
甘肃省	103	106	3	2.91	22 031	23 063	1 032	4.68
青海省	47	49	2	4.26	5 444	5 754	310	5.69
宁夏回族自治区	24	28	4	16.67	4 192	4 481	289	6.89
新疆维吾尔自治区	108	120	12	11.11	17 784	19 064	1 280	7.20

2016 年各地区中医类医院人员增减情况

单位：人

	2015 年	2016 年	增减数	增减（%）
全国总计	940 387	1 015 919	75 532	8.03
北京市	35 503	39 710	4 207	11.85
天津市	13 991	13 678	−313	−2.24
河北省	44 285	47 557	3 272	7.39
山西省	18 406	21 479	3 073	16.70
内蒙古自治区	22 361	25 932	3 571	15.97
辽宁省	25 441	26 813	1 372	5.39
吉林省	19 476	21 200	1 724	8.85
黑龙江省	25 584	26 997	1 413	5.52
上海市	15 027	15 675	648	4.31
江苏省	59 148	62 883	3 735	6.31
浙江省	53 727	56 650	2 923	5.44
安徽省	31 396	34 082	2 686	8.56
福建省	24 743	24 708	−35	−0.14
江西省	27 411	29 095	1 684	6.14
山东省	66 123	70 726	4 603	6.96
河南省	66 459	71 513	5 054	7.60
湖北省	40 313	42 588	2 275	5.64
湖南省	50 457	54 372	3 915	7.76
广东省	63 771	68 849	5 078	7.96
广西壮族自治区	37 157	40 142	2 985	8.03
海南省	5 461	5 837	376	6.89
重庆市	20 565	24 430	3 865	18.79
四川省	59 106	62 236	3 130	5.30
贵州省	19 704	21 792	2 088	10.60
云南省	22 806	25 491	2 685	11.77
西藏自治区	1 606	1 476	−130	−8.09
陕西省	32 049	35 568	3 519	10.98
甘肃省	14 679	16 376	1 697	11.56
青海省	4 222	4 473	251	5.95
宁夏回族自治区	3 881	4 537	656	16.90
新疆维吾尔自治区	15 529	19 054	3 525	22.70

2016 年各地区中医医院机构、床位数

	机构数 （个）	编制床位 （张）	实有床位 （张）	其中：	
				特需服务床位	负压病房床位
全国总计	**3 462**	**755 684**	**761 755**	**5 621**	**1 459**
北京市	154	16 597	14 092	271	21
天津市	53	7 956	7 803	231	0
河北省	201	28 708	34 917	109	235
山西省	210	17 801	16 201	242	69
内蒙古自治区	110	13 233	13 201	70	41
辽宁省	139	23 404	24 740	784	515
吉林省	84	14 208	14 721	185	261
黑龙江省	138	22 486	23 056	757	5
上海市	19	5 778	6 047	36	0
江苏省	111	42 454	43 781	244	102
浙江省	152	34 213	34 003	478	55
安徽省	99	29 298	29 021	79	1
福建省	79	17 627	17 100	107	0
江西省	101	25 797	25 461	86	0
山东省	196	51 717	55 779	235	26
河南省	258	71 178	59 532	445	0
湖北省	115	38 684	37 108	85	9
湖南省	141	45 946	50 095	241	80
广东省	155	48 970	45 889	74	9
广西壮族自治区	93	19 487	23 529	5	1
海南省	17	4 180	3 679	0	0
重庆市	76	18 014	20 696	29	0
四川省	204	50 620	51 905	143	12
贵州省	90	17 103	19 676	70	1
云南省	131	26 507	25 222	270	0
西藏自治区	0	0	0	0	0
陕西省	157	25 805	27 668	160	0
甘肃省	82	22 689	20 674	73	10
青海省	13	2 428	2 432	0	0
宁夏回族自治区	22	4 335	4 185	17	0
新疆维吾尔自治区	62	8 461	9 542	95	6

2016 年各地区中医医院人员数

单位：人

	在岗职工数	其中：			
		卫生技术人员	其他技术人员	管理人员	工勤技能人员
全国总计	884 394	745 725	35 672	36 052	66 945
北京市	27 820	22 061	1 388	1 852	2 519
天津市	11 919	10 113	175	896	735
河北省	39 717	32 987	2 192	1 388	3 150
山西省	18 888	15 670	928	804	1 486
内蒙古自治区	15 608	13 161	784	659	1 004
辽宁省	24 699	20 070	1 289	1 343	1 997
吉林省	18 129	14 665	669	1 309	1 486
黑龙江省	26 245	21 561	938	1 649	2 097
上海市	9 833	8 229	646	515	443
江苏省	54 705	47 217	2 129	1 636	3 723
浙江省	47 884	40 401	1 878	1 533	4 072
安徽省	31 531	27 052	1 210	1 070	2 199
福建省	21 305	18 176	757	659	1 713
江西省	27 392	23 849	1 013	781	1 749
山东省	66 597	57 168	3 876	1 971	3 582
河南省	68 947	56 617	3 451	2 907	5 972
湖北省	37 699	32 619	1 405	1 448	2 227
湖南省	52 125	44 299	1 909	2 056	3 861
广东省	63 354	54 082	1 594	2 461	5 217
广西壮族自治区	32 194	27 052	783	1 180	3 179
海南省	5 117	4 284	175	193	465
重庆市	21 548	18 043	688	1 036	1 781
四川省	53 369	44 770	1 723	2 156	4 720
贵州省	18 476	15 678	982	782	1 034
云南省	23 361	19 859	1 048	671	1 783
西藏自治区	0	0	0	0	0
陕西省	33 806	28 673	389	2 092	2 652
甘肃省	14 626	12 511	665	371	1 079
青海省	2 514	2 268	115	44	87
宁夏回族自治区	4 298	3 707	184	114	293
新疆维吾尔自治区	10 688	8 883	689	476	640

2016 年各地区中医医院卫生技术人员数 （一）

单位：人

	卫生技术人员	执业医师	其中： 中医类别	执业助理医师	其中： 中医类别
全国总计	**745 725**	**244 641**	**124 469**	**20 616**	**6 411**
北京市	22 061	8 939	6 243	362	182
天津市	10 113	4 084	2 554	133	38
河北省	32 987	12 000	5 350	2 039	531
山西省	15 670	5 499	2 755	601	190
内蒙古自治区	13 161	4 234	1 795	475	164
辽宁省	20 070	7 410	3 737	553	162
吉林省	14 665	5 378	2 938	453	123
黑龙江省	21 561	7 459	3 667	674	178
上海市	8 229	3 026	1 885	19	13
江苏省	47 217	16 857	7 890	405	88
浙江省	40 401	14 055	6 434	602	153
安徽省	27 052	8 398	4 308	573	136
福建省	18 176	5 823	3 442	321	84
江西省	23 849	7 837	3 630	512	155
山东省	57 168	19 950	8 392	1 533	486
河南省	56 617	17 327	9 401	3 031	983
湖北省	32 619	9 944	4 858	968	303
湖南省	44 299	13 922	7 103	1 543	513
广东省	54 082	16 507	8 916	1 316	389
广西壮族自治区	27 052	7 796	4 252	520	192
海南省	4 284	1 364	642	86	25
重庆市	18 043	5 420	2 543	423	179
四川省	44 770	14 247	7 272	851	358
贵州省	15 678	4 457	2 326	454	188
云南省	19 859	5 929	3 096	550	172
西藏自治区	0	0	0	0	0
陕西省	28 673	7 079	3 263	777	153
甘肃省	12 511	4 888	2 798	532	169
青海省	2 268	689	317	43	7
宁夏回族自治区	3 707	1 270	659	87	23
新疆维吾尔自治区	8 883	2 853	2 003	180	74

2016 年各地区中医医院卫生技术人员数（二）

单位：人

	注册护士	其中：助产士	药师（士）	其中：西药师（士）	中药师（士）
全国总计	320 769	6 571	56 685	26 213	30 472
北京市	8 289	15	2 086	632	1 454
天津市	3 670	34	788	295	493
河北省	12 383	459	2 108	1 059	1 049
山西省	6 098	111	1 270	428	842
内蒙古自治区	5 222	32	1 025	461	564
辽宁省	8 074	95	1 684	581	1 103
吉林省	5 705	38	1 060	465	595
黑龙江省	8 128	80	1 902	795	1 107
上海市	3 473	16	828	308	520
江苏省	21 705	423	3 480	1 730	1 750
浙江省	17 314	401	3 395	1 709	1 686
安徽省	12 514	260	1 873	893	980
福建省	8 093	779	1 571	812	759
江西省	10 541	384	1 981	1 057	924
山东省	24 520	440	3 851	1 827	2 024
河南省	24 007	411	4 186	1 846	2 340
湖北省	15 142	295	2 622	1 036	1 586
湖南省	20 590	632	3 385	1 441	1 944
广东省	23 473	241	4 720	2 424	2 296
广西壮族自治区	12 475	383	2 015	1 105	910
海南省	1 965	88	365	235	130
重庆市	8 675	77	1 186	586	600
四川省	20 494	190	3 116	1 618	1 498
贵州省	6 958	282	901	413	488
云南省	8 505	81	1 327	646	681
西藏自治区	0	0	0	0	0
陕西省	12 365	133	1 941	851	1 090
甘肃省	4 444	117	813	346	467
青海省	832	5	208	104	104
宁夏回族自治区	1 442	27	369	224	145
新疆维吾尔自治区	3 673	42	629	286	343

2016 年各地区中医医院卫生技术人员数（三）

单位：人

	检验技师（士）	影像技师（士）	其他卫生技术人员	其中：	
				见习医师	内：中医
全国总计	**24 858**	**14 698**	**63 458**	**24 396**	**6 124**
北京市	707	385	1 293	425	295
天津市	335	91	1 012	340	20
河北省	1 105	721	2 631	692	284
山西省	588	340	1 274	343	89
内蒙古自治区	471	311	1 423	624	160
辽宁省	716	372	1 261	391	117
吉林省	451	317	1 301	428	88
黑龙江省	799	422	2 177	557	115
上海市	301	109	473	17	7
江苏省	1 408	574	2 788	1 170	329
浙江省	1 385	507	3 143	1 448	269
安徽省	885	593	2 216	1 113	332
福建省	628	352	1 388	546	177
江西省	1 005	565	1 408	511	138
山东省	1 720	1 118	4 476	1 472	311
河南省	1 889	1 694	4 483	1 605	384
湖北省	1 054	616	2 273	1 018	216
湖南省	1 442	1 081	2 336	785	212
广东省	1 615	694	5 757	1 774	243
广西壮族自治区	974	461	2 811	1 268	410
海南省	158	79	267	107	46
重庆市	566	206	1 567	743	99
四川省	1 553	772	3 737	1 676	416
贵州省	543	446	1 919	1 231	557
云南省	613	393	2 542	1 181	379
西藏自治区	0	0	0	0	0
陕西省	1 090	870	4 551	2 156	163
甘肃省	346	319	1 169	447	149
青海省	84	57	355	55	35
宁夏回族自治区	121	81	337	96	41
新疆维吾尔自治区	306	152	1 090	177	43

2016 年各地区中医医院的机构、床位增减情况

	机构数（个）				床位数（张）			
	2015 年	2016 年	增减数	增减（%）	2015 年	2016 年	增减数	增减（%）
全国总计	**3 267**	**3 462**	**195**	**5.97**	**715 393**	**761 755**	**46 362**	**6.48**
北京市	149	154	5	3.36	13 276	14 092	816	6.15
天津市	48	53	5	10.42	7 609	7 803	194	2.55
河北省	193	201	8	4.15	32 091	34 917	2 826	8.81
山西省	194	210	16	8.25	15 415	16 201	786	5.10
内蒙古自治区	95	110	15	15.79	11 713	13 201	1 488	12.70
辽宁省	115	139	24	20.87	23 581	24 740	1 159	4.91
吉林省	79	84	5	6.33	13 169	14 721	1 552	11.79
黑龙江省	132	138	6	4.55	21 407	23 056	1 649	7.70
上海市	18	19	1	5.56	5 966	6 047	81	1.36
江苏省	104	111	7	6.73	40 828	43 781	2 953	7.23
浙江省	144	152	8	5.56	32 635	34 003	1 368	4.19
安徽省	97	99	2	2.06	27 398	29 021	1 623	5.92
福建省	78	79	1	1.28	17 606	17 100	−506	−2.87
江西省	101	101	0	0.00	24 114	25 461	1 347	5.59
山东省	189	196	7	3.70	53 373	55 779	2 406	4.51
河南省	238	258	20	8.40	55 059	59 532	4 473	8.12
湖北省	109	115	6	5.50	35 356	37 108	1 752	4.96
湖南省	138	141	3	2.17	46 018	50 095	4 077	8.86
广东省	149	155	6	4.03	42 174	45 889	3 715	8.81
广西壮族自治区	91	93	2	2.20	22 293	23 529	1 236	5.54
海南省	17	17	0	0.00	3 630	3 679	49	1.35
重庆市	56	76	20	35.71	18 735	20 696	1 961	10.47
四川省	198	204	6	3.03	48 190	51 905	3 715	7.71
贵州省	87	90	3	3.45	18 765	19 676	911	4.85
云南省	124	131	7	5.65	23 394	25 222	1 828	7.81
西藏自治区	0	0	0	—	0	0	0	—
陕西省	154	157	3	1.95	26 071	27 668	1 597	6.13
甘肃省	81	82	1	1.23	19 935	20 674	739	3.71
青海省	13	13	0	0.00	2 421	2 432	11	0.45
宁夏回族自治区	19	22	3	15.79	3 923	4 185	262	6.68
新疆维吾尔自治区	57	62	5	8.77	9 248	9 542	294	3.18

2016 年各地区中医医院人员增减情况

单位：人

	2015 年	2016 年	增减数	增减（％）
全国总计	**824 022**	**884 394**	**60 372**	**7.33**
北京市	26 555	27 820	1 265	4.76
天津市	12 355	11 919	－ 436	－ 3.53
河北省	37 191	39 717	2 526	6.79
山西省	16 109	18 888	2 779	17.25
内蒙古自治区	13 769	15 608	1 839	13.36
辽宁省	23 349	24 699	1 350	5.78
吉林省	16 659	18 129	1 470	8.82
黑龙江省	24 777	26 245	1 468	5.92
上海市	9 511	9 833	322	3.39
江苏省	51 233	54 705	3 472	6.78
浙江省	45 434	47 884	2 450	5.39
安徽省	29 360	31 531	2 171	7.39
福建省	21 402	21 305	－ 97	－ 0.45
江西省	25 839	27 392	1 553	6.01
山东省	62 596	66 597	4 001	6.39
河南省	64 249	68 947	4 698	7.31
湖北省	35 455	37 699	2 244	6.33
湖南省	48 465	52 125	3 660	7.55
广东省	58 843	63 354	4 511	7.67
广西壮族自治区	30 339	32 194	1 855	6.11
海南省	4 812	5 117	305	6.34
重庆市	18 917	21 548	2 631	13.91
四川省	50 370	53 369	2 999	5.95
贵州省	17 877	18 476	599	3.35
云南省	20 556	23 361	2 805	13.65
西藏自治区	0	0	0	—
陕西省	30 552	33 806	3 254	10.65
甘肃省	13 068	14 626	1 558	11.92
青海省	2 396	2 514	118	4.92
宁夏回族自治区	3 680	4 298	618	16.79
新疆维吾尔自治区	8 304	10 688	2 384	28.71

2016 年各地区中西医结合医院机构、床位数

	机构数 （个）	编制床位 （张）	实有床位 （张）	其中： 特需服务床位	负压病房床位
全国总计	510	83 052	89 074	811	92
北京市	35	8 842	8 482	90	0
天津市	3	1 180	1 247	48	0
河北省	36	5 049	6 521	5	1
山西省	26	2 039	2 356	10	2
内蒙古自治区	10	1 002	1 017	5	20
辽宁省	10	1 631	1 685	62	0
吉林省	9	2 670	2 607	1	0
黑龙江省	8	764	766	0	0
上海市	8	3 612	3 597	78	0
江苏省	27	5 879	6 329	8	2
浙江省	31	6 971	6 564	121	14
安徽省	20	2 102	2 250	25	0
福建省	10	2 380	2 831	40	0
江西省	8	1 269	1 263	0	0
山东省	21	2 288	3 523	2	33
河南省	28	1 857	2 369	52	1
湖北省	18	4 574	3 922	12	0
湖南省	28	2 312	2 419	41	2
广东省	17	3 852	3 577	52	8
广西壮族自治区	17	4 766	5 504	6	0
海南省	6	485	477	5	0
重庆市	25	3 086	3 242	10	0
四川省	26	6 481	7 724	91	0
贵州省	20	2 431	2 803	1	0
云南省	28	1 596	1 776	0	0
西藏自治区	1	50	50	10	0
陕西省	10	1 305	1 504	22	1
甘肃省	12	1 546	1 591	14	8
青海省	2	60	60	0	0
宁夏回族自治区	4	346	256	0	0
新疆维吾尔自治区	6	627	762	0	0

2016 年各地区中西医结合医院人员数

单位：人

	在岗职工数	其中：			
		卫生技术人员	其他技术人员	管理人员	工勤技能人员
全国总计	105 358	88 059	4 160	5 377	7 762
北京市	11 490	9 297	500	667	1 026
天津市	1 759	1 432	61	171	95
河北省	7 840	6 920	201	295	424
山西省	2 591	2 189	108	111	183
内蒙古自治区	548	488	10	24	26
辽宁省	1 864	1 519	82	78	185
吉林省	2 904	2 427	141	159	177
黑龙江省	587	497	28	21	41
上海市	5 842	5 012	316	298	216
江苏省	8 178	6 833	358	311	676
浙江省	8 766	7 411	341	419	595
安徽省	2 551	2 083	159	201	108
福建省	3 360	2 946	102	91	221
江西省	1 703	1 486	47	57	113
山东省	3 995	3 385	202	183	225
河南省	2 566	2 065	122	146	233
湖北省	4 290	3 667	95	355	173
湖南省	2 188	1 766	96	149	177
广东省	5 495	4 436	357	161	541
广西壮族自治区	7 264	5 869	211	387	797
海南省	720	551	20	40	109
重庆市	2 882	2 224	99	197	362
四川省	7 514	6 457	203	345	509
贵州省	2 775	2 345	132	139	159
云南省	1 684	1 418	77	85	104
西藏自治区	12	12	0	0	0
陕西省	1 762	1 514	26	152	70
甘肃省	1 156	1 007	45	42	62
青海省	70	57	3	8	2
宁夏回族自治区	215	174	7	13	21
新疆维吾尔自治区	787	572	11	72	132

2016 年各地区中西医结合医院卫生技术人员数（一）

单位：人

	卫生技术人员	执业医师	其中：中医类别	执业助理医师	其中：中医类别
全国总计	88 059	29 835	9 983	2 065	521
北京市	9 297	3 336	1 345	147	46
天津市	1 432	507	165	4	0
河北省	6 920	2 535	944	204	82
山西省	2 189	715	212	73	22
内蒙古自治区	488	155	44	31	7
辽宁省	1 519	580	197	39	10
吉林省	2 427	1 024	480	46	21
黑龙江省	497	228	48	31	5
上海市	5 012	1 785	696	5	3
江苏省	6 833	2 569	632	77	5
浙江省	7 411	2 615	781	73	10
安徽省	2 083	676	261	52	18
福建省	2 946	913	231	37	6
江西省	1 486	471	132	34	3
山东省	3 385	1 050	321	111	17
河南省	2 065	551	195	256	59
湖北省	3 667	1 257	328	41	3
湖南省	1 766	501	169	218	39
广东省	4 436	1 434	521	65	27
广西壮族自治区	5 869	1 911	690	85	20
海南省	551	110	19	22	5
重庆市	2 224	657	166	97	37
四川省	6 457	2 205	767	55	13
贵州省	2 345	677	329	62	14
云南省	1 418	457	89	67	16
西藏自治区	12	5	2	1	0
陕西省	1 514	458	99	24	5
甘肃省	1 007	301	79	44	12
青海省	57	15	5	9	3
宁夏回族自治区	174	44	6	10	0
新疆维吾尔自治区	572	93	30	45	13

2016 年各地区中西医结合医院卫生技术人员数（二）

单位：人

	注册护士	其中：助产士	药师（士）	其中：西药师（士）	中药师（士）
全国总计	39 864	1 105	5 244	3 216	2 028
北京市	4 106	87	550	271	279
天津市	567	5	71	47	24
河北省	2 869	51	293	187	106
山西省	1 035	32	112	80	32
内蒙古自治区	206	6	43	31	12
辽宁省	660	11	101	60	41
吉林省	967	2	148	54	94
黑龙江省	131	16	37	17	20
上海市	2 368	50	322	162	160
江苏省	3 162	116	409	259	150
浙江省	3 366	85	561	370	191
安徽省	1 003	35	109	63	46
福建省	1 501	92	172	120	52
江西省	703	27	103	74	29
山东省	1 523	29	236	167	69
河南省	808	24	107	59	48
湖北省	1 871	25	191	121	70
湖南省	683	19	105	57	48
广东省	2 044	54	336	212	124
广西壮族自治区	2 792	141	348	242	106
海南省	239	19	34	25	9
重庆市	1 082	13	118	78	40
四川省	3 040	57	324	186	138
贵州省	1 122	63	143	82	61
云南省	602	11	78	61	17
西藏自治区	3	0	0	0	0
陕西省	721	16	62	41	21
甘肃省	361	11	85	57	28
青海省	16	0	4	2	2
宁夏回族自治区	83	6	14	10	4
新疆维吾尔自治区	230	2	28	21	7

2016 年各地区中西医结合医院卫生技术人员数（三）   单位：人

	检验技师（士）	影像技师（士）	其他卫生技术人员	其中：	
				见习医师	内：中医
全国总计	**2 928**	**1 505**	**6 618**	**2 010**	**417**
北京市	262	119	777	152	79
天津市	41	6	236	182	12
河北省	199	140	680	177	17
山西省	98	45	111	10	2
内蒙古自治区	20	13	20	1	0
辽宁省	58	47	34	0	0
吉林省	63	38	141	69	15
黑龙江省	23	7	40	3	1
上海市	173	82	277	0	0
江苏省	234	112	270	118	13
浙江省	280	113	403	148	33
安徽省	67	45	131	46	24
福建省	93	42	188	66	6
江西省	63	29	83	1	0
山东省	101	41	323	13	0
河南省	86	61	196	47	5
湖北省	134	56	117	15	4
湖南省	66	63	130	38	11
广东省	140	76	341	101	10
广西壮族自治区	187	84	462	112	25
海南省	14	10	122	33	12
重庆市	76	35	159	88	12
四川省	200	91	542	158	21
贵州省	75	49	217	150	81
云南省	40	27	147	69	3
西藏自治区	1	1	1	0	0
陕西省	66	27	156	63	1
甘肃省	40	34	142	82	16
青海省	3	3	7	4	0
宁夏回族自治区	9	4	10	1	0
新疆维吾尔自治区	16	5	155	63	14

2016 年各地区中西医结合医院的机构、床位增减情况

	机构数（个）				床位数（张）			
	2015 年	2016 年	增减数	增减（%）	2015 年	2016 年	增减数	增减（%）
全国总计	446	510	64	14.35	78 611	89 074	10 463	13.31
北京市	22	35	13	59.09	6 287	8 482	2 195	34.91
天津市	3	3	0	0.00	1 160	1 247	87	7.50
河北省	34	36	2	5.88	5 955	6 521	566	9.50
山西省	18	26	8	44.44	2 078	2 356	278	13.38
内蒙古自治区	10	10	0	0.00	844	1 017	173	20.50
辽宁省	10	10	0	0.00	1 685	1 685	0	0.00
吉林省	9	9	0	0.00	2 481	2 607	126	5.08
黑龙江省	8	8	0	0.00	847	766	-81	-9.56
上海市	8	8	0	0.00	3 502	3 597	95	2.71
江苏省	25	27	2	8.00	6 046	6 329	283	4.68
浙江省	31	31	0	0.00	6 549	6 564	15	0.23
安徽省	18	20	2	11.11	1 920	2 250	330	17.19
福建省	9	10	1	11.11	2 761	2 831	70	2.54
江西省	8	8	0	0.00	1 122	1 263	141	12.57
山东省	15	21	6	40.00	2 850	3 523	673	23.61
河南省	20	28	8	40.00	2 019	2 369	350	17.34
湖北省	17	18	1	5.88	3 654	3 922	268	7.33
湖南省	28	28	0	0.00	2 084	2 419	335	16.07
广东省	15	17	2	13.33	3 230	3 577	347	10.74
广西壮族自治区	14	17	3	21.43	4 544	5 504	960	21.13
海南省	5	6	1	20.00	410	477	67	16.34
重庆市	12	25	13	108.33	1 978	3 242	1 264	63.90
四川省	26	26	0	0.00	7 682	7 724	42	0.55
贵州省	22	20	-2	-9.09	1 507	2 803	1 296	86.00
云南省	30	28	-2	-6.67	1 892	1 776	-116	-6.13
西藏自治区	1	1	0	0.00	50	50	0	0.00
陕西省	9	10	1	11.11	1 200	1 504	304	25.33
甘肃省	10	12	2	20.00	1 336	1 591	255	19.09
青海省	1	2	1	100.00	60	60	0	0.00
宁夏回族自治区	3	4	1	33.33	229	256	27	11.79
新疆维吾尔自治区	5	6	1	20.00	649	762	113	17.41

2016 年各地区中西医结合医院人员增减情况

单位：人

	2015 年	2016 年	增减数	增减（%）
全国总计	**93 209**	**105 358**	**12 149**	**13.03**
北京市	8 425	11 490	3 065	36.38
天津市	1 636	1 759	123	7.52
河北省	7 094	7 840	746	10.52
山西省	2 297	2 591	294	12.80
内蒙古自治区	564	548	-16	-2.84
辽宁省	1 839	1 864	25	1.36
吉林省	2 654	2 904	250	9.42
黑龙江省	632	587	-45	-7.12
上海市	5 516	5 842	326	5.91
江苏省	7 915	8 178	263	3.32
浙江省	8 293	8 766	473	5.70
安徽省	2 036	2 551	515	25.29
福建省	3 299	3 360	61	1.85
江西省	1 572	1 703	131	8.33
山东省	3 389	3 995	606	17.88
河南省	2 210	2 566	356	16.11
湖北省	4 293	4 290	-3	-0.07
湖南省	1 933	2 188	255	13.19
广东省	4 928	5 495	567	11.51
广西壮族自治区	6 197	7 264	1 067	17.22
海南省	649	720	71	10.94
重庆市	1 648	2 882	1 234	74.88
四川省	7 554	7 514	-40	-0.53
贵州省	1 321	2 775	1 454	110.07
云南省	1 872	1 684	-188	-10.04
西藏自治区	12	12	0	0.00
陕西省	1 497	1 762	265	17.70
甘肃省	1 045	1 156	111	10.62
青海省	70	70	0	0.00
宁夏回族自治区	177	215	38	21.47
新疆维吾尔自治区	642	787	145	22.59

2016 年各地区民族医医院机构、床位数

	机构数 （个）	编制床位 （张）	实有床位 （张）	其中：	
				特需服务床位	负压病房床位
全国总计	**266**	**28 932**	**26 484**	**287**	**247**
北京市	2	192	198	10	0
内蒙古自治区	61	8 621	7 659	64	58
辽宁省	1	300	300	16	0
吉林省	3	221	137	0	0
黑龙江省	5	282	282	0	0
福建省	1	80	60	0	0
山东省	4	214	214	0	0
湖北省	3	600	460	0	0
湖南省	3	112	106	0	0
广西壮族自治区	5	369	455	0	0
四川省	36	2 453	1 248	2	0
贵州省	7	735	518	0	0
云南省	5	715	383	0	0
西藏自治区	30	1 849	1 604	39	0
甘肃省	12	1 101	798	0	158
青海省	34	3 635	3 262	45	7
宁夏回族自治区	2	40	40	0	0
新疆维吾尔自治区	52	7 413	8 760	111	24

2016 年各地区民族医医院人员数

单位：人

	在岗职工数	其中：			
		卫生技术人员	其他技术人员	管理人员	工勤技能人员
全国总计	**26 167**	**21 541**	**1 474**	**1 253**	**1 899**
北京市	400	282	41	32	45
内蒙古自治区	9 776	8 222	404	486	664
辽宁省	250	209	1	37	3
吉林省	167	145	1	20	1
黑龙江省	165	127	6	10	22
福建省	43	38	0	3	2
山东省	134	106	9	18	1
湖北省	599	494	29	30	46
湖南省	59	41	7	6	5
广西壮族自治区	684	518	53	38	75
四川省	1 353	1 127	87	67	72
贵州省	541	447	42	35	17
云南省	446	364	7	46	29
西藏自治区	1 464	1 163	50	93	158
甘肃省	594	495	48	23	28
青海省	1 889	1 493	137	85	174
宁夏回族自治区	24	20	0	2	2
新疆维吾尔自治区	7 579	6 250	552	222	555

2016 年各地区民族医医院卫生技术人员数（一）

单位：人

	卫生技术人员	执业医师	其中： 中医类别	执业助理医师	其中： 中医类别
全国总计	**21 541**	**6 970**	**4 280**	**1 286**	**768**
北京市	282	80	48	4	2
内蒙古自治区	8 222	2 919	1 895	207	139
辽宁省	209	67	55	12	9
吉林省	145	59	39	1	0
黑龙江省	127	49	17	6	2
福建省	38	9	3	5	0
山东省	106	51	10	4	0
湖北省	494	137	29	30	6
湖南省	41	16	8	5	1
广西壮族自治区	518	140	83	26	17
四川省	1 127	373	233	98	47
贵州省	447	109	52	13	1
云南省	364	108	67	24	15
西藏自治区	1 163	622	348	123	76
甘肃省	495	225	150	38	23
青海省	1 493	520	396	98	72
宁夏回族自治区	20	6	4	1	1
新疆维吾尔自治区	6 250	1 480	843	591	357

2016 年各地区民族医医院卫生技术人员数（二）

单位：人

	卫生技术人员	执业医师	其中： 中医类别	执业助理医师	其中： 中医类别
全国总计	**7 080**	**165**	**2 038**	**617**	**1 421**
北京市	127	0	26	7	19
内蒙古自治区	2 949	38	701	161	540
辽宁省	68	0	35	5	30
吉林省	47	0	19	13	6
黑龙江省	49	0	11	8	3
福建省	17	5	2	1	1
山东省	29	0	12	8	4
湖北省	235	15	28	15	13
湖南省	9	0	6	2	4
广西壮族自治区	189	4	61	40	21
四川省	253	4	58	31	27
贵州省	179	2	28	16	12
云南省	137	0	15	7	8
西藏自治区	272	10	57	15	42
甘肃省	119	20	32	10	22
青海省	386	4	159	27	132
宁夏回族自治区	4	0	6	3	3
新疆维吾尔自治区	2 011	63	782	248	534

2016 年各地区民族医医院卫生技术人员数（三）　　　　单位：人

	检验技师（士）	影像技师（士）	其他卫生技术人员	其中：见习医师	内：中医
全国总计	651	426	3 090	908	252
北京市	8	8	29	0	0
内蒙古自治区	221	109	1 116	315	60
辽宁省	7	1	19	0	0
吉林省	5	4	10	1	0
黑龙江省	8	3	1	0	0
福建省	1	1	3	0	0
山东省	4	1	5	0	0
湖北省	21	13	30	30	0
湖南省	2	1	2	0	0
广西壮族自治区	22	9	71	34	16
四川省	41	38	266	47	9
贵州省	12	10	96	44	5
云南省	9	9	62	20	5
西藏自治区	18	19	52	9	3
甘肃省	11	12	58	4	1
青海省	52	31	247	109	21
宁夏回族自治区	1	2	0	0	0
新疆维吾尔自治区	208	155	1 023	295	132

2016 年各地区民族医医院的机构、床位增减情况

	机构数（个）2015 年	2016 年	增减数	增减（%）	床位数（张）2015 年	2016 年	增减数	增减（%）
全国总计	253	266	13	5.14	25 408	26 484	1 076	4.23
北京市	3	2	-1	-33.33	247	198	-49	-19.84
内蒙古自治区	59	61	2	3.39	7 440	7 659	219	2.94
辽宁省	1	1	0	0	300	300	0	0.00
吉林省	3	3	0	0	137	137	0	0.00
黑龙江省	5	5	0	0	282	282	0	0.00
福建省	1	1	0	0	60	60	0	0.00
山东省	4	4	0	0	204	214	10	4.90
湖北省	3	3	0	0	860	460	-400	-46.51
湖南省	3	3	0	0	106	106	0	0.00
广西壮族自治区	4	5	1	25.00	435	455	20	4.60
四川省	36	36	0	0.00	1 151	1 248	97	8.43
贵州省	7	7	0	0.00	485	518	33	6.80
云南省	3	5	2	66.67	354	383	29	8.19
西藏自治区	28	30	2	7.14	1 697	1 604	-93	-5.48
甘肃省	12	12	0	0.00	760	798	38	5.00
青海省	33	34	1	3.03	2 963	3 262	299	10.09
宁夏回族自治区	2	2	0	0.00	40	40	0	0.00
新疆维吾尔自治区	46	52	6	13.04	7 887	8 760	873	11.07

2016 年各地区民族医医院人员增减情况

单位：人

	2015 年	2016 年	增减数	增减（％）
全国总计	**23 156**	**26 167**	**3 011**	**13.00**
北京市	523	400	−123	−23.52
内蒙古自治区	8 028	9 776	1 748	21.77
辽宁省	253	250	−3	−1.19
吉林省	163	167	4	2.45
黑龙江省	175	165	−10	−5.71
福建省	42	43	1	2.38
山东省	138	134	−4	−2.90
湖北省	565	599	34	6.02
湖南省	59	59	0	0.00
广西壮族自治区	621	684	63	10.14
四川省	1 182	1 353	171	14.47
贵州省	506	541	35	6.92
云南省	378	446	68	17.99
西藏自治区	1 594	1 464	−130	−8.16
甘肃省	566	594	28	4.95
青海省	1 756	1 889	133	7.57
宁夏回族自治区	24	24	0	0.00
新疆维吾尔自治区	6 583	7 579	996	15.13

2016 年按床位数分组的中医类医院数情况

单位：张

	总计	0～49	50～99	100～199	200～299
总计	**4 238**	**1 144**	**776**	**851**	**467**
中医医院	3 462	865	567	707	422
中西医结合医院	510	169	145	85	30
民族医医院	266	110	64	59	15

	300～399	400～499	500～799	800 及以上
总计	**302**	**243**	**304**	**151**
中医医院	273	221	280	127
中西医结合医院	18	21	20	22
民族医医院	11	1	4	2

2016 年按等级分组的中医类医院数情况

单位：个

	合计	中医医院	中西医结合医院	民族医医院
总计	**4 238**	**3 462**	**510**	**266**
三级	**487**	**415**	**57**	**15**
三级甲等	372	313	51	8
三级乙等	99	89	3	7
三级丙等	0	0	0	0
未评等次	16	13	3	0
二级	**2 024**	**1 795**	**101**	**128**
二级甲等	1 432	1 313	46	73
二级乙等	322	272	14	36
二级丙等	19	14	2	3
未评等次	251	196	39	16
一级	**833**	**616**	**162**	**55**
一级甲等	93	61	22	10
一级乙等	34	21	10	3
一级丙等	75	61	11	3
未评等次	631	473	119	39
其他	**894**	**636**	**190**	**68**

2016 年中医医院等级情况

单位：人

	合计	中医综合医院	中医专科医院	其中：肛肠医院	骨伤医院	针灸医院	按摩医院	其他中医专科医院
总计	**3 462**	**2 911**	**551**	**77**	**198**	**14**	**25**	**237**
三级	**415**	**389**	**26**	**5**	**15**	**3**	**0**	**3**
三级甲等	313	293	20	4	11	3	0	2
三级乙等	89	86	3	1	2	0	0	0
三级丙等	0	0	0	0	0	0	0	0
未评等次	13	10	3	0	2	0	0	1
二级	**1 795**	**1 698**	**97**	**15**	**49**	**0**	**6**	**27**
二级甲等	1 313	1 263	50	7	31	0	3	9
二级乙等	272	258	14	1	9	0	2	2
二级丙等	14	11	3	1	0	0	1	1
未评等次	196	166	30	6	9	0	0	15
一级	**616**	**441**	**175**	**33**	**53**	**5**	**9**	**75**
一级甲等	61	48	13	3	5	0	1	4
一级乙等	21	14	7	2	0	0	0	5
一级丙等	61	52	9	0	6	1	0	2
未评等次	473	327	146	28	42	4	8	64
其他	**636**	**383**	**253**	**24**	**81**	**6**	**10**	**132**

2016 年民族医医院等级情况

单位：人

	合计	蒙医医院	藏医医院	维医医院	傣医医院	其他民族医医院
总计	266	72	99	45	1	49
三级	15	9	4	2	0	0
三级甲等	8	4	2	2	0	0
三级乙等	7	5	2	0	0	0
三级丙等	0	0	0	0	0	0
未评等次	0	0	0	0	0	0
二级	128	41	46	25	1	15
二级甲等	73	25	27	11	1	9
二级乙等	36	12	15	7	0	2
二级丙等	3	2	1	0	0	0
未评等次	16	2	3	7	0	4
一级	55	12	18	15	0	10
一级甲等	10	3	4	2	0	1
一级乙等	3	0	0	1	0	2
一级丙等	3	0	2	0	0	1
未评等次	39	9	12	12	0	6
其他	68	10	31	3	0	24

2016 年各地区万人口中医类医院床位数及万人口全国中医执业（助理）医师数

地区	人口（万人）	床位数（张）	床位数/万人口（张）	全国位次	中医执业（助理）医师数（人）	中医执业（助理）医师数/万人口（人）	全国位次
全国总计	138 271	877 313	6.34	—	481 590	3.48	—
北京市	2 173	22 772	10.48	1	17 010	7.83	1
天津市	1 562	9 050	5.79	22	7 341	4.70	5
河北省	7 470	41 438	5.55	24	26 831	3.59	11
山西省	3 682	18 557	5.04	27	14 625	3.97	9
内蒙古自治区	2 520	21 877	8.68	4	13 367	5.30	3
辽宁省	4 378	26 725	6.10	18	12 906	2.95	23
吉林省	2 733	17 465	6.39	15	9 671	3.54	13
黑龙江省	3 799	24 104	6.34	16	10 409	2.74	26
上海市	2 420	9 644	3.99	31	7 822	3.23	19
江苏省	7 999	50 110	6.26	17	24 122	3.02	22
浙江省	5 590	40 567	7.26	10	24 687	4.42	7
安徽省	6 196	31 271	5.05	26	12 479	2.01	31
福建省	3 874	19 991	5.16	25	13 785	3.56	12
江西省	4 592	26 724	5.82	21	11 466	2.50	28
山东省	9 947	59 516	5.98	20	32 203	3.24	18
河南省	9 532	61 901	6.49	13	31 685	3.32	14
湖北省	5 885	41 490	7.05	11	16 896	2.87	25
湖南省	6 822	52 620	7.71	7	22 449	3.29	16
广东省	10 999	49 466	4.50	30	36 079	3.28	17
广西壮族自治区	4 838	29 488	6.10	19	14 191	2.93	24
海南省	917	4 156	4.53	29	1 957	2.13	30
重庆市	3 048	23 938	7.85	6	13 742	4.51	6
四川省	8 262	60 877	7.37	9	46 594	5.64	2
贵州省	3 555	22 997	6.47	14	9 338	2.63	27
云南省	4 771	27 381	5.74	23	11 002	2.31	29
西藏自治区	331	1 654	5.00	28	1 298	3.92	10
陕西省	3 813	29 172	7.65	8	12 593	3.30	15
甘肃省	2 610	23 063	8.84	3	12 619	4.83	4
青海省	593	5 754	9.70	2	2 499	4.21	8
宁夏回族自治区	675	4 481	6.64	12	2 176	3.22	21
新疆维吾尔自治区	2 398	19 064	7.95	5	7 748	3.23	20

2016 年中医类医疗机构资源及服务占全国医疗资源及服务的比例

	中医类机构		中医执业 （助理）医师		实有床位		诊疗量		出院人数	
	机构数 （个）	占比 （%）	人员数 （人）	占比 （%）	床位数 （张）	占比 （%）	人数 （万人次）	占比 （%）	人数 （万人）	占比 （%）
总计	**49 539**	**23. 23**	**195 185**	**9. 26**	**877 774**	**15. 41**	**72 166.59**	**18. 63**	**2 558.82**	**14. 66**
中医类医院	4 238	14. 54	146 432	8. 12	877 313	15. 42	57 670.38	17. 64	2 556.73	14. 67
中医类门诊部	1 973	13. 35	8 566	11. 50	461	7. 12	1 978.28	19. 23	2.09	12. 53
中医类诊所	43 328	25. 58	40 187	17. 43	—	—	12 517.93	24. 93	—	—

注：占比系中医类医院、门诊部、诊所分别占全国医院、门诊部、诊所的资源量及服务量的比例。

二、中医医疗机构运营与服务

2016 年医疗卫生机构分科床位、门急诊人次及出院人数

科室名称	实有床位 （张）	门急诊人次 （人次）	出院人数 （人）	构成（%）		
				实有床位	门急诊人次	出院人数
总计	**7 410 453**	**5 231 220 413**	**226 036 388**	**100. 00**	**100. 00**	**100. 00**
中医合计	**1 022 586**	**807 201 585**	**29 271 992**	**13. 80**	**15. 43**	**12. 95**
中医科	889 291	728 736 346	25 929 248	12. 00	13. 93	11. 47
民族医学科	23 294	8 731 579	536 915	0. 31	0. 17	0. 24
中西医结合科	110 001	69 733 660	2 805 829	1. 48	1. 33	1. 24

2016 年全国医院、中医类医院门诊服务情况（一）

	机构数 （个）	总诊疗人次数（人次）						家庭卫生 服务 人次数
		总计	其中：门急诊人次数					
			合计	门诊人次数	急诊人次数			
					小计	死亡数		
医院	**29 140**	**3 269 558 934**	**3 197 103 337**	**2 908 929 559**	**288 173 778**	**239 791**	**4 597 335**	
中医类医院	**4 238**	**576 703 837**	**561 962 008**	**522 675 644**	**39 286 364**	**29 297**	**1 358 848**	
中医医院	3 462	507 744 582	495 475 743	461 540 729	33 935 014	24 875	933 488	
中西医结合医院	510	59 272 579	57 400 323	52 500 820	4 899 503	4 038	384 003	
民族医医院	266	9 686 676	9 085 942	8 634 095	451 847	384	41 357	

2016 年全国医院、中医类医院门诊服务情况（二）

	观察室留观病例		健康检查人次数（人次）	总诊疗人次中：预约诊疗人次数（人次）	急诊死亡率（%）	观察室病死率（%）	预约诊疗人次占总诊疗人次百分比（%）
	例数（例）	死亡人数（人）					
医院	28 953 095	38 459	168 023 645	350 515 690	0.08	0.13	10.72
中医类医院	4 132 880	6 869	24 551 588	46 641 352	0.07	0.17	8.09
中医医院	3 647 367	6 662	20 981 158	41 696 327	0.07	0.18	8.21
中西医结合医院	438 915	195	3 054 119	4 836 664	0.08	0.04	8.16
民族医医院	46 598	12	516 311	108 361	0.08	0.03	1.12

2016 年全国医院、中医类医院住院服务情况（一）

单位：人

	入院人数	出院人数		转往基层医疗卫生机构
		总计	死亡人数	
医院	175 276 927	174 326 418	806 540	728 675
中医类医院	25 671 455	25 567 342	108 220	144 499
中医医院	22 785 871	22 703 628	90 471	136 368
中西医结合医院	2 289 628	2 275 409	16 374	7 168
民族医医院	595 956	588 305	1 375	963

2016 年全国医院、中医类医院住院服务情况（二）

	住院病人手术人次数（人次）	每百门急诊的入院人数（人）	死亡率（%）	医院向基层医疗卫生机构转诊率（%）
医院	47 907 538	5.48	0.46	0.42
中医类医院	5 496 209	4.57	0.42	0.57
中医医院	4 783 583	4.60	0.40	0.60
中西医结合医院	663 192	3.99	0.72	0.32
民族医医院	49 434	6.56	0.23	0.16

2016 年全国医院、中医类医院处方使用情况

	门诊处方（张）				
	总计	使用抗菌药物处方		中医处方数	
		小计	比例（%）	小计	比例（%）
医院	—	—	14.44	—	19.21
中医类医院	508 923 243	52 889 233	10.39	250 691 897	49.26
中医医院	445 805 420	45 797 300	10.27	225 709 476	50.63
中西医结合医院	54 885 352	6 328 204	11.53	21 324 531	38.85
民族医医院	8 232 471	763 729	9.28	3 657 890	44.43

2016 年全国医院、中医类医院病床使用情况（一）

	实有床位数 （张）	实际开放总床 日数（日）	平均开放病床 数（张）	实际占用总床 日数（日）	出院者占用总 床日数（日）
医院	5 682 458	1 986 184 210	5 426 733	1 694 087 028	1 639 944 609
中医类医院	877 313	306 870 143	838 443	258 014 850	252 437 938
中医医院	761 755	267 605 020	731 161	227 287 787	222 496 721
中西医结合医院	89 074	30 518 871	83 385	24 545 866	23 843 058
民族医医院	26 484	8 746 252	23 897	6 181 197	6 098 159

2016 年全国医院、中医类医院病床使用情况（二）

	观察床数 （张）	全年开设家庭 病床总数（张）	病床周转 次数（次）	病床工作日 （日）	病床使用率 （%）	出院者平均 住院日（日）
医院	266 740	518 509	32.12	312.17	85.29	9.41
中医类医院	45 950	107 286	30.49	307.73	84.08	9.87
中医医院	41 144	100 656	31.05	310.86	84.93	9.80
中西医结合医院	2 880	5 261	27.29	294.37	80.43	10.48
民族医医院	1 926	1 369	24.62	258.66	70.67	10.37

2016 年全国医院、中医类医院医师工作效率

	医师人均全年担负		医师人均每日担负		医师人均 年业务收入 （元）
	诊疗人次 （人次）	住院床日 （日）	诊疗人次 （人次）	住院床日 （日）	
医院	1 814.39	940.11	7.23	2.57	1 307 260.49
中医类医院	1 888.41	845.13	7.52	2.31	1 043 471.32
中医医院	1 913.73	857.04	7.62	2.34	1 038 340.59
中西医结合医院	1 865.15	772.39	7.43	2.11	1 213 333.66
民族医医院	1 164.70	742.49	4.64	2.03	553 873.43

2016 年分市、县中医类医院门诊服务情况（一）

	机构数 （个）	总诊疗人次数（人次）					家庭卫生 服务 人次数
		总计	其中：门急诊人次数				
			合计	门诊人次数	急诊人次数		
					小计	死亡数	
总计	4 238	576 703 837	561 962 008	522 675 644	39 286 364	29 297	1 358 848
市	2 492	425 180 662	415 019 563	386 442 042	28 577 521	19 198	1 260 190
县	1 746	151 523 175	146 942 445	136 233 602	10 708 843	10 099	98 658

2016 年分市、县中医类医院门诊服务情况（二）

	门急诊人次占总诊疗人次（%）	观察室		观察室病死率（%）	健康检查人次数（人次）	总诊疗人次中：预约诊疗人次数（人次）
		留观病例数	死亡人数			
总计	97.44	4 132 880	6 869	0.17	24 551 588	46 641 352
市	97.61	2 732 237	5 910	0.22	17 208 894	44 647 759
县	96.98	1 400 643	959	0.07	7 342 694	1 993 593

2016 年分市、县中医类医院住院服务情况

	入院人数（人）	出院人数（人）				住院病人手术人次数（人次）	每百门急诊的入院人数（人）
		总计	转往基层医疗卫生机构	死亡	病死率（%）		
总计	25 671 455	25 567 342	144 499	108 220	0.42	5 496 209	4.57
市	15 176 264	15 152 567	94 162	84 943	0.56	3 715 586	3.66
县	10 495 191	10 414 775	50 337	23 277	0.22	1 780 623	7.14

2016 年分市、县中医类医院处方使用情况

	门诊处方（张）				
	总计	使用抗菌药物处方		中医处方数	
		小计	比例（%）	小计	比例（%）
总计	508 923 243	52 889 233	10.39	250 691 897	49.26
市	387 617 175	35 221 953	9.09	200 002 929	51.60
县	121 306 068	17 667 280	14.56	50 688 968	41.79

2016 年分市、县中医类医院病床使用情况（一）

	编制床位（张）	实有床位数（张）	其中：		实际开放总床日数（日）	平均开放病床数（张）
			特需服务床位	负压病房床位		
总计	867 668	877 313	6 719	1 798	306 870 143	838 443
市	557 328	560 951	5 110	937	195 759 530	534 862
县	310 340	316 362	1 609	861	111 110 613	303 581

2016 年分市、县中医类医院病床使用情况（二）

	实际占用总床日数（日）	出院者占用总床日数（日）	观察床数（张）	全年开设家庭病床总数（张）
总计	258 014 850	252 437 938	45 950	107 286
市	168 066 817	164 608 632	16 933	31 845
县	89 948 033	87 829 306	29 017	75 441

2016 年分市、县中医类医院病床使用情况（三）

	病床周转次数（次）	病床工作日（日）	病床使用率（%）	出院者平均住院日（日）
总计	**30.49**	**307.73**	**84.08**	**9.87**
市	28.33	314.22	85.85	10.86
县	34.31	296.29	80.95	8.43

2016 年分市、县中医类医院医师工作效率

	医师人均全年担负		医师人均每日担负	
	诊疗人次（人次）	住院床日（日）	诊疗人次（人次）	住院床日（日）
总计	**1 888.41**	**845.13**	**7.52**	**2.31**
市	2 049.91	810.58	8.17	2.21
县	1 546.68	918.22	6.16	2.51

2016 年全国卫生计生部门综合医院、政府办中医综合医院院均总收支情况

	机构数（个）	总收入（千元）	总支出（千元）
综合医院合计	**4 510**	**350 071.08**	**340 357.32**
部属	25	4 295 317.88	4 158 797.80
省属	230	1 599 044.01	1 556 715.58
地级市属	969	571 628.57	556 044.52
县级市属	1 492	196 985.74	192 940.84
县属	1 794	142 612.42	137 303.30
中医综合医院合计	**2 140**	**131 663.15**	**128 449.05**
部属	4	1 605 293.25	1 534 123.75
省属	54	1 033 316.56	999 706.46
地级市属	321	257 006.32	252 185.78
县级市属	602	109 336.32	107 458.35
县属	1 159	61 448.99	59 636.54

2016 年全国卫生计生部门综合医院、政府办中医综合医院院均总收入情况　单位：千元

	总收入	其中：			
		医疗收入	财政补助收入	科教项目收入	其他收入
综合医院合计	**350 071.08**	**313 055.51**	**29 110.71**	**1 292.25**	**6 612.60**
部属	4 295 317.88	3 898 170.08	164 382.68	93 710.16	139 054.96
省属	1 599 044.01	1 451 969.61	104 869.96	9 662.23	32 542.21
地级市属	571 628.57	515 932.82	45 718.67	1 040.74	8 936.34
县级市属	196 985.74	172 244.46	20 616.81	139.36	3 985.10
县属	142 612.42	124 607.28	15 606.45	25.97	2 372.72
中医综合医院合计	**131 663.15**	**114 092.61**	**14 418.90**	**457.59**	**2 694.05**
部属	1 605 293.25	1 452 503.25	90 137.50	37 668.00	24 984.50
省属	1 033 316.56	922 306.59	74 647.61	11 115.87	25 246.48
地级市属	257 006.32	224 225.34	27 600.04	360.75	4 820.20
县级市属	109 336.32	94 576.59	12 360.21	130.92	2 268.59
县属	61 448.99	51 451.40	8 770.04	29.07	1 198.48

2016 年全国卫生计生部门综合医院、政府办中医综合医院院均医疗收入情况   单位：千元

| | 医疗收入 | 其中： | |
		门诊收入	住院收入
综合医院合计	313 055.51	100 984.46	212 071.05
部属	3 898 170.08	1 374 502.12	2 523 667.96
省属	1 451 969.61	446 660.50	1 005 309.10
地级市属	515 932.82	161 821.73	354 111.09
县级市属	172 244.46	61 818.98	110 425.48
县属	124 607.28	38 632.27	85 975.01
中医综合医院合计	114 092.61	47 005.60	67 087.01
部属	1 452 503.25	1 057 587.50	394 915.75
省属	922 306.59	438 387.13	483 919.46
地级市属	224 225.34	93 759.11	130 466.22
县级市属	94 576.59	37 302.03	57 274.57
县属	51 451.40	17 373.80	34 077.60

2016 年全国卫生计生部门综合医院、政府办中医综合医院院均门诊收入情况（一）   单位：千元

| | 门诊收入 | 内： | | | |
		挂号收入	诊察收入	检查收入	化验收入
综合医院合计	100 984.46	679.13	2 810.87	21 455.86	11 926.31
部属	1 374 502.12	16 662.24	29 623.92	223 968.64	169 490.60
省属	446 660.50	3 633.15	13 264.25	82 345.33	51 114.53
地级市属	161 821.73	850.87	4 193.50	34 210.14	18 907.23
县级市属	61 818.98	343.91	1 948.78	13 793.32	7 666.26
县属	38 632.27	263.70	1 067.22	10 311.05	4 478.76
中医综合医院合计	47 005.60	427.80	1 342.65	6 860.63	3 478.04
部属	1 057 587.50	13 591.00	22 856.25	61 892.50	56 177.50
省属	438 387.13	6 547.39	12 577.74	40 564.52	29 177.70
地级市属	93 759.11	663.75	2 754.19	12 867.21	6 869.02
县级市属	37 302.03	241.66	1 095.10	6 369.55	3 004.30
县属	17 373.80	128.58	482.58	3 691.85	1 405.66

2016 年全国卫生计生部门综合医院、政府办中医综合医院院均门诊收入情况（二）　单位：千元

| | 内： | | | | |
	治疗收入	手术收入	卫生材料收入	药品收入	药事服务费收入
综合医院合计	**9 490.41**	**2 072.93**	**3 599.30**	**44 757.50**	**90.89**
部属	112 802.04	32 314.00	48 439.88	704 773.76	0.00
省属	40 663.79	11 664.29	16 195.20	208 633.20	23.29
地级市属	15 195.47	3 071.23	5 786.82	73 191.88	173.06
县级市属	6 081.75	1 130.37	2 263.58	25 670.41	73.33
县属	3 807.49	666.53	1 288.90	15 065.87	71.04
中医综合医院合计	**4 676.08**	**526.11**	**989.76**	**27 080.06**	**112.73**
部属	43 681.50	3 408.50	20 800.00	823 653.25	0.00
省属	39 825.93	3 813.83	6 356.02	289 576.70	95.09
地级市属	9 926.37	953.84	2 003.05	54 591.71	321.12
县级市属	4 172.99	500.89	890.72	19 299.06	113.59
县属	1 710.94	257.62	442.16	8 522.51	55.77

2016 年全国卫生计生部门综合医院、政府办中医综合医院院均住院收入情况（一）　单位：千元

| | 住院收入 | 内： | | | | |
		床位收入	诊察收入	检查收入	化验收入	治疗收入
综合医院合计	**212 071.05**	**7 484.51**	**2 124.51**	**18 765.68**	**23 767.55**	**25 022.56**
部属	2 523 667.96	68 775.16	11 851.24	180 199.24	212 390.00	221 348.88
省属	1 005 309.10	27 641.40	6 426.53	82 166.34	94 544.67	95 833.36
地级市属	354 111.09	11 806.07	3 023.96	33 385.20	40 268.76	43 179.02
县级市属	110 425.48	4 810.44	1 571.32	10 055.54	14 134.70	14 272.26
县属	85 975.01	3 935.90	1 411.66	7 735.15	11 163.44	12 342.06
中医综合医院合计	**67 087.01**	**2 908.13**	**948.70**	**5 423.54**	**7 355.77**	**11 546.74**
部属	394 915.75	9 520.50	1 642.50	31 349.75	51 132.00	34 065.75
省属	483 919.46	18 103.15	3 803.69	39 095.81	53 390.13	78 967.44
地级市属	130 466.22	5 590.79	1 469.48	10 718.50	13 744.01	23 708.32
县级市属	57 274.57	2 583.85	928.24	4 655.90	6 466.24	9 635.26
县属	34 077.60	1 602.77	679.69	2 697.42	3 752.59	5 952.30

2016 年全国卫生计生部门综合医院、政府办中医综合医院院均住院收入情况（二）　　单位：千元

	内：手术收入	护理收入	卫生材料收入	药品收入	药事服务费收入
综合医院合计	**13 583.49**	**5 267.59**	**39 941.88**	**72 565.69**	**116.87**
部属	177 367.20	27 562.68	729 817.08	864 007.72	0.00
省属	65 276.54	16 316.20	254 959.63	346 771.67	137.92
地级市属	20 901.65	7 825.42	65 003.52	123 393.57	292.57
县级市属	7 524.69	3 521.80	15 323.88	37 254.13	29.43
县属	5 759.87	3 610.76	9 699.04	28 295.45	93.62
中医综合医院合计	**3 660.40**	**1 926.26**	**7 647.05**	**24 209.35**	**117.02**
部属	7 211.50	1 808.75	94 526.50	157 287.25	0.00
省属	19 149.30	7 987.02	63 615.89	191 871.11	5.63
地级市属	6 611.02	2 931.33	16 235.47	46 469.30	483.98
县级市属	3 547.82	1 853.70	6 511.06	19 986.92	24.84
县属	2 167.75	1 403.61	2 950.89	11 966.39	68.85

2016 年全国卫生计生部门综合医院、政府办中医综合医院院均药品收入情况（一）　　单位：千元

	药品收入合计	门诊收入中的药品收入	其中：西药收入	中草药收入	中成药收入
综合医院合计	**117 323.19**	**44 757.50**	**35 098.76**	**1 810.33**	**7 848.41**
部属	1 568 781.48	704 773.76	575 069.40	15 873.72	113 830.64
省属	555 404.87	208 633.20	164 994.43	5 484.77	38 154.00
地级市属	196 585.45	73 191.88	55 923.99	3 126.82	14 141.07
县级市属	62 924.54	25 670.41	20 521.13	1 406.66	3 742.62
县属	43 361.32	15 065.87	11 796.03	767.91	2 501.93
中医综合医院合计	**51 289.40**	**27 080.06**	**10 181.47**	**10 141.80**	**6 756.79**
部属	980 940.50	823 653.25	164 791.50	394 695.00	264 166.75
省属	481 447.81	289 576.70	83 832.28	125 952.76	79 791.67
地级市属	101 061.01	54 591.71	19 927.06	20 499.64	14 165.01
县级市属	39 285.98	19 299.06	9 150.68	6 010.13	4 138.25
县属	20 488.90	8 522.51	4 052.57	2 696.07	1 773.87

2016 年全国卫生计生部门综合医院、政府办中医综合医院院均药品收入情况（二）   单位：千元

| | 住院收入中的药品收入 | 其中： | | | 门诊和住院药品收入中：基本药物收入 |
		西药收入	中草药收入	中成药收入	
综合医院合计	**72 565.69**	**67 860.64**	**434.14**	**4 270.91**	**32 502.75**
部属	864 007.72	818 710.72	1 718.28	43 578.72	138 920.64
省属	346 771.67	327 725.82	1 456.70	17 589.15	75 681.49
地级市属	123 393.57	114 487.43	676.72	8 229.41	57 518.05
县级市属	37 254.13	34 701.72	335.64	2 216.77	23 634.16
县属	28 295.45	26 473.51	236.04	1 585.90	19 348.08
中医综合医院合计	**24 209.35**	**18 215.64**	**2 119.39**	**3 874.32**	**16 473.31**
部属	157 287.25	108 938.50	11 315.25	37 033.50	239 399.00
省属	191 871.11	139 243.09	16 996.48	35 631.54	58 487.19
地级市属	46 469.30	34 265.16	4 146.80	8 057.34	34 009.44
县级市属	19 986.92	15 613.23	1 687.35	2 686.34	14 166.84
县属	11 966.39	9 170.23	1 057.39	1 738.77	10 087.58

2016 年全国卫生计生部门综合医院、政府办中医综合医院院均财政补助收入情况   单位：千元

| | 财政补助收入 | 其中： | | |
| | | 基本支出 | 项目支出 | |
			小计	基本建设资金
综合医院合计	**29 110.71**	**16 418.52**	**12 692.20**	**3 152.46**
部属	164 382.68	97 434.48	66 948.20	22 580.00
省属	104 869.96	50 677.53	54 192.43	10 781.76
地级市属	45 718.67	23 151.86	22 566.82	5 454.11
县级市属	20 616.81	12 294.34	8 322.47	2 360.16
县属	15 606.45	10 690.36	4 916.09	1 319.34
中医综合医院合计	**14 418.90**	**7 562.82**	**6 856.08**	**1 914.70**
部属	90 137.50	55 269.75	34 867.75	5 500.00
省属	74 647.61	33 550.31	41 097.30	2 081.46
地级市属	27 600.04	13 678.83	13 921.20	2 948.57
县级市属	12 360.21	6 812.72	5 547.49	1 749.92
县属	8 680.16	4 883.07	3 886.96	1 693.80

2016 年全国卫生计生部门综合医院、政府办中医综合医院院均总支出情况（一）   单位：千元

	总费用/支出	其中：医疗业务成本	财政项目补助支出	科教项目支出	管理费用	其他支出
综合医院合计	340 357. 32	288 232. 19	12 461. 70	1 023. 92	36 018. 52	2 620. 99
部属	4 158 797. 80	3 641 688. 32	65 083. 36	66 472. 92	350 976. 04	34 577. 16
省属	1 556 715. 58	1 349 070. 47	53 845. 27	7 843. 51	132 421. 63	13 534. 70
地级市属	556 044. 52	469 739. 80	22 395. 62	942. 04	59 528. 24	3 438. 82
县级市属	192 940. 84	161 156. 59	7 959. 41	114. 03	22 201. 90	1 508. 90
县属	137 303. 30	113 141. 18	4 801. 55	38. 50	18 062. 45	1 259. 63
中医综合医院合计	128 449. 05	105 716. 15	6 252. 69	391. 48	14 889. 64	1 199. 09
部属	1 534 123. 75	1 368 290. 25	17 385. 50	35 437. 25	108 967. 00	4 043. 75
省属	999 706. 46	846 187. 19	39 259. 50	9 314. 59	97 556. 46	7 388. 72
地级市属	252 185. 78	206 354. 28	13 727. 87	285. 98	29 905. 43	1 912. 22
县级市属	107 458. 35	88 263. 06	4 927. 94	72. 40	13 001. 82	1 193. 13
县属	59 636. 54	48 051. 08	3 294. 16	49. 74	7 535. 10	706. 46

2016 年全国卫生计生部门综合医院、政府办中医综合医院院均总支出情况（二）   单位：千元

	总费用/支出	总费用/支出中：人员经费	卫生材料费	药品费 小计	药品费 基本药物支出
综合医院合计	340 357. 32	106 402. 18	59 530. 78	108 715. 29	22 309. 60
部属	4 158 797. 80	1 217 742. 92	923 192. 76	1 411 070. 44	109 619. 20
省属	1 556 715. 58	454 753. 84	327 156. 69	507 474. 05	65 076. 21
地级市属	556 044. 52	172 143. 44	97 602. 96	179 005. 12	33 168. 25
县级市属	192 940. 84	65 041. 73	28 377. 92	60 021. 77	17 521. 55
县属	137 303. 30	45 143. 61	18 528. 89	41 974. 20	13 726. 93
中医综合医院合计	128 449. 05	42 031. 47	14 361. 11	45 605. 16	10 535. 24
部属	1 534 123. 75	368 981. 75	172 368. 50	831 436. 50	194 311. 25
省属	999 706. 46	302 145. 33	114 367. 22	416 638. 87	37 460. 13
地级市属	252 185. 78	82 827. 66	29 235. 05	88 173. 03	18 707. 29
县级市属	107 458. 35	36 679. 49	12 336. 84	35 841. 13	9 642. 28
县属	59 636. 54	20 264. 75	6 088. 21	18 887. 75	6 846. 96

2016 年全国卫生计生部门综合医院、政府办中医综合医院门诊患者负担情况　　单位：元

	门诊病人次均诊疗费用	内：			
		挂号费	药费	检查费	治疗费
综合医院合计	**247.83**	**1.67**	**109.84**	**52.66**	**23.29**
部属	451.70	5.48	231.61	73.60	37.07
省属	347.84	2.83	162.47	64.13	31.67
地级市属	258.49	1.36	116.92	54.65	24.27
县级市属	197.92	1.10	82.19	44.16	19.47
县属	176.04	1.20	68.65	46.99	17.35
中医综合医院合计	**216.99**	**1.97**	**125.01**	**31.67**	**21.59**
部属	478.79	6.15	372.88	28.02	19.78
省属	320.53	4.79	211.73	29.66	29.12
地级市属	230.85	1.63	134.41	31.68	24.44
县级市属	188.79	1.22	97.68	32.24	21.12
县属	153.04	1.13	75.07	32.52	15.07

2016 年全国卫生计生部门综合医院、政府办中医综合医院住院患者负担情况　　单位：元

	住院病人人均住院费用	内：					出院者日均住院费用
		床位费	药费	检查费	治疗费	手术费	
综合医院合计	**9 339.13**	**329.60**	**3 195.63**	**826.40**	**1 101.94**	**598.19**	**1 079.15**
部属	22 327.31	608.47	7 644.02	1 594.25	1 958.31	1 569.20	2 547.62
省属	17 183.74	472.47	5 927.37	1 404.47	1 638.08	1 115.77	1 808.98
地级市属	11 324.38	377.56	3 946.09	1 067.65	1 380.85	668.43	1 162.79
县级市属	6 856.03	298.67	2 313.01	624.32	886.13	467.19	823.54
县属	4 850.36	222.05	1 596.31	436.39	696.29	324.95	646.55
中医综合医院合计	**6 913.60**	**299.69**	**2 494.88**	**558.92**	**1 189.94**	**377.22**	**710.41**
部属	21 726.72	523.78	8 653.33	1 724.74	1 874.16	396.75	1 714.20
省属	13 517.90	505.70	5 359.77	1 092.11	2 205.89	534.92	1 107.34
地级市属	9 270.32	397.26	3 301.89	761.61	1 684.60	469.75	797.53
县级市属	6 411.76	289.26	2 237.49	521.22	1 078.65	397.17	687.37
县属	4 455.36	209.55	1 564.50	352.67	778.21	283.42	527.33

2016 年全国卫生计生部门综合医院、政府办中医综合医院医师工作效率

	医师人均全年担负		医师人均每日担负		医师人均年业务收入（元）
	诊疗人次（人次）	住院床日（日）	诊疗人次（人次）	住院床日（日）	
综合医院合计	**1 958.78**	**957.99**	**7.84**	**2.62**	**1 504 880.46**
部属	2 608.83	856.06	10.44	2.34	3 342 052.54
省属	2 124.10	926.57	8.50	2.53	2 401 779.36
地级市属	1 907.40	939.46	7.63	2.57	1 571 976.72
县级市属	2 044.53	891.22	8.18	2.44	1 127 499.61
县属	1 757.28	1 085.01	7.03	2.96	997 805.97
中医综合医院合计	**1 951.17**	**865.43**	**7.77**	**2.36**	**1 057 804.42**
部属	4 919.00	511.62	19.60	1.40	3 426 058.55
省属	2 581.83	907.18	10.29	2.48	2 020 847.79
地级市属	2 094.04	858.13	8.34	2.34	1 178 640.85
县级市属	1 903.49	804.85	7.58	2.20	925 683.01
县属	1 552.81	910.35	6.19	2.49	727 655.77

2016 年中医类医院分科床位、门急诊人次、出院人数

科室名称	实有床位（张）	门急诊人次（人次）	出院人数（人）	构成（%）		
				实有床位	门急诊人次	出院人数
总计	**877 313**	**561 962 008**	**25 567 342**	**100.00**	**100.00**	**100.00**
预防保健科	597	5 575 978	11 905	0.07	0.99	0.05
内科	290 875	174 708 756	8 842 327	33.16	31.09	34.58
外科	127 281	35 903 661	3 606 804	14.51	6.39	14.11
儿科	38 580	39 832 445	1 675 514	4.40	7.09	6.55
妇产科	66 556	51 319 956	2 616 735	7.59	9.13	10.23
眼科	11 185	11 472 180	422 028	1.27	2.04	1.65
耳鼻咽喉科	9 653	13 790 766	325 841	1.10	2.45	1.27
口腔科	1 262	11 849 639	26 376	0.14	2.11	0.10
皮肤科	7 619	23 288 453	176 214	0.87	4.14	0.69
肿瘤科	24 770	5 785 827	624 027	2.82	1.03	2.44
急诊医学科	12 482	33 624 467	391 636	1.42	5.98	1.53
康复医学科	34 225	8 701 883	661 262	3.90	1.55	2.59
骨伤科	118 551	40 750 559	2 988 832	13.51	7.25	11.69
肛肠科	28 216	6 408 293	726 200	3.22	1.14	2.84
针灸科	39 384	24 425 161	985 617	4.49	4.35	3.85
推拿科	12 568	10 177 581	288 738	1.43	1.81	1.13
蒙医学科	2 341	1 323 141	49 644	0.27	0.24	0.19
藏医学科	1 720	861 387	29 657	0.20	0.15	0.12
维吾尔医学科	1 365	115 544	23 302	0.16	0.02	0.09
傣医学科	25	6 237	892	0.00	0.00	0.00
彝医学科	0	25 666	0	0.00	0.00	0.00
其他民族医学科	2 523	1 981 548	54 291	0.29	0.35	0.21
中西医结合科	12 355	9 725 347	290 807	1.41	1.73	1.14
老年病科	13 836	4 645 389	343 391	1.58	0.83	1.34
其他	19 344	45 662 144	405 302	2.20	8.13	1.59

2016 年中医医院分科床位、门急诊人次、出院人数

科室名称	实有床位（张）	门急诊人次（人次）	出院人数（人）	构成（%）		
				实有床位	门急诊人次	出院人数
总计	**761 755**	**495 475 743**	**22 703 628**	**100.00**	**100.00**	**100.00**
预防保健科	442	4 920 482	9 196	0.06	0.99	0.04
内科	252 012	154 123 785	7 849 983	33.08	31.11	34.58
外科	108 140	30 056 360	3 135 191	14.20	6.07	13.81
儿科	35 117	35 841 260	1 546 072	4.61	7.23	6.81
妇产科	56 751	45 276 575	2 284 208	7.45	9.14	10.06
眼科	9 802	9 989 479	371 114	1.29	2.02	1.63
耳鼻咽喉科	8 411	12 239 919	290 756	1.10	2.47	1.28
口腔科	1 073	10 113 776	21 465	0.14	2.04	0.09
皮肤科	5 801	20 569 590	133 108	0.76	4.15	0.59
肿瘤科	21 713	5 348 444	560 572	2.85	1.08	2.47
急诊医学科	11 054	30 501 954	349 568	1.45	6.16	1.54
康复医学科	29 847	7 570 070	579 841	3.92	1.53	2.55
骨伤科	109 483	37 792 921	2 769 196	14.37	7.63	12.20
肛肠科	25 851	5 844 916	665 091	3.39	1.18	2.93
针灸科	37 505	23 058 906	948 760	4.92	4.65	4.18
推拿科	11 849	9 548 204	276 091	1.56	1.93	1.22
蒙医学科	261	125 556	4 041	0.03	0.03	0.02
藏医学科	2	10 555	0	0.00	0.00	0.00
维吾尔医学科	39	16 965	1 052	0.01	0.00	0.00
傣医学科	0	3 218	0	0.00	0.00	0.00
彝医学科	0	25 416	0	0.00	0.01	0.00
其他民族医学科	1 424	1 221 241	36 541	0.19	0.25	0.16
中西医结合科	8 811	8 072 409	226 717	1.16	1.63	1.00
老年病科	11 905	4 237 557	314 015	1.56	0.86	1.38
其他	14 462	38 966 185	331 050	1.90	7.86	1.46

2016 年中西医结合医院分科床位、门急诊人次、出院人数

科室名称	实有床位（张）	门急诊人次（人次）	出院人数（人）	构成（%）		
				实有床位	门急诊人次	出院人数
总计	**89 074**	**57 400 323**	**2 275 409**	**100.00**	**100.00**	**100.00**
预防保健科	64	577 228	1 509	0.07	1.01	0.07
内科	31 402	18 072 275	817 638	35.25	31.48	35.93
外科	16 034	5 307 729	401 534	18.00	9.25	17.65
儿科	2 987	3 802 394	117 624	3.35	6.62	5.17
妇产科	7 232	5 491 050	263 354	8.12	9.57	11.57
眼科	1 259	1 352 520	47 848	1.41	2.36	2.10
耳鼻咽喉科	1 193	1 489 578	34 110	1.34	2.60	1.50
口腔科	177	1 589 524	4 811	0.20	2.77	0.21
皮肤科	707	2 403 562	16 036	0.79	4.19	0.70
肿瘤科	2 906	378 357	59 370	3.26	0.66	2.61
急诊医学科	823	2 680 582	22 727	0.92	4.67	1.00
康复医学科	3 263	943 299	54 497	3.66	1.64	2.40
骨伤科	7 905	2 726 938	198 230	8.87	4.75	8.71
肛肠科	2 134	535 940	56 970	2.40	0.93	2.50
针灸科	1 138	1 143 100	23 991	1.28	1.99	1.05
推拿科	461	545 126	8 977	0.52	0.95	0.39
蒙医学科	0	0	0	0.00	0.00	0.00
藏医学科	0	2 046	0	0.00	0.00	0.00
维吾尔医学科	0	0	0	0.00	0.00	0.00
傣医学科	0	0	0	0.00	0.00	0.00
彝医学科	0	250	0	0.00	0.00	0.00
其他民族医学科	71	149 508	1 414	0.08	0.26	0.06
中西医结合科	3 046	1 446 219	52 494	3.42	2.52	2.31
老年病科	1 782	384 947	26 062	2.00	0.67	1.15
其他	4 490	6 378 151	66 213	5.04	11.11	2.91

2016 年民族医医院分科床位、门急诊人次、出院人数

科室名称	实有床位（张）	门急诊人次（人次）	出院人数（人）	构成（%）		
				实有床位	门急诊人次	出院人数
总计	26 484	9 085 942	588 305	100.00	100.00	100.00
预防保健科	91	78 268	1 200	0.34	0.86	0.20
内科	7 461	2 512 696	174 706	28.17	27.65	29.70
外科	3 107	539 572	70 079	11.73	5.94	11.91
儿科	476	188 791	11 818	1.80	2.08	2.01
妇产科	2 573	552 331	69 173	9.72	6.08	11.76
眼科	124	130 181	3 066	0.47	1.43	0.52
耳鼻咽喉科	49	61 269	975	0.19	0.67	0.17
口腔科	12	146 339	100	0.05	1.61	0.02
皮肤科	1 111	315 301	27 070	4.19	3.47	4.60
肿瘤科	151	59 026	4 085	0.57	0.65	0.69
急诊医学科	605	441 931	19 341	2.28	4.86	3.29
康复医学科	1 115	188 514	26 924	4.21	2.07	4.58
骨伤科	1 163	230 700	21 406	4.39	2.54	3.64
肛肠科	231	27 437	4 139	0.87	0.30	0.70
针灸科	741	223 155	12 866	2.80	2.46	2.19
推拿科	258	84 251	3 670	0.97	0.93	0.62
蒙医学科	2 080	1 197 585	45 603	7.85	13.18	7.75
藏医学科	1 718	848 786	29 657	6.49	9.34	5.04
维吾尔医学科	1 326	98 579	22 250	5.01	1.08	3.78
傣医学科	25	3 019	892	0.09	0.03	0.15
彝医学科	0	0	0	0.00	0.00	0.00
其他民族医学科	1 028	610 799	16 336	3.88	6.72	2.78
中西医结合科	498	206 719	11 596	1.88	2.28	1.97
老年病科	149	22 885	3 314	0.56	0.25	0.56
其他	392	317 808	8 039	1.48	3.50	1.37

<h2 style="text-align:center">2016 年政府办中医类医院按地区分院均总收支情况</h2>

地区	机构数 （个）	总收入 （千元）	总支出 （千元）
全国总计	**2 542**	**130 204.59**	**126 892.74**
北京市	33	598 970.52	584 678.21
天津市	20	365 177.25	347 194.10
河北省	148	76 294.95	74 251.68
山西省	123	40 907.30	38 427.92
内蒙古自治区	109	52 148.14	52 664.26
辽宁省	70	93 992.80	94 395.11
吉林省	65	81 052.32	79 527.02
黑龙江省	92	71 682.87	71 416.21
上海市	22	600 435.55	602 906.50
江苏省	87	323 041.78	321 294.06
浙江省	90	267 095.31	264 751.49
安徽省	82	120 273.27	114 432.78
福建省	67	128 050.36	121 513.94
江西省	90	94 334.52	89 493.83
山东省	122	174 909.89	172 842.04
河南省	148	98 278.70	94 735.78
湖北省	85	142 865.00	139 080.38
湖南省	116	121 894.78	121 833.47
广东省	125	251 944.30	247 390.93
广西壮族自治区	97	111 758.12	107 985.30
海南省	16	104 061.00	101 655.19
重庆市	45	188 092.64	181 797.51
四川省	190	108 485.13	103 405.64
贵州省	65	93 636.49	89 192.74
云南省	100	73 456.76	70 488.21
西藏自治区	18	27 944.72	29 579.33
陕西省	111	71 695.93	68 987.20
甘肃省	81	63 245.30	59 288.70
青海省	38	40 309.34	36 805.55
宁夏回族自治区	18	71 762.78	66 912.11
新疆维吾尔自治区	69	88 312.51	80 279.36

2016 年政府办中医类医院按地区分院均总收入情况（一）

地区	总收入（千元）	其中：			
		医疗收入	财政补助收入	科教项目收入	其他收入
全国总计	**130 204.59**	**112 112.03**	**14 973.49**	**432.51**	**2 686.55**
北京市	598 970.52	505 853.12	79 341.21	6 553.18	7 223.00
天津市	365 177.25	304 266.25	39 301.75	1 914.85	19 694.40
河北省	76 294.95	69 426.29	6 106.49	52.93	709.25
山西省	40 907.30	30 041.72	10 479.87	39.89	345.82
内蒙古自治区	52 148.14	36 314.11	15 114.66	34.09	685.28
辽宁省	93 992.80	86 577.40	6 043.47	275.03	1 096.90
吉林省	81 052.32	61 510.22	18 223.74	368.00	950.37
黑龙江省	71 682.87	58 823.98	11 412.50	159.49	1 286.90
上海市	600 435.55	504 161.36	62 346.64	11 152.82	22 774.73
江苏省	323 041.78	289 269.55	23 922.54	806.53	9 043.16
浙江省	267 095.31	233 779.08	25 509.13	300.51	7 506.59
安徽省	120 273.27	102 563.11	9 959.43	141.78	7 608.95
福建省	128 050.36	112 543.30	13 115.55	235.79	2 155.72
江西省	94 334.52	82 410.10	10 755.27	51.29	1 117.87
山东省	174 909.89	158 886.61	12 883.90	116.53	3 022.84
河南省	98 278.70	86 921.68	9 399.96	305.43	1 651.63
湖北省	142 865.00	127 779.35	12 315.60	33.21	2 736.84
湖南省	121 894.78	111 724.32	8 024.28	112.86	2 033.32
广东省	251 944.30	220 771.52	26 337.26	1 705.40	3 130.12
广西壮族自治区	111 758.12	94 653.66	15 440.53	140.51	1 523.43
海南省	104 061.00	80 141.81	22 397.50	68.81	1 452.88
重庆市	188 092.64	164 785.71	18 084.67	187.93	5 034.33
四川省	108 485.13	95 370.41	11 404.55	144.47	1 565.69
贵州省	93 636.49	76 743.78	15 085.32	7.17	1 800.22
云南省	73 456.76	57 981.37	14 234.41	42.54	1 198.44
西藏自治区	27 944.72	16 485.39	10 586.06	352.94	520.33
陕西省	71 695.93	59 486.35	11 047.81	148.93	1 012.84
甘肃省	63 245.30	49 901.04	12 475.42	96.98	771.86
青海省	40 309.34	25 387.26	12 431.16	82.71	2 408.21
宁夏回族自治区	71 762.78	53 685.94	15 963.44	40.61	2 072.78
新疆维吾尔自治区	88 312.51	69 868.32	15 764.36	253.64	2 426.19

2016 年政府办中医类医院按地区分院均总收入情况（二）

地区	总收入（千元）	总收入中：		
		城镇职工基本医疗保险	城镇居民基本医疗保险	新型农村合作医疗补偿收入
全国总计	**130 204.59**	**24 306.87**	**7 193.38**	**9 922.73**
北京市	598 970.52	212 531.12	12 982.39	13 500.48
天津市	365 177.25	66 474.95	8 949.95	0.00
河北省	76 294.95	2 758.86	750.86	6 149.48
山西省	40 907.30	7 405.80	645.51	2 890.45
内蒙古自治区	52 148.14	4 154.38	1 027.26	3 599.82
辽宁省	93 992.80	23 404.24	2 505.44	11 569.47
吉林省	81 052.32	8 596.92	4 113.46	7 450.78
黑龙江省	71 682.87	13 774.27	3 469.48	6 041.30
上海市	600 435.55	209 635.82	19 320.95	0.00
江苏省	323 041.78	76 689.76	14 383.30	21 850.18
浙江省	267 095.31	56 664.86	26 841.58	12 293.00
安徽省	120 273.27	10 077.49	2 423.91	18 047.89
福建省	128 050.36	28 386.21	4 223.75	11 114.15
江西省	94 334.52	9 251.72	4 223.42	10 822.26
山东省	174 909.89	18 004.06	21 530.93	1 249.93
河南省	98 278.70	10 902.80	3 072.42	17 528.59
湖北省	142 865.00	27 591.02	5 374.91	20 823.86
湖南省	121 894.78	15 952.02	7 335.78	17 311.47
广东省	251 944.30	64 507.32	24 907.78	3 801.71
广西壮族自治区	111 758.12	9 235.94	1 328.24	12 273.05
海南省	104 061.00	12 958.38	2 051.19	4 951.06
重庆市	188 092.64	42 872.78	19 129.02	3 989.87
四川省	108 485.13	17 018.57	10 662.89	10 015.43
贵州省	93 636.49	12 466.14	1 016.32	13 422.97
云南省	73 456.76	14 232.20	3 518.02	14 600.73
西藏自治区	27 944.72	11.78	1.11	16.78
陕西省	71 695.93	11 143.05	1 853.83	10 255.53
甘肃省	63 245.30	4 081.86	1 907.57	9 731.53
青海省	40 309.34	6 397.89	793.61	3 619.13
宁夏回族自治区	71 762.78	10 202.89	9 546.33	0.00
新疆维吾尔自治区	88 312.51	24 647.91	1 860.00	4 563.32

2016 年政府办中医类医院按地区分院均医疗收入情况

地区	医疗收入（千元）	其中：		门诊和住院药品收入中：基本药物收入（千元）
		门诊收入	住院收入	
全国总计	**112 112.03**	**45 819.45**	**66 292.59**	**16 024.06**
北京市	505 853.12	358 679.42	147 173.70	94 969.97
天津市	304 266.25	172 369.10	131 897.15	43 853.45
河北省	69 426.29	24 052.35	45 373.94	11 501.11
山西省	30 041.72	11 883.51	18 158.20	6 433.97
内蒙古自治区	36 314.11	15 191.38	21 122.73	5 895.29
辽宁省	86 577.40	33 626.06	52 951.34	11 376.99
吉林省	61 510.22	28 038.00	33 472.22	6 150.49
黑龙江省	58 823.98	24 711.90	34 112.08	4 674.88
上海市	504 161.36	302 272.50	201 888.86	80 732.18
江苏省	289 269.55	126 186.24	163 083.31	34 439.74
浙江省	233 779.08	116 466.60	117 312.48	43 620.22
安徽省	102 563.11	33 194.07	69 369.04	21 195.95
福建省	112 543.30	50 781.12	61 762.18	10 353.60
江西省	82 410.10	26 193.23	56 216.87	13 866.03
山东省	158 886.61	51 897.25	106 989.36	19 584.37
河南省	86 921.68	30 901.99	56 019.69	13 964.48
湖北省	127 779.35	45 213.00	82 566.35	19 633.55
湖南省	111 724.32	31 835.91	79 888.41	13 355.21
广东省	220 771.52	95 066.73	125 704.79	26 955.87
广西壮族自治区	94 653.66	30 199.78	64 453.88	10 025.33
海南省	80 141.81	27 995.81	52 146.00	7 310.38
重庆市	164 785.71	61 689.51	103 096.20	29 314.49
四川省	95 370.41	29 551.89	65 818.52	13 031.58
贵州省	76 743.78	24 596.85	52 146.94	6 990.52
云南省	57 981.37	19 956.58	38 024.79	7 205.12
西藏自治区	16 485.39	8 140.33	8 345.06	2 520.83
陕西省	59 486.35	19 568.74	39 917.61	8 363.34
甘肃省	49 901.04	15 570.35	34 330.69	9 180.81
青海省	25 387.26	9 022.87	16 364.39	3 388.42
宁夏回族自治区	53 685.94	24 865.11	28 820.83	11 138.22
新疆维吾尔自治区	69 868.32	20 478.38	49 389.94	6 263.16

2016年政府办中医类医院按地区分院均财政补助收入情况

地区	财政补助收入（千元）	其中：		
		基本支出	项目支出	
			小计	其中：基本建设资金
全国总计	**14 973.49**	**7 808.00**	**7 165.50**	**2 082.07**
北京市	79 341.21	44 488.27	34 852.94	4 141.36
天津市	39 301.75	18 753.50	20 548.25	1 250.00
河北省	6 106.49	2 706.72	3 399.76	694.83
山西省	10 479.87	4 790.95	5 688.92	1 090.45
内蒙古自治区	15 114.66	10 168.71	4 945.95	1 448.76
辽宁省	6 043.47	2 937.39	3 106.09	300.87
吉林省	18 223.74	12 173.65	6 050.09	1 598.63
黑龙江省	11 412.50	8 396.02	3 016.48	1 377.70
上海市	62 346.64	32 576.45	29 770.18	9 417.50
江苏省	23 922.54	9 849.67	14 072.87	932.32
浙江省	25 509.13	13 505.98	12 003.16	3 930.40
安徽省	9 959.43	5 607.05	4 352.38	1 827.49
福建省	13 115.55	4 867.51	8 248.04	2 656.61
江西省	10 755.27	6 285.64	4 469.62	797.41
山东省	12 883.90	7 675.93	5 207.98	1 457.78
河南省	9 399.96	3 559.19	5 840.77	2 804.86
湖北省	12 315.60	6 484.56	5 831.04	2 705.60
湖南省	8 024.28	4 016.56	4 007.72	1 057.29
广东省	26 337.26	9 260.08	17 077.18	4 222.82
广西壮族自治区	15 440.53	4 271.12	11 169.40	7 088.37
海南省	22 397.50	6 454.31	15 943.19	33.81
重庆市	18 084.67	9 122.84	8 961.82	3 117.56
四川省	11 404.55	5 006.92	6 397.63	2 136.24
贵州省	15 085.32	11 106.89	3 978.43	1 427.82
云南省	14 234.41	8 224.41	6 010.00	1 953.96
西藏自治区	10 586.06	8 547.22	2 038.83	0.00
陕西省	11 047.81	7 370.86	3 676.95	1 096.49
甘肃省	12 475.42	8 503.65	3 971.77	1 558.41
青海省	12 431.16	9 530.95	2 900.21	905.39
宁夏回族自治区	15 963.44	10 185.94	5 777.50	1 822.22
新疆维吾尔自治区	15 764.36	10 556.64	5 207.72	1 907.75

2016 年政府办中医类医院按地区分院均门诊收入情况

地区	门诊收入（千元）	内：			
		检查收入	化验收入	药品收入	药事服务费收入
全国总计	45 819.45	6 650.70	3 416.30	26 223.74	100.86
北京市	358 679.42	25 604.73	22 723.64	264 695.67	0.00
天津市	172 369.10	9 755.05	9 563.65	114 967.00	85.90
河北省	24 052.35	4 991.28	1 972.04	12 685.28	17.85
山西省	11 883.51	1 574.23	752.34	7 613.80	40.71
内蒙古自治区	15 191.38	2 706.28	1 339.35	7 915.73	32.82
辽宁省	33 626.06	4 828.67	1 822.46	21 472.79	79.94
吉林省	28 038.00	4 895.83	1 766.08	14 335.15	15.08
黑龙江省	24 711.90	4 289.05	1 622.29	13 816.71	25.50
上海市	302 272.50	19 641.68	24 259.77	197 507.05	0.00
江苏省	126 186.24	16 962.07	9 669.26	66 701.32	412.10
浙江省	116 466.60	11 700.38	10 228.72	69 220.63	99.30
安徽省	33 194.07	6 741.73	2 515.00	17 244.66	24.62
福建省	50 781.12	10 112.72	5 699.93	23 460.88	24.01
江西省	26 193.23	4 825.47	2 015.52	14 006.48	693.09
山东省	51 897.25	10 240.99	4 272.67	27 691.19	127.79
河南省	30 901.99	6 033.94	2 194.05	16 720.66	108.63
湖北省	45 213.00	6 182.66	2 925.28	26 298.51	55.05
湖南省	31 835.91	6 703.92	2 047.83	16 225.15	68.45
广东省	95 066.73	13 683.09	7 678.29	53 187.26	7.82
广西壮族自治区	30 199.78	5 523.19	2 455.60	15 274.98	12.16
海南省	27 995.81	4 755.19	2 510.69	14 909.31	24.56
重庆市	61 689.51	9 090.02	3 472.84	33 198.44	985.87
四川省	29 551.89	6 066.37	2 216.65	13 792.02	20.13
贵州省	24 596.85	5 185.35	1 672.35	10 432.91	186.12
云南省	19 956.58	3 126.02	1 374.51	11 620.42	25.31
西藏自治区	8 140.33	434.94	302.94	5 945.61	70.22
陕西省	19 568.74	3 808.04	1 417.96	10 374.24	36.31
甘肃省	15 570.35	2 948.47	921.86	8 128.99	74.68
青海省	9 022.87	1 036.50	519.39	5 262.00	10.45
宁夏回族自治区	24 865.11	3 226.89	1 393.33	15 154.06	115.56
新疆维吾尔自治区	20 478.38	3 136.32	1 156.01	13 561.00	3.68

2016 年政府办中医类医院按地区分院均住院收入情况

地区	住院收入（千元）	内：床位收入	检查收入	化验收入	手术收入	药品收入	药事服务费收入
全国总计	66 292.59	2 848.31	5 326.89	7 201.68	3 603.81	23 694.28	103.04
北京市	147 173.70	4 069.42	13 339.97	18 665.15	2 830.36	58 406.06	0.00
天津市	131 897.15	7 552.65	6 610.40	16 922.85	3 500.95	52 022.25	0.50
河北省	45 373.94	1 891.98	4 103.53	4 822.64	2 035.98	19 087.91	5.64
山西省	18 158.20	593.46	1 661.66	1 919.56	693.27	7 396.86	15.86
内蒙古自治区	21 122.73	1 246.94	1 637.74	1 899.48	845.81	8 763.42	36.39
辽宁省	52 951.34	2 398.43	4 931.89	6 804.44	1 998.04	20 630.97	0.70
吉林省	33 472.22	1 794.89	2 306.72	3 089.88	1 496.97	13 887.22	13.75
黑龙江省	34 112.08	1 736.88	2 086.29	2 548.75	938.75	16 979.47	2.20
上海市	201 888.86	9 336.23	11 513.27	31 934.73	10 654.23	85 454.36	0.00
江苏省	163 083.31	7 787.70	11 579.41	17 803.25	8 613.20	64 224.02	20.31
浙江省	117 312.48	5 432.77	6 611.40	14 395.21	7 229.71	42 913.26	10.21
安徽省	69 369.04	3 735.21	5 667.10	6 904.49	3 771.93	24 119.44	19.17
福建省	61 762.18	2 840.09	5 302.79	6 011.24	4 932.60	17 661.96	13.13
江西省	56 216.87	2 090.06	3 459.10	5 570.74	4 052.94	22 384.90	676.14
山东省	106 989.36	5 121.36	7 737.35	9 394.32	7 438.20	38 887.27	132.57
河南省	56 019.69	2 130.55	4 896.16	4 922.82	3 508.59	20 717.55	20.42
湖北省	82 566.35	3 580.88	6 881.68	9 799.82	5 426.29	27 530.54	15.09
湖南省	79 888.41	3 401.11	5 995.67	8 824.33	4 867.17	27 433.34	161.58
广东省	125 704.79	5 514.57	11 176.30	13 464.89	8 118.31	36 047.94	3.24
广西壮族自治区	64 453.88	1 909.24	5 980.03	8 415.32	2 838.92	20 683.59	31.02
海南省	52 146.00	2 136.81	3 932.06	6 826.38	2 143.50	17 962.06	5.69
重庆市	103 096.20	4 081.36	8 873.04	10 708.67	4 194.24	36 954.64	2 851.49
四川省	65 818.52	2 569.38	5 933.50	6 711.58	3 272.68	20 860.35	8.13
贵州省	52 146.94	1 867.09	4 944.94	5 050.49	2 783.29	14 897.94	81.57
云南省	38 024.79	1 690.58	3 495.23	4 297.90	1 583.50	12 228.32	32.33
西藏自治区	8 345.06	933.83	424.61	532.78	230.50	2 785.22	85.94
陕西省	39 917.61	1 818.94	3 742.82	4 344.30	2 666.23	14 683.57	1.35
甘肃省	34 330.69	1 204.44	2 572.07	3 628.53	2 116.60	13 147.23	30.44
青海省	16 364.39	647.84	1 241.53	2 938.18	447.55	6 834.68	7.05
宁夏回族自治区	28 820.83	1 166.83	2 025.00	3 142.78	970.56	12 058.28	44.94
新疆维吾尔自治区	49 389.94	1 352.54	5 832.80	6 629.17	1 787.36	14 300.46	24.28

2016 年政府办中医类医院按地区分院均药品收入情况 （一）

地区	门诊收入中的药品收入（千元）	其中：		
		西药收入	中草药收入	中成药收入
全国总计	**26 223.74**	**10 244.70**	**9 316.97**	**6 662.06**
北京市	264 695.67	78 433.42	97 045.97	89 216.27
天津市	114 967.00	44 720.75	38 771.30	31 474.95
河北省	12 685.28	5 089.44	4 816.69	2 779.15
山西省	7 613.80	2 637.45	3 566.05	1 410.31
内蒙古自治区	7 915.73	3 292.61	2 919.26	1 703.87
辽宁省	21 472.79	5 470.43	7 880.04	8 122.31
吉林省	14 335.15	4 387.48	7 003.62	2 944.06
黑龙江省	13 816.71	3 357.23	6 649.95	3 809.53
上海市	197 507.05	64 457.64	82 118.23	50 931.18
江苏省	66 701.32	31 086.57	19 671.66	15 943.09
浙江省	69 220.63	30 475.97	27 076.22	11 668.44
安徽省	17 244.66	7 994.94	5 193.68	4 056.04
福建省	23 460.88	13 266.54	6 262.37	3 931.97
江西省	14 006.48	5 712.73	5 180.24	3 113.50
山东省	27 691.19	12 198.74	9 591.64	5 900.81
河南省	16 720.66	5 474.79	6 641.63	4 604.24
湖北省	26 298.51	10 205.08	10 053.79	6 039.64
湖南省	16 225.15	5 290.25	6 369.52	4 565.38
广东省	53 187.26	24 537.02	13 844.62	14 805.63
广西壮族自治区	15 274.98	6 559.80	4 897.57	3 817.61
海南省	14 909.31	7 145.31	4 239.81	3 524.19
重庆市	33 198.44	13 036.27	11 936.40	8 225.78
四川省	13 792.02	4 981.70	5 331.24	3 479.08
贵州省	10 432.91	4 838.22	3 705.52	1 889.17
云南省	11 620.42	4 781.90	4 005.38	2 833.14
西藏自治区	5 945.61	828.11	785.39	4 332.11
陕西省	10 374.24	4 145.27	3 877.23	2 351.74
甘肃省	8 128.99	3 547.14	2 636.51	1 945.35
青海省	5 262.00	1 509.42	2 070.00	1 682.58
宁夏回族自治区	15 154.06	5 243.06	5 787.83	4 123.17
新疆维吾尔自治区	13 561.00	5 572.36	4 325.54	3 663.10

2016 年政府办中医类医院按地区分院均药品收入情况（二）

地区	住院收入中的药品收入（千元）	其中：		
		西药收入	中草药收入	中成药收入
全国总计	**23 694.28**	**17 926.86**	**1 997.03**	**3 770.38**
北京市	58 406.06	42 473.52	5 388.88	10 543.67
天津市	52 022.25	38 927.70	3 515.80	9 578.75
河北省	19 087.91	15 326.07	1 247.32	2 514.51
山西省	7 396.86	5 244.94	693.95	1 457.97
内蒙古自治区	8 763.42	6 355.15	760.50	1 647.78
辽宁省	20 630.97	14 348.96	2 232.33	4 049.69
吉林省	13 887.22	9 077.62	1 201.77	3 607.83
黑龙江省	16 979.47	12 118.73	1 411.58	3 449.16
上海市	85 454.36	64 367.00	2 496.68	18 590.68
江苏省	64 224.02	52 785.33	2 997.87	8 440.82
浙江省	42 913.26	37 600.92	2 848.59	2 463.74
安徽省	24 119.44	18 626.55	2 324.85	3 168.04
福建省	17 661.96	15 472.36	810.52	1 379.07
江西省	22 384.90	17 162.12	1 705.24	3 517.53
山东省	38 887.27	30 154.08	3 169.67	5 563.52
河南省	20 717.55	14 205.78	2 469.77	4 042.01
湖北省	27 530.54	21 328.62	2 642.93	3 558.99
湖南省	27 433.34	20 053.07	3 631.96	3 748.31
广东省	36 047.94	26 724.38	2 926.03	6 397.54
广西壮族自治区	20 683.59	14 979.23	2 134.07	3 570.29
海南省	17 962.06	13 781.50	1 242.25	2 938.31
重庆市	36 954.64	28 564.80	2 381.60	6 008.24
四川省	20 860.35	14 214.82	2 124.49	4 521.04
贵州省	14 897.94	12 135.12	1 257.34	1 505.48
云南省	12 228.32	8 838.95	938.87	2 450.50
西藏自治区	2 785.22	1 797.00	203.17	785.06
陕西省	14 683.57	11 785.32	859.77	2 038.48
甘肃省	13 147.23	9 646.62	1 067.33	2 433.28
青海省	6 834.68	4 369.32	756.21	1 709.16
宁夏回族自治区	12 058.28	7 654.78	1 291.44	3 112.06
新疆维吾尔自治区	14 300.46	8 033.57	3 273.87	2 993.03

2016 年政府办中医类医院按地区分院均总支出情况（一）

地区	总费用/支出（千元）	其中：				
		医疗业务成本	财政项目补助支出	科教项目支出	管理费用	其他支出
全国总计	**126 892.74**	**104 061.58**	**6 533.52**	**388.89**	**14 673.26**	**1 235.50**
北京市	584 678.21	486 109.55	33 640.12	5 705.15	56 717.09	2 506.30
天津市	347 194.10	287 213.45	24 030.05	1 946.85	33 278.20	725.55
河北省	74 251.68	62 642.80	2 799.78	44.17	8 010.09	754.84
山西省	38 427.92	28 466.67	5 028.78	279.44	3 732.80	920.23
内蒙古自治区	52 664.26	40 447.22	4 783.28	33.72	6 672.83	727.20
辽宁省	94 395.11	79 943.33	3 181.26	157.80	10 713.80	398.93
吉林省	79 527.02	57 558.08	6 631.06	399.14	14 429.48	509.26
黑龙江省	71 416.21	56 954.83	3 407.35	188.16	10 472.45	393.42
上海市	602 906.50	513 870.27	27 078.41	13 251.59	39 129.09	9 577.14
江苏省	321 294.06	273 209.49	13 486.11	454.17	32 243.03	1 901.24
浙江省	264 751.49	225 177.92	11 731.28	240.37	24 830.26	2 771.67
安徽省	114 432.78	97 021.23	4 300.61	88.66	11 859.77	1 162.51
福建省	121 513.94	103 967.04	6 905.06	186.97	10 024.85	430.01
江西省	89 493.83	73 090.69	5 179.14	43.83	10 484.13	696.03
山东省	172 842.04	146 959.37	3 823.67	69.02	20 571.84	1 418.13
河南省	94 735.78	77 865.16	4 526.15	259.18	11 384.55	700.74
湖北省	139 080.38	112 024.31	5 181.13	57.94	19 868.64	1 948.36
湖南省	121 833.47	96 980.84	2 756.41	127.93	20 840.83	1 127.47
广东省	247 390.93	200 409.41	15 574.74	1 099.94	27 425.96	2 880.88
广西壮族自治区	107 985.30	83 178.06	8 808.20	182.63	14 861.69	954.72
海南省	101 655.19	75 836.88	15 000.69	7.81	10 086.50	723.31
重庆市	181 797.51	150 356.60	8 410.56	106.16	21 564.58	1 359.62
四川省	103 405.64	85 098.37	6 077.63	132.93	10 977.85	1 118.87
贵州省	89 192.74	69 505.02	3 963.18	7.28	13 981.49	1 735.77
云南省	70 488.21	55 190.06	5 100.19	44.85	9 688.61	464.50
西藏自治区	29 579.33	17 302.39	5 727.61	115.94	3 990.17	2 443.22
陕西省	68 987.20	55 972.44	3 131.92	78.39	9 261.74	542.71
甘肃省	59 288.70	46 844.52	3 383.69	37.88	8 046.52	976.10
青海省	36 805.55	25 850.05	3 480.00	23.89	5 372.50	2 079.11
宁夏回族自治区	66 912.11	53 602.50	4 466.89	13.33	8 451.61	377.78
新疆维吾尔自治区	80 279.36	62 968.88	3 097.22	205.32	12 701.46	1 306.48

2016 年政府办中医类医院按地区分院均总支出情况（二）

地区	总费用/支出 （千元）	总费用/支出中：			
		人员经费	卫生材料费	药品费	
				小计	基本药物支出
全国总计	**126 892.74**	**41 529.43**	**14 698.64**	**44 364.42**	**10 204.37**
北京市	584 678.21	163 731.45	59 519.09	274 839.64	69 502.79
天津市	347 194.10	110 810.05	25 973.90	144 327.60	19 599.40
河北省	74 251.68	20 247.06	7 427.51	27 966.09	4 818.42
山西省	38 427.92	11 057.35	3 226.20	12 897.12	2 791.09
内蒙古自治区	52 664.26	18 782.94	4 067.07	14 619.86	3 241.84
辽宁省	94 395.11	30 114.39	10 606.54	36 166.31	7 601.23
吉林省	79 527.02	27 428.60	6 580.23	24 430.58	3 234.57
黑龙江省	71 416.21	20 738.60	5 118.21	27 156.16	2 526.76
上海市	602 906.50	190 479.23	61 977.27	249 129.59	22 844.77
江苏省	321 294.06	98 371.90	41 854.68	122 033.48	19 940.05
浙江省	264 751.49	94 365.39	31 067.57	95 662.97	24 798.39
安徽省	114 432.78	38 235.16	13 108.73	39 511.72	13 388.23
福建省	121 513.94	41 268.94	19 021.48	38 486.85	6 481.97
江西省	89 493.83	27 605.52	11 327.14	31 156.92	8 276.38
山东省	172 842.04	55 069.97	21 784.04	61 615.53	10 997.71
河南省	94 735.78	29 187.98	10 218.93	33 267.40	10 560.39
湖北省	139 080.38	46 608.48	15 153.73	47 760.89	11 911.27
湖南省	121 833.47	40 969.95	14 255.35	37 608.66	9 224.99
广东省	247 390.93	82 042.03	35 519.26	79 487.90	25 275.26
广西壮族自治区	107 985.30	38 439.61	13 746.75	32 469.39	7 296.43
海南省	101 655.19	32 956.44	9 837.25	29 366.69	2 180.25
重庆市	181 797.51	63 512.51	18 678.00	64 092.56	22 284.42
四川省	103 405.64	35 853.05	14 236.76	31 493.37	10 066.13
贵州省	89 192.74	35 387.38	10 111.62	22 313.35	3 493.58
云南省	70 488.21	25 906.47	6 298.58	22 282.99	6 000.68
西藏自治区	29 579.33	8 064.28	4 683.11	5 929.94	915.72
陕西省	68 987.20	24 194.81	7 012.59	22 655.38	5 539.46
甘肃省	59 288.70	19 325.15	5 623.38	18 740.90	6 042.30
青海省	36 805.55	12 663.00	3 062.82	10 120.63	2 753.29
宁夏回族自治区	66 912.11	23 332.89	5 015.00	24 622.61	7 956.39
新疆维吾尔自治区	80 279.36	28 942.74	10 582.77	23 462.04	1 778.45

2016 年政府办中医类医院按地区分院均总支出情况（三）

地区	人员经费（千元）	其中：			
		基本工资	津贴补贴	奖金	绩效工资
全国总计	**41 529. 43**	**7 344. 45**	**2 958. 72**	**4 694. 88**	**10 750. 38**
北京市	163 731. 45	15 028. 73	10 504. 73	1 992. 00	64 895. 12
天津市	110 810. 05	13 269. 15	4 626. 35	2 688. 55	43 267. 65
河北省	20 247. 06	5 385. 72	564. 73	1 124. 72	4 190. 51
山西省	11 057. 35	2 894. 69	564. 64	1 502. 66	2 750. 82
内蒙古自治区	18 782. 94	3 949. 45	2 926. 29	1 437. 47	3 339. 33
辽宁省	30 114. 39	7 431. 60	3 988. 46	204. 10	5 591. 30
吉林省	27 428. 60	8 784. 32	2 256. 58	676. 89	6 241. 43
黑龙江省	20 738. 60	6 375. 20	3 722. 00	859. 08	2 038. 13
上海市	190 479. 23	21 641. 41	8 486. 68	76 255. 41	9 816. 27
江苏省	98 371. 90	13 764. 21	5 021. 92	7 847. 17	32 896. 07
浙江省	94 365. 39	11 201. 97	653. 88	8 898. 47	35 586. 57
安徽省	38 235. 16	8 164. 67	3 734. 16	8 387. 59	6 162. 01
福建省	41 268. 94	6 299. 84	3 599. 16	9 794. 64	3 312. 04
江西省	27 605. 52	6 028. 67	1 645. 48	2 606. 64	7 662. 97
山东省	55 069. 97	11 506. 93	6 579. 31	1 333. 30	9 856. 94
河南省	29 187. 98	7 553. 18	1 615. 51	2 533. 72	7 688. 88
湖北省	46 608. 48	8 436. 24	2 523. 99	2 921. 48	16 551. 91
湖南省	40 969. 95	8 459. 91	2 608. 75	6 745. 75	9 778. 25
广东省	82 042. 03	10 489. 73	8 332. 77	14 255. 95	14 909. 08
广西壮族自治区	38 439. 61	8 856. 00	2 237. 16	5 166. 76	8 967. 10
海南省	32 956. 44	6 003. 50	7 113. 44	3 605. 31	7 083. 69
重庆市	63 512. 51	7 401. 20	888. 87	16 809. 31	17 763. 84
四川省	35 853. 05	5 640. 31	855. 65	3 477. 85	14 089. 68
贵州省	35 387. 38	6 716. 18	3 324. 06	5 457. 02	7 543. 97
云南省	25 906. 47	4 821. 88	2 448. 66	750. 32	7 804. 62
西藏自治区	8 064. 28	1 655. 83	3 145. 94	287. 28	891. 89
陕西省	24 194. 81	5 546. 33	1 965. 05	3 384. 50	5 889. 80
甘肃省	19 325. 15	4 044. 95	2 560. 49	656. 27	4 913. 56
青海省	12 663. 00	3 147. 55	2 967. 87	871. 26	2 705. 45
宁夏回族自治区	23 332. 89	4 673. 89	1 892. 11	2 274. 11	3 924. 11
新疆维吾尔自治区	28 942. 74	4 989. 13	3 476. 35	2 397. 87	8 679. 75

2016 年政府办中医类医院按地区分院均医疗业务成本及管理费用情况

地区	医疗业务成本（千元）	其中：			管理费用（千元）	
		临床服务成本	医疗技术成本	医疗辅助成本	小计	离退休费
全国总计	**104 061.58**	**55 513.50**	**22 744.93**	**8 287.04**	**14 673.26**	**2 022.57**
北京市	486 109.55	266 018.55	140 440.24	53 129.55	56 717.09	12 458.64
天津市	287 213.45	121 199.25	64 990.10	12 497.60	33 278.20	3 727.50
河北省	62 642.80	31 946.47	8 082.55	5 189.53	8 010.09	188.20
山西省	28 466.67	9 970.47	2 975.08	1 612.37	3 732.80	611.05
内蒙古自治区	40 447.22	20 060.92	9 132.28	3 374.87	6 672.83	1 211.39
辽宁省	79 943.33	43 195.59	14 688.77	3 384.59	10 713.80	1 617.47
吉林省	57 558.08	27 382.95	10 056.82	10 219.40	14 429.48	4 245.95
黑龙江省	56 954.83	30 010.59	13 797.07	5 232.48	10 472.45	2 247.24
上海市	513 870.27	253 562.86	213 935.91	22 378.50	39 129.09	751.95
江苏省	273 209.49	150 658.13	57 851.48	14 689.30	32 243.03	2 160.22
浙江省	225 177.92	122 258.76	57 416.88	15 129.23	24 830.26	2 997.06
安徽省	97 021.23	52 785.29	13 833.89	7 449.15	11 859.77	1 956.13
福建省	103 967.04	49 427.96	43 469.99	4 802.64	10 024.85	886.81
江西省	73 090.69	34 981.62	13 311.70	6 510.96	10 484.13	1 782.84
山东省	146 959.37	88 874.98	26 443.89	11 594.52	20 571.84	1 218.21
河南省	77 865.16	34 188.01	12 913.59	4 160.14	11 384.55	1 301.07
湖北省	112 024.31	62 957.39	21 428.52	15 793.78	19 868.64	3 036.13
湖南省	96 980.84	53 470.34	19 936.32	8 353.59	20 840.83	2 880.88
广东省	200 409.41	113 895.02	30 063.42	13 754.90	27 425.96	5 068.36
广西壮族自治区	83 178.06	46 151.06	15 261.99	6 011.10	14 861.69	2 713.21
海南省	75 836.88	42 098.75	7 523.38	3 592.63	10 086.50	27.13
重庆市	150 356.60	95 048.87	26 768.47	24 911.42	21 564.58	4 527.64
四川省	85 098.37	50 007.22	26 048.64	9 042.52	10 977.85	1 095.01
贵州省	69 505.02	30 133.20	12 910.40	7 355.22	13 981.49	2 343.38
云南省	55 190.06	33 794.65	9 672.42	3 025.03	9 688.61	1 769.60
西藏自治区	17 302.39	5 412.94	6 131.33	772.28	3 990.17	652.50
陕西省	55 972.44	29 561.50	12 777.80	4 602.51	9 261.74	1 266.35
甘肃省	46 844.52	20 332.33	5 527.57	4 165.01	8 046.52	1 463.28
青海省	25 850.05	14 101.87	5 069.53	2 745.45	5 372.50	415.63
宁夏回族自治区	53 602.50	28 453.33	11 368.61	5 175.39	8 451.61	1 317.78
新疆维吾尔自治区	62 968.88	24 575.64	18 236.17	4 553.00	12 701.46	1 277.72

2016 年政府办中医类医院按地区分门诊患者负担情况

地区	门诊病人次均诊疗费用（元）	内：挂号费	药费	检查费	治疗费
全国总计	**219.89**	**2.07**	**125.85**	**31.92**	**22.33**
北京市	394.14	2.83	290.87	28.14	22.90
天津市	295.65	2.68	197.19	16.73	27.44
河北省	184.14	1.13	97.12	38.21	17.35
山西省	213.47	1.01	136.77	28.28	15.27
内蒙古自治区	181.65	1.42	94.65	32.36	19.63
辽宁省	250.24	1.30	159.80	35.93	25.46
吉林省	210.57	3.00	107.66	36.77	29.01
黑龙江省	249.30	2.21	139.39	43.27	27.78
上海市	292.52	16.74	191.13	19.01	21.91
江苏省	250.93	0.28	132.64	33.73	24.63
浙江省	214.13	0.99	127.27	21.51	17.12
安徽省	183.08	1.16	95.11	37.18	17.96
福建省	201.85	0.03	93.26	40.20	21.82
江西省	196.18	1.92	104.90	36.14	15.89
山东省	231.97	1.24	123.78	45.78	22.83
河南省	159.50	0.70	86.31	31.15	18.75
湖北省	194.49	1.23	113.13	26.60	24.50
湖南省	229.64	3.02	117.03	48.36	21.70
广东省	215.72	1.67	120.69	31.05	29.30
广西壮族自治区	157.44	0.42	79.63	28.79	22.46
海南省	167.88	4.36	89.41	28.51	16.88
重庆市	242.22	1.29	130.35	35.69	31.54
四川省	178.11	2.09	83.13	36.56	21.52
贵州省	215.66	1.22	91.47	45.46	35.08
云南省	138.15	0.42	80.44	21.64	16.54
西藏自治区	132.96	6.25	97.11	7.10	5.70
陕西省	184.86	2.23	98.00	35.97	22.34
甘肃省	135.19	2.16	70.58	25.60	12.21
青海省	167.51	1.29	97.69	19.24	27.01
宁夏回族自治区	141.81	0.75	86.43	18.40	16.39
新疆维吾尔自治区	237.22	0.97	157.09	36.33	19.87

2016年政府办中医类医院按地区分住院患者负担情况

地区	住院病人人均住院费用（元）	内：					出院者日均住院费用（元）
		床位费	药费	检查费	治疗费	手术费	
全国总计	**7 244.22**	**311.25**	**2 589.23**	**582.10**	**1 235.97**	**393.81**	**731.08**
北京市	16 636.46	460.01	6 602.20	1 507.95	2 009.89	319.94	1 175.03
天津市	13 215.62	756.75	5 212.44	662.34	1 903.05	350.78	1 163.55
河北省	5 810.75	242.29	2 444.47	525.51	878.72	260.74	649.02
山西省	6 929.97	226.49	2 822.97	634.16	1 368.07	264.58	616.28
内蒙古自治区	5 719.92	337.67	2 373.09	443.49	894.81	229.04	576.99
辽宁省	7 406.40	335.47	2 885.69	689.83	1 289.88	279.47	640.93
吉林省	6 239.75	334.60	2 588.80	430.01	1 050.34	279.06	571.39
黑龙江省	6 268.12	319.15	3 119.99	383.36	911.64	172.50	553.92
上海市	12 672.92	586.05	5 364.12	722.71	995.14	668.78	1 317.04
江苏省	9 606.29	458.73	3 783.06	682.08	1 036.61	507.35	1 011.94
浙江省	10 058.61	465.82	3 679.47	566.87	1 364.93	619.89	959.59
安徽省	5 775.81	311.00	2 008.23	471.85	977.98	314.06	601.28
福建省	7 757.55	356.73	2 218.41	666.05	1 141.12	619.55	837.56
江西省	6 192.46	230.23	2 465.77	381.03	845.99	446.44	654.33
山东省	7 947.53	380.43	2 888.68	574.76	1 294.38	552.53	822.53
河南省	5 807.94	220.89	2 147.93	507.62	1 086.98	363.76	554.59
湖北省	5 690.96	246.82	1 897.57	474.33	1 142.32	374.01	576.00
湖南省	6 109.38	260.10	2 097.93	458.51	1 052.96	372.21	643.38
广东省	10 827.37	474.99	3 104.93	962.65	2 152.66	699.26	1 142.06
广西壮族自治区	6 898.19	204.34	2 213.66	640.01	1 496.45	303.84	758.20
海南省	7 817.26	320.33	2 692.71	589.46	1 549.13	321.33	859.57
重庆市	7 003.59	277.26	2 510.42	602.77	1 442.35	284.93	717.75
四川省	7 185.70	280.51	2 277.42	647.79	1 367.42	357.29	680.47
贵州省	5 043.30	180.57	1 440.83	478.24	1 372.03	269.18	570.80
云南省	5 047.24	224.40	1 623.13	463.94	1 177.79	210.19	537.28
西藏自治区	5 502.64	615.76	1 836.54	279.98	1 045.79	151.99	442.75
陕西省	5 674.56	258.57	2 087.37	532.07	1 065.22	379.02	566.84
甘肃省	4 312.73	151.31	1 651.60	323.11	834.66	265.89	450.32
青海省	5 242.96	207.56	2 189.75	397.77	706.07	143.39	562.98
宁夏回族自治区	4 269.51	172.85	1 786.31	299.98	950.44	143.78	447.84
新疆维吾尔自治区	6 524.37	178.67	1 889.08	770.51	1 632.42	236.11	617.24

2016 年政府办中医类医院按地区分医院医师工作效率

地区	医师人均担负 年诊疗人次（人次）	医师人均担负 年住院床日（日）	医师人均每日担负 诊疗人次（人次）	医师人均每日担负 住院床日（日）
全国总计	**1951.89**	**865.56**	**7.78**	**2.36**
北京市	3813.41	525.74	15.19	1.44
天津市	2965.53	582.63	11.81	1.59
河北省	1320.93	729.58	5.26	1.99
山西省	1153.31	634.65	4.59	1.73
内蒙古自治区	1313.66	595.05	5.23	1.63
辽宁省	1330.08	846.58	5.30	2.31
吉林省	1319.97	607.84	5.26	1.66
黑龙江省	1214.29	793.80	4.84	2.17
上海市	4835.90	716.71	19.27	1.96
江苏省	2402.78	779.38	9.57	2.13
浙江省	3143.57	708.07	12.52	1.93
安徽省	1640.47	1008.29	6.54	2.75
福建省	2584.03	768.72	10.29	2.10
江西省	1476.26	980.56	5.88	2.68
山东省	1324.05	790.40	5.28	2.16
河南省	1639.21	875.34	6.53	2.39
湖北省	1738.47	1088.95	6.93	2.98
湖南省	1063.40	970.44	4.24	2.65
广东省	3062.02	779.24	12.20	2.13
广西壮族自治区	1841.49	830.82	7.34	2.27
海南省	1783.54	659.92	7.11	1.80
重庆市	1979.72	1132.12	7.89	3.09
四川省	1914.35	1146.14	7.63	3.13
贵州省	1451.65	1199.66	5.78	3.28
云南省	2337.53	1166.73	9.31	3.19
西藏自治区	1730.09	569.48	6.89	1.56
陕西省	1565.41	1054.73	6.24	2.88
甘肃省	1642.15	1110.26	6.54	3.03
青海省	1607.95	911.41	6.41	2.49
宁夏回族自治区	2429.70	899.24	9.68	2.46
新疆维吾尔自治区	1294.63	1195.06	5.16	3.27

2016 年全国中医类医院中医特色指标

	机构数（个）	年内中医治未病服务人次数（人次）	院均年末开展中医医疗技术数（个）	年末中药制剂室面积（m²）	院均年末中药制剂品种数（种）	年末5000元以上中医诊疗设备台数（台）
中医类医院	**4 238**	**17 051 312**	**19**	**887 252**	**66**	**148 754**
中医医院	3 462	15 515 595	22	702 769	58	133 598
中西医结合医院	510	1 181 711	10	80 085	90	10 516
民族医医院	266	354 006	9	104 398	116	4 640

2016 年全国中医类医院中医诊疗设备统计　　　单位：台/套

	电针治疗设备台数	中药熏洗设备台数	中医电疗设备台数	中医磁疗设备台数	中医康复训练设备台数	煎药机台（套）数
中医类医院	**17 633**	**12 626**	**29 943**	**12 031**	**26 425**	**14 694**
中医医院	15 982	10 974	27 022	10 852	23 684	13 425
中西医结合医院	917	977	2 200	759	2 088	922
民族医医院	734	675	721	420	653	347

2016 年全国中医医院中医特色指标

	机构数（个）	年内中医治未病服务人次数（人次）	院均年末开展中医医疗技术数（个）	年末中药制剂室面积（m²）	院均年末中药制剂品种数（种）	年末5000元以上中医诊疗设备台数（台）
总计	**3 462**	**15 515 595**	**22**	**702 769**	**58**	**133 598**
中医综合医院	**2 911**	**14 540 298**	**25**	**652 018**	**59**	**126 423**
中医专科医院	**551**	**975 297**	**6**	**50 751**	**52**	**7 175**
肛肠医院	77	50 655	5	3 583	80	542
骨伤医院	198	400 717	8	33 324	32	3 937
针灸医院	14	131 755	16	12	92	514
按摩医院	25	157 556	8	268	2	337
其他中医专科医院	237	234 614	4	13 564	67	1 845

2016 年全国中医医院中医诊疗设备统计　　　单位：台/套

	电针治疗设备台数	中药熏洗设备台数	中医电疗设备台数	中医磁疗设备台数	中医康复训练设备台数	煎药机台（套）数
总计	**15 982**	**10 974**	**27 022**	**10 852**	**23 684**	**13 425**
中医综合医院	**15 207**	**10 001**	**25 329**	**10 344**	**22 554**	**12 633**
中医专科医院	**775**	**973**	**1 693**	**508**	**1 130**	**792**
肛肠医院	80	199	151	19	18	57
骨伤医院	328	516	887	306	688	253
针灸医院	16	19	123	43	100	40
按摩医院	67	30	96	23	92	5
其他中医专科医院	284	209	436	117	232	437

2016 年全国民族医医院中医特色指标

单位：台/套

	机构数	年内中医治未病服务人次数（人次）	院均年末开展中医医疗技术数（个）	年末中药制剂室面积（m²）	院均年末中药制剂品种数（种）	年末5000元以上中医诊疗设备台数（台）
总计	**266**	**354 006**	**9**	**104 398**	**116**	**4 640**
蒙医医院	72	114 362	12	32 031	128	1 560
藏医医院	99	92 365	5	41 201	145	963
维医医院	45	51 587	13	27 492	94	1 066
傣医医院	1	1 463	57	753	21	61
其他民族医院	49	94 229	9	2 921	47	990

2016 年全国民族医医院中医诊疗设备统计

单位：台/套

	电针治疗设备台数	中药熏洗设备台数	中医电疗设备台数	中医磁疗设备台数	中医康复训练设备台数	煎药机台（套）数
总计	**734**	**675**	**721**	**420**	**653**	**347**
蒙医医院	323	191	254	146	280	80
藏医医院	177	230	151	116	67	84
维医医院	106	152	139	57	132	123
傣医医院	0	14	18	1	4	1
其他民族医院	128	88	159	100	170	59

2016 年全国中医类门诊部、所服务提供情况

	机构数（个）	本年诊疗人次数（人次）	其中：出诊人次数	年末床位数（张）	本年出院人数（人）
合计	**45 241**	**144 962 050**	**4 176 921**	**461**	**20 869**
中医类门诊部	**1 913**	**19 782 791**	**2 036 612**	**461**	**20 869**
中医门诊部	1 539	17 573 865	1 840 570	294	14 220
中西医结合门诊部	355	2 179 205	195 168	141	6 049
民族医门诊部	19	29 721	874	26	600
中医类诊所	**43 328**	**125 179 259**	**2 140 309**	**0**	**0**
中医诊所	35 289	98 859 737	1 451 818	0	0
中西医结合诊所	7 513	25 178 845	655 549	0	0
民族医诊所	526	1 140 677	32 942	0	0

2016 年全国中医类门诊部、所收入支出情况

	总收入（千元）			总支出（千元）		
	总额	其中：医疗收入	其中：药品收入	总额	其中：人员经费	药品支出
合计	11 613 706	10 446 702	7 187 156	9 854 064	3 779 160	5 033 244
中医类门诊部	5 914 210	5 575 403	4 229 024	5 153 720	1 519 059	2 943 340
中医门诊部	5 537 262	5 259 430	4 053 276	4 825 490	1 391 040	2 807 068
中西医结合门诊部	370 343	309 814	171 155	322 688	126 174	133 383
民族医门诊部	6 605	6 159	4 593	5 542	1 845	2 889
中医类诊所	5 699 496	4 871 299	2 958 132	4 700 344	2 260 101	2 089 904
中医诊所	4 585 116	3 951 954	2 405 716	3 786 042	1 812 874	1 684 016
中西医结合诊所	1 057 567	876 374	525 630	875 994	430 945	386 221
民族医诊所	56 813	42 971	26 786	38 308	16 282	19 667

2016 年其他医疗卫生机构中医类医疗资源及服务量

	设有中医类临床科室的机构数（个）*	中医类临床科室床位数（张）	中医类执业（助理）医师数（人）	中药师（士）（人）	中医类临床科室门急诊人次数（万人次）	中医类临床科室出院人数（万人）
总计	29 978	155 773	259 394	72 964	24 058.49	390.16
综合医院	3 948	83 049	88 434	30 176	10 286.80	215.18
专科医院	198	13 723	16 105	4 735	635.71	24.16
社区卫生服务中心	3 154	7 346	27 082	7 649	5 174.81	11.78
社区卫生服务站	2 568	970	11 414	1 623	1 003.68	0.78
乡镇卫生院	12 369	48 775	71 152	20 748	6 148.45	135.97
专科疾病防治院（所、站）	29	308	1 040	454	21.58	0.30
妇幼保健院（所、站）	305	792	5 207	1 821	325.05	1.35
其他机构**	7 407	810	38 960	5 758	462.39	0.64

注：中医类临床科室包括中医科各专业、中西医结合科、民族医学科；下表同。

＊本指标综合医院、专科医院统计范围为二级以上公立医院；社区卫生服务中心、社区卫生服务站、乡镇卫生院机构数不含分支机构；下表同。

＊＊其他机构不含村卫生室；下表同。

2016 年其他医疗卫生机构中医类医疗资源及服务量占同类机构资源及服务量百分比

	设有中医类临床科室的机构数占比（%）	中医类临床科室床位数占比（%）	中医类执业（助理）医师数占比（%）	中药师（士）占比（%）	中医类临床科室门急诊人次数占比（%）	中医类临床科室出院人数占比（%）
总计	**9.73**	**2.35**	**9.72**	**20.08**	**4.40**	**1.92**
综合医院	83.43	2.11	6.82	16.34	4.31	1.61
专科医院	20.48	1.62	8.09	15.97	2.08	1.58
社区卫生服务中心	51.86	4.03	18.91	26.50	9.19	3.80
社区卫生服务站	26.19	4.73	25.66	28.08	6.45	5.24
乡镇卫生院	34.89	3.99	15.64	27.22	5.68	3.60
专科疾病防治院（所、站）	2.71	0.77	6.43	16.59	0.96	0.57
妇幼保健院（所、站）	10.51	0.38	4.47	13.52	1.23	0.14
其他机构	—	—	—	—	—	—

2016 年提供中医药服务基层医疗卫生机构及人员数

	机构总数（个）	提供中医药服务的基层医疗卫生机构		中医类执业（助理）医师		中药师（士）	
		机构数（个）	占比（%）	人数（人）	占比（%）	人数（人）	占比（%）
总计	**51 344**	**49 550**	**96.51**	**109 648**	**—**	**30 020**	**—**
社区卫生服务中心	6 082	5 930	97.50	27 082	18.91	7 649	26.50
社区卫生服务站	9 806	8 164	83.26	11 414	25.66	1 623	28.08
乡镇卫生院	35 456	33 444	94.33	71 152	15.64	20 748	27.22

注：本表不含分支机构；

2015 年起按配备中医类别执业（助理）医师、有中草药收入、中医处方、开展中医医疗技术和中医药健康管理的社区卫生服务中心（站）、乡镇卫生院数统计；

中医类执业（助理）数占比、中药师（士）占比指占同类机构医师及药师数比例。

2016 年提供中医药服务的村卫生室及人员数

	机构数（个）	提供中医类医疗服务村卫生室*		执业（助理）医师数（人）	中医类执业（助理）数（人）	乡村医生数（人）	以中医为主或能中会西的乡村医生	
		机构数（个）	占比（%）				人数（人）	占比（%）
村卫生室	587 640	369 263	62.84	147 754	26 440	932 936	127 455	13.66

注：村卫生室数不含分支机构；

*2015 年起按以中医、中西医结合、民族医为主、有中药柜、开展中医医疗技术和中医药健康管理的村卫生室统计。

三、中医教育

2016 年全国高等中医药院校数及开设中医药专业的高等西医药院校、高等非医药院校机构数

单位：所

	高等中医药院校	设置中医药专业的 高等西医药院校	设置中医药专业的高等 非医药院校
总计	42	107	145
普通高等学校	42	107	145
其中：大学	20	26	76
学院	5	22	25
独立学院	8	5	4
高等专科学校	8	26	2
高等职业学校	1	28	38

2016 年全国高等中医药院校统招研究生、本科、专科毕业、招生、在校学生数

	院校数 （所）	毕业生数 （人）	招生数 （人）	在校学生数 （人）	预计毕业 生数（人）
高等中医药院校总计	—	169 113	193 935	661 510	178 724
博士生	20	1 209	1 343	4 662	1 984
硕士生	25	12 427	13 811	38 689	12 261
普通本科、专科生	42	89 444	98 522	401 411	98 169
成人本科、专科生	34	61 788	74 043	201 093	66 310
网络本科、专科生	1	4 245	6 216	15 655	—
其中：民族医院校	—	965	1 615	5 258	924
博士生	1	5	3	11	5
硕士生	1	21	30	86	30
普通本科、专科生	2	719	965	3 902	645
成人本科、专科生	2	220	617	1 259	244

2016 年全国高等中医药院校在职人员攻读硕士学位分专业（领域）学生数　　单位：人

专业名称	授予学位数	招生数	在校学生数			
			合计	一年级	二年级	三年级及以上
攻读硕士学位人员	**306**	**334**	**2 526**	**346**	**497**	**1 683**
学术型学位	**224**	**276**	**2 416**	**288**	**495**	**1 633**
方剂学	0	3	13	3	3	7
民族医学（含：藏医学、蒙医学等	0	0	1	0	1	0
针灸推拿学	17	37	269	38	53	178
中西医结合基础	10	1	49	3	19	27
中西医结合临床	63	56	641	62	79	500
中西医结合学科	7	18	59	18	41	0
中药学学科	22	36	289	36	60	193
中医儿科学	3	1	16	1	5	10
中医妇科学	2	1	29	1	12	16
中医骨伤科学	13	12	77	13	11	53
中医基础理论	2	3	21	5	3	13
中医临床基础	2	3	49	3	4	42
中医内科学	12	10	128	10	49	69
中医外科学	1	0	37	0	11	26
中医五官科学	1	0	3	0	1	2
中医学学科	44	27	357	27	56	274
中医医史文献	0	2	14	2	1	11
中医诊断学	0	0	8	0	2	6
病理学与病理生理学	0	0	1	0	0	1
护理学学科	13	26	72	26	8	38
计算机应用技术	0	0	5	0	5	0
生物医学工程学科	1	1	6	1	3	2
生药学	3	1	3	1	1	1
药剂学	3	8	65	8	17	40
药理学	2	5	35	5	14	16
药物分析学	0	5	23	5	1	17
药物化学	0	0	4	0	1	3
药学学科	2	2	3	2	0	1
影像医学与核医学	0	0	3	0	1	2
社会医学与卫生事业管理	0	17	134	17	33	84
应用心理学	0	0	1	0	0	1
专业型学位	**82**	**58**	**110**	**58**	**2**	**50**
临床医学	82	58	99	58	2	39
中药学	0	0	11	0	0	11

2016 年全国高等中医药院校其他学生情况

	院校数 （所）	结业生数 （人）	注册学生数 （人）
高等中医药院校总计	—	**26 133**	**27 185**
自考助学班	4	583	4 893
研究生课程进修班	5	670	998
普通预科生	15	0	977
进修及培训	13	24 880	20 317
其中：资格证书培训	9	10 770	12 027
岗位证书培训	6	11 676	4 821
其中：民族医院校	—	—	—
进修及培训	—	—	—

2016 年全国高等西医药院校中医药专业研究生、本科、专科毕业、招生、在校学生数

	院校数（所）	毕业生数（人）	招生数（人）	在校学生数 （人）	预计毕业生数 （人）
设置中医药专业的高等 西医药院校总计	—	**19 928**	**26 206**	**81 480**	**22 510**
博士生	11	64	71	270	122
硕士生	33	804	766	2 376	844
普通本科、专科生	98	13 960	18 269	61 331	15 457
成人本、专科生	35	5 100	7 100	17 503	6 087

2016 年全国高等非医药院校中医药专业研究生、本科、专科毕业、招生、在校学生数

	机构数（所）	毕业生数（人）	招生数（人）	在校学生数 （人）	预计毕业生数 （人）
设置中医药专业的高等非 医药院校、研究院所总计	—	**12 484**	**16 647**	**52 711**	**15 765**
博士生	15	68	94	346	150
硕士生	53	443	726	1 830	725
普通本科、专科生	113	7 798	10 631	37 368	9 908
成人本、专科生	49	4 175	5 196	13 167	4 982

2016 年全国高等中医药院校攻读博士学位分专业毕业、招生、在校学生数　　单位：人

专业名称	毕业生数		招生数	在校学生数	预计毕业生数
	小计	其中：授学位			
攻读博士学位人员总计	**1 209**	**1 263**	**1 343**	**4 662**	**1 984**
学术型学位	**995**	**997**	**1 129**	**4 009**	**1 740**
针灸推拿学	126	128	139	481	198
中西医结合基础	75	73	73	236	99
中西医结合临床	122	127	132	485	220
中西医结合学科	0	1	21	45	9
中药学学科	178	186	260	891	383
中医儿科学	9	9	10	34	13
中医妇科学	36	36	43	138	55
中医骨伤科学	26	26	22	94	47
中医基础理论	49	45	44	168	79
中医临床基础	55	56	51	211	101
中医内科学	140	137	152	544	226
中医外科学	23	22	18	70	30
中医五官科学	10	8	10	28	9
中医学学科	38	39	51	167	69
中医医史文献	35	37	22	145	86
中医诊断学	20	20	20	67	32
民族医学（含：藏医学、蒙医学等）	11	7	13	47	22
方剂学	34	32	36	118	47
生药学	5	5	7	28	12
药物分析学	2	2	2	4	1
药物化学	0	0	1	2	0
药理学	0	0	1	2	0
专业学位博士	**214**	**266**	**214**	**653**	**244**
临床医学	212	264	208	646	243
中药学	2	2	6	7	1

2016 年全国高等中医药院校攻读硕士学位分专业毕业、招生、在校学生数　　单位：人

专业名称	毕业生数		招生数	在校学生数	预计毕业生数
	小计	其中：授学位			
攻读硕士学位人员总计	**12 427**	**12 416**	**13 811**	**38 689**	**12 261**
学术型学位	**4 728**	**4 707**	**4 922**	**14 661**	**5 039**
针灸推拿学	381	384	381	1 170	417
中国古典文献学	4	4	1	11	9
中西医结合基础	208	204	262	705	226
中西医结合临床	199	215	294	769	237
中西医结合学科	13	14	60	168	46
中药学学科	892	899	1 079	3 089	974
中医儿科学	45	45	38	127	56
中医妇科学	71	70	49	178	83
中医骨伤科学	67	68	77	223	81
中医基础理论	153	150	148	432	150
中医临床基础	183	177	160	575	213
中医内科学	314	307	277	940	372
中医外科学	43	43	54	160	70
中医五官科学	15	16	23	66	19
中医学学科	408	393	211	706	255
中医医史文献	94	91	89	276	100
中医诊断学	74	75	97	275	90
民族医学（含：藏医学、蒙医学等）	29	29	43	117	41
方剂学	98	99	100	315	110
肿瘤学	4	4	6	31	15
病理学与病理生理学	4	4	7	19	6
病原生物学	3	3	3	12	4
儿科学	2	2	1	6	4
耳鼻咽喉科学	2	2	2	7	4
发展与教育心理学	2	2	1	3	2
妇产科学	13	13	6	29	14
工商管理学科	0	0	3	7	3
公共管理学科	2	2	0	0	0
管理科学与工程学科	14	13	10	37	16
护理学学科	139	139	124	391	162
基础医学学科	0	0	2	8	4
急诊医学	3	3	2	6	4
计算机科学与技术学科	0	0	2	6	2
计算机应用技术	1	1	0	1	0
精神病与精神卫生学	1	1	2	3	1
康复医学与理疗学	30	30	55	119	29

（续表）

专业名称	毕业生数		招生数	在校学生数	预计毕业生数
	小计	其中：授学位			
科学技术哲学	5	5	1	7	3
老年医学	2	2	1	12	6
临床检验诊断学	20	20	39	98	20
临床医学学科	3	3	4	12	5
麻醉学	4	4	11	25	4
马克思主义基本原理	1	1	3	6	1
马克思主义中国化研究	8	8	9	27	11
免疫学	4	4	7	15	5
内科学	28	25	24	83	28
皮肤病与性病学	2	2	2	4	1
人体解剖与组织胚胎学	2	2	4	17	6
社会医学与卫生事业管理	122	121	144	451	174
神经病学	10	10	4	25	10
生物化工	7	7	1	4	3
生物医学工程学科	8	8	5	14	7
生药学	121	121	101	318	116
思想政治教育	20	20	12	41	12
外科学	30	30	29	88	31
微生物与生化药学	38	35	42	116	46
眼科学	0	0	2	3	0
药剂学	301	300	228	700	250
药理学	139	136	136	417	133
药物分析学	178	178	159	475	157
药物化学	120	119	125	373	129
药学学科	22	22	117	222	23
影像医学与核医学	16	16	32	75	19
应用心理学	0	0	1	5	3
心理学学科	0	0	2	3	0
运动医学	4	4	7	19	6
专业学位硕士	**7 699**	**7 709**	**8 889**	**24 028**	**7 222**
翻译	0	0	12	21	2
工程管理	2	2	0	3	1
公共管理	0	0	17	28	0
公共卫生	0	0	18	25	0
汉语国际教育	0	0	7	13	4
护理	0	0	200	340	7
口腔医学	0	0	11	21	0
临床医学	6 997	7 006	7 649	21 424	6 494
药学	14	14	23	87	28
应用心理	65	65	11	20	5
中药学	621	622	941	2 046	681

2016 年全国高等中医药院校普通本科分专业毕业、招生、在校学生数　　单位：人

专业名称	年制	毕业生数 小计	其中：授学位	招生数	在校学生数	预计毕业生数
本科总计	—	**63 289**	**62 269**	**72 302**	**315 726**	**69 794**
针灸推拿学	2	131	131	0	188	90
	3	320	319	0	1 512	428
	5	4 398	4 334	5 691	26 257	4 971
	6	31	31	0	83	55
中草药栽培与鉴定	4	158	159	290	947	172
中西医临床医学	2	27	27	0	0	0
	3	143	138	0	264	124
	5	6 485	6 340	7 011	33 200	6 817
中药学类专业	4	54	54	217	217	0
中药制药	4	295	294	849	3 018	600
中药学	2	394	393	0	891	433
	3	57	57	0	120	0
	4	3 530	3 438	3 440	14 584	3 750
	5	84	76	0	115	55
中药资源与开发	2	0	0	0	1	0
	4	541	536	770	3 122	786
中医学	2	188	188	0	291	145
	3	322	322	0	1 298	318
	5	12 632	12 378	13 037	68 207	13 858
	6	70	68	0	287	111
	7	352	350	0	2 570	713
	8	213	213	464	915	0
壮医学	5	41	41	60	285	49
傣医学	5	0	0	28	84	0
藏药学	4	44	43	84	334	85
	5	84	82	80	375	50
藏医学	5	209	201	270	1 426	286
公共卫生与预防医学类专业	4	54	53	49	221	68
护理学	2	297	297	0	1 225	498
	3	37	37	0	124	64
	4	6 992	6 902	8 768	31 602	7 460
	5	718	710	15	802	599
护理学类专业	2	126	125	0	206	117
	4	891	870	929	3 848	1 055
	5	1	0	0	0	0
康复治疗学	2	68	68	0	238	87
	3	27	27	0	0	0
	4	1 133	1 125	2 731	8 503	1 627
	5	0	0	60	170	0
口腔医学	3	8	8	0	36	9
	5	197	197	204	1 108	208

（续表）

专业名称	年制	毕业生数		招生数	在校学生数	预计毕业生数
		小计	其中：授学位			
口腔医学技术	4	0	0	78	113	0
临床药学	4	0	0	38	82	0
临床医学	2	41	41	0	149	84
	3	69	69	0	223	94
	5	1 964	1 955	2 540	13 704	2 595
食品卫生与营养学	2	11	11	0	16	14
	4	168	161	401	1 187	281
听力与言语康复学	4	122	120	142	494	105
卫生检验与检疫	2	3	3	0	6	3
	4	57	56	144	553	130
眼视光医学	4	0	0	63	63	0
眼视光学	4	72	71	168	490	51
植物保护	4	0	0	0	34	34
药事管理	4	47	46	180	618	144
药物分析	4	0	0	104	371	70
药物制剂	2	1	1	0	30	24
	4	1 612	1 572	1 377	5 254	1 479
药学类专业	4	92	91	214	603	142
	5	0	0	74	252	0
制药工程	2	1	1	0	78	36
	4	1 933	1 898	1 518	6 912	1 911
药学	2	168	165	0	434	212
	3	97	97	0	181	0
	4	2 637	2 600	3 076	11 882	2 803
医学技术类专业	2	4	4	0	1	0
	4	44	44	192	470	54
医学检验技术	2	88	87	0	163	81
	4	582	581	1 343	5 117	1 163
	5	232	231	0	261	261
医学实验技术	4	0	0	119	323	59
医学影像技术	3	0	0	0	20	0
	4	0	0	460	1 090	142
	5	101	101	86	489	100
医学影像学	4	43	43	0	0	0
	5	299	299	254	1 430	343
医学信息工程	4	290	288	737	2 065	293
预防医学	2	2	2	0	0	0
	4	0	0	36	36	0
	5	223	222	496	1 988	305
国际经济与贸易	2	21	15	0	132	36
	4	562	550	408	1 739	459
仪器类专业	4	57	57	0	0	0
计算机科学与技术	2	65	65	0	141	59
	4	773	760	885	3 361	780
公共事业管理	2	2	2	0	0	0

（续表）

专业名称	年制	毕业生数		招生数	在校学生数	预计毕业生数
		小计	其中：授学位			
	4	1 906	1 880	1 959	7 390	1 802
	5	48	48	0	51	51
保险学	4	166	159	258	817	214
工商管理	4	2	2	0	6	3
	2	353	352	325	1 211	291
生物技术	2	2	2	0	2	2
	4	268	267	385	1 204	239
生物科学	4	85	84	156	443	75
生物工程	4	194	192	281	1 103	242
生物工程类专业	4	40	40	65	185	43
生物医学工程	4	201	185	355	1 385	278
生物制药	4	140	140	330	979	233
生物信息学	4	0	0	46	95	0
食品科学与工程	4	230	227	256	1 163	227
食品质量与安全	2	2	2	0	25	4
	4	85	83	478	1 658	200
市场营销	2	146	145	0	341	152
	4	1 678	1 665	1 714	6 810	1 541
电子商务	4	58	57	61	230	55
法学	4	178	176	233	871	178
古典文献学	4	0	0	0	24	0
汉语国际教育	4	163	161	231	843	179
汉语言	4	25	25	35	132	27
汉语言文学	4	48	48	60	187	48
环境科学	4	37	36	0	38	0
劳动与社会保障	4	52	51	183	562	102
人力资源管理	4	58	58	56	221	58
软件工程	4	0	0	115	304	0
日语	2	2	2	0	0	0
	4	66	66	59	205	49
社会工作	4	0	0	0	66	34
社会体育指导与管理	2	2	2	0	0	0
	4	220	212	265	1 069	270
体育教育	4	305	302	258	1 009	251
文化产业管理	4	46	46	61	249	42
物流管理	4	27	26	133	502	101
信息管理与信息系统	4	541	535	698	2 790	515
音乐学	4	29	27	41	169	35
应用化学	4	36	35	82	200	0
英语	4	800	790	993	3 782	889
	5	150	148	15	396	137
运动人体科学	4	50	50	112	273	48
运动康复	4	0	0	372	718	43
应用心理学	2	35	36	26	27	0
	4	980	966	1 169	4 450	1 101

2016 年全国高等中医药院校普通专科分专业毕业、招生、在校学生数 单位：人

专业名称	年制	毕业生数	招生数	在校学生数	预计毕业生数
专科总计	—	26 155	26 220	85 685	28 375
中药生产与加工	2	84	0	207	88
	3	38	94	201	42
药学类专业	3	158	56	229	96
健康管理	3	0	70	75	0
药品质量与安全	3	118	100	346	128
药品经营与管理	3	240	477	1 062	291
药品生产技术	3	600	353	1 350	524
计算机类专业	2	0	0	37	37
计算机网络技术	2	0	44	78	34
金融管理	3	111	0	184	107
计算机信息管理	2	46	48	84	36
计算机应用技术	2	0	43	82	39
软件技术	2	0	43	83	40
食品营养与检测	3	9	0	20	20
食品营养与卫生	3	9	0	9	9
护理类专业	3	108	55	226	114
市场营销	2	35	0	92	42
	3	183	47	152	56
临床医学	3	1 580	1 581	4 500	1 417
中医学	2	805	0	0	0
	3	3 133	3 953	11 234	3 486
藏医学	3	0	40	80	0
维医学	3	72	0	191	0
	4	215	261	876	146
针灸推拿	2	161	0	0	0
	3	3 162	3 496	10 145	3 111
中医骨伤	3	453	519	1 508	490
中医养生保健	3	0	127	127	0
护理	2	914	370	6 876	3 109
	3	7 111	6 131	20 854	7 151
	4	39	97	328	35
助产	2	122	87	471	179
	3	523	718	1 826	572
药学	2	74	39	374	140
	3	985	1 105	3 682	1 238
中药学	2	82	0	462	217
	3	1 125	1 726	4 395	1 163

（续表）

专业名称	年制	毕业生数	招生数	在校学生数	预计毕业生数
维药学	3	65	0	101	0
	4	61	119	402	92
医学检验技术	2	101	0	208	91
	3	745	815	2 115	650
	4	28	72	204	42
医学影像技术	3	411	458	1 491	530
康复治疗技术	2	85	0	424	170
	3	799	1 055	2 831	878
	4	0	56	145	31
康复工程技术	3	0	1	1	0
口腔医学	3	330	427	1 131	315
口腔医学技术	3	63	144	218	37
医学营养	3	45	22	121	67
医学美容技术	3	927	1 052	2 916	926
卫生检验与检疫技术	3	63	84	402	236
公共卫生管理	3	16	40	124	39
旅游管理	3	56	38	138	58
社区康复	3	0	0	0	0
心理咨询	3	19	0	0	0
老年保健与管理	3	0	2	2	0
老年服务与管理	3	0	129	154	0
食品药品管理类专业	3	26	0	39	39
医疗设备应用技术	3	20	26	72	17

2016年全国高等西医药院校攻读中医类博士学位分专业毕业、招生、在校学生数　　单位：人

专业名称	毕业生数		招生数	在校学生数	预计毕业生数
	小计	其中：授学位			
攻读博士学位人员总计	64	57	71	270	122
学术型学位	64	57	70	269	122
中医诊断学	3	2	0	5	3
中西医结合基础	9	9	17	72	40
中西医结合临床	21	15	19	72	32
中西医结合学科	2	4	4	15	11
中药学学科	29	27	27	100	36
基础医学学科	0	0	3	5	0

2016 年全国高等西医药院校攻读中医类硕士学位分专业毕业、招生、在校学生数   单位：人

专业名称	毕业生数		招生数	在校学生数	预计毕业生数
	小计	其中：授学位			
攻读硕士学位人员总计	**804**	**834**	**766**	**2 376**	**844**
学术型学位	**484**	**503**	**533**	**1 540**	**483**
中医基础理论	3	3	4	13	4
中医临床基础	16	17	13	41	14
中医内科学	53	54	47	131	44
中医外科学	1	2	7	12	1
中医五官科学	1	0	0	0	0
中医医史文献	3	4	2	8	3
中医诊断学	4	5	2	10	5
中医妇科学	2	2	1	7	3
针灸推拿学	30	33	18	74	29
中医骨伤科学	3	4	1	6	2
中西医结合基础	37	39	39	126	40
中西医结合临床	96	97	115	330	105
中西医结合学科	6	5	5	20	9
民族医学（含：藏医学、蒙医学等）	42	52	40	101	31
方剂学	5	5	2	10	4
中药学学科	174	173	214	591	171
临床医学学科	0	0	2	2	0
专业学位	**320**	**331**	**233**	**836**	**361**
临床医学	41	52	70	224	69
中药学	279	279	163	612	292

2016 年全国高等西医药院校普通本科中医药分专业毕业、招生、在校学生数   单位：人

专业名称	年制	毕业生数		招生数	在校学生数	预计毕业生数
		小计	其中：授学位			
本科总计	—	5 950	5 748	6 254	29 376	6 251
中医学	3	16	16	0	45	10
	5	1 651	1 600	1 715	8 579	1 570
中药学	2	52	51	0	62	45
	4	1 706	1 651	1 818	7 155	1 850
	5	62	60	31	249	61
中药制药	4	158	157	249	868	209
中草药栽培与鉴定	4	0	0	0	57	0
中药资源与开发	4	212	211	264	955	215
针灸推拿学	2	10	7	0	20	10
	3	11	11	0	22	7
	5	535	498	519	3 097	611
中西医临床医学	3	18	18	0	64	16
	5	1 106	1 085	1 272	6 232	1 148
维医学	2	10	8	0	17	10
	5	55	51	50	386	57
蒙医学	3	2	2	0	8	2
	5	156	143	200	988	205
蒙药学	4	34	31	38	155	38
哈医学	5	0	0	30	109	28
临床医学	5	87	85	0	97	97
护理学	4	69	63	39	182	62

2016 年全国高等西医药院校普通专科中医药分专业毕业、招生、在校学生数   单位：人

专业名称	年制	毕业生数	招生数	在校学生数	预计毕业生数
专科总计	—	8 010	12 015	31 955	9 206
中医学	2	147	0	0	0
	3	1 892	2 690	7 523	2 249
中医骨伤	2	38	0	0	0
	3	355	274	863	307
中医保健康复技术	3	75	530	799	114
药品质量与安全	3	47	0	56	47
针灸推拿	2	2	0	13	5
	3	1 430	2 127	5 893	1 823
药学	3	126	0	224	164
中药学	2	157	15	975	346
	3	2 796	5 341	13 249	3 518
药品生产技术	2	119	0	62	28
	3	471	353	1 153	381
中药生产与加工	3	33	175	190	15
蒙医学	3	101	116	164	17
中草药栽培技术	3	38	32	32	0
中医养生保健	3	0	159	159	0
医疗美容技术	3	169	203	600	192
康复治疗技术	3	14	0	0	0

2016 年全国高等非医药类院校攻读博士学位中医药分专业毕业、招生、在校学生数 单位：人

专业名称	毕业生数		招生数	在校学生数	预计毕业生数
	小计	其中：授学位			
攻读博士学位人员总计	**68**	**63**	**94**	**346**	**150**
学术型学位	**66**	**60**	**94**	**341**	**148**
民族医学（含：藏医学、蒙医学等）	2	3	4	12	5
中西医结合基础	4	4	6	31	11
中西医结合临床	31	27	43	150	64
中西医结合学科	7	7	5	17	6
中药学学科	22	19	36	131	62
专业学位	**2**	**3**	**0**	**5**	**2**
临床医学	2	3	0	5	2

2016 年全国高等非医药类院校攻读硕士学位中医药分专业毕业、招生、在校学生数 单位：人

专业名称	毕业生数		招生数	在校学生数	预计毕业生数
	小计	其中：授学位			
攻读硕士学位人员总计	**443**	**440**	**726**	**1 830**	**603**
学术型学位	**323**	**318**	**457**	**1 278**	**422**
中医基础理论	1	0	0	0	0
中医临床基础	5	5	3	12	3
中医内科学	12	12	7	24	10
中医骨伤科学	0	0	2	8	6
中医妇科学	0	0	2	6	2
针灸推拿学	6	5	6	16	7
民族医学（含：藏医学、蒙医学等）	16	16	32	76	17
中西医结合基础	9	11	16	53	18
中西医结合临床	64	65	108	266	80
中西医结合学科	1	1	19	41	6
中药学学科	193	187	235	690	239
中医学学科	15	15	26	85	34
方剂学	1	1	0	0	0
专业学位	**120**	**122**	**269**	**552**	**270**
临床医学	22	23	68	149	39
中药学	98	99	201	403	181

2016 年全国高等非医药院校普通本科中医药分专业毕业、招生、在校学生数　　单位：人

专业名称	年制	毕业生数		招生数	在校学生数	预计毕业生数
		小计	其中：授学位			
本科总计	—	3 914	3 844	4 898	21 413	4 220
中医学	3	39	39	0	485	79
	5	978	967	1 162	5 811	938
中药学	2	94	94	0	244	80
	4	1 368	1 344	1 745	6 630	1 492
药学类专业	4	0	0	38	38	0
中药制药	4	0	0	40	80	0
中药资源与开发	4	330	326	427	1 540	398
中草药栽培与鉴定	2	0	0	0	37	15
	4	260	243	316	1 279	283
中西医临床医学	2	14	13	0	0	0
	5	315	314	528	2 033	300
针灸推拿学	3	52	52	0	93	46
	5	190	189	329	1 485	220
蒙医学	3	3	3	0	6	3
	5	140	138	155	758	160
蒙药学	4	30	29	39	210	50
藏医学	4	0	0	0	57	57
	5	101	93	84	505	74
藏药学	4	0	0	35	122	25

2016 年全国高等非医药院校普通专科中医药分专业毕业、招生、在校学生数　　单位：人

专业名称	年制	毕业生数	招生数	在校学生数	预计毕业生数
专科总计	—	3 884	5 733	15 955	5 688
中医学	2	30	0	40	15
	3	1 253	1 198	4 343	1 980
藏医学	3	0	29	29	0
蒙医学	3	0	133	236	20
蒙药学	3	18	24	47	15
傣医学	3	24	44	119	32
针灸推拿	2	85	0	151	115
	3	671	973	3 183	1 320
中医骨伤	3	92	84	387	174
护理	3	0	15	15	0
康复治疗技术	3	12	91	130	15
中药学	2	218	113	655	329
	3	1 481	2 831	6 220	1 644
药学类专业	3	0	0	6	0
医学美容技术	3	0	0	55	29
中医康复技术	3	0	2	2	0
中医养生保健	3	0	196	337	0

2016 年全国高等中医药院校留学生基本情况（一）　　　单位：人

项目	毕（结）业生数	授予学位数	招生数	在校学生数
总计	**1 614**	**755**	**2 000**	**6 378**
其中：女	859	380	942	3 075
分层次统计：				
博士	71	59	162	496
硕士	180	169	300	996
本科	569	527	1 151	4 472
专科	5	0	9	32
培训	789	0	378	382

2016 年全国高等中医药院校留学生基本情况（二）　　　单位：人

项目	毕（结）业生数	授予学位数	招生数	在校学生数
分大洲统计：				
亚洲	1 152	596	1 345	4 896
非洲	37	23	268	557
欧洲	158	28	191	400
北美洲	149	36	152	405
南美洲	48	9	18	36
大洋洲	70	63	26	84
分资助类型统计：				
国际组织资助	0	0	0	0
中国政府资助	224	103	229	571
本国政府资助	3	3	3	62
学校间交换	32	0	49	49
自费	1 355	649	1 719	5 696

2016 年全国高等中医药院校教职工数　　　单位：人

	教职工数								另有其他人员				
		校本部教职工								其中：			
	合计	小计	专任教师	行政人员	教辅人员	工勤人员	科研机构人员	校办企业职工	其他附设机构人员	合计	聘请校外教师	离退休人员	附属中小学幼儿园教职工	集体所有制人员
总计	**45 519**	**38 462**	**28 463**	**4 957**	**3 265**	**1 777**	**427**	**307**	**6 323**	**23 226**	**8 396**	**14 796**	**0**	**34**
其中：女	25 327	20 624	15 770	2 425	2 046	383	234	110	4 359	11 693	3 671	8 014	0	8
聘任制	12 406	8 603	6 231	1 006	932	434	64	151	3 588	0	0	0	0	0
其中：女	7 401	4 609	3 386	547	571	105	36	70	2 686	0	0	0	0	0

2016 年全国高等中医药院校教职工数（分职称）
单位：人

	教职工数								
	合计	校本部教职工					科研机构人员	校办企业职工	其他附设机构人员
		小计	专任教师	行政人员	教辅人员	工勤人员			
总计	45 519	38 462	28 463	4 957	3 265	1 777	427	307	6 323
正高级	5 471	5 165	4 756	315	94	0	62	10	234
副高级	10 582	9 975	8 698	699	556	22	85	21	501
中级	15 735	13 925	10 756	1 810	1 280	79	164	65	1 581
初级	8 119	5 031	3 071	976	892	92	58	42	2 988
无职称	5 612	4 366	1 182	1 157	443	1 584	58	169	1 019

2016 年全国高等中医药院校聘任制教职工数（分职称）
单位：人

	合计	校本部教职工					科研机构人员	校办企业职工	其他附设机构人员
		小计	专任教师	行政人员	教辅人员	工勤人员			
总计	12 406	8 603	6 231	1 006	932	434	64	151	3 588
正高级	1 000	990	953	25	12	0	8	1	1
副高级	1 779	1 748	1 657	35	56	0	1	7	23
中级	3 427	2 908	2 316	275	313	4	13	25	481
初级	3 791	1 548	980	246	321	1	11	25	2 207
无职称	2 409	1 409	325	425	230	429	31	93	876

2016 年全国高等中医药院校授课专任、聘请校外教师岗位分类情况
单位：人

	本年授课专任教师				本学年授课聘请校外教师			
	合计	公共课基础课	专业课		合计	公共课基础课	专业课	
			小计	其中：双师型			小计	其中：双师型
总计	27 652	6 460	21 192	5 399	8 396	1 177	7 219	1 574
其中：女	15 316	3 515	11 801	2 930	3 671	481	3 190	552
正高级	4 676	514	4 162	1 293	2 664	224	2 440	469
副高级	8 535	1 600	6 935	2 116	3 059	481	2 578	587
中级	10 451	3 127	7 324	1 990	2 151	302	1 849	518
初级	2 962	939	2 023	0	403	114	289	0
无职称	1 028	280	748	0	119	56	63	0

2016 年全国高等中医药院校未授课专任教师情况
单位：人

	合计	进修	科研	病休	其他
总计	811	188	51	22	550
其中：女	454	125	27	19	283
正高级	80	19	9	2	50
副高级	163	56	8	3	96
中级	305	94	25	8	178
初级	109	16	5	4	84
无职称	154	3	4	5	142

2016 年全国高等中医药院校专任教师学历情况

单位：人

	总计	博士研究生	硕士研究生	本科	专科及以下
专任教师	**28 463**	**6 636**	**11 218**	**10 136**	**473**
其中：女	15 770	3 430	6 536	5 489	315
正高级	4 756	1 815	910	1 992	39
副高级	8 698	2 650	2 434	3 529	85
中级	10 756	1 921	5 246	3 332	257
初级	3 071	31	1 884	1 073	83
未定职级	1 182	219	744	210	9

2016 年全国高等中医药院校聘请校外教师学历情况

单位：人

	总计	博士研究生	硕士研究生	本科	专科及以下
聘请校外教师总计	**8 396**	**1 011**	**2 643**	**4 522**	**220**
其中：女	3 671	382	1 128	2 052	109
正高级	2 664	479	670	1 496	19
副高级	3 059	359	964	1 681	55
中级	2 151	162	719	1 133	137
初级	403	4	219	177	3
未定职级	119	7	71	35	6
聘请校外教师中：外教	64	20	20	24	0
其他高校	1 138	273	418	439	8

2016 年全国高等中医药院校专任教师按职称分年龄情况

单位：人

	合计	29 岁及以下	30～39 岁	40～49 岁	50～59 岁	60 岁及以上
总计	**28 463**	**2 846**	**12 353**	**7 964**	**4 772**	**528**
其中：女	15 770	1 987	7 293	4 198	2 134	158
正高级	4 756	0	101	1 600	2 640	415
副高级	8 698	10	2 565	4 339	1 692	92
中级	10 756	708	7 779	1 872	376	21
初级	3 071	1 372	1 553	103	43	0
未定职级	1 182	756	355	50	21	0

2016 年全国高等中医药院校专任教师按学历分年龄情况

单位：人

	合计	29 岁及以下	30～39 岁	40～49 岁	50～59 岁	60 岁及以上
总计	28 463	2 846	12 353	7 964	4 772	528
博士研究生	6 636	259	2 956	2 371	974	76
硕士研究生	11 218	1 800	6 225	2 301	793	99
本科	10 136	764	3 079	3 162	2 814	317
专科及以下	473	23	93	130	191	36

2016 年全国高等中医药院校专任教师所教专业情况

单位：人

	总计	哲学	经济学	法学	教育学	文学	历史学	理学	工学	农学	医学	管理学	艺术学
总计	28 463	483	263	676	1 426	1 574	117	1 573	1 050	104	20 481	653	63
正高级	4 756	49	18	40	70	63	12	202	59	21	4 170	52	0
副高级	8 698	150	77	136	348	356	41	474	289	24	6 634	163	6
中级	10 756	192	109	312	655	825	50	667	544	45	7 016	311	30
初级	3 071	64	43	140	285	255	10	163	109	9	1 879	94	20
无职称	1 182	28	16	48	68	75	4	67	49	5	782	33	7

2016 年全国高等中医药院校专任教师变动情况 （一）

单位：人

	上学年初报表专任教师数	本学年初报表专任教师数	减少教师数			
			合计	自然减员	调离教师岗位	其他
专任教师总计	27 588	28 463	1 060	394	143	523
其中：女	15 039	15 770	461	150	62	249

2016 年全国高等中医药院校专任教师变动情况 （二）

单位：人

	增加教师数							
	合计	录用毕业生			外单位教师调入		校内外非教师调入	
		小计	其中：研究生		小计	其中：高校调入	小计	其中：本校调整
			小计	本校毕业				
专任教师总计	1 935	932	862	188	215	109	788	527
其中：女	1 192	546	501	102	150	70	496	287

2016 年全国高等中医药院校研究生指导教师情况（一）

单位：人

		合计	29 岁及以下	30~34 岁	35~39 岁	40~44 岁
总计		**13 354**	**2**	**162**	**1 185**	**2 536**
其中：女		5 325	0	86	572	1 158
分职称	正高级	8 095	0	10	111	705
	副高级	5 186	1	138	1 044	1 814
	中级	73	1	14	30	17
分指导关系	博士导师	735	0	1	4	47
	硕士导师	11 262	2	157	1 166	2 411
	博士、硕士导师	1 357	0	4	15	78

2016 年全国高等中医药院校研究生指导教师情况（二）

单位：人

		45~49 岁	50~54 岁	55~59 岁	60~64 岁	65 岁及以上
总计		**3 160**	**4 000**	**1 570**	**522**	**217**
其中：女		1 294	1 480	535	159	41
分职称	正高级	1 816	3 357	1 393	492	211
	副高级	1 340	637	177	29	6
	中级	4	6	0	1	0
分指导关系	博士导师	82	282	175	99	45
	硕士导师	2 856	3 178	1 160	273	59
	博士、硕士导师	222	540	235	150	113

2016 年全国高等中医药院校资产情况（一）

	占地面积（m²）			图书（万册）		计算机数（台）	
	合计	其中：		合计	当年新增	合计	教学用计算机数
		绿化用地面积	运动场地面积				
学校产权	26 017 501	7 148 838	1 871 993	3 469.80	155.09	116 368	81 825
非学校产权	4 462 288	448 276	138 525	155.53	19.10	1 759	1 476
1. 独立使用	4 107 414	388 961	120 525	38.67	2.00	375	345
2. 共同使用	354 874	59 315	18 000	116.86	17.10	1 384	1 131

2016 年全国高等中医药院校资产情况（二）

	教室（间）		固定资产总值（万元）				
	合计	其中：网络多媒体教室	合计	其中：教学、科研仪器设备资产		其中：信息化设备资产	
				小计	当年新增	小计	其中软件
学校产权	6 904	4 903	2 842 451.64	731 239.18	106 675.52	159 124.75	29 473.50
非学校产权	1 260	540	102 477.81	29 477.59	3 630.11	0.00	0.00
1. 独立使用	979	498	61 314.32	4 508.60	0.00	0.00	0.00
2. 共同使用	281	42	41 163.49	24 968.99	3 630.11	0.00	0.00

2016 年全国高等中医药院校信息化建设情况（一）

	网络信息点数（个）		上网课程数（门）	电子邮件系统用户数（个）
	合计	其中：无线接入		
合计	323 163	25 489	9 880	87 900

2016 年全国高等中医药院校信息化建设情况（二）

	管理信息系统数据总量（GB）	数据库个数（个）	电子图书（册）	音视频（小时）	信息化培训人次（人次）	信息化工作人员数（人）
合计	89 316.77	1 168	38 613 534	1 054 419	7 894	524

2016 年全国高等中医药院校房屋面积情况

单位：m²

	学校产权建筑面积				正在施工面积	非学校产权建筑面积		
	合计	其中：				小计	独立使用	共同使用
		危房	当年新增	被外单位借用				
总计	13 210 068	38 598	565 647	5 519	1 303 961	1 426 630	1 156 729	269 901
一、教学科研及辅助用房	5 886 876	22 008	405 858	5 519	675 364	844 519	620 193	224 325
其中：教室	1 960 005	7 378	129 651	0	221 187	234 765	217 859	16 906
图书馆	756 070	0	15 474	0	96 830	78 083	67 904	10 179
实验室、实习场所	2 260 609	13 228	260 733	5 519	295 372	448 115	286 674	161 441
专用科研用房	334 172	0	0	0	4 745	25 200	22 200	3 000
体育馆	378 574	0	0	0	32 382	49 484	17 484	32 000
会堂	197 446	1 402	0	0	24 848	8 871	8 071	800
二、行政办公用房	715 605	9 918	0	0	78 302	60 765	56 978	3 786
三、生活用房	4 672 243	2 759	159 789	0	410 596	511 528	469 739	41 789
其中：学生宿舍（公寓）	3 713 586	0	158 038	0	322 888	464 187	428 559	35 628
学生食堂	474 077	0	0	0	54 815	28 081	22 581	5 500
教工宿舍（公寓）	177 295	0	0	0	8 466	8 802	8 802	0
教工食堂	21 156	0	0	0	0	1 291	630	661
生活福利及附属用房	286 130	2 759	1 751	0	24 427	9 167	9 167	0
四、教工住宅	1 479 751	3 913	0	0	109 276	0	0	0
五、其他用房	455 593	0	0	0	30 422	9 818	9 818	0

2016 年全国中等中医药院校数及开设中医药专业的中等西医药院校、中等非医药院校机构数

单位：所

	中等中医药院校	设置中医药专业的中等西医药院校	设置中医药专业的中等非医药院校
总计	39	116	148
其中：调整后中等职业学校	4	20	18
中等技术学校	20	65	30
成人中等专业学校	1	7	8
职业高中学校	5	7	50
附设中职班	9	15	38
其他机构	0	2	4

2016 年全国中等中医药学校按学生类别分毕业、招生、在校学生数

	学校数（所）	毕业生数（人）	招生数（人）	在校学生数（人）	预计毕业生数（人）
中等中医药学校总计	—	44 379	38 137	126 208	40 167
其中：民族医学校	3	346	333	912	109
调整后中职全日制学生	4	2 164	3 618	10 962	2 992
普通中专学生	28	41 163	33 671	111 951	35 992
成人中专全日制学生	3	332	220	643	210
成人中专非全日制学生	1	0	0	890	430
职业高中学生	5	720	628	1 762	543

2016 年全国中等中医药学校分专业毕业、招生、在校学生数

单位：人

专业名称	毕业生数	招生数	在校学生数 小计	一年级	二年级	三年级	四年级及以上	预计毕业生数
总计	44 379	38 137	126 208	38 137	43 721	41 900	2 450	40 167
藏医医疗与藏药	85	125	362	125	159	78	0	79
发电厂及变电站电气设备	232	0	152	0	0	152	0	152
建筑工程施工	67	0	36	0	0	36	0	36
工艺美术	30	29	72	29	27	16	0	16
护理	19 170	14 389	50 856	14 389	18 826	16 470	1 171	15 518
会计	725	445	1 666	445	574	647	0	647
计算机网络技术	3	0	7	0	5	2	0	2
计算机应用	269	273	897	273	305	319	0	319

（续表）

专业名称	毕业生数	招生数	在校学生数					预计毕业生数
			小计	一年级	二年级	三年级	四年级及以上	
计算机与数码产品维修	17	58	98	58	40	0	0	25
卫生信息管理	0	0	20	0	20	0	0	0
康复技术	289	594	1 372	594	466	312	0	314
口腔修复工艺	185	71	245	71	72	102	0	69
美容美体	232	276	734	276	288	170	0	85
蒙医医疗与蒙药	22	0	42	0	42	0	0	0
农村医学	1 405	772	4 554	772	1 493	2 157	132	1 993
水利水电工程施工	165	0	121	0	0	121	0	121
生物技术制药	3	0	9	0	4	5	0	5
数控技术应用	273	163	690	163	256	271	0	271
维医医疗与维药	0	50	159	50	109	0	0	0
学前教育	402	456	1 350	456	471	423	0	423
眼视光与配镜	14	21	54	21	19	14	0	14
药剂	4 185	4 265	13 021	4 265	4 641	4 115	0	3 712
药品食品检验	61	50	137	50	42	45	0	45
医学检验技术	525	480	1 511	480	561	470	0	480
医学影像技术	432	452	1 360	452	429	479	0	482
医药卫生类专业	597	866	3 236	866	1 254	1 116	0	1 116
营养与保健	0	0	18	0	18	0	0	0
老年人服务与管理	0	0	13	0	13	0	0	0
制药技术	86	27	241	27	125	89	0	89
中药	1 456	1 895	5 310	1 895	1 831	1 584	0	1 417
中药制药	338	515	1 240	515	395	330	0	330
中医	5 545	5 609	17 114	5 609	5 332	5 112	1 061	5 397
中医护理	3 852	2 012	7 342	2 012	1 352	3 978	0	3 978
中医康复保健	2 095	2 650	7 549	2 650	3 178	1 721	0	1 688
助产	1 619	1 594	4 620	1 594	1 374	1 566	86	1 344

2016 年全国中等西医药学校中医药专业按学生类别分毕业、招生、在校学生数

	学校数 （所）	毕业生数 （人）	招生数 （人）	在校学生数 （人）	预计毕业生数 （人）
设置中医药专业的中等西医药 学校总计	—	**9 462**	**11 825**	**32 203**	**9 735**
调整后中职全日制学生	24	2 312	2 385	6 657	2 149
调整后中职非全日制学生	2	55	0	19	19
普通中专学生	79	4 803	7 445	20 231	5 919
成人中专全日制学生	4	781	1 106	2 689	840
成人中专非全日制学生	6	798	210	390	160
职业高中学生	7	713	679	2 217	648

2016 年全国中等西医药学校中医药专业分专业毕业、招生、在校学生数　　单位：人

专业名称	毕业 生数	招生数	在校学生数					预计 毕业生数
			小计	一年级	二年级	三年级	四年级 及以上	
总计	**9 462**	**11 825**	**32 203**	**11 838**	**10 907**	**9 208**	**250**	**9 735**
中医	1 434	2 484	6 831	2 489	2 518	1 824	0	1 824
中医护理	1 090	1 239	3 315	1 239	991	1 035	50	1 085
中医康复保健	1 834	2 615	6 945	2 618	2 379	1 881	67	1 929
中药	4 211	4 177	11 265	4 182	3 632	3 318	133	3 703
中药制药	742	1 038	3 180	1 038	1 097	1 045	0	1 089
藏医医疗与藏药	41	48	125	48	77	0	0	0
蒙医医疗与蒙药	16	61	152	61	76	15	0	15
医药卫生类专业	94	163	390	163	137	90	0	90

2016 年全国中等非医药学校中医药专业按学生类别分毕业、招生、在校学生数

	学校数 （所）	毕业生数 （人）	招生数 （人）	在校学生数 （人）	预计毕业生数 （人）
设置中医药专业的中等非医药 学校总计	—	**6 070**	**9 739**	**27 269**	**8 381**
调整后中职全日制学生	21	690	1 758	3 656	903
普通中专学生	60	2 425	2 950	11 200	3 906
成人中专全日制学生	9	341	818	1 997	426
成人中专非全日制学生	7	420	925	1 959	846
职业高中学生	57	2 194	3 288	8 457	2 300

2016 年全国中等非医药学校中医药专业分专业毕业、招生、在校学生数

单位：人

专业名称	毕业生数	招生数	在校学生数					预计毕业生数
			小计	一年级	二年级	三年级	四年级及以上	
总计	**6 070**	**9 739**	**27 269**	**9 739**	**9 273**	**8 069**	**188**	**8 381**
中医	1 107	1 002	3 223	1 002	1 226	995	0	995
中医护理	44	41	202	41	48	113	0	118
中医康复保健	1 137	1 968	4 952	1 968	1 425	1 559	0	1 584
中药	1 173	3 238	7 723	3 238	2 494	1 991	0	2 115
中药制药	1 940	2 088	7 706	2 088	3 092	2 526	0	2 542
藏医医疗与藏药	656	1 273	3 007	1 273	862	684	188	826
蒙医医疗与蒙药	6	60	155	60	58	37	0	37
医药卫生类专业	7	9	24	9	0	15	0	15

2016 年全国中等中医药学校培训学生情况

单位：人

	总计	其中：少数民族	一周至一个月以下	一个月至半年以下	半年以上	总计中：资格证书培训	总计中：岗位证书培训	第一产业培训	第二产业培训	第三产业培训
结业生数	23 867	675	6 284	14 203	3 380	13 617	9 778	4 933	4 399	14 535
注册学生数	28 776	1 881	6 470	22 186	120	21 405	7 266	4 933	4 429	19 414

2016 年全国中等中医药学校教职工数

单位：人

	教职工数						校办企业职工	其他附设机构人员	聘请校外教师
	合计	校本部教职工							
		小计	专任教师	行政人员	教辅人员	工勤人员			
总计	**4 052**	**4 044**	**2 939**	**486**	**177**	**442**	**8**	**0**	**1 581**
其中：女	2 251	2 247	1 711	255	105	176	4	0	869
聘任制	957	953	756	100	16	81	4	0	0
其中：女	494	491	386	62	8	35	3	0	0

2016 年全国中等中医药学校教职工数（分职称）

单位：人

	教职工数						校办企业职工	其他附设机构人员	聘请校外教师
	合计	校本部教职工							
		小计	专任教师	行政人员	教辅人员	工勤人员			
总计	4 052	4 044	2 939	486	177	442	8	0	1 581
正高级	65	65	44	19	2	0	0	0	387
副高级	839	839	769	51	16	3	0	0	283
中级	1 293	1 293	1 108	130	51	4	0	0	544
初级	998	997	760	109	87	41	1	0	322
无职称	857	850	258	177	21	394	7	0	45

2016 年全国中等中医药学校聘任制教职工数（分职称）

单位：人

	教职工数						校办企业职工	其他附设机构人员	聘请校外教师
	合计	校本部教职工							
		小计	专任教师	行政人员	教辅人员	工勤人员			
总计	957	953	756	100	16	81	4	0	0
正高级	9	9	9	0	0	0	0	0	0
副高级	154	154	153	1	0	0	0	0	0
中级	268	268	254	7	6	1	0	0	0
初级	268	267	224	25	7	11	1	0	0
无职称	258	255	116	67	3	69	3	0	0

2016 年全国中等中医药学校不同职称专任教师的学历构成

单位：%

	合计	博士	硕士	本科	专科及以下
总计	100.00	0.27	12.11	79.69	7.93
正高级	100.00	0.00	15.91	77.27	6.82
副高级	100.00	0.52	11.44	85.83	2.21
中级	100.00	0.18	14.44	79.78	5.60
初级	100.00	0.00	9.34	78.16	12.50
无职称	100.00	0.78	11.63	65.89	21.71
其中：实习指导课教师	100.00	0.00	7.55	75.94	16.51

2016 年全国中等中医药学校不同职称专任教师的年龄构成

单位:%

	合计	29 岁及以下	30 ~ 39 岁	40 ~ 49 岁	50 ~ 59 岁	60 岁及以上
总计	100.00	20.07	39.74	27.66	12.42	0.10
正高级	100.00	0.00	0.00	31.82	63.64	4.55
副高级	100.00	0.00	11.44	55.14	33.42	0.00
中级	100.00	5.60	59.57	28.07	6.68	0.09
初级	100.00	43.82	47.63	7.76	0.79	0.00
无职称	100.00	75.58	22.48	1.94	0.00	0.00

2016 年全国中等中医药学校资产情况 (一)

	占地面积（m^2）			图书（册）	
	合计	其中： 绿化用地面积	其中： 运动场地面积	合计	当年新增
学校产权	2 477 462	633 295	317 796	2 145 852	32 109
非学校产权	377 263	49 941	53 362	147 852	29 747
1. 独立使用	92 230	11 277	14 850	20 000	20 000
2. 共同使用	285 033	38 664	38 512	127 852	9 747

2016 年全国中等中医药学校资产情况 (二)

	计算机数（台）		固定资产总值（万元）		
				其中：教学、实习仪器设备资产值	
	合计	教学用	合计	小计	当年新增
学校产权	12 639	10 065	184 781	30 998	4 896
非学校产权	784	764	5 424	1 161	272
1. 独立使用	100	80	1 646	458	135
2. 共同使用	684	684	3 778	703	137

2016 年全国中等中医药学校信息化建设情况

	网络信息点数（个）		上网课程数（门）	数据库（个）	电子图书（册）	音视频（小时）	接受过信息技术相关培训的专任教师（人次）	信息化工作人员数（人）
	合计	其中：无线接入						
合计	9 101	2 123	183	211	310 055	312 246	1 758	139

2016 年全国中等中医药学校房屋面积情况

单位：m²

	学校产权建筑面积				正在施工面积	非学校产权建筑面积		
	合计	其中：				小计	独立使用	共同使用
		危房	当年新增	被外单位借用				
总计	1 319 456	3 372	82 111	0	400	259 187	120 239	138 948
一、教学及辅助用房	653 457	402	28 876	0	400	140 663	65 542	75 121
其中：教室	322 751	0	19 488	0	0	68 500	14 098	54 402
图书馆	63 130	0	0	0	0	14 410	9 817	4 593
实验室、实习场所	208 653	402	8 126	0	400	43 019	31 836	11 183
体育馆	25 584	0	963	0	0	12 338	7 890	4 448
会堂	33 341	0	300	0	0	2 396	1 901	495
二、行政办公用房	82 972	648	7 014	0	0	3 488	2 373	1 115
三、生活用房	488 946	321	43 421	0	0	107 431	44 719	62 712
其中：学生宿舍（公寓）	359 706	0	33 122	0	0	83 290	35 258	48 032
学生食堂	71 452	321	9 899	0	0	15 911	7 502	8 409
教工宿舍（公寓）	22 285	0	0	0	0	1 334	1 213	121
教工食堂	4 834	0	0	0	0	0	0	0
生活福利及附属用房	30 670	0	400	0	0	6 896	746	6 150
四、教工住宅	77 566	559	0	0	0	0	0	0
五、其他用房	16 515	1 442	2 800	0	0	7 605	7 605	0

四、中医药科研

（一）科学研究与技术开发机构

2016 年科学研究与技术开发机构人员情况

单位：人

	机构数（个）	从业人员	从业人员按工作性质分类			外聘的流动学者	招收的非本单位在读研究生	离退休人员总数
			从事科技活动人员	从事生产、经营活动人员	其他人员			
全国	81	22 628	12 744	771	9 113	174	796	8 336
其中：								
中医部委属科研机构	10	3 556	2 023	49	1 484	8	396	2 172
中医省属科研机构	43	14 849	8 159	303	6 387	116	360	5 433
中医地、市属科研机构	28	4 223	2 562	419	1 242	50	40	731

2016 年科学研究与技术开发机构从事科技活动人员情况　　单位：人

	从事科技活动人员	其中：女性	其中：		
			科技管理人员	课题活动人员	科技服务人员
全国	12 744	8 015	1 485	9 077	2 182
其中：					
中医部委属科研机构	2 023	1 221	253	1 484	286
中医省属科研机构	8 159	5 087	863	5 850	1 446
中医地、市属科研机构	2 562	1 707	369	1 743	450

2016 年科学研究与技术开发机构从事科技活动人员学历情况　　单位：人

	合计	其中：			
		博士毕业	硕士毕业	本科毕业	大专毕业
全国	12 744	1 310	3 215	5 475	2 117
其中：					
中医部委属科研机构	2 023	725	510	500	218
中医省属科研机构	8 159	562	2 438	3 576	1 178
中医地、市属科研机构	2 562	23	267	1 399	721

2016 年科学研究与技术开发机构从事科技活动人员专业技术职称情况　　单位：人

	合计	其中：			
		高级职称	中级职称	初级职称	其他
全国	12 744	4 045	3 856	3 954	889
其中：					
中医部委属科研机构	2 023	872	674	285	192
专业技术人员分类比重（%）	100.00	43.10	33.32	14.09	9.49
中医省属科研机构	8 159	2 661	2 646	2 434	418
专业技术人员分类比重（%）	100.00	32.61	32.43	29.83	5.12
中医地、市属科研机构	2 562	512	536	1 235	279
专业技术人员分类比重（%）	100.00	19.98	20.92	48.20	10.89

2016 年科学研究与技术开发机构人员流动情况（一）　　单位：人

	本年新增人员	应届高校毕业生	招聘的其他人员	招聘的其他人员主要来源							其他新增人员
				其中：							
				来自研究院所	来自企业		来自高等学校	来自国外	来自政府部门		
					人数	其中：外资或合资企业					
全国	2 289	826	398	27	35	10	69	3	7		1 065
其中：											
中医部委属科研机构	187	135	43	14	19	0	2	0	2		9
中医省属科研机构	1 249	380	96	12	15	9	2	3	2		773
中医地、市属科研机构	853	311	259	1	1	1	65	0	3		283

2016 年科学研究与技术开发机构人员流动情况（二）　单位：人

	本年减少人员	离退休人员	离开本单位的人员	离开本单位的人员中: 流向研究院所	流向企业 人数	流向企业 其中：外资或合资企业	流向高等学校	出国	流向政府部门	其他减少人员	本年不在岗人员
全国	796	309	296	57	39	0	18	4	12	191	87
其中：											
中医部委属科研机构	125	70	49	16	22	0	6	0	0	6	47
中医省属科研机构	571	195	213	39	11	0	8	4	7	163	16
中医地、市属科研机构	100	44	34	2	6	0	4	0	5	22	24

2016 年科学研究与技术开发机构经常费收入情况（一）　单位：千元

	本年收入总额*	科技活动收入 合计	科技活动收入 其中：政府资金	科技活动收入 其中：非政府资金	生产、经营活动收入	其他收入 合计	其他收入 其中：用于离退休人员的政府拨款	用于科技活动的借贷款
全国	11 992 228	2 305 490	2 152 970	152 520	1 238 743	8 447 995	291 250	16 447
其中：								
中医部委属科研机构	4 605 209	785 253	733 341	51 912	1 955	3 818 001	114 096	0
中医省属科研机构	6 468 659	1 223 678	1 130 637	93 041	1 012 906	4 232 075	147 781	0
中医地、市属科研机构	918 360	296 559	288 992	7 567	223 882	397 919	29 373	7 567

注：不含代管经费和转拨外单位经费。

2016 年科学研究与技术开发机构经常费收入情况（二）　单位：千元

	政府资金 合计	政府资金 其中：财政拨款	政府资金 其中：承担政府科研项目收入	政府资金 其中：其他	全部政府资金中：来自地方政府的资金	非政府资金 合计	非政府资金 其中：技术性收入 合计	技术性收入 其中：来自企业	国外资金
全国	2 152 970	1 734 697	401 523	16 750	1 428 022	152 520	112 121	31 380	0
其中：									
中医部委属科研机构	733 341	520 462	212 879	0	91 483	51 912	36 277	17 514	0
中医省属科研机构	1 130 637	969 470	159 998	1 169	1 056 389	93 041	75 844	13 866	0
中医地、市属科研机构	288 992	244 765	28 646	15 581	280 150	7 567	0	0	0

2016 年科学研究与技术开发机构经常费支出情况（一）　　单位：千元

	本年内部支出	内部支出按支出的活动性质分						其他支出*
		科技活动支出				生产经营活动支出		
		合计	其中：			合计	其中经营税金	
			人员费	设备购置费	其他日常支出			
全国	11 635 857	2 727 699	1 356 545	309 967	1 061 187	1 139 707	172	7 768 451
其中：								
中医部委属科研机构	4 606 278	982 479	407 998	70 772	503 709	0	0	3 623 799
中医省属科研机构	6 149 051	1 303 293	719 933	169 961	413 399	971 375	172	3 874 383
中医地、市属科研机构	880 528	441 927	228 614	69 234	144 079	168 332	0	270 269

注：其他支出含医疗、工程设计、教学培训等活动支出。

2016 年科学研究与技术开发机构经常费支出情况（二）　　单位：千元

	本年内部支出	内部支出按支出的经济性质和具体用途分				本年外部支出	
		工资福利支出	对个人和家庭补助	商品和服务支出	其他	合计	其中：科技活动经费外部支出
全国	11 635 857	3 190 771	745 018	5 547 492	2 152 576	46 215	37 452
其中：							
中医部委属科研机构	4 606 278	852 599	282 532	1 820 481	1 650 666	25 309	25 059
中医省属科研机构	6 149 051	1 995 500	399 703	3 373 040	380 808	19 692	11 179
中医地、市属科研机构	880 528	342 672	62 783	353 971	121 102	1 214	1 214

2016 年科学研究与技术开发机构基本建设情况（一）　　单位：千元

	基本建设投资实际完成额				
	合计	按用途分			
		科研仪器设备	科研土建工程	生产经营土建与设备	生活土建与设备
全国	592 438	272 528	149 927	116 305	53 678
其中：					
中医部委属科研机构	359 048	182 795	49 858	72 717	53 678
中医省属科研机构	162 162	89 184	29 390	43 588	0
中医地、市属科研机构	71 228	549	70 679	0	0

2016 年科学研究与技术开发机构基本建设情况（二）

单位：千元

	科研基建				
	合计	按来源分			
		政府资金	企业资金	事业单位资金	其他资金
全国	**422 455**	**307 523**	**0**	**62 913**	**52 019**
其中：					
中医部委属科研机构	232 653	232 653	0	0	0
中医省属科研机构	118 574	55 768	0	62 797	9
中医地、市属科研机构	71 228	19 102	0	116	52 010

2016 年科学研究与技术开发机构资产与负债情况

单位：千元

	资产总计	其中1：存货	其中2：年末固定资产原价					负债合计
			合计	其中：				
				科研房屋建筑物	科研仪器设备			
					合计	其中：进口		
全国	**13 363 580**	**265 023**	**8 183 473**	**2 358 460**	**2 756 094**	**882 947**	**3 093 529**	
其中：								
中医部委属科研机构	4 279 099	46 130	3 257 857	597 766	860 353	467 467	721 894	
中医省属科研机构	7 419 743	168 014	3 718 584	952 514	1 598 035	342 583	2 115 009	
中医地、市属科研机构	1 664 738	50 879	1 207 032	808 180	297 706	72 897	256 626	

2016 年科学研究与技术开发机构在研课题情况（一）

单位：个

	课题数合计	其中：		基础研究	其中：		应用研究	其中：	
		当年开题	当年完成		当年开题	当年完成		当年开题	当年完成
全国	**3 240**	**1 009**	**1 140**	**883**	**255**	**264**	**1 492**	**456**	**540**
其中：									
中医部委属科研机构	996	260	375	390	92	124	450	120	190
中医省属科研机构	2 096	664	728	484	161	137	950	290	332
中医地、市属科研机构	148	67	37	9	2	3	92	36	18

2016 年科学研究与技术开发机构在研课题情况（二）

单位：个

	试验发展	其中：		研究与发展成果应用	其中：		科技服务	其中：	
		当年开题	当年完成		当年开题	当年完成		当年开题	当年完成
全国	**573**	**161**	**217**	**118**	**53**	**39**	**174**	**84**	**80**
其中：									
中医部委属科研机构	86	14	33	20	9	7	50	25	21
中医省属科研机构	455	120	175	96	41	32	111	52	52
中医地、市属科研机构	32	20	9	2	2	0	13	7	7

2016 年科学研究与技术开发机构课题经费内部支出情况   单位：千元

	合计	基础研究	应用研究	试验发展	研究与试验发展成果应用	科技服务
全国	975 123	173 840	432 663	246 132	42 913	79 570
其中：						
中医部委属科研机构	367 130	92 835	180 551	76 768	10 452	6 525
中医省属科研机构	560 668	79 257	232 995	151 357	29 935	67 120
中医地、市属科研机构	47 325	1 748	19 117	18 007	2 526	5 925

2016 年科学研究与技术开发机构课题折合工作量统计   单位：人年

	合计	基础研究	应用研究	试验发展	研究与试验发展成果应用	科技服务
全国	6 209	1 633	2 757	1 265	211	340
其中：						
中医部委属科研机构	1 595	640	712	141	37	63
中医省属科研机构	4 239	974	1 861	1 006	161	238
中医地、市属科研机构	375	19	184	118	13	39

2016 年科学研究与技术开发机构 R&D 课题来源   单位：个

	合计	国家科技项目	地方科技项目	企业委托科技项目	自选科技项目	国际合作科技项目	其他科技项目
全国	2 948	877	1 687	32	125	3	224
其中：							
中医部委属科研机构	926	608	177	6	42	3	90
中医省属科研机构	1 889	259	1 418	26	69	0	117
中医地、市属科研机构	133	10	92	0	14	0	17

2016 年科学研究与技术开发机构 R&D 人员情况   单位：人

	R&D人员合计	其中：女性	按学历分				按工作量分	
			博士毕业	硕士毕业	本科毕业	其他	R&D全时人员	R&D非全时人员
全国	8 847	4 544	1 247	2 831	3 546	1 223	5 139	3 708
其中：								
中医部委属科研机构	2 003	1 242	718	544	535	206	1 589	414
中医省属科研机构	6 263	3 035	509	2 121	2 676	957	3 292	2 971
中医地、市属科研机构	581	267	20	166	335	60	258	323

2016 年科学研究与技术开发机构 R&D 工作量情况　　单位：人年

	R&D 人员折合全时工作量	R&D 研究人员折合全时工作量
全国	6 603	3 844
其中：		
中医部委属科研机构	1 645	1 221
中医省属科研机构	4 579	2 391
中医地、市属科研机构	379	232

2016 年科学研究与技术开发机构 R&D 经费　　单位：千元

	R&D 经费内部支出			R&D 经费外部支出				
	合计	R&D 经常费支出	R&D 基本建设费	合计	对国内科研机构支出	对国内高等学校支出	对国内企业支出	对境外机构支出
全国	1 541 201	1 454 629	86 572	17 775	15 575	750	1 450	0
其中：								
中医部委属科研机构	536 205	513 386	22 819	14 986	14 865	0	121	0
中医省属科研机构	930 602	871 008	59 594	2 659	710	680	1 269	0
中医地、市属科研机构	74 394	70 235	4 159	130	0	70	60	0

2016 年科学研究与技术开发机构 R&D 经常费支出明细（一）　　单位：千元

	合计	按费用类别分			按活动类型分		
		人员费	设备购置费	其他	基础研究	应用研究	试验发展
全国	1 454 629	808 504	157 165	488 960	342 905	703 641	408 083
其中：							
中医部委属科研机构	513 386	242 299	23 449	247 638	160 979	236 385	116 022
中医省属科研机构	871 008	528 745	121 727	220 536	178 790	426 506	265 712
中医地、市属科研机构	70 235	37 460	11 989	20 786	3 136	40 750	26 349

2016 年科学研究与技术开发机构 R&D 经常费支出明细（二）　　单位：千元

	按经费来源分				
	政府资金	企业资金	事业单位资金	国外资金	其他资金
全国	1 041 013	79 474	289 100	550	44 492
其中：					
中医部委属科研机构	371 453	39 151	98 841	0	3 941
中医省属科研机构	632 368	40 323	169 032	550	28 735
中医地、市属科研机构	37 192	0	21 227	0	11 816

2016 年科学研究与技术开发机构 **R&D** 基本建设费明细　　　　　单位：千元

	合计	按费用类别分		按经费来源分				
		仪器设备费	土建费	政府资金	企业资金	事业单位资金	国外资金	其他资金
全国	86 572	66 288	20 284	64 407	0	22 156	0	9
其中：								
中医部委属科研机构	22 819	22 819	0	22 819	0	0	0	0
中医省属科研机构	59 594	43 221	16 373	37 475	0	22 110	0	9
中医地、市属科研机构	4 159	248	3 911	4 113	0	46	0	0

2016 年科学研究与技术开发机构科技成果情况（一）

	科技论文与科技著作		出版科技著作（种）
	发表科技论文（篇）		
	合计	其中：国外发表	
全国	6 662	806	336
其中：			
中医部委属科研机构	2 414	507	131
中医省属科研机构	3 879	292	198
中医地、市属科研机构	369	7	7

2016 年科学研究与技术开发机构科技成果情况（二）

	专利					有效发明专利数（件）	专利所有权转让及许可数（件）	专利所有权转让与许可收入（千元）
	专利申请受理数（件）		专利授权数（件）					
	件数	其中：发明专利	件数	其中：发明专利	其中：国外授权			
全国	391	297	250	181	0	915	21	1 059
其中：								
中医部委属科研机构	69	62	52	47	0	244	12	1 025
中医省属科研机构	303	224	193	131	0	647	5	34
中医地、市属科研机构	19	11	5	3	0	24	4	0

2016 年科学研究与技术开发机构科技成果情况（三）

	其他产出				
	形成国家或行业标准数（项）	集成电路布图设计登记数（件）	植物新品种权授予数（项）	软件著作权数（件）	新药证书数（件）
全国	38	0	1	17	2
其中：					
中医部委属科研机构	28	0	0	10	0
中医省属科研机构	10	0	1	7	2
中医地、市属科研机构	0	0	0	0	0

2016 年科学研究与技术开发机构对外科技服务活动情况　　　单位：人年

	工作量合计	科技成果的示范性推广工作	为用户提供可行性报告、技术方案、建议及进行技术论证等技术咨询工作	为社会和公众提供的测试、标准化、计量、计算、质量和专利服务	科技信息文献服务	其他科技服务活动	科技培训工作
全国	1 832	213	198	208	165	356	691
其中：							
中医部委属科研机构	832	22	57	66	29	140	517
中医省属科研机构	917	189	134	132	136	206	120
中医地、市属科研机构	83	2	7	10	0	10	54

2016 年科学研究与技术开发机构重点发展学科情况　　　单位：个

| | 重点学科数合计 | 其中： | | | | | | | |
		基础医学其他学科	内科学	药物化学	中医学	民族医学	中西医结合医学	中药学	中医学与中药学其他学科
全国	172	2	2	4	56	1	8	73	5
其中：									
中医部委属科研机构	44	1	0	1	21	0	2	15	0
中医省属科研机构	113	1	2	3	25	0	6	56	5
中医地、市属科研机构	15	0	0	0	10	1	0	2	0

(二) 科学技术信息和文献机构

2016 年科学技术信息和文献机构人员情况　　　单位：人

| 机构数 | 从业人员 | 从业人员按工作性质分类 | | | 外聘的流动学者 | 招收的非本单位在读研究生 | 离退休人员总数 |
		从事科技活动人员	从事生产、经营活动人员	其他人员			
2	140	138	0	2	2	20	134

2016 年科学技术信息和文献机构从事科技活动人员情况　　　单位：人

| 从事科技活动人员 | 其中：女性 | 其中： | | |
		科技管理人员	课题活动人员	科技服务人员
138	97	4	132	2

2016 年科学技术信息和文献机构从事科技活动人员学历情况　　　单位：人

合计	博士毕业	硕士毕业	本科毕业	大专毕业
138	49	55	26	7

2016 年科学技术信息和文献机构从事科技活动人员专业技术职称情况
单位：人

合计	高级职称	中级职称	初级职称	其他
138	65	51	22	0

2016 年科学技术信息和文献机构人员流动情况（一）
单位：人

本年新增人员	应届高校毕业生	招聘的其他人员	招聘的其他人员主要来源							其他新增人员
			其中：							
			来自研究院所	来自企业		来自高等学校	来自国外	来自政府部门		
				人数	其中：外资或合资企业					
7	6	1	1	0	0	0	0	0		0

2016 年科学技术信息和文献机构人员流动情况（二）
单位：人

本年减少人员	离退休人员	离开本单位的人员	离开本单位的人员						其他减少人员	本年不在岗人员
			其中：							
			流向研究院所	流向企业		流向高等学校	出国	流向政府部门		
				人数	其中：外资或合资企业					
7	5	2	1	0	0	1	0	0	0	0

2016 年科学技术信息和文献机构经常费收入情况（一）
单位：千元

本年收入总额	科技活动收入				生产、经营活动收入	其他收入		用于科技活动的借贷款
	合计	其中：				合计	其中：用于离退休人员的政府拨款	
		政府资金	非政府资金					
84 735	71 934	58 339	13 595		0	12 801	10 031	0

2016 年科学技术信息和文献机构经常费收入情况（二）
单位：千元

政府资金				全部政府资金中：来自地方政府的资金	非政府资金			国外资金
合计	其中：				合计	技术性收入		
	财政拨款	承担政府科研项目收入	其他			其中：		
						合计	来自企业	
58 339	43 945	7 852	6 542	0	13 595	8 933	0	0

2016 年科学技术信息和文献机构经常费支出情况（一）

单位：千元

本年内部支出	内部支出按支出的活动性质分						其他支出
	科技活动支出				生产、经营活动支出		
	合计	其中：			合计	其中：经营税金	
		人员费	设备购置费	其他日常支出			
72 925	63 025	15 253	10 950	36 822	0	0	9 900

2016 年科学技术信息和文献机构经常费支出情况（二）

单位：千元

本年内部支出	内部支出按支出的经济性质和具体用途分				本年外部支出	
	工资福利支出	对个人和家庭补助	商品和服务支出	其他	合计	其中：科技活动经费外部支出
72 925	14 195	14 768	25 933	18 029	0	0

2016 年科学技术信息和文献机构基本建设情况

单位：千元

基本建设投资实际完成额					科研基建				
合计	按用途分				合计	按来源分			
	科研仪器设备	科研土建工程	生产经营土建与设备	生活土建与设备		政府资金	企业资金	事业单位资金	其他资金
0	0	0	0	0	0	0	0	0	0

2016 年科学技术信息和文献机构资产与负债情况

单位：千元

资产总计	其中1：存货	其中2：年末固定资产原价					负债合计
		合计	其中：				
			科研房屋建筑物	科研仪器设备			
				合计	其中：进口		
88 473	29 087	54 645	0	54 645	0		19 523

2016 年科学技术信息和文献机构在研课题情况（一）

单位：个

课题数合计	其中：		基础研究	其中：		应用研究	其中：	
	当年开题	当年完成		当年开题	当年完成		当年开题	当年完成
84	18	63	12	3	3	2	0	2

2016 年科学技术信息和文献机构在研课题情况（二）

单位：个

试验发展	其中：		研究与试验发展成果应用	其中：		科技服务	其中：	
	当年开题	当年完成		当年开题	当年完成		当年开题	当年完成
37	8	31	0	0	0	33	7	27

2016 年科学技术信息和文献机构课题经费内部支出情况

单位：千元

合计	基础研究	应用研究	试验发展	研究与试验发展成果应用	科技服务
19 031	4 104	385	6 029	0	8 513

2016 年科学技术信息和文献机构课题折合工作量统计

单位：人年

合计	基础研究	应用研究	试验发展	研究与试验发展成果应用	科技服务
101	28	2	37	0	34

2016 年科学技术信息和文献机构 R&D 课题来源

单位：个

合计数	国家科技项目	地方科技项目	企业委托科技项目	自选科技项目	国际合作科技项目	其他科技项目
51	17	1	0	6	0	27

2016 年科学技术信息和文献机构 R&D 人员情况

单位：人

R&D 人员合计	其中：女性	按学历分				按工作量分	
		博士毕业	硕士毕业	本科毕业	其他	R&D 全时人员	R&D 非全时人员
111	78	46	43	18	4	61	50

2016 年科学技术信息和文献机构 R&D 工作量情况

单位：人年

R&D 人员折合全时工作量	R&D 研究人员折合全时工作量
102	77

2016 年科学技术信息和文献机构 R&D 经费

单位：千元

R&D 经费内部支出			R&D 经费外部支出				
合计	R&D 经常费支出	R&D 基本建设费	合计	其中：			
				对国内科研机构支出	对国内高等学校支出	对国内企业支出	对境外机构支出
20 996	20 996	0	0	0	0	0	0

2016 年科学技术信息和文献机构 R&D 经常费支出明细

单位：千元

合计	R&D 经常费支出									
	按费用类别分			按经费来源分					按活动类型分		
	人员费	设备购置费	其他	政府资金	企业资金	事业单位资金	国外资金	其他资金	基础研究	应用研究	试验发展
20 996	10 632	3 768	6 596	20 996	0	0	0	0	4 985	1 044	14 967

2016 年科学技术信息和文献机构 **R&D** 基本建设费明细　　　单位：千元

合计	R&D 基本建设费						
	按费用类别分		按经费来源分				
	仪器设备费	土建费	政府资金	企业资金	事业单位资金	国外资金	其他资金
0	0	0	0	0	0	0	0

2016 年科学技术信息和文献机构科技成果情况 （一）

科技论文与科技著作		
发表科技论文（篇）		出版科技著作（种）
篇数	其中：国外发表	
109	4	20

2016 年科学技术信息和文献机构科技成果情况 （二）

专利							
专利申请受理数（件）		专利授权数（件）			有效发明专利数（件）	专利所有权转让及许可数（件）	专利所有权转让与许可收入（千元）
件数	其中：发明专利	件数	其中：发明专利	其中：国外授权			
0	0	0	0	0	0	0	0

2016 年科学技术信息和文献机构科技成果情况 （三）

其他产出				
形成国家或行业标准数（项）	集成电路布图设计登记数（件）	植物新品种权授予数（项）	软件著作权数（件）	新药证书数（件）
0	0	0	10	0

2016 年科学技术信息和文献机构对外科技服务活动情况　　　单位：人年

合计	科技成果的示范性推广工作	为用户提供可行性报告、技术方案、建议及进行技术论证等技术咨询工作	地形、地质和水文考察、天文、气象和地震的日常观察	为社会和公众提供的测试、标准化、计量、计算、质量和专利服务	科技信息文献服务	其他科技服务活动	科技培训工作
9	3	0	0	0	5	0	1

2016 年科学技术信息和文献机构馆藏累计情况

图书、资料（册）	其中：		期刊（种）	其中：	缩微制品（张）	音像制品（张）	电子期刊（种）
	外文会议录	外文科技报告		外文原版期刊			
371 050	0	0	2 926	1 168	415	950	0

2016 年科学技术信息和文献机构引进国外数据库情况

书目文摘型			全文文献型			数值型			多媒体型		
数量（个）	数据记录量总量（万条）	数据记录量当年更新量（万条）	数量（个）	数据记录量总量（万条）	数据记录量当年更新量（万条）	数量（个）	数据记录量总量（万条）	数据记录量当年更新量（万条）	数量（个）	数据记录量总量（万条）	数据记录量当年更新量（万条）
1	800 000	800 000	1	15 000	15 000	0	0	0	0	0	0

2016 年科学技术信息和文献机构引进国内数据库情况

书目文摘型			全文文献型			数值型			多媒体型		
数量（个）	数据记录量总量（万条）	数据记录量当年更新量（万条）	数量（个）	数据记录量总量（万条）	数据记录量当年更新量（万条）	数量（个）	数据记录量总量（万条）	数据记录量当年更新量（万条）	数量（个）	数据记录量总量（万条）	数据记录量当年更新量（万条）
0	0	0	8	11 964 235	11 963 427	0	0	0	0	0	0

2016 年科学技术信息和文献机构自建数据库情况

书目文摘型			全文文献型			数值型			多媒体型		
数量（个）	数据记录量总量（万条）	数据记录量当年更新量（万条）	数量（个）	数据记录量总量（万条）	数据记录量当年更新量（万条）	数量（个）	数据记录量总量（万条）	数据记录量当年更新量（万条）	数量（个）	数据记录量总量（万条）	数据记录量当年更新量（万条）
1	148	8	0	0	0	0	0	0	1	30	0

2016 年科学技术信息和文献机构计算机有关设备情况

单位：台

计算机有关设备	其中：					复印机	摄、录像机	印刷设备
	大、中型机	小型机	微机	终端	扫描设备			
659	60	408	150	10	5	21	8	0

2016 年科学技术信息和文献机构网络情况

自建网络（个）		对外联网网上用户数（个）			
网络数	网上用户数	DIALOG	STN	OCLC	INTERNET
2	117	0	0	0	101

2016 年科学技术信息和文献机构信息服务情况

阅览（人次）	外借		资料复制（千页）	读者咨询（人次）	缩微制作（张）	课题检索（个）	查新（项）	专题咨询服务（次）	信息分析研究报告（篇）
	人次	册次							
1 320	1 200	1 623	4 387	268	110	46	260	32	26

2016 年科学技术信息和文献机构文献服务情况

文献信息加工		声像制作（部）	翻译（万字）		出版印刷			
文摘（篇）	数据库数据加工（条）		中译外	外译中	图书、资料（万字）	连续出版物（万字）	其中：电子版（种）	科技报告（种）
11 243	28 543	85	0	1	228	626	2	0

2016 年科学技术信息和文献机构电子信息利用情况（一）

数据库检索			网络信息检索			电子期刊利用		
次数（次）	机时（小时）	信息量（兆字节）	次数（次）	机时（小时）	信息量（兆字节）	次数（次）	机时（小时）	信息量（兆字节）
4 085 000	15 552	51 980	12 700	2 080	151 110 000	8 752 463	2 080	899 401

2016 年科学技术信息和文献机构电子信息利用情况（二）

从网上获得信息			向网上发布信息		
次数（次）	机时（小时）	信息量（兆字节）	次数（次）	机时（小时）	信息量（兆字节）
12 700	2 080	15 110 000	80	8 760	1 600 000

（三）R&D 活动单位

2016 年 R&D 活动单位人员情况　　单位：人

机构数	从业人员	从业人员按工作性质分类			外聘的流动学者	招收的非本单位在读研究生	离退休人员总数
		从事科技活动人员	从事生产、经营活动人员	其他人员			
26	2 860	984	27	1 849	8	42	186

2016 年 R&D 活动单位从事科技活动人员情况　　单位：人

从事科技活动人员	其中：女性	其中：		
		科技管理人员	课题活动人员	科技服务人员
984	483	123	693	168

2016 年 R&D 活动单位从事科技活动人员学历情况　　单位：人

合计	博士毕业	硕士毕业	本科毕业	大专毕业
984	138	341	421	78

2016 年 R&D 活动单位从事科技活动人员专业技术职称情况
单位：人

合计	高级职称	中级职称	初级职称	其他
984	411	360	115	98

2016 年 R&D 活动单位人员流动情况（一）
单位：人

本年新增人员	应届高校毕业生	招聘的其他人员	招聘的其他人员主要来源							其他新增人员
			其中：							
			来自研究院所	来自企业		来自高等学校	来自国外	来自政府部门		
				人数	其中：外资或合资企业					
2	2	0	0	0	0	0	0	0		0

2016 年 R&D 活动单位人员流动情况（二）
单位：人

本年减少人员	离退休人员	离开本单位的人员	离开本单位的人员							其他减少人员	本年不在岗人员
			其中：								
			流向研究院所	流向企业		流向高等学校	出国	流向政府部门			
				人数	其中：外资或合资企业						
2	2	0	0	0	0	0	0	0		0	0

2016 年 R&D 活动单位经常费收入情况（一）
单位：千元

本年收入总额	科技活动收入			生产、经营活动收入	其他收入		用于科技活动的借贷款
	合计	其中：			合计	其中：用于离退休人员的政府拨款	
		政府资金	非政府资金				
2 580 282	138 014	99 700	38 314	25 520	2 416 748	3 978	0

2016 年 R&D 活动单位经常费收入情况（二）
单位：千元

政府资金					非政府资金			国外资金
合计	其中：			全部政府资金中：来自地方政府的资金	合计	其中：		
	财政拨款	承担政府科研项目收入	其他			技术性收入		
						合计	其中：来自企业	
99 700	45 146	32 771	21 783	72 888	38 314	38 314	11 428	0

2016 年 R&D 活动单位经常费支出情况（一）
单位：千元

本年内部支出	内部支出按支出的活动性质分						其他支出
	科技活动支出				生产、经营活动支出		
	合计	其中：			合计	其中：经营税金	
		人员费	设备购置费	其他日常支出			
1 009 172	166 705	74 955	19 699	72 051	48 888	231	793 579

2016 年 R&D 活动单位经常费支出情况（二）
单位：千元

本年内部支出	内部支出按支出的经济性质和具体用途分					本年外部支出
	工资福利支出	对个人和家庭补助	商品和服务支出	其他	合计	其中：科技活动经费外部支出
1 009 172	630 314	87 937	132 176	158 745	1 287 122	11 771

2016 年 R&D 活动单位基本建设情况
单位：千元

基本建设投资实际完成额					科研基建				
合计	按用途分				合计	按来源分			
	科研仪器设备	科研土建工程	生产经营土建与设备	生活土建与设备		政府资金	企业资金	事业单位资金	其他资金
34 839	14 539	12 570	6 930	800	27 109	24 400	0	2 284	425

2016 年 R&D 活动单位资产与负债情况
单位：千元

资产总计	其中1：存货	其中2：年末固定资产原价					负债合计
		合计	其中：				
			科研房屋建筑物	科研仪器设备			
				合计	其中：进口		
1 451 808	114 512	752 800	363 174	243 291	19 478		580 788

2016 年 R&D 活动单位在研课题情况（一）
单位：个

课题数合计	其中：		基础研究	其中：		应用研究	其中：	
	当年开题	当年完成		当年开题	当年完成		当年开题	当年完成
169	81	41	80	30	22	32	23	3

2016 年 R&D 活动单位在研课题情况（二）
单位：个

试验发展	其中：		研究与试验发展成果应用	其中：		科技服务	其中：	
	当年开题	当年完成		当年开题	当年完成		当年开题	当年完成
36	18	6	3	1	0	18	9	10

2016 年 R&D 活动单位课题经费内部支出情况
单位：千元

合计	基础研究	应用研究	试验发展	研究与试验发展成果应用	科技服务
33 981	9 957	6 147	13 057	31	4 789

2016 年 R&D 活动单位课题折合工作量统计
单位：人年

合计	基础研究	应用研究	试验发展	研究与试验发展成果应用	科技服务
341	70	116	106	4	45

2016 年 R&D 活动单位 R&D 人员情况

单位：人

R&D人员合计	其中：	按学历分				按工作量分	
	女性	博士毕业	硕士毕业	本科毕业	其他	R&D全时人员	R&D非全时人员
545	259	84	228	193	40	207	338

2016 年 R&D 活动单位 R&D 工作量情况

单位：人年

R&D人员折合全时工作量	R&D研究人员折合全时工作量
337	249

2016 年 R&D 活动单位 R&D 经费

单位：千元

R&D经费内部支出			R&D经费外部支出				
合计	R&D经常费支出	R&D基本建设费	合计	其中：			
				对国内科研机构支出	对国内高等学校支出	对国内企业支出	对境外机构支出
66 866	47 571	19 295	1 666	448	1 218	0	0

2016 年 R&D 活动单位 R&D 经常费支出明细

单位：千元

	R&D经常费支出										
合计	按费用类别分			按经费来源分					按活动类型分		
	人员费	设备购置费	其他	政府资金	企业资金	事业单位资金	国外资金	其他资金	基础研究	应用研究	试验发展
47 571	20 985	9 132	17 454	33 932	0	8 701	4 938	0	22 902	8 612	16 057

2016 年 R&D 活动单位 R&D 基本建设费明细

单位：千元

	R&D基本建设费						
合计	按费用类别分		按经费来源分				
	仪器设备费	土建费	政府资金	企业资金	事业单位资金	国外资金	其他资金
19 295	7 565	11 730	18 745	0	510	0	40

2016 年 R&D 活动单位科技成果情况（一）

科技论文与科技著作		
发表科技论文（篇）		出版科技著作（种）
篇数	其中：国外发表	
561	129	50

2016 年 R&D 活动单位科技成果情况（二）

专利						
专利申请受理数（件）		专利授权数（件）			有效发明专利数（件）	专利所有权转让及许可数（件）	专利所有权转让与许可收入（千元）
件数	其中：发明专利	件数	其中：发明专利	其中：国外授权			
21	15	12	9	0	33	0	0

2016 年 R&D 活动单位科技成果情况（三）

其他产出

形成国家或行业标准数（项）	集成电路布图设计登记数（件）	植物新品种权授予数（项）	软件著作权数（件）	新药证书数（件）
0	0	0	2	0

2016 年 R&D 活动单位对外科技服务活动情况

单位：人年

合计	科技成果的示范性推广工作	为用户提供可行性报告、技术方案、建议及进行技术论证等技术咨询工作	地形、地质和水文考察、天文、气象和地震的日常观察	为社会和公众提供的测试、标准化、计量、计算、质量和专利服务	科技信息文献服务	其他科技服务活动	科技培训工作
138	7	2	0	3	21	61	44

（四）县属研究与开发机构

2016 年县属研究与开发机构人员情况

单位：人

机构数	从业人员	从业人员按工作性质分类			外聘的流动学者	招收的非本单位在读研究生	离退休人员总数
		从事科技活动人员	从事生产、经营活动人员	其他人员			
15	748	249	148	351	5	3	209

2016 年县属研究与开发机构从事科技活动人员情况

单位：人

从事科技活动人员	其中：女性	其中：		
		科技管理人员	课题活动人员	科技服务人员
249	115	47	156	46

2016 年县属研究与开发机构从事科技活动人员学历情况

单位：人

合计	博士毕业	硕士毕业	本科毕业	大专毕业
249	4	13	98	106

2016 年县属研究与开发机构从事科技活动人员专业技术职称情况

单位：人

合计	高级职称	中级职称	初级职称	其他
249	40	118	85	6

2016年县属研究与开发机构经常费收入情况（一）　　单位：千元

本年收入总额	科技活动收入			生产、经营活动收入	其他收入		用于科技活动的借贷款
	合计	其中：			合计	其中：用于离退休人员的政府拨款	
		政府资金	非政府资金				
165 722	18 502	15 544	2 958	144 219	3 001	676	0

2016年县属研究与开发机构经常费收入情况（二）　　单位：千元

政府资金					非政府资金			
合计	其中：			全部政府资金中：来自地方政府的资金	合计	其中：技术性收入		国外资金
	财政拨款	承担政府科研项目收入	其他			合计	其中：来自企业	
15 544	15 056	478	10	15 435	2 958	2 583	2 560	0

2016年县属研究与开发机构经常费支出情况（一）　　单位：千元

本年内部支出	内部支出按支出的活动性质分							
	科技活动支出				生产、经营活动支出		其他支出	
	合计	其中：			合计	其中：经营税金		
		人员费	设备购置费	其他日常支出				
148 987	26 572	19 093	1 754	5 725	116 393	0	6 022	

2016年县属研究与开发机构经常费支出情况（二）　　单位：千元

本年内部支出	内部支出按支出的经济性质和具体用途分				本年外部支出	
	工资福利支出	对个人和家庭补助	商品和服务支出	其他	合计	其中：科技活动经费外部支出
148 987	54 930	4 316	76 699	13 042	60	60

2016年县属研究与开发机构基本建设情况　　单位：千元

基本建设投资实际完成额					科研基建				
合计	按用途分				合计	按来源分			
	科研仪器设备	科研土建工程	生产经营土建与设备	生活土建与设备		政府资金	企业资金	事业单位资金	其他资金
13 322	212	90	13 010	10	302	0	0	286	16

2016 年县属研究与开发机构资产与负债情况

单位：千元

资产总计	其中1：存货	其中2：年末固定资产原价					负债合计
		合计	其中：				
			科研房屋建筑物	科研仪器设备			
				合计	其中：进口		
218 890	1 209	189 520	6 988	34 571	11 216		13 519

2016 年县属研究与开发机构在研课题情况 （一）

单位：个

课题数合计	其中：		基础研究	其中：		应用研究	其中：	
	当年开题	当年完成		当年开题	当年完成		当年开题	当年完成
23	12	5	2	2	0	8	1	3

2016 年县属研究与开发机构在研课题情况 （二）

单位：个

试验发展	其中：		研究与试验发展成果应用	其中：		科技服务	其中：	
	当年开题	当年完成		当年开题	当年完成		当年开题	当年完成
6	4	1	3	2	0	4	3	1

2016 年县属研究与开发机构课题经费内部支出情况

单位：千元

合计	基础研究	应用研究	试验发展	研究与试验发展成果应用	科技服务
1 526	234	273	846	35	138

2016 年县属研究与开发机构课题折合工作量统计

单位：人年

合计	基础研究	应用研究	试验发展	研究与试验发展成果应用	科技服务
75	17	27	13	7	11

2016 年县属研究与开发机构 R&D 课题来源

单位：个

合计数	国家科技项目	地方科技项目	企业委托科技项目	自选科技项目	国际合作科技项目	其他科技项目
16	0	15	0	0	0	1

2016 年县属研究与开发机构 R&D 人员情况

单位：人

R&D 人员合计	其中：	按学历分				按工作量分	
	女性	博士毕业	硕士毕业	本科毕业	其他	R&D全时人员	R&D非全时人员
81	35	3	13	27	38	55	26

2016 年县属研究与开发机构 R&D 工作量情况

单位：人年

R&D 人员折合全时工作量	R&D 研究人员折合全时工作量
65	25

2016 年县属研究与开发机构 R&D 经费

单位：千元

R&D 经费内部支出			R&D 经费外部支出				
合计	R&D 经常费支出	R&D 基本建设费	合计	其中：			
				对国内科研 机构支出	对国内高等 学校支出	对国内 企业支出	对境外 机构支出
7 168	7 168	0	10	0	10	0	0

2016 年县属研究与开发机构 R&D 经常费支出明细

单位：千元

R&D 经常费支出											
合计	按费用类别分			按经费来源分					按活动类型分		
	人员费	设备购 置费	其他	政府 资金	企业 资金	事业单 位资金	国外 资金	其他 资金	基础 研究	应用 研究	试验 发展
7 168	6 962	85	121	4 410	0	2 566	0	192	1 327	1 623	4 218

2016 年县属研究与开发机构 R&D 基本建设费明细

单位：千元

R&D 基本建设费							
合计	按费用类别分		按经费来源分				
	仪器设备费	土建费	政府资金	企业资金	事业单位资金	国外资金	其他资金
0	0	0	0	0	0	0	0

2016 年县属研究与开发机构科技成果情况（一）

科技论文与科技著作		
发表科技论文（篇）		出版科技著作（种）
篇数	其中：国外发表	
43	2	0

2016 年县属研究与开发机构科技成果情况（二）

专利							
专利申请受理数（件）		专利授权数（件）			有效发明 专利数（件）	专利所有权 转让及许 可数（件）	专利所有权 转让与许 可收入（千元）
件数	其中：发明 专利	件数	其中：发明 专利	其中：国外 授权			
0	0	0	0	0	2	0	0

2016 年县属研究与开发机构科技成果情况（三）

其他产出				
形成国家或行业 标准数（项）	集成电路布图 设计登记数（件）	植物新品种 权授予数（项）	软件著作 权数（件）	新药证书 数（件）
0	0	0	0	0

2016 年县属研究与开发机构对外科技服务活动情况

单位：人年

合计	科技成果的示范性推广工作	为用户提供可行性报告、技术方案、建议及进行技术论证等技术咨询工作	地形、地质和水文考察、天文气象和地震的日常观察	为社会和公众提供的测试、标准化、计量、计算、质量和专利服务	科技信息文献服务	其他科技服务活动	科技培训工作
15	5	0	0	6	0	0	4

五、中医财政拨款

2016 年国家财政支出及卫生计生部门医疗卫生财政拨款情况

单位：亿元

项目	绝对数	占国家财政支出比重（％）
国家财政支出	**187 841.14**	**100.00**
其中：医疗卫生	13 154.00	7.00
卫生计生部门财政拨款	6 640.75	3.54
其中：医疗卫生	5 967.71	3.18
中医机构财政拨款	415.80	0.22
其中：医疗卫生	360.84	0.19

2016 年卫生计生部门财政拨款按功能分类情况

单位：万元

项目	卫生计生部门财政拨款	中医机构财政拨款	中医机构所占比例（％）
合计	**66 407 475.21**	**4 158 030.31**	**6.26**
一般公共服务	77 977.86	3 591.64	4.61
公共安全	1 430.77	73.10	5.11
教育	728 065.99	55 143.23	7.57
科学技术	580 905.58	89 396.87	15.39
文化体育与传媒	5 736.71	48.14	0.84
社会保障和就业	3 089 158.84	240 440.04	7.78
社会保险基金支出	212 053.56	2 523.54	1.19
医疗卫生与计划生育	59 677 147.59	3 608 353.87	6.05
城乡社区事务	468 975.13	62 998.89	13.43
其他支出	581 298.60	42 390.49	7.29

2016 年卫生计生部门医疗卫生财政拨款按功能分类情况

单位：万元

项目	卫生计生部门财政拨款	中医机构财政拨款	中医机构所占比例（％）
医疗卫生	**59 677 147.59**	**3 608 353.87**	**6.05**
医疗卫生管理事务	4 320 181.04	21 568.42	0.50
公立医院	18 167 554.12	3 121 870.53	17.18
基层医疗卫生机构	12 662 978.88	50 852.23	0.40
公共卫生	13 846 184.07	89 888.14	0.65
医疗保障	2 910 295.94	45 765.44	1.57
中医药	269 970.91	148 874.27	55.14
食品和药品监督管理事务	50 915.12	23.14	0.05
其他医疗卫生支出	2 229 433.02	126 202.63	5.66

2016 年卫生计生部门医疗卫生财政拨款分省一览表

单位：万元

地区	卫生计生部门财政拨款	中医机构财政拨款	中医机构所占比例（%）
卫计委汇总	**59 677 147.59**	**3 608 353.87**	**6.05**
北京市	2 446 114.92	162 092.46	6.63
天津市	994 325.30	82 140.52	8.26
河北省	2 082 158.40	102 149.76	4.91
山西省	1 672 494.34	128 250.27	7.67
内蒙古自治区	1 495 123.57	155 367.43	10.39
辽宁省	1 197 168.98	45 227.04	3.78
吉林省	1 359 821.06	113 389.71	8.34
黑龙江省	1 371 587.06	96 098.00	7.01
上海市	2 428 934.37	97 212.15	4.00
江苏省	3 649 076.48	204 729.50	5.61
浙江省	2 987 887.65	218 542.75	7.31
安徽省	1 690 746.43	85 109.51	5.03
福建省	1 774 718.52	79 349.21	4.47
江西省	1 501 751.97	101 482.03	6.76
山东省	3 299 416.69	154 472.75	4.68
河南省	2 746 468.32	144 716.64	5.27
湖北省	1 812 149.16	96 704.67	5.34
湖南省	2 028 489.28	101 537.56	5.01
广东省	4 987 002.98	301 604.48	6.05
广西壮族自治区	1 831 952.66	111 343.67	6.08
海南省	585 661.71	33 964.39	5.80
重庆市	1 133 446.81	64 537.37	5.69
四川省	3 367 299.85	193 309.21	5.74
贵州省	2 233 898.30	97 785.87	4.38
云南省	1 898 664.48	133 278.58	7.02
西藏自治区	464 605.92	30 047.90	6.47
陕西省	1 890 595.82	143 095.47	7.57
甘肃省	1 412 586.19	108 585.55	7.69
青海省	522 564.55	46 534.13	8.90
宁夏回族自治区	416 163.51	33 940.16	8.16
新疆维吾尔自治区	1 601 553.84	101 413.23	6.33
新疆生产建设兵团	242 202.79	1 361.30	0.56
卫计委直属单位	511 535.08	0.00	—
国家中医药管理局	38 980.60	38 980.60	100.00

2016 年中医机构医疗卫生财政拨款按功能分类分省一览表（一）

单位：万元

地区	医疗卫生合计	医疗卫生管理事务	公立医院	基层医疗卫生机构	公共卫生
卫计委汇总	**3 608 353.87**	**21 568.42**	**3 121 870.53**	**50 852.23**	**89 888.14**
北京市	162 092.46	286.90	146 320.46	1 862.54	300.87
天津市	82 140.52	347.00	72 487.64	2 307.42	3 025.88
河北省	102 149.76	1 630.88	89 285.81	184.60	3 992.84
山西省	128 250.27	275.81	116 596.52	501.48	1 948.59
内蒙古自治区	155 367.43	291.22	144 178.76	2 573.03	4 399.28
辽宁省	45 227.04	170.46	37 452.36	487.36	1 662.21
吉林省	113 389.71	300.00	99 630.43	1 534.58	4 435.89
黑龙江省	96 098.00	108.88	92 628.49	630.50	497.15
上海市	97 212.15	101.03	88 475.75	0.00	13.00
江苏省	204 729.50	2 325.78	152 736.97	7 007.95	3 839.98
浙江省	218 542.75	3 163.28	173 512.75	3 699.47	5 297.81
安徽省	85 109.51	16.18	80 082.56	134.99	899.07
福建省	79 349.21	66.34	68 379.90	2 507.94	1 288.98
江西省	101 482.03	169.47	92 608.00	689.11	4 067.46
山东省	154 472.75	344.69	136 778.25	3 285.73	6 073.21
河南省	144 716.64	2 009.35	132 853.76	3 220.45	1 629.38
湖北省	96 704.67	139.25	82 619.07	824.61	3 488.29
湖南省	101 537.56	648.60	93 203.77	405.90	2 810.53
广东省	301 604.48	1 331.49	272 767.93	5 525.02	2 144.53
广西壮族自治区	111 343.67	552.39	89 646.06	1 590.19	7 348.70
海南省	33 964.39	0.00	30 526.27	15.66	746.97
重庆市	64 537.37	2 434.19	43 828.04	4 225.35	7 477.81
四川省	193 309.21	987.97	126 044.29	1 417.00	3 376.35
贵州省	97 785.87	260.26	91 647.30	166.97	3 166.54
云南省	133 278.58	114.39	113 550.53	1 419.35	7 923.51
西藏自治区	30 047.90	0.00	26 371.64	0.00	754.54
陕西省	143 095.47	548.00	136 057.76	1 393.42	2 419.47
甘肃省	108 585.55	185.61	92 026.86	1 842.83	1 140.54
青海省	46 534.13	340.60	43 404.42	1 360.91	85.49
宁夏回族自治区	33 940.16	25.02	30 047.08	6.92	2 640.45
新疆维吾尔自治区	101 413.23	0.00	96 127.33	30.96	992.83
新疆生产建设兵团	1 361.30	0.00	1 361.30	0.00	0.00
国家中医药管理局	38 980.60	2 393.36	28 632.46	0.00	0.00

2016 年中医机构医疗卫生财政拨款按功能分类分省一览表（二）　单位：万元

地区	医疗保障	中医药	其中:		食品和药品监督管理事务	其他医疗卫生支出
			中医(民族医)药专项	其他中医药支出		
卫计委汇总	**45 765.44**	**148 874.27**	**113 396.08**	**35 478.19**	**23.14**	**126 202.63**
北京市	5 215.64	6 656.30	5 860.46	795.83	0.00	1 337.62
天津市	2 834.99	1 078.69	1 005.19	73.50	0.00	55.56
河北省	521.57	3 868.15	2 975.68	892.47	0.00	727.25
山西省	2 587.08	4 884.72	2 052.43	2 832.29	0.00	1 391.01
内蒙古自治区	1 333.03	1 805.88	1 029.50	776.38	2.46	763.78
辽宁省	339.34	843.60	843.60	0.00	0.20	4 269.05
吉林省	2 847.53	2 415.98	2 405.98	10.00	6.05	2 208.25
黑龙江省	562.24	1 517.74	1 517.74	0.00	0.00	153.00
上海市	2 009.31	5 844.32	0.00	5 844.32	0.00	768.74
江苏省	803.06	19 021.62	17 711.31	1 310.31	5.80	18 984.34
浙江省	6 796.97	11 257.54	10 343.59	913.95	0.00	14 709.64
安徽省	243.28	2 670.44	2 329.04	341.40	0.00	1 063.00
福建省	1 485.42	2 713.70	2 672.20	41.50	0.00	2 776.76
江西省	584.49	2 845.42	1 056.76	1 788.66	0.00	468.09
山东省	1 884.28	1 429.35	1 411.35	18.00	8.31	4 535.84
河南省	106.42	3 955.28	3 911.58	43.70	0.00	942.00
湖北省	1 091.19	1 277.99	1 238.49	39.50	0.00	7 256.81
湖南省	105.06	2 778.75	2 004.37	774.38	0.00	1 584.94
广东省	2 604.28	10 926.69	8 870.50	2 056.19	0.00	5 790.59
广西壮族自治区	930.67	10 967.69	6 313.01	4 654.68	0.33	273.93
海南省	48.48	2 577.00	2 577.00	0.00	0.00	50.00
重庆市	2 088.15	3 465.74	2 011.70	1 454.04	0.00	998.52
四川省	2 480.21	17 295.73	13 172.95	4 122.78	0.00	41 676.04
贵州省	796.26	145.00	145.00	0.00	0.00	1 578.82
云南省	2 952.11	5 141.78	3 516.45	1 625.33	0.00	2 085.24
西藏自治区	63.67	2 858.04	2 858.04	0.00	0.00	0.00
陕西省	29.75	1 954.66	305.00	1 649.66	0.00	692.40
甘肃省	870.08	3 794.41	976.10	2 818.31	0.00	8 715.62
青海省	254.34	811.00	811.00	0.00	0.00	277.36
宁夏回族自治区	356.55	794.12	689.90	104.22	0.00	68.43
新疆维吾尔自治区	939.95	3 322.15	3 322.15	0.00	0.00	0.00
新疆生产建设兵团	0.00	0.00	0.00	0.00	0.00	0.00
国家中医药管理局	0.00	7 954.78	7 458.00	496.78	0.00	0.00

荣誉篇（选编）

【2016 年度国家科学技术奖（中医药系统）】 2016 年度国家科学技术奖励大会在北京召开，国家最高科学技术奖、国家自然科学奖、国家技术发明奖、国家科技进步奖和国际科技合作奖 5 项大奖结果公布。中国科学院物理研究所赵忠贤院士和中国中医科学院屠呦呦研究员获国家最高科学技术奖。

2016 年度国家科学技术奖共授奖 279 个项目、7 名科技专家和 1 个国际组织。其中，国家最高科学技术奖 2 人；国家自然科学奖 42 项，其中一等奖 1 项、二等奖 41 项；国家技术发明奖 66 项，其中一等奖 3 项、二等奖 63 项；国家科学技术进步奖 171 项，其中特等奖 2 项、一等奖 20 项、二等奖 149 项；授予 5 名外籍科技专家和 1 个国际组织中华人民共和国国际科学技术合作奖。

中医药系统获奖名单：

一、国家最高科学技术奖获奖人

屠呦呦研究员 中国中医科学院

二、国家科学技术进步奖

1. 一等奖（1 项）

IgA 肾病中西医结合证治规律与诊疗关键技术的创研及应用

主要完成人：陈香美、蔡广研、王永钧、邓跃毅、司徒卓俊、唐海涛、彭佑铭、郑丰、冯哲、孙雪峰、陈洪宇、张雪光、谢院生、朱斌、陈万佳

主要完成单位（完成人所在单位）：中国人民解放军总医院、江苏苏中药业集团股份有限公司、杭州市中医院、上海中医药大学附属龙华医院、香港中文大学、中南大学湘雅二医院、大连医科大学附属第二医院

推荐单位（人）：中国中西医结合学会

2. 二等奖（4 项）

（1）国际化导向的中药整体质量标准体系创建与应用

主要完成人：果德安、钱忠直、吴婉莹、郑璐、叶敏、宋宗华、石上梅、陈明、孙仁弟、谢天培

主要完成单位：中国科学院上海药物研究所、国家药典委员会、北京大学、扬子江药业集团有限公

司、广西梧州制药（集团）股份有限公司、上海绿谷制药有限公司、上海诗丹德生物技术有限公司

（2）中草药 DNA 条形码物种鉴定体系

主要完成人：陈士林、宋经元、姚辉、王一涛、韩建萍、庞晓慧、石林春、李西文、朱英杰、胡志刚

主要完成单位：北京协和医学院 - 清华大学医学部、中国中医科学院中药研究所、湖北中医药大学、盛实百草药业有限公司、广州王老吉药业股份有限公司、澳门大学、四川新荷花中药饮片股份有限公司

（3）益气活血法治疗糖尿病肾病显性蛋白尿的临床与基础研究

主要完成人：李平、王义明、梁琼麟、刘建勋、罗国安、张特利、张浩军、赵婷婷、李靖、严美花

主要完成单位：中日友好医院、清华大学、中国中医科学院西苑医院、神威药业集团有限公司、北京中医药大学东直门医院

（4）中医治疗非小细胞肺癌体系的创建与应用

主要完成人：林洪生、花宝金、侯炜、李杰、张培彤、王沈玉、解英、贾立群、杨宇飞、李萍萍

主要完成单位：中国中医科学院广安门医院、辽宁省肿瘤医院、山西省肿瘤医院、中日友好医院、中国中医科学院西苑医院、北京肿瘤医院

（胡 彬）

【屠呦呦获"全国优秀共产党员"称号】 2016 年 7 月 1 日，中共中央授予屠呦呦"全国优秀共产党员"称号。85 岁的屠呦呦说："我要按照共产党员的标准严格要求自己，多考虑党和国家的需求。"1969 年，中国中医科学院的前身卫生部中医研究院参加全国"523"抗击疟疾研究项目，屠呦呦被任命为课题组组长。屠呦呦没有辜负党和国家对她的信任，她的研究挽救了全世界数百万人的生命，她的精神激励着全中国无数科研工作者。

（栗 征）

【国家首次表彰中医药高校教学名师】 2016 年 12 月 29 日，国家中医药管理局、教育部、国家卫生计生委在北京人民大会堂举办中医药高等学校教学名师表彰大会，授予丁樱等 60 位教师（名单见文献篇·专题篇）中医药高等学校教学名师荣誉称号。这是新中国成立以来，国家首次对中医药高等学校教学名师进行评选表彰。

（陈海波）

【国医大师李济仁家庭获评首届全国文明家庭】 2016 年 12 月 12 日，我国首届全国文明家庭表彰大会在北京举行。首届国医大师李济仁家庭被评选为首届全国文明家庭。评选活动由中央精神文明建设指导委员会组织开展，以爱国守法、遵德守礼、平等和谐、敬业诚信、家教良好、家风淳朴、绿色节俭、热心公益 8 个方面为标准，从全国范围评选出 300 户文明家庭。

（周 颖）

【2015～2016 年度卫生计生系统全国青年文明号表彰名单（国家中医药管理局系统）】 2016 年，中国中医科学院眼科医院检验科获得 2015～2016 年度全国青年文明号称号。

（刘 灿）

【2013～2015 年度中央国家机关优秀共青团员、优秀共青团干部和五四红旗团委（团支部）表彰名单（国家中医药管理局系统）】

一、2013～2015 年度中央国家机关优秀共青团员

黄橙紫 国家中医药管理局规划财务司预算财务处

陈媛媛 中国中医科学院眼科医院

二、2013～2015 年度中央国家机关优秀共青团干部

白雪莲 中国中医科学院西苑医院团委副书记

刘金花 中国中医科学院望京医院团委书记

翟理 中国中医药出版社团支部书记

三、2013～2015 年度中央国家机关五四红旗团委（团支部）

国家中医药管理局直属机关团委

中国中医科学院广安门医院药剂科团支部

（刘　灿）

【8 名中医师获第十届中国医师奖】

2016 年 6 月 26 日，第十届"中国医师奖"在北京颁奖。80 名医师代表获此殊荣。获奖者来自全国 31 个省、自治区、直辖市，获奖专业涵盖中医内科、内科、外科、妇科、儿科、全科、口腔、核医学等 11 个学科。获奖人员均来自临床一线，基层医师占近 1/4。其中，中医药（含民族医药）领域有 8 位医师获奖。获奖的 8 位中医师（含民族医）为：上海中医药大学附属岳阳医院皮肤科主任医师李斌，库伦旗额勒顺镇苏日图嘎查乡村卫生室蒙医医师哈申通拉嘎，黑龙江中医药大学附属第二医院中医康复主任医师唐强，郯县妇幼保健院中医内科副主任医师谢守祯，湖南省祁阳县文明铺镇中心卫生院中医骨科副主任医师曾劲松，广东省中医院心血管病主任医师张敏州，广西中医药大学第一附属医院中医内科主任医师史伟，西藏自治区那曲地区双湖县巴岭乡卫生院藏医药中级医师尕藏东主。

"中国医师奖"是国务院审核保留，并经国家卫生计生委批准，于 2003 年设立的我国医师行业的最高奖项，每 2 年评选 1 次。迄今，已成功举办 10 届，表彰 785 位优秀医师代表。

（丁　洋）

【张伯礼院士获 2016 年吴阶平医学奖，王喜军获医药创新奖】

2016 年，中国中医科学院院长张伯礼院士获得 2016 年吴阶平医学奖。黑龙江中医药大学副校长、中药学专家王喜军教授获得 2016 年吴阶平医药创新奖。

由吴阶平医学基金会设立的吴阶平医学奖，是经原卫生部、科技部批准的我国医药卫生领域最高规格的个人奖项，主要用于奖励在医学临床、科研、教育、公共卫生和卫生事业管理等工作中做出突出贡献、取得显著成果的个人，旨在弘扬吴阶平院士等老一辈医务工作者的高尚医德医风，提高广大医务工作者科技创新能力和临床医疗服务水平。

（高　欣）

【3 项中医药项目获中国标准创新贡献奖】

中国标准创新贡献奖于 2006 年由国家质检总局和国家标准委设立，是我国标准化领域最高奖项。为落实国务院《深化标准化工作改革方案》，2016 年中国标准创新贡献奖评选活动在指导思想、评选范围、评选规则和程序等方面都突出了改革导向。经申报推荐、形式审查、审查结果公示、专业初评、现场评审、评审委员会评审、公式和异议处理以及领导小组审定等环节，评选出各奖项获奖名单。在 2016 年中国标准创新贡献奖评选结果中，"地理标志产品吉林长白山人参"获项目二等奖；中国中医科学院黄璐琦获标准突出贡献奖；全国针灸标准化技术委员会获得组织奖。

（周曼仪）

【天士力控股集团获第四届中国工业大奖】

2016 年 12 月 11 日，第四届中国工业大奖发布会在人民大会堂举行，中国运载火箭技术研究院等 13 家企业、航母工程等 9 个项目获得大奖。其中，中药企业天士力控股集团获得中国工业大奖。此外，金花企业（集团）股份有限公司的"人工虎骨粉及其制剂产业化项目"和陕西摩美得制药有限公司的"心速宁胶囊" 2 个中药领域项目获得本届中国工业大奖提名奖。

中国工业大奖是国务院批准设立的我国工业领域最高奖项，旨在表彰坚持科学发展观、走中国特色新型工业化道路，代表我国工业化的方向、道路和精神，代表工业发展最高水平，对增强综合国力、推动国民经济发展做出重大贡献的工业企业和项目，以树立一批优秀标杆企业和项目，并带动形成一大批具有核心竞争力的企业。大奖包括"中国工业大奖""中国工业大奖表彰奖"和"中国工业大奖提名奖" 3 个层次奖项，由中国工业经济联合会联合 12 家全国性行业协会共同组织实施，每 3 年评选表彰 1 次。

（高　欣）

管理干部篇

【国家中医药管理局领导】

国家卫生计生委党组成员、副主任，国家中医药管理局
　党组书记、局长：王国强

副局长：于文明

党组成员、副局长：马建中

党组成员、副局长：王志勇

党组成员、副局长：闫树江

【国家中医药管理局部门负责人】

◆办公室

主　任：查德忠

巡视员：赵　明（女）（2016 年 3 月退休）

副主任：余海洋

副巡视员、信访办公室（综合处）主任（处长）：陈　伟

◆人事教育司

司　长：卢国慧（女）

巡视员、副司长：金二澄（2016 年 12 月任巡视员）

巡视员：马继红（女）（2016 年 7 月退休）

副司长：程海波（挂职时间 2016 年 1～12 月）

副巡视员：崔丽君（女）

◆规划财务司

司　长：苏钢强（女）

◆政策法规与监督司

司　长：桑滨生（2016 年 3 月退休）

司　长：李　昱（2016 年 12 月任职）

副司长：麻　颖（副局级）

副司长：杨荣臣

副巡视员、监督处处长：刘文武

◆医政司（中西医结合与民族医药司）

司　长：蒋　健（女）

副司长：杨龙会（2016 年 12 月免职）

副司长：陆建伟

◆科技司

司　长：曹洪欣（正局级）

副司长：李　昱（2016 年 12 月免职）

副司长：周　杰

◆国际合作司（港澳台办公室）

司　长：王笑频（女）

副司长：吴振斗（2016 年 9 月兼任国家中医药管理局传
　统医药国际交流中心副主任）

副司长：朱海东

◆机关党委

常务副书记：张为佳

副巡视员、机关党委办公室主任：陈梦生

副巡视员、机关纪委书记：朱　桂（女）

【国家中医药管理局直属单位正、副职领导】

◆国家中医药管理局机关服务中心

主　任：刘伯尧（2016 年 11 月任职）

副主任：关树华

副主任：张印生

◆中国中医科学院

党委书记、副院长：王　炼

院长、中国中医科学院研究生院院长：张伯礼

党委常委、常务副院长（正局级），中国中医科学院中药
　资源中心主任：黄璐琦

党委常委、副院长、中国中医科学院眼科医院院长：
　范吉平（2016 年 11 月免职）

党委常委、副院长：王申和

党委副书记、纪委书记：武　东

党委常委、副院长：杨龙会（2016 年 12 月任职）

◆中华中医药学会

秘书长：曹正逵（2016 年 4 月退休）

秘书长：王国辰（2016 年 9 月任职）

副秘书长：谢　钟

副秘书长：刘　平（2016 年 12 月任职）

◆中国中医药报社

社　长、总编辑：王淑军

常务副社长（正局级）、副总编辑：濮传文

副社长：陆　静（女）

副社长、副总编辑：罗会斌（2016 年 12 月任职）

◆中国中医药出版社

社　长、副总编辑：王国辰（2016 年 9 月免职）

社　长、总编辑：范吉平（2016 年 11 月任职）

副社长：林超岱

副社长：李秀明

副总编辑：李占永（2016 年 12 月任职）

◆中国中医药科技开发交流中心

主　任：黄　晖

副主任：杨德昌

副主任：魏　伟

◆国家中医药管理局传统医药国际交流中心

主　任：黄振辉（2016 年 8 月免职）

副主任：吴振斗（2016 年 9 月兼任）

◆国家中医药管理局对台港澳中医药交流合作中心

主　任：杨金生

副主任：赵　莉（女）（2016年8月退休）
副主任：崔朝阳

◆**国家中医药管理局中医师资格认证中心**
主　任：杨金生（兼职）
副主任：周　杰（挂职）
副主任：李亚宁（2016年11月退休）

【各省、自治区、直辖市、新疆生产建设兵团、计划单列市、副省级城市主管中医药工作负责人】
◆**北京市**
北京市中医管理局局长：屠志涛
北京市中医管理局副局长：罗增刚
北京市中医管理局副局长：禹　震

◆**天津市**
天津市卫生计生委副主任：申长虹

◆**河北省**
河北省卫生计生委党组书记、主任（分管中医药工作）：张绍廉
河北省卫生计生委党组成员、河北省中医药管理局分党组书记、局长：姜建明
河北省中医药管理局分党组成员、副局长：胡永平
河北省中医药管理局分党组成员、副局长：刘彦红（女）

◆**山西省**
山西省卫生计生委副主任：刘中雨
山西省中医药管理局局长：冀孝如
山西省中医药管理局副局长：刘　浚

◆**内蒙古自治区**
内蒙古自治区蒙中医药管理局局长：乌　兰（女）
内蒙古自治区蒙中医药管理局副局长：于连云（女）
内蒙古自治区蒙中医药管理局副局长：杨志华

◆**辽宁省**
辽宁省卫生计生委副主任、辽宁省中医药管理局局长：陈金玉（女）
辽宁省中医药管理局副局长：张立军

◆**吉林省**
吉林省卫生计生委副主任、吉林省中医药管理局局长：邱德亮
吉林省中医药管理局副局长：毕明深
吉林省中医药管理局副局长：宋秀英（女）（2016年11月任职）
吉林省中医药管理局副巡视员：李芳生（2016年4月退休）

◆**黑龙江省**
黑龙江省卫生计生委副主任、黑龙江省中医药管理局局长：王学军

◆**上海市**
上海市卫生计生委副主任、上海市中医药发展办公室主任：郑　锦（女）（2016年6月30日免职）
注：上海市卫生计生委主任邬惊雷2016年9月28日～2017年3月10日分管中医药工作

◆**江苏省**
江苏省卫生计生委巡视员：陈亦江

◆**浙江省**
浙江省卫生计生委副主任：徐润龙
浙江省中医药管理局局长：徐伟伟
浙江省中医药管理局副局长：蔡利辉
浙江省中医药管理局副局长：吴建锡

◆**安徽省**
安徽省卫生计生委主任、安徽省中医药管理局局长：于德志
安徽省卫生计生委副主任、安徽省中医药管理局副局长：董明培

◆**福建省**
福建省卫生计生委副主任：阮诗玮
福建省中医药管理局局长：钱新春
福建省中医药管理局副局长：黄　昱（女）

◆**江西省**
江西省卫生计生委副主任：程关华
江西省中医药管理局局长（处长）：周秋生
江西省中医药管理局副局长（副处长）：刘希伟

◆**山东省**
山东省中医药管理局局长：孙春玲（女）（2017年1月任职）

◆**河南省**
河南省卫生计生委副主任、河南省中医管理局局长：张重刚
河南省中医管理局副巡视员：韩新峰
河南省中医管理局副局长：张健锋

◆**湖北省**
湖北省卫生计生委副主任：姚　云
湖北省卫生计生委巡视员：黄运虎
湖北省中医药管理局局长：刘学安
湖北省卫生计生监察专员：郭承初
湖北省中医药管理局副局长：李　平

湖北省中医药管理局副局长：罗晓琴（女）

◆湖南省
湖南省卫生计生委副主任、湖南省中医药管理局局长：
　邵湘宁
湖南省中医药管理局副局长：李国忠
湖南省中医药管理局副局长：毛泽禾

◆广东省
广东省卫生计生委党组成员、广东省中医药局局长：
　徐庆锋
广东省中医药局副局长：李梓廉
广东省中医药局副局长：柯　忠
广东省中医药局副巡视员：华　建（女）

◆广西壮族自治区
广西壮族自治区卫生计生委副主任、广西壮族自治区中
　医药管理局局长：王　勇
广西壮族自治区卫生计生委副巡视员、广西壮族自治区
　中医药管理局副局长：彭跃钢

◆海南省
海南省卫生计生委副主任、海南省中医药管理局局长：
　吴　明
海南省中医药管理局副局长：徐清宁

◆重庆市
重庆市卫生计生委副主任、重庆市中医管理局副局长：
　方明金

◆四川省
四川省中医药管理局党组书记、局长，四川省卫生计生
　委党组成员：田兴军
四川省中医药管理局党组成员、副局长：罗　建
四川省中医药管理局党组成员、副局长：杨正春
四川省中医药管理局党组成员、机关党委书记：方　清
　（女）

◆贵州省
贵州省卫生计生委副主任、贵州省中医药管理局局长：
　杨　洪
贵州省中医药管理局副局长：汪　浩

◆云南省
云南省卫生计生委党组副书记（正厅级）、副主任，云南
　省中医药管理局局长：郑　进
云南省中医药管理局常务副局长：杨丽娟

◆西藏自治区
西藏自治区卫生计生委副主任：白玛桑布

西藏自治区藏医药管理局局长：白玛央珍（女）
西藏自治区藏医药管理局副局长：巴　桑
西藏自治区藏医药管理局副局长：德　吉（女）

◆陕西省
陕西省中医药管理局局长：马光辉

◆甘肃省
甘肃省卫生计生委副主任、甘肃省中医药管理局局长：
　甘培尚
甘肃省中医药管理局副局长：崔庆荣
甘肃省中医药管理局副局长：张　云
甘肃省中医药管理局副局长：李清霞（女）

◆青海省
青海省卫生计生委副主任：王晓勤
青海省中藏医药管理局局长：江　华

◆宁夏回族自治区
宁夏回族自治区卫生计生委副主任、宁夏回族自治区中
　医药回医药管理局局长：黄　涌
宁夏回族自治区中医药回医药管理局副局长：王筱宏
宁夏回族自治区中医药回医药管理局副局长：陈海波

◆新疆维吾尔自治区
新疆维吾尔自治区卫生计生委党组成员、副主任，新疆维
　吾尔自治区中医民族医药管理局局长：阿不都热依木·
　玉苏甫
新疆维吾尔自治区中医民族医药管理局副局长：庞爱民
　（女）
新疆维吾尔自治区中医民族医药管理局副局长：赵新建
新疆维吾尔自治区中医民族医药管理局副局长（挂职）：
　席　敏

◆新疆生产建设兵团
新疆生产建设兵团卫生局局长：朱东兵
新疆生产建设兵团卫生局副局长：何　红（女）

◆沈阳市
沈阳市卫生计生委副主任：裴庆双

◆长春市
长春市卫生计生委主任、长春市中医药管理局局长：马　平

◆哈尔滨市
哈尔滨市卫生计生委副主任：刘　楠

◆南京市
南京市卫生计生委主任：孙家兴
南京市卫生计生委副主任：王　静（女）

◆杭州市
杭州市卫生计生委副主任：孙雍容（女）

◆济南市
济南市中医药管理局局长：贾堂宏
济南市中医药管理局副局长：米宽庆

◆武汉市
武汉市卫生计生委副主任：彭厚鹏

◆广州市
广州市卫生计生委巡视员、党组成员：刘忠奇

◆成都市
成都市卫生计生委（成都市中医管理局）主任：谢　强
成都市卫生计生委（成都市中医管理局）副主任：
　张　鹰（女）

◆西安市
西安市中医药管理局局长：孟祥东

西安市中医药管理局副局长：王初照

◆大连市
大连市卫生计生委副主任：陈海龙

◆宁波市
宁波市卫生计生委副主任：章国平
宁波市中医药管理局局长：徐伟民

◆厦门市
厦门市卫生计生委主任：杨叔禹
厦门市卫生计生委副主任：王抱青（女）

◆青岛市
青岛市卫生计生委党委书记、主任，青岛市中医药管理
　局局长：杨锡祥
青岛市中医药管理局专职副局长：赵国磊

◆深圳市
深圳市卫生计生委副主任：常巨平

机构名录篇

【国家中医药管理局】

2016年，国家中医药管理局机关行政编制98人。其中含两委人员编制、援派机动编制、离退休干部工作人员。

◆**办公室**

行政编制15人，其中正副司长职数3人，秘书一处4人，秘书二处2人，新闻办公室（文化建设处）3人，信访办（综合处）3人。

◆**人事教育司**

行政编制13人，其中正副司长职数3人，干部处3人，人事处2人，综合协调处2人，师承继教处3人。

◆**规划财务司**

行政编制10人，其中正副司长职数2人，综合处2人，规划投资处3人，预算财务处3人。

◆**政策法规与监督司**

行政编制11人，其中正副司长职数2人，政策研究室2人，法规与标准处（行政复议办公室）4人，监督处3人。

◆**医政司（中西医结合与民族医药司）**

行政编制13人，其中正副司长职数3人，综合处2人，医疗管理处4人，基层服务管理处2人，中西医结合与民族医药处2人。

◆**科技司**

行政编制10人，其中正副司长职数2人，综合处2人，中医科技处4人，中药科技处2人。

◆**国际合作司（港澳台办公室）**

行政编制11人，其中正副司长职数2人，亚美多边处3人，欧大非洲处4人，港澳台处2人。

◆**机关党委**

行政编制5人，其中机关党委常务副书记1人，机关党委办公室（纪检监察室）4人。

另，离退休干部办公室由人事教育司代管，行政编制3人。

【国家中医药管理局直属单位】

◆**国家中医药管理局机关服务中心**

地　　址：北京市东城区工体西路1号

邮　　编：100027

电　　话：010－59957788

传　　真：010－59957745

机构概况：内设办公室、财务处、物业处（保卫处）、节能处、资产管理处、外事项目处、监测与信息处。中心领导班子3人（主任1人，副主任2人），处级机构设置7个，实有职工38人，其中党员19人，硕士研究生2人，大学学历18人。

◆**中国中医科学院**

地　　址：北京市东城区东直门内南小街16号

邮　　编：100700

电　　话：010－64014356

传　　真：010－64007743

电子信箱：kxyyzb@163.com

网　　址：www.cacms.ac.cn

机构概况：中国中医科学院职能处室包括院长办公室、党委办公室、党委组织部、新闻宣传中心、纪检监察处、人事处（博士后管理办公室）、计划财务处（财务结算中心）、行政保卫处、离退休干部管理处、科研管理处、学术管理处、医院管理处、教育管理处、国际合作处、产业管理处、基本建设处、审计处、工会、团委、信息管理中心、中医药发展研究中心（中医药健康服务推进办公室）、中医药防治艾滋病研究中心、后勤服务中心、中药资源中心、中医药数据中心。挂靠社团有中国针灸学会、世界针灸学会联合会、中国中西医结合学会。产业单位有中医杂志社、中医古籍出版社、实验药厂、科技合作中心、北京华神制药有限公司、中国中医科学院门诊部（培训中心）。二级单位有广安门医院、西苑医院、望京医院、眼科医院、中药研究所、针灸研究所、中医基础理论研究所、中医药信息研究所、中国医史文献研究所、中医临床基础医学研究所、医学实验中心、研究生院。2016年，正式编制名额4864人，其中副厅级18人，正处级55人，副处级98人，科级291人。

◆**中华中医药学会**

地　　址：北京市朝阳区樱花园东街甲4号

邮　　编：100029

电　　话：010－64218316

传　　真：010－64218316

电子信箱：cacmbgs@163.com

网　　址：www.cacm.org.cn

机构概况：中华中医药学会内设办公室（人事处、期刊管理办公室）、学术部、继续教育与科学普及部、国际交流部、科技评审部、标准化办公室（研究与评价办公室）、信息部、会员服务部、财务部、后勤保卫部。2016年，单位正式编制名额27人，其中正厅级1人，副厅级2人，正处级6人，副处级6人，主任科员4人，副主任科员6人。

◆**中国中医药报社**

地　　址：北京市朝阳区北沙滩甲4号

邮　　编：100192

电　　话：010－84249009（总机）/64854537

传　　真：010－64854537

电子信箱：cntcmbgs@163.com

网　　　址：www. cntcm. com. cn
机构概况：内设办公室（纪检监察室）、财务部、通联发
行部（文化传播中心）、新闻部、专刊部、新
闻研究室、新媒体部、照排中心、《中医健康
养生》杂志社、经营中心。2016 年，中国中
医药报社从业人员 68 人，管理人员 28 人，其
中正局级 2 人，副局级 1 人，正处级 9 人，副
处级 4 人，主任科员 5 人，副主任科员 3 人；
专业技术人员 40 人，其中正高职称 2 人，副
高职称 6 人，中级职称 12 人。

◆中国中医药出版社
地　　　址：北京市朝阳区北三环东路 28 号易亨大厦 16 层
邮　　　编：100013
电　　　话：010 - 64405719
传　　　真：010 - 64405719
网　　　址：www. cptcm. com
机构概况：内设社长办公室（人事处）、党总支办公室、
纪检监察室、财务部、总编办公室、发行部、
出版部、市场部、教材中心、学术图书编辑
部、考试图书编辑部、文化科普图书编辑部、
古典医籍编辑部、期刊编辑部、数字出版中
心、上海分中心。非常设机构有国家中医药
管理局中医药文化建设与科学普及专家委员
会办公室、国家中医药管理局教材办公室、
全国高等中医药教材建设专家指导委员会办
公室、全国高等中医药教材建设研究会秘书
处。拥有职工 126 人，其中正局级 1 人，副局
级 3 人，正处级 5 人，副处级 7 人。中医药专
业编辑 63 人，其中博士 6 人，硕士 43 人，本
科 14 人。

◆中国中医药科技开发交流中心（国家中医药管理局人
才交流中心）
地　　　址：北京市朝阳区幸福一村 55 号
邮　　　编：100027
电　　　话：010 - 64176179
传　　　真：010 - 64176179
电子信箱：office@ tcm. cn
网　　　址：www. tcm. cn
机构概况：内设综合办公室、成果推广处、医疗事务处、
健康产业处、技术评价处、创新转化处、网
络信息处、技术培训处。2016 年，单位正式
编制 15 人，其中副厅级 1 人，正处级 7 人，
副处级 4 人，主任科员 3 人。

◆国家中医药管理局传统医药国际交流中心
地　　　址：北京市朝阳区幸福一村 55 号
邮　　　编：100027
电　　　话：010 - 64175335

传　　　真：010 - 64175335
电子信箱：xinxi@ ciectcm. cn
网　　　址：www. ciectcm. org
机构概况：内设综合人事处、项目合作处、项目联络处、
项目推广处、项目管理处。单位正式编制名
额 6 人，2016 年，其中副厅级人员 1 人，正
处级人员 3 人，副处级人员 3 人，主任科员
（七级职员）2 人，副主任科员（八级职员）
4 人，科员（九级职员）2 人。

◆国家中医药管理局对台港澳中医药交流合作中心
地　　　址：北京市朝阳区幸福一村 55 号
邮　　　编：100027
电　　　话：010 - 64160440
传　　　真：010 - 64176014
电子信箱：tgazx@ 126. com
网　　　址：www. tgatcm. com
机构概况：内设办公室、交流处、合作处、医疗处。下
辖北京广安中医门诊部（台胞健康服务北京
中心）、北京广安医药联合中心。中心正式编
制 15 人，2016 年，在职职工 22 人，其中副
厅级 1 人，正处级 5 人，副处级 2 人，主任科
员 2 人，副主任科员 6 人。其中博士 3 人，硕
士 5 人，具有副高以上职称 5 人。

◆国家中医药管理局中医师资格认证中心（国家中医药
管理局职业技能鉴定指导中心）
地　　　址：北京市西城区北三环中路 3 号 1 幢 2 层
邮　　　编：100029
电　　　话：010 - 62062243
传　　　真：010 - 62062877
电子信箱：tcmtest@ 163. com
网　　　址：www. tcmtest. com. cn
机构概况：内设综合处、信息统计处、医师资格考试一
处、医师资格考试二处、技术资格考试处、
职业技能鉴定一处、职业技能鉴定二处。
2016 年，中心正式员工 19 人，其中五级职员
4 人，六级职员 2 人，七级职员 9 人，八级职
员 2 人，九级职员 1 人，技术四级工人 1 人。

【地方中医药管理部门】
◆北京市中医管理局
地　　　址：北京市西城区枣林前街 70 号
邮　　　编：100053
网　　　址：www. bjtcm. gov. cn
机构概况：内设医政处（基层卫生处）、科教处、办公
室、规划财务处。由市编办批准的正式编制
名额 28 人，局长由北京市卫生计生委党委委
员屠志涛担任。2016 年，有副厅级 1 人，正
处级 8 人（含非领导职务），副处级 7 人（含

非领导职务），主任科员 12 人。

◆ **天津市卫生和计划生育委员会（天津市中医药管理局）**
地　　址：天津市和平区贵州路 94 号
邮　　编：300070
电　　话：022 - 23337688/23337686
传　　真：022 - 23337688
电子信箱：tianjinzhongyichu@ 163. com
网　　址：www. tjwsj. gov. cn
机构概况：内设中医一处、中医二处。由市编办批准的
　　　　　正式编制名额为 8 人，局长未任命，目前由
　　　　　天津市卫生和计划生育委员会主管中医药工
　　　　　作的巡视员、副主任申长虹主持工作。2016
　　　　　年，有厅级 1 人，正处级 2 人，副处级 1 人，
　　　　　主任科员 1 人，科员 2 人。

◆ **河北省中医药管理局**
地　　址：河北省石家庄市合作路 42 号
邮　　编：050051
电　　话：0311 - 66165525
传　　真：0311 - 66165527
电子信箱：zhongyijuzonghe@ hebwst. gov. cn
网　　址：www. hebwst. gov. cn/index. do? templet = cs_ zyj
机构概况：内设综合处、中医处、中药处。由省编办批
　　　　　准的正式编制名额 19 人，局长由河北省卫生
　　　　　计生委党组成员姜建明担任。2016 年，有副
　　　　　厅级 1 人，正处级 7 人，副处级 1 人，主任
　　　　　科员 7 人，副主任科员 2 人。

◆ **山西省中医药管理局**
地　　址：山西省太原市建设北路 99 号
邮　　编：030013
电　　话：0351 - 3580207/3580330
传　　真：0351 - 3580207
网　　址：www. sxwsjs. gov. cn
机构概况：由省编办批准的正式编制名额为 6 人。2016
　　　　　年，有正处级 2 人，副处级 1 人，主任科员 1
　　　　　人，副主任科员 2 人。

◆ **内蒙古自治区蒙中医药管理局**
地　　址：内蒙古呼和浩特市新华大街 63 号 8 号楼
邮　　编：010055
电　　话：0471 - 6944929
传　　真：0471 - 6944929
电子信箱：yuehj1001@ sohu. com
网　　址：www. nmwst. gov. cn
机构概况：内设蒙中医药管理局一处、蒙中医药管理局二
　　　　　处、蒙中医药管理局三处。由自治区编办批准
　　　　　的正式编制名额 7 人，局长由内蒙古自治区卫
　　　　　生计生委分管蒙医药中医药的副主任担任。
　　　　　2016 年，有副厅级 1 人，正处级副局长 2 人，

正处长 3 人，副主任科员 1 人。

◆ **辽宁省中医药管理局**
地　　址：辽宁省沈阳市和平区和平南大街 82 号
邮　　编：110005
电　　话：024 - 23391315
传　　真：024 - 23391315
电子信箱：lnzhongyiju@ 163. com
网　　址：www. lndoh. gov. cn
机构概况：内设中医医疗服务处、中医药健康服务处、
　　　　　中医药综合处。由省编办批准的正式编制名
　　　　　额 14 人，局长由辽宁省卫生计生委主管中医
　　　　　药工作副主任陈金玉担任。2016 年，有副厅
　　　　　级 0 人（不含主管副主任），正处级 3 人，副
　　　　　处级 2 人，主任科员 2 人，副主任科员 2 人。

◆ **吉林省中医药管理局**
地　　址：吉林省长春市人民大街 1551A 号省政府 6 号
　　　　　综合楼
邮　　编：130051
电　　话：0431 - 88904079
传　　真：0431 - 88904063
电子信箱：jlzyyxc@ 163. com
网　　址：www. jltcm. gov. cn/websystem
机构概况：内设办公室（规划财务处）、法规与监督处
　　　　　（行政审批办公室）、医政处（中西医结合民
　　　　　族医药处）、科技处、机关党委（人事教育
　　　　　处）。由省编办正式批准的编制名额 28 人，
　　　　　局长由吉林省卫生计生委副主任兼任。2016
　　　　　年，有副厅级 2 人，正处级 6 人，副处级 5
　　　　　人，主任科员 10 人，副主任科员 2 人。

◆ **黑龙江省中医药管理局**
地　　址：黑龙江省哈尔滨市赣水路 36 号
邮　　编：150036
电　　话：0451 - 85971107
传　　真：0451 - 85971107
机构概况：内设计划财务综合处、医政处、科教处。黑
　　　　　龙江省中医药管理局与黑龙江省卫生计生委
　　　　　混编，目前有公务员 7 人，局长由黑龙江省
　　　　　卫生计生委主管中医药工作副主任王学军担
　　　　　任。2016 年，有副厅级 1 人，正处级 3 人，
　　　　　副处级 3 人。

◆ **上海市中医药发展办公室**
地　　址：上海市浦东新区世博村路 300 号 4 号楼
邮　　编：200125
电　　话：021 - 23111111
传　　真：021 - 83090073
电子信箱：shszyyfzbgs@ 163. com

机构概况：内设中医药服务监管处、中医药传承发展处
（综合协调处）。正式编制名额 14 人，主任由
上海市卫生计生委副主任郑锦担任（任期至
2016 年 6 月 30 日），副主任由上海市卫生计
生委中医药传承发展处处长张怀琼担任（任
期自 2016 年 2 月 18 日起）。2016 年，有副局
级 1 人，正处级 4 人，副处级 2 人，主任科员
6 人。

◆ 江苏省中医药局

地　　址：江苏省南京市玄武区中央路 42 号
邮　　编：210008
电　　话：025 - 83620508
网　　址：www.jswst.gov.cn/jstcm/
机构概况：内设中医综合处、中医医政处、中医科教处。
2016 年，江苏省中医药局工作由江苏省卫生
计生委巡视员陈亦江分管。在职在编 13 人，
其中正处级 4 人，副处级 3 人，主任科员 3
人，副主任科员 2 人，科员 1 人。

◆ 浙江省中医药管理局

地　　址：浙江省杭州市省府路行政中心 2 号楼
邮　　编：310025
电　　话：0571 - 87052426
传　　真：0571 - 87052417
电子信箱：zjzyj87709079@163.com
网　　址：www.zjtcm.gov.cn
机构概况：由省编办批准的正式编制名额 8 人。2016 年，
有副厅级 1 人，正处级 2 人，副处级 2 人，主
任科员 2 人，副主任科员 1 人。

◆ 安徽省中医药管理局

地　　址：安徽省合肥市长江西路 329 号安徽省卫生
计生委青阳路办公区五楼
邮　　编：230031
电　　话：0551 - 62998547
传　　真：0551 - 62998563
电子信箱：5945@sina.com
网　　址：www.ahtcm.ahwjw.gov.cn
机构概况：安徽省卫生计生委加挂安徽省中医药管理局牌
子。局长由安徽省卫生计生委主任兼任，副主
任兼副局长 1 人，安徽省卫生计生委内设中医
药发展处和中医药服务管理处，编制 11 人。

◆ 福建省卫生和计划生育委员会中医药管理处（福建省
中医药管理局）

地　　址：福建省福州市鼓楼区鼓屏路 61 号
邮　　编：350003
电　　话：0591 - 87274537
传　　真：0591 - 87859750

电子信箱：fjswstzyc@126.com
网　　址：www.fjhfpc.gov.cn
机构概况：福建省卫生计生委中医药管理处加挂福建
省中医药管理局牌子。分管委领导阮诗玮
任福建省卫生计生委副主任、福建省计划
生育协会常务专职副会长（正厅长级）。
处室编制 6 人，2016 年，有正处级 1 人，
副处级 1 人，主任科员 1 人，副主任科员 1
人，科员 1 人。

◆ 江西省中医药管理局

地　　址：江西省南昌市省政府大院西二路 6 号
邮　　编：330046
电　　话：0791 - 86207827
传　　真：0791 - 86266281
电子信箱：jxzgj2012@163.com
网　　址：www.jxwst.gov.cn
机构概况：江西省卫生计生委加挂江西省中医药管理局
牌子。2016 年，设正处级 2 人，副处级 1 人，
主任科员 3 人。

◆ 山东省中医药管理局

地　　址：山东省济南市燕东新路 9 号
邮　　编：250014
电　　话：0531 - 67876489
机构概况：内设中医药发展处、中医药管理处。由省编
办批准的正式编制名额 11 人，设副厅级 1 人，
正处级 3 人，副处级 5 人，正科级 2 人。

◆ 河南省中医管理局

地　　址：河南省郑州市金水东路与博学路交叉口东
南角
邮　　编：450046
电　　话：0371 - 85961311
传　　真：0371 - 85961311
电子信箱：zyjzhc@126.com
网　　址：www.tcm.gov.cn
机构概况：内设办公室（财务处）、医政处、科研教育处。
由省编办批准的正式编制名额 23 人，局长由
河南省卫生计生委主管中医工作副主任张重刚
担任。2016 年，设副厅级 2 人，正处级 6 人，
副处级 3 人，副主任科员及以下 8 人。

◆ 湖北省中医药管理局

地　　址：湖北省武汉市洪山区卓刀泉北路 2 号
邮　　编：430079
电　　话：027 - 87824786
传　　真：027 - 87366423
电子信箱：wstzyc@163.com
网　　址：www.hbws.gov.cn

机构概况：2016 年，编制 7 人，在职工作人员 6 人，全部公务员编制。

◆ **湖南省中医药管理局**

地　　址：湖南省长沙市湘雅路 30 号

邮　　编：410008

电　　话：0731 – 84828512

传　　真：0731 – 84822039

电子信箱：hnszyygljzhc@126.com

网　　址：www.hntcm.gov.cn

机构概况：内设规划综合处、医政医管处、科技教育处。由省编办批准的正式编制名额 15 人，局长由湖南省卫生计生委主管中医药工作副主任邵湘宁担任。2016 年，设副厅级 1 人，正处级 3 人，副处级 4 人，主任科员 4 人，副主任科员 1 人。

◆ **广东省中医药局**

地　　址：广东省广州市东风中路 483 号粤财大厦 24 层

邮　　编：510045

电　　话：020 – 83848486

传　　真：020 – 83814580

电子信箱：gdszyyj001@126.com

网　　址：www.gdszyyj.gov.cn

机构概况：内设办公室（直属机关党委办）、规财（人事）处、医政处、科教处。由省编办批准的正式编制 30 人（含工勤编制 4 人），局长由广东省卫生计生委党组成员徐庆锋担任。2016 年，设副厅级 1 人，正处级 10 人，副处级 7 人，主任科员 5 人，副主任科员 1 人，试用期干部 1 人。

◆ **广西壮族自治区中医药管理局**

地　　址：广西壮族自治区南宁市桃源路 35 号

邮　　编：530021

电　　话：0771 – 2801309

传　　真：0771 – 2825931

电子信箱：gxwstzyc@163.com

网　　址：www.gxhfpc.gov.cn

机构概况：内设中医药民族医药发展处、中医民族医医疗处。现有在编人员 8 人，局长由广西卫生计生委副主任王勇兼任，副局长由广西卫生计生委副巡视员彭跃钢兼任。2016 年，设正处级 4 人，副处级 2 人，副主任科员 2 人。

◆ **海南省中医药管理局**

地　　址：海南省海口市海府路 42 号海南省卫生和计划生育委员会

邮　　编：570203

电　　话：0898 – 65388309/65390709/66246570

传　　真：0898 – 65388337

电子信箱：lijianqiang667@163.com

网　　址：www.wst.hainan.gov.cn

机构概况：由省编办批准的正式编制名额待定，局长由海南省卫生计生委主管中医药工作副主任吴明担任。

◆ **重庆市卫生和计划生育委员会（重庆市中医管理局）**

地　　址：重庆市渝北区旗龙路 6 号

邮　　编：401147

电　　话：023 – 67706809

传　　真：023 – 67706809

电子信箱：67706807@163.com

网　　址：www.cqwsj.gov.cn

机构概况：内设中医综合处、中医医政处。中医综合处行政编制 5 人（主管全市中医综合、中医科研教育、国际交流合作等工作），中医医政处行政编制 6 人（主管全市中医医政工作）。2016 年，设副厅级 1 人，正处级 2 人，副处级 2 人，副调研员 2 人，主任科员 4 人，另有 1 人暂未定级。

◆ **四川省中医药管理局**

地　　址：四川省成都市锦江区永兴巷 15 号

邮　　编：610012

电　　话：028 – 86623427

传　　真：028 – 86625761

电子信箱：sczyjbgs@163.com

网　　址：www.sctcm.gov.cn

机构概况：内设办公室（对外合作处）、规划财务处、医政处（民族医药与基层中医处）、科技产业处、人事教育处、政策法规处（行政审批处）、机关党委办公室。由省委编委批准的正式编制名额 35 人。2016 年，设副厅级 1 人，正处级 8 人，副处级 13 人，主任科员及以下 22 人。

◆ **贵州省中医药管理局**

地　　址：贵州省贵阳市云岩区中华北路 242 号省政府大院 5 号楼 10 楼

邮　　编：550004

电　　话：0851 – 86832983

传　　真：0851 – 86832983

机构概况：内设中医综合处、中医医政处、中医科教处 3 个正处级处。编制与贵州省卫生计生委统筹使用，实有 9 人，局长由贵州省卫生计生委分管中医药工作副主任杨洪担任。2016 年，设副厅级 1 人，正处级实职 4 人，正处级卫生计生监察专员 1 人（享受正处级实职待遇），正处级调研员 1 人，主任科员 2 人。

◆云南省中医药管理局

地　　址：云南省昆明市关上国贸路 85 号政通大厦

邮　　编：650200

电　　话：0871 - 67195136

传　　真：0871 - 67195137

电子信箱：ynwstzyc@ 126. com

网　　址：www. pbh. yn. gov. cn

机构概况：内设中医传承发展处、中医服务监督管理处、民族医药处。由省编办批准正式编制名额 13 人（不含局长），局长由云南省卫生计生委主管中医药工作副主任郑进担任。2016 年，设正厅级 1 人，正处级 4 人，副处级 4 人，主任科员 1 人，副主任科员 1 人，科员 1 人，新招录未定级 1 人。

◆西藏自治区藏医药管理局

地　　址：西藏自治区拉萨市北京西路 25 号

邮　　编：850000

电　　话：0891 - 6289582

传　　真：0891 - 6289582

网　　址：zyyglj@ 163. com

机构概况：由自治区编委批准的正式编制名额 6 人，局长由西藏自治区卫生计生委藏医药管理局白玛央珍担任。2016 年，设正处级 2 人，副处级 1 人，主任科员 3 人。

◆陕西省中医药管理局

地　　址：陕西省西安市莲湖区莲湖路 112 号

邮　　编：710003

电　　话：029 - 89620688

传　　真：029 - 87345442

机构概况：内设综合处、医疗科研处。由省编办批准的正式编制名额为 19 人。2016 年，设副厅级（局长）1 人，正处级 4 人，副处级 4 人，主任科员 7 人，副主任科员 1 人。

◆甘肃省中医药管理局

地　　址：甘肃省兰州市白银路 220 号

邮　　编：730030

电　　话：0931 - 4818125

传　　真：0931 - 4818125

电子信箱：gswslqx@ 163. com

机构概况：由省编办批准的正式编制名额 11 人，局长由甘肃省卫生计生委党组成员甘培尚担任。2016 年，设副厅级 1 人，正处级 2 人，副处级 4 人，主任科员 4 人，副主任科员 1 人。

◆青海省中藏医药管理局

地　　址：青海省西宁市西大街 12 号

邮　　编：810000

电　　话：0971 - 8244247

传　　真：0971 - 8239212

电子信箱：qhszzyyglj@ 126. com

网　　址：www. qhwjw. gov. cn

机构概况：2016 年行政编制 5 人。

◆宁夏回族自治区中医药回医药管理局

地　　址：宁夏回族自治区银川市解放西街 101 号

邮　　编：750001

电　　话：0951 - 5022124

传　　真：0951 - 5022124

电子信箱：nx_ zyyj@ sina. com

机构概况：内设综合科（办公室）、中医药科、回医药科。由自治区编委批准正式编制 10 人。局长由自治区卫生计生委副主任黄涌兼任。2016 年，设副厅级 1 人，正处级 2 人，副处级 2 人，主任科员 1 人，副主任科员 3 人。

◆新疆维吾尔自治区中医民族医药管理局

地　　址：新疆维吾尔自治区乌鲁木齐市龙泉街 191 号

邮　　编：830004

电　　话：0991 - 8565132

传　　真：0991 - 8565132

电子信箱：xjzymzyy@ 163. com

网　　址：www. xjwst. gov. com. cn

机构概况：内设办公室、医政处、科教处（自治区中药民族药产业化促进办公室）。事业编制 20 人，局长 1 人（副厅级），副局长 2 人，内设机构领导职数 6 人。（因工作需要，2016 年 12 月新增 1 人挂职副局长，任期时间为 2016 年 12 月至 2018 年 1 月）。

◆新疆生产建设兵团卫生局

地　　址：新疆维吾尔自治区乌鲁木齐市光明路 196 号

邮　　编：830002

电　　话：0991 - 2896909

传　　真：0991 - 2890326

电子信箱：xjbtyzc@ 163. com

网　　址：wsj. xjbt. gov. cn

机构概况：内设办公室（科技教育处、规划财务处、监察处）、食品安全与卫生监督处、医政处（药物政策与基本药物制度处、中医药管理处）、疾病预防控制处（兵团爱国卫生运动委员会办公室、兵团卫生应急办公室）、妇幼保健与社区卫生处（基层卫生处）、兵团保健委员会办公室。2016 年行政编制 26 人。

◆沈阳市中医管理局

地　　址：辽宁省沈阳市和平区北七马路 13 号

邮　　编：110001

电　　话：024 – 23412357/23830962

传　　真：024 – 82616332

电子信箱：syzyglj@ 126. com

机构概况：由市编办批准沈阳市卫生计生委内设处级单
位，正式编制 5 人。2016 年，设正处级 2 人，
副处级 1 人，主任科员 2 人。

◆ 长春市中医药管理局

地　　址：吉林省长春市东南湖大路 1281 号

邮　　编：130033

电　　话：0431 – 84692058

传　　真：0431 – 84692058

电子信箱：ccswsjzyc@ 163. com

机构概况：内设中医处。由市编办批准在长春市卫生计
生委加挂长春市中医药管理局牌子，局长由
长春市卫生计生委主任马平兼任。2016 年，
设副厅级 1 人，正处级 1 人，副处级 1 人，副
主任科员 1 人。

◆ 哈尔滨市卫生和计划生育委员会

地　　址：黑龙江省哈尔滨市松北区世纪大道 1 号

邮　　编：150021

电　　话：0451 – 84664507

传　　真：0451 – 84664507

电子信箱：hrbzhongyichu@ 126. com

机构概况：哈尔滨市卫生和计划生育委员会中医处是由
市编办批准的正式编制名额 2 人。哈尔滨市
卫生计生委副主任刘楠主管中医处工作。
2016 年，设正处级 1 人，主任科员 1 人。

◆ 南京市卫生和计划生育委员会

地　　址：江苏省南京市建邺区江东中路 265 号

邮　　编：210019

电　　话：025 – 68787811

传　　真：025 – 68787811

网　　址：www. njh. gov. cn

机构概况：内设中医处管理中医药工作。

◆ 杭州市卫生和计划生育委员会

地　　址：浙江省杭州市解放东路 18 号市民中心 D 座

邮　　编：310016

电　　话：0571 – 87068568

传　　真：0571 – 87032130

电子信箱：wsj@ hz. gov. cn

网　　址：www. hzwsjsw. gov. cn

机构概况：内设办公室、组织人事处、机关党委、监察
室、政策法规处、财务与审计处、疾病预防
控制处、医政医管处、中医处、基层卫生与
妇幼保健处、综合监督处、计划生育基层指
导处、计划生育家庭发展处、宣传处、科技
教育处、保健处、爱国卫生管理处。

◆ 济南市中医药管理局

地　　址：山东省济南市历下区龙鼎大道 1 号龙奥大厦
12 楼

邮　　编：250099

电　　话：0531 – 66601663

传　　真：0531 – 66601663

电子信箱：jnzyyglc@ 163. com

网　　址：www. jnhfpc. gov. cn/home/index. htm

机构概况：内设中医药管理处。由省编办批准的正式编
制 5 人，局长由济南市卫生计生委主任贾堂
宏兼任。2016 年，设专职副局长 1 人，正处
级 1 人，副处级 1 人，主任科员 1 人，副主任
科员 1 人。

◆ 武汉市卫生和计划生育委员会

地　　址：湖北省武汉市江岸区江汉北路 20 号

邮　　编：430015

电　　话：027 – 85697910

传　　真：027 – 85690941

电子信箱：whswsjzyc@ 126. com

网　　址：www. whwsjs. gov. cn

机构概况：武汉市卫生计生委中医处由武汉市编办批准
的正式编制名额 3 人，武汉市卫生计生委副
主任彭厚鹏主管中医工作。2016 年，中医处
设正处级人员 3 人。

◆ 广州市卫生和计划生育委员会

地　　址：广东省广州市东风西路 182 号

邮　　编：510180

电　　话：020 – 81084504

传　　真：020 – 81085166

电子信箱：zyc81084504@ 126. com

网　　址：www. gzmed. gov. cn

机构概况：内设办公室（与保卫处合署）、规划财务处、
审计与基建监督处、信息与统计处、审批管
理处、政策法规处、体制改革处（市医改
办）、卫生应急办公室、疾病预防控制处（与
食品安全风险监测评估处合署）、医政处、基
层卫生处、妇幼健康服务处（与基层计划生
育服务管理处合署）、综合监督处、药物政策
与基本药物制度处、中医药管理处、考核评
价处、流动人口计划生育服务管理处、宣传
处、科技教育处、组织人事处、爱国卫生管
理处、干部保健局（市委保健委员会办公室）
等职能处（室）。广州市卫生计生委中医药管
理处编制名额 4 人，2016 年，设正处级 2 人，
主任科员 1 人，副主任科员 1 人。

◆成都市卫生和计划生育委员会（成都市中医管理局）

地　　址：四川省成都市锦城大道 366 号 2 号楼 10 楼

邮　　编：610042

电　　话：028 - 61881941

传　　真：028 - 61881941

电子信箱：zyc61881941@126.com

网　　址：www.cdwjw.gov.cn

机构概况：内设办公室、政策法规处、综合监督处、卫生应急办公室、疾病预防控制处、爱国卫生工作处、基层卫生处、妇幼健康服务处、医政医管处、药物政策与基本药物制度处、中医处、计划生育基层指导处、计划生育家庭发展处、流动人口计划生育服务管理处、宣传处、科教与信息化处、干部保健处、规划财务处、行政审批处、人事处、安全管理处、机关党委、市医改办。由市政府批准的正式编制名额为 104 名，成都市卫生计生委主任由谢强担任，中医药工作由成都市卫生计生委副主任张鹰负责分管。

◆西安市中医药管理局

地　　址：陕西省西安市北郊凤城八路 109 号

邮　　编：710007

电　　话：029 - 86787709

传　　真：029 - 86787709

电子信箱：xawsjzyc@126.com

◆大连市卫生和计划生育委员会

地　　址：辽宁省大连市中山区人民路 75 号政府 2 号楼 1805 房间

邮　　编：116000

电　　话：0411 - 39052227

传　　真：0411 - 39052227

电子信箱：dlzhongyichu@163.com

机构概况：大连市卫生计生委中医处由市编办批准的正式编制名额 4 人，其中处长 1 人。

◆宁波市卫生和计划生育委员会中医药管理局

地　　址：浙江省宁波市海曙区西北街 22 号

邮　　编：315010

电　　话：0574 - 89189376

传　　真：0574 - 89189373

电子信箱：nb87288737@163.com

网　　址：www.nbwjw.gov.cn

机构概况：由市编办批准的正式编制名额为 3 人，局长由徐伟民担任。2016 年，设正处级 1 人，副处级 1 人。

◆厦门市卫生和计划生育委员会

地　　址：福建省厦门市同安路 2 号天鹭大厦 B 幢 6 楼 606 室

邮　　编：361003

电　　话：0592 - 2057612

传　　真：0592 - 2051535

电子信箱：xmkjzyc@126.com

网　　址：www.jsw.xm.gov.cn

机构概况：内设中医药管理处（加挂科技教育处）。由市编委批准的正式编制名额 3 人。2016 年，设处长 1 人，主任科员 1 人，试用期人员 1 人。

◆青岛市中医药管理局

地　　址：山东省青岛市闽江路 7 号

邮　　编：266071

电　　话：0532 - 85912536

传　　真：0532 - 85912356

电子信箱：qingdaozhongyichu@163.com

网　　址：qdzyy.qingdao.gov.cn

机构概况：2016 年，正式编制名额 4 人，局长由青岛市卫生和计划生育委员会党委书记、主任杨锡祥担任。2014 年起，设专职副局长 1 人，处长 1 人，处长助理 1 人，主任科员 1 人。

◆深圳市卫生和计划生育委员会

地　　址：广东省深圳市福田区深南中路 1025 号新城大厦东座 1、10 - 14 楼

邮　　编：518031

电　　话：0755 - 88113977

传　　真：0755 - 88113796

电子信箱：szwsj@szhealth.gov.cn

网　　址：www.szhfpc.gov.cn

机构概况：内设中医处，为深圳市卫生计生委内设处室。市编办批准的正式编制 5 人。2016 年，由深圳市卫生计生委副主任常巨平分管，设正处级 2 人，副处级 2 人，主任科员 1 人。

港澳台地区篇

【香港中西合医扩至 7 家公立医院】
2016 年 1 月 25 日，为建立中西医合作平台，香港医院管理局由 2014 年起试行"中西医协作先导计划"。该计划第一阶段已于 2015 年完成，共有 3 家公立医院参与，主要涉及为中风、急性下腰痛及癌症患者提供中西协作的治疗模式，共吸引 238 名患者参加。第二阶段计划于 2015 年底开始，已增至 7 家公立医院参与，预计会有 800～1000 名患者受惠，并在 2018 年第三季度提交最终报告。政府锐意推动香港中医发展，拨款 3500 万元试行以西医为主线、中医为副线的治疗方案的"中西医协作先导计划"。

（魏春宇）

【粤澳中医药科技产业园赴海外推介】　2016 年 9 月 29 日，澳门特别行政区政府、粤澳合作中医药科技产业园海外推介会进入葡萄牙站，产业园与葡萄牙食畜总局、葡萄牙食品补充剂协会签署合作备忘录，为在传统医药领域的国际交流合作方面搭建平台。本次推介会获得中国国家中医药管理局、中国驻葡萄牙大使馆、葡萄牙食畜总局、澳门驻里斯本经贸办事处及澳门卫生局等相关政府部门的大力支持，有近百名嘉宾出席。推介会现场还展出包括澳门和内地 6 个厂家的 17 种中成药和食品补充剂等产品。推介会期间，粤澳合作中医药科技产业园与葡萄牙食畜总局、葡萄牙食品补充剂协会分别签署合作备忘录，在食品补充剂的注册与贸易方面，以及在健康产业特别是食品补充剂的推广及贸易方面展开交流合作，为下一步产业园在葡萄牙及欧盟开展食品补充剂注册和服务贸易工作奠定基础。另外，产业园代表团还拜访了葡萄牙卫生总局和葡萄牙药监局高层领导，再次就双方签署合作备忘录的内容和时间进一步磋商，并达成共识。同时，代表团还考察了里斯本中医学院和葡萄牙传统医药研究院，了解当地中医药培训的教学和就业发展情况，并亲身体验西方中医生的推拿手法。

（大公网）

【台湾地区制定中药材二氧化硫和黄曲霉素限量基准】　2016 年 5 月 10 日，台湾地区"卫生福利部"发布卫部中字第 1051860702 号令，制定有关中药材含二氧化硫、黄曲霉素限量基准，并自 2016 年 8 月 1 日生效。根据该限量基准要求，牛膝、葛根、天麻等 25 种指定中药材含二氧化硫限量 400ppm，其他中药材限量 150ppm；大腹皮、女贞子、山茱萸等 37 种指定品项中药材总黄曲霉素限量 10ppb；黄曲霉素 B1 限量 5ppb。台湾地区主管部门不断强化食品安全监管，不仅对"应输入查验中药材品目明细表"列名的品种进行抽检，还对目录外的中药材严格按台湾地区限量标准进行检测。

（魏春宇）

【台湾一项中医药项目研究发表 16 篇国际论文】　2016 年，台湾两篇研究复合型中药抗癌口服液"天仙液"的论文被两家国际权威医学期刊同时刊出，多年来撰写有关天仙液研究的论文已经有 16 篇发表在国际权威医学期刊。台湾"卫生福利部"公布 2015 年十大死因统计，癌症连续 34 年蝉联榜首，因癌症死亡的人数占总死亡人数的 28.6%。面对被称为"不治之症"的癌症，世界上治疗手段主要以西医为主，中医在治疗癌症时还是作为辅助手段。2016 年 6 月，台湾两篇研究复合型中药抗癌口服液"天仙液"的论文被两家国际权威医学期刊 Integrative Cancer Therapies 和 Evidence-Based Medicine 同时刊出，这两篇论文分别由台湾大学医学院和台北市立万芳医院各自研究完成。

（魏春宇）

国外篇

【韩国圆光大学孔子学院中医药文化体验馆开馆】 2016 年 6 月 16 日，韩国圆光大学孔子学院举行中医药文化体验馆开馆仪式，这是韩国孔子学院中第一家展示中医药文化的体验馆。圆光大学孔子学院中医药文化体验馆主要以实物展示为主，陈列展出道地中药材 366 种，兼附图片、文字说明。同时展出传统中医药相关用具，中国古代医药名著、历代医药名家、国医大师的相关简介以及现代中医药成果等。

（刘向前）

【新加坡推华文和拼音中医药标准名称】 2016 年 6 月，新加坡制造商总会标准发展机构和标新局联合推出中药与方剂名称，以及处方标签的两大新标准，借此提高新加坡传统中医药治疗服务标准和专业水平，并改善医患沟通交流状况。中医师应为常用药材和标准药方提供只印有简体中文和汉语拼音的药方名称。新标准为超过320 种本地常用中药材及 190 种标准药方，制定了可相互对照应用的华文和汉语拼音名称。

（新加坡《联合早报》）

【新加坡卫生部拨款资助中医研究慢性病疗法】 2016 年，新加坡卫生部拨款推动针对中医药疗法的研究，在鉴定疗法的安全和有效程度后，让中医师等医疗护理人员，乃至大众能更好地选择使用中医药疗法。新加坡政府从 2013 年至 2017 年拨出的 300 万新加坡元（约合 1500 万人民币）"中医药临床科研津贴"，已发放约一半给 6 项研究计划。这 6 项计划是：采用针灸治疗帕金森症患者的疲倦问题；用传统中药治肠易激综合征；用针灸和草药治干眼症；以针灸舒缓接受试管授精术者在摘取卵母细胞后的疼痛感；以中医药方式为不同种族糖尿病患者归类其肾病的病症；用针灸和传统中药应对自闭症病状。

（中国侨网）

【针灸重新纳入美国加州医疗保健体系】 2016 年 6 月 16 日，美国加州众议员邱信福会见美国针灸医师公会主席黄宪生等同仁，宣布正式恢复加州医疗健保 Medi-Cal 对针灸患者的资助立法。1976 年，针灸在加州获得合法地位，寻求针灸的患者可以由加州医疗健保 Medi-Cal 支付费用。在 2009 年金融海啸发生后，由于加州财政赤字严重，取消给予针灸支付资助。2015 年，邱信福与加州众议会亚太裔党团同僚合作，提出把针灸纳入加州医疗保健支付资助的提案。到 2016 年，再次恢复资助针灸治疗费用。

（吴卓明）

【美国纽约州立法针灸师可用中药】 2016 年 11 月，纽约州通过将中药等自然产品列入执照针灸师行医范畴的法律。该法律规定将纽约州针灸师的职业范围，从仅包括可运用针刺或其他非药物手段产生机械、热或电刺激，以治疗或预防疾病、功能失常或机能障碍，扩展到还可推荐膳食补充剂和自然产品，并且不限制推荐食品、草药和其他天然产品。该法律由美国大纽约中医针灸学会、纽约针灸学会和纽约韩裔针灸学会联合提案，由美国纽约州州长签署通过。

（张梦雪）

【第二届美国中医药大会】 2016 年 12 月 3～4 日，由全美中医药学会和美国中医校友联合会联合举办的第二届美国中医药大会，在美国亚利桑那州图桑市举行。全美各地、加拿大、中国的大会代表及参展企业代表约百人参会。全美中医药学会执行长魏辉汇报和总结了过去 1 年的工作，并对学会未来的发展提出初步规划。全美中医药学会各专业委员会在此次大会上成立。大会邀请北京中医药大学国医大师王琦做主题发言，10 余名在美国和国际上有影响的中医药针灸专家做讲座。美国中医学院院长巩昌镇和俄亥俄州立大学教授王德辉主持美国中医教育论坛。

（常 宇）

【德国中医学会在德累斯顿成立】 2016 年 9 月 10 日，德国中医学会成立大会在德国东部城市德累斯顿举行，这个由在德中医从业人员组建的协会期望进一步在德国推广中国传统医学。德国已有超过 4 万人持有针灸许可证书。

（新华网）

【英国伦敦中医孔子学院理事长荣获中国政府友谊奖】 英国伦敦南岸大学校长、伦敦中医孔子学院理事长 David Phoenix 教授，获 2016 年度中国政府"友谊奖"。David Phoenix 热心中英两国教育文化交流，在担任英国兰开夏中央大学副校长期间，积极帮助该校孔子学院开展工作。调任伦敦南岸大学校长后，亲自担任伦敦中医孔子学院理事长，大力推动孔子学院各项工作，在孔子学院融入大学与社区、发展特色与品牌建设、推进汉语与中国文化传播、加强与中国大学、企业合作与学术交流等方面做出突出贡献。中国政府"友谊奖"是中国政府为表彰在中国现代化建设和改革开放事业中做出突出贡献的外国专家而设立的最高奖项。"友谊奖"获得者是经过聘请单位、当地政府和国务院有关部委的推荐，由中国国家外国专家局组织阵容庞大的"友谊奖"评审委员会，按照严格程序评审而投票选出的，每年评选产生 50 名获奖者。

（中国侨网）

【荷兰华人中医药学会在阿姆斯特丹正式成立】 2016 年 1 月 10 日，荷兰华人中医药学会成立大会在荷兰阿姆斯特丹召开。成立大会由荷兰华人中医药学会副会长任天荣主持。中国驻荷兰大使馆陈旭大使，荷兰针灸学会主席，荷兰中医学会主席，以及部分侨领和荷兰华人中医师代表等 120 多人出席成立大会。

（古方中医网）

【匈牙利岐黄中医药中心揭牌成立】 2016 年 7 月 3 日，匈牙利岐黄中医药中心在布达佩斯揭牌成立。匈牙利总理总顾问苏契，匈牙利国家卫生总局、中欧中医药学会、国家工商协会等部门和机构负责人，我国驻匈牙利大使馆代表等，出席揭牌仪式。

（古方中医网）

【澳大利亚两大中医药学会合并成规模最大华人中医药团体】 2016年7月，澳洲中医药学会（CMASA）在悉尼科技大学举行新闻发布会，宣布澳洲中医学会和澳洲全国中医药协会合并，统称为CMASA。该学会是澳洲华人团体最大的中医药学会，会员超过1600人。

（古方中医网）

附 录 篇

一、2016 年国家中医药管理局联合印发文件

【2016 年国家中医药管理局部分联合印发文件一览表】

文号	文件名	发文日期
国中医药法监发〔2016〕8 号	关于加强中医药监督管理工作的意见	2 月 18 日
国卫医发〔2016〕7 号	关于印发加强三级医院对口帮扶贫困县县级医院工作方案的通知	2 月 23 日
国卫办医发〔2016〕7 号	关于加强肿瘤规范化诊疗管理工作的通知	3 月 4 日
教研厅〔2016〕1 号	关于加强医教协同做好临床医学硕士专业学位研究生培养与住院医师规范化培训衔接工作的通知	4 月 1 日
国卫办国际发〔2016〕14 号	关于调整香港特区医师申请内地医师资格证书有关事宜的通知	4 月 14 日
国中医药办医政发〔2016〕6 号	关于公布 2015 年全国综合医院、妇幼保健院中医药工作示范单位名单的通知	4 月 15 日
国中医药办人教发〔2016〕13 号	关于加强中等职业学校中医类专业招生管理和人才培养工作的通知	4 月 20 日
国中医药人教发〔2016〕14 号	关于印发《公立中医医院、中西医结合医院绩效评价指标体系（试行）》的通知	4 月 20 日
国卫办监督函〔2016〕416 号	关于印发集中整治"号贩子"和"网络医托"专项行动方案的通知	4 月 25 日
国卫办规划函〔2016〕444 号	关于进一步加强人口健康网络与信息安全工作的通知	4 月 28 日
国卫医发〔2016〕21 号	关于印发加强儿童医疗卫生服务改革与发展意见的通知	5 月 18 日
国中医药办医政发〔2016〕23 号	关于印发《全国医疗机构中药饮片管理专项检查方案》的通知	5 月 23 日
国医改办发〔2016〕1 号	关于印发推进家庭医生签约服务指导意见的通知	6 月 2 日
国卫监督发〔2016〕25 号	关于印发无证行医查处工作规范的通知	6 月 8 日
国卫基层发〔2016〕27 号	关于做好 2016 年国家基本公共卫生服务项目工作的通知	6 月 20 日
国卫财务发〔2016〕26 号	关于实施健康扶贫工程的指导意见	6 月 21 日
教职成厅函〔2016〕32 号	关于公布首批全国职业院校健康服务类示范专业点名单的通知	7 月 14 日
旅发〔2016〕87 号	关于开展国家中医药健康旅游示范区（基地、项目）创建工作的通知	7 月 25 日
国卫医发〔2016〕40 号	关于进一步加强医师资格考试管理工作的通知	7 月 28 日
国卫办监督函〔2016〕870 号	关于开展医疗机构依法执业专项监督检查工作的通知	8 月 4 日
国卫办医函〔2016〕911 号	关于举办 2016 年服务百姓健康行动全国大型义诊活动周的通知	8 月 19 日
国卫医发〔2016〕45 号	关于推进分级诊疗试点工作的通知	8 月 19 日
国卫办医函〔2016〕924 号	关于全国抗菌药物临床应用管理工作进展情况的通报	8 月 26 日
国中医药科技发〔2016〕27 号	关于印发《民族医药"十三五"科技发展规划纲要》的通知	8 月 31 日
国卫科教发〔2016〕50 号	关于全面推进卫生与健康科技创新的指导意见	9 月 30 日
残联发〔2016〕48 号	关于印发《残疾人就业促进"十三五"实施方案》的通知	10 月 8 日
国质检认联〔2016〕524 号	关于印发《认证认可检验检测发展"十三五"规划的通知》的通知	11 月 3 日

（续表）

文号	文件名	发文日期
国卫宣传发〔2016〕62 号	关于加强健康促进与教育的指导意见	11 月 17 日
发改社会〔2016〕2439 号	关于印发《全民健康保障工程建设规划》的通知	11 月 18 日
国卫办疾控发〔2016〕49 号	关于印发脑卒中综合防治工作方案的通知	12 月 6 日
国卫办医函〔2016〕1414 号	关于印发慢性阻塞性肺疾病分级诊疗服务技术方案的通知	12 月 22 日
国中医药办人教函〔2016〕314 号	关于召开中医药高等教育改革与发展座谈会暨中医药高等学校教学名师表彰大会的通知	12 月 23 日
国医改办发〔2016〕4 号	印发关于在公立医疗机构药品采购中推行"两票制"的实施意见（试行）的通知	12 月 26 日
国卫办人函〔2016〕1434 号	关于组织开展第八届国家卫生计生突出贡献中青年专家选拔工作的通知	12 月 28 日

二、2016 年国家中医药管理局印发文件

【2016 年国家中医药管理局部分印发文件一览表】

文号	文件名	发文日期
国中医药规财函〔2016〕1 号	国家中医药管理局关于下达 2015 年中医药信息标准研究与制定项目的通知	1 月 7 日
国中医药规财函〔2016〕3 号	国家中医药管理局关于开展国管局调拨 128 件食补品类资产接收工作的通知	1 月 11 日
国中医药医政发〔2016〕1 号	国家中医药管理局关于促进中医养生保健服务发展的指导意见	1 月 13 日
国中医药医政发〔2016〕2 号	国家中医药管理局关于印发《中医师在养生保健机构提供保健咨询和调理等服务的暂行规定》的通知	1 月 13 日
国中医药人教函〔2016〕5 号	国家中医药管理局关于报送中国民间中医医药研究开发协会脱钩试点实施方案的函	1 月 14 日
国中医药办科技函〔2016〕8 号	国家中医药管理局办公室关于对 2016 年度国家科技奖励推荐项目进行公示的通知	1 月 15 日
国中医药医政发〔2016〕3 号	国家中医药管理局关于继续执行全国中医医疗管理统计报表制度的通知	1 月 18 日
国中医药办信发〔2016〕1 号	关于印发《国家中医药管理局信访工作细则》的通知	1 月 21 日
国中医药办函〔2016〕8 号	国家中医药管理局关于同意江苏省泰州市为国家中医药综合改革试验区的函	1 月 22 日
国中医药办函〔2016〕9 号	国家中医药管理局关于同意福建省三明市为国家中医药综合改革试验区的函	1 月 22 日
国中医药办函〔2016〕10 号	国家中医药管理局关于同意山东省青岛市为国家中医药综合改革试验区的函	1 月 22 日

（续表）

文号	文件名	发文日期
国中医药办函〔2016〕11 号	国家中医药管理局关于同意山东省威海市为国家中医药综合改革试验区的函	1 月 22 日
国中医药办函〔2016〕12 号	国家中医药管理局关于同意河南省许昌市为国家中医药综合改革试验区的函	1 月 22 日
国中医药办函〔2016〕13 号	国家中医药管理局关于同意四川省成都市新都区为国家中医药综合改革试验区的函	1 月 22 日
国中医药办发〔2016〕7 号	国家中医药管理局关于印发 2016 年中医药工作要点的通知	1 月 27 日
国中医药科技发〔2016〕6 号	国家中医药管理局关于加强中医理论传承创新的若干意见	1 月 27 日
国中医药人教发〔2016〕4 号	国家中医药管理局关于表彰 2015 年度优秀公务员的决定	1 月 27 日
国中医药人教发〔2016〕5 号	国家中医药管理局关于表彰 2015 年度考核优秀等次局管干部的决定	1 月 27 日
国中医药办医政函〔2016〕18 号	关于对 2015 年全国综合医院、妇幼保健机构中医药工作示范单位候选单位进行公示的通知	1 月 27 日
国中医药科技函〔2016〕21 号	国家中医药管理局关于推荐 2016 年度国家科学技术奖候选项目的函	1 月 29 日
国中医药办法监发〔2016〕2 号	国家中医药管理局办公室关于印发《完善中医药政策体系建设（2015～2020 年）》重点工作分工方案的通知	2 月 2 日
国中医药科技函〔2016〕23 号	关于同意建设国家中医药管理局中医方证代谢组学研究中心的通知	2 月 3 日
国中医药人教发〔2016〕9 号	关于调整科技司内设处室编制的通知	2 月 23 日
国中医药办医政函〔2016〕30 号	基层中医药服务能力提升工程领导小组办公室关于开展提升工程"十二五"总结评估工作的通知	2 月 25 日
国中医药科技函〔2016〕26 号	国家中医药管理局关于启动中医药科技项目管理专业机构筹建工作建议的函	2 月 28 日
国中医药办新函〔2016〕37 号	国家中医药管理局办公室关于申请中国中医药出版社和中医古籍出版社 2016 年书号的函	2 月 29 日
国中医药办法监函〔2016〕42 号	国家中医药管理局办公室关于开展行政法规部门规章和文件清理工作的通知	3 月 7 日
国中医药办规财函〔2016〕45 号	国家中医药管理局办公室关于开展财务规范性检查和预算执行督查工作的通知	3 月 7 日
国中医药办人教函〔2016〕46 号	国家中医药管理局办公室关于签署共建西藏藏医学院协议的复函	3 月 7 日
国中医药办新函〔2016〕43 号	国家中医药管理局办公室关于开展出版物质量管理 2016 专项工作的通知	3 月 7 日
国中医药办规财函〔2016〕47 号	国家中医药管理局关于开展 2016 年行政事业单位国有资产清查工作的通知	3 月 8 日
国中医药科技函〔2016〕30 号	国家中医药管理局关于推荐申报 2016 年国家最高科学技术奖的函	3 月 9 日
国中医药办科技函〔2016〕49 号	国家中医药管理局办公室关于公示 2016 年国家最高科学技术奖推荐项目的通知	3 月 9 日

（续表）

文号	文件名	发文日期
国中医药办秘函〔2016〕48 号	国家中医药管理局办公室关于简化优化公共服务流程方便基层群众办事创业有关事项的函	3 月 9 日
国中医药人教函〔2016〕32 号	国家中医药管理局关于同意共建贵阳中医学院的复函	3 月 10 日
国中医药办秘发〔2016〕3 号	关于印发 2016 年重点工作任务及其分工的通知	3 月 10 日
国中医药办函〔2016〕31 号	国家中医药管理局关于认真学习贯彻《中医药发展战略规划纲要（2016～2030 年)》的通知	3 月 10 日
国中医药办新函〔2016〕51 号	国家中医药管理局办公室关于公示新增全国中医药文化宣传教育基地的通知	3 月 11 日
国中医药办秘函〔2016〕52 号	国家中医药管理局办公室关于开展改革举措落实情况督查工作有关情况的函	3 月 14 日
国中医药法监函〔2016〕33 号	国家中医药管理局关于报批《针灸技术操作规范制修订技术导则》等三项国家标准的函	3 月 17 日
国中医药规财发〔2016〕11 号	国家中医药管理局关于印发"十三五"定点扶贫工作方案的通知	3 月 18 日
国中医药机党发〔2016〕10 号	国家中医药管理局关于印发局机关各部门权力明晰表和权力运行流程图的通知	3 月 18 日
国中医药办秘发〔2016〕4 号	关于印发国家中医药管理局机关公务用车管理办法的通知	3 月 21 日
国中医药办规财函〔2016〕60 号	国家中医药管理局办公室关于进一步规范加快中央对地方转移支付（中医药项目）资金预算执行进度的通知	3 月 22 日
国中医药办法监函〔2016〕61 号	国家中医药管理局办公室关于推荐 2016 年中国标准创新贡献奖中医药项目的函	3 月 23 日
国中医药办科技函〔2016〕63 号	国家中医药管理局办公室关于 2016 年度国家最高科学技术奖公示情况的函	3 月 23 日
国中医药办法监函〔2016〕64 号	国家中医药管理局办公室关于推荐 2011～2015 年全国法制宣传教育先进单位和先进个人的函	3 月 24 日
国中医药办医政函〔2016〕59 号	国家中医药管理局办公室关于召开 2016 年全国中医医政工作视频会议的通知	3 月 25 日
国中医药办秘发〔2016〕5 号	国家中医药管理局办公室关于印发局机关 2016 年会议计划的通知	3 月 28 日
国中医药办发〔2016〕12 号	国家中医药管理局关于确定天津市武清区中医医院等单位为全国中医药文化宣传教育基地的通知	3 月 30 日
国中医药办秘发〔2016〕7 号	国家中医药管理局办公室关于加强直属单位请示报告工作有关问题的通知	3 月 30 日
国中医药办秘函〔2016〕71 号	关于开展政策性文件清理工作的补充通知	3 月 30 日
国中医药办人教函〔2016〕70 号	国家中医药管理局办公室关于委托中国教育网络电视台健康台拍摄制作新中国中医药高等教育 60 年纪录片的函	3 月 30 日
国中医药人教发〔2016〕13 号	国家中医药管理局关于印发全国中医药传承博士后考核出站实施方案的通知	4 月 11 日

（续表）

文号	文件名	发文日期
国中医药办新发〔2016〕8号	国家中医药管理局办公室关于公布第六批国家中医药管理局中医药文化科普巡讲团成员名单的通知	4月11日
国中医药办新发〔2016〕9号	国家中医药管理局办公室关于公布国家中医药管理局中医药文化科普巡讲团续聘成员名单的通知	4月11日
国中医药办医政发〔2016〕10号	国家中医药管理局办公室关于印发2016年中医医政工作要点的通知	4月11日
国中医药规财函〔2016〕38号	国家中医药管理局关于下达新兴产业重大工程包（产业创新能力工程）科目2016年中央预算内投资计划的通知	4月11日
国中医药办医政发〔2016〕11号	国家中医药管理局办公室关于印发局2016年联系推进国家综合医改试点省中医药改革工作方案的通知	4月12日
国中医药办秘发〔2016〕12号	国家中医药管理局办公室关于印发《国家中医药管理局关于落实政府工作报告有关重点工作的实施方案》的通知	4月13日
国中医药办医政函〔2016〕87号	国家中医药管理局办公室关于2015年大型中医医院巡查情况的通报	4月15日
国中医药人教发〔2016〕14号	关于印发《公立中医医院、中西医结合医院绩效评价指标体系（试行）》的通知	4月20日
国中医药办科技发〔2016〕14号	国家中医药管理局办公室关于印发2016年国家中医临床研究基地建设工作要点的通知	4月20日
国中医药人教发〔2016〕15号	国家中医药管理局关于公布2010年、2011年全国名老中医药专家传承工作室建设项目验收合格名单的通知	4月26日
国中医药办医政发〔2016〕15号	国家中医药管理局办公室关于确定第二批中医诊疗模式创新试点单位的通知	4月26日
国中医药办信函〔2016〕96号	国家中医药管理局办公室关于2015年"两会"建议提案办理先进集体先进个人及优秀复文表彰的通知	4月27日
国中医药办医政函〔2016〕98号	国家中医药管理局办公室关于公布第二批国家中医药管理局重点民族医院建设项目评估验收合格单位名单的通知	4月28日
国中医药办医政函〔2016〕99号	国家中医药管理局办公室关于公布第三批国家中医药管理局重点中西医结合医院建设项目评估验收合格单位名单的通知	4月28日
国中医药办医政发〔2016〕17号	国家中医药管理局办公室关于地市级全国基层中医药工作先进单位复审结果的通报	4月29日
国中医药办法监函〔2016〕103号	国家中医药管理局办公室关于2014年第四季度及2015年虚假违法中医医疗广告监测查处情况的通报	5月3日
国中医药人教函〔2016〕55号	国家中医药管理局关于同意省局共建江西中医药大学的函	5月4日
国中医药办科技函〔2016〕106号	国家中医药管理局办公室关于推荐"十三五"新药创制和传染病防治重大专项总体组和实施管理办公室成员的函	5月5日
国中医药办秘函〔2016〕108号	国家中医药管理局办公室关于同意签署《江西省人民政府、国家中医药管理局共同推进中医药发展合作框架协议》的函	5月5日

（续表）

文号	文件名	发文日期
国中医药办秘发〔2016〕20 号	国家中医药管理局办公室关于印发《国家中医药管理局深化改革领导小组 2016 年工作要点及任务分工》的通知	5 月 9 日
国中医药办医政发〔2016〕19 号	国家中医药管理局办公室关于印发《深化医药卫生体制改革 2016 年重点工作任务责任分工》的通知	5 月 9 日
国中医药办医政函〔2016〕109 号	国家中医药管理局办公室关于召开 2016 年全国综合医院中医药工作经验交流视频会议的通知	5 月 9 日
国中医药办科技函〔2016〕114 号	国家中医药管理局办公室关于组织对 2011、2012 年启动的中药资源普查试点工作进行验收的预备通知	5 月 12 日
国中医药办医政发〔2016〕21 号	国家中医药管理局办公室关于进一步改善医疗服务推动建立良好医疗秩序的通知	5 月 13 日
国中医药法监函〔2016〕57 号	国家中医药管理局关于世界中医药学会联合会申请承担中医药国内标准向国际组织标准转化工作请示的批复	5 月 16 日
国中医药办国际发〔2016〕22 号	国家中医药管理局办公室关于成立 ICTM 项目建设协调工作组的通知	5 月 16 日
国中医药办科技函〔2016〕117 号	国家中医药管理局办公室关于召开国家中医临床研究基地建设工作会议的通知	5 月 17 日
国中医药办科技函〔2016〕119 号	国家中医药管理局办公室关于印发中药资源普查试点工作综合调研督导方案的通知	5 月 18 日
国中医药办科技函〔2016〕122 号	国家中医药管理局办公室关于调整推荐"十三五"传染病防治重大专项总体组成员的函	5 月 19 日
国中医药国际函〔2016〕60 号	关于申报 2016 年度中国－东盟公共卫生合作基金项目的函	5 月 20 日
国中医药科技函〔2016〕64 号	国家中医药管理局关于推荐屠呦呦研究员为国家最高科学技术奖候选人的函	5 月 24 日
国中医药人教发〔2016〕17 号	国家中医药管理局关于公布第三批全国优秀中医临床人才名单的通知	5 月 25 日
国中医药办新函〔2016〕125 号	国家中医药管理局办公室关于提供中华文化传承有关材料的函	5 月 25 日
国中医药办规财函〔2016〕139 号	国家中医药管理局办公室关于调整局人民防空工作委员会组成人员的通知	6 月 8 日
国中医药法监发〔2016〕18 号	关于印发国家中医药管理局贯彻落实中医药发展战略规划纲要(2016~2030 年) 实施分工方案的通知	6 月 12 日
国中医药办医政函〔2016〕146 号	国家中医药管理局办公室关于做好 2016 年大型中医医院巡查工作的通知	6 月 20 日
国中医药办规财函〔2016〕148 号	国家中医药管理局办公室关于印发局直属事业和企业单位公务用车制度改革实施意见的通知	6 月 24 日
国中医药办科技函〔2016〕154 号	国家中医药管理局办公室关于中药标准化项目立项的通知	7 月 1 日
国中医药办发〔2016〕19 号	关于印发《国家中医药管理局工作规则》的通知	7 月 8 日

（续表）

文号	文件名	发文日期
国中医药办发〔2016〕20号	国家中医药管理局关于印发《领导同志批示件办理工作实施细则》的通知	7月8日
国中医药办规财函〔2016〕166号	国家中医药管理局办公室关于开展中医药健康服务发展规划（2015~2020年）落实情况专项督查工作的通知	7月11日
国中医药办秘函〔2016〕170号	国家中医药管理局办公室关于召开2016年全国中医药工作座谈会议的通知	7月12日
国中医药法监函〔2016〕73号	国家中医药管理局关于在中医药法中增加规范中医养生保健服务有关条款的函	7月14日
国中医药法监发〔2016〕21号	国家中医药管理局关于贯彻落实《关于完善国家工作人员学法用法制度的意见》的实施意见	7月15日
国中医药规财发〔2016〕22号	国家中医药管理局关于2016年中医药部门公共卫生服务补助资金项目实施和绩效考核要求的通知	7月18日
国中医药科技函〔2016〕74号	国家中医药管理局关于道地药材国家重点实验室培育基地验收情况的函	7月20日
国中医药科技函〔2016〕75号	国家中医药管理局关于下达中药注射液抗寨卡病毒的基础研究等课题立项计划的通知	7月20日
国中医药办秘发〔2016〕25号	国家中医药管理局办公室关于建立健全知情明政机制和工作联系机制的通知	7月20日
国中医药办新发〔2016〕26号	国家中医药管理局办公室关于公布国家中医药管理局中医药文化科普巡讲团续聘成员名单的通知	7月20日
国中医药办规财发〔2016〕27号	国家中医药管理局办公室关于印发《加强局直属（管）单位利用国有资产对外投资管理的规范性要求》等的通知	7月21日
国中医药科技函〔2016〕79号	国家中医药管理局关于下达中医医疗器械研发战略规划研究等课题立项计划的通知	7月22日
国中医药办医政函〔2016〕180号	国家中医药管理局办公室关于在洪涝灾害疾病防治中充分发挥中医药作用的通知	7月25日
国中医药办发〔2016〕23号	关于印发《国家中医药管理局关于进一步贯彻落实〈十八届中央政治局关于改进工作作风、密切联系群众的八项规定〉实施办法》的通知	8月1日
国中医药人教函〔2016〕85号	国家中医药管理局关于推荐2016年享受政府特殊津贴人选的函	8月4日
国中医药人教函〔2016〕86号	关于评选表彰中医药高等学校教学名师的通知	8月4日
国中医药规财函〔2016〕88号	国家中医药管理局关于印发2016年中医药全国性专款预算细化方案的通知	8月5日
国中医药科技函〔2016〕87号	国家中医药管理局关于下达"名医名方重点研究室"等建设项目计划的通知	8月5日
国中医药人教发〔2016〕24号	国家中医药管理局关于公布2015年全国中医护理骨干人才名单的通知	8月10日

（续表）

文号	文件名	发文日期
国中医药规财发〔2016〕25号	国家中医药管理局关于印发中医药发展"十三五"规划的通知	8月11日
国中医药办科技函〔2016〕200号	国家中医药管理局办公室关于组织开展国家中医临床研究基地建设验收工作的通知	8月12日
国中医药办新函〔2016〕204号	国家中医药管理局办公室关于举办中医药健康文化素养调查培训的通知	8月22日
国中医药办人教函〔2016〕207号	关于取消与中国民间中医医药研究开发协会主管关系的通知	8月24日
国中医药办医政函〔2016〕206号	国家中医药管理局办公室关于同意康美药业股份有限公司继续开展国家中医药管理局信息化医疗服务平台试点的复函	8月24日
国中医药人教发〔2016〕26号	关于调整规划财务司内设处室人员编制和主要职责的通知	8月29日
国中医药办规财函〔2016〕209号	国家中医药管理局办公室关于开展中医药健康服务发展规划（2015~2020年）落实情况专题调研的通知	8月29日
国中医药办发〔2016〕28号	国家中医药管理局关于认真学习贯彻全国卫生与健康工作会议精神的通知	8月31日
国中医药办信函〔2016〕212号	关于变更国家中医药管理局配租方案的函	8月31日
国中医药办信函〔2016〕216号	国家中医药管理局办公室关于开展直属各单位档案目录报送备案工作的通知	9月6日
国中医药科技函〔2016〕122号	国家中医药管理局关于下达2016年中医药科技项目第一批上海专项项目计划的通知	9月8日
国中医药办法监函〔2016〕222号	国家中医药管理局办公室关于申报中医药标准化研究中心的通知	9月9日
国中医药办医政函〔2016〕221号	国家中医药管理局办公室关于印发《2016年中医药治疗艾滋病工作督导调研方案》的通知	9月9日
国中医药办人教函〔2016〕227号	国家中医药管理局办公室关于组织开展全国中医学术流派传承工作室建设项目验收工作的通知	9月21日
国中医药办医政发〔2016〕29号	国家中医药管理局办公室关于印发《医改中医药工作监测方案》的通知	9月29日
国中医药法监发〔2016〕29号	国家中医药管理局关于印发《中医药行业开展法制宣传教育第七个五年规划（2016~2020年)》的通知	9月30日
国中医药法监发〔2016〕30号	国家中医药管理局关于贯彻落实中共中央、国务院《法制政府实施纲要（2015~2020年)》的实施方案	9月30日
国中医药规财发〔2016〕31号	关于印发国家中医药管理局直属（管）单位基本建设管理办法的通知	9月30日
国中医药办规财函〔2016〕237号	国家中医药管理局关于批复中国中医药出版社公务用车改革实施方案的函	9月30日
国中医药办规财函〔2016〕238号	国家中医药管理局关于批复中国中医药报社公务用车改革实施方案的函	9月30日
国中医药办人教函〔2016〕240号	关于举办《中医药发展战略规划纲要》专题培训暨中医药管理干部提升治理能力培训班的通知	10月8日

（续表）

文号	文件名	发文日期
国中医药办秘函〔2016〕242 号	国家中医药管理局办公室关于召开国务院中医药部际联席会议联络员会议的通知	10 月 9 日
国中医药办医政函〔2016〕243 号	国家中医药管理局办公室关于开展二级中医医院和县级中医医院服务能力调查的通知	10 月 9 日
国中医药办医政函〔2016〕245 号	关于召开基层中医药服务能力提升工程"十二五"总结暨"十三五"行动计划启动视频会议的通知	10 月 9 日
国中医药法监发〔2016〕32 号	关于印发《国家中医药管理局法律顾问工作规则》的通知	10 月 11 日
国中医药办医政函〔2016〕248 号	国家中医药管理局办公室关于做好基层中医药服务能力提升工程"十二五"总结暨"十三五"行动计划启动视频会议组织工作的通知	10 月 11 日
国中医药办信函〔2016〕249 号	关于开展关键信息基础设施网络安全检查的通知	10 月 12 日
国中医药医政发〔2016〕33 号	关于印发基层中医药服务能力提升工程"十三五"行动计划的通知	10 月 13 日
国中医药人教函〔2016〕141 号	国家中医药管理局关于同意实施省局共建山西中医学院一期项目的复函	10 月 20 日
国中医药办秘发〔2016〕30 号	国家中医药管理局办公室关于进一步加强文件审核把关的通知	10 月 21 日
国中医药办规财发〔2016〕31 号	国家中医药管理局办公室关于印发中医药发展"十三五"规划分工方案的通知	10 月 25 日
国中医药法监函〔2016〕148 号	关于成立国家中医药管理局学法用法暨中医药行业"七五"普法工作领导小组的通知	10 月 26 日
国中医药办法监函〔2016〕263 号	关于印发《落实国家卫生计生委 2016 年卫生计生立法计划工作任务分工》的通知	10 月 31 日
国中医药办医政发〔2016〕32 号	国家中医药管理局办公室关于印发乡镇卫生院社区卫生服务中心中医综合服务区建设指南的通知	11 月 3 日
国中医药办规财函〔2016〕270 号	国家中医药管理局办公室关于开展 2015 年中医药部门公共卫生服务补助资金绩效考核及督导工作的通知	11 月 4 日
国中医药办新函〔2016〕273 号	国家中医药管理局办公室关于申请追加中国中医药出版社 2016 年书号的函	11 月 9 日
国中医药人教发〔2016〕34 号	国家中医药管理局关于公布第五批全国老中医药专家学术经验继承工作继承人出师名单的通知	11 月 16 日
国中医药人教发〔2016〕35 号	国家中医药管理局关于公布 2012 年全国名老中医药专家传承工作室建设项目验收合格名单的通知	11 月 16 日
国中医药国际函〔2016〕169 号	关于 2016 年度中医药国际合作专项立项的通知	11 月 18 日
国中医药办科技函〔2016〕279 号	国家中医药管理局办公室关于召开中医药创新工作座谈会的通知	11 月 23 日
国中医药办医政函〔2016〕283 号	国家中医药管理局办公室关于做好 2016～2018 年创建周期全国基层中医药工作先进单位申报评审工作的通知	11 月 23 日

（续表）

文号	文件名	发文日期
国中医药办秘函〔2016〕292 号	关于开展中央巡视整改"回头看"工作的通知	11 月 30 日
国中医药规财发〔2016〕36 号	国家中医药管理局关于印发中医药信息化发展"十三五"规划的通知	12 月 1 日
国中医药办函〔2016〕179 号	国家中医药管理局关于同意江西省为国家中医药综合改革试验区的函	12 月 1 日
国中医药办函〔2016〕180 号	国家中医药管理局关于同意广东省深圳市为国家中医药综合改革试验区的函	12 月 1 日
国中医药办函〔2016〕181 号	国家中医药管理局关于同意北京市丰台区为国家中医药综合改革试验区的函	12 月 1 日
国中医药办函〔2016〕182 号	国家中医药管理局关于同意河南省南阳市为国家中医药综合改革试验区的函	12 月 1 日
国中医药办国际函〔2016〕294 号	国家中医药管理局办公室关于申报 2017 年度亚洲区域合作专项资金项目的函	12 月 1 日
国中医药办秘函〔2016〕299 号	关于召开第五届国家中医药发展改革上海论坛国家中医药管理局中医药改革发展专家咨询委员会第三次全体会议和国家中医药综合改革试验区建设经验交流会的通知	12 月 2 日
国中医药办医政发〔2016〕33 号	国家中医药管理局办公室关于确认 2016 年全国基层中医药工作先进单位复审结果的通知	12 月 6 日
国中医药办医政函〔2016〕300 号	关于召开 2016 年度联系推进国家综合医改试点省中医药改革工作交流研讨会的通知	12 月 7 日
国中医药办科技函〔2016〕305 号	国家中医药管理局办公室关于组织开展国家中医临床研究基地建设综合验收暨 2016 年督导工作的通知	12 月 9 日
国中医药办函〔2016〕195 号	关于成立国家中医药博物馆筹备工作领导小组的通知	12 月 12 日
国中医药办函〔2016〕199 号	国家中医药管理局关于报送第四届出版政府奖推荐名单的函	12 月 13 日
国中医药办秘函〔2016〕309 号	国家中医药管理局办公室关于召开 2017 年全国中医药工作会议的通知	12 月 14 日
国中医药办发〔2016〕37 号	国家中医药管理局关于印发中医药文化建设"十三五"规划的通知	12 月 19 日
国中医药办规财发〔2016〕34 号	关于印发国家中医药管理局五寨县定点扶贫工作计划（2017 ~ 2018 年）的通知	12 月 19 日
国中医药办秘发〔2016〕36 号	国家中医药管理局办公室关于印发《落实全国卫生与健康大会精神重点研究专题实施方案》的通知	12 月 20 日
国中医药办医政发〔2016〕35 号	关于印发基层中医药服务能力提升工程"十三五"行动计划局内任务分工的通知	12 月 20 日
国中医药科技发〔2016〕38 号	国家中医药管理局关于印发《关于加快中医药科技创新体系建设的若干意见》的通知	12 月 22 日

（续表）

文号	文件名	发文日期
国中医药人教发〔2016〕39 号	国家中医药管理局关于印发中医药人才发展"十三五"规划的通知	12 月 22 日
国中医药办科技函〔2016〕315 号	国家中医药管理局办公室关于召开全国中医药科技创新工作会议的通知	12 月 22 日
国中医药办人教函〔2016〕314 号	关于召开中医药高等教育改革与发展座谈会暨中医药高等教学名师表彰大会的通知	12 月 22 日
国中医药人教发〔2016〕40 号	关于表彰中医药高等学校教学名师的决定	12 月 23 日
国中医药办秘函〔2016〕318 号	关于印发国家中医药管理局支持江西中医药事业发展措施及分工方案的通知	12 月 26 日
国中医药人教发〔2016〕41 号	国家中医药管理局关于公布 2016 年全国基层名老中医药专家传承工作室建设项目专家名单的通知	12 月 27 日
国中医药人教发〔2016〕42 号	国家中医药管理局关于确定 2016 年全国名老中医药专家传承工作室建设项目专家名单的通知	12 月 27 日
国中医药办人教发〔2016〕37 号	国家中医药管理局办公室关于公布 2016 年全国中医护理骨干人才培训项目培养对象名单的通知	12 月 27 日
国中医药办函〔2016〕216 号	国家中医药管理局关于确定北京中医药大学中医药博物馆等 15 家单位为全国中医药文化宣传教育基地的通知	12 月 28 日
国中医药办医政函〔2016〕324 号	国家中医药管理局办公室关于对 2016 年全国综合医院、专科医院、妇幼保健院中医药工作示范单位候选单位进行公示的通知	12 月 29 日
国中医药办发〔2016〕43 号	国家中医药管理局关于印发中医中药中国行——中医药健康文化推进实施方案（2016～2020 年）的通知	12 月 30 日

索　引

说明：索引的主题词后面的数字表示内容所在页码，数字后面的拉丁字母（a、b、c）表示该页自左至右
的栏别。